U0240026

骨科疾病
评估与手法治疗

Massage and Manual Therapy
for Orthopedic Conditions

[美] Thomas Hendrickson　编著
张志杰　刘春龙　王雪强　主译

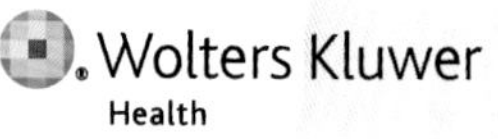
北京科学技术出版社

This is a translation of the English language editon: Massage and Manual Therapy for Orthopedic Conditions by Thomas Hendrickson.
© 2009 by Thomas Hendrickson.
Published by arrangement with Wolters Kluwer Health Inc., USA
All Rights Reserved.

著作权合同登记号：图字 01-2017-8315

图书在版编目（CIP）数据

骨科疾病评估与手法治疗 / (美) 托马斯·亨德里克森 (Thomas Hendrickson) 编著；张志杰，刘春龙，王雪强主译. — 北京：北京科学技术出版社，2019.10

书名原文：Massage and Manual Therapy for Orthopedic Conditions

ISBN 978-7-5714-0113-9

Ⅰ. ①骨… Ⅱ. ①托… ②张… ③刘… ④王… Ⅲ. ①骨疾病–诊疗 Ⅳ. ①R68

中国版本图书馆CIP数据核字（2019）第032552号

骨科疾病评估与手法治疗

作　　者：〔美〕Thomas Hendrickson
主　　译：张志杰　刘春龙　王雪强
策划编辑：何晓菲
责任编辑：宋　玥
责任校对：贾　荣
责任印制：吕　越
图文制作：北京永诚天地艺术设计有限公司
出 版 人：曾庆宇
出版发行：北京科学技术出版社
社　　址：北京西直门南大街16号
邮政编码：100035
电话传真：0086-10-66135495（总编室）
0086-10-66113227（发行部）
0086-10-66161952（发行部传真）
电子信箱：bjkj@bjkjpress.com
网　　址：www.bkydw.cn
经　　销：新华书店
印　　刷：北京捷迅佳彩印刷有限公司
开　　本：889mm×1194mm　1/16
字　　数：800千字
印　　张：33
版　　次：2019年10月第1版
印　　次：2019年10月第1次印刷
ISBN 978-7-5714-0113-9/R · 2474

定　　价：388.00元

京科版图书，版权所有，侵权必究。
京科版图书，印装差错，负责退换。

本书提供了准确的操作适应证、不良反应等信息，但有可能发生改变。作者、编辑、出版者或发行者对因使用本书信息所造成的错误、疏忽或任何后果不承担责任，对出版物的内容不做明示或隐含的保证。作者、编辑、出版者或发行者对由本书引起的任何人身伤害或财产损害不承担任何责任。

译者名单

■ 主　审

李无阴　　河南省洛阳正骨医院（河南省骨科医院）

郭艳幸　　河南省洛阳正骨医院（河南省骨科医院）

■ 主　译

张志杰　刘春龙　王雪强

■ 副主译

朱　毅　　郑州大学第五附属医院

李晓刚　　环球医生国际医疗中心（广州）

周　鹏　　深圳市宝安中医院（集团）

宋　朝　　郑州大学附属郑州中心医院

潘巍一　　深圳市大鹏新区南澳人民医院

■ 译　者（按姓氏拼音排序）

陈泓颖　　The Jackson Clinics

方建辉　　广东体育医院

黄修平　　上海市第二康复医院

李旺祥　　昆明医科大学第二附属医院

李晓刚　　环球医生国际医疗中心（广州）

李宗盼　　上海中医药大学附属岳阳中西医结合医院

刘春龙　　广州中医药大学

毛志邦　　河南省洛阳正骨医院（河南省骨科医院）

齐树强　　Everbright Physical Therapy PLLC

王雪强　　上海体育学院

岳雨珊　　昆山市第一人民医院（江苏大学附属昆山医院）

张炜烨　　香港以心物理治疗针灸中心

张志杰　　河南省洛阳正骨医院（河南省骨科医院）

赵陈宁　　广东省工伤康复医院

主译简介

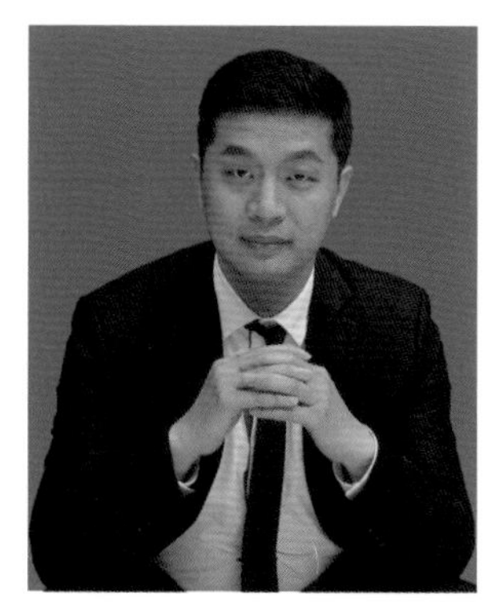

张志杰 博士，硕士研究生导师，主任康复治疗师，河南省洛阳正骨医院（河南省骨科医院）康复院区管委会副主任，中国康复医学会物理治疗专业委员会副主任委员。毕业于香港理工大学康复治疗科学系物理治疗专业。发表论文40余篇，其中SCI收录20余篇。曾入选奥运会及亚运会中国代表团医疗专家组，获得第一届中国康复医学会科技进步二等奖。

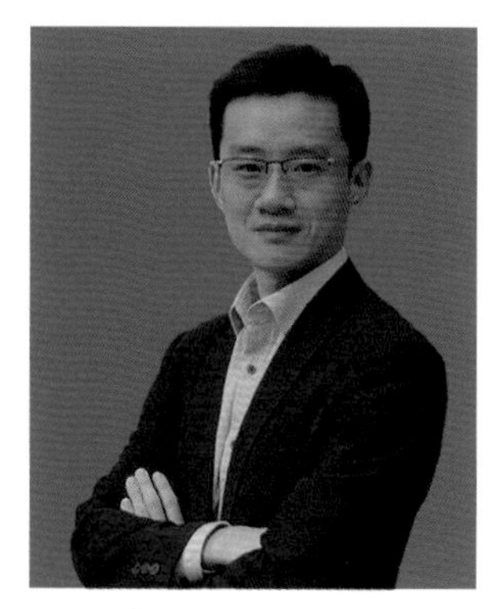

刘春龙 广州中医药大学副教授，硕士研究生导师，康复临床教研室主任。毕业于香港理工大学康复治疗科学系物理治疗专业。发表论文30余篇，其中SCI收录10篇。参编康复医学专业教材8部，主译多部康复技术经典著作。创立动态冲击波技术理念，擅长运用MET、MWM等技术治疗运动损伤类疾病。

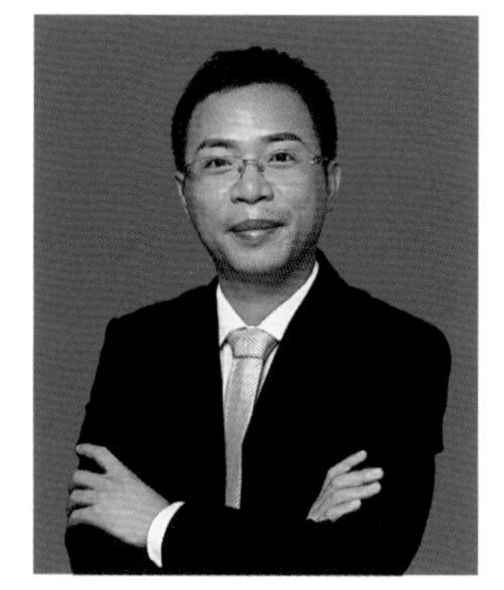

王雪强 上海体育学院副教授，硕士研究生导师，上海上体伤骨科医院康复科主任，中国康复医学会物理治疗专业委员会青年委员会副主任委员。主持国家自然科学基金2项，荣获上海市曙光学者计划、上海市青年科技英才扬帆计划资助。近5年发表多篇论文，其中SCI收录30余篇。2018年，被评为“上海市杰出青年康复治疗师”；2018年，以第一完成人获得上海市科技进步三等奖。

感谢 Lauren Berry 慷慨无私地传递他的知识，感谢我的父母（Bill Hendrickson 和 Jean Hendrickson）所给予的爱和鼓励。

第2版前言

我很高兴能看到这本书的第1版受到好评，并且Lippincott Williams & Wilkins出版集团能邀请我继续编写第2版，让我有机会在新的版本中更新有关按摩及手法治疗在肌肉骨骼系统功能康复方面的最新研究内容。在这本书中，我添加了大量有关急慢性损伤治疗方案的新内容，同时为功能恢复的各个阶段选择合适的干预方法提供了科学依据。我选择保留第1版的前言，因为它提供了在本书中提到的治疗方案的出现及发展演变过程的相关内容。

第2版的新书名

在第2版中，我选择改变了书名，由第1版的《骨科疾病的按摩治疗》改为《骨科疾病评估与手法治疗》。这个新书名能更加准确地反映本书的内容。“手法治疗”这个词一般用来描述关节及软组织的松动术，并且包含肌肉能量技术等其他技术。因为这些技术被纳入本书所介绍的治疗方案中，所以我选择将“手法治疗”这个词加入到本书的书名中。

这个版本的新内容

我是在最新研究及本人的临床实践经验的基础上重新撰写的第2版，同时收集了来自学生、教师及该领域同事们的反馈信息。唯一基本保留的是针对技术的描述，这些技术经历了时间的考验，且本质上并未改变。

- 为了使表达的内容更清晰，第一章进行了重新编写。该章被拆分成了4个部分：总论、理论和技术概论、骨科疾病的解剖与生理学概要、损伤与修复。
- 总论作为一个全新的部分，被添加到了第一章。这部分为书中各个章节的内容做了一个清晰、简洁的介绍。
- 我在生物医学部分增添了一个新的有关电磁信号控制细胞修复进程假说的范例。这个新的范例同时提出了以下假设：来自治疗师之手的生物磁场可被用来治愈疾病。当前是按摩及手法治疗发展的蓬勃时期，因为无论是康复医学还是能量医学都确认了一个临床经验：软组织对触碰的反应非常敏感。
- 本书中详细描述了大量有关急慢性损伤治疗计划的新信息。在第二部分，关于骨科疾病恢复的各个阶段中，该如何运用软组织松动术、关节松动疗法、肌肉能量技术，均做了详细的介绍。
- 第二章中的“治疗指南”部分已被重新编写，并做了大量扩充。在愈合及恢复的各个阶段使用相应治疗技术的科学依据、影响因素、治疗目标及治疗指南均在该部分中被详细阐述。
- 每一章均添加了“临床案例”这个部分。这部分介绍了针对躯体各个部分的急慢性损伤，我是如何运用3种治疗技术的。该部分通过临床实例介绍如何将理论及技术运用到临床实践中。
- 每个章节均被重新编写，从而反映肌肉骨骼系统康复领域的最新研究。

关于术语“按摩”“矫形按摩”“软组织松动术”的阐述

因为按摩治疗在临床实践中被越来越广泛地运用，所以针对该疗法的某些术语进行定义是非常重要的。针对“按摩”这个词的传统解释，包含了3种主要技术：轻抚、揉捏、拍打。同时这些技术在水疗的环境中也非常有效，可以诱导躯体放松、改善循环、减轻压力，并提供许多其他的益处。这些技术在最初并不是专门设计来治疗急性损伤的，同时它们也不是用来治疗肌肉骨骼系统损伤、促进功能恢复的最佳软组织疗法。在文献中，有很多词汇被用来描述临床按摩治疗，例如骨科矫形按摩、软组织疗法、医疗按摩、软组织松动术、软组织操作、神经肌肉疗法、扳机点疗法、临床推拿、肌筋膜松动术等。

在第1版中，我用“骨科矫形按摩”这个词来描述更多以临床为导向的治疗方法。自从第1版出版后，“骨科矫形按摩”开始广泛地被作为一个术语来定义按摩领域，而不是一项专门的技术。考虑到这一点，我选择用“软组织松动术”这个词汇去描述这项技术的“按摩”部分。在这一版中，所有的“骨科矫形按摩”这一词汇均被移除。

软组织松动术被简单地定义为针对软组织的手法操作。在这本书中，用“软组织手法操作”这个词来描述软组织技术更为准确，因为它们不是传统的按摩手法。经过数十年的临床实践，我发明了一种新的松动软组织的方法，并把它命名为“波状松动术”。该方法模拟海浪的形式，与传统的推拿技术完全不同。该方法精确、动作流畅、有节律性、方向准确。

我希望这个经过扩充及改进之后的版本可以帮助按摩及手法治疗师学到一种新的工作方式。因为这些手法不仅临床上有效，而且使患者易于接受，并能激励治疗师的表现。这种治疗变成了一种动态冥想，在治疗师身上创造出平静和深入的意识，在患者身上产生深层次的放松效果。长时间的肌肉骨骼疗法会使患者在接受治疗时感到疼痛，也会给进行操作的治疗师带来压力。这种新的工作方式为长期、健康、有效的治疗创造了机会。

第1版前言

这本书可以满足高级按摩及手法治疗学习的需要，尤其是在针对肌肉骨骼系统的疼痛及功能障碍进行干预方面。这本书可作为整骨师、按摩治疗师、脊柱按摩师、物理治疗师和骨科医师助手、体能教练及其他健康管理人员的教科书。

伴随着人们对药物及手术干预的替代疗法的探索，人们对于安全、有效地干预疼痛及残疾的方法的需要逐步提升。另外，越来越多的人面临着肌肉骨骼疼痛及功能障碍等问题。很多因素可能导致疼痛及功能障碍等问题的出现，如老年人更加主动运动、娱乐性体育活动的流行、使用电脑人数的增加及交通事故发生率的不断增高。

医学界已渐渐意识到患者所承受的很多疼痛及功能障碍来源于软组织损伤及功能障碍。1987年，在一次主题为"肌肉骨骼软组织损伤及修复机制"的美国骨科年会上，专家们指出了骨科学在治疗软组织损伤方面的局限性。专家们认为，肌肉、骨骼、软组织的拉伤和扭伤不仅会引起明显的疼痛及功能障碍，而且常被模糊地诊断和欠妥当地治疗。大多数按摩学校没有提供有关软组织损伤评估及治疗的充分培训。同时，在学位课程设置中，整骨师、整骨医师、物理治疗师通常接受了很少或者没有接受针对肌肉骨骼系统疼痛及功能障碍的高级按摩技术的训练。

《骨科疾病评估与手法治疗》为按摩及手法抗阻技术提供了科学依据，并且也为大多数常见的骨科疾病的评估及治疗提供了一个有理有据、循序渐进的指导。在本书中所提到的治疗方案包括软组织松动术、关节松动术及手法抗阻技术。

这些技术是基于30年的临床经验及最新的有关软组织损伤、功能障碍管理的科学进展。本书最开始是作为加利福尼亚州肯辛顿Hendrickson方法研究所（Hendrickson Method Institute）的一个200学时认证课程的培训手册。在过去20年的教学过程中，这些技术每年都被不断改善，且在数以万计的患者身上得到了临床验证。

软组织松动术的治疗贡献

本书中描述的治疗方案，在为骨科疾病患者带来功能改善方面提供了可复制的策略，包括增加活动度、减轻疼痛。与当今的康复目标一致，这些技术可以促进患者肌肉骨骼系统功能正常化，而不仅是缓解症状。

这些技术旨在治疗骨科相关病症，如腰痛、颈部僵硬、颈部疼痛、肩袖和膝关节损伤，以及许多其他的病症，如关节炎、冻结肩、网球肘等。这些技术适用于急慢性疼痛及功能障碍，以及由受伤、累积性应力或退行性病变导致的情况。

这些技术也可以改善舞蹈演员及运动员的表现，并帮助任何想优化自身健康状态的大众。这些技术不仅具有传统按摩手法的益处，如放松躯体、改善循环，还有很多其他治疗效果，如松解粘连、牵拉结缔组织、通过降低肌肉张力促使肌肉功能正常化、强化肌肉力量、调整软组织的位置、通过调节活动度及生物力学促进关节功能恢复、调节周围神经。同时，该技术还可以通过患者的主动参与，在肌肉能量技术的帮助下，进行神经系统的再教育，从而促进神经功能的正常化。

Hendrickson方法的独特之处

本书介绍了一种新的针对软组织损伤的治疗模式。该治疗方案是由我的导师劳伦·贝里（Lauren Berry）发明的。他是一名机械工程师及物理治疗师。他认为所有的肌肉、肌腱、韧带及其他软组织，相对于它们所影响的关节均有一个正常的位置关系。他曾教授在特定方向上的手法操作，即垂直于纤维的排列方向，重新排列软组织，帮助软组织及与之相关的关节的功能正常化。

本书介绍了一种我本人发明的称为“波状松动术”的新方法。这个独一无二的按摩疗法模式是基于人体工程学知识及中国的传统武术——太极拳建立的。在这本书中，我描述了治疗时的人体工程学知识，包括手的功能位及每个关节的休息位，从而教会治疗师如何最有效地运用他（她）们的肢体。这本书还阐述了理论基础，同时还为如何在手法操作过程中使用这种内部能量或“气”提供了逐步说明，而不是仅依赖肌肉的力量。

这种方法不仅仅是针对大多数骨科疾病的一项高效且疗效显著的治疗技术，它还可以让治疗师和患者都得到深度的放松。它让治疗师在按摩治疗中使用最小的肌肉力量，从而解决过度使用而导致损伤的问题。中国人将这种最小肌肉力量的运用称之为“无为”，即不费力的途径。对治疗师而言，按摩时所需努力的是提神并有能量的动作，类似于散步一般。太极强调的是内在的力量，设想我们可以充分发挥我们内在的生命力或气，并学会传递给他人。它提倡的是以柔克刚。在运用软组织治疗近30年后，我在治疗中运用的体力显著减少了，并取得了更加明显的效果。

这种治疗方式也是独一无二的，因为在治疗过程中，患者可穿着衣物。这允许我给各种各样的患者人群提供治疗，因为对他们来说，脱去衣物进行治疗可能是不合适的。治疗效果不会因种族差异、文化差异及语言差异而受到影响。

本书不仅描述了一种新的按摩方法，还描述了采集病史和进行检查的基础。为了在健康管理团队中获得应有的位置，手法治疗师必须知道如何收集客观信息、准确评估损伤或功能障碍、判断按摩疗法是否禁忌使用，并与其他健康管理团队的成员及保险公司沟通信息，知道何时进行患者的转诊。

Hendrickson方法的发展

在超过30年的时间里，该方法经许多实践者所发展。1972年，我开始学习按摩治疗。当时按摩治疗是瑜伽课程的一部分。当我接触到按摩治疗时，我立即感到了它的治疗效果。1974年，我跟随禅宗牧师、指压大师山田先生完成了一年的按摩培训。山田大师的治疗具有明显的效果。我认为这种治疗效果不仅来自于其精湛的技能，还来自于其毕生对冥想的练习。我逐渐意识到山田大师的治疗效果与其多么刻苦努力无关，而与他懂得如何将内在能量与外在运动结合相关。这种见解在我多年的训练及实践中得到不断加强。

1976年，我参加了一个为期4个月、关于Lomi按摩疗法的密集培训课程。Lomi按摩疗法由罗伯特·霍尔等人所研发。该疗法融合了罗夫按摩技术、格式塔疗法和极性疗法。长期的姿势习惯及情绪模式通常很难会发生很大改变，深层软组织指压疗法在治疗软组织损伤方面的作用也是有限的。

1978年，与Lauren Berry的相遇对我的职业生涯产生了很大的影响。当时Lauren已经有近50年的治疗经验。他曾跟随一名芬兰医生学习按摩及手法治疗。作为一名物理治疗师及机械工程师，Lauren曾到世界各地去学习治疗。Lauren有一套非常实用且具体的方法。他通过软组织及关节的手法操作纠正躯体的机械性功能障碍。来自全国各地的患者都来找这位著名的治疗师做治疗。我跟随他学习了4年，最后一年作为一名学徒，辅助他治疗了成千上万的患者。他的工作之前没有用文字记录下来。当他允许我记录他关于关节手法操作的方法时，我感到非常荣幸。*The Berry Method*于1981年出版，第一卷是关节部分。不幸的是，Lauren在第一卷完成后不久便去世了。所以，原本计划的有关软组织治疗的第二卷再也没有实现出版。

Lauren对于软组织损伤治疗的贡献是原创的并且无价的。他提出了所有的软组织与其相邻的软组织及与之相关的关节均有特定的位置关系，并且治疗者必须在特定的方向上运用手法治疗才能纠正位置性功能障碍。Lauren通过观察发现全身软组织排列问题的可预见的模式，并开发了一种手法操作来纠正这些功能障碍。

1982年，我开始了一个为期4年的按摩手法培训课程，同时给按摩治疗师提供先进的软组织疗法培训。在用Lauren的技术培训按摩治疗师时，我遇到2个挑战。第一个挑战是大多数的Lauren疗法涉及快速的关节手法，这些手法不包含在按摩治疗师的实践范围内。而按摩治疗师的技术包含了快速的软组织手法操作，这一点与令人放松的按摩也不兼容。我意识到我的工作是在保证治疗效果的前提下，将关节的手法操作转变为柔和的松动疗法，并将其快速的软组织手法操作转换为推按法。

第二个挑战是在保证治疗效果的同时，创造出一种放松性的治疗方法。Lauren的学生曾针对在治疗过程中使用多大力度的问题展开过讨论。一些学生认为比较深且带有疼痛感的刺激在取得疗效的过程中是必需的，而另一部分学生认为比较柔和的刺激会带来更好的治疗效果。对我个人而言，我的治疗目标是在不影响治疗效果的前提下，使手法尽可能的柔和。

经过多年的临床实践及教学，我提出了“束间扭转”的概念，来描述通过我的手所能感受到的微观粘连及异常扭转。我观察到软组织的扭转功能障碍会使身体形成异常的扭曲。针对上述这些问题，我研发了一种技术来纠正这些异常的部分。

当我开展针对脊柱的操作技术时，我让患者采用侧卧的胎儿位。这种体位即使对于急性腰痛的患者也是舒适的，并且允许我在治疗过程中采用站立位，而不需要倾斜倚靠在治疗床上。正如太极所讲到的水滴石穿，我开始尝试圆形的、好像水一样滑动的手法操作，方向为垂直于纤维的方向。我同时也运用了太极拳的原理，在每一次手法治疗过程中移动我的整个肢体，并保持我的身体处于放松、柔和的状态。按一定的节律摇晃患者，从而使患者的整个身体产生轻微的波状运动，这些摇晃运动会产生较为舒缓和平静的影响。我开始尝试运用不同频率的波状松动手法，并发现当手法操作的频率与休息时的心率一致，约为每分钟60次时，会对神经系统产生最深刻的影响。我意识到这个节律与我们作为发育中的胎儿时在母亲的子宫中所感受到的母亲的心跳节律一致。当我进行这些有节律的振动时，我自身也变得更加放松，并注意到我自身的能量场也有所提升。给患者的治疗也变成了开发自身内部能量的方法。

我多年来接受的正骨教育均强调神经系统在健康人群及功能障碍人群中的作用，并聚焦在广泛的软组织、关节间及中枢神经系统的反射连接。同时我也体会到了脊柱和肢体关节松动术相关的神经生理效应。当我将关节松动疗法融入软组织手法操作时，我可以用更少的力量获得更好的效果。它们并不是简单的与脊柱推拿疗法相关的高速、低振幅的操作技术，而是包含了柔和的、有节奏的关节振荡运动的技术。

按摩周围的软组织对松动关节有多个好处：帮助降低肌肉的张力；通过刺激关节腔内滑膜、关节软骨和关节盘正常的润滑，帮助实现关节功能的正常化；通过刺激机械感受器缓解疼痛，并产生显著的放松效果。

我的工作也受到了西里亚克斯（Cyriax）先生理念的影响。他是横向按摩疗法的当代倡导者。Cyriax先生的观点与Lauren的观点有很多相似之处，两者均使用与纤维走行方向垂直的操作。Cyriax先生认为在病灶处轻快地横向划动按摩可以恢复损伤后变形胶原纤维的正常化平行排列。他将他的软组织疗法的关注点放在关键的结合处，即肌肉与肌腱结合处、肌腱与骨膜结合处，以及韧带的附着点，但是没有处理整个软组织复合体。例如，针对冈上肌损伤部位的横向摩擦手法可以帮助缓解损伤，却不能处理姿势异常、肌力不足或张力过高，以及周围软组织的位置性功能障碍。我采用一种独特的方式将Cyriax的按摩技术融入我的疗法中。具体而言，通过松动与按摩滑动相关的关节，从而显著降低横向摩擦疗法造成的不适感。

另一个促进我对工作革新的是两位来自捷克共和国的医生弗拉迪米尔·扬达（Vladimir Janda）和卡雷尔·李维特（Karel Lewit）——这些手法治疗的优秀先驱在软组织损伤及功能障碍的评估、治疗方面做出了巨大贡献。Janda发现了肌肉功能障碍的可检测模式，一些肌肉的肌力会下降并受到抑制，而另一些肌肉因为对疼痛和关节功能障碍的反应而缩短、紧张。Lewit和Janda也在本体感觉神经肌肉促进术（PNF）疗法的基础上开创了新的治疗方法，要求患者对治疗师施加的压力进行拮抗。一些文章，包括本书，将这些技术称为肌肉能量技术（muscle energy techniques，MET）。我将Janda的观点融入了各个章节，在手法部分运用MET来降低肌肉张力、促进或强化肌力不足或者受抑制的肌肉，在肌肉功能正常的模式下对肌肉进行再教育，帮助关节恢复正常的神经功能。MET能缓解慢性疼痛，并经临床证实非常有效。

从我和缪里尔·查普曼（Muriel Chapman）、罗莎琳·布吕耶尔（Rosalyn Bruyere）进行的有关愈合的研究中，我也得到了诸多启示。我注意到在临床实践中，对于严重疼痛的患者，即使运用非常轻的压力，也可以得到很有效的临床结果。我开始意识到对在临床机构工作的治疗师而言，最重要的治疗目标之一是为患者创造一个让其感到完全放松的治疗经历。这提示患者放松和信任的状态不仅可以让躯体的愈合，还可以治愈心理部分。

在本书中我所描述的治疗方法旨在同时帮助治疗师及患者。这种方法的一个特点是患者应该能够在治疗过程中完全放松。健康的个体对于本书中所描述的所有手法，接受起来应该感到舒适。如果在按摩治疗过程中患者感到疼痛，则说明按摩区域受损或存在功能障碍，需要治疗师调整手法操作的力度以确保患者舒适。

在治疗的每个阶段，治疗师都要给患者创造温馨的治疗环境。任何正在经历疼痛或功能障碍的人的情绪都是脆弱的，可能会有担心、抑郁或焦虑。认识到上述这一点很重要。无论患者是否体态有异、依从性差或者易激惹，治疗师都应坚持客观地对待患者。按摩治疗给我们一个机会来练习爱和善意，没有比这更伟大了。

本书的结构和特点

这本书被分成4个部分。在操作其他部分所描述的按摩技术之前，应该先阅读第一部分。第一部分共有两章。第一章描述了治疗的科学理论基础。这一章回顾了神经、肌肉、骨骼的解剖，描述了躯体所有软组织的结构和功能，损伤及功能障碍的机械力学特点，这些损伤及功能障碍的机械性及神经性后果，以及最终这些信息怎样指导治疗师进行最有效的治疗。

第二章分为两部分。第一部分是临床评估的概述，包括病史回顾及如何进行基础的骨科检查。本书对客观检查过程进行了详细的介绍，包括主动和被动关节活动度、等长收缩测试、特殊检查及触诊。然后是对最常见的骨科功能障碍和损伤的检查结果的总结。

第二章的第二部分是关于本书所提及技术的归纳总结。核心的操作手法称作波状松动术，在本书中将被详细描述，并提供了可在患者或同学身上进行的练习。接下来是对MET的描述，包括MET的神经学基础，也对本书中用到的6种不同的MET练习方式依次进行了描述。接下来介绍的第三种治疗模式是关节松动术，其中对软组织松动术、关节松动术及肌肉能量技术做了小结。最后，对治疗急慢性疼痛患者的治疗指南、手法治疗的禁忌证及患者转诊去其他医疗机构的时机也均在文中进行了详细的描述。

书中接下来的部分被划分成8章，描述了针对身体特定区域的专门治疗技术。每一章均介绍了该区域的解剖学知识、所有软组织的结构及功能、最常见的骨科损伤及功能障碍和每种情况的治疗方案。每一章也为手法治疗师描述了有关该区域的基本评估，并提供了在该区域施行手法操作、MET和关节松动术的逐步指导。手法操作被划分为两个级别，即Ⅰ级和Ⅱ级。Ⅰ级手法操作可应用于任何人，无论其有无症状。这些操作可将治疗区域的功能水平提升至最高。当治疗区域存在疼痛或功能障碍时，需要应用Ⅱ级手法作为Ⅰ级操作的补充。这种疗法通常作用更深，并经常运用在敏感的附着部位，对大多数患者是没有必要的。

每个技术章节都专门设计了一些不同的要点，以提升读者的学习体验。

- 易于参考的项目符号格式便于学生记住相关内容在书中的位置，并鼓励学生在阅读内容的同时，与搭档练习技术。
- 采用表格的形式记录肌肉解剖学及运动学的内容，以便于学生参考。
- 采用一致的结构框架以强化基本观念并促进对基本信息的记忆。例如，解剖学部分被划分成结构、功能、功能障碍和损伤、治疗介入这几个小部分。相似地，肌肉能量技术部分被划分成了目的、体位、动作这几个小部分。
- 一个提示“注意”的图标“!”强调了治疗的禁忌证及手法治疗师在执行某一项特定操作前需要了解的预防措施。
- 每章结尾的学习指南部分列出了针对Ⅰ级和Ⅱ级技术读者应该掌握的基本概念及目标。
- 参考文献及推荐阅读模块给读者指明了解剖学、运动学、评估学以及损伤和修复科学方面可提供更多信息的文章及书籍。
- 每个技术模块均包含了根据真实患者进行评估和治疗的骨科病症的临床案例。

如何使用这本书

对学生而言，在尝试第三章至第十章中所提到的技术之前，首先阅读第一章、第二章并练习在第二章中所描述的操作是非常有必要的。在Hendrickson方法研究所的培训课程中，第一学期学习MET及Ⅰ级技术，第二学期学习评估和Ⅱ级技术。为了方便阅读及易于参照，MET的内容被列在了按摩操作之前。但在临床实践时，整个手法操作的过程中，MET及按摩操作是相互交织的。手法操作按专门的顺序描述得非常精确。鼓励学生严格按照书中的内容操作，就像“照食谱做菜”。当你在学习新的内容时，感到困惑是非常自然的。在学习的过程中，对自己要有耐心。当你在一段时间后掌握了一门技术时，你会自然而然地产生自己运用这种方法的独特方式，这与学习演奏吉他是类似的。首先，学习和弦的准确方式并了解在相似的曲子中和弦变化的顺序；然后运用技能创造属于你自己的音乐。享受学习新事物所带来的回报，并要相信，通过敬业和练习，你将会帮助所有你所治疗的患者缓解痛苦。

感谢来自临床医师、学生们及学校关于如何提高本书质量的建设性反馈意见。关于指导性DVD及有关Hendrickson方法培训课程的信息，可以登录www.hendricksonmethod.com。

Thomas Hendrickson，美国哥伦比亚特区
Hendrickson 方法研究所
加利福尼亚州肯辛顿科卢萨区388号
邮政编码：94707
网址：www.hendricksonmethod.com
邮箱：school@hendricksonmethod.com
电话：(510) 524-3107
传真：(510) 524-8242

鸣　谢

我非常感谢Hendrickson方法研究所（其前身为骨科手法操作研究所）的学生和教员。他们花了将近28年的时间帮助我起草了这本书。在研究所每年200个小时的培训课程中，他们一年又一年地仔细阅读本书文稿，并为如何更好地描述及教授这些技术提供了宝贵的意见。在第2版的准备过程中，我想要特别感谢珍妮弗·莱恩（Jennifer Lane）和坎迪斯·帕默利（Candace Palmerlee）。珍妮弗非常细致地编辑了我的修订本，并提供了许多有用的建议。坎迪斯仔细地阅读了这本书的技术章节，并帮助阐明了部分内容。同时我要感谢蕾切尔·麦克默林（Rachel McMullin）用优秀的技术和良好的心态运行Hendrickson方法研究所，感谢克劳迪娅·摩尔（Claudia Moore）用平和和幽默管理我的诊所。

我也想感谢我的总编劳拉·霍罗威茨（Laura Horowitz），他对我所在意的每个细节都密切关注。对于Lippincott Williams和Wilkins给予我的帮助，我也非常感谢，尤其是安德烈亚·克林格（Andrea Klinger）和珍妮弗·克莱门茨（Jennifer Clements）。我也感谢我的版权编辑芭芭拉·威利特（Barbara Willette）及为我提供美丽图示的插画师金·巴蒂斯塔（Kim Battista）。

我还要感谢我的天使玛格丽特（Margaret），她教会了我要给有需要的人提供帮助。我也要感谢卢克（Luke）拓宽我对治愈的信念。

最后，如果没有我的导师Lauren Berry的激励和教导，将不会有这本书的诞生。

目　录

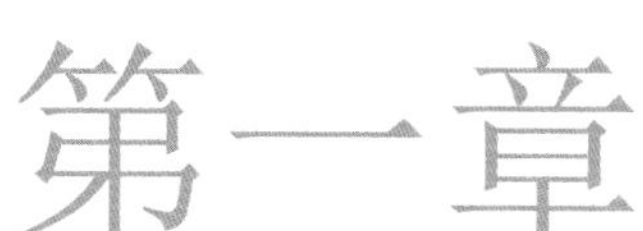

第一章

按摩及手法治疗的理论和科学依据

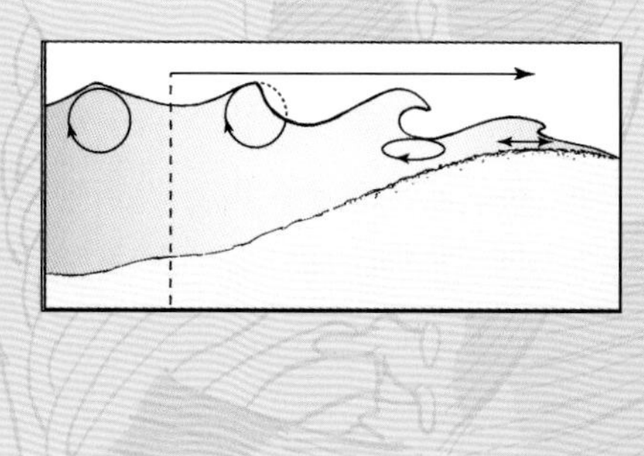

2

总论

本章第一部分简要总结了前两章中的关键概念，使读者在阅读后面章节的详细内容之前，能对涉及的理论、科学依据和治疗原理有一个概览。

肌肉骨骼疾病由功能性问题所导致

在美国，肌肉骨骼疾病是患者看家庭医生和急诊最主要的原因，占到了初级门诊量的10%~28%[1]。而这也是“工业化国家中造成残疾和严重慢性疼痛的主要原因”[2]。这些问题中很大一部分并不是由病变或者疾病产生，而是由软组织损伤和功能性问题引起。美国骨科医师学会提出，软组织损伤往往很难被确诊并妥善处理[3]。软组织和关节活动性下降会导致疼痛和残疾，而手法治疗和按摩则以重塑活动性为治疗的首要目标[4]。

以科学为依据的操作是最佳治疗的基础

为了给患者提供更有效的治疗，我们需要了解正常的肌肉骨骼结构及其功能、损伤及修复的原理，以及每种治疗技术背后的科学依据。治疗师需要了解针对患者症状所选择的治疗技术的基本原理。治疗的目的是使功能恢复最大化，而不是仅仅减轻症状。

肌肉骨骼组织对刺激高度敏感

研究表明，肌肉骨骼组织，包括肌肉、肌腱、韧带、骨和软骨都对机械刺激高度敏感[5]。人体组织是有“适应性”的，也就是说，它们在对刺激（或缺乏刺激）的反应中会发生变化，并且在适当的刺激下，身体的每个结构都能改善自身的结构和功能。即使是老年慢性病患者，他们的身体功能也可能得到改善，因为他们身体里依然有一些细胞（未分化的间质细胞）能通过“迁移、增生和分化为成熟的骨、软骨、致密纤维组织细胞”的方式对合适的刺激发生反应[7]。这对“触摸”治疗师来说是个好消息，因为我们可以通过适当的治疗提供良性刺激，诱发身体深层的改变，从而带来显著的效果。

新的软组织治疗模型

现行的生物学和医学模型理论认为人体是以生物化学为基础而运行的，分子在人体中不断地进行随机运动，去寻找适合的受体，这是一种类似“锁与钥匙”的模式。这种主流观点已经延续了100多年。最近新的电磁理论模型则认为各种生物化学活动是在电磁力场的控制下运行的[8]。心跳、肌肉收缩、腺体分泌、身体运动，甚至情绪都会产生电磁信号。目前已经证实，人体会辐射一种很强的电磁场，能覆盖到周边3.66~4.57m的区域。而新的理论认为这种场可以被集中到一处用于促进愈合和恢复[9]。这个理论对手法治疗有巨大意义，因为接触能使遍布全身的电磁信号产生一种局部效应，这种电磁信号会影响细胞活动，包括修复和再生。

电磁模型的理论基础 3

张拉整体

从建筑学的角度来看，人体是一种张拉整体的结构，也就是通过连续的、相互连接的结缔组织和肌肉提供人体保持直立状态的力，而不仅仅是通过骨骼。巴克敏斯特·富勒（Buckminster Fuller）[10]用“整体张拉”这个词来形容这种结构。最新的研究发现了一组称为整合蛋白的分子，它们分布在全身各处，将细胞与周边细胞和结缔组织相连接[11]。奥施曼（Oschman）称细胞骨架和胞外结缔组织基质与水的混合物为“活性基质”[9]。这种活性基质不仅仅是结构上的延续，还是能量上的延续，它调节生长、生成、修复和再生。这种结缔组织网络被认为是第二个“神经系统”，因为它能够传递和交流电机械和电磁信号。

水传递电磁波

水存在于每一个细胞周边，并且提供了人体能量和结构的框架。水分子将人体的各种分子维持在一起。它是“第二神经系统”很重要的组成部分，负责传递能量到全身各处。各种组织的传导性取决于其含水量的多少。每个蛋白质分子都有15 000个水分子[9]。与其他分子一样，水分子也是高度排列并且有内聚力的，就像激光一样。正因为如此，水能够在人体中加倍传导电磁波。因为水分子具有极性，所以它能极大地提高电磁波在人体的传导性。

软组织是一种液态晶体

软组织可以被描述为液态晶体，也就是同时具有液体和固体的属性。软组织由规则排列的平行蛋白纤维构成，富含胶原蛋白，并且有水分嵌入。细胞膜、韧带、肌腱、肌肉、骨骼、神经和构成细胞结构（细胞骨架）的纤毛都是晶体，这意味着水分子和蛋白分子整齐地交替排列。胶原蛋白和水分子都是有极性的，就像磁铁分南北极一样。因为软组织是带电的，所以有排列的趋势，而一种叫内聚力的偶联力量连接着分子与分子，使它们能一起振动。研究表明，这些排列好的极化分子对能量场极其敏感，它们就像天线一样，接收和发送信号[9,12]。新的模型认为，每一个运动、每一次触碰、每一个想法和感觉都会以光速传递到全身各个细胞。

机械传导

机械传导是软组织的一种特性，是指细胞和细胞外基质（纤维和基本基质）将机械刺激转化为化学、电和电磁信号的能力。按摩和手法治疗时的应力和压力引发的机械信号，会进而被转化成电磁波，影响细胞的功能，包括修复和再生[13]。

压电效应

压电效应是力学信号传导的一种形式，软组织利用这一现象将机械能转化成电能。按摩和手法治疗时按压和牵拉软组织所产生的机械振动被转化成电流。而电的特性又是能产生磁性。因为分子有序排列并且有内聚力而被连在一起，所以在电磁力作用下它们会一起振动，理论上会把触摸产生的能量传导给身体每一个细胞。

软组织损伤与修复概述

软组织包括肌肉、肌腱、韧带、关节囊、软骨、滑囊、皮肤和筋膜，也包括血液、淋巴、关节液、脑脊液、细胞液、组织间隙液（细胞周边的水分）。这些组织可以大体分为纤维和液体两大类（见“理论和技术概论”部分）。纤维是由胶原平行排列组成，进而又形成束。在健康机体内，这些纤维和纤维束相互之间可以自由滑动。体内的液体成为输送细胞、氧气和营养，排出废物的媒介。当受伤或者承受反复应力后，纤维会被扯断（撕裂）。组织受 4
损会发生炎症、肿胀及液体潴留。肿胀会导致组织压力增加，不仅会引起疼痛，还会导致用于修复损伤的细胞、氧气和营养物质的输送减少。损伤的修复一般马上开始，但是如果在恢复早期进行制动，身体就会使纤维随机沉淀进而形成粘连，导致活动度下降和软组织退化。因此，建议在损伤发生后立即对软组织和关节进行松动处理[14]。慢性肌肉骨骼疾病的主要特征包括由于纤维粘连而丧失正常的活动度，肌筋膜短缩、关节活动度受限、关节对线异常及潜在退化的可能。按摩和手法治疗则通过促使软组织和关节活动度正常化来减少粘连、延展肌筋膜，以及松动关节。

急性和慢性疾病：损伤与功能障碍

肌肉骨骼的问题可以分为两大类：急性损伤和慢性功能障碍。这是人为的分类，以区别炎症与非炎症状况。在临床治疗中，还有很大一部分情况是处于急性炎症与慢性非炎症之间。这部分在第二章中有更为详细的阐述。本书中将以急性和损伤指代炎症情况。炎症情况可能表现为红、热、痛，但也可以只表现为静息痛。**损伤**则指健康组织的创伤，如运动损伤、家务劳动损伤或者车祸，以及不断累积的或者反复的应力下最终导致疲劳和力量减弱，继而引起的急性炎症，比如长期使用键盘而引起的腕管综合征、网球肘或者跑步爱好者的足跟痛。软组织的损伤包括对韧带和肌肉的牵拉伤和扭伤，在微观上来说，这会导致组织断裂，从而导致肿胀和疼痛。

功能障碍是一种慢性情况，指的是身体缺乏正常功能的状态。患者可能存在疼痛，也可能不存在。造成功能障碍的原因可能是旧伤、情绪和心理压力或者姿势异常。它的典型特点是关节活动受限、肌肉力量减弱、持续肌肉紧张、粘连和组织挛缩。功能障碍的例子包括无法将上肢上抬高过于头、跛行、长期腰部僵硬、慢性颈部紧张和姿势不良。

软组织损伤的特点

- **疼痛：**损伤导致组织破坏、肿胀和炎症反应，从而引起疼痛。
- **肿胀：**损伤造成肿胀，从而降低了液体的流动性。肿胀由于造成细胞活动性下降、营养物质减少和废物堆积而降低了组织的修复功能。
- **神经功能障碍：**软组织和关节中有大量的神经网络。肿胀造成的炎症反应会使神经组织功能异常，进而导致肌肉受抑制（肌肉力量减弱）或者痉挛（强直、绷紧），以及协调、平衡和肌肉控制能力减弱。
- **纤维丧失平行排列：**微观上来说，损伤其实是纤维撕裂。之后纤维随机排列，丧失平行排列结构。
- **软组织对线异常：**损伤导致软组织相对周边的软组织和关节发生对线异常（详见后文“软组织对线理论”）。这进而导致组织的扭曲和位置错误。
- **关节活动受限：**损伤往往会涉及关节周边的软组织，包括韧带和关节囊，也会涉及关节内的组织，包括软骨。肿胀、疼痛和肌肉痉挛影响了正常的运动模式，减少了依赖运动而维持的关节润滑和营养供给。
- **情感抑郁：**损伤导致的疼痛会影响大脑情绪中枢（边缘系统）。疼痛是一种身心体验。沮丧、焦虑和恐惧都会伴随疼痛而产生。
- **生物磁场紊乱：**电信号是依赖于人体组织的有序排列结构[15]。急性损伤时，正常平行排列的纤维发生断裂，降低了组织的电磁传导性，干扰了正常细胞的交流，并且由肿胀造成的水潴留也会降低电信号的传导。

软组织功能障碍的特点

- **软组织对线异常：**软组织功能障碍会导致其相对周边软组织或关节发生对线异常。
- **软组织扭转：**发生对线异常的软组织会引起组织扭转或者弯曲。这种异常的扭曲降低了组织的含水量，导致软组织及其相关关节的粘连和功能异常。
- **粘连：**纤维之间会产生异常的相互连接，造成粘连。如果软组织和关节在损伤后没有充分活动，为了避免疼痛而一直保持在短缩位或者异常姿势，这些都会引起粘连的发生。这种组织的延展性受限会导致肌肉、关节和神经的功能异常。粘连也使肌肉在收缩时横截面积难以扩大，从而导致肌肉功能受限。
- **液体潴留：**发生慢性功能障碍时，持续的肌肉收缩和粘连会导致液体潴留，扰乱了正常液体原本在身体里流动的正常波动。潴留还会降低细胞的活动性、减少营养供应并导致废物的堆积，妨碍组织正常的功能并减慢细胞再生速度。

- **神经功能障碍**：粘连和液体潴留会造成神经系统功能异常，使肌肉张力过高或者反应抑制，从而导致协调、平衡和姿势保持障碍。
- **肌肉性能改变**：跨关节的肌肉在力量、延展性（长度）及神经功能方面保持平衡，是身体保持最佳功能状态的前提，也是实现精细运动控制、平衡和协调性所必需的。功能障碍会导致肌肉持续张力增高（亢进）或者肌力减弱（抑制）。
- **关节受限和对线异常**：内在、外在限制均可导致正常关节活动度丧失。内部限制因素是由于关节间滑动性下降，这被称为关节内运动丧失。外部限制因素是由于关节周边组织短缩或者紧张，比如韧带和关节囊粘连，或者肌肉短缩或紧张。关节受限和对线异常可导致运动障碍。
- **精神和心理压力**：慢性疼痛的患者常常害怕活动，这称为疼痛避免行为。这会导致废用、去适应、肌肉和关节功能异常，并且意味着该区域可能发生退化。
- **生物磁场紊乱**：在慢性情况下，组织粘连会使纤维增多从而造成含水量减少，进一步导致电传导性的下降[15]。

三种治疗方法

本文介绍了一种综合运用三种物理疗法的技术，体现为一种针对性的方案或经过三十多年临床经验验证的，能高效治疗软组织疾病的“处方”。如何应用这些治疗，根据情况不同也会有很大的不同，比如患者是急性还是慢性发病、患者的年龄、身体状况、疼痛程度等。按摩和手法治疗的目标是根据患者的实际情况提供最佳的治疗，以促进机体自身恢复的潜能。这种治疗方案在操作时能使机体深度放松。经证实，这样能最大程度地促进患者恢复潜能并获得最佳疗效。下面分别介绍这三种治疗方法。

- **软组织松动术**(soft tissue mobilization，STM)：这里介绍一种新型的按摩手法（软组织松动术），我称之为波状松动术，也就是以圆形、压陷的方式把软组织松动术的力传递给纤维。该技术的施展是节律性的，就像海浪一样。
- **肌肉能量技术**(muscle energy technique，MET)：是指手法治疗时，患者拮抗治疗师所施压力的一种技术，有利于促进神经系统的康复。
- **关节松动术**(joint mobilization，JM)：慢性疾病中疼痛和失能主要源自于关节。被动地活动关节有利于它们的功能最大化。

治疗的四个维度

按摩和手法治疗的主要目的是引起肌肉、骨
骼、软组织的结构和功能变化，促进功能最佳化和 6
整体的恢复。根据患者最初受影响的维度，治疗目标可以分为四种：结构相关、神经相关、心理和精神相关以及能量相关[16]。

治疗目标：结构相关

- **活动性**：体液、肌肉、肌腱、关节囊、韧带及各个关节都可能存在活动性下降的问题。**急性**损伤时，活动性下降是由于水肿、疼痛和肌肉强直。在急性情况中，我们通过对体液和纤维施加作用来达到促进软组织修复和再生的目的。**慢性**情况下，正常活动性丧失常由粘连、肌紧张和关节退化导致。而这种活动性的丧失又导致正常运动模式改变、相关关节代偿和疼痛避免模式的产生。此时我们的治疗目标则是重塑正常的软组织活动性和关节活动度。
- **对线**：损伤使胶原纤维撕裂并破坏了它们正常的平行结构。胶原以随机模式修复。丧失平行结构不仅使组织力量减弱，还会降低它们的电位[9]。**急性**情况下，对线异常也会使肌肉、肌腱和韧带在宏观上表现为肿胀、疼痛和肌肉强直。此时我们的目标主要是帮助恢复中的纤维进行排列，使跨关节的软组织重新排列，并且通过被动活动维持正常的对线情况。在**慢性**情况下，对线异常表示软组织异常扭曲，周围软组织和关节对线异常。对线异常的产生可能是由于旧伤造成的粘连、不断积累的张力、姿势异常、肌肉失衡或运动模式异常所致。此时我们的目标主要是改善患者姿势、解决粘连、平衡肌力和松动受限关节。

- **延展性（长度）**：**慢性**情况下，患者可能表现为肌肉僵硬、活动度丧失、弯腰驼背或者慢性疼痛。随着时间的推移身体会慢慢适应这种由短缩造成的活动受限、肌肉紧张和变短、正常关节活动度丧失。我们的首要目标是牵拉延长短缩的组织。但在急性期修复时，不适宜进行牵拉，因为此时纤维还很脆弱，容易被拉断。

治疗目标：神经相关

- **神经肌肉再教育**：**急性**损伤时，肌肉组织的反应不是痉挛就是无力。痉挛的确能够限制活动来保护肌肉和关节，但也会妨碍正常的体液循环和关节活动，限制修复过程。随着时间的推移，肿胀和疼痛会抑制并弱化肌肉。急性期的治疗目标是减少肌肉痉挛和肌肉抑制的情况。**慢性**功能障碍期会发生肌肉紧张或者肌无力（抑制）。此时的治疗目标是通过等长收缩肌力测试辨别紧张和无力的肌肉，并加以矫正。
- **本体感觉再教育**：感觉神经提供了关于姿势和运动的信息，其功能的正常化是保持平衡、协调、维持正确姿势和运动控制的基础。**急性期**的肿胀妨碍了正常的本体感觉。此时的目标是通过肌肉能量技术刺激激活相关神经来帮助恢复最佳的功能状态。**慢性**功能障碍会降低平衡感觉、协调和控制精细运动的能力。此时的目标是通过平衡训练和肌肉能量技术让患者体会肌肉动作，提供有效的本体感觉康复治疗。
- **感知力**：这个目标主要针对**慢性**情况。慢性疼痛和功能障碍会使患者无法感觉到是肌紧张还是肌无力，或者无法体会如何收缩特定的肌肉。可通过触摸和意念集中到特定区域来恢复患者的感知力。
- **疼痛管理**：疼痛信号通过“闸门”控制而被大脑感知。比如，压力和机械运动感受器所产生的信息，遇到传导该信息的神经“关闭闸门”，则会减轻相关疼痛。治疗师按压组织和节律性振荡松动关节则会帮助减轻疼痛。在急性期，治疗师可以通过轻触、缓慢摇摆肢体、轻度肌肉能量技术、软组织和关节松动来降低疼痛。慢性功能障碍期，由于退化、持续肌肉收缩导致缺血（低氧）或神经系统功能异常导致疼痛，此时的治疗目标则是对肌肉再教育，使肌肉放松、恢复关节润滑和软骨营养供应来改善关节功能，以及对神经系统再教育来减少异常信号的释放。
- **放松**：治疗的首要目的就是放松。放松能促进副交感神经系统兴奋、降低血压和心率、加快修复及使身体恢复活力。无论是急性期还是慢性期，本部分治疗的主要目标就是在完成其他治疗目标的同时，使患者深度放松。通过轻触和节律性摆动来刺激中枢和副交感神经系统，可以达到放松效果。

治疗目标：心理和情绪因素

对治疗师来说十分重要的一点是要明白膝关节疼痛或者肩周炎只是身体问题中很小的一部分。患者由于受伤和疼痛而出现负面想法，比如“我会一直这么痛”，将会导致患者焦虑、沮丧、甚至易激惹。在慢性期，疼痛或者失能经常导致疼痛避免行为，从而导致活动和运动受限。这会引起负面想法，比如“我的生活毁了”；以及负面的情绪，例如沮丧。我们作为治疗师就是要帮助患者重塑康复信心。接触能让我们安抚患者并提供精神支持。

- **鼓励的言语**：通过治愈性语言给患者呈现康复的画面对治疗师来说很重要。很重要的一方面就是在与患者的互动中提供正面反馈。比如，当紧张的肌肉放松下来时，可以对患者说“就是这感觉，太棒了”；当受限膝关节的活动度增大时，可以对患者说“你的膝盖真的好多了”。对慢性期的患者，要告诉他们恢复需要一个长期过程，不要着急，试着制定一个每周都进步一点的目标。当他们达成时或者努力进步时，及时鼓励他们。

- **温暖的触碰：**一个轻柔的、温暖的触碰有助于降低血压、减缓压力、改善情绪。治疗的一个要素就是治疗过程中保持患者舒适。深入治疗并不是用力治疗。轻柔的手法及适当的敏感性也可以达到深入接触的疗效。

治疗目标：能量因素

- **引入电流：**损伤和失能时，肿胀或粘连会引起体内电信号异常。按摩和手法治疗通过压电效应产生电流（“压电效应”参见前文）。这些电流产生于接触压力、肌肉能量技术时软组织的牵拉和收缩。
- **增加活力：**损伤和失能导致活动丧失，从而使身体变得呆滞和慵懒。运动能产生电磁波，提高细胞交流、细胞合成和能量。
- **产生内心的平静（平和）：**治疗师在治疗患者前，可以先通过几分钟的呼吸、祈祷、冥想或其他自我练习达到自身内心平和的状态。在治疗中可以把这种状态传递给患者。
- **愈合：**研究已经表明，治疗师双手产生的磁场（生物磁场）可以促进愈合。这种生物磁场可以被集中到一处用于促进愈合。

理论和技术概论

身体组成：主要是纤维和体液

软组织主要由纤维和体液组成，甚至骨骼都是矿化纤维。这些纤维维持身体外形，就像钢筋支撑建筑一样。它们提供保持身体直立所需的支持力并传递产生运动的力。无论是在微观上还是宏观上，大部分纤维都相互平行且呈螺旋式排列。本文的一个理论认为，这种螺旋式排列的纤维在每个关节都有各自的方向，这种正常的螺旋可能会扭曲成异常的模式。

人体70%是由水组成的，这些水以体液的形式存在于人体中。这些体液包括血液、淋巴液、关节液、脑脊液和组织间隙液（包围细胞的液体）。就像地球上的海洋一样，水在人体内是以波状传播。这是由心肌、呼吸时的膈肌和其他肌肉节律性收缩产生的，使体液传遍全身。同时从心脏、肌肉收缩、骨骼受压和其他细胞功能产生的电磁波也会传遍全身。与液态波在传播过程中逐渐减弱不同的是，电磁波能够传遍全身，因为胶原和水是“易传导的媒介”，也就是说它们是一种携带能量波的能量源。

螺旋、波浪和人体

我们生活在一个螺旋形的宇宙中。我们生活的银河系就是螺旋形的（图1–1）。地球表面的气流也是主要以螺旋的形式运动（图1–2）。占地球表面70%的水也是以螺旋的形式运动的，它不仅以种种运动模式在地表运动，运动的水流中的二次流也是如此运动的（图1–3）。

这种螺旋式结构是身体重要的组成结构，在许多层面都有所体现。肌腱、韧带、关节囊和筋膜都有平行结构的胶原纤维，有点类似于麻绳。每一个胶原分子都是三螺旋结构（图1–4）。表面上看，肌腱的大致结构也是螺旋形的（图1–5）。

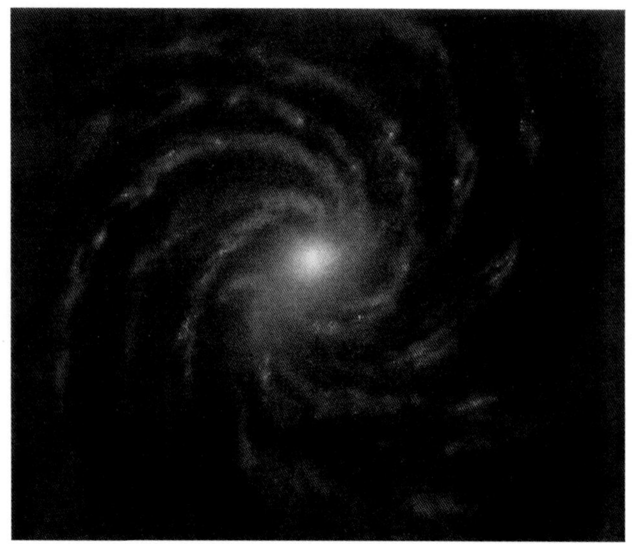

图1–1 我们生活的银河系是螺旋形结构（经许可引自Kaufman W. Universe. 3rd ed. New York: WH Freeman，1991.）

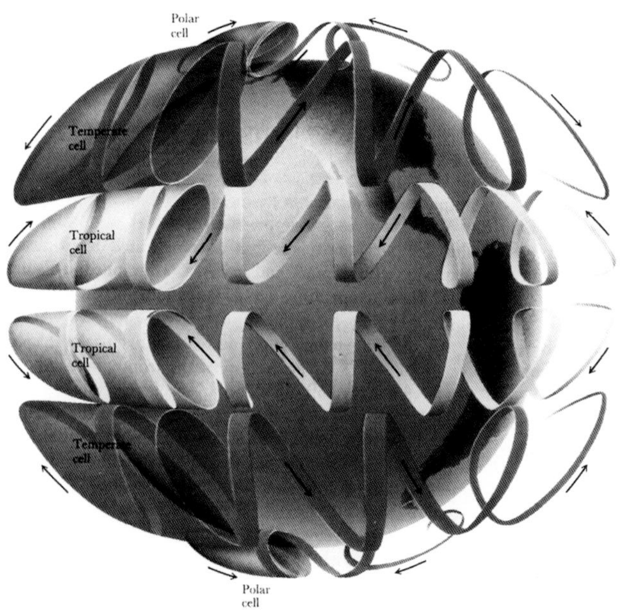

图1–2 地球大气环流的螺旋形循环（经许可引自Kaufman W. Universe. 3rd ed. New York: WH Freeman，1991.）

许多肌肉，如大圆肌、背阔肌、胸大肌、肩胛提肌，都以螺旋的形式由起点到达止点（图1–6）。肌肉中的纤维彼此平行，呈螺旋式排列。肌动蛋白
9 和肌球蛋白是两种基本收缩蛋白，它们组成了肌肉收缩的基本单位，并像绳子一样螺旋式编织在一起，形成了肌纤维（字面意思就是“肌丝”）[6]。每个肌动蛋白肌丝都是由两股肌丝链以双螺旋结构组成的，在肌肉收缩时，它们呈螺旋式相互缠绕。肌球蛋白的圆形头部也是呈螺旋式分布的。编码细胞增殖的脱氧核糖核酸（deoxyribonucleic acid，DNA）也是双螺旋结构（图1–7）。这种螺旋式结构的优点在于能够增强组织的抗张能力。这种螺旋结构把纤维拉到一起，使得软组织“预先有了张力”，用于对抗更大的拉力（牵拉力）。

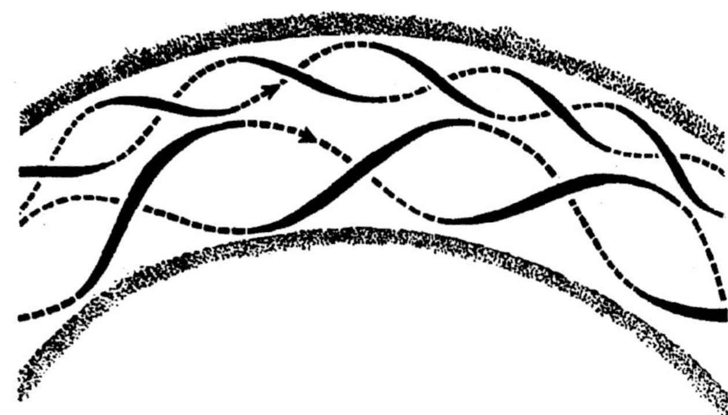

图1–3 水流的螺旋形运动（经许可引自Schwenk T. Sensitive Chaos. New York: Schocken Books，1976.）

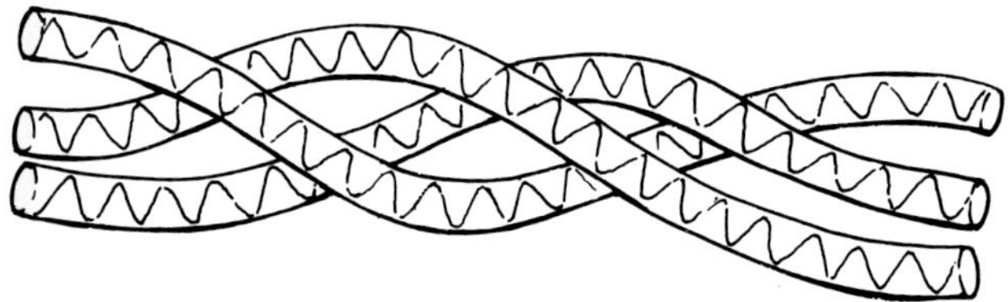

图1–4 胶原纤维的三螺旋结构

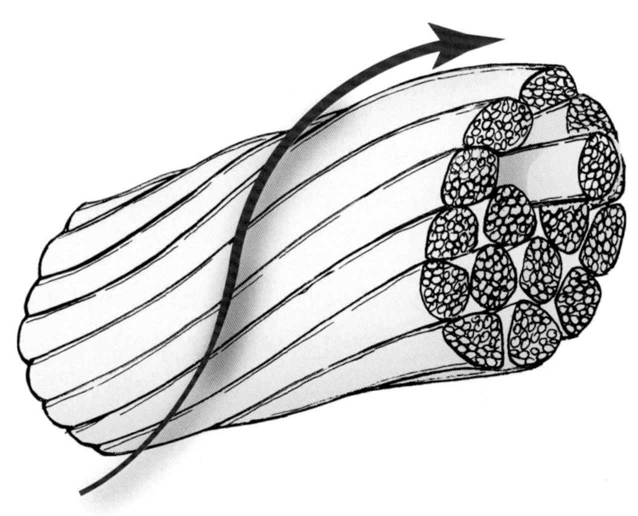

图1–5 肌腱中胶原纤维的排列呈螺旋形走行

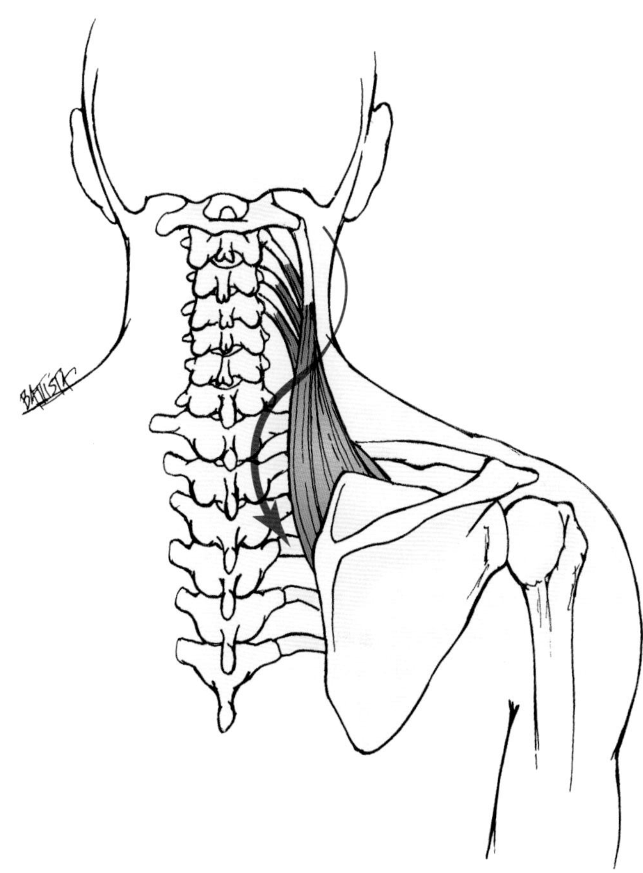

图1–6　肩胛提肌起止点之间呈螺旋形走行

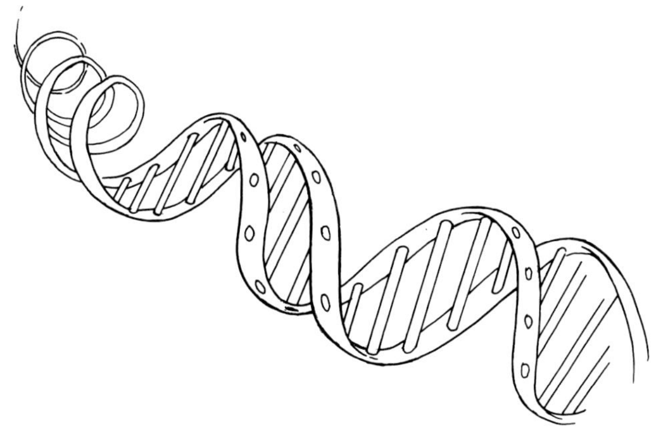

图1–7　DNA双螺旋结构

软组织对线理论

本书介绍了一个新的关于按摩的理论模型：肌肉、肌腱、韧带都有一个正常的位置，或者说相对于其相关的软组织和关节的对线。笔者的导师Lauren Berry是一名物理治疗师和机械工程师，他引入了这个理念并总结为功能异常和关节受伤会导致关节周边的软组织位置或对线异常。软组织连接骨就像钢缆支撑塔一样。正常功能状态下，钢缆的长度和张力处于平衡状态。功能异常和损伤导致“钢缆”位置异常，使一些“钢缆”张力增高而另一些松弛，导致功能异常。这可以帮助理解关节功能障碍时为何一些肌肉过度紧张而另一些过度松弛。

Berry由此认为这些软组织变得对线异常和扭曲。微观上，这种对线异常发生在正常纤维束螺旋结构的胶原上；在宏观上，则存在于肌肉、肌腱和 10
韧带。换句话说，就是本来每个关节周边的软组织纤维以正常的螺旋形式排列，但是在功能异常后或者损伤后发生了扭曲，这种对线异常又产生机械力学和神经学上的后果。

手法治疗的一个目标就是解锁这种扭曲结构并重新排列这些纤维。

- **治疗介入**：根据Lauren Berry作为工程师的经验，如果扭曲发生在一条“钢缆”上，他可以通过垂直来回摇动“钢缆”使其恢复正常对线。正如前文所述，Berry发现软组织对线异常的模式。所以要纠正对线异常，就要在特殊方向上松动软组织。因为肌肉、肌腱、韧带和其他组织在结构上都类似于钢缆（或者绳子），松动的基本方法就是垂直于纤维施加力。

软组织对线异常的举例

我们可以以膝关节损伤为例来说明软组织对线异常的原理。为了适应关节囊内过多的液体，关节会保持在屈曲位。这个位置会导致膝关节内、外侧的软组织变成异常的后方对线。这种对线异常还会导致膝关节内外侧肌肉、韧带和肌腱的扭曲。随着扭曲度增加，细胞和液体在此区域的流动性下降，降低了该区域的修复能力。扭曲还会对穿行于此的神经施加压力，导致潜在的肌肉功能、协调和平衡功能障碍。应在特殊方向上对膝关节内外侧的软组织施力进行治疗。治疗师应该以由后向前的方式进行松动来重塑正常的对线和解锁扭曲组织，从而消除纤维和纤维束的异常扭曲。

软组织对线异常导致的机械力学和神经学后果

- **异常扭曲**：如果软组织因为损伤或者功能异常发生位置异常，则会出现组织异常扭曲。异常扭曲减少了组织的含水量，导致液体潴留、粘连和软组织及其相关关节的功能异常。液体潴留会使细胞活动性下降、营养供应减少和废物无法排出，从而减弱其自愈功能。
- **软组织脱水**：在软组织上施加额外的扭曲力就好像在拧湿毛巾一样，把水都拧出去了。对线异常和异常扭曲减少了组织的含水量，并且降低了液体的流动性，这减少了细胞必需的营养和氧气的供应并减弱了细胞的活动性。异常扭曲造成的组织受压还导致粘连和延展性受限。
- **关节神经功能和机械力学功能障碍**：异常的位置会造成异常的力传到关节，造成关节功能障碍，并可能发生退化。关节功能障碍和退化会激惹关节周围软组织中的感觉神经感受器。这种激惹会导致神经反射，从而抑制或者提高肌肉张力，导致协调和平衡功能障碍。

软组织对线异常的治疗目标

治疗目标已经在第二章“评估与治疗技术”中充分阐述。有些目标是这种按摩技术独有的。

- **软组织复位**：我们最重要的目标之一就是软组织复位。我们通过对每个关节以特定的方向进行治疗来完成。
- **解锁异常扭曲**：本书介绍了关节周围软组织的异常扭曲模式及纠正异常扭曲时施加力的方向。韧带、肌腱和肌肉像是编织绳或电话线一样，纤维束中有纤维管。通过垂直于组织长轴方向的揉抚来重塑正常组织的螺旋结构。
- **重塑软组织纤维的平行结构**：韧带、肌腱都是由胶原纤维组成的，损伤后这些胶原纤维被分开，然后又以随机模式修复，导致这些纤维丧失了原有的平行结构。慢性情况下表现为粘连，妨碍了正常纤维的对线。这种治疗方法会重塑对线。
- **重塑纤维束相互滑动的能力**：在垂直于纤维方向上应用软组织松动术会松解粘连、增加润滑性并且促进组织的活动性。
- **重塑体液流动**：软组织松动术是对身体以振动波的形式，节律性地施压和解压。这个技术有助于重塑体液自然的节律性运动。

一种新的按摩方法：波状松动术

为了能更好地完成治疗，笔者创造了一种新的按摩方法，称为波状松动术。这个方法是基于笔者30年的临床经验和太极拳的实践而得来的。太极是由道家发明的，道家提出了道法自然的精神意境，以观察、探究自然元素（尤其是水）的特性而著称。水是如此柔软，以至于盛在任何容器中都能随之改变形状；而水又何其有力，能在漫长岁月中溶解岩石，甚至形成峡谷。治疗师在施展波状松动术中的按摩手法时，应该使用自身的“气”而不是肌肉来驱动，如同潮起潮落，方能达到最佳效果。通过系统的能量练习（见第二章）和注意力集中训练，治疗师可以学会如何产生并运用一股强大的生物磁场（气）来治疗患者。

海浪的能量形式是循环的，其波的传播方向总是垂直于海岸线，节律性地潮起潮落（图1–8）。就像海浪能冲刷海岸线一样，垂直于纤维而节律性施加的按摩手法也会化解粘连，重塑组织正常模式。

就像大海涨潮落潮的节奏一样，波状松动术就是在人体上进行这种节律性的振荡松动。治疗时间内很多时候患者处于蜷缩姿势，并以每分钟60个循环的节奏来回节律性振动摇晃，就如同我们在母亲子宫里感受到的母亲心跳所产生的液体波动和波能。这种松动可以被称为心波共振。共振指的是两

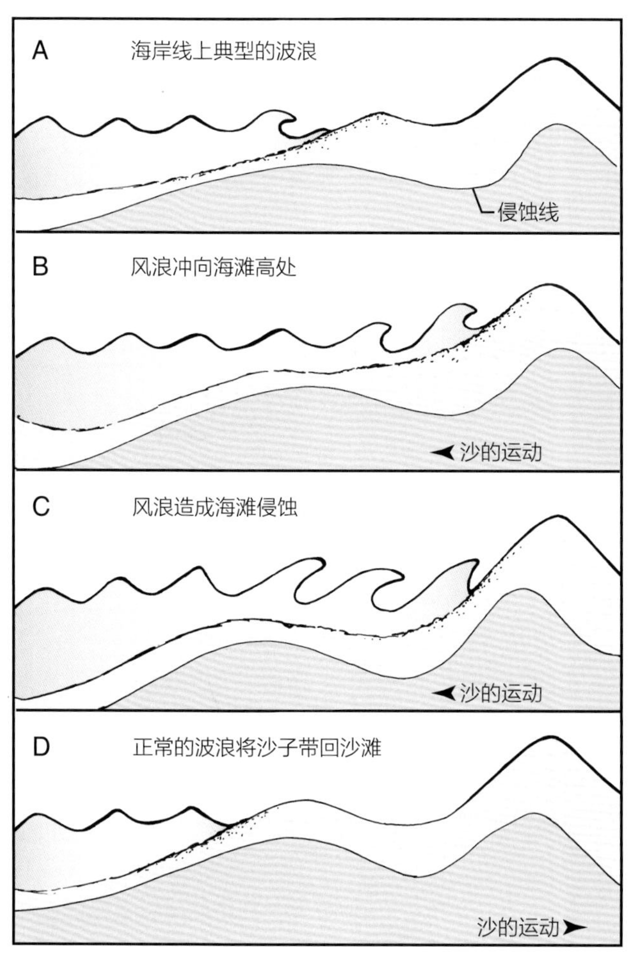

图1-8 波状松动手法模仿海浪的运动模式。海浪以循环的形式使水分子运动。海浪运动的方向垂直于海岸线，形成一种下挖运动

个系统拥有共同的频率。以与心跳一样的频率振动摇晃身体能够把能量传送到整个身体，从而极大地放松身体，促进愈合。

应以特定的方向施加按摩手法来使软组织复位并解除组织异常扭曲。应该在垂直于纤维的方向施加力，这样能化解纤维和纤维束间的交叉绞锁和粘连。缓解粘连可以使纤维和纤维束间相对滑动，促进肌纤维恢复正常宽度，帮助纤维重建平行结构。我们应节律性地施压和放压来重塑体液在身体内的正常波动。

肌肉能量技术

本文描述的第二个治疗方法是肌肉能量技术（MET）。肌肉能量技术是一种患者对抗治疗师施加的力的技术，笔者采用一种独特的方法把肌肉能量技术融合到按摩中。MET的效果在第二章中有详细阐述。

因为MET调动了患者的主动肌肉收缩，所以大脑的高级活动改编已经习惯了的肌肉张力或者肌肉抑制情况，帮助重塑正常肌肉功能。MET极大地改变了按摩师的角色，从一个为他人治疗的角色，变成了与他人合作的角色。患者的主动加入能极大地改变慢性疼痛的模式。

MET还刺激合成新细胞来修复损伤，帮助结缔组织纤维重新排列和强化，延长短缩组织，增加关节活动度，消除扳机点，平衡关节周边的肌肉力量以使压力均匀分布在关节内。

肌肉的收缩和放松会造成关节周边软组织螺旋化和解螺旋化的效果。软组织的这种紧张和放松的过程促进了细胞的运动和体内淤滞液体的流动，促进了组织的再次供氧和废物清除。

关节松动术

第三种治疗方法是关节松动术。关节松动术可以定义为任何形式的关节被动运动[18]。波状松动术的一个特点就是STM和关节松动术以相同的方式运动。本书中的一些技术侧重于特定关节的松动术。这些操作都在按摩治疗的范畴之内。关节松动术的目的在于重塑正常的关节内运动、促进细胞和液体进出关节以进行关节修复和再生，刺激滑膜产生滑液，刺激关节感觉神经使其功能正常化，减少肿胀和疼痛。

骨科疾病的解剖与生理学概要

人体组织由三种基本成分构成：细胞、纤维和体液。在结构水平，按摩和手法治疗能对这些成分产生很大影响，因为它们是“机械力的传导媒介”，也就是它们接收机械信息，比如触碰、运动、牵拉，并且将这些机械信息转化为化学能、电能和电磁能，这些能量都可以促进细胞交流以达到最佳健康状态。为了取得临床效果，治疗师应该明白这些组织的结构和功能，了解损伤和修复的机制，能够进行全面的评估（见第二章），并基于组织及其恢复阶段制定康复目标。

身体的基本组成

身体、思想和情绪是一个整体

- 应该意识到的是所有组织都相互影响，它们不仅影响其他组织，还会影响情绪和心理。例如，当治疗师按摩一块紧张的肌肉时，所触碰到的皮肤、结缔组织、血管、肌肉和神经末端都与身体其他部位有联
13 系。触碰刺激了感觉神经与肌肉、相邻关节、脊髓、大脑感觉信息处理中枢及情绪中枢所在的大脑边缘系统的交流。触碰也能对负责血流、心跳和呼吸的自主神经系统产生影响。
  - **治疗介入：**当治疗师触碰一个人时，他不仅仅影响所触碰的位置，也会对整个机体其他部位产生影响，也对这个人的情绪和心理产生影响。一个温暖而轻柔的触碰能降低血压、减慢心率、放松肌肉、减少焦虑，在机体修复的同时改善情绪和心理状态；而一个粗鲁而生硬的触碰则会起到相反的作用，导致焦虑、肌肉强直和沮丧。

四种基本组织类型

成年人有四种组织类型。

- **上皮组织：**上皮组织包括皮肤，也称为被覆上皮；以及内脏和腺体周边的组织，也称为腺上皮。
- **结缔组织：**结缔组织组成了身体的结构框架。它是组成软组织的基础，包括韧带、肌腱、关节囊和筋膜（形成肌肉的框架结构）。这些只是结缔组织的大体分类，其他种类还包括深、浅筋膜，神经和肌腱，包围骨的组织（骨膜），包围和支撑内脏框架的组织；还有一些很特殊的类别，包括软骨、骨、血液和淋巴。
- **肌肉组织：**肌肉组织分为三类，即骨骼肌（也称随意肌）、平滑肌（分布于肠道和血管）和心肌（心脏的肌肉）。
- **神经组织：**神经组织由成束的长细胞组成。神经系统包括脑、脊髓、周围神经和自主神经系统。

上皮组织（皮肤）

- **结构：**皮肤包括表层细胞组成的表皮层和深层结缔组织构成的真皮层。上皮组织和神经系统都是由外胚层发育而来。换句话说，我们“穿着”神经系统。
  - □ 皮肤是人体最大的器官，包含血管、腺体、肌肉、结缔组织和神经末梢。
  - □ 皮肤有四种感觉神经感受器，或者称机械感受器，它们都与身体其他部位相互影响。这些机械感受器对触碰、压力、运动、浅层本体感觉（姿势变化）、疼痛和温度都很敏感。
- **功能：**皮肤提供感觉和保护，帮助调节水分平衡，调节体温。触觉是第一个在胚胎时期起作用的感觉，其次是本体感觉。
  - □ 感觉信息从皮肤传递到脊髓，在脊髓中，肌肉、内脏和血管之间有反射（自动的、无意识的）连接。皮肤疼痛可以引起骨骼肌或内脏器官的收缩。给皮肤一个舒缓的抚触可以

反射性地放松肌肉和内脏。

- **功能障碍和损伤：**钝器伤、割伤和手术之后，皮肤都会发生粘连。因为真皮层中的浅层筋膜与包裹肌肉的深层筋膜是有联系的，所以粘连限制了组织的延展性，抑制了关节活动。浅层筋膜的粘连也会影响皮肤中的神经，造成疼痛、麻木和刺痛。关节或肌肉的功能障碍反过来也会影响皮肤。最常见的例子就是感觉过于敏感的区域会成为皮肤疼痛过敏区[18]。这种情况下，该区域的皮肤对轻微的触碰也会产生疼痛，皮肤和其深层筋膜会变得紧张而难于牵拉。
- **治疗介入：**治疗皮肤感觉过敏区需要对其进行评估并治疗邻近关节。STM、MET和关节松动术能够松解神经和皮肤的筋膜。尽管大部分的按摩手法都是轻柔的，但是治疗皮肤和深层筋膜的问题却需要很深的按压并会引起不适感。需要用皮肤滚动疗法来治疗皮肤粘连和表皮神经障碍。用拇指把皮肤和皮下组织以波动形式向前推向示指和
14 中指。这个技术最关键的就是患者即使在治疗造成不适的情况下也要保持彻底放松，以达到最大治疗效果。

结缔组织

结缔组织包括细胞、纤维和基质。正如其名，结缔组织连接着身体各个部分。它组成了心脏、肺和血管的脏壁结构；通过韧带和关节囊把关节连在一起；通过宽阔的筋膜和含有肌肉的隔室支持人体外形；通过肌肉形成结构框架，并通过肌腱把拉力传递给肌肉。在对抗损伤和感染方面，结缔组织起到很重要的防御和免疫作用[18]。正如我们所见，在肌肉、肌腱、韧带扭伤或拉伤时，受损的主要是结缔组织。所以结缔组织是按摩和手法治疗的主要治疗对象之一。

结缔组织的成分

细胞

- 细胞对保持健康和修复损伤起到十分重要的作用。细胞通过移除损伤或老化的结构，并重新合成新的细胞、纤维和基质来重塑和修复机体。一般的结缔组织有六种细胞，但是我们只关注成纤维细胞。对于结缔组织特异化较为重要的是软骨细胞和滑膜细胞。
  - □ **成纤维细胞：**成纤维细胞产生所有结缔组织的成分，包括纤维和基质。且成纤维细胞积极参与炎症反应和修复过程。这些细胞存在于韧带、肌腱、关节囊和筋膜中。
  - □ **软骨细胞：**软骨细胞存在于软骨胶原基质中。无论是在正常细胞代谢中，还是在修复损伤软骨时，软骨细胞都能合成新的软骨。
  - □ **滑膜细胞：**滑膜细胞形成关节囊内紧贴关节腔的内层。它们能合成润滑液、供应软骨细胞养分和排出废物。
- **功能：**运动对于刺激细胞功能和新细胞合成十分重要。细胞活动性也在损伤后的炎症反应时增加。
- **功能障碍和损伤：**肿胀降低了细胞运动能力及合成修复时所需的新的细胞、纤维和基质的能力。慢性情况下，粘连和制动导致的活动性下降会导致细胞溶解，肌肉、肌腱和韧带的萎缩，以及骨质疏松。
- **治疗介入：**急性期时，尽早消除肿胀、恢复细胞运动能力十分重要。采取MET和轻柔的STM进行轻柔、被动的运动，尤其是在屈伸面上的运动能够产生机械刺激来增加体液流动性和增强细胞活动。慢性情况下，虽采取同样的技术，但目的不同：解决粘连和组织淤滞，以及改善关节活动度，以此来加强细胞合成和细胞运动能力，从而帮助重塑和新的组织再生。

纤维

- 结缔组织的三种纤维分别为网状纤维、弹性纤维和胶原纤维。网状纤维像网一样支撑着器官和腺体。弹性纤维弹性更好，常存在于韧带和血管内膜。胶原纤维是肌腱、韧带、关节囊和筋膜的主要组成部分。结缔组织根据纤维排列

方式和密度进行分类。普通的结缔组织分为疏松结缔组织和致密结缔组织。致密结缔组织又根据对线排列分为规则和不规则致密结缔组织。

三大类结缔组织

疏松不规则结缔组织

- **结构**：疏松不规则结缔组织呈蜘蛛网一样的网状。它们由胶原纤维和弹性纤维沿各个方向相互交织排列，并富含基质和细胞。
- **功能**：疏松不规则结缔组织存在于浅表和深层筋膜；形成肌肉、血管、神经和器官的束膜；构成组织之间的连结结构，起到支持和连接作用。正常机体内这些组织有足够的延展性而可以活动。
- 15 **功能障碍和损伤**：炎症、刺激或者制动都会产生纤维粘连。如果这部分区域没有被充分活动，则会造成组织变密和变硬[21]。这不利于组织在结缔组织间隙自由地滑动。过度的张力会牵拉神经，导致感觉异常。
- **治疗介入**：沿垂直于肌肉或神经长轴的方向实施STM。急性期时，这些手法为纤维的修复提供了必要的松动来促进对线和活动的正常化。慢性情况下，这种挖取式揉抚的手法能利用组织受压和摩擦产生的热，以及垂直于纤维方向进行的机械压力和牵拉来瓦解粘连。通过手法对组织反复施加和放开压力，能够减少异常的交联、增加活动性和韧性、增大活动度和提高组织相对周边组织的滑动能力。

致密不规则结缔组织

- **结构**：致密不规则结缔组织由粗胶原纤维束立体地相互编织而成。它仅有少量细胞和基质。这种组织主要存在于关节囊、骨膜、筋膜鞘、被称为**腱膜**的扁平肌腱、滑膜腱鞘、覆盖肌肉的结缔组织和皮肤真皮层（关于关节囊、骨膜和筋膜详细的内容见下）。
- **功能**：因为胶原的三维立体编织结构，这种组织的力量很强，能够抵抗各个方向上的力。
- **功能障碍和损伤**：长期肿胀和制动会使这种组织形成瘢痕组织。
- **治疗介入**：必须在愈合过程中进行活动。急性期必须快速消除水肿，并且尽可能早地介入无痛活动训练。活动不足会导致增厚、收缩的瘢痕形成。

致密规则结缔组织

- **结构**：致密规则结缔组织主要由平行的胶原纤维束组成，这些胶原纤维束也是组成肌腱和韧带的结构（见下）。肌腱和韧带主要成分是纤维，使其具有很强的抗张力（抵抗牵拉）能力。这种组织血供有限，所以修复能力受限，这一点与骨不一样，骨有丰富的血供和强大的修复功能。
- **功能**：肌腱将肌肉收缩的力传导给关节。韧带连接着关节，提供稳定性和重要的感觉神经功能。
- **功能障碍和损伤**：因为致密规则结缔组织的血供有限，所以它需要运动来刺激修复。
- **治疗介入**：韧带和肌腱需要靠运动刺激来增加血供，从而带来需要的细胞、氧气和营养（见下）。

胶原纤维

在结构水平，按摩和手法治疗主要考虑如何能影响到深层的结缔组织，而深层结缔组织主要为胶原。胶原组成人体全部蛋白的三分之一，而且不仅仅形成肌腱和韧带，还形成粘连和瘢痕。理解其结构和功能有助于达到有效的临床效果。

- **结构**：胶原组成了肌腱、韧带和关节囊80%~99%的干重，组成了软骨和骨50%~90%的干重。胶原形成并支撑着肌肉、血管、神经纤维（包括大脑中的神经纤维）、皮肤和内脏的形状和结构。胶原纤维是一种长、软、白色且坚硬的纤维，由成纤维细胞合成，同时成纤维细胞生成呈三螺旋结构的原胶原（图1-9）。成熟胶原的结构像绳子一样，由小股合成大股，所有的纤维都以螺旋结构编织在一起。
    - □ 原胶原分子并排排列，相互重叠并有化学键

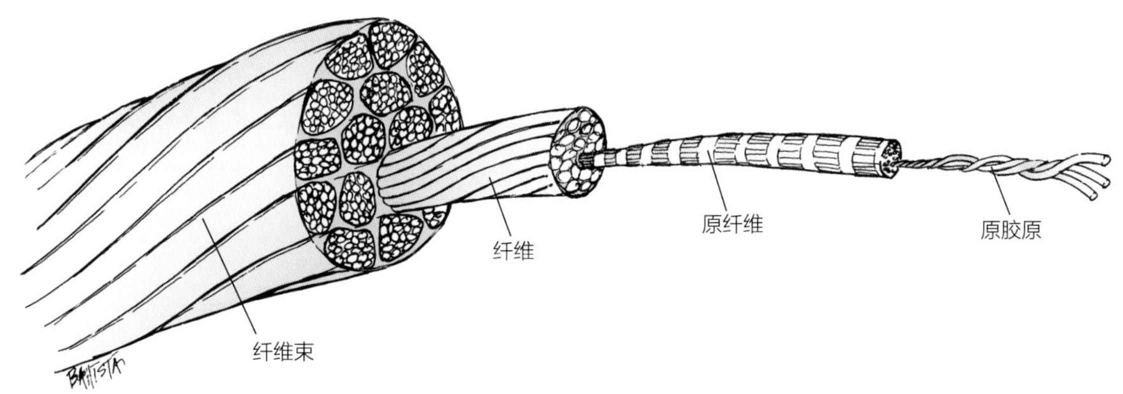

图1-9　胶原的结构。胶原纤维聚集成捆称为束，健康状态下它们相互间能自由滑动

将其以平行结构连接在一起组成纤维。这些化学键使得胶原足够有力和稳定。

- □ 这些纤维以螺旋结构编织在一起，就像短线头一样。这些线头又以螺旋的形式编织在一起形成纤维[22]。这些纤维又聚集成捆形成束。
- □ 胶原纤维通常沿长轴平行排列。纤维在放松状态下呈微波浪形态，称为**卷曲**，这是组织
16 的松弛状态。当张力施加在沿着纤维束平行排列的长轴上时，纤维的力量最强。
- □ 通常情况下，单个的纤维和纤维束能够自由地相互滑动[23]。正常的胶原纤维滑动依赖于活动和基质的润滑作用（见下）。
- □ 胶原因为其分子空间排列结构也被称为“液态晶体”[9]。

功能：胶原是一种动态的组织，应对运动产生的“张力”时，它被合成；在损伤后制动情况下，由于没有足够的张力，则被分解（细胞溶解）。**Wolff法则**（Wolff law）指的是骨会沿着压力线沉积。同样的法则也适用于软组织。锻炼和日常生活活动时产生的正常张力能够促进胶原的合成并加固结缔组织。

- □ 胶原以韧带、关节囊和骨膜的形式稳定关节。
- □ 胶原通过肌肉和肌腱中的纤维束来传递拉力。
- □ 当关节受压时，胶原通过向关节软骨提供支撑力来抵抗压力。

功能障碍和损伤：胶原损伤可以分为急性炎症阶段（损伤）和慢性非炎症阶段（功能障碍）。正如前文提到的，这样的分类并不能反映出临床实际情况，因为在损伤和修复过程中还有其他许多阶段。

- □ **损伤：**胶原的损伤指的是微观上纤维撕裂或者组织完全断裂（见“软组织损伤的机制”）。损伤可以被认为是一种炎症情况，由大的创伤导致。在一些特殊情况，比如挥鞭伤或反复微损伤发生时，随着时间推移，会造成组织断裂和炎症反应，典型的例子就是网球肘。大部分软组织的损伤都是胶原纤维损伤。
  - **创伤性损伤：**组织断裂会马上激发炎症反应。撕裂的胶原纤维起初会打结成为脆弱的随机网状结构。在炎症反应修复阶段，胶原原纤维和胶原纤维会随机沉淀而不是沿长轴平行排列。这种随机结构降低了胶原纤维的力量。最终，纤维进一步成团，形成异常的交互连接和粘连，阻止了胶原纤维的正常滑动[23]。
  - **累积性或反复性应力：**胶原纤维也在反复机械牵拉下发生断裂。低强度的激惹与炎症使更多的胶原随机沉淀在整个受张力的区域。这些沉淀的胶原由于异常交互连接而形成粘连。正如创伤性损伤，纤维进一

步成团，降低了润滑性，从而降低了纤维和纤维束间的相互滑动能力。累积性张力由以下四个原因造成。

- **姿势**：异常的姿势张力，比如颈椎前移，会造成颈胸椎关节周围软组织张力或牵拉力过大。患者会感觉僵硬和缺乏活动度。如果触诊该区域，会感觉到由过多胶原沉积导致的增厚和活动性下降。
- 17 **动态应力**：反复抓握球拍和击球时的作用力会导致肘、腕和手的肌肉附着点处的胶原增厚。
- **静态应力**：过度久坐或者久站，比如柜台销售人员，会对组织施加异常的力，并导致过多的胶原沉积。
- **对线异常**：对线异常的一个例子就是髌骨轨迹异常。由于旋后或者姿势异常，髌骨常被拉向外侧，与股骨发生摩擦。这种慢性激惹会造成胶原过度沉积，从而引起活动度下降和髌股关节异常，最终导致退化。

□ **功能障碍**：慢性激惹导致胶原过度沉积，发生粘连。缺乏适当的牵拉也会导致胶原弱化和萎缩。久坐的生活方式和制动就是例子。

- **粘连**：粘连是结缔组织滑动面上的异常连接。这些粘连可以在软组织各个层面上发生，无论是韧带或肌腱与骨粘连，还是纤维束间或纤维间，都存在粘连。粘连降低了组织的活动性与延展性，组织变得缺少弹性、增厚和短缩。患者会经常觉得粘连处僵硬。
- **萎缩**：久坐的生活方式或损伤导致的制动会造成胶原减少。缺乏张力会导致组织胶原合成减少，进而导致萎缩及骨质疏松。没有运动，身体会瓦解组织，准确地讲叫作细胞溶解。新生成的胶原无序排列，缺乏适当的张力把它们连在一起，这样就形成了粘连。萎缩和无序排列的纤维会导致组织无力和关节不稳定。

■ **治疗介入**：胶原对机械负荷，比如触碰、运动、收缩和手法治疗的牵拉很敏感。手法治疗师可以通过刺激组织来引导胶原的排列。刺激剂量必须恰当：急性期，刺激应该较缓和；慢性期，手法应当重一些。治疗的原则是在修复和康复的过程中要一直保持运动[24]。治疗的目标由愈合和修复所处的阶段来决定。愈合早期，因为连接组织的化学键很弱、不稳定，所以胶原纤维容易受到影响[18]。在愈合的后期，需要重一些的刺激和经较长的时间才能影响组织。关于评估恢复阶段的详细内容和治疗目标的具体讨论将在第二章中详细阐述。

□ 以下是损伤和炎症反应时针对胶原的治疗目标。

- 尽可能快地减轻肿胀，增加愈合组织的细胞、氧气和营养供应。
- 刺激细胞，包括成纤维细胞，因为它能合成新的胶原和其他结缔组织所需的成分以修复受损组织。
- 用机械刺激使新生成的胶原原纤维重新排列，形成正常的平行排列结构。

□ 对于慢性功能障碍，治疗目标如下。

- 溶解异常交叉连接（粘连）。
- 延长短缩组织。
- 刺激体液来增加营养、氧气的供应和废物的去除。刺激成纤维细胞来合成基质，进而增加纤维和纤维束间的润滑性，促进正常滑动。
- 保持胶原自身的正确排列。运动还可以保持正常的纤维束间滑动，并保持正常的纤维间隙。如果日常生活不足以重塑功能，那么可以应用STM、关节松动术和MET来减少胶原间的交叉连接。

> **注意：**损伤的治疗需要特别地注意，治疗师应该只应用轻柔的按摩、MET和关节松动术，以免破坏刚形成的交叉连接。这些正常的交叉连接对于维持组织的力量十分重要。应用轻度的MET等长收缩来帮助发育中的胶原原纤维重新排列，但是在损伤修复的前两周，应该避免过度牵拉（见第二章）。

18

基质

- **定义：**基质是一种透明、黏稠的液体，外观和性质很像生的鸡蛋清。它围绕在身体所有结构周围，并把它们束缚在一起。
- **结构：**基质的主要成分是水和糖胺聚糖。糖胺聚糖的分子结构看上去有点像瓶子的刷子。糖胺聚糖把水分子拉进组织中并与它们结合，并且靠静电力与胶原纤维结合，增加自身的力量[18]。因为糖胺聚糖能蓄水，造成组织膨胀，所以健康组织感觉就像水球一样，水占基质成分的70%。
- **功能：**基质就像运送养分和转移废物的媒介。它还像润滑剂和垫片一样处于胶原、弹性纤维和网状纤维之间，防止相互粘连。由于含水量很高，基质还像减震器一样。基质还有触变特质。**触变**是指某一物体在刺激下会呈现更多的液体性质，而在静止状态下，则呈现更多的固体性质。
- **功能障碍和损伤：**损伤导致炎症和肿胀，降低成纤维细胞合成基质的功能，引起糖胺聚糖减少，基质提供的润滑作用和空间也减少。原纤维和纤维排列得更紧密，导致异常的交叉连接和粘连。这降低了正常纤维、纤维束、肌腱、韧带、关节囊和肌肉与周边软组织和骨的相对滑动。在慢性功能障碍期和制动期，组织液体淤滞并且营养供应减少，这妨碍了组织修复。糖胺聚糖和水含量减少，降低了组织间距，导致粘连。组织温度下降，基质变得更黏稠且趋近于胶质，进一步提高了僵硬度，减少了组织循环、营养和润滑性。
- **治疗介入：**STM、关节松动术和MET使组织重新运动起来。运动刺激基质和糖胺聚糖的合成，促进血液、淋巴和富含水分的基质的循环。运动还促进营养的供应和废物的排除。正如前文提到的，热量可以将基质从淤滞和黏稠状态变得更具液体特性。MET通过肌肉收缩及牵拉和放松筋膜来产生热量。MET还可以通过肌肉收缩的泵作用来促进机体深部的循环，从而促进淋巴和血液的流动。

结缔组织举例

肌腱

- **结构：**肌腱是肌肉（肌筋膜）结缔组织（筋膜）的延续，所以整个结缔组织都传递肌肉收缩产生的力。肌肉纤维末端的筋膜称为肌腱。肌肉和肌腱因此可描述为肌腱单元。肌腱有三个部分：**肌肉肌腱接头**——肌肉末端和结缔组织形成肌腱的位置，**肌腱骨膜接头**——肌腱通过与覆盖骨的结缔组织（骨膜）交织连接到骨上，以及肌腱中间部分或者称**肌腱体**。
- 肌腱由长轴沿着张力的方向排列并镶嵌在基质中的长螺旋形的平行胶原纤维和一小部分成纤维细胞组成。基质与水结合，因而水占肌腱总重量的三分之二。
- 胶原分子相互结合形成规律的微原纤维、原纤维和纤维（图1-10）。这些纤维平行排列并形成纤维束。健康机体中，纤维束能与周边的纤维束自由滑动[3]。纤维束又通过疏松的结缔组织聚在一起形成支持血管、淋巴和神经的**腱内膜**。一组纤维束又共同形成总腱。
- 肌腱和韧带都有一种微卷曲或者类似波浪的结

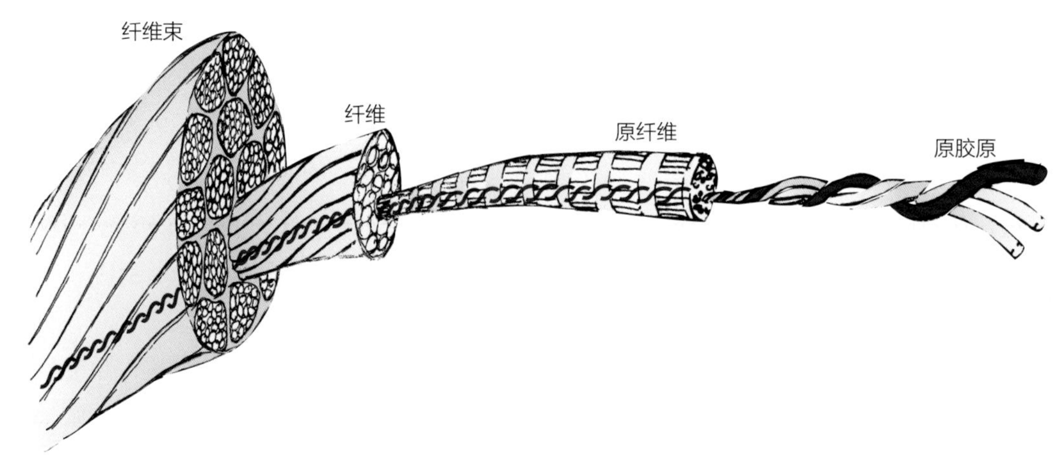

图1–10　沿长轴平行排列的胶原纤维和肌腱、韧带内的纤维卷曲或波状结构

构，类似弹簧一样，可以抵抗很大的内部力量。肌腱内的卷曲结构使肌腱具有弹性。当治疗师牵拉肌肉“把松弛部分拉直”时，其实是在拉直组织的这个卷曲结构。

- □ 肌腱的结构呈条索状，比如跟腱；也可以是
19 扁平的腱组织，比如肩袖；或是宽阔的腱组织（腱膜），比如背阔肌的起点。
- □ 在压力或者摩擦力比较大的部位，比如手腕或者脚踝的肌腱与骨发生摩擦的部位，通常肌腱被包裹在一个鞘中，称为**腱鞘**，它与滑膜层排在一起。滑膜层能分泌滑液，促进肌腱滑动（图1–11）。没有被腱鞘包裹并且沿直线滑动的肌腱被一种疏松的结缔组织鞘包围，这种组织称为**腱旁组织**。

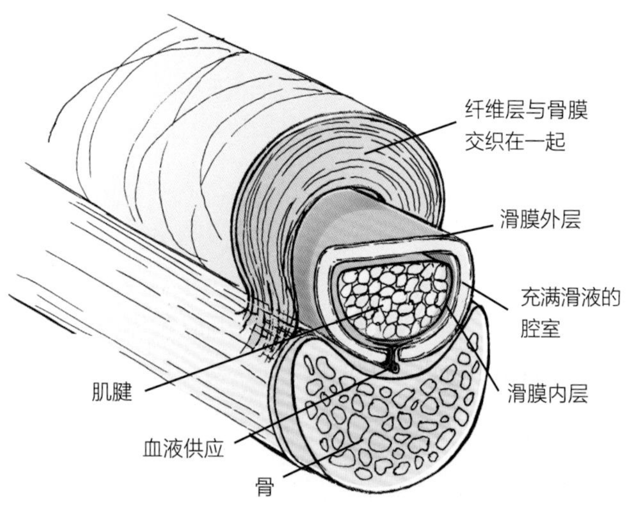

图1–11　腱鞘的结构

- **功能**：肌腱将肌肉与骨连接，并将肌肉的力传递到骨，因此产生关节运动。肌肉肌腱单位还通过为关节提供力量和支持，动态维持关节的稳定性。肌腱通过拉长自身来充当“减震器”，以吸收高强度运动产生的张力[6]。肌腱还通过高尔基腱器（Golgi tendon organs，GTOs）充当感觉感受器。高尔基腱器存在于肌腱中，来感受张力变化（详细内容见“神经系统”）。
- **功能障碍和损伤**：造成肌腱损伤的主要原因是**张力**，意味着胶原纤维的撕裂，这主要发生在肌肉肌腱接头处，其次发生在肌腱骨膜接头。体内的肌腱因为能比肌肉和骨承受更多的拉力，所以除了在慢性肌腱弱化的情况下，肌腱很少发生断裂。**肌腱炎**这个词用来形容肌腱发生炎症的情况。炎症可能因为一些特殊情况：积累性或重复性的张力；摩擦刺激，如髂胫束摩擦综合征；压力，如冈上肌的撞击综合征。正如前面所述，损伤和炎症破坏了正常的胶原纤维平行排列结构。修复时胶原纤维随意编织和交叉连接（粘连）形成，从而发生僵硬、弱化和活动性丧失。
  - □ 里德（Reid）根据患者症状，概括归纳了肌腱炎的五个功能分级[21]。

- **Ⅰ级**：仅活动后疼痛。
- **Ⅱ级**：活动时轻微疼痛。
- **Ⅲ级**：疼痛影响活动，但休息时疼痛消失。
- **Ⅳ级**：休息时疼痛，疼痛严重伴肿胀。
- **Ⅴ级**：疼痛影响日常生活活动；慢性或复发性疼痛；严重的疼痛和肿胀，软组织改变，肌肉功能改变。

20 □ 肌腱炎也可根据受累部位进行分类。**腱鞘炎**是粗糙的肌腱激惹腱鞘滑膜层而导致的一种炎症；**狭窄性腱鞘炎**则是肌腱增厚和（或）肌腱增大而卡在腱鞘中引起的一种炎症（通常称为“扳机指”）。肌腱的损伤会造成神经学后果，详见“神经系统”部分。

- 慢性过用损伤是受反复应力，造成胶原断裂或组织无序，但是不一定导致炎症的结果。由于炎症反应不足而不能很好地愈合，肌腱会因此退化。退化的肌腱很容易疲劳，导致弱化和功能障碍，即所谓的**肌腱变性**或者**肌腱病**。现在这两个词更多地替代慢性肌腱炎而被使用，因为手术中发现慢性肌腱损伤往往是组织退化而不是炎症[26]。肌腱或许会疼痛，但是疼痛的原因是组织缺血和乳酸，而不是炎症。由于肌腱萎缩，慢性肌腱功能障碍容易导致再次损伤[27]。肌腱受损或制动后缺少正常活动及锻炼不当都会造成胶原纤维损失（萎缩）和肌腱与周边组织（包括腱鞘）粘连，这降低了肌腱的力量。
- **治疗介入**：应该限制炎症反应，所以建议休息、冰敷、加压和抬高。同其他胶原纤维损伤一样，研究表明立即行无痛松动术能促进肌腱愈合[28]。对于急性肌腱炎，STM在修复早期可以刺激胶原的合成，改善肌腱力量，减少粘连，帮助在修复早期发育中的胶原纤维重新对线[23]。与制动的肌腱相比较，活动的肌腱中有更多的DNA和细胞，极大地加速了修复过程[16]。MET帮助减轻肿胀，促进营养交换，防止肌肉无力。和其他胶原组织一样，因为胶原很脆弱，所以损伤后早期一定要好好保护。手法治疗力度过大会干扰新组织的形成，而且禁忌牵拉。受损部位的肌肉、肌腱组织的等长收缩通常会引起疼痛，受损部位也会因为疼痛、肌肉无力或者受抑制而无力。在损伤部位可触诊到压痛。
- 慢性肌腱问题由肌腱无法愈合导致，典型特点是无序和不成熟的胶原形成和组织退化[23]。尽管肌腱病会使患者出现静息痛和等长收缩下疼痛，但是在组织撕裂之前，患者却没有疼痛、肿胀或者是触痛，所以它不是炎症。正因如此，治疗就要垂直于纤维进行深压，造成微炎症反应来刺激胶原的合成，重塑胶原正常平行排列及刺激细胞合成来修复退化组织。治疗的目标也是化解异常交叉连接和粘连，重塑纤维和纤维束的平行排列结构，重塑肌腱相对周边软组织和骨的滑动能力，松解和重塑肌腱是必要的，通过促进增厚或堵塞部位的体液流动来增加润滑和营养供应，延长受累组织，通过MET重建神经功能。如果慢性肌腱病再次受到损伤而呈现炎症反应时，治疗方案和急性损伤是一致的。如果因为损伤、制动、年龄和废用而导致肌肉肌腱接头弱化，那么运动对于强化组织就十分必要。如果治疗师不擅长运动训练，那么就应该把患者转诊给物理治疗师或者私人教练。

韧带

- **结构**：韧带由基质和少量成纤维细胞包裹的致密、白色、短而平行排列的胶原纤维组成。韧带三分之二都是水，这对于细胞功能、营养交换、力学反应和传播电磁波都十分重要（图1-10）。除了含有弹性纤维而更具有弹性外，无论是整体上还是微观上它们都与肌腱相似。韧带具有柔韧性。如果说主要滑膜关节由120多块活动的骨组成的话，那么同时会有上百条韧带存在[29]。囊外韧带存在于关节囊外，而囊内韧带则本身就是关节囊的增厚部分。

□ 健康情况下，正常的纤维和纤维束会相对自由

21 滑动[23]。它们有一个卷曲或者波浪式的结构，就像弹簧一样，能够承受很大的内部力量，并且能使韧带呈轻度松弛状态（图1–11）。

- 所有的韧带都有特殊的神经末梢，包括机械感受器和疼痛感受器（疼痛纤维）。
- 韧带有丰富的血供，有利于持续进行合成和修复。肿胀或制动都会造成韧带萎缩和断裂[26]。

功能：韧带将骨与骨连接，帮助稳定关节，帮助引导关节运动和防止活动过度。它们还作为感受器扮演着重要的神经组织结构。机械感受器能感知姿势、运动、关节位置，能够与周围肌肉形成反射弧，并在关节功能中扮演重要角色。它们在保持关节稳定、保护和运动有效性方面与肌肉协调合作。关节韧带和周围肌肉形成的反射弧对于肌张力有即时效应[30]。疼痛感受器负责传递炎症和有害刺激导致的疼痛信息。

功能障碍和损伤：韧带损伤称为拉伤，是一种胶原纤维撕裂。

- 拉伤根据损伤程度分为三级。
  - **Ⅰ级**：显微镜下可见的一些纤维微撕裂，或许有些疼痛，但无稳定性丧失。
  - **Ⅱ级**：肉眼可见的撕裂，并且结构、功能部分受损。
  - **Ⅲ级**：完全从身体或者附着点撕裂，通常需要手术治疗。
- 因为韧带负责稳定关节和充当感受器，所以韧带损伤会严重影响关节的功能。
- 像关节囊一样，韧带应对损伤时会变得十分紧绷而造成关节不稳；或者它们短缩而增加了关节僵硬度，使活动度丧失。由于制动，韧带中的胶原含量减少而导致韧带萎缩。
- 激惹或者损伤会通过韧带和肌肉间的反射弧，造成韧带周围肌肉反射性收缩或者抑制[31]。损伤的韧带即使没有变得松弛，也会导致肌肉功能异常、本体感觉丧失和不稳定。
- 根据Lauren Berry的观点，韧带会发生异常扭曲。比如，手指受伤后，手指一般都会处于持续的屈曲位。由于持续屈曲，手指的内外侧韧带被拉向手掌，造成异常扭曲。

治疗介入：临床上韧带评估包括关节被动活动和触诊。被动活动检查可以识别出Ⅱ级和Ⅲ级损伤。对治疗师来说，区分韧带损伤和肌肉韧带接头损伤很重要，因为韧带损伤需要更长时间来愈合。如果损伤涉及韧带，那么治疗师就要告诉患者可能需要几个月的时间来愈合，这有利于避免焦虑和烦躁。治疗急性韧带损伤的目标包括减轻疼痛、减轻肿胀、尽可能多地保持活动性和维持神经的感觉功能[14]。应用STM来帮助重新排列正在愈合的韧带，被动关节活动来维持关节活动和促进液体循环，并通过MET刺激神经感觉、减轻肿胀和促进营养物质交换。或许应用STM时患者会稍有不适，但不会造成疼痛。急性损伤后禁忌牵拉。

- 慢性情况下，详尽的检查对于区分韧带是由交叉连接和粘连而造成增厚和纤维化，还是由制动、废用和旧伤或疲劳性损伤后未完全修复而造成松弛，具有十分重要的意义。
- 对于已经发生粘连的韧带，应在垂直于纤维的方向上，进行轻柔挖取式揉抚的手法。如果治疗师感觉到了增厚，那么纤维处于慢性阶段，那么Cyriax提出的横向摩擦按摩能有效地化解粘连和减少失水[33]。笔者将介绍以一种新的横向摩擦按摩手法，来极大地减轻横向按摩法带来的疼痛。
- 如果韧带过于松弛和退化，那么STM贯穿法可以用来刺激胶原合成并帮助重排无序的纤维。建议通过运动康复来刺激合成新的胶原，并帮助重塑正常的韧带结构。
- 在每条韧带上垂直于纤维排列方向来实施 22
STM手法可以纠正韧带异常扭曲。
- 为了帮助重塑韧带正常的感觉功能，应该采用MET手法。因为韧带通过神经反射与肌肉连接，韧带周围肌肉的等长收缩可以帮助韧带重塑神经的传导功能。

骨膜

- **结构**：骨膜是一种包裹着骨的致密、不规则的鞘状结缔组织。它的外层由平行于骨的胶原纤维组成，并含有动脉、静脉、淋巴和丰富的神经。内层，也叫作生骨层，含有成骨细胞，负责生成新骨。
- **功能**
  - □ 在生长和修复过程中，当骨膜受到刺激后，骨膜中的骨细胞会合成新骨。
  - □ 骨膜与关节囊和韧带交织在一起，牵拉骨膜会使机械感受器感知到关节的运动和位置。
  - □ 骨膜与肌腱相融合，形成肌腱骨膜接头，此处正是关节运动时肌肉牵拉骨的位置。
  - □ 骨膜中的感觉神经包括疼痛纤维和对张力（比如拉力）极其敏感的神经[34]。
- **功能障碍和损伤**
  - □ 因为肌筋膜与骨膜交织在一起，受反复应力会过度刺激生骨层而导致骨赘产生。这是跑步爱好者常见的问题，因为足底筋膜与足跟骨膜相连，所以过度或反复地对足底筋膜施加应力会造成足跟骨赘的生成。
  - □ 关节位置异常而造成的骨膜张力过度会导致胶原纤维数量增加、异常交叉连接和粘连。比如，由于颈椎前移的姿势，颈椎和上胸椎受到过度的张力，造成纤维化增厚，导致“老妇样驼背”。过多的胶原沉积造成关节僵硬和正常活动度丧失，降低了机械感受器的功能，导致潜在的平衡和协调功能问题。
  - □ 软组织损伤常累及的部位是肌腱骨膜接头。骨膜急性撕裂或者累积性微撕裂会导致该区域的胶原无序排列，形成异常交叉连接和粘连。当肌肉收缩牵拉骨膜粘连部位时，可能会产生不适或者疼痛。
- **治疗介入**：骨膜触诊起来应该是光滑的。如果感觉到了粘连，先用MET来治疗与涉及部位相连的肌肉。这能增加骨膜在肌腱骨膜接头的延展性。慢性情况下，应用横向STM手法或者快速短暂横向摩擦手法来松解粘连。尽管主要施力方向垂直于骨和骨膜，但是也应向各个方向施力，因为肌腱与韧带形成的交叉连接并非与骨平行。治疗师应该用自己的手来“看”，去发现粘连线，然后垂直于该线施力，就像拨动吉他弦一样。垂直于纤维施力会松解除了最厚的结节外所有的增厚结节。

筋膜

- **结构**：筋膜是纤维化的结缔组织，呈鞘状或管状。筋膜分为几种：厚而致密的规则结缔组织，薄而疏松的不规则结缔组织，以及薄膜。筋膜是连续的三维立体网状结构，与身体所有结构都有联系。
  - □ 浅筋膜位于真皮层下，由疏松不规则结缔组织构成。
  - □ 深筋膜是由致密结缔组织构成，包围着肌肉、骨、神经和血管，进而形成筋膜室，称为**隔膜**，它含有肌肉并具有类似的功能（图1–12）。在健康状态下，这些筋膜室充分润滑，使肌肉间及肌肉与筋膜鞘之间都能自由滑动。
- **功能**：浅筋膜形成身体的外形，包裹器官和腺体，像打包材料一样遍布全身，促进结构间的运动。深筋膜形成腱膜、韧带、肌腱、支持 23
带、关节囊和隔膜。它还形成骨膜，包裹骨、软骨和血管；形成肌肉支持结构（肌外膜、肌束膜和肌内膜）和神经。筋膜维持结构的完整性并辅助维持稳定性，提供支持和保护，就像减震器一样。它富含神经，能够通过机械感受器感受运动、牵拉、张力和压力，并通过疼痛感受器感受疼痛。
- **功能障碍和损伤**：炎症反应和反复应力导致异常交叉连接（粘连），组织结构开始彼此粘连，相互滑动的能力降低。基质变得更致密，静脉和淋巴回流减少。粘连还影响神经，干扰协调和平衡性[18]。

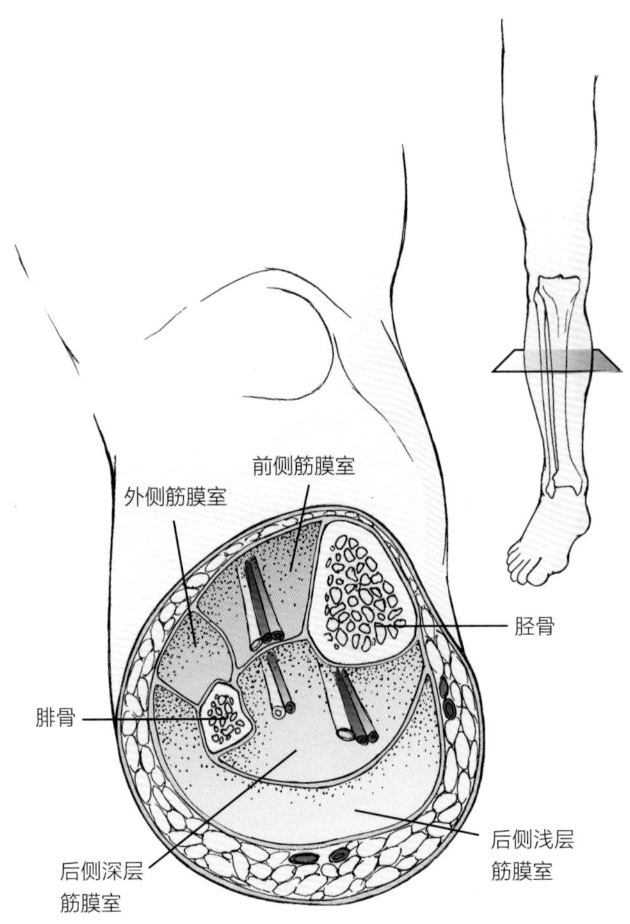

图1–12 体内深层结缔组织形成筋膜室来组织肌群。上图是右腿的筋膜室示意图

- **治疗方法：**与其他结缔组织一样，筋膜对机械刺激的反应很明显，比如STM和MET手法（见上文关于胶原纤维的治疗介入的内容）。

结缔组织的特性

黏弹性

黏弹性指的是含有弹性纤维和基质的软组织的机械特性。

- **弹性**指的是组织被牵拉后能恢复到原来长度的特性。胶原纤维内含有波浪形卷曲结构，这种结构在小范围内被牵拉会变长，并且能回到原始状态。
- **黏性**是液体流动的阻力。软组织的基质具有与鸡蛋清一样的黏性。液体的黏性取决于其流动速度。比如，如果把手放在水里缓慢移动，会感到很小的阻力；但如果把手移动得特别快，就会感觉到更大的"液体摩擦力"。
- **治疗介入：**如果软组织的基质变厚，这时按摩手法就要暂缓一下。对于增厚的组织，应该应用MET来增加基质的温度，从而使其黏性降低（具备更多的液体特性），从而降低手法操作时的摩擦力。如果软组织被缓慢牵拉，则更容易被拉长。当用力过快时，会造成软组织僵硬并且容易损伤。这就解释了为什么车祸中快速加速会造成软组织损伤。

压电效应

- **定义：**正如前文"总论"部分提到的，压电效应是组织受机械性形变时产生电势能的一种能力。压电效应是大部分活性组织具有的特性。
- **功能障碍和损伤：**粘连造成正常电流受阻[35]。这造成结缔组织导电性下降，妨碍了正常的修复和恢复过程。
- **治疗介入：**按摩手法通过按压和横穿纤维来使胶原纤维发生形变。如此产生的电势能能够帮
助胶原纤维恢复正常平行排列的结构。按摩还 24
能增加软组织的负电荷，而负电荷有很强的增殖效应，刺激产生新细胞来修复损伤部位[36]。MET手法也可以通过机械刺激来产生压电效应。

肌肉的结构和功能

概览

肌肉的结构

- 人体由超过600块肌肉组成，占总体重的40%~45%，它们负责产生身体的所有运动（图1–13）[37]。肌肉由两部分组成：肌纤维和结缔组织。我们来分别介绍这两部分。
- **肌纤维结构：**骨骼肌的基本结构单元是肌纤维，是一种又长又细，像线头一样的圆柱体细

胞，比头发的直径还小。与其他肌肉骨骼组织不同，肌肉主要由细胞组成，而细胞存在于高度排列的结缔组织基质中。

- □ 肌纤维紧密平行排列，与胶原一样，聚集成束称为**肌束**。
- □ 每条纤维都由上千条肌原纤维（也就是“肌丝”）组成。肌原纤维像编织绳一样呈螺旋式编织在一起。
- □ 肌原纤维又被细分出功能单位，称为**肌节**，由被称为肌丝的数以千计的平行排列的蛋白链构成。肌丝包括肌动蛋白和肌球蛋白，均属于收缩蛋白。
- □ 微观上，肌动蛋白呈螺旋式排列。最近的研究表明，肌纤维和相关结缔组织在收缩时发生旋转（螺旋）式运动[6]。
- □ 骨骼肌纤维分为两种。
  - **梭外肌纤维**受意识控制，是典型的肌纤维。
  - **梭内肌纤维**或**肌梭**，存在于其他纤维之间，是一种感觉神经感受器，不受意识控制。
- □ 除了肌纤维，每个肌肉还有**卫星细胞**。这是一种母细胞，在肌纤维受损时能够产生新的肌纤维。

结缔组织的结构：肌纤维与结缔组织交织在一起，准确地讲叫作**肌筋膜**。肌肉由三层结缔组织支撑和包裹（图1–13）。

- □ **肌外膜**：包围整个肌肉的纤维化结缔组织筋膜。
- □ **肌束膜**：一种致密的结缔组织，螺旋式排列 25
  包围着每个肌束，是构成肌肉弹性特质的主要成分。肌束膜对于维持肌束正常位置有十分关键的作用[37]。
- □ **肌内膜**：是一种娇嫩的、薄膜状的鞘，包围着每条纤维，并提供机械性支撑和弹性，增加肌肉的回弹特性。

结缔组织的功能

- □ 结缔组织传递肌肉收缩的拉力，并且保证肌纤维的组织结构和提供支撑。
- □ 这三层结缔组织的胶原纤维形成肌腱，将肌

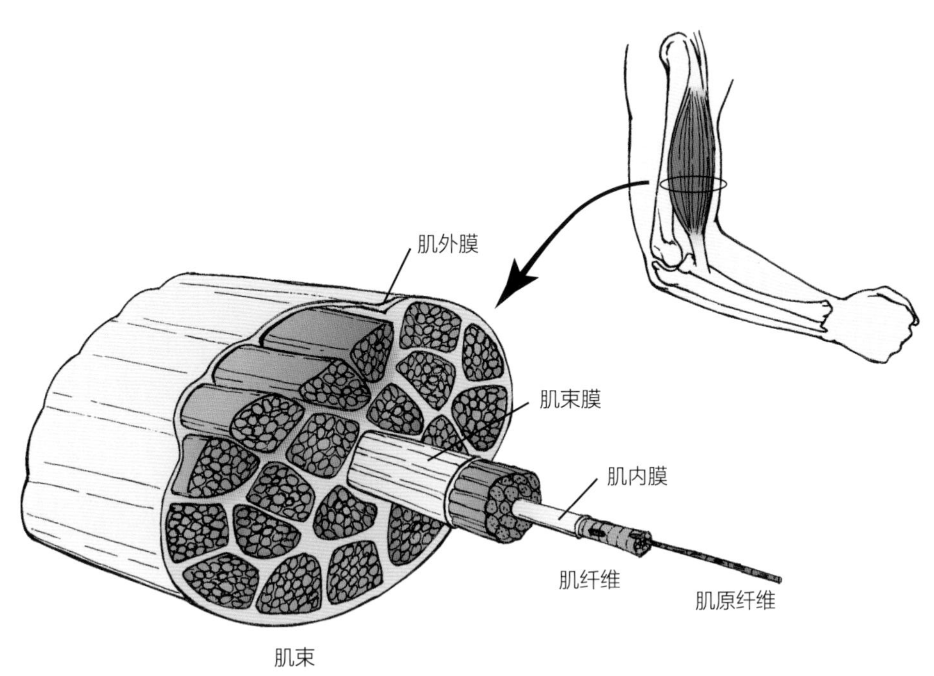

图1–13 肌肉的解剖结构，显示结缔组织分层

肉与骨连接。肌腱纤维又与骨膜、关节囊和韧带的结缔组织交织在一起。

- □ 所有这些结缔组织层在健康状态下都处于润滑状态，肌肉作为一个整体与其他组织之间自由地相对滑动，肌肉内的肌束也能相对其他肌束自由滑动。

肌肉的功能

- **运动**：肌肉负责产生躯体的所有运动。
- **本体感觉**：肌肉内含有三种感觉感受器（见下），向中枢神经系统提供长度、张力、压力、运动、关节和躯体空间位置觉的信息。
- **保护**：肌肉与皮肤中的神经及周围关节囊和韧带中的神经通过神经反射弧来连接。所以如果皮肤或者关节受到刺激或损伤，肌肉会发生反射性痉挛（称为夹板制动）或抑制（无力）。
- **泵作用**：肌肉也称为肌肉静脉泵，因为收缩的骨骼肌会挤压静脉，使血液流向心脏[34]。这种肌肉的收缩-放松对于维持健康十分重要，因为它能帮助排出身体废物并带来营养和氧气。
- **疼痛感受器**：肌肉含有疼痛感受器，在化学和机械刺激下被激活。
- **姿势和稳定性**：肌肉也被称为关节的动态稳定结构，因为它们能主动维持关节在静态姿势和运动时的稳定性。
- **信号传导**：肌纤维和相关的结缔组织高度有序、紧密地排列在一起，这种结构可以被称为“液态晶体”，是传导机械能、电能和电磁能的理想结构。

肌肉及其筋膜的黏弹性

- 引起肌肉及其筋膜张力的原因分为主动因素和被动因素。被动因素包括胶原纤维和基质，主动因素包括收缩蛋白（肌动蛋白和肌球蛋白）和神经。
- 肌肉能延长的能力称为柔软度，刚性则指对抗延长的特性。肌肉牵拉（变长）的限度主要受限于结缔组织[38]。
- 肌肉的结缔组织构成其弹性成分。如前所述，肌肉的结缔组织（筋膜）构成肌腱。这种筋膜具有卷曲或者类似波浪的结构，就像弹簧一样。组织能在正常限度内被拉长并恢复到静息长度，就和弹簧被拉长和释放一样。当牵拉筋膜或者肌肉收缩牵拉筋膜时，能量就被储存起来，就像拉一根弹簧一样。当解除牵拉或者肌肉舒张时，能量就会以机械功或者热能的方式释放出来。
- 因为肌肉含有基质，所以它会表现出**黏性**特质。当它被快速牵拉、变冷或者制动时，会增厚且僵硬。当温度升高或者缓慢牵拉时，它将呈现更多的液体特质。

肌肉是张拉整体结构的一部分

肌肉是将肌肉收缩力传递给结缔组织来维持身体动态稳定和姿势的张力结构之一。骨是压力结构之一，如果没有肌肉和结缔组织，骨骼不能维持人体的直立状态。换句话说，张力结构而不是骨，维持着身体的直立状态。Buckminster Fuller[10]用张拉整体这个词来概括这个结构。张拉整体结构的力量和稳定性取决于软组织，包括肌肉、筋膜、肌腱、韧带和关节囊。

肌肉在运动和稳定性中的角色 26

- **主动肌**：产生运动的肌肉称为主动肌，这种肌肉也被称为关键肌。比如，肱二头肌是屈曲肘关节的主动肌。需要明白的是，所有运动都不是一块肌肉来完成的。
- **拮抗肌**：产生与主动肌相反运动的肌肉称为拮抗肌。肱三头肌就是肱二头肌的拮抗肌，因为肱三头肌负责伸肘动作。
- **共同收缩**：当主动肌和拮抗肌同时收缩时，发生共同收缩。比如，当握拳时，腕关节的屈肌和伸肌共同收缩来保证腕关节处于有利于手指发挥最大力量的姿势。然而通常情况下，主动肌工作时，拮抗肌是放松的。

  - **谢灵顿交互抑制定律**讲的是当主动肌工作时，拮抗肌会发生神经性抑制。当我们收缩肱二头肌屈曲肘关节时，肱三头肌发生神经性抑制（放松），这使得屈肘时，肱三头肌能够伸长。共同收缩不适用于此定律。
- **协同作用：**肌肉与其他肌肉一起工作来完成某种运动，叫作协同运动。这其中包括稳定肌（支撑某一关节，使主动肌更有效地工作的肌肉）和中和肌（阻止主动肌工作时产生的某些运动的肌肉）。

张力性和快速收缩性肌肉

- **结构：**肌肉还可以根据其功能是维持稳定还是产生运动来分类。这个分类是有争议的，因为大部分肌肉都同时具备两种角色。在临床上这种分类还是有意义的，因为肌肉以可预期的方式对疼痛做出反应。这一点在下文“肌肉功能受损导致的功能障碍”中有进一步阐述。
  - **张力性（姿势性）肌肉：**作为稳定肌，主要用于维持姿势的肌肉称为张力性肌肉或姿势性肌肉。
  - **快速收缩性肌肉：**主要用于产生快速运动的肌肉称为快速收缩性肌肉。
- **功能障碍和损伤：**研究表明，张力性肌肉在压力下变短、变僵硬，而快速收缩性肌肉在压力下受抑制和变得虚弱[39]。Janda[40]发现哪种肌肉变得僵硬、哪种肌肉变得虚弱都是有规律可循的。他的这种观点会在本书中有所体现。
- **治疗介入：**见“肌肉功能障碍”中的治疗介入部分。

神经分布

- 有两种运动（传出）神经支配肌肉。
  - **α神经：**在随意肌肉和非随意肌肉收缩时激活。
  - **γ神经：**γ神经有自主和非自主功能。它们在休息和被拉长时不自主地控制肌张力，并在随意运动时肌肉的精细控制方面起作用。
- **三种感觉（传入）神经感受器分布于每一块肌肉：**两种机械感受器和一种疼痛感受器。两种机械感受器分别是肌梭和高尔基腱器，它们分别能感知肌肉长度和长度变化，以及肌肉张力和张力变化（详见“神经系统”和图1–20）。

三种随意收缩运动

- **等长收缩：**在等长收缩中，肌肉收缩但长度不变。比如坐在椅子上时，如果试图用手把椅子从下面抬起来，肱二头肌就发生了等长收缩，但是肌肉的起止点并没有向彼此靠近。
- **向心收缩：**向心收缩指的是肌肉收缩时长度变短（即肌肉起止点彼此靠近）。当把水杯拿到嘴边时，肱二头肌发生了向心收缩。
- **离心收缩：**离心收缩是肌肉收缩时，起止点相互远离。当把杯子放回到桌子上时，肱二头肌变长并保持一定的收缩状态。肌肉在离心收缩时产生最大肌力，但是此时也最容易受伤。另一个例子是腘绳肌，跑步时，在摆动期终末，足跟触底之前，腘绳肌发生离心收缩进行减速和控制膝关节伸展。 27

肌肉长度和张力的关系

肌肉在休息位长度或者稍短于休息位长度时能产生最大肌力或张力，因为此时肌动蛋白和肌球蛋白接触最多（交叉偶联）。当肌肉处于特别缩短或者伸长状态时，就无法产生最大收缩。肌肉在拉长位只能产生中等张力，在短缩位只能产生很小的张力。比如，腕关节极度屈曲，攥拳的力量会减小，因为此时屈指肌处于短缩位。

随意肌的非随意收缩

- 逃避反射：比如手从烫火炉上马上抽回来，这涉及非随意收缩。
- 韧带和关节囊的翻正反射传导至肌肉并刺激肌肉收缩，以保护关节和相关的软组织。

- 关节运动反射：当关节受到刺激时，关节周围的肌肉不自主地收缩（或抑制）。
- 肌肉、骨和关节损伤会造成肌肉强直或者非随意性收缩。
- 情绪或者心理压力会造成过度和持续的肌张力升高。
- 姿势的维持也涉及肌肉非随意性收缩。

肌肉损伤

- 肌肉的损伤叫作**拉伤**或“牵拉伤”，通常是肌纤维内撕裂导致覆盖在肌纤维表面的肌膜断裂[38]。进一步的损伤会造成肌肉内和肌肉周围结缔组织层的损伤。肌肉拉伤通常涉及主动肌的过度牵拉或者离心收缩，尤其是跨关节肌肉，如腘绳肌、腓肠肌和股直肌。
- 虽然肌肉拉伤的严重程度很难判断，但是大体上分为三级[21]。
    - **Ⅰ级**：轻度损伤，结构轻度受损。
    - **Ⅱ级**：中度损伤，功能严重受损。
    - **Ⅲ级**：严重损伤，完全撕裂，功能完全丧失，一般需要手术治疗。
- **损伤部位**：损伤常发生于肌肉与肌腱连接处，也叫**肌肉肌腱接头**；其次为肌腱与骨膜连接处，称为**肌腱骨膜接头**。肌肉损伤常发生于这两个部位的原因有两个。
    - 肌肉肌腱接头比肌肉的其他部位更僵硬，使得它成为薄弱点。所有的肌肉都易出现肌肉肌腱接头不愈合的情况[23]。
    - 韧带、肌腱和关节囊相接处都缺乏血液供应并且僵硬度增加，所以这些接头处容易受伤[23]。
- 肌肉撕裂会启动炎症反应和典型的愈合过程（见下文“炎症反应和修复的分期”）。先开始两个过程：新的肌纤维再生和结缔组织修复。
- 损伤数日内，卫星细胞被激活并转移进新的肌纤维。同时，成纤维细胞加速产生胶原和基质来作为框架。由于肌筋膜内粘连和胶原纤维异常交叉连接的产生，肌肉在损伤后通常变得短缩并且丧失部分延展性。如果运动不充分，结缔组织层之间会形成粘连，导致功能下降。当发生大规模撕裂的严重损伤时，形成的过多的胶原纤维会造成挛缩或致密的结节性瘢痕，使运动严重受限。
- 严重功能丧失导致的症状各种各样，比如严重腓肠肌撕裂会表现为负重时不稳定，或者仅仅表现为轻度酸痛。如果肌肉损伤在休息时依然疼痛，那说明这个区域存在炎症，可能会有肿胀、淤青和痉挛。检查时会发现涉及的肌肉发生等长收缩，而且会有触痛。
- **治疗介入**：治疗的关键是促进无痛关节活动。早期的活动与制动相比，会促进毛细血管快速增长、肌纤维再生和纤维平行排列[26]。急性损伤 28
时，治疗的首要目标是减轻肿胀。如果肿胀导致循环不畅，修复过程就会打折。屈伸面上轻柔的被动活动和MET的轻度收缩-放松（contract-relax，CR）或者交互抑制（reciprocal inhibition，RI）都会帮助将多余的液体从损伤部位排出。STM、关节松动术和MET都能最大程度地减少粘连的形成，促进循环来增加氧气供应和废物排出，增加正常结构的滑动性，促进正常的胶原纤维和肌纤维排列。运动还会刺激新的结缔组织和肌纤维的再生。应用MET刺激肌肉沿长轴方向收缩有助于肌肉再生[16]。对于所有急性损伤，在治疗的最初几天不应过度活动，因为这会进一步造成断裂和过多瘢痕形成。对于**慢性**情况，治疗的目的是应用STM、关节松动术和MET，消除粘连、拉长结缔组织、消除肌肉过高的张力、重塑正常肌肉激活模式、恢复力量，以及通过感觉意识和本体感觉再教育促进神经功能（见第二章“评估与治疗技术”）。制动造成细胞活动能力下降，筋膜胶原减少和肌纤维减少（萎缩）。

肌肉功能障碍

肌肉功能障碍：一个骨科的新概念

- **定义**：肌肉功能障碍是指肌肉丧失正常的功能。

肌肉功能障碍有各种形式：持续肌张力升高、持续抑制（神经性），持续无力（去适应化或萎缩），适应性短缩（结缔组织挛缩），肌筋膜扳机点（感觉过敏的结节），位置异常和异常扭转。

肌肉功能障碍的原因

- **姿势异常：**坐姿或站姿异常会造成累积性压力。由于肌肉和结缔组织的黏弹性特质，它们会根据施加在其上的压力而重新塑形（适应）。比如，圆肩的姿势导致胸前筋膜短缩和胸小肌紧张，也会同时导致后部筋膜和肌肉的延展和无力。
- **静态压力：**久坐或久站会导致疲劳。如同姿势异常一样，肌肉和筋膜在张力过度的区域沉积过多的结缔组织，而在张力较小的区域造成肌肉和软组织萎缩，以此来适应张力。
- **肌肉损伤：**肌肉会因为损伤（拉伤）而变得肌张力过高，从而导致非自主性保护性紧张或反射性痉挛；或者由于损伤变得无力或创伤后萎缩。
- **关节功能障碍或损伤：**关节损伤或功能障碍时，根据关节周围的肌肉情况，会发生反射性张力增高（高张力）或者张力降低（低张力），这种现象被威克（Wyke）称为关节运动反射[41]。Janda详细阐述了高张力和抑制的规律性模式。
- **情绪或心理压力：**焦虑和生气会产生持续的肌肉收缩，沮丧会导致持续的肌力减弱。
- **长期过度使用：**高强度使用肌肉后，肌肉无法放松，导致缺血性和张力性肌炎（肌肉持续收缩引起的疼痛）。
- **废用：**去适应症状是由肌肉废用导致无力的一种现象。这个现象会导致肌肉萎缩。
- **内脏躯体反射：**内脏受激惹或者发生炎症反应会引起肌肉痉挛。比如，肾脏感染会导致腰部肌肉痉挛。

肌肉功能障碍三种常见的类型

肌筋膜疼痛综合征（扳机点）

- 肌筋膜疼痛综合征是一种慢性、局部性症状，特点为肌筋膜扳机点痛。扳机点是在紧张的肌肉上可触摸到的感觉过敏的结节，并有压痛。扳机点与关节活动度下降、肌力下降和牵拉痛有关。
- **治疗介入：**本文中的治疗方法是基于笔者的临床经验，并经研究证实了等长收缩后放松（postisometric relaxation，PIR）MET手法能有效 29
并且无痛地治疗扳机点。

异常姿势和扭转造成的功能障碍

- 如前所述，Lauren Berry贡献了一个革命性的手法治疗概念。他认为，所有的软组织相对其周围涉及的软组织和关节都有特定的位置，肌肉、肌腱、韧带、滑囊和神经均会发生位置异常。本文阐述了软组织位置异常的模式和位置性功能障碍的治疗方法。
    - □ 我们可以以三角肌前部位置异常为例。在圆肩的体位下，三角肌前部卷曲或者缠绕，相对肩关节位于更靠前下的位置。这个异常的位置降低了肌肉功能并造成肩关节功能异常（图1–14）。

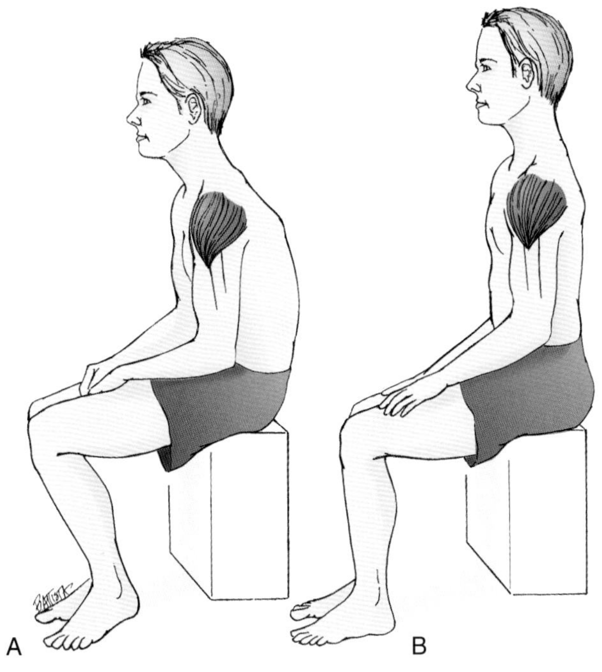

图1–14　A. 在弯腰驼背、圆肩的姿势下，三角肌前部纤维束被转至异常位置，形成异常扭转。B. 正常挺直姿势下，三角肌肌束均呈向上走行

- 笔者进一步发展了这一概念，并总结为异常的位置造成肌肉和筋膜，包括肌束和纤维的异常扭转；微观上，造成了肌束间扭转。
- **治疗介入：**需要在特定方向上对肌肉和筋膜施力。对于三角肌前部的例子，需要施加向前和向后的力来重塑正常位置和功能，解除肌束间的扭转。本书介绍了每块肌肉的位置性功能障碍，以及纠正时所需的施力方向。

肌肉功能受损导致的功能障碍

- Janda和他的同事[40]及Lewit[43]用运动系统功能性病态来表明中枢或者周围神经系统造成肌肉持续高张力或持续抑制（无力）的情况。疼痛通常都会引起功能异常，但是功能异常需要数年才会导致疼痛出现。
- Janda[44]认为常见的肌肉功能受损表现如下。
  - **肌张力增加（肌肉高张力状态）**：持续收缩的肌肉是产生疼痛的重要诱因。肌张力高有许多原因[见“抑制(无力)模式和高张力”]。
  - **肌肉抑制/无力**：抑制指的是肌肉对刺激的神经性反应减弱[18]。无力指的是肌肉无法产生力。短缩且紧张的肌肉功能上无力且受到抑制。抑制和无力会造成关节不稳，并导致其他肌肉代偿性张力升高。
  - **肌肉失衡**：肌肉失衡是指跨关节肌肉的功能改变，一些肌肉缩短和紧张，另一些肌肉则变得无力。在慢性情况下这是一个很重要的因素，因为这种失衡会改变关节的运动模式。
  - **关节功能障碍**：肌肉功能障碍会导致关节负重面力量分布不均，使其产生潜在退化和感觉功能异常的风险，而感觉功能可为关节的位置和运动特征提供重要的信息。
  - **异常肌肉激活模式**：肌肉功能障碍常被表述为肌肉异常收缩。比如，髋关节外展通常都是由臀中肌完成，但是在臀中肌无力时，会由阔筋膜张肌代偿。
- **治疗介入：**肌肉功能受损最好用MET方法治疗。通过让患者主动、精准地控制收缩特定的肌肉来调动高级脑中枢——感觉运动皮质，克服低级中枢的模式，使肌肉、关节和脊髓再学习。比如，慢性腰痛患者会有臀大肌无力和抑制。通过让患者有意识地收缩肌肉来“重新募集”肌肉，达到重新训练神经肌肉通路的目的，这是十分重要的。详见下文的相关内容和第二章。

抑制（无力）和高张力模式

- Janda和同事[40]在临床上发现肌肉以两种相反的可预测的模式来应对疼痛和过度的张力。他发现有些肌肉会变得过度兴奋、短缩和紧张，他认为这些肌肉有维持姿势或稳定性的功能，就像张力性肌肉一样。他还发现另外一些肌肉易受抑制和变得无力，他指出，这些肌肉大多参与运动而不是维持稳定性。因此，他将抑制和无力的肌肉归类为相位肌。有一个肌肉失衡的例子，Janda和他的同事称之为**上交叉综合征**（图1-15）。姿势肌和相位肌这些词语导致很多临床工作人员和研究人员混淆，更准确的名词应该为**易紧张型**和**易抑制（无力）型**肌肉[45]。
- 除了上文提到的肌肉功能障碍的原因，软组织损伤、慢性疼痛和炎症都会导致正常肌肉功能紊乱，从而导致肌肉神经性紧张或无力。
- 两组肌肉最主要的区别是易抑制型肌肉力量的轻微减弱，就会导致其拮抗肌中易紧张型肌肉不成比例地加大收缩[43]。Janda和他的同事[40]指出，很多工作或者休闲活动会导致易紧张型肌肉更加强壮、紧张和短缩，而易抑制型肌肉更加无力和受到抑制。需要意识到的很重要的一点是，一些肌肉，比如腰方肌和斜角肌，能够呈现出紧张或无力的双重特性。
- **易紧张型肌肉**和疼痛或高张力下最终发生短缩的肌肉如下所述。
  - 胸锁乳突肌、胸大肌（锁骨部和胸骨部）、胸小肌、斜方肌上部、肩胛提肌、上肢屈曲肌群、竖脊肌、髂腰肌、阔筋膜张肌、股直

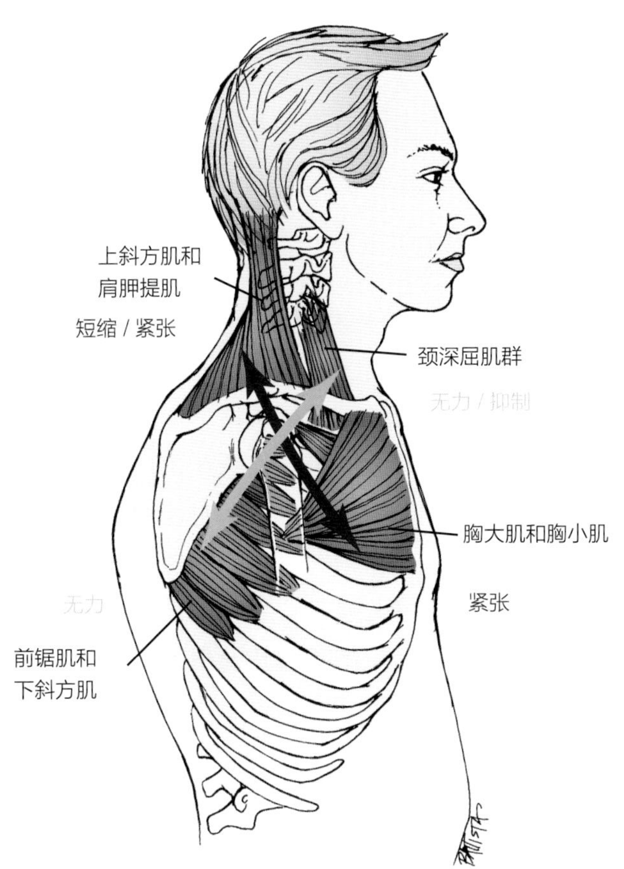

图1–15　上交叉综合征，是肌力不平衡引起的一种典型的症状。上斜方肌、胸大肌和胸小肌通常短缩和紧张，而颈深屈肌群、前锯肌和下斜方肌则通常无力且受抑制

肌、梨状肌、耻骨肌、股薄肌、内收肌群、腘绳肌、腓肠肌、比目鱼肌和胫骨后肌。

- **易无力（抑制）型肌肉**和疼痛时发生神经性抑制进而无力的肌肉如下所述。
  - □ 颈深屈肌群、上肢伸肌群、胸大肌（腹部）、中斜方肌、下斜方肌、三角肌、菱形肌、冈上肌、冈下肌、前锯肌、腹直肌、腹内斜肌、腹外斜肌、臀肌、股肌（内侧、外侧和中间）、胫骨前肌和腓骨肌。

高张力肌肉的后果

- **定义**：持续收缩的肌肉称为高张力肌肉，这意
31 味着肌肉在一直工作。最常见的导致高张力的原因是压力、过度使用、损伤（疼痛）和关节功能障碍。这种持续收缩有如下几种效果。
  - □ 高张力肌肉比处于休息状态的肌肉消耗更多的氧气和能量，因此会积累更多的乳酸废物，从而激惹神经。
  - □ 由于肌肉不能很好地发挥泵功能，所以循环功能下降，这会导致缺血，进而氧气供应减少，导致疼痛。
  - □ 肌肉产生的张力持续施加在骨膜、关节囊和韧带上，造成关节压力增加和软骨负重不平均，这会造成关节过度磨损和加速退化。
  - □ 高张力的肌肉会压迫肌肉间或者肌肉内的神经，这会导致神经功能下降和感觉异常或者感觉改变，通常是一种“针刺感”。常见的例子就是梨状肌压迫坐骨神经。

受抑制（无力）肌肉的后果

- 功能正常的肌肉应该能维持动态稳定。无力的肌肉会造成不稳定，导致被动稳定结构（如韧带和关节囊）的张力过度。这会导致通过关节的力不平衡，并使关节加速退化。
- 无力是造成姿势异常的因素之一，会形成张力和压力过大的区域。
- 抑制导致丧失足够的运动控制和肌肉激活模式异常，这会导致其他肌肉代偿和关节运动异常。
- 受抑制的肌肉收缩周期不足，因此对循环系统和淋巴系统的泵功能减弱。

关节的结构和功能

关节的类型

- **定义**：关节是连接两块骨或软骨的结构。人体有超过150个关节，它们根据连接两个骨的结构类型而分类。
- **纤维关节**（不动关节）：纤维关节由纤维组织连接，比如颅骨的骨缝，他们只有非常小的活动度。

- **软骨关节**（微动关节）：软骨关节由纤维软骨连接，比如耻骨联合和椎间盘，它们只有微小的活动度。
- **滑膜关节**（可动关节）：人体最常见的关节类型就是滑膜关节。滑膜关节包含充满关节液的关节腔，并且两块骨有关节囊包围。该关节能够自由活动。

滑膜关节的组成部分

滑膜关节由七部分组成：①滑膜；②滑液；③关节囊；④囊韧带；⑤关节软骨；⑥血管；⑦感觉神经[22]。下文会详细阐述每个结构。其他组成关节部分的结构还有关节盘或半月板；存在于髋关节和肩关节的纤维软骨环——关节唇；以及存在于一些关节（如膝关节和肘关节）的滑膜和纤维囊之间的脂肪垫。

关节囊

- **结构**：关节囊在滑膜关节周围形成了纤维袖。它通常附着在骨的关节软骨处，以此来包裹骨。它由两层构成（图1-16）。外层由纤维结缔组织平行排列而成，内层则是滑膜组织。外层又由囊内韧带和囊外韧带加固。囊内韧带或囊韧带是关节囊内侧的增厚部分，而囊外韧带则分布在关节囊表面。许多肌肉的肌腱都与关节囊交织在一起，如多裂肌、股直肌（反折头）、股内侧肌、股外侧肌、胸大肌、大圆肌、肱二头肌、肱三头肌、肩袖肌腱和大部分前臂屈肌，它们都直接与关节囊交织在一起。关节囊内侧也称为滑膜，它覆盖除了关节软骨和半月板承重部位以外的其他所有关节内结构。它富含血管淋巴网及**滑膜细胞**。滑膜层还有小的凸起，称为绒毛，它负责在关节运动时分泌滑液。
- **功能** 32
  - □ 外层用于稳定关节，帮助引导关节运动，防止运动过度。它有着广泛的神经分布，包括机械感受器和疼痛纤维。机械感受器能感觉运动的速度、位置觉（本体感觉），并且和肌肉建立反射（见下文“关节的神经分布”）。关节囊损伤产生的刺激会引起肌肉收缩，用于保护关节。
  - □ 关节囊的内层是一种滑膜，可以在运动的刺激下产生滑液。维持关节的运动十分关键，

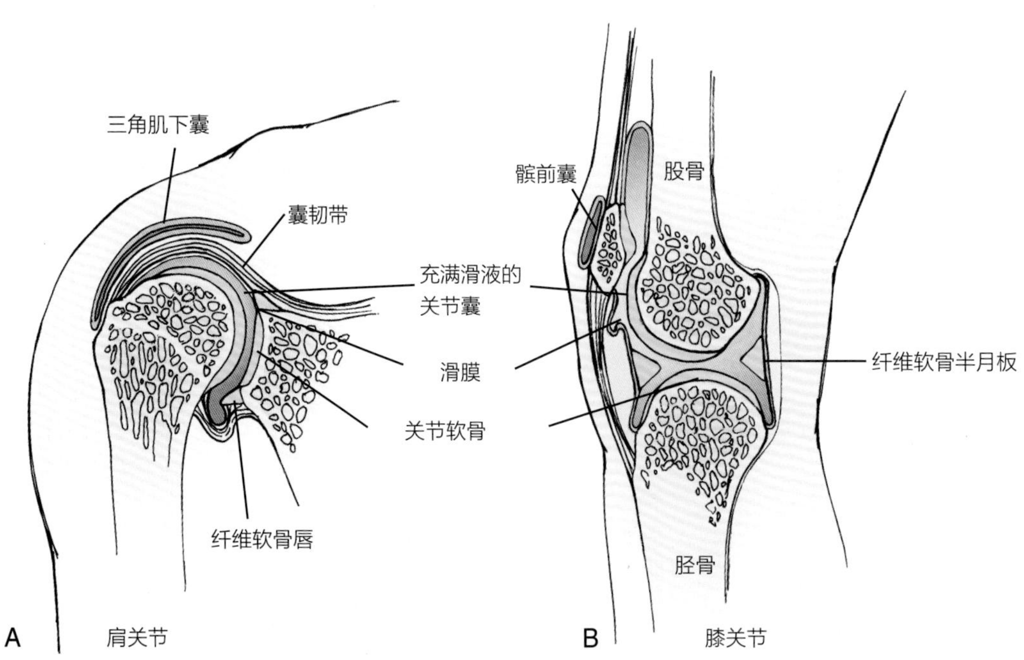

图1–16 A. 典型的滑膜关节。B. 膝关节的纤维软骨半月板和滑囊，它们是滑膜关节的附属结构

因为关节不运动会使关节无滑液产生，进而发生退化。

- **功能障碍和损伤**
  - □ **外部纤维层**：关节囊的损伤可能由急性损伤或者反复应力导致。胶原增多和基质减少会造成关节囊纤维化或者增厚，这发生在以下三种情况：急性炎症，反复应力或由于关节受力不平衡造成的慢性激惹或炎症，以及制动[46]。紧张的、纤维化的关节囊会导致关节面运动异常，进而引起软骨局部压力过大，从而加速关节退化。关节囊和支持韧带也可能受到过度牵拉而损伤。如果制动引起关节运动不足，导致胶原丧失而使关节囊纤维层萎缩，这会导致关节不稳。
  - □ **内层滑膜层**：由于关节急性损伤、关节周围力的不平衡或者制动引起的慢性刺激性所造成的累积性应力，滑膜会发生损伤或功能障碍。炎症会诱发关节肿胀。肿胀通常会导致肌肉对关节的控制异常。另一方面，制动又会导致滑液变稠，最终导致滑液分泌减少。这会导致关节囊和软骨、腱鞘和滑膜发生粘连，引起僵硬并导致关节退化。
- **治疗介入**
  - □ **对于外部纤维层**：治疗关节囊急性损伤的首要目标是减轻肿胀。轻柔、小力量的CR和RI MET方法，以及轻柔、无痛的被动活动都可用于消除肿胀和促进细胞、氧气和营养物质的循环及废物的排除。伤后立即应用轻柔的STM来帮助正在愈合的纤维重新排列和防止粘连。对于慢性情况，应用PIR MET来治疗
33 相关关节的肌肉。由于肌筋膜与关节囊在肌腱骨膜接头处交织在一起，所以肌肉在等长收缩时牵拉肌腱，增加了其延展性。STM和关节松动术被用来减少粘连。由于胶原纤维的无序排列，所以施力时应该沿各个方向上加力。这个过程就将纸上的一个褶皱展平：应该沿各个方向展平来使其平展。
  - □ PIR MET被用来帮助恢复短缩关节囊的长度。因为肌筋膜与关节囊交织在一起，所以可以通过肌肉收缩来拉长关节囊。这个方法临床上已经被证实十分有效。比如髋关节炎往往由于关节囊短缩而造成内旋受限。通过使用MET来增加内旋活动度，关节囊被拉长，活动度得到改善，功能通常能得到极大的改善。
  - □ **对于萎缩或者被过度牵拉的关节囊**：太松弛的关节需要运动康复来帮助形成新的胶原纤维，重塑正常长度，刺激软骨细胞和滑膜细胞的合成，并且需要协调训练和本体感觉训练来帮助恢复正常的神经功能。
  - □ **对于急性、肿胀的滑膜层**：肿胀的关节囊称为滑膜炎，可采用CR MET，利用肌肉收缩来排出关节囊内过多的液体。也可在屈伸面上进行无痛的关节被动活动，可以起到机械泵的作用。如果关节内滑液过少，MET和被动活动也能帮助刺激滑膜，增加滑液的产生，由此增加关节的润滑和营养成分。STM被用来分散过多的液体。

韧带

致密的纤维化结缔组织包裹着每一个关节，称为**关节周围软组织**。它包括筋膜、骨膜、肌腱、关节囊外层和韧带。囊外韧带存在于关节囊外部，并且与骨连接形成关节的骨相连；囊内韧带（囊韧带）则是关节囊的增厚部分。有关韧带的详细阐述见前文“结缔组织”。

软骨

- **定义**：软骨是致密的纤维化的结缔组织，包括胶原、基质、很大一部分水和软骨细胞。滑膜关节含有两种软骨：关节软骨（或透明软骨）和纤维软骨。

关节软骨（透明软骨）

- **结构**：关节软骨由细胞（包括软骨细胞和成纤维细胞），以及细胞外基质（包括胶原纤维和基

质）组成。关节软骨中水占70%~80%。软骨没有血管和神经分布。软骨下骨（软骨下方的骨）也通过血管供应氧气和营养。

- **功能**：透明软骨或者关节软骨覆盖在骨的末端，使另一端的关节面有一个光滑的关节面进行滑动。它还负责分布压力和保护其下的关节。它具有弹性、多孔结构，并且功能像海绵一样，也就是它能够吸收并结合关节液。短暂地施加压力然后释放压力会形成泵一样的作用，造成关节液在软骨内的进出。只要它能运动，软骨就能自我润滑。就像在其他结缔组织中一样，水对于维持正常功能起到很重要的作用。水是营养物质交换的媒介，也是起润滑作用的媒介，并且使软骨有足够的硬度来抵抗一定的压力。水还是承载机械能、电能和电磁能的媒介。尽管软骨中没有神经和血管分布，但是软骨细胞及胶原、水构成的基质对机械性刺激十分敏感，具有机械信号传导器的作用[5]。如果有一个机械刺激，比如行走时对软骨的压力，那么这个刺激会由机械信号转化为化学、电和电磁信号。当存在刺激时，细胞会合成新的细胞和基质来维持和修复软骨，然而当制动和废用发生时，细胞和基质会萎缩并退化[47]。

引起滑膜关节的受压和释压循环的有三种形式：线性运动（走路、跑步），肌肉的短暂收缩，以及关节囊的扭转和扭转解除。

纤维软骨

- **结构**：由致密、白色的纤维结缔组织（以致密束状或者分层片状排列的胶原纤维为主，还有软骨细胞、糖胺聚糖和70%~80%的水）组成。仅在边缘有神经分布，在外层与韧带和关节连接处有
34 丰富的血供。营养物质主要靠运动时滑液的流动进行扩散。与关节软骨类似，软骨下骨（软骨下方的骨）也是通过血管供应氧气和营养。
- **功能**：纤维软骨能减震、润滑关节、分散负重和稳定关节。它既有一定的拉张性，也有一定的弹性。纤维软骨可以加深关节，比如软骨唇、髋关节和肩关节的盂唇；使两块骨更加匹配，比如膝关节的半月板；起到减震的作用，比如椎间盘；以及形成肌腱沟，比如肱二头肌长头沟。
- **功能障碍和损伤**：软骨的损伤由许多因素造成：急性损伤；累积性应力，无论是动态应力（比如跑步），还是静态应力（比如长时间站立）；肥胖；制动；关节不稳；或者关节受力异常。急性钝挫伤，比如膝关节摔伤，可以导致关节软骨损伤，甚至骨折。软骨像“滑囊”一样会肿胀和疼痛。如果纤维软骨内部结构遭到了破坏，且缺少适当的康复的话，关节会退化，变得僵硬和疼痛，这种情况称为创伤后关节炎[48]。异常的力多由关节周围肌肉的不平衡导致，或者韧带和关节囊组织的萎缩引起的关节不稳而导致。紧张的关节囊会造成软骨产生高张区域并且润滑性下降。肌肉的不平衡会造成关节负重改变，导致软骨过度受压和软骨疲劳。萎缩的韧带和关节囊组织会造成关节活动度过高，导致软骨磨损。血供充盈的滑膜组织会产生炎症反应，导致肿胀和疼痛。因为软骨的外三分之一还有血供，这个区域会通过正常的炎症反应修复组织。但是软骨内层由于缺乏血供，所以损伤后不会像其他肌肉骨骼组织一样引起炎症反应。关节软骨的退化以胶原纤维（原纤维蛋白）断裂和基质的耗尽为起始，然后发展为软骨破裂并丧失减震功能。最终，软骨磨损，关节囊增厚并干瘪。**骨关节炎**是关节软骨的退化。
- **治疗介入**：过去认为软骨无法自我修复，但是赫特林（Hertling）和凯斯勒（Kessler）[18]指出，最新研究表明软骨细胞可以保持活跃状态并产生新的软骨细胞，关节炎也变为“如果治疗正确则可逆”。关节必须运动起来以刺激关节软骨的合成和滑液的分泌。屈曲和伸展方向的关节松动术把滑液泵进、泵出关节。节律性震荡和MET扭转和解扭转关节囊把液体泵进、泵出软骨，给软

骨补水。在操作STM时，我们扭转和解扭转关节囊，施压和解压治疗区域，来促进液体交换。

滑囊

- **结构**：滑囊是充满滑液的囊，并和滑膜排列在一起，分布在摩擦力高的区域。比如三角肌和肩峰之间的三角肌下囊，以及髋关节侧面的转子间囊。人体有超过150个滑囊。
- **功能**：滑囊的功能是在肌肉、肌腱和骨之间分泌滑液，降低摩擦力。
- **功能障碍和损伤**：滑囊很容易因为急性创伤和反复应力而受累。滑囊炎是典型的由肌肉、肌腱与位于其下的筋膜、滑囊及骨的过度摩擦而引起。由于滑囊上有压力感受器，所以肿胀的滑囊会导致剧烈疼痛。慢性滑囊炎会维持肿胀或者干瘪，造成囊内粘连。急性滑囊炎时，症状急性发作，患者会有深层的、搏动性疼痛并且难以活动受累关节。慢性滑囊炎表现为疼痛和主动关节活动受限和被动活动疼痛。
- **治疗介入**：Lauren Berry提出了一个治疗滑囊炎的方法：轻柔、缓慢、持续地按摩滑囊，以帮助排出过多的液体。如果滑囊干瘪，同样的手法按得更深一些，以帮助刺激滑膜分泌滑液。

关节的神经分布

- **结构**：分布在关节周围的关节囊、韧带和骨膜中，特异化的感觉细胞称为**机械感受器**，用于
35 将机械刺激传导和转化成电、电磁和化学信号。它们名为鲁菲尼小体、环层小体（又称帕奇尼小体）、类高尔基体感受器和游离神经末梢[49]。它们可以被分为以下四类[41]。
  - □ **Ⅰ型**：Ⅰ型感受器也称作鲁菲尼小体，是一种机械感受器，负责感受关节静止和动态下的位置信息。它们对施加在韧带和关节囊上的张力和牵拉力，包括肿胀造成的牵拉十分敏感。它们的感受阈很低，所以能够感知很小的张力[30]。Ⅰ型感受器分布在关节囊的表层和韧带中。
  - □ **Ⅱ型**：Ⅱ型感受器也称为环层小体或帕奇尼小体，是一种动态机械感受器，提供运动加速和减速方面的信息。它们对关节位置的变化和关节囊受压十分敏感。Ⅱ型感受器分布于纤维关节囊深层。
  - □ **Ⅲ型**：Ⅲ型感受器也称为类高尔基体感受器，为动态监测运动方向的机械感受器，对机械压力很敏感，还通过反射与肌张力有联系，形成“破坏效应”。它们只对高张力有反应。Ⅲ型感受器分布于囊内韧带和囊外韧带。
  - □ **Ⅳ型**：Ⅳ型感受器是游离神经末梢，当关节周围组织受到的机械压力过大、炎症物质刺激组织或者神经受损时，感知疼痛。正常情况下疼痛感受器处于失活状态。当关节肿胀或者发生炎症反应时，其敏感度增加并被激活。Ⅳ型感受器分布于关节囊、韧带和骨膜。
- **功能**：感觉神经分布于关节周围的韧带、关节囊和骨膜，并把关节的功能状态信息实时传递给周围的肌肉。它们也与中枢神经系统有自主联系。感觉神经的功能如下。
  - □ 控制姿势、协调和平衡。
  - □ 控制运动方向和速度。
  - □ 提供体态和关节位置信息。
  - □ 当关节受到刺激或者发生炎症时提供相关关节的疼痛信息。
  - □ 提供与关节周围肌肉的实时反射控制，这被称为**关节运动反射**[40]。关节运动反射促进（加强）或者抑制肌肉，平衡关节周围的主动肌、拮抗肌和协同肌来维持姿势、运动和反射性强直及精细肌肉控制。关节的稳定性也依赖于功能正常的机械感受器。
- **关节感受器的功能障碍和损伤**
  - □ 肌肉骨骼的损伤会导致机械感受器的肿胀或损伤，降低关节运动反射活动。这会导致本体感觉（位置觉）能力降低，平衡功能受到干扰，姿势、肌肉协调和运动控制发生异

常，精细运动控制丧失，反应时间延长，运动模式改变，肌肉激活模式改变，以及肌肉无力。损伤导致的疼痛会以一定的模式使一些肌肉变得无力（抑制），而另一些肌肉变得短缩和紧张（促进）。如前所述，Janda和他的同事[40]已经阐述过了肌肉功能障碍的模式（见“肌肉功能障碍”）。本书的每一章将阐述每个关节的模式。

- 由粘连（旧伤）、制动、老化或者去适应导致的慢性机械感受器功能障碍会导致机械感受器萎缩[49]。如果感觉神经的功能障碍没有恢复，则会导致肌肉萎缩、不稳定和反复损伤，造成关节退化[16]。
- 对机械感受器和疼痛感受器的激惹通常会导致关节屈肌加强或者高张力，以及该关节的伸肌抑制或无力[50]。

- **治疗介入：**神经肌肉再教育也被称为感觉-运动康复，是帮助恢复神经系统与肌肉和周围软组织联系的治疗方法。STM、关节松动术和MET都能刺激机械感受器并改善其功能[30]。感觉-运动康复的临床效果如下：诱导肌肉放松、增加肌力、改善姿势（本体感觉）、改善肌肉激活模式和运动（肌肉运动觉）、减轻疼痛和增加活动度[30]。因为MET需要患者注意力集中，所以调动了高级脑功能，这帮助中枢神经系统更好地与肌肉和关节的神经进行联系。MET还通过来自治疗师的反馈与指导来帮助恢复本体感觉。平衡训练不仅仅适用于下肢损伤的恢复，还适用于腰骶椎损伤的恢复。

36 关节运动：功能、功能障碍和治疗

关节稳定性和运动

- 如果想要使关节进行全范围无痛的运动，就要保持其稳定。否则，关节上会产生异常的力，导致过度磨损和关节面的撕裂。这种稳定机制由以下几方面构成。
  - 构成关节的**骨的形状**影响稳定性。髋关节位于髋臼很深的位置，所以它比盂肱关节稳定的多，肩关节盂则比较浅。
  - 韧带和关节囊提供**被动稳定性**。因为韧带和关节囊没有收缩纤维，所以它们只能被动地起作用。
  - **动态稳定性**是由肌肉来维持的。如前所述，跨关节肌肉的平衡很重要，否则通过关节的力会造成压力不均，导致功能障碍并最终导致软骨退化。

正常关节运动

- 躯体运动是两块骨之间的相对运动，称为骨骼运动学；或者发生在关节面之间，称为关节运动学。上肢上抬描述的是肱骨相对关节盂的动作，是一种骨骼运动学运动。在上抬的过程中，肱骨头在关节盂上发生滚动和滑动，这是关节运动学运动。关节间最基本的运动是滚动、滑动和旋转[22]。
- 正常的关节运动会打开或关闭关节面，这会扭转和解扭转关节囊和韧带，使韧带和关节处于相对打开的放松位置，或者挤压关节面使关节囊紧张。本书所讲的治疗手法都是在关节打开或者放松位实施，所以治疗师了解关节何时打开或者关闭十分重要。
  - 当关节位于**闭锁位**时，关节面受压最大，关节囊和韧带最紧。
  - 当关节处于**松弛（打开）位**时，关节打开最大，关节囊和韧带相对松弛。通常来讲，伸展动作关闭关节，屈曲动作打开关节面。
- 约翰·门内尔（John Mennel）[51]引入了**副关节运动**这个概念，指的是被动（如通过治疗师）产生的关节运动而不是主动产生的运动。在大部分关节位置上，关节的“副运动”对于关节的正常功能十分重要。比如，将示指远端左右移动，这是无法自主完成的动作。
- 关节内运动又称**附属运动**，对于正常的运动范

围十分重要。如前文所述，关节松动术的一个很重要的功能就是重塑关节的被动附属运动。

关节功能异常

- 门内尔（Mennell）[51]还引入了由疼痛和失能所引起的**关节功能障碍**这个概念。他定义关节功能障碍为“关节副运动的丧失”。这个定义与脊柱按摩师的**关节固定**是一个意思。关节功能障碍有许多原因，但大致分为两类。
    - 从关节内来讲，包括关节内粘连、关节软骨粗糙、脊椎关节突内类半月板物卡住，以及关节退化性疾病。
    - 从周围软组织来讲，包括关节囊和韧带的粘连或短缩（关节外粘连）、持续的肌肉收缩、跨关节肌肉力量不平衡和肌肉以异常激活模式活动关节。科尔（Korr）[52]，认为持续的肌肉收缩是造成功能障碍的关节活动下降的主要原因。
- **治疗介入：**治疗师需要能够区分关节疼痛和功能障碍是源自关节内还是周围软组织。对于关节内原因造成的功能障碍，应该采用MET和关节松动术（见下文）。对于软组织限制了关节活动者，应采用STM和MET。短缩并且紧张的肌肉必须被拉长和放松，无力和受到抑制的肌肉必须再教育，使其学会如何以正常的方式激活肌肉和恢复力量。如果关节受限，相应的肌肉无法恢复正常；如果活动关节的肌肉没有放松和足够的力
37 量，以及韧带和关节囊没有正常化，则关节无法恢复其正常的运动特性。需要注意的十分重要的一点是，关节也有可能因为韧带和肌肉不稳而导致副运动过多。这些问题可以通过运动康复及加强力量和稳定性加以解决。

关节退化

- 关节退化指的是关节软骨的退化，但是它会影响整个关节的结构，包括关节囊、韧带、肌肉、血管和神经。纤维关节囊、韧带和滑膜增厚，导致关节囊紧张。肌肉或者变得受抑制（无力），或者被强化（高张力），血管和感觉神经也会萎缩。退化由创伤、累积性应力（包括关节功能障碍和姿势问题）及肌肉和运动不平衡导致。
- 大部分的关节炎事实上是非炎症反应，应该更准确地称为**关节病**，意思是“关节退化”。
- 关节退化的一个常见原因就是关节功能障碍，关节正常活动度丧失。造成运动改变的原因可能是关节之前所受的创伤或者累积性应力，导致关节内受限；也可能由上文所述的关节周围的软组织造成。
- **治疗介入：**治疗师可以改善大部分关节退化情况。治疗的首要目标是给软骨补水、拉长关节囊组织、降低过高的肌肉张力、促进受抑制的肌肉和改善感觉神经功能。STM用来拉长关节囊、扭转和解扭转关节囊，以刺激关节囊内滑液的流动，并改善活动度。利用关节松动术来去除关节内受限的因素，促进关节副运动。应该指导退行性关节病的患者进行锻炼来改善肌肉力量和平衡。

关节松动术

- **定义：**关节松动术是一种被动活动关节的方法[18]。被动松动技术分为Ⅰ~Ⅳ级，通常都是通过节律性振荡来完成。这些治疗都在按摩师的从业范围内。Ⅴ级手法是一种高速、小幅度的扳法，不在按摩师的从业范围内。关节松动术的分级如下。
    - **Ⅰ级：**在关节活动度内，在开始范围小幅度的节律性振动。
    - **Ⅱ级：**在关节活动度内，在中间自由范围内大幅度的节律性振动，不触碰任何阻力。
    - **Ⅲ级：**在关节活动度内，大幅度的节律性振动，需触及受限/阻力位置。
    - **Ⅳ级：**在关节活动度内，在受限/末端位置小幅度的节律性振动。
    - **Ⅴ级：**小幅度的高速扳法。
- **关节松动术的目的如下。**
    - 重塑正常的关节副运动。只有副运动正常才

能保证全关节活动度和防止退化。

- □ 促进细胞和液体进出关节，来促进关节修复和再生。
- □ 通过刺激滑膜，恢复正常的润滑功能，并促进关节软骨补水。
- □ 通过激活Ⅲ型关节感受器和高尔基腱器来实现神经功能正常化，最终使关节周围的肌肉放松[54]（见“神经系统”）。
- □ 减轻肿胀，因为肿胀会导致疼痛、活动度降低和组织淤滞。
- □ 减轻疼痛。机械感受器刺激会关闭大脑中的疼痛信息，研究表明，无痛范围内的关节松动术能起到镇痛效果。

神经系统

概述

38 神经系统包含两个平行却截然不同的系统：传播电波和电磁波的结缔组织-水系统，以及传导化学成分的“传统”神经系统[10]。如前所述，生物学领域提出的新模型（paradigm）认为电磁波是细胞交流和控制生化反应的主要途径。我们之前讨论过结缔组织-水系统，现在探讨一下“传统”的神经系统。

神经系统在解剖和功能上与整个人体有联系，它从结构上分为中枢神经系统和周围神经系统，在功能上分为躯体神经系统和自主神经系统[34]。按摩和手法治疗可以影响神经系统的每一个部分，因此对其他系统有巨大影响。一个指导性的治疗原则就是这种方法可以促进放松，即使是对疼痛和失能的部位也有效。通过治疗达到放松效果，治疗师可以通过降低血压、减少应力、促进神经系统的修复和再生而建立系统正反馈。对于存在肌肉骨骼系统疼痛和失能的患者，治疗应该侧重于躯体神经系统（见下文）（图1–17）。

中枢神经系统

中枢神经系统包括脑和脊髓。

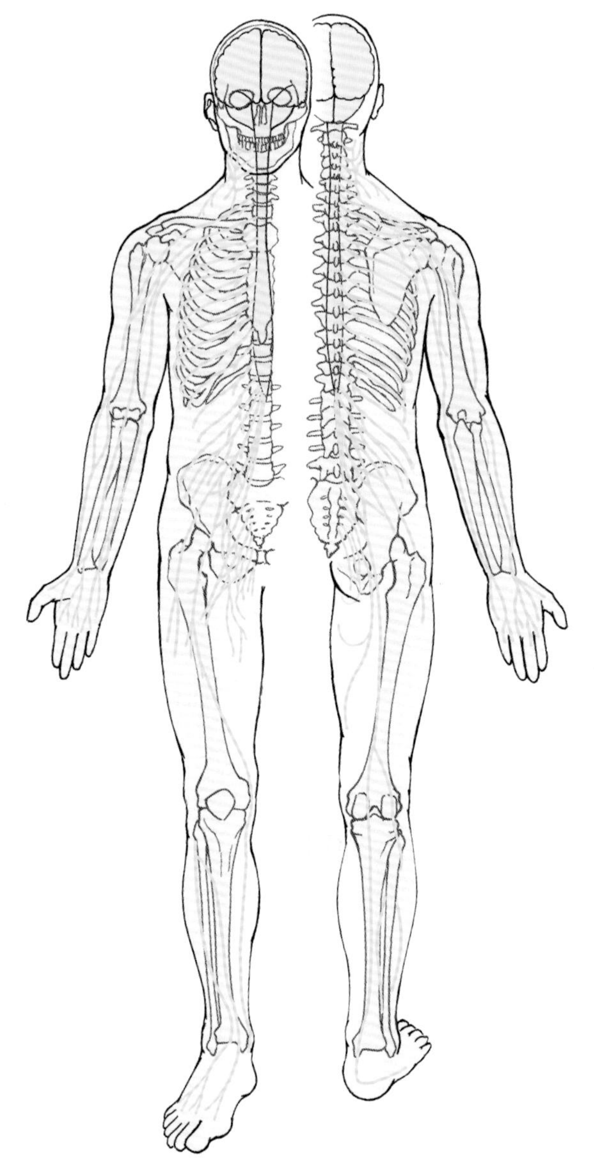

图1–17 躯体或运动神经系统，包括中枢神经系统和周围神经系统。中枢神经系统包括脑和脊髓，周围神经系统包括脑神经（未在图中显示）和31对延伸到上、下肢的脊神经。左图为前面观，右图为后面观

脑

- **结构和功能**：脑含有1亿个神经元，每一个神经元都有1万~1.5万个联系（突触）。300万个突触却只有大头针针头那么大[55]！脑被分为3部分：大脑、脑干和小脑。
  - □ 大脑是脑的最大组成部分，也是最发达的部分，主要负责高级脑功能，比如思考、学习和人格。大脑的前叶还包含**运动皮质**，负责随意运动的控制。

- □ 侧叶是大脑的另一块区域，包含**感觉皮质**，主要负责接收触觉和本体感觉。然而有一些本体感觉只到达脊髓。
- □ 边缘系统和下丘脑负责情绪控制、内脏反应和肌肉系统[16]。情绪可以改变肌张力。焦虑可以造成持续的张力升高（高张力），沮丧则会引起肌张力下降（低张力）。
- □ 脑干是呼吸、心跳、姿势、平衡和身体其他自主运动的控制中枢。
- □ 小脑的功能是控制肌肉协调、肌张力和姿势。

脊髓

结构和功能：脊髓是脑的延髓的延续，从枕骨大孔穿出，一直在椎管内走行至腰椎。脊髓止于第二腰椎处，然后延伸为聚集的神经根，被称为马尾。

- □ 脊髓分为含有神经元胞体的灰质和含有神经纤维的白质。脊髓的一部分接受来自感觉感
39 受器的信息，另一部分接受肌肉传来的运动信息。中间神经元将脊髓内的感觉和运动信息进行交流和放大。
- □ 反射弧是感觉神经和运动神经最简单的交流方式。典型的例子是当敲击股四头肌肌腱时引起的深部腱反射。当敲击肌腱时，股四头肌自动收缩。然而全部的4种感受器——机械感受器、本体感受器、化学感受器和伤害性感受器，都在无意识地向脊髓传送信息，刺激肌肉系统产生不计其数的自动的（反射性的）调整。刺激感觉感受器会引起肌肉发生反射性高张力或者反射性抑制（无力）（图1–18）。
- □ 脊髓以单个神经的形式从各个椎体旁边的椎间孔穿出，从而连接椎管外部（更多有关脊神经的内容见第三至五章）。

功能障碍和损伤：当人处于过度或者持续的压力下时，中枢神经系统会不自主地向肌肉发送信号，造成肌肉持续收缩。临床中常见慢性压力的患者，其自身都没有意识到习惯性的肌肉收缩导致了肌肉紧张。这种情况常见于斜方肌上部。当治疗师触碰这块肌肉时，患者通常会惊讶，没想到这块肌肉会如此紧张和易触痛。不自主的高张力还会引起感觉丧失。

- □ 另一个临床中常见的现象是患者无法随意收缩一块处于无意识收缩状态的肌肉。治疗师让患者收缩某块肌肉来对抗阻力，而患者却不知如何来调动这块肌肉。这种情况被Thomas Hanna[56]称为“感觉运动失忆”。

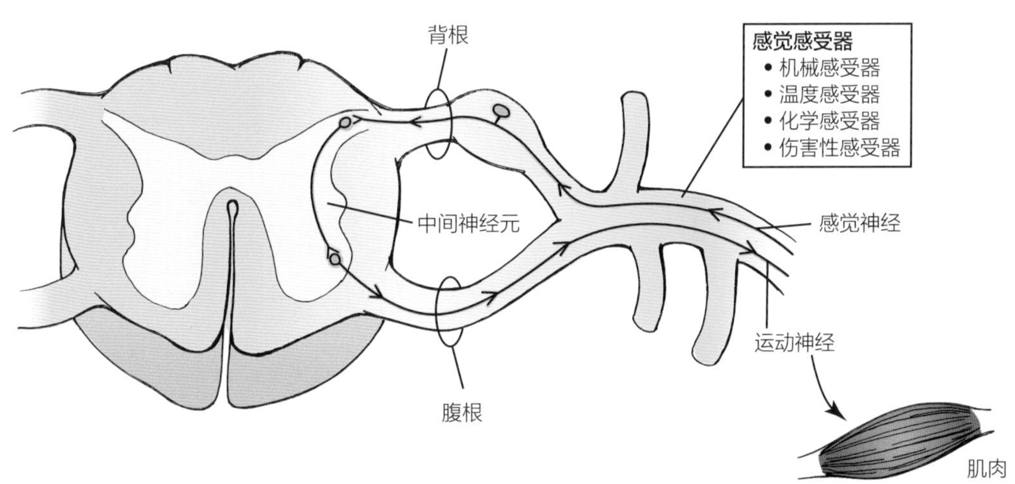

图1–18　反射弧。传入或感觉神经接受来自四种感受器（机械感受器、本体感受器、化学感受器和伤害性感受器）的信号。这些信号被传送到脊髓并刺激中间神经元，然后刺激传出或者运动神经。α神经支配梭外肌纤维。持续的机械刺激（肌肉或关节功能障碍）、损伤或者紧张情绪会增加α神经的激惹性，并且使肌肉反射性张力升高；或者使α神经活动被抑制，导致肌肉受抑制和无力

□ 造成肌肉处于持续收缩状态的原因可能包括过度使用、姿势异常、心理或情绪压力。比如焦虑或者生气会造成肌肉的持续高张力。情绪因素，比如抑郁，会导致肌张力降低和感觉-运动交流下降。

■ **治疗介入**

□ 采用MET来增强肌肉的感觉意识，引导患者体会肌肉的工作状态。MET还使患者学会有意识地收缩肌肉。利用MET使患者主动参与到肌肉运动中，调动高级脑功能，以此改变无意识的肌肉紧张状态并帮助肌肉功能正常化。促进感觉-运动整合可以帮助去除感觉运动失忆。

□ 研究表明，按摩动物的背部会刺激边缘系统
40 并导致肌肉放松[16]。按摩可以平复焦虑，而MET可以帮助抑郁患者增强肌张力。

□ 因为脑可以改变肌肉功能，所以治疗师帮助患者设想恢复的画面是十分重要的。为了建立一个积极的恢复画面，治疗师可以说“我相信你在按摩后会感觉好很多”，如果治疗师认为确实会这样的话。这部分会在第二章中阐述。

周围神经系统

周围神经系统包括12对脑神经和31对脊神经，它们把中枢神经系统的信号传递到肌肉、关节、皮肤和感觉器官，并把这些组织的感受器的信息传回脊髓和脑。

■ **结构**：周围神经系统的结构与肌腱和肌肉类似，包含平行排列的束状纤维，称为丛（图1-19）。神经由充满液体的细胞被三层结缔组织（神经外膜、神经束膜和神经内膜）包裹所形成。与电线不同的是，它们结构柔软，很容易由于压力、过度牵拉和机械刺激而损伤。

□ 神经是有润滑性的，纤维、神经丛和这些神经能在结缔组织内滑动。当肌肉收缩、关节运动时，神经在健康状态下会进行滑动。

□ 脊神经：起自脊髓延伸出的两个神经根——运动（前）神经根和感觉（后）神经根。所有的感觉神经汇集在背根神经节处，也在此处处理信息。详细内容见第三章。

■ **功能**：周围神经系统的脊神经和脑神经具有4种功能。

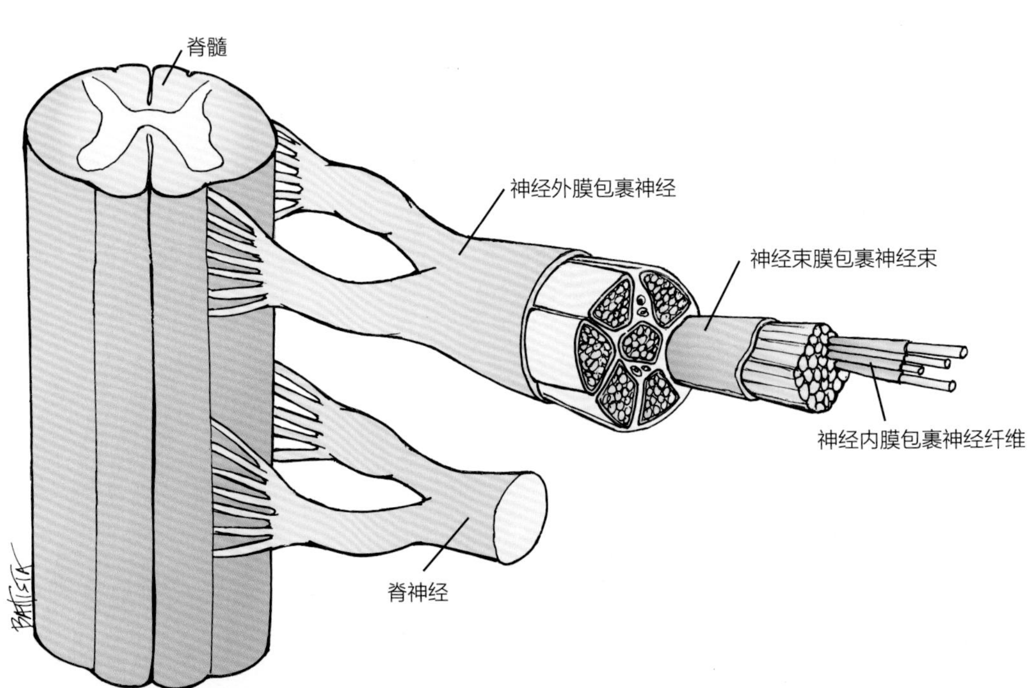

图1-19 周围神经解剖。周围神经源自31对脊神经，然后穿行于全身。它们的排列结构与肌腱、韧带和肌肉类似，也是被结缔组织包裹成束，沿长轴平行排列

- □ **躯体感觉（传入）**：有4种躯体感觉神经，即机械感受器、本体感受器、化学感受器和伤害性感受器。详见下文“躯体神经系统”。
- □ **躯体运动（传出）**：躯体运动神经将信息从脑传递到脊髓，再传递到骨骼肌。
- □ **内脏感觉**：这些神经是自主神经系统的一部分，并把内脏的疼痛和压力信息传递给中枢神经系统。
- □ **内脏运动**：内脏运动神经将来自自主神经系统的信息传递到非随意肌，比如存在于内脏和腺体组织中的非随意肌。

41 ▪ **功能障碍和损伤**：有关感觉神经功能障碍和损伤的相关内容已在之前“韧带”“肌腱”“肌肉”和“关节”的相关内容中做了阐述。此处我们讨论一下周围神经穿行于肢体时是如何受到阻滞的。椎间孔区域神经根所受的压力和牵拉使周围神经很容易受到激惹。它们在四肢处也容易受到压迫和激惹。

- □ 由于神经穿行的结缔组织间隙发生粘连而造成神经受限或阻滞，这限制了正常的神经滑动。
- □ 神经会在高张力肌肉的结缔组织空间内变得受限和阻滞。
- □ 神经会在纤维骨性通道（如腕管）内受压。
- □ 神经会因为过度使用或者损伤引起的肿胀或者炎症而受压，出现神经受限或被激惹。

▪ **治疗介入**：周围神经结实且有韧性[34]，所以可以直接按摩它们而不引起损伤。Lauren Berry认为对周围神经的按摩应该垂直于神经走向。这种手法会帮助松解神经组织和支撑神经的疏松结缔组织的粘连。这个方法已经被证实是一种安全且让患者感到舒适的方法，而且临床效果显著。脊柱神经根解压的方法在第三至五章讲述，解除周围神经组织在四肢中阻滞的手法将在接下来的章节中阐述。

自主神经系统

▪ **结构**：自主神经系统是神经系统的一部分，它支配着心脏、血管、膈肌、内脏和腺体，而且还对身体其他部位包括肌肉系统有所影响。它无意识地自动地调节心跳、呼吸、消化和其他功能。尽管它是在无意识下执行功能，但还是受意识影响的，比如刻意地放慢呼吸。它分为两大分支：交感神经和副交感神经。

交感神经系统

▪ **结构**：胞体形成的束状结构，称为交感神经束，它从颅底沿椎管两侧一直延伸到尾骨。

▪ **功能和功能障碍**：交感神经系统主要负责“战斗或逃跑”反应，在人处于压力时会激活。它会释放肾上腺素到血液，造成外周血管收缩、心跳增快和正常的小肠运动（蠕动）受到抑制，以此增加肌肉骨骼系统的血液供应[34]。当患者经历慢性压力或者慢性疼痛时，肾上腺素水平会增高，造成持续的肌肉紧张，并加强了疼痛感受器的疼痛信号。

副交感神经系统

▪ **结构**：胞体存在于颅区和骶区。

▪ **功能和功能障碍**：副交感神经系统负责能量保存、细胞重建和再生。它放慢人体速度，并在休息和恢复时激活。它可降低心律，刺激增加小肠运动（蠕动），促进消化液的分泌。人体可能发生副交感神经过度激活，这会导致嗜睡和丧失驱动力。大部分西方人的副交感神经不活跃，而交感神经过于活跃。

▪ **治疗介入**：本文所提及的治疗方法主要用于放松和镇静，以此来刺激副交感神经状态。这个方法可以被认为是移动的冥想。它对患者和治疗师而言都引入了一种放松的状态，促进了副交感神经的愈合和恢复。为了达到放松的效果，也就是副交感神经状态的治疗效果，治疗师应该手法轻柔并且声音平和。尽管STM的手法很深，但是如果治疗师保持手法柔软，且有节律性地用力，患者就会放松地进入治疗状态。治疗师的情绪和态度也对患者的放松起到了作用，接纳和支持的态度能促进疗效。

躯体（感觉运动）神经系统

- **结构**：躯体神经系统包括感觉神经和运动神
42 经，它们在皮肤、肌肉和关节与脊髓和脑之间来回传递信号[34]。躯体感觉与视觉、听觉、味觉、嗅觉和平衡觉等特殊感觉不同。感觉信息进入脊髓后沿两个方向传递：①在无意识、自动的活动时，比如维持姿势时，反馈回肌肉。②还有就是传到包括脑在内的高级中枢，在那里信号被审核[57]。躯体神经的运动部分只支配骨骼肌，控制随意运动和反射活动，帮助维持关节动态稳定性、协调性、姿势和平衡。有两种运动神经：α神经和γ神经。感觉神经负责将**四种感受器**的信息传递到中枢神经系统，这四种感受器是机械感受器、本体感受器、化学感受器和伤害性感受器。机械感受器是特化的感受器，负责把物理刺激转化为化学能、电能和电磁能。它们将本体感觉传递到脊髓和脑。机械感受器位于关节周围的皮肤、肌肉、肌腱和软组织。某些动作，比如牵拉、按压和收缩，会刺激这些感受器。除了传递关节的运动和位置信息，它们还传递肌肉和肌腱长度和张力的信息（详见下文“关节的结构和功能”部分）。它们每秒会处理数千个冲动[49]。来自躯体的感觉信息涉及**四个方面**：触觉、本体感觉、温度觉和痛觉。
    - **触觉**：机械感受器存在于皮肤的浅层和深层，能感知轻触觉和深度按压。
    - **本体感觉**：文献中本体感觉有多重定义[58]。本文采用的定义为本体感觉是感知身体大体位置和关节运动的能力。本体感觉来自机械感受器和特殊的平衡觉。
    - **温度觉**：感觉神经感知热或冷（温度感受器）。
    - **痛觉**：疼痛的感觉源于脑，脑决定来自伤害性感受器的信息是有害的还是可能有害的。三种情况会造成疼痛感觉：温度刺激、化学刺激和机械刺激。

肌肉中的感觉感受器（机械感受器）

- 肌肉中遍布感觉感受器，包括疼痛纤维和机械感受器。肌肉中有两种机械感受器，分别为**肌梭和高尔基腱器**，它们执行感觉器官的功能。来自感受器的信息对肌肉活动有很大影响（图1–20）。它们负责检测肌肉的长度和张力，决定肌肉休息时的张力。

肌梭

- **结构**：肌梭是特化的肌纤维（又称梭内肌纤维），存在于每块肌肉充满液体的囊中。人体有20 000~30 000个肌梭，其中每条胳膊约有4000个，每条腿约有7000个[49]。肌梭对慢速和快速的肌肉长度变化和深压都有反应。与其他机械感受器不同，肌梭同时含有收缩和感觉成分。
- **功能**：肌梭能检测肌肉长度的变化，所以牵拉一块肌肉会增加放电率。肌梭在关节位置、协调、平衡、肌肉精细控制和本体感觉方面也起到很重要的作用[59]。肌梭还帮助设定肌张力。需要的功能越精细，肌梭分布越集中。肌梭最密集处为手的蚓状肌[60]、枕下肌和动眼肌群。

高尔基腱器

- **结构**：高尔基腱器是存在于肌肉肌腱接头处肌纤维的梭形感受器。
- **功能**：高尔基腱器对肌肉张力变化很敏感。起初，它们被认为仅具有保护功能，防止肌肉猛烈收缩引起损伤。然而目前的研究认为，肌肉很微小的张力变化也会激活高尔基腱器[57]。即使单个的运动单元变化也会激活高尔基腱器。

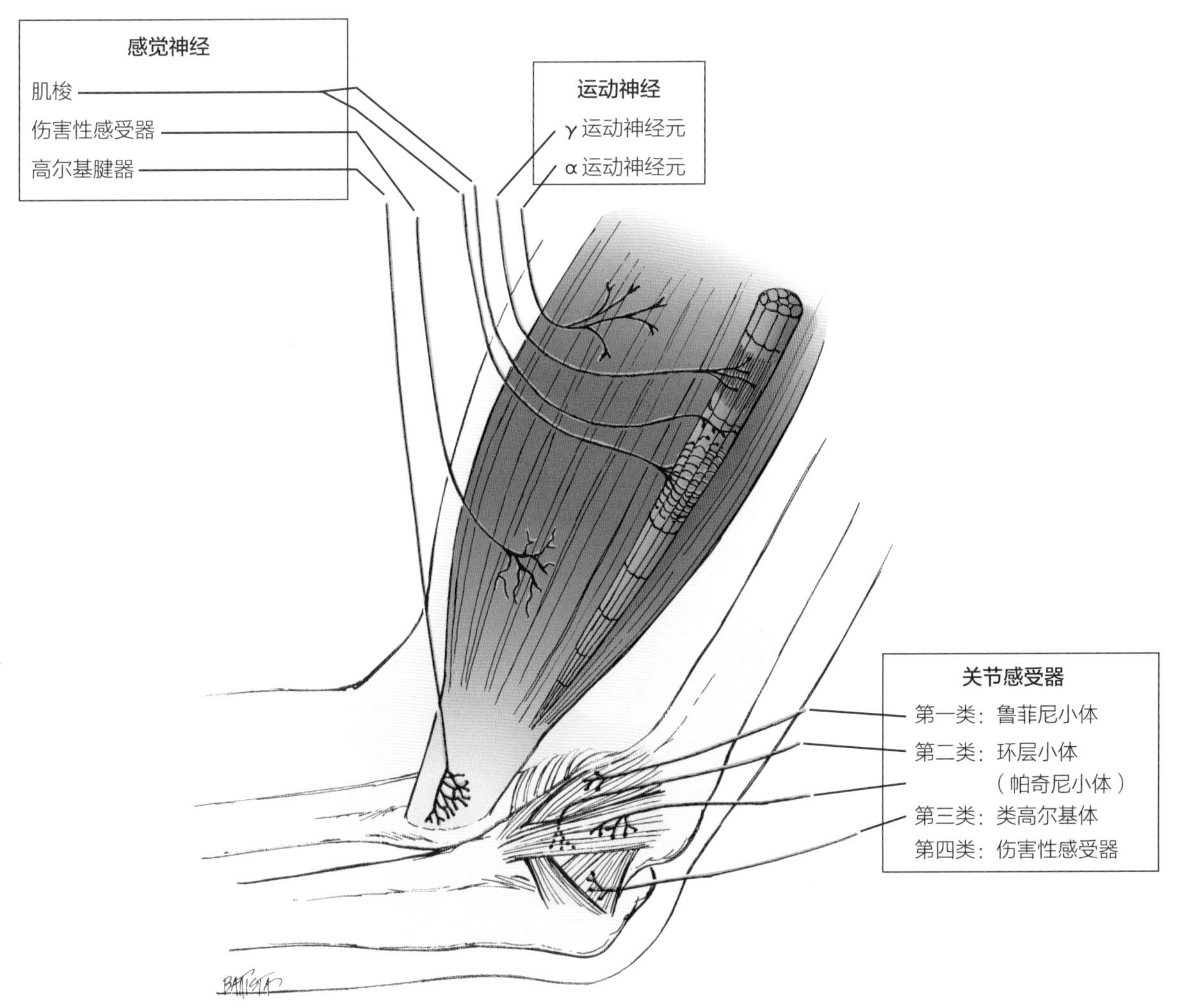

图1-20　肌肉和关节的感受器。梭外肌纤维由α运动神经元支配，梭内肌纤维（肌梭）由γ运动神经元支配。肌肉中的感觉神经分为三类：肌梭、高尔基腱器和游离神经末梢（伤害性感受器和疼痛纤维）。肌梭感觉肌肉长度和长度的变化，高尔基腱器感受肌肉张力。肌梭细胞和高尔基腱器也能感受有关身体位置的本体感觉信息。支配每个关节的机械感受器有四种

当肌肉张力过高时，高尔基腱器会激活脊髓的神经，即抑制性中间神经元，使肌肉放松[57]。中间神经元通过脊髓和脑干进行交流，所以是
43 无意识的过程。同肌梭细胞一样，高尔基腱器对于精细肌肉控制十分重要，因为它们能协调主动肌、拮抗肌和协同肌的收缩力量。它们帮助调整肌张力，来维持关节稳定、平衡和协调。它们还通过自动的反射收缩或者抑制来保护肌肉和关节。这些感受器协助调整肌张力，通过无数的日常生活活动，将肌张力控制在合适的程度[19]。

支配肌肉的两种运动神经

- **α运动神经元：**起源于脑的运动皮质，α运动神经元支配收缩性肌纤维（梭外纤维）。一个α神经可以激活一组肌纤维，称为运动单位。手部蚓状肌的运动单位只由3条肌纤维构成，而腓肠肌的运动单位由多达1600个肌纤维构成。α运动神经元传递肌肉运动，包括姿势、平衡和习惯活动中的随意肌和非随意肌收缩所需的所有冲动信号。
- **γ运动神经元：**源自脑干，γ运动神经元支配

肌梭（梭内肌纤维）。它们将无意识的信息从中枢神经系统传递到肌肉来设定肌张力，并且通
44 过随意肌收缩来负责有意识的精细肌肉控制。α神经和γ神经同时工作，激活主动肌、拮抗肌和协同肌来保证流畅和协调的肌肉动作。

- **功能障碍和损伤：**组织损伤、炎症反应引起的化学性刺激、肿胀导致的缺血都会造成肌肉骨骼损伤而引起疼痛。疼痛和肿胀会造成机械感受器功能的改变，导致肌肉和关节功能异常。结果是本体感觉（位置觉）减弱、平衡障碍、姿势异常、协调性下降、反应变慢、精细运动功能丧失、运动模式改变、运动激活模式改变和肌力减弱[49]。粘连（旧伤）、不平衡、老化或者全身状况下降都会导致慢性肌肉功能障碍，进而引起感觉感受器萎缩[49]。如果感觉神经功能障碍没有康复，则会导致关节不稳、平衡和协调方面的问题，导致反复损伤和关节退化[16]。焦虑等情绪或心理压力会提高肌梭的激活率，会将肌张力“设定”得太高，造成高张力和僵硬[53]。
- **治疗介入**
  - 疼痛性损伤造成的肌肉活动改变不一定会在疼痛解决后就恢复正常。所以，对于感觉-运动系统损伤和功能障碍的治疗，治疗师要促进本体感觉、关节运动、肌肉激活模式、力量和稳定性及感觉意识的恢复，这一点十分重要。神经肌肉再教育也被称为感觉-运动康复，包括改善神经系统和肌肉之间的交流[49]。患者主动参与时神经系统的康复效果明显优于被动参与[16]。在应用MET时引导患者注意力集中和引起感觉意识，不仅促进了运动神经和感觉神经的康复，还进行了神经系统再教育过程。能改善神经肌肉控制的精细肌肉收缩是改善功能的重要组成部分[48]。治疗师在实施MET促进本体感觉再教育的过程中，向患者提供反馈和指导十分重要。
  - 治疗师的接触、压力和运动都会刺激躯体感觉神经。每一个接触和运动都将信息送到脊髓和脑，反过来，脊髓和脑又与身体其他部分（包括人体情绪和心理中枢）联系。在患者的舒适区进行治疗，轻柔的接触、平静的声音，这些不仅对于治疗区域，对于引导患者放松、取得患者信任和帮助患者全身恢复都有重要作用。
  - 损伤和功能障碍造成的持续肌紧张提示肌梭的灵敏度被设定得过高，就像恒温控制器的灵敏度设定得过高一样。有两种简单的方法可以降低肌梭细胞的激活率，从而使肌肉放松。第一种方法是通过肌肉起止点靠近，缩短肌肉长度。这种方法体现为张力-反张力和姿势性放松技术，本书会针对将这种技术融入STM进行介绍。第二种方法是靠肌肉等长收缩，通过MET来完成。这种技术使肌梭活动暂时停止，可以让肌肉重新设定到一个放松些的长度[61]。

神经系统感觉过敏

- **定义：**感觉过敏这个词用来描述神经系统对正常的刺激反应过度的现象。造成这种现象的原因有两个。
  - 脑边缘系统使疼痛因情绪原因而加重，这会刺激中枢神经系统，导致肌肉过于紧张或过于松弛。许多因素可造成这种不良情绪，包括文化、家族史、疼痛史和个人心理。
  - 其他导致感觉过敏的因素存在于脊髓层面。脊髓中感受疼痛的区域与感受运动的区域（机械感受器）相邻。慢性炎症会造成机械感受器感觉过敏，而这种正常的刺激（比如某个关节在正常范围内运动）会引起机械感受器产生疼痛[62]。
- **治疗介入：**按摩和手法治疗，包括MET和关节松动术，可以帮助完成机械感受器再教育。除了治疗，患者还需要逐渐增加运动量，并且认识到存在疼痛并不意味着身体存在损伤[55]。治疗方法参见上文的“躯体神经系统”和下文“慢性疼痛”。

45

损伤与修复

软组织损伤的机制

胶原在软组织损伤中的角色

- 过度牵拉（应力）、压力、扭转或者剪切力会造成软组织损伤。损伤分为两种：一种是大的创伤，发生于特殊情况下。这种损伤是被快速施加的外力造成的，比如车祸、跌倒和运动损伤。第二种是微损伤，是由反复性或者累积性应力造成，比如网球肘、跟腱炎和腕管综合征。任何一种损伤都可以引发炎症反应。
- 这两种损伤类型可以用压力-张力曲线来描述（图1-21）。压力指的是组织单位面积上受到的力，而张力则用组织长度变化的百分比来表示。软组织受伤的程度不仅由所受的压力大小决定，还受压力增加的速度的影响。压力增加得越快，损伤越严重。这就解释了挥鞭综合征现象，即为什么在低速［约11.27千米/时（每小时7英里）］下能损伤软组织。造成损伤的因素不是速度，而是大的加速度约482.80千米/秒（每秒300英里）快速施加的力会增加僵硬程度而造成软组织损伤。

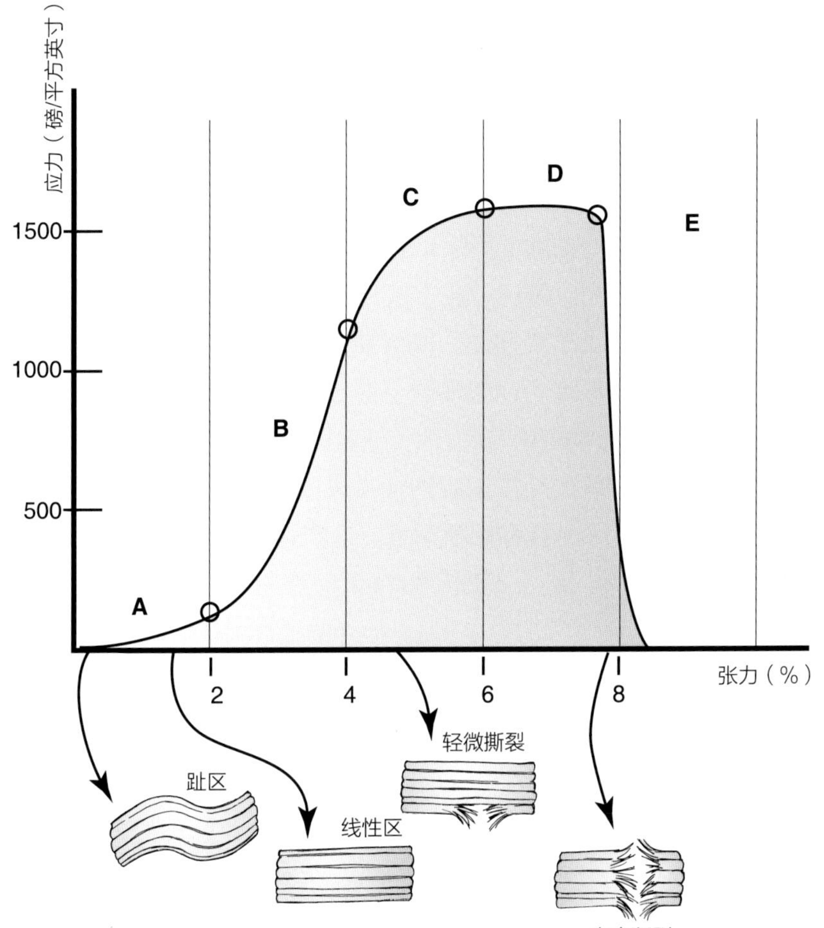

图1-21　跟腱断裂的压力-张力曲线。曲线分为5个区：A. 趾区，B. 线性区，C. 进行性损伤区，D. 大规模损伤区，E. 完全断裂区（1磅/平方英寸≈0.0703千克/平方厘米）

46 软组织损伤的五种程度

- **趾区**：如果压力很小，组织还能恢复到正常的长度。组织通过拉直卷曲来消除松弛部分，这部分在趾区有所体现。组织可能只有1.5%~2.5%的应力并可恢复到正常状态。因为卷曲随着年龄而减少，所以这种弹性特质随着年龄而下降。
- **线性区**：如果应力增加到2.5%~4%，所有的纤维都已经被拉直，最远端的胶原纤维先发生撕裂，这被称为微损伤[63]。这种损伤程度由曲线的线性部分表示。撕裂的胶原纤维像绳子一样，从外层向中心发生磨损。这样的撕裂会造成患者感觉僵硬[46]。如果反复在由于旧伤而变得脆弱的组织上施加压力，那么微损伤可以发生在正常的生理范围内[64]。即使是微损伤，细胞、纤维和基质也会受损，引发炎症反应。
- **进行性损伤区**：当应力在4%~6%时，被称为屈服点，在这一点上会发生大规模撕裂。
- **大规模损伤区**：应力大于6%时，会引发多处断裂。
- **完全断裂区**：8%的应力会使胶原纤维完全断裂。
- 胶原纤维断裂后，组织通过炎症反应进行修复和再生。

炎症和修复

炎症反应的四种基本症状

- 红。
- 热。
- 肿。
- 痛。

炎症反应：机体应对活性和非活性激惹的反应

- **活性激惹**：微生物（比如细菌），是典型的活性激惹。
- **非活性激惹**：创伤和反复压力是造成炎症反应的主要原因。关节功能异常，比如膝外翻，会激惹软骨和关节周围的软组织，形成微炎症环境，细胞反应同本章所阐述的一致。

炎症反应的功能

- 防止机体感染，清除碎片，杀死外来入侵物（比如细菌）。
- 通过刺激细胞增长，合成新的纤维来修复组织。

创伤的两种类型

- **直接**：常见于钝挫伤，比如接触性运动、车祸。
- **间接**
  - **急性创伤**：施力突然增加。
  - **慢性创伤**：由反复或者累积性应力导致。
  - **慢性创伤急性发作**：慢性脆弱部位的突然撕裂。

炎症反应和修复的分期

血管期（急性期）

损伤几秒内便开始，通常持续24~48小时。然而在一些个例中，这个过程可以持续4~6天。

- 动脉、静脉和毛细血管扩张，导致红、热。
- 水肿（肿胀）造成的毛细血管渗透性增加，使血浆外溢。即刻发生的肿胀暗示着损伤比较严重。肿胀限制了淋巴排出和循环，造成了一块酸性、缺血性（低氧）的区域，导致疼痛。
- 成纤维细胞增加。成纤维细胞体积增大并合成基质和胶原纤维。这个过程在损伤后4小时内开始，一般持续4~6天。胶原纤维在损伤1周时开始形成，为随机排列的纤维网状结构。
- 胶原纤维撕裂、按压肿胀和化学性刺激会刺激疼痛感受器而引起疼痛。
- 疼痛会引起肌肉痉挛，这会减少血液循环量， 47
降低组织修复能力。
- 炎症反应刺激疼痛感受器造成代偿性的改变，导致肌张力增高，或者抑制肌肉导致无力[65]。

- 通常炎症反应时，关节的屈肌群张力增高，而伸肌群则被抑制[50]。

再生和修复（亚急性期）

再生和修复过程在伤后第二天开始，最多持续6周。

- 瘢痕组织高度细胞化，且有新的毛细血管生成。除非对该区域进行活动，否则毛细血管的排列方向是随机的。
- 成纤维细胞活性和胶原纤维形成增加。
- 不成熟的结缔组织是疏松的，它们更容易疲劳，也更容易损伤。疼痛与修复的阶段无关，所以在做按摩时要控制好压力的大小。
- 在这些早期阶段，胶原纤维以随机、无序的方式排列，通常形成的平面与长轴垂直，因此没什么力量（图1–22）[3]。胶原纤维形成异常的交叉连接，使组织去适应。

重塑（慢性期）

重塑的过程可能需要3周到12个月的时间。

- “慢性”这个词根据使用目的的不同，有不同的意思。它可能指的是恢复的最后阶段，尽管重新恢复到受伤前的力量需要2年的时间。它也可以指持续超过3~6个月的损伤，而且并没有好转[66]。后一种情况在下文“慢性疼痛”中进行讨论。
- 在重塑的早期阶段，胶原纤维逐渐成熟，形成格子状的无序排列。触诊可以感觉到它的增厚或者纤维化。随着胶原纤维密度的增高，细胞和血管数量减少。
- 大约2个月后，成纤维细胞的活性下降，胶原纤维合成减少。
- 随机排列的胶原纤维只能对抗很小的拉力。
- 2个月到1年之后，胶原纤维因为运动形成功能性线性排列，并且沿应力方向重新排列。在运动、牵拉和活动的引导下，胶原纤维重新塑形恢复到正常的平行排列结构，对抗张力的能力提高。
- 制动会导致严重的粘连形成，骨质疏松或骨密度下降，以及肌肉、关节囊和韧带的萎缩。
- 在重塑阶段，组织很容易再次受伤。给组织施加过多的力会导致组织超负荷，造成慢性激惹或炎症，或者导致组织退化。
- 慢性疼痛会导致机械感受器感觉过敏，所以正
常的机械刺激（如在正常范围内活动关节）会 48
引发疼痛。

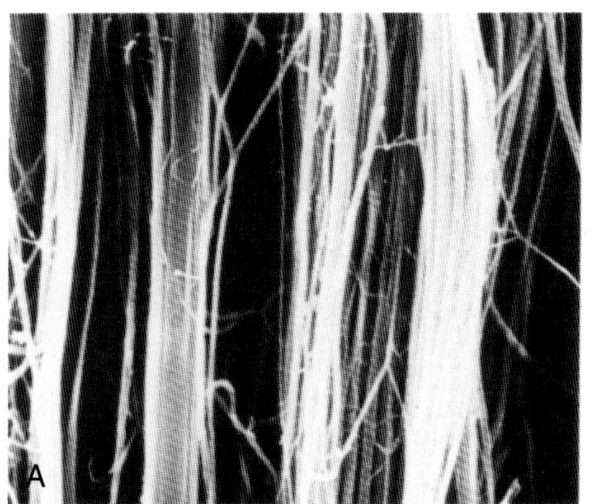

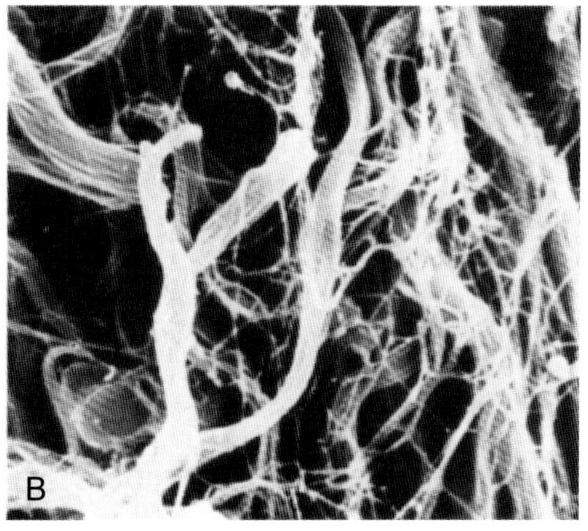

图1–22 A. 沿长轴排列的正常纤维。B. 韧带损伤后修复早期随机胶原纤维交叉连接。（经Woo S和Buckwalter J的允许后转载使用。Injury and Repair of the Musculoskeletal Soft Tissues. Park Ridge，IL: American Academy of Orthopedic Surgeons，1988.）

疼痛和软组织

软组织是疼痛的常见来源

伤害感受指的是感知伤害性刺激的能力[67]。伤害性感受器是存在于软组织中监测身体损伤情况的特化的神经。它们在正常情况下没有反应，但是当有过度的机械、温度和化学刺激时会被激活。肌肉骨骼系统常见的疼痛源自于深层软组织，这些组织包括骨膜、关节囊、韧带、肌肉和筋膜。对疼痛最敏感的组织是骨膜和关节囊，肌腱和韧带中度敏感，肌肉的敏感性最差。

软组织疼痛的原因

疼痛可能源自于三种不同的感受器：**机械感受器**、**化学感受器**和**温度感受器**。过度的机械性应力（比如按压、扭转或者牵拉），组织损伤后炎症性化学物质释放，以及过热或过冷等导致的创伤或累积性应力会引起**急性**疼痛。**慢性**情况（比如关节炎）下，疼痛会源自于持续组织激惹或者损伤、情绪或者心理因素，以及即使无伤害性刺激的情况下，神经系统发生变性，依旧会发送疼痛信号（图1–23）。详见下文。原因有以下六大类[68]。

- **损伤**引起的肿胀造成炎症和缺血。炎症反应会释放化学物质刺激骨膜、关节囊、骨、血管外周组织、韧带、滑膜组织、肌肉及其筋膜、关节周围的软组织而引起疼痛。
- 机械刺激是由于骨膜、关节囊、骨骼、血管周围组织、韧带、肌肉及其筋膜、其他关节周围软组织的重复或累积应力所致。机械刺激是由于软组织的异常拉伸、压缩或扭转引起的，关节对线异常也会造成关节周围软组织的机械刺激，由软组织异常的张力、压力或者扭转造成**机械性激惹**。关节对线异常造成关节周围软组织的机械性激惹。
- **神经源性疼痛**源自于神经系统自身的激惹或者炎症反应。这种炎症反应促使神经末梢释放化学物质（神经肽）。这些化学物质刺激骨膜、关节囊、骨、血管周边组织、韧带、滑膜组织、肌肉和其筋膜，以及其他关节周边软组织（见神经系统）。
- 肌肉的**反射性高张力**源自于损伤、应力或者关节运动反射，造成组织的阻滞和供氧量下降（缺血），进而导致疼痛。
- 软组织肿胀、结缔组织粘连或持续的肌肉收缩会造成**神经受压**。神经受压会导致堵塞和液体淤滞。这减少了神经内的流动，导致感觉变化（感觉异常）。挤压使神经血供减少而导致含氧量下降，从而引起疼痛。
- **心理或情绪因素**会刺激交感神经系统，造成肌肉高张力，导致供氧量下降（缺血）和组织酸性物质增加。

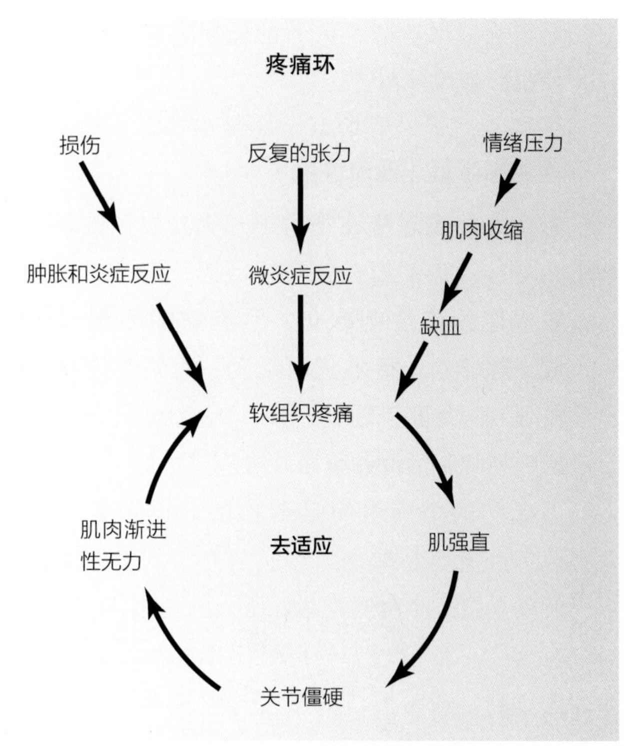

图1–23 软组织疼痛环。慢性疼痛导致渐进性无力和去适应

慢性疼痛

- 慢性疼痛可能是因为应力、关节退化或者慢性炎症（比如风湿性关节炎）。但是许多慢性疼痛 49
的患者，客观检查并没有异常发现，这使“慢性”这个词没能准确地反映出这种情况。有些

患者会出现神经“回火”，在没有伤害性刺激的情况下依然发出疼痛信号。

- 慢性疼痛常导致抑郁、焦虑和疼痛躲避行为，这会导致整体状况下降。
- 慢性疼痛患者应该关注于改善功能和进行行为改变。他们需要分几步来完成神经再教育：了解疼痛的相关信息并且明白“疼痛并不一定意味着伤害”，保持活动，积极探索新的运动方式、每周增加一点运动来扩大“疼痛边界”，同时保持积极的心态[55]。

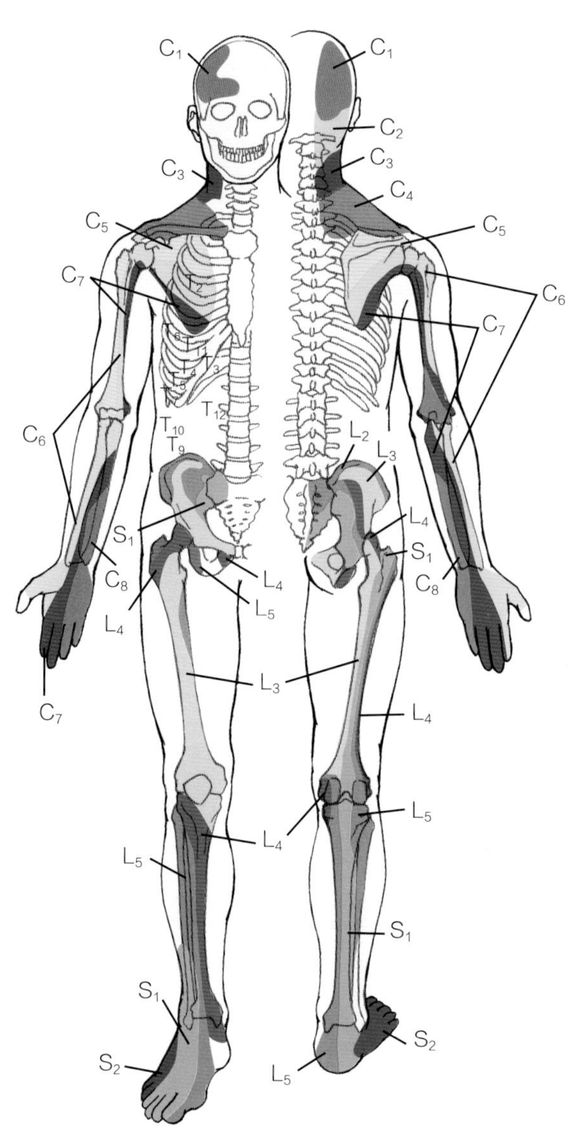

图1–24　筋膜、肌腱、韧带、关节囊和其他结缔组织受激惹或损伤后的牵涉痛与其脊神经支配区域相同，这些区域被称为骨节

- 治疗介入见上文“躯体神经系统”。

牵涉痛

- 源自深层躯体组织的疼痛通常以“**骨节**”的特定模式延续至其他区域（图1–24）。骨节是“由同一脊神经支配的深层组织（筋膜、韧带、关节囊和结缔组织）”[46]。辐射的程度取决于对组织的刺激强度。当某个骨节的某一组织受到刺激时，该骨节支配的其他部位甚至所有组织也会感到疼痛。
- 骨节弥散性的牵涉痛与神经根受激惹引起的固定部位的疼痛有明显的区别。**皮节痛**发生于神经根受到激惹时。患者会感觉到锐痛、麻痹或者针刺痛，这些疼痛会出现在固定的皮肤区域，称为皮节，与特定的神经支配区域一致。刺激运动（腹侧）神经根会诱发**肌节痛**，症状为特定位置的肌肉（肌节）的深层剧痛，还有可能发生该神经根支配区域的肌力减弱[46]。详细内容请见第三章“腰骶椎”和第五章“颈椎”。

深层躯体组织疼痛的性质

- 深层躯体性疼痛也叫**骨节痛**，是一种弥散性的疼痛、麻木和针刺感。
- 骨节痛通常与自主神经紊乱，比如出汗、面色苍白、感觉恶心及晕倒有关。
- 源自骨节和内脏的疼痛向脑的边缘系统和下丘脑（情绪中枢）发送神经冲动，并且对焦虑、恐惧、生气和沮丧等情绪有反应。

梅尔扎克（Melzak）和沃尔（Wall）的疼痛闸门理论及与按摩的关系

- 疼痛闸门理论认为有两个因素决定疼痛如何被感知。
  - 首先，它取决于机械感受器和疼痛纤维信息的平衡。触觉、振动觉及关节和肌肉运动觉 50
    刺激机械感受器，导致大脑接收到的疼痛信息减少。

□ 其次，大脑抑制或者促进了对疼痛的反应。激烈对抗中的运动员可能会忽略损伤，而恐惧和焦虑会放大疼痛。

治疗介入：本书所讲述的治疗方法中，治疗师应该活动躯体整个治疗区域，而不仅仅是局部的组织。这样可以刺激大量的机械感受器，而不是只关注损伤或者功能异常的部位而使身体其他部位保持被动状态。

学习指导

I级

1. 从生物学和医学角度理解新的模型。
2. 了解软组织损伤的特点。
3. 明白胶原纤维的排列原则和损伤如何影响胶原纤维，了解治疗介入。
4. 了解基质的功能和功能障碍，理解触变性的定义及其与按摩的关系。
5. 理解在修复早期就要介入运动的原因。
6. 理解张拉整体和压电效应的定义，了解它们与按摩的联系。
7. 列举软组织损伤和功能障碍引发疼痛的原因。
8. 了解骨节的含义及这些组织引起的疼痛的性质。
9. 明白Janda有关软组织功能障碍的观点及其与按摩的关系。
10. 明白Lauren Berry有关软组织功能障碍的观点及其与按摩的关系。

II级

1. 了解梅尔扎克和沃尔有关疼痛闸门理论及其与按摩的联系。
2. 明白治疗在结构上和神经学上的目标。
3. 了解关节副运动和关节功能障碍，列举造成关节功能障碍的原因和治疗方法。
4. 理解下列结构的功能：肌梭、高尔基腱器，以及α神经和γ神经。
5. 列举造成肌肉功能障碍的8个原因。
6. 了解软骨如何维持它的循环和健康状态。
7. 理解关节运动反射的定义。
8. 了解肌肉功能受损的信号。
9. 了解交感神经系统和副交感神经系统的区别，以及按摩对其的应用方法。
10. 明白关节松动术的目的。

参考文献

1. Covey A, Nunley R, Mehta S. Musculoskeletal education in medical schools: Are we making the cut? http://www.aaos.org/news/bulletin/marap07/reimbursement2. asp 2007.
2. Magee DJ, Zachazewshi JE, Quillen WS. Preface. In Magee DJ, Zachazewshi JE, Quillen WS, (eds): Scientific Foundations and Principles of Practice in Musculoskeletal Rehabilitation. St. Louis: Saunders, 2007.
3. Woo S, Buckwalter J. Injury and Repair of the Musculoskeletal Soft Tissues. Park Ridge, IL: American Academy of Orthopedic Surgeons, 1988.
4. Sutton GS, Bartel MR. Soft-tissue mobilization techniques for the hand therapist. J Hand Ther 1994; July–Sept:185–192.
5. Banes A, Lee G, Graff R, et al. Mechanical forces and signaling in connective tissue cells: Cellular mechanisms of detection, transduction, and responses to mechanical stimuli. Curr Opin Orthoped 2001;12:389–396.
6. Lieber RL. Skeletal Muscle Structure, Function, and Plasticity, 2nd ed. Philadelphia: Lippincott Williams & Wilkins; 2002.
7. Buckwalter JA. Musculoskeletal tissues and the musculoskeletal system. In Weinstein SL, Buckwalter JA (eds): Turek's Orthopedics, 6th ed. Philadelphia: Lippincott Williams & Wilkins, 2005, pp 3–56.
8. Liboff AR. Toward an electromagnetic paradigm in biology and medicine. J Altern Complement Med 2004;10: 41–47.
9. Oschman J. Energy Medicine. Edinburgh: Churchill Livingstone, 2000.
10. Buckminster Fuller R. Synergetics: Explorations in the Geometry of Thinking. New York: Collier Macmillan, 1975.
11. Ingber DE. Tensegrity: The architectural basis of cellular transduction. Ann Rev Physiol 1997; 59:575–599.
12. Oschman J. Energy Medicine in Therapeutics and Human Performance. Edinburgh: Butterworth Heinemann, 2003
13. Alenghat FJ, Ingber DE. Mechanotransduction: All signals point to cytoskeleton, matrix, and integrins. Sci STKE 2002; 119: pe6.
14. Kibler WB, Herring SA. Functional Rehabilitation of Sports and Musculoskeletal Injuries. Gaithersburg, MD: Aspen Publishers, 1998.
15. Gulino M, Bellia P, et al. Role of water in dielectric properties and delayed luminescence of bovine Achilles tendon. FEBS Lett 2005; 579:6101–6104.
16. Lederman E. The Science and Practice of Manual Therapy, 2nd ed. Edinburgh: Churchill Livingstone, 2005.
17. Porterfield J, DeRosa C. Mechanical Shoulder Disorders. St. Louis: Saunders, 2004.
18. Hertling D, Kessler RM. Management of Common Musculoskeletal Disorders. Philadelphia: Lippincott Williams & Wilkins, 2006.
19. Juhan D. Job's Body. Barrytown, NY: Station Hill Press, 1987.

20. Lundon K, Walker JM. Cartilage of human joints and related structures. In Magee DJ, Zachazewski JE, Quillen WS (eds): Scientific Foundations and Principles of Practice in Musculoskeletal Rehabilitation. St. Louis: Saunders, 2007.
21. Reid DC. Sports Injury and Assessment. New York: Churchill Livingstone, 1992.
22. Neumann DA. Kinesiology of the Musculoskeletal System. St. Louis: Mosby, 2002.
23. Woo S, An K-N. Anatomy, biology, and biomechanics of tendon, ligament, and meniscus. In Simon S (ed): Orthopedic Basic Science. Park Ridge, IL: American Academy of Orthopedic Surgeons, 1994, pp 45–88.
24. Zachazewski JE. Range of motion and flexibility. In Magee DJ, Zachazewshi JE, Quillen WS (eds): Scientific Foundations and Principles of Practice in Musculoskeletal Rehabilitation. St. Louis: Saunders; 2007, pp 527–556.
25. Engles M. Tissue response. In Donatelli R, Wooden M (eds): Orthopedic Physical Therapy. New York: Churchill Livingstone, 1989, pp 1–31.
26. Brukner P, Khan K. Clinical Sports Medicine, 3rd ed. Sydney: McGraw-Hill, 2006.
27. Kraushaar B, Nirschl R. Current concepts review: Tendinosis of the elbow (tennis elbow): Clinical features and findings of histological, immunohistochemical, and electron microscopy studies. J Bone Joint Surg 1999: 259–278.
28. Hitchcock T, Light T, Bunch W, et al. The effect of immediate constrained digital motion of the strength of flexor tendon repairs in chickens. J Hand Surg [Am] 1987;12: 590–595.
29. Hildebrand KA, Hart DA, Rattner JB, Marchuk LL, Frank CB. Ligament injuries: Pathophysiology, healing, and treatment considerations. In Magee DJ, Zachazewshi JE, Quillen WS (eds): Scientific Foundations and Principles of Practice in Musculoskeletal Rehabilitation. St. Louis: Saunders, 2007.
30. Wyke BD. Articular Neurology and Manipulative Therapy: Aspects of Manipulative Therapy. Edinburgh: Churchill Livingstone, 1985, pp 72–80.
31. Freeman MAR, Wyke B. Articular reflexes at the ankle joint: An electromyographic study of normal and abnormal influences of ankle-joint mechanoreceptors upon reflex activity in the leg muscles. Br J Surg 1967;54: 990–1001.
32. Hogervorst T, Brand R. Mechanoreceptors in joint function. J Bone Joint Surg 1998;80-A:1365–1378.
33. Cyriax J. Textbook of Orthopedic Medicine: Diagnosis of Soft Tissue Lesions, vol 1, 8th ed. London: Bailliere Tindall, 1982.
34. Moore K, Dalley A. Clinically Oriented Anatomy, 5th ed. Philadelphia: Lippincott Williams & Wilkins, 2006.
35. Becker R. The Body Electric. New York: William Morrow, 1985.
36. Turchaninov R. Research and massage therapy: Part 2. Massage Bodywork 2001; Dec/Jan:48–56.
37. Garrett WE, Best T. Anatomy, physiology, and mechanics of skeletal muscle. In Simon S (ed): Orthopedic Basic Science. Park Ridge, IL: American Academy of Orthopedic Surgeons, 1994, pp 89–125.
38. Matzkin E, Zachazewski J, Garrett W, Malone T. Skeletal muscle: Deformation, injury, repair, and treatment considerations. In Magee DJ, Zachazewshi JE, Quillen WS (eds): Scientific Foundations and Principles of Practice in Musculoskeletal Rehabilitation. St. Louis: Saunders, 2007, pp 97–121.
39. Levangie P, Norkin C. Joint Structure and Function, 3rd ed. Philadelphia: FA Davis Company, 2001.
40. Janda V, Frank C, Liebenson C. Evaluation of muscular imbalance. In Liebenson C (ed): Rehabilitation of the Spine, 2nd ed. Baltimore: Lippincott Williams & Wilkins, 2007, pp 203–225.
41. Wyke B. Articular neurology: A review. Physiotherapy 1972;58:94–99.
42. Lewit K, Simons D. Myofascial pain: Relief by postisometric relaxation. Arch Phys Med Rehabil 1984;65: 452–456.
43. Lewit K. Manipulative Therapy in Rehabilitation on the Locomotor System, 3rd ed. Oxford, UK: Butterworth Heinemann, 1999.
44. Janda V. Function of muscles in musculoskeletal pain syndromes. Seminar notes. Seattle, April 18–19, 1999.
45. Bullock-Saxton J, Murphy D, Norris C, Richardson C, Tunnell P. The muscle designation debate: The experts respond. J Bodywork Mov Ther 2000; 4:225–241.
46. Lynch M, Kessler R, Hertling D. Pain. In Hertling D, Kessler RM (eds): Management of Common Musculoskeletal Disorders: Physical Therapy Principles and Methods, 3rd ed. Baltimore: Lippincott, 1996, pp 50–68.
47. Mankin H, Mow VC, Buckwalter JA, Iannotti J, Ratcliffe A. Form and function of articular cartilage. In Simon S (ed): Orthopedic Basic Science. Park Ridge, IL: American Academy of Orthopedic Surgeons, 1994, pp 1–44.
48. Woo SL-Y, An K-N, Arnoczky SP, Wayne JS, Fithian DC, Myers B. Anatomy, biology, and biomechanics of tendon, ligament, and meniscus. In Simon SR (ed): Orthopedic Basic Science. Park Ridge, IL: American Academy of Orthopedic Surgeons, 1994, pp 45–87.
49. Williams GN, Krishnan C. Articular neurophysiology and sensorimotor control. In Magee DJ, Zachazewski JE, Quillen WS (eds): Scientific Foundations and Principles of Practice in Musculoskeletal Rehabilitation. St. Louis: Saunders, 2007, pp 190–215.
50. Young A. Effects of joint pathology on muscle. Clin Orthop 1987; 219:21–27.
51. Mennell J. Joint Pain. Boston: Little, Brown and Company, 1964.
52. Korr I. Proprioceptors and somatic dysfunction. J Am Osteopath Assoc 1975; 74:638–650
53. Kisner C, Colby LA. Therapeutic Exercise, 5th ed. Philadelphia: FA Davis, 2002.
54. Wooden M. Mobilization of the upper extremity. In Donatelli R, Wooden M (eds): Orthopedic Physical Therapy. New York: Churchill Livingstone, 1994, pp 297–332.
55. Butler D, Moseley L. Explain Pain. Adelaide, Australia: Noigroup Publications, 2003.
56. Hanna T. Somatics. Menlo Park, CA: Addison-Wesley, 1988.
57. Guyton A, Hall J. Textbook of Medical Physiology, 10th ed. Philadelphia: WB Saunders, 2000.
58. Laskowski ER, Newcomer-Aney K. Refining rehabilitation with proprioception training: Expediting return to play. Phys Sportsmed 1997; 25(10):89–102. http://www. postgradmed.com/issues/1997/oct/laskow.html.
59. Lewis MM. Muscle spindles and their functions: A review. In Glasgow EF (ed): Aspects of Manipulative Therapy, 2nd ed. Edinburgh: Churchill Livingstone, 1985, pp 55–58.
60. Wadsworth C. The wrist and hand. In Malone T, McPoil T, Nitz A (eds): Orthopedic and Sports Physical Therapy, 3rd ed. St. Louis: Mosby, 1997, pp 327–378.
61. Pearson K, Gordon J. Spinal reflexes. In Kandal E, Schwartz J, Jessell T (eds): Principles of Neural Science. New York: McGraw-Hill, 2000, pp 713–736.

62. Mense S. Nociception from skeletal muscle in relation to clinical muscle pain. Pain 1993; 54:241–289.
63. Kellett J. Acute soft tissue injuries: A review of the literature. Med Sci Sports Exerc 1986;18:489–500.
64. Nordin M, Lorenz T, Campello M. Biomechanics of tendons and ligaments. In Nordin M, Frankel V (eds): Basic Biomechanics of the Musculoskeletal System, 3rd ed. Philadelphia: Lippincott Williams & Wilkins, 2001, pp 102–125.
65. Janda V. Pain in the locomotor system: A broad approach. In Glasgow EF (ed): Aspects of Manipulative Therapy, 2nd ed. Edinburgh: Churchill Livingstone, 1985, pp 148–151.
66. Lee AC, Quillen WS, Magee D, Zachazewski J. Injury, inflammation, and repair: Tissue mechanics, the healing process, and their impact on the musculoskeletal system. In Magee DJ, Zachazewski JE, Quillen WS (eds): Scientific Foundations and Principles of Practice in Musculoskeletal Rehabilitation. St. Louis: Saunders, 2007, pp 1–22.
67. Charman RA. Pain and nociception: Mechanisms and modulation in sensory context. In Boyling J, Palastanga N (eds): Grieve's Modern Manual Therapy, 2nd ed. Edinburgh: Churchill Livingstone, 1994, pp 253–270.
68. Zimmerman M. Pain mechanisms and mediators in osteoarthritis. Semin Arthritis Rheum 1989; 18: 22–29.

推荐阅读

Corrigan B, Maitland GD. Practical Orthopaedic Medicine. London: Butterworths, 1983.

Greenman PE. Principles of Manual Medicine, 2nd ed. Baltimore: Williams & Wilkins, 1996.

Hertling D, Kessler RM. Management of Common Musculoskeletal Disorders, 4th ed. Philadelphia: Lippincott Williams & Wilkins, 2006.

Janda V, Frank C, Liebenson C. Evaluation of muscular imbalance. In Liebenson C (ed): Rehabilitation of the Spine, 2nd ed. Baltimore: Lippincott Williams & Wilkins, 2007, pp 203–225.

Levangie P, Norkin C. Joint Structure and Function, 3rd ed. Philadelphia: FA Davis, 2001.

Lederman E. The Science and Practice of Manual Therapy, 2nd ed. Edinburgh: Churchill Livingstone, 2005.

Magee DJ, Zachazewshi JE, Quillen WS (eds): Scientific Foundations and Principles of Practice in Musculoskeletal Rehabilitation. St. Louis: Saunders, 2007.

Oatis CA. Kinesiology: The Mechanics and Pathomechanics of Human Movement. Philadelphia: Lippincott Williams & Wilkins, 2004.

Oschman J. Energy Medicine. Edinburgh: Churchill Livingstone, 2000.

Oschman J. Energy Medicine in Therapeutics and Human Performance. Edinburgh: Butterworth Heinemann, 2003.

Reid DC. Sports Injury and Assessment. New York: Churchill Livingstone, 1992.

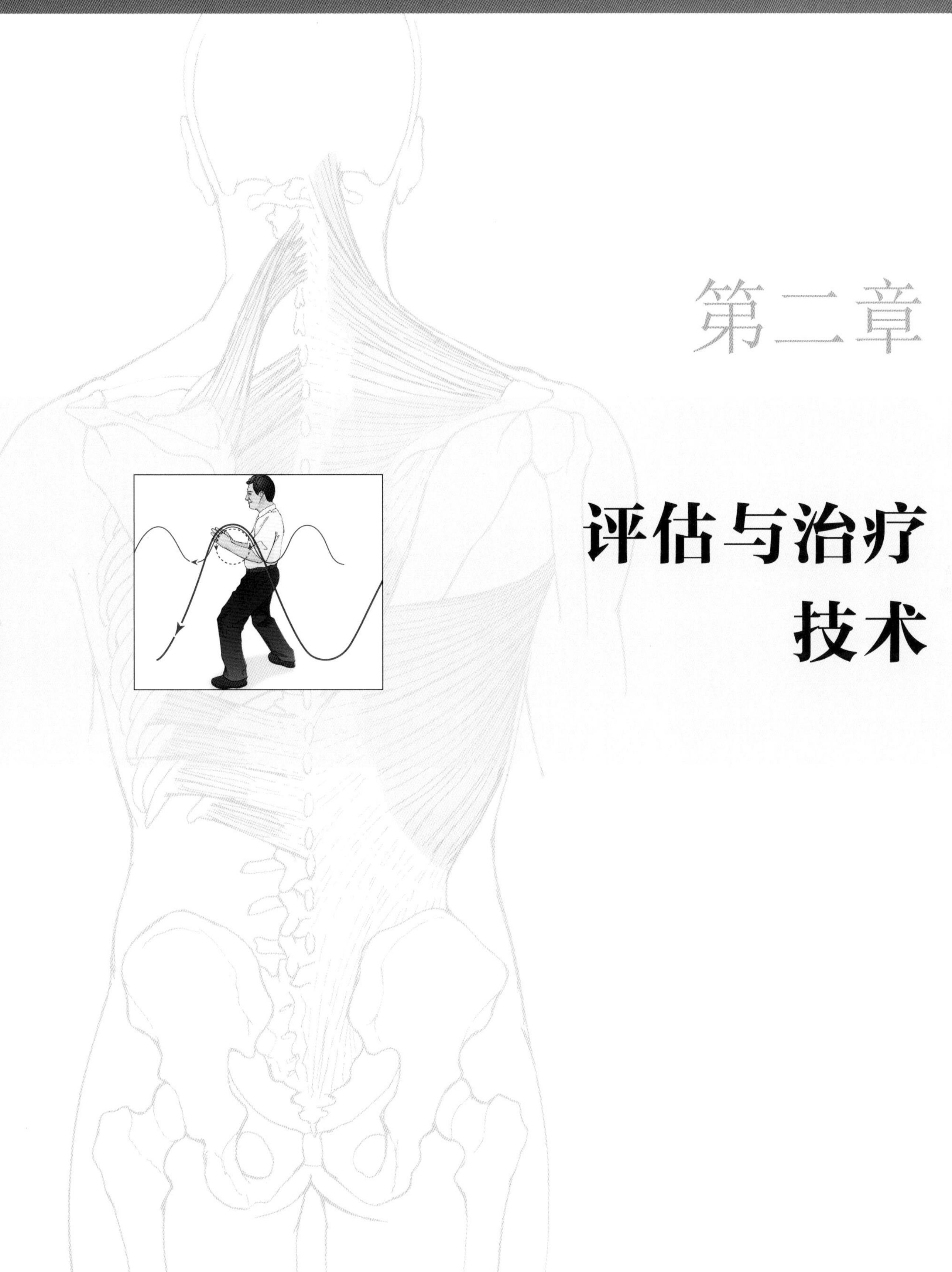

第二章

评估与治疗技术

评估

概述

评估是针对患者的疼痛或者功能障碍，对患者收集信息（也称采集病史）及进行客观检查的过程。通过这个过程可以确定患者病情的严重程度，并了解需要处理的组织结构。对患者进行评估在按摩治疗师的专业范畴内，但是评估并非做出诊断。诊断需要确定患者疼痛、功能障碍或者导致残障的原因，这并不在按摩治疗师的从业范围内。即使如此，对一名寻求康复的患者而言，评估仍然是一个必要的过程。因为通过健康评估能够发现患者出现功能障碍或者不平衡的部位，能确定患者身体的复原能力和耐受能力。评估还能够鼓励患者，让患者“坚持现在所做的任何事情”。

患者寻求治疗的三大主要原因

- **疼痛**：疼痛是患者在临床上寻求治疗的最常见原因。疼痛可能是因为特定的创伤后遗症，或者反复或累积性应力，或者来自陈旧性损伤的急性加重，或者由压力引起。
- **功能障碍或残障**：功能障碍是指身体结构不能正常发挥功能，残障是指受限或者缺乏能力发挥正常的功能。这时患者可能不会出现疼痛，但是会描述例如不能将手臂抬高过头、腰部强直或者姿势不良。
- **保健**：这是推拿的一大作用，并且手法治疗的目的也是促进健康最大化。无论是运动员追求最佳竞赛表现，还是有的人想寻求活力，或者想要减轻压力，推拿和手法治疗都是达到这些目标的有效手段。

建立治疗目标

与在温泉疗养场所的治疗师们相比，治疗疼痛或者功能障碍的按摩治疗师发挥着更大的作用。对温泉疗养场所的治疗师们来说，他们的首要目的是帮助放松。而在临床上，治疗师们的首要任务是给患者建立一个治疗目标。对于疼痛患者而言，首要的治疗目标将是减轻或者消除疼痛。尽管对治疗师而言，治疗的目标不仅仅是消除疼痛，还要在疼痛解决后改善结构使功能达到最佳。对有功能障碍的患者来说，他们的治疗目标是功能性的目标，例如增加关节活动度、增强对姿势的认识或者缓解僵硬感。对于寻求健康的患者，治疗目的也是使身体发挥最佳功能。如果没有主诉，那么治疗师的任务将是进行评估以确定功能障碍的部位。确定功能障碍的部位后，治疗的目标可能包括放松、增加关节活动度、减轻动作的限制或者增强对正确姿势的认识。

评估和治疗的四个方面

- **检查**：检查分为两个部分，即主观检查和客观检查。检查的目的是判断哪些结构出现疼痛或者功能障碍；对于寻求保健的患者，目的是评估肌肉骨骼系统的总体功能。
- **假设和治疗方案**：治疗师一旦完成对患者主观和客观的信息收集，这时就要建立一个关于哪些结构需要被治疗以减轻疼痛、提升功能和使健康最大化的假设[1]。这只是初步的假设，当治疗取得一定进展并且从触诊、肌力测试和关节活动度方面收集到更多的信息时，这个假设会不断地改变。建议的治疗方案应基于患者病情的严重性和复杂程度来制订。
- **治疗和再评估**：治疗师必须清楚地了解疼痛与功能障碍的形式，以及各种治疗方式的效果，才能针对不同患者的情况应用恰当的治疗方法。这些内容在第一章中已有所提及，并将接下来继续讲解。患者在治疗师治疗过程中的反应构成评估的

55 一部分。例如当治疗师施加压力时患者出现的压痛，当使用肌肉能量技术时患者出现的力量薄弱或者疼痛的情况，以及受限的活动，这些都是评估的重要方面。评估应在每个治疗阶段开始之前进行，并且在治疗结构和功能的过程中再评估来确定患者对治疗的反应。

- **追踪观察和日后护理**：一旦实现功能性的治疗目标或者客观上已不能从治疗中得到进一步的改善（已达到最大的医疗改善），这时可以跟患者讨论追踪观察和日后护理的问题，就疼痛和功能障碍患者日后的自我照顾方案达成一致。

评估的两大部分

临床上，在一个治疗阶段开始前，治疗师需要花时间在患者身上收集信息，包括从患者寻求治疗的原因到客观检查。寻求保健的患者可能目前没有疾病，在这种情况下，治疗师应收集患者的病史和主诉，以有助于客观检查。对于寻求治疗疼痛和功能障碍的患者，收集信息的过程也称病史采集。患者的主诉和治疗师的客观检查构成评估的两个部分。评估可以帮助判断疾病是急性的还是慢性的；也可以帮助确定需要治疗的结构；制订一个符合患者意愿的治疗目标；提供客观的基线信息以便衡量治疗效果；帮助避开禁忌证；当患者转诊到医生或者其他医疗服务提供者时，有助于正确地转诊到按摩治疗师或手法治疗师处。

主观检查：采集病史

评估的第一部分是从患者身上采集主诉信息（例如导致患者前来就医的疼痛、功能障碍或者残障）。这个过程叫作对患者主诉的病史采集，详细内容将在下文进行阐述。

客观检查

客观检查是治疗师所能观察到和感受到的信息，包括以下两个方面。

- 观察。
- 检查。

信息记录

给出现疼痛、功能障碍和残障的患者提供按摩治疗时，治疗师需要做好记录。完善的治疗记录能够让治疗师在与其他医疗工作者沟通交流时提供必要的信息，而且能够准确地记录下治疗师对治疗对象使用的治疗方法和治疗的效果。

这些内容为按摩治疗师记录下评估的要点。评估的程度取决于治疗师是在医生或者其他医疗工作者的指导下工作还是独立工作。对于前者，医生或其他医疗工作者有义务向按摩治疗师提供完整的病史，做详细的评估并告知按摩治疗师关于患者的情况。如果按摩治疗师是独立工作，那么按摩治疗师有义务对患者进行病史采集以检查。

主观症状（subjective）、客观检查（objective）、行动/评估（action/assessment）和治疗计划（plan）（SOAP）笔记

医疗系统已对记录患者情况做了规范。主观症状、客观检查、行动/评估和治疗计划这四项形成一个合法的医学记录。如果治疗师是独立工作，那么治疗师应为每一位患者建立一个病案记录。如果治疗师是在其他医疗工作者的指导下工作，治疗师也需要对自己治疗的阶段进行记录。有一些治疗机构会想让治疗师将记录写进患者的病案里，有的治疗机构想让治疗师与主管治疗师或医生口头汇报，或者将记录放在单独的档案里并让治疗师自己保管好。

上述的四项信息应该包含在病案里。这四项信息可以简单地记为四个单词首字母的缩写，即SOAP，分别代表着主观症状（subjective）、客观检查（objective）、行动/评估（action/assessment）和治疗计划（plan）”。

- **主观症状**：主观的信息是患者的主诉，即患者出现的症状。如果患者没有出现任何症状，应该记下这位患者是做“保健治疗”。详细信息可以用“患者的主诉”的格式记录下来。用一个

圈圈住“s”来表示主观症状（subjective）。

- **客观检查**：客观的信息是对检查结果的总结。这些结果被称为“体征”，也就是治疗师能够客观观察到的结果。检查包括观察、主动关节活动度、被动关节活动度、等长测试、特殊检查和触诊。用一个圈圈住“o”来表示客观检查（objective）。

56 - **评估/行动**：在医疗体系里面，“A”这个字母代表着评估（assessment）。评估是针对患者的症状，对导致这种症状的结构或者情况的有效假设。在手法治疗领域，字母“A”也代表着采取行动（action），即治疗调整导致患者出现症状的异常结构。作为按摩治疗师，应该简要地记录下对患者所使用的治疗技术或者针对哪个部位进行治疗。患者经常会说“你上次做的治疗有奇效”，但是如果记录当时所使用的治疗方法，治疗师有可能会不记得那次使用了什么方法有这样积极的反馈。用圈圈住字母“a”来表示行动（action）。

- **治疗计划**：治疗计划是治疗目标的纲要。你作为治疗师建议使用多少种治疗方法？多久用一次？下一个治疗阶段要针对哪些结构进行治疗？要使用什么测试来进行评估？如果你是在一个主管治疗师的指导下工作，那么这种情况下，你将不用为治疗的次数和频率做决定，但是关于要用什么治疗方法，按摩治疗师的意见对做出最终决定是非常重要的。用圈圈住字母“p”来表示计划（plan）。

病情记录

- 写在患者档案中的记录叫作病情记录。除非主管治疗师已经做了详细的检查，对任何首次就诊的患者都应该记录患者主诉。如果治疗师是独立工作，那么应该保存一份患者检查结果和所用治疗的档案。治疗师只需要记录下值得注意的检查结果。例如如果唯一的阳性体征是颈椎向左旋转只能达到正常范围的50%，而且左旋动作会诱发右侧肩胛区域的疼痛，那么这个检查结果应该被记录下来。
- 首次就诊的旧病患在陈述一个新的问题时有必要将问题记录在病历里，即使是简要地记录下来。不要错以为旧病患的长期腰痛是一成不变的，除非治疗师特别询问过旧病患有无新情况发生、出现新的受伤位置或者新的症状。可能上次就诊到这次就诊期间，这位患者已经有过一次腰部急性拉伤，但是除非治疗师问，否则患者不一定会特别提到。
- 接下来的4~6次就诊只需要简单地标记一下当时可见的症状、客观可看到的进步、使用的治疗方法及下一次的治疗目标。如果患者处于急性疼痛期，那么每次都要定期复查阳性的客观检查结果。
- 主管治疗师应在大概6次治疗后常规做一个再评估。如果治疗师是独立工作的，那么这个检查则由自己完成。这个再评估可以了解疗效并判断患者的功能状态是否有所提高。不要仅仅以患者症状的改变来判断疗效，功能上的提高也是疗效的判断标准之一。
- 病情记录由各种信息构成。这些信息包括患者的状况是改善、恶化，还是保持原样。

主观检查：采集病史

当询问患者其寻求治疗的信息时，这个过程就叫病史采集。经验告诉我们，这个部分奠定了后期治疗的基础。从患者的主诉中收集准确的信息有助于治疗师确定将要治疗的结构、患者疾病的严重程度、处于急性期还是慢性期、是应该使用非常保守的治疗方法还是激进的治疗方法、这种情况是否为按摩的禁忌证、是否需要转诊给其他专业人员。病史是治疗师治疗阶段中非常重要的一个方面。接下来要讲解的部分是治疗师在提问时的要点。下面我们假设患者是因为疼痛就诊，但是实际情况可能是活动度下降、肌力下降、麻木或刺痛或者其他不同的症状。

部位

让患者指出主诉的部位。例如简单地说肩部疼痛不能表明疼痛的具体位置。肩部疼痛可能意味着上斜方肌疼痛、肱骨外侧疼痛或者许多其他的部位疼痛。

发病

症状（疼痛、活动度下降等）是突然发生的，还是逐渐形成的？有没有发生意外或者受伤？逐渐形成的疾病可能是积劳成疾、姿势应力性反应或者情绪、心理压力引起的机体反应。当治疗师询问发病情况时，相当于在收集有关近期疼痛发作或者功能障碍的信息。而另一个问题则为患者第一次注意到症状的出现是什么时候（见“主诉部位的病史”），
57 这有助于确定在此次发作前，这个发病部位是否有过意外或者受伤。

频率

疼痛多久发作一次？或者患者注意到功能障碍或能力丧失多久发生一次？是一天发生一次、一周发生一次，还是一天发生十次并且持续不断？最单纯的肌肉、肌腱和韧带的拉伤和扭伤导致的疼痛可以通过休息减轻。但持续的疼痛是红旗现象，这意味着症状通常伴有严重的损伤或者病理改变。严重的炎症可能会造成持续的疼痛，但不排除是因为肿瘤或者骨折。所以如果患者出现持续的疼痛，治疗师应该转诊给医生。当疼痛发生的频率非常高而并非每时每刻都在疼痛，很多人会用“它一直痛”来描述。

持续时间

疼痛从发作开始持续了多久？情况越严重，持续的时间将会越长。

性质

下列是用来描述主诉的专用词。

- **僵硬的，隐隐作痛，紧张的：**这些形容词一般用在肌肉、肌腱、韧带和关节囊及其相关的问题，或者通常用来形容软组织的单纯性紧张或者轻微的过度使用。如果疼痛明显，经常发生并且持续了一段时间，则意味着是炎症，这属于严重的情况，需要进行彻底的检查来排除更严重的情况。
- **锐痛：**形容更加严重的软组织损伤、关节或神经根的问题。当身体在使用肌肉或者韧带时，如果肌肉或者韧带撕裂，这时候的痛感可以用锐痛来形容，通常可以通过休息减轻。神经根的炎症也可以出现锐痛，但是这种疼痛通常与动作无关。区分这两种情况的方案可参考“客观检查”部分。
- **灼痛：**灼痛常与神经炎症有关。按摩适用于出现灼痛感的患者，但是一般要转诊到脊柱按摩师或者正骨医师来评估是否需要整脊。
- **刺痛，麻木：**这些词用来形容神经压迫时的感觉，这种压迫可能靠近脊柱或者在神经末梢。如果四种治疗手段都没办法使刺痛感和麻木感消退，那么应该转诊给脊柱按摩师或者正骨医师。
- **搏动痛：**这种情况一般跟急性炎症和水肿（例如急性滑囊炎）有关。当使用柔和的肌肉能量技术、被动关节活动和软组织松动术来减轻水肿和使炎症消退时，会伴随轻微的搏动痛，即跳痛。但是严重的搏动痛则为按摩的禁忌证。
- **绞痛：**这一般用来形容比较严重的情况，经常见于神经根损伤（参见第三章和第五章）。如果患者描述为轻微绞痛，可以使用比较柔和的治疗方法。严重的绞痛则为按摩的禁忌证，并且治疗师需要将患者转诊给医生。

放射痛

疼痛、刺痛和麻木感是否会放射到手臂或腿部？本书在第一章中提到，牵涉痛有三种基本的类型：骨节痛、肌节痛和皮节痛。**骨节**是被同一脊神经支配的深层身体组织（筋膜、韧带、关节囊和结缔组织）。

当一个骨节的组织发炎时，其他所有被同一神经支配的组织都一起产生疼痛，这种特定的疼痛被称为骨节痛（参见第一章中的图1–24）。通常而言，骨节痛是一种深层、隐隐的及弥漫性的疼痛。放射的范围取决于该组织炎症的严重程度。

一个**肌节**包括所有被脊神经的运动神经根滋养的肌肉。如果运动（腹侧）神经根出现炎症或者压迫，除了会有深层的剧痛外，可能还会导致肌肉萎缩，因为这些肌肉是受神经根（肌节）滋养；并且在相应的反射区的反应也会减弱。**皮节**是指一个区域范围内的皮肤被同一脊神经的感觉（背侧）神经根滋养。感觉神经根的炎症会导致锐痛、刺痛和麻木感，这些感觉出现在神经根所支配皮节的区域，所以叫**皮节痛**。导致神经根炎症的最常见原因是腰椎间盘突出症。神经根性疼痛更为严重，并需要推拿脊柱按摩师或者正骨医师进行评估。

严重程度

让患者在一个有0~10分的量表上指出自己的疼痛程度，10分是体验过的最严重的疼痛，0分是没有疼痛的情况。10分应该是痛到丧失能力的情况（例如：疼痛使患者不能工作或者不能做家务）。中度的疼痛（5~9分）不同程度地妨碍了一个人工作和做家务的能力。轻度疼痛（1~4分）并不会影响一个人的日常生活活动。

58

使情况加重的因素

什么活动会使情况变差？坐着、站立、走路、旋转、蹲下或者休息是否会加重疼痛？最单纯的肌肉骨骼系统的拉伤和扭伤会因为过多的运动而加重，因为休息而减轻。当在休息时更痛，提示是一种炎症或病理现象。

使情况缓解的因素

什么活动会使情况缓解？休息、活动、冷敷或者热敷是否可以减轻疼痛？如果软组织愈合了，受伤的部位在移动时会感觉有所好转。牵伸紧张的肌肉、短缩的韧带和关节囊除了感到有点不舒服外，无明显的不适。涉及软组织的急性损伤，大幅度的动作会导致疼痛，但是这种疼痛会因休息而减轻。

夜间痛

炎症和肿瘤在夜间表现得更为严重。出现不间断的绞痛并且在夜晚表现得更为严重是一个红旗现象，需要转诊给医生。如果一个部位在晚上疼痛，但是一活动就减轻，则提示炎症。

既往的治疗及其疗效

你是否是第一个处理患者该问题的治疗师？如果是，则需要仔细采集病史并评估患者的情况是否为按摩的适应证及什么时候转诊。知道患者之前是否接受过按摩和手法治疗及是否有效是很重要的。

病情进展

患者的情况是否在改善、恶化，还是一成不变？如果患者的情况在恶化，那么需要额外的病史采集和检查来确定患者是否需要转诊。

主诉部位的病史

患者主诉的部位过去是否有过意外、受伤或做过手术？病史越长，情况就越具挑战性。

用药史

如果患者在治疗师评估或者治疗前4小时吃过镇痛药，那么治疗师要格外留意，因为镇痛药会使患者在检查时对治疗师的治疗有一种感觉良好的错觉。

之前的诊断性检查

患者是否已经做过X线检查、磁共振成像（magnetic resonance imaging，MRI）或者其他诊断性检查？如果有，要将诊断报告的复印件放入治疗师的档案中。诊断报告是否提示更严重的情况？

客观检查

客观检查包括视诊和检查。检查包括五部分：主动活动、被动活动、等长测试、特殊测试和触诊。准确的检查要求治疗师遵循一定的程序，并将这些步骤应用到对身体各个部位的检查中，以确保对所有相关信息的收集。本书的每一章都描述了特定的身体部位对应的特定检查程序。然而，首先要了解检查的基本原理，以及为什么要进行各个方面的检查。

视诊

治疗师从向患者问好开始就要进行观察。注意身体的姿势，移动的难易程度，患者是否有异常步态（例如跛行），从椅子上站起和坐下的情况，脱掉外衣。面部表情和语调则可以提示患者的不适程度。

- **姿势**：要关注患者站位和坐位时的姿势，以及患者主诉部位的姿势位置。例如，观察患者一侧的肩部与另一侧对比是否过高或者前倾。
- **发红，水肿**：发红或者水肿提示炎症，针对红、肿、热的问题，有必要采取特殊的预防措施。治疗师在治疗时应该极其小心。首要的目标是通过轻柔的肌肉能量技术和被动关节活动来减轻水肿。
- **瘢痕**：瘢痕意味着可能之前有过手术或者受过伤，并且预示这个部位是受损的。要让患者描述瘢痕的由来。
- **萎缩**：萎缩是一种肌张力丧失。这种萎缩可能是由长期不使用或者神经因素导致的。单纯的萎缩可能是由骨折而制动导致，或由疼痛而废用或者久坐的生活习惯导致，这种情况常见于老年人。复杂的萎缩可能是一种长期的状态，
59 包括支配肌肉的神经损伤或者功能受损。不要大强度地治疗萎缩的肌肉。这些部位需要肌肉能量技术来重建神经之间的连接，且需要运动。

活动度评估

接下来的检查分为两部分。在主动活动度检查中，治疗师让患者主动向某个方向运动。在被动活动度检查中，治疗师被动移动患者。当肌肉骨骼系统损伤或出现功能障碍时，移动损伤或功能障碍的部位会引发疼痛；复杂的情况（例如神经系统的炎症）、系统性情况（例如心脏病）或者病理性情况（如肿瘤）下，损伤或功能障碍的部位并不会因为移动而明显加重。如果一个部位在休息时不痛，但是一旦移动就痛，提示为最简单的情况，即软组织的拉伤或扭伤。

主动活动

治疗师要记住下面的分类。

- **关节活动度**（range of motion，ROM）：关节活动度是正常、增加还是减少？确定关节是否正常比看上去要复杂得多。治疗师需要考虑患者的年龄和性别。随着年龄增长，正常关节活动度会减小，女性与男性相比一般有更大的正常关节活动度。如果主诉部位在四肢，那么先测健侧，然后两侧对比。
    - 关节活动度下降是由疼痛或者关节、软组织改变导致的。如果治疗师发现关节活动度的下降不是疼痛引起的话，那么治疗师需要收集更多的信息来确定是否由关节囊、韧带、肌筋膜的粘连，以及肌肉痉挛、关节退化或者其他问题导致的。
    - 与另一侧对比，一侧关节活动度明显增加提示韧带、关节囊或者两者都有中度到重度的损伤。两侧关节活动度与正常相比都增加则提示为一般的过度活动综合征和潜在的关节不稳。
- **疼痛**：如果移动的时候疼痛，让患者描述疼痛的部位、性质和严重程度。以下三个愈合阶段会因不同的关节活动度而引发疼痛。

- □ **急性期：**疼痛会出现在正常的关节活动度之内。
- □ **亚急性期：**疼痛会出现在正常关节活动度的末端。
- □ **慢性期：**主动或被动活动到关节活动度末端时，加压会诱发疼痛

被动活动

被动活动测试包括两大类：①当被动牵伸到活动度末端时测试关节活动度、疼痛及软组织的情况，这种叫作关节末端感觉。②被动活动关节来确定附属运动的范围和特性（即关节内运动）。第一种是由骨科医生James Cyriax发明的，他制订了一个系统的软组织评估方法，即选择性组织张力测试[2]。他做了简单但深入的观察后发现，肌肉和肌腱可以通过不同的等长测试而被准确地评估，因为肌肉是收缩性组织。而属于非收缩性组织的关节囊、韧带、肌筋膜、滑囊、硬膜及硬膜鞘可以通过被动活动测试准确地评估。这个方法可以帮助区别肌肉、肌腱拉伤与韧带扭伤，也有助于确定需要治疗的部位和使用的治疗方法。这些方法用于身体各个部位的检查。

关节被动活动度、疼痛和关节末端感觉的检查

当被动活动患者时，需要注意以下三方面内容。

- **关节活动度：**被动关节活动度通常会大于主动关节活动度。
- **疼痛：**记录疼痛的位置、性质和严重程度。记录不同被动活动度时疼痛的感觉来确定处于哪个复原阶段。
  - □ **急性期**　疼痛会出现在正常的关节活动度之内。
  - □ **亚急性期**　疼痛会出现在正常关节活动度的末端。
  - □ **慢性期**　主动或被动活动到关节活动度末端时，加压会诱发疼痛。
- **关节末端感觉：**这个术语是由James Cyriax发展出来的，指的是在被动活动到关节活动度末端时，轻度加压时传递到治疗师手上的感觉[2]。关节末端感觉给治疗师提供了关于患者损伤和功能障碍的类型和严重程度的重要信息。例如，正常的肘关节屈曲时，软组织的关节末端感觉近似于肱二头肌或者其他软组织正在被压缩的感觉。肘关节屈曲时，骨的关节末端感觉异常提示肘关节退化。以下是7类不同的关节末端感觉。
  - □ **近似软组织的感觉：**软组织的关节末端感觉是柔软的，就像屈曲肘关节时，肱二头肌和前臂肌肉挤压在一起的感觉。
  - □ **肌肉：**肌肉的关节末端感觉与软组织相比较 60
有韧性，就像拉筋时的感觉。
  - □ **骨：**骨的关节末端感觉是一种突然出现的质地较硬的感觉，就像伸肘时的感觉。
  - □ **关节囊：**关节囊的关节末端感觉是一种又厚又紧的感觉，与拉皮革时的感觉相似，就像外旋肩关节时的感觉。
  - □ **肌肉痉挛：**是一种紧张的束缚感，在正常关节活动度之前就能感受到，就像肌肉在痉挛时的感觉。触诊可以明确评估。
  - □ **弹性阻碍：**感觉关节反弹或者弹跳感，伴随着关节活动度减小。典型的弹性阻碍会出现在膝关节半月板撕裂后膝关节被动伸展时。
  - □ **空的：**患者因疼痛而停止进一步的被动活动，即使此时治疗师没有感觉到任何组织紧张或者对抗动作，一般出现在急性滑囊炎、情绪性防卫或者病理状态时。

关节被动附属运动（关节内运动）测试

第二种类型的被动活动测试的目的是确定两关节表面的关节活动度和特性，称为附属运动或者关节内运动。这些测试在各个章节检查部分进行介绍，并且在治疗中作为一种特殊的软组织和关节松动术应用。关节功能障碍是一种关节内运动的丧失，因此每个关节需要轻微的被动活动来使功能正常化。参见第一章“关节运动：功能、功能障碍和治疗”。

等长测试

等长收缩是一种对可收缩结构（例如肌肉、肌腱及与之相连的组织）和神经系统的评估。这些测试是收缩-放松肌肉能量技术的一部分（参见后文“肌肉能量技术”）。在患者做收缩测试期间，治疗师应注意两点：阻力和患者是否出现疼痛。等长测试有以下可能的结果。

- **有力和无痛的**收缩提示结构正常。
- **疼痛的**收缩提示正在测试的肌肉-肌腱-骨膜部分出现损伤或者功能障碍。
- **无力和无痛的**收缩可能提示下列9种可能中的一种。
  - □ 拮抗肌过于紧张而导致肌肉受到抑制。
  - □ 肌肉跨过的局部关节的功能障碍或损伤而导致该肌肉也受到限制。
  - □ 椎骨的固定术或者半脱位刺激运动神经，从而使受该神经支配的肌肉变得无力。
  - □ 神经损伤（例如腰椎间盘突出症）会压迫神经根，从而使被该神经根支配的肌肉更弱。
  - □ 肌肉对缺乏使用的适应。
  - □ 萎缩的肌肉可能是由于旧伤或者之前的疾病。
  - □ 反射性无力可能是由内脏的不平衡导致的，也称为内脏-躯体反射，并可由不同形式的肌肉动力学来评估。
  - □ 牵伸性无力是一种肌肉习惯性地处于牵伸位置而导致的无力。
  - □ 紧张性无力是一种肌肉习惯性地处于短缩的位置（即使在肌肉正常的长度下检查也是如此）而出现的肌肉无力的状态[3]。

触诊

这部分内容假设治疗师已经进行过手法治疗的基础训练。可参考Hoppenfeld[4]和Chaitow[5]所写的关于手法治疗的书。

如同本书在第一章中提及的，触摸另外一个人是一种给予与接收信息的行为。这种行为传递的不仅仅是我们的技能，更传递了体恤、同情及理解。治疗师想要通过触摸传递给患者身体上和心理上的安全感。患者在治疗师的触摸下应该能够完全放松。

我们的触摸也是一种评估工具。我们的手接收手指下触摸到的组织信息和患者的整体健康情况，以及情绪和心理的状态。作为一个整体的准则，触诊在这部分的描述就结束了。

治疗师所能触诊的软组织的五个特点

这五个能通过触诊感知的软组织特点能够告知治疗师关于组织的健康状态及复原的阶段。急性损伤时会出现炎症，所以会触摸到发热和水肿的组织。但在亚急性期和慢性期，需要双侧对比来确定异常的情况。

温度

- 发热提示炎症；而与另一侧相比，所触诊的位置较冷提示循环减弱。

质地 61

质地由两种性质来决定的：水含量和纤维含量。健康的组织是水含量和纤维含量之间平衡时的特别难以形容的感觉。

- **水含量：**健康的组织是充满水分的，就像一个装满水的球。有炎症的组织摸上去是紧实的、有抵抗性的，就像一个装了过量水的水球。未经锻炼和萎缩的肌肉感觉软乎乎的，因为水分含量过少。正常的组织是柔韧的（有“弹性”）和有弹力的（回弹）。
- **纤维含量：**健康软组织也有纤维感。未经训练和萎缩的肌肉由于缺乏纤维，所以摸起来软乎乎的。粘连和瘢痕的组织由于含有过多的纤维组织而感觉厚实且致密。

压痛

治疗师能够通过触诊了解患者的情况和严重程度。按压组织并且集中注意力不使组织紧张。正常来讲，按压软组织时是不会产生疼痛的，只会感觉有压力作用在软组织上。

- **急性期：**患者会在组织紧张前感觉到疼痛，这是急性期炎症及长时间缺血（低氧）导致的。炎症导致局部疼痛，缺血导致弥漫性的疼痛。

- **亚急性期**：患者的疼痛出现在组织紧张时。
- **慢性期**：患者的疼痛出现在施加过度的压力（例如在组织出现紧张后仍持续按压）时。

张力

四种不同的张力用来区分正常的组织和介于急性期和慢性期的情况。

- **正常**：正常的组织是有弹性的、均一的、放松的和流动但不呈水样的感觉。
- **急性期**：软组织由于肿胀（水肿）而呈水样感觉，而且是暖或者热的感觉，取决于炎症的程度。
- **慢性期（粘连）**：软组织感觉是坚韧的、软骨样的、干燥的（水含量下降）、变厚的、僵硬的及紧张的。
- **慢性期（萎缩）**：软组织的感觉因为张力的下降而变得软乎乎和松弛（纤维含量减少）。

活动性

- **正常**：正常的组织是柔韧的（有“弹性”）和有弹力的（回弹），而且有延展性（能够牵伸）。
- **活动性下降**：组织的活动减少称为活动性下降。软组织可能由于肌肉过度紧张、受伤和情绪或心理压力的自我防御而变紧，或者因为关节受伤或功能障碍而粘连导致变紧。
- **活动性增加**：软组织的活动增加称为活动性增加，可能由旧伤、正常神经张力被抑制、萎缩、制动或者遗传导致全身的活动性增加（过度活动综合征）

特殊检查

身体的每个区域都需要特殊的骨科检查来帮助识别患者疼痛和功能障碍的结构。例如，在第三章“腰椎”中，一个特殊检查“直腿抬高试验”就是用来确定患者是否有神经根受压的情况的。每一章都列出了针对各个区域的特殊检查。

软组织和关节功能障碍、损伤及退化的模式

在病史采集和客观检查后，综合所有的信息来评估患者情况。模式会提示身体损伤和功能障碍集中在几个可能的类型中。知道这些模式可以帮助选择合适的治疗方法。但是有可能出现令患者和治疗师失望的情况，例如患者只是单纯出现肌肉紧的情况，但是检查结果显示患者存在关节退化。有些类型的表现会重叠，而且大部分患者会同一时间出现几个类型的情况。知道怎样动态地治疗这些结构能够提高疗效。

在随后的几章中，会介绍在身体的不同部位应用不同的模式。

关节炎、骨关节炎和退行性关节病

关节炎即关节出现炎症。通常来讲，关节炎或者**骨关节炎**是指关节的慢性疼痛和僵硬。更准确地形容慢性关节退化的专业术语是**关节病**或者**退行性关节病**。下文所使用的骨关节炎和退行性关节病是可以相互替换的，除非有特别提示，都是指一种慢
性的情况。名词“关节退化”指的是关节软骨的 62
退化。

- 主动关节活动度和被动关节活动度减小。如果关节出现炎症或者挛缩，那么活动会因此受限并且出现疼痛。慢性退化会经常在主动或被动活动时会出现摩擦音（研磨的声音）。
- 抗阻（等长）运动时通常不会疼痛，但是可能会肌力不足。肌肉力量薄弱的模式会在各个章节内介绍。
- 被动活动会使关节囊末端感觉轻到中度的弱化，更晚期时会有骨性末端的感觉。

关节囊炎

关节囊炎指关节囊中出现炎症。与关节炎一样，多为慢性情况，就像肩关节粘连性关节囊炎一样。学术上，关节囊的慢性粘连就是关节囊炎。

- 主动和被动关节活动度会减小，并且炎症期会持续出现疼痛。在慢性情况（例如肩周炎），患者会有关节活动度受限，但要在牵伸到组织张力阻力点的时候才会出现疼痛。
- 抗阻（等长）收缩时一般不会疼痛。
- 被动活动时，有炎症时会出现空的关节末端感觉，如果是慢性的情况，则会出现一种增厚的、皮革样的（关节囊）关节末端感觉。

肌腱炎/肌腱病

肌腱炎是由急性损伤或者长期过度使用导致肌腱胶原纤维的撕裂，这种情况会导致肌腱出现炎症。肌腱长期的功能障碍和疼痛称为肌腱病，一般是肌腱的退化多于炎症的发生。触诊时，存在炎症的肌腱易在组织紧张前出现疼痛，而慢性的肌腱病易在施加过度的压力时出现疼痛。

- 主动活动容易受限并且出现疼痛，这取决于损伤的程度。
- 当肌腱完全被动牵伸时会出现疼痛。
- 轻微的肌腱炎做等长测试时是明显有力的，组织重复测试后疲劳情况除外。中度到重度的肌腱炎，做等长测试时肌力不足且疼痛，情况的严重程度与主动活动时的疼痛、等长测试时的疼痛和肌力不足程度成正比。

肌肉拉伤

肌肉拉伤是急性发作或长期过度使用而导致的肌肉和其相连的结缔组织撕裂的症状。

- 主动活动时可能出现疼痛和受限，程度取决于损伤的程度。
- 除非充分牵伸肌肉和在正常关节活动度的末端加压，被动活动时一般不会出现疼痛。
- 轻微损伤时，等长测试的结果一般是有力的，但是损伤部位一般会出现疼痛和不适。中度到重度拉伤时，等长测试的结果是肌力弱且出现疼痛。轻微拉伤时做等长测试一般不会出现疼痛，除非肌肉重复测试后疲劳。在有肌腱炎的情况下，中度到重度的肌肉拉伤会使测试出现肌力不足和疼痛的结果。情况的严重程度与主动活动时的受限程度和疼痛及等长测试时的疼痛和肌力不足程度成正比。

韧带拉伤

韧带拉伤是由急性发作或者长期过度使用韧带而导致的韧带和其相连的组织撕裂的症状。

- 主动关节活动度下降且主动活动时出现疼痛。
- 同一水平的被动关节活动度下降并在损伤部位出现疼痛。
- 等长测试时不会出现疼痛。
- 中度到重度的韧带拉伤会出现附属关节的活动性增加。

滑囊炎

滑囊炎是由重复过度使用覆盖在滑囊上的肌肉而导致的充满液体的滑囊出现炎症的症状。这种摩擦刺激滑囊，滑囊内压力刺激液体过度积聚和疼痛产生。

- 主动关节活动度下降且主动活动时出现疼痛。
- 被动活动挤压滑囊导致疼痛，关节活动受限和出现空的关节末端感觉。
- 覆盖在滑囊上的肌肉在等长收缩时可能会出现疼痛，这取决于滑囊炎的急性程度。在急性滑囊炎中，等长收缩的肌肉会产生疼痛。

椎间盘损伤（突出、膨出、向前或向侧面突出） 63

椎间盘损伤是椎骨之间的纤维软骨撕裂。这种撕裂可以是在关节内，称为**关节内紊乱**；或髓核的移位导致外部的环状结构向前或向侧面突出或膨出，叫作**椎间盘突出**。这种膨出经常会压迫神经根，从而导致疼痛、麻木或者四肢的刺痛。

- 经常可观察到减痛姿势的出现，例如为避免躯干或者颈椎疼痛而维持一个侧屈的姿势。
- 主动和被动关节活动度受限并且出现疼痛，尤其在伸展时。

- 在颈椎间盘突出的情况下，等长测试时臂部、手部或两者的肌肉会出现肌力变弱；腰椎间盘突出时，这种无力则会出现在腿部和足部的肌肉。

肌肉功能受损

如第一章中的“肌肉功能障碍”中所提及的，肌肉可能会因为关节功能障碍的反射活动（关节运动反射）、之前的肌肉损伤、不良的姿势和情绪压力而变弱（受抑制）或者张力增高（亢进）。肌肉之间的不平衡会导致关节中力量的不均匀，虽然这种情况不会导致疼痛，但是能导致运动障碍和附属关节的退化。

- 附属关节的主动和被动关节活动度一般正常。
- 等长测试是用来确定肌力是否不足的最佳方法。
- 触诊是用来确定肌肉是否持续收缩的最佳方法。

肌筋膜疼痛综合征（扳机点）

肌筋膜疼痛综合征是一种慢性的局部疼痛症状，特征是出现肌筋膜扳机点。扳机点是出现在肌肉紧绷带中的易感点，会出现钝痛和酸痛。可能导致扳机点出现的原因有急性或慢性的肌肉超负荷和不良姿势导致的压力。笔者的临床经验证实，等长收缩后放松的肌肉能量技术对于扳机点的治疗是有效且无痛的。

- 扳机点是在肌肉紧绷带上可触摸到的一个结节，按压时会出现疼痛。
- 一般会伴随关节活动度和肌力下降，以及牵伸时疼痛加重。

软组织的位置性功能障碍

物理治疗师Lauren Berry提出了软组织的位置性功能障碍的概念。肌肉、肌腱、韧带和神经的纤维束和纤维丛会从它们本来的位置脱出到相邻的其他纤维束中。笔者将这种错位导致的不正常的扭转或缠绕（纤维束间的扭转）和功能降低理论化。位置性功能障碍是由不良姿势、关节损伤或功能障碍、情绪和心理压力导致的。

- 附属关节的主动和被动关节活动时不会出现疼痛。
- 等长测试不会出现位置性的功能障碍，但是肌肉的位置性功能障碍会使肌肉出现肌力不足。
- 触诊会增加软组织的紧张度，慢性位置性功能障碍会导致粘连的出现，组织会增厚和纤维化。

关节功能障碍（关节固定或半脱位）

关节功能障碍是关节面的被动滑动（关节内运动）减少，通常是无症状的。如果关节交锁，一般会被描述为一种疼痛。这种疼痛通常突然发作，而且是剧烈和局部出现的。关节的功能障碍通常伴随周围肌肉的张力增高。如果按摩不能减轻肌肉紧张，那么深层的原因可能是来自关节功能障碍的反射活动。

- 同一方向的主动和被动活动度减小。
- 关节的被动活动显示正常的关节内运动丧失。
- 一般不使用等长测试来检查被固定的关节，但是与被固定的脊柱同一水平的神经支配下的肌肉经常会出现肌力不足的情况。

神经卡压或者压迫症状

当椎管内的神经经椎间孔走行到脊柱外，或者
穿过肌肉（例如穿过斜角肌）和纤维骨管（例如腕 64
管）时，由于椎间盘突出或者骨赘导致的椎管狭窄（过窄）易使椎管内的神经受压迫。神经根受到影响时主要的症状除了疼痛外，一般包括麻木和刺痛（感觉异常）。运动神经根受压时会导致相连的肌节出现肌力变弱。

- 在已经受压的神经上增加压力会使症状加重。例如，腕掌屈试验会压迫正中神经，使腕管综合征的症状加重（见第七章）。
- 牵伸受挤压或受压迫的神经会使症状加重。例如，如果腰骶部神经根受刺激，直腿抬高试验会加剧腿部的疼痛、麻木和刺痛。
- 手法敲打被挤压的神经能暂时性地加剧麻木和刺痛感。

治疗方法

治疗方法这一节将分为三个部分进行阐述。第一部分是对本书中使用的三种治疗方法的概述，并介绍能帮助治疗师在治疗时保持活力和学会放松的概念。第二部分详细介绍每一种治疗方法。第三部分为急性期、亚急性期和慢性期如何应用这三种治疗方法的指南。

治疗方法概述

如在第一章所提及，这本书结合三种治疗方法形成了一种独一无二的治疗方案，也可以说是“在30年肌肉骨骼系统的临床治疗中所取得的最有效率和最有效果的成果”。其中一个独特的部分是这种治疗方法结合了深层放松与有效的软组织治疗。放松能够最大程度地使身体恢复并且达到最佳的治疗效果。接下来的章节会讲述如何将这三种治疗方法应用在身体的不同区域。

三种治疗方法分别介绍如下。

- **软组织松动术（STM）**：本书介绍的是一种新形式的软组织松动术（按摩），叫作波状松动术，这是一种有节奏的、由内向外横向均匀拨动软组织的动作。
- **肌肉能量技术（MET）**：手法治疗中的一种技术，需要患者主动对抗治疗师施加的阻力。正骨医师、脊柱按摩师和物理治疗师成功运用肌肉能量技术已经有几十年。患者主动参与，和治疗师相配合，有助于改变神经功能模式以增强本体感觉，提高软组织和关节功能，以及显著改变慢性疼痛的形式。
- **关节松动术**：诱发关节的被动活动有助于减轻水肿和疼痛，减轻肌肉痉挛，润滑和营养关节，并且能深层放松关节。因为关节病损是引起疼痛和功能障碍的主要原因，所以关节松动术对于肌肉骨骼疼痛的缓解和功能障碍的修复极其重要。

治疗时保持活力和放松的指南

能够让患者的身体最大程度地恢复并使按摩和手法治疗师保持一个健康的职业模式的关键在于学习如何在治疗中充满活力和学会放松。第一步是治疗师不仅仅要关注自己在做什么，并且要关注自己在怎么做。这需要治疗师平衡地关注患者的身体感觉与自身的感觉，持续关注患者的放松状态和自己的放松状态。患者的放松反应为自身恢复创造了神经和心理上的环境，而治疗师平静和放松的工作状态不仅可以预防发生损伤，还创造了一个自愈的内 65
部环境。另一方面，提供治疗能够同时促进患者与治疗师的恢复。我们会先讨论给治疗师的指南。

治疗师的第一个目标：建立内心的平静

在治疗师接触患者之前已经开始产生疗效。如第一章中提到的，研究发现，人可以释放生物磁场，而且理论上这种磁场可以为恢复健康而聚集起来。为了使治疗获得最好的效果，治疗师可以每天抽出部分时间来练习如何使内心平静。这可能需要通过呼吸、祷告、冥想、瑜伽、太极拳或者其他集中意念的练习。我们当中大部分人都有许许多多的想法，每时每刻都感觉在变换，所以会有思想不集中的感觉。集中意念的练习通过把注意力集中在当下来建立内心的**平静**。最简单的方法是将注意力集中在呼吸上。感受气体从鼻腔进入，再感受气体从鼻腔出去，或者感受吸气和呼气时腹部的起伏。把注意力放在呼吸的感受能帮助我们沉淀下来，也就是专注当下的感受。这种方法形成了内聚力，是一种思想和感受都很集中的状态。这就像是将拥有不同相位、不同波长的光聚集到同一波长、同一相位。这种聚集起来的光叫作激光，是一种非常具有穿透力的光束。同理，具有穿透力的触摸也可以通过治疗师的内聚力建立起来。

治疗师的第二个目标：衷心的意愿

每个人通过自身的思想、感受和行动来向世界传递信息。我们就像广播站，播放我们的节目。我们能感受到彼此。我们都见过有负能量的人，或者相反地，拥有正能量的人。当我们用思想和感受与世界交谈时有很多的拘束。生物电磁场释放的电信号强度是我们大脑释放的电信号的上百倍。一种来自心底的提高疗效的方法是在每天开始工作之前让心灵彻底放松几分钟，并且发自内心地想要帮助这一天所要治疗的患者。

治疗师的第三个目标：处在当下

处在当下是思想、情绪和动作都集中在当下的一种状态。这种集中的意识并不容易达到，并且需要终身练习。传统的说法称作保持清醒。充分处在当下有助于建立一个良好的内心环境来达到治疗的最佳效果。每时每刻都将注意力集中在正在做的事情上，能够让我们专注、深入和精确地完成工作。如果我们不能充分地处在当下，既想以前又想将来，或者做白日梦，甚至有不安全的想法或者埋怨，我们不会注意到自己的身体正处于不舒服或者拉伤的情况。一个让治疗师将注意力回到当下的简单的方法就是集中在自己的呼吸和感受自己的身体。注意力会不由自主地分散到其他地方是很自然的事情。所以不要有任何指责或者批评，只是提醒自己稍微把自己的注意力带回到当下。

治疗师的第四个目标：不费力的工作

按摩和手法治疗是一项工作。不费力的工作就如同走路，即使需要做出努力，也是放松且充满活力的。就像在行走中，学会怎样让腿去承担绝大部分的工作，为达到平衡，要求脚要不费力地从身体的重心踏出。做到不费力的工作基于以下三个原则。

- 符合人体工学。
- 放松。
- 全身运动。

第一个原则：人体工学

第一条标准：保持关节在打开（休息）的体位

关节的休息位是处于一个承受最小压力的关节活动度[3]。正如我们在第一章中提到的，人的身体是一个张拉整体结构，也就是说，肌肉、肌腱和连接的组织（肌筋膜系统）都在张力网络中。这些张力网络的组成部分是身体保持直立和使身体运动的力量。而骨骼和关节是应力结构。肌筋膜系统在按摩时起作用，因为它在治疗师按压患者时吸收了压力（反作用力），预防过度施加在关节软骨上的压力和预防退化。让肌筋膜系统起作用的按摩需要关节处于休息位而不是关 66
节的锁定（紧张）位。

在关节锁定的位置，手指、手腕、肘部和膝部都处于伸直状态。在这个姿势下，所有的关节都承受了最大的压力，而且韧带和关节囊都是最紧的状态。在这种位置下做推拿会给关节囊施加重复的压力并且加速关节的退化。

达到关节的休息位（放松位），需要达到以下要求（图2-1）。

- **脊柱**：脊柱是正直的，处于屈曲与伸展的中间位置。过多的脊柱前凸（驼背现象）应该通过骨盆向后倾、保持腰椎的轻微曲度来避免。
- **颞下颌关节（temporomandibular joint，TMJ）**：牙齿应该轻微分离。舌尖轻轻地顶上腭。
- **肘关节**：肘关节屈曲接近70°。肘关节保持一定屈曲，因为这样有利于肌肉承担部分施加于患者的压力。
- **腕关节**：腕关节维持中立位，即在屈曲和伸展的中间位置，或者背伸20°。
- **掌指关节（指关节）**：打开且轻微屈曲。
- **指骨间关节**：打开且轻微屈曲。
- **膝关节**：膝关节轻微屈曲。

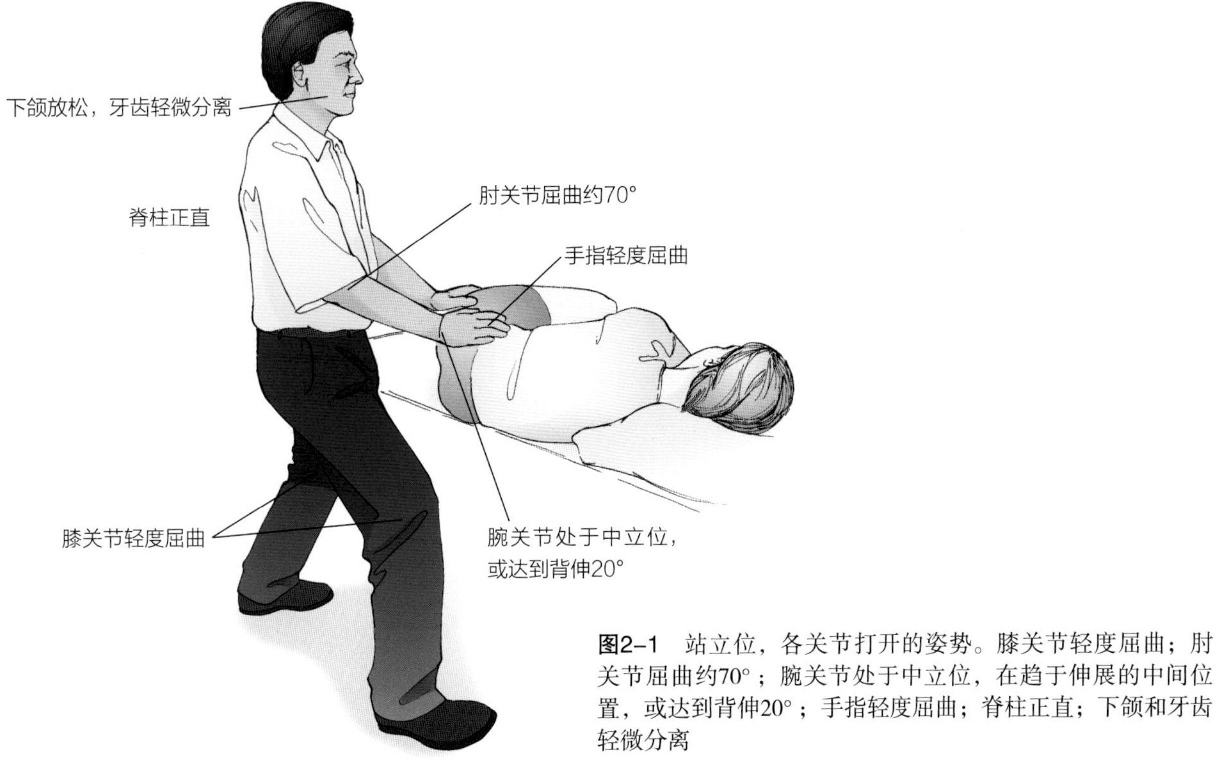

图2–1　站立位，各关节打开的姿势。膝关节轻度屈曲；肘关节屈曲约70°；腕关节处于中立位，在趋于伸展的中间位置，或达到背伸20°；手指轻度屈曲；脊柱正直；下颌和牙齿轻微分离

第二条标准：腕关节和手尽可能保持在功能位

在腕关节和手的功能位，内侧肌群和外侧肌群处于一种平衡态且均衡地被拉长的状态。手指和拇指处于用力最少的屈曲位置[3]。

- **腕关节**：腕关节在中立位，即在屈曲和伸展的中间位置，或者背伸20° 伴轻微尺偏。
- **手指**：掌指关节（指关节）和指骨间关节都处于轻度屈曲。

使手和腕关节处于功能位的简单方法：放松的站立位，手臂放在两边。此时腕关节和手会自动处于休息位（图2–2A）。如果肘关节屈曲接近70° ，然后放松打开，那么此时是进行按摩的最佳姿势（图2–2B）。

第二个原则：放松

让患者深层地放松首先要求治疗师放松。在所
67 有的表现中，无论是跳舞、音乐、运动，还是按摩
和手法治疗，在放松的状态下最大的潜能才能被激
发出来，且能让动作自然而然地表现出来。这种叫
作进入状态，提示要做出更大的努力并且将更多的

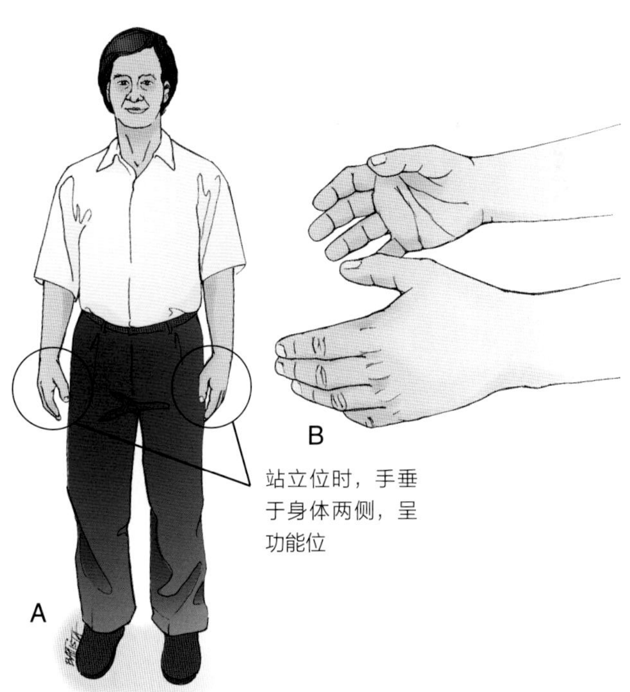

图2–2　A. 使手和腕关节处于功能位的简单的方法：放松的站立位，手臂自然垂在身体两侧。B. 手自动处于休息位，也叫功能位。如果手保持在功能位且肘关节屈曲，此时是进行按摩的最佳位置。进行按摩时，腕关节和手尽可能保持在功能位

能量激发出来。放松也可以帮助保留生命力，否则过多的拉伸会耗尽身体的能量。基本的指南如下。

- 放松整个身体——手、腕关节、手臂、肩部、背部、腹部和下颌。
- 肌肉力量最小化。治疗师的用力在患者看来是侵入性的，而且他们会通过绷紧身体的某个部位来对抗治疗师的力量。
- 腹式呼吸。确保治疗师的呼吸是放松的且身体感觉是放松的。
- 保持手柔软且放松。想象有股力量在手上经过。

第三个原则：全身运动

这是武术和运动的基本原则。在武术中，这叫作重心移动。为了完成有力的网球发球、棒球投掷或高尔夫球挥杆，需要从身体重心（骨盆）发力，并将力量作为离心力转移到手臂和手上。在手法治疗中，我们在按压软组织时将整个身体向前，从骨盆和腿部发力，这是最轻松且最深入的工作方式。

用身体带动手的运动。即使揉抚的幅度只有1英寸（1英寸≈2.54厘米）长，也要将整个身体都作用到揉抚上。这种移动能让身体的主体移动到治疗师所作用的部位。

骨盆应面向治疗师所作用的区域。大腿就像“发动机”驱动揉抚的进行，骨盆就像“方向盘”。将骨盆指向揉抚的方向。

在按摩中运用治愈能量（气）

“气”是一个中医术语，代表着生命的力量（字面上是“呼吸”的意思）。气是道教的基础概念，而道教据说是由出生于公元前604年的老子创建的一个宗教。字面意义上，道的意思是“方式”，表示物体存在的方式、一个人生活的方式，以及宇宙的本质和来源。道教观察自然，尤其是水，把自然和水当作道的本质。水是极其顺从的，无论放什么进去都能容纳，但水又是那么的强大，它能溶解岩石、形成峡谷。

道教认为气可以从宇宙中获得，他们还用太极拳和气功来建立人体内的“气”。这种力量在日常生活中的表达为实现“无为”的道路，“无为”可以解释为“毫不费力”。目的是将看似不相容的两种状态——活动和放松结合起来。这种无为是柔和的，从不带有强迫或者紧张。

从太极拳中我们知道，“做动作时脚部要稳，通过双腿放松，由腰部控制，并通过手指表现出来”[8]。治疗师屈曲膝关节，想象腿扎根于地上，脚心从中汲取水分。水分从腿部升起到腹部和心脏，然后就像蕴含愈合能量的波浪（气），从心脏输出，进入手臂和手中。

应该运用身体的各个部分一起移动，这样不仅节省发力，而且能使力量集中，提高效率。当做波状松动术时，首先将身体重心向后移动到后腿，将气集中起来，就像水退潮。然后通过将整个身体向前运动释放气，就像海浪向前推动一样。运用整个身体蓄力推动患者并进行揉抚。 68

当进行揉抚按摩时，将患者向前推，让患者放松。揉抚时患者自然地向后晃回来，或者在治疗师身体向后移回来的时候轻轻地将患者身体向后带回。治疗师和患者的身体应该同步移动。就像有一股力量流将治疗师的手和患者联系起来，而不是单方面在患者身上按压。

治疗师应该保持肌肉放松，关节应该打开（例如保持一定的屈曲），因为这样可以让能量在身体中流动。紧张的肌肉会阻止气的流动。保持柔和放松，保持缓慢和平稳的腹式呼吸。

治愈能量（气）的科学依据

关于生物学和医学中的新模型的假设已经在第一章中阐述过。目前的研究发现，电磁能量能够控制细胞的功能，包括修复和再生。并且研究已经发现，每个人都有自己的电磁场，理论上讲，电磁场可以为了愈合而聚焦起来[9]。气所蕴含的能量要比一个人的电磁场大得多。笔者认为，气描述了两个不同领域的能量。一个是地球的磁场，其中一部分称为舒曼共振，是一种极低频率谱系中的电磁波，由每天发生的4000万次雷击放电产生，它向地球表面和电离层形成的空腔中泵送能量。最低共振频率是7.83赫兹，这是光速除以地球的周长而得出的。研究表明，这与深层次的冥想状态时的频率相同，也与治疗者在工作时大脑脑电波活动的频率相同。因此，治疗师学会平心静气并与地球的微脉冲产生共鸣，从而能够利用这种能量来治疗患者是有道理的。道教人士将自然视为灵感源泉的原因之一是，他们能够在自然界中进入更深的冥想状态，因为他们将自己的场与舒曼共振联系在一起。

气也代表着普遍的能量。笔者认为，这与量子物理学家所说的"零点场（zero point field，ZPF）"[10]是一样的。ZPF是指在所有分子运动停止和绝对零度时，仍然可以被检测的能量波。这是在亚原子水平上的能量波，就像海上的波浪一样，如图2-3和2-4所示。据物理学家所言，宇宙中95%的能量是不可见的，也就是所谓的暗能量和暗物质，且很多人认为ZPF和这种不可见的能量是一样的。这个巨大的能量海洋贯穿着我们每个人，波状松动术是支持ZPF和舒曼共振可以为了治愈而聚焦的一个理论依据。

三种治疗方法：波状松动术、肌肉能量技术和关节松动术

软组织松动术：波状揉抚松动术

波状揉抚松动术是笔者在30年的太极拳的临床实践和日常实践过程中形成的。揉抚是通过结合运用道教对大自然中水的观点、太极的原则及笔者的导师——物理治疗师Lauren Berry的见解发展起来的。波状松动术是理论上对生物磁场可以聚焦治疗的实践。波状松动术的发展主要受三个目标的驱动：①将Lauren Berry运用快速软组织操作技术获得的卓越的临床结果转变成为柔和的按摩揉抚。②创建一种放松和精心照顾的风格的同时，保持精湛的临床效果。③形成一种治疗师也同样放松且充满活力的按摩技术。这些目标已经通过波状松动术得以实现。

自然界中的水

- 水是如此顺从，它能变成容纳它的任何容器的形状。
- 水是如此强大，它能溶解岩石，形成峡谷。
- 水的含量占身体的2/3，充满在身体中每个细胞周围。证据表明，与普通水不同，身体内的水是高度结构化的，其密度远大于冰的密度，允许分子紧密聚集在一起[11]。如第一章所述，水和蛋白质（胶原蛋白）是带电分子（偶极子），彼此紧密结合形成结构键。这种水-蛋白复合物形成紧密的组合，高度有序的阵列像一个液晶一样，对弱电磁场非常敏感，例如治疗师手中发出的那些电磁场。
- 身体中高度有序的结构化的水形成一个连贯的 69
系统；也就是说，整个身体的水和蛋白质复合物往往会一起振动。
- 水扮演着电导体的角色[12]。当我们按压和拉伸身体时，由于软组织的压电特性，我们的身体会发电。这些电荷波（渗透电位）被瞬间携带到身体中的每个细胞。

海浪的特点

- 海浪垂直于海岸线运动（图2-3）。
- 移经海洋的能量推动水的循环运动。
- 随着海浪接近浅水区，与海底的相互作用减慢了海浪的速度，使海浪更加含蓄和平坦。

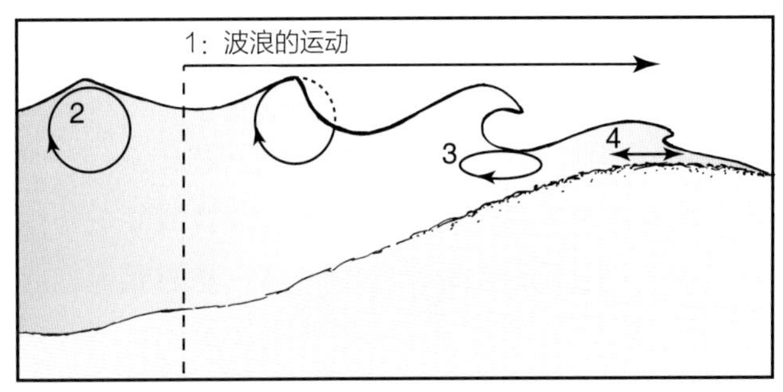

图2-3 海浪的特点。1. 波浪垂直于海岸线并垂直于地面移动。2. 水分子通过波浪圆圈式地移动。3. 随着水变得越来越浅，波浪变得更平坦，更趋向于椭圆形。4. 浅水区的波浪不是圆圈式地移动，而是向前和向后移动

- 海面上方的波浪来回移动，而不是循环运动。
- 海浪在一个有节奏的循环中涨落。
- 大浪，如风暴浪，形成一个圆形、挖掘式的侵蚀海滩的运动（图2–4）。

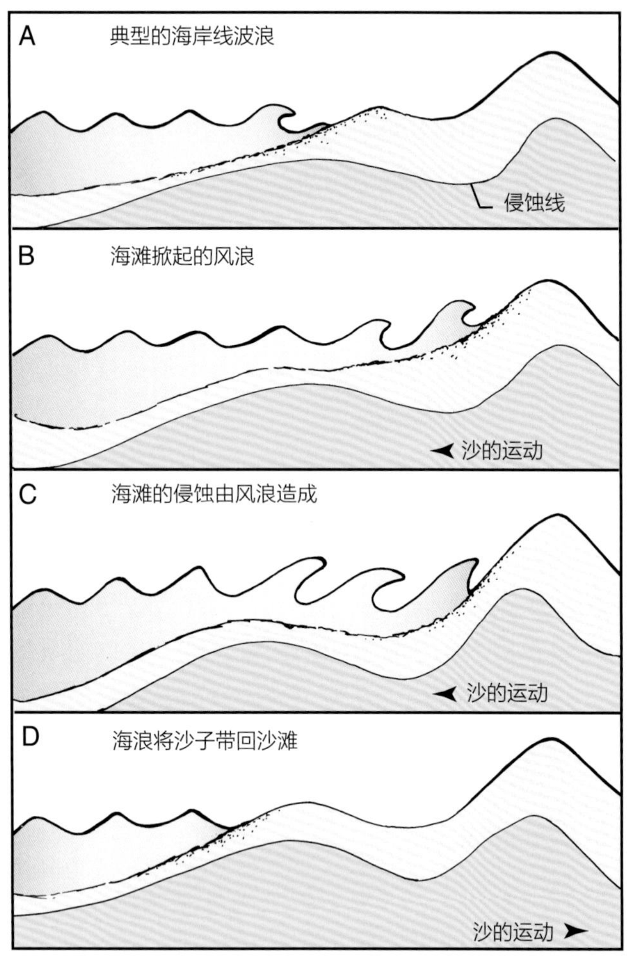

图2–4 大浪，如风暴引起的浪，形成挖掘式的侵蚀海滩的运动

波状揉抚松动术模仿海浪

- 笔者已经将能量如何移经到海水中这种自然的模式应用于软组织的治疗中。
- 揉抚垂直作用于软组织的线性纤维上。
- 正如水分子在一个由海浪围起来的圆圈中移动一样，我们想使所有的组织在一个圆圈中动起来。揉抚是一种圆形的挖取式运动，在治疗师往下推软组织时做半圆形运动。
- 如果在组织中遇到更大的阻力或揉抚靠近骨骼的组织时，揉抚应变得更平稳、更圆滑。
- 对于骨骼附近的软组织，我们应用前后平稳揉抚或横向摩擦揉抚。就如同海水对海底的运动。

波状揉抚松动术的特点

节律性揉抚

- 波状揉抚松动术的一个基本特征是有节奏地重复运动，某种程度上可称为节律性振荡。治疗师身体面向患者，推动组织做圆形运动，然后远离患者的身体，将身体重心转移到后腿。这些节律性 70
的揉抚是波状揉抚松动术的基本特征。

揉抚的频率与休息时的心率相同

- 共振频率是自然振荡频率的构成部分。找到人体共振频率的两大因素：最容易移动身体的频率和最容易增加运动幅度的频率，即在相同的压力下能做出的更大幅度的运动。这就好比帮朋友推动秋千，如果随意推，是无法让秋千荡得很好的。如果在每一次摆荡中的特定的时间推动，秋千则会荡得越来越高（振幅会增加）。笔者发现在临床上人体的共振频率大约是每分钟60次，与静息心率相同。
- 按心率来摇摆身体也模仿了我们作为胎儿在母亲子宫中感觉到的节律性波动。从一个芝麻大小的胚胎到长成一个足月的婴儿，我们不断跟着母亲的心跳在母亲子宫的温暖海洋中摇摆。我们身体中的每个细胞都是在轻柔、有节奏的心跳的晃动中形成的。以心跳的频率晃动患者可以称为心波共振。

节律性的揉抚省力

- 节律性的揉抚意味着在休息中工作。因为治疗师在一个循环中只用一半的力气，可以达到省力的效果。
- 节律性的揉抚通过两种机制达到省力的效果[14]。首先是利用来回移动身体的摆动动作来揉抚；第二是使用弹性的能量。由于治疗师在揉抚的第一阶段将自己的身体重心移动到后腿上，这样会产生潜在的能量，称为弹性应变能量，通过小腿肌肉和股四头肌的肌肉及筋膜来产生应变能量。这种势能被转化为用于向前移动身体并进行揉抚的动能。

- 我们还利用患者的肌肉、肌腱、韧带、滑囊和筋膜的弹性。随着治疗师按压患者，治疗师的一些动能存储在患者的组织中，并作为弹性能量回馈给治疗师。

横向揉抚引导身体和增加能量

- 正如我们在第一章中所学到的，损伤和功能障碍的后果是正常的高度有序的平行纤维会被打乱。波状揉抚松动术高度有序、有节奏地横向作用于纤维。从热力学第二定律中我们知道，秩序在一个系统中蕴含着能量，而紊乱会丢失能量。笔者的假设是，向身体施加高度有序、有节奏的松动术，是对纤维束的一种重新排列，为身体增加一致性（顺序）和能量。

揉抚通常为1英寸（约2.54厘米）长

波状揉抚松动术是短暂且有节奏的揉抚，约有2.5厘米长。当这些揉抚在某个位置重复一段时间后，张力会降低。为了进一步深入，不需要为了按摩到深层组织而更加用力，而应该在初始阶段或随后的治疗期间以振荡节律重复揉抚，将表浅组织从黏稠的凝胶转变为更健康的液体状态，从而在后面的治疗阶段使深层的组织更容易揉抚，而不需要使用额外的力量。

节律性揉抚至与患者的心脏节律相同

“共振”一词描述了具有几乎相同频率的两个节奏相互耦合，使它们具有相同节奏的情况。在治疗师通过呼吸而静心和关注当下，从而让内心平静（秩序）后，治疗师通过节律性地摇摆患者的身体，将患者带入这种平静的康复状态。治疗师和患者按心跳的节奏一起摆动起来。

每次揉抚的三个意义

第一个意义：（摇晃）使身体松动

波浪式的揉抚松动术应用像大海潮起潮落的振荡节奏。典型的频率是每分钟50~70个循环。有研究发现，当用这种频率摇摆时，婴儿最容易入睡[15]。有节奏地摇晃身体能使肌肉和神经系统放松下来（中枢神经系统镇静）。值得注意的是，许多传统的精神治疗都会通过摇晃整个身体，来进入深度出神状态。

第二个意义：松动关节 71

松动治疗部分的整个节段。如果治疗师正在治疗拇指的指腹，要松动整个拇指关节。放松三角肌，要一起松动盂肱关节。放松竖脊肌，要松动脊柱关节。每一个过程将在后面几章中详细描述。

第三个意义：松动软组织

以一种圆圈式挖取的、由下往上垂直于肌纤维的方式松动软组织。这种技术和经典按摩的主要区别之一是松动软组织的同时，也松动关节和身体。松动关节可以刺激对周围肌肉有松弛作用的感受器。而通过松动全身，中枢神经系统进入副交感神经占主导的状态，会使血压和心率下降，呼吸变缓。

治疗师与患者的关系

- 患者应该能够在治疗结束后完全放松。当紧张或受伤的部位被治疗时，患者可能会有一些不适，但治疗不应该引起疼痛。
- 为了让患者放松，特别是在患者首次就诊的情况下，对患者说出类似于下面的话会有帮助：“当我为你治疗时，可能会触碰到一些令你感到酸或痛的位置，如果在我按压时你不能完全放松，请告诉我，我会减轻力度。当你感觉舒适和完全放松时，我发现会产生最佳的治疗效果。”
- 当患者被揉抚时，需要让他们的身体摇晃起来。波状揉抚松动术不能在患者处于“椅式按摩”的体位下施行，俯卧位除外。在这些体位下，治疗师是对患者僵硬的表面进行按压，不能做摇晃的动作，而后者是治疗的重要部分。
- 指导患者避免身体紧张或者挺直。如果患者紧张、离治疗师很远或屏住呼吸，那么治疗师会很辛苦。

- 如果治疗的部位疼痛，那么应该减轻按压的力度，把手法放柔和并减慢速度。
- 如果患者对手法仍感觉太痛而不耐受，则使用交互抑制的肌肉能量技术（参见“肌肉能量技术”）来缓解疼痛和高肌张力，或在其他位置进行治疗。
- 治疗师在进行治疗时应该使患者全身放松，而不仅仅是放松所治疗的肌肉。
- 要提高治疗效果，应该让患者自觉参与到治疗中。在手法治疗中，让患者将注意力放在治疗师要放松的肌肉上。通过对他们说“感觉肌肉正在放松”而在精神上引导他们。在运用肌肉能量技术时，让患者体会肌肉何时收缩、何时松弛。让患者将注意力放到治疗中涉及患者的高级脑功能，并通过改变中枢神经系统来提高疗效。

治疗的心理环境

- 在患者心理上建立治愈的印象。当治疗师认为是一个合理的、有可能的结果时，对患者说“我觉得你很快会感觉到好转”可能会非常有帮助。重要的是不要建立虚假的希望，但同样重要的是要帮助建立心理上治愈的印象。
- 向患者解释治疗非常有用。在讲解评估结果、治疗计划及治疗效果时，患者会建立起对治疗师的信任和信心，从而使其放松下来并获得最大的疗效。
- 当治疗师自身感觉肌肉放松时，会反馈给患者，并让患者更加放松，产生健康的感觉。

治疗的情感环境

- 疼痛是一种情感体验。患者可能会对他们的疼痛或功能障碍感到沮丧、焦虑或恐惧。患者可能会因此寻求治疗，并且有更大的压力，使他们有进入“悬崖边缘”境地之感。触摸和运动能够通过言语和肢体接触影响患者的情绪。
- 创造一个放松、关心的环境，以达到最佳的疗效。

治疗床的高度，治疗师和患者的体位

患者体位

- 为了尽量拉近与患者的距离，患者应尽可能靠近治疗床的边缘。侧卧时，腿应蜷缩起来，形成像胎儿的体位，并且手臂以类似“祷告”的姿势屈曲。
- 患者在侧卧时必须处于中立位。也就是说，患者的肩部和臀部应在同一垂直线上，不要旋前或旋后。如果患者不在中立位，会很难被摇晃 72
起来。

治疗师体位

- 本文描述了四个基本体位。这四个体位指的是治疗师骨盆区域的方向。这些方向是相对于治疗床而言。治疗床的头侧是患者头部所在的位置。三个站立位是为了教学目的而设，假设治疗师从任意角度正对着患者。
- 45° 朝向头部。
- 45° 朝向脚尖。
- 90° 正对着治疗床。在这个位置上，治疗师面对治疗床。
- 坐位。

治疗床的高度

波状松动术进行时需要保持膝盖稍微屈曲，所以台面高度比平常低。正确的高度是在治疗师站在治疗床旁边，当手臂处于放松位时，手指垂下，手指尖应刚好碰到床面。

波状揉抚松动术的实践

以下讲解能让治疗师逐步掌握波状揉抚松动术。揉抚可以像做能量运动（气功）一样，一条腿在前、另一条腿在后重复几分钟，然后两条腿互换位置重复几分钟。接下来的描述是与另外一名治疗师一起练习揉抚。

波状揉抚松动术的初始体位

- 将足跟并排贴紧，双脚以中线为轴打开45°

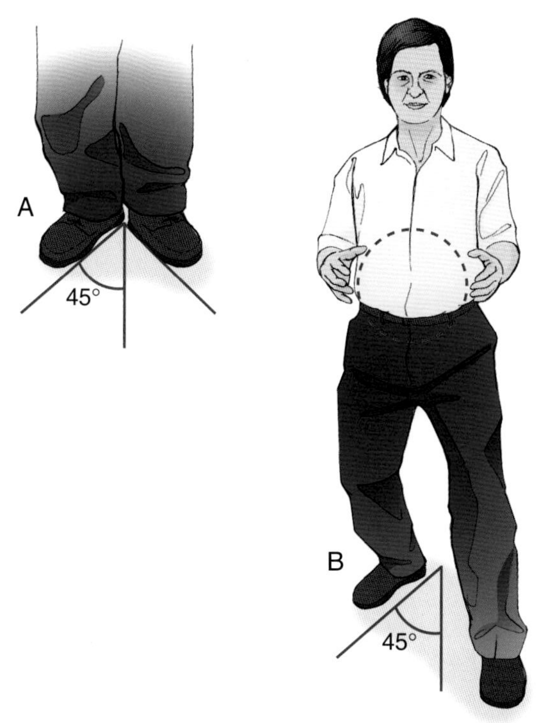

图2–5　A. 进行波状松动术的基本站姿包括弓步。开始时，将足跟并在一起，以中线为轴，双脚分开45°。B. 弓步，双手握着金色能量球，后腿继续以中线为轴打开45°，前脚朝向与骨盆相同的方向。膝盖与脚尖成一垂线

（图2–5A）。

- 微屈膝。治疗师把所有的重量放在右脚上，然后左脚与肩同宽向前打开，约12英寸（约30.48厘米）。转动左脚使之朝向与骨盆相同的方向，左右脚之间为45°，而不是以中线为轴（图2–5B）。
- 髋关节保持向前。将70%的体重向前移动到左脚上。左膝应该在与左脚脚尖成一垂线。
- 双手在腹部前抱住一个“能量球”。双手放松，两手之间大约1英尺（约0.3米）的距离。手腕是直的，肘部弯曲约70°，手指轻微屈曲，处于功能位。
- 手、手臂、肩部、背部、腹部、下颌、面部是放松的，但不是柔软无力的。要保持警惕和清醒。轻轻收回下颌，以延长颈部，保持头部竖直。
- 波状松动术有三个阶段：抽回（后退），由下向上的挖取动作（流动），滚动。

第一个动作：抽回（聚集气）

- 吸气，将70%的体重移动到后腿上，聚集身体中的气（图2–6）。当转移重心时，躯干保持在同一水平移动。躯干既不向上提高，也不向下沉，不会从一侧到另一侧。除非是在体格魁梧或者肌肉特别丰厚的患者身上进行。在这种情况下，通过将重心移动到后腿上而使双膝稍微弯曲，让身体下沉约1英寸（约2.54厘米）。

身体重心移至后腿
时手稍上举
回收，聚气
体内的能量在这
一阶段按“向后回
环”的方式运动
能量回撤

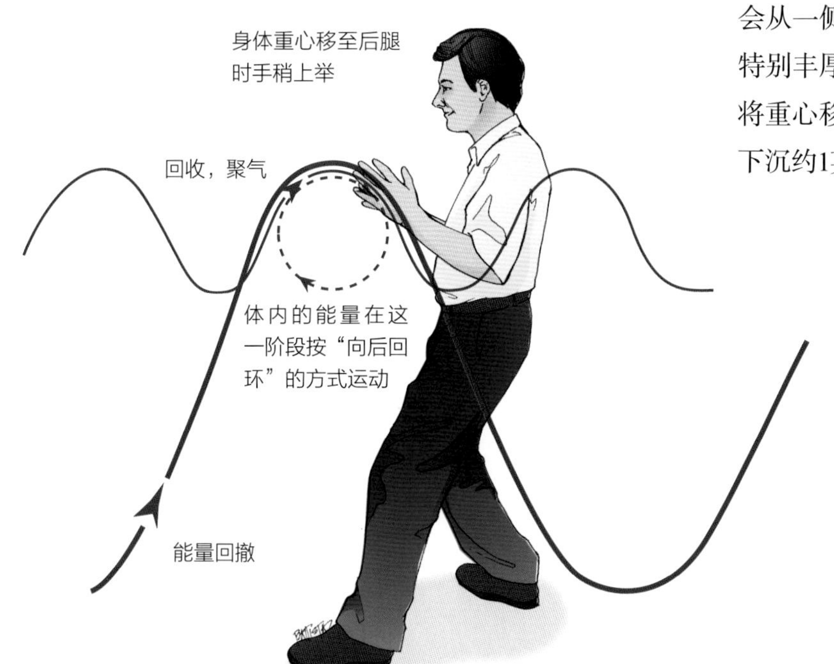

图2–6　波状揉抚松动术的第一个动作称为“抽回或聚集气”。所有揉抚的第一个部分都是在站立位进行，并将约70%的体重放在后腿。这个动作在揉抚中是必不可少的，因为它可以让治疗师把全身的力量都投入到揉抚中。如果治疗师正在处理一位特别紧张的患者或一位身材高大的患者，当治疗师将重心转移到后腿时，使膝关节弯曲的角度大一点，从而让身体下沉大约1英寸（约2.54厘米）

- 当移动重心时，手划弧式稍抬高，好像正在移动一个球。

73 **第二个动作：向前移动，或挖取，或沉下气**

- 当开始呼气时，开始全身向前移动，并允许手下沉，进入另一个画圈式的运动中（图2–7）。手保持在功能位。
- 随着身体向前移动，治疗师想象手沉入组织中，一波能量通过水涌入。

第三个运动：滚动（分散气） 74

- 在揉抚的最后阶段，减轻压力，让手抬起。想象一下，手在纸巾上滚动，就像拇指滚过碗口（图2–8）。这种运动类似于海浪破碎时的卷曲运动。揉抚结束时，左膝应在左脚趾上方。身体运动的结束应与揉抚的结束相协调。治疗师通常会犯这样的错误：停止他们的身体运动，却

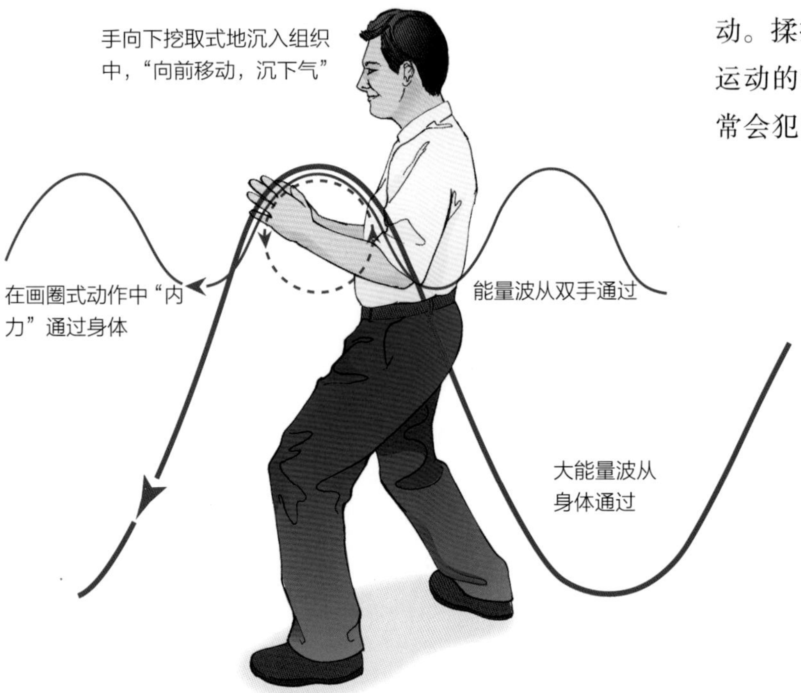

手向下挖取式地沉入组织中，“向前移动，沉下气”
在画圈式动作中“内力”通过身体
能量波从双手通过
大能量波从身体通过

图2–7 波状揉抚松动术的第二个动作称为“向前移动，沉下气”。腿、骨盆和手臂都一起移动。手仍处于功能位。当身体向前移动时，双手压入组织中。组织的阻力越大，动作越趋向于椭圆形（平坦）。如图2–6中所提到的，治疗紧张的部位时，在揉抚的第一步中，让身体下沉约1英寸（约2.54厘米）。如果在这个较低的位置开始进行操作，那么在做第二个向前的动作时就要让身体提高大约1英寸（约2.54厘米）。在对大多数患者的治疗过程中，治疗师的身体在向前和向后移动时要保持在同一水平面上

在手以挖取式压入组织后，当手滚过软组织时应该减轻压力
能量波从双手通过
大能量波从身体通过

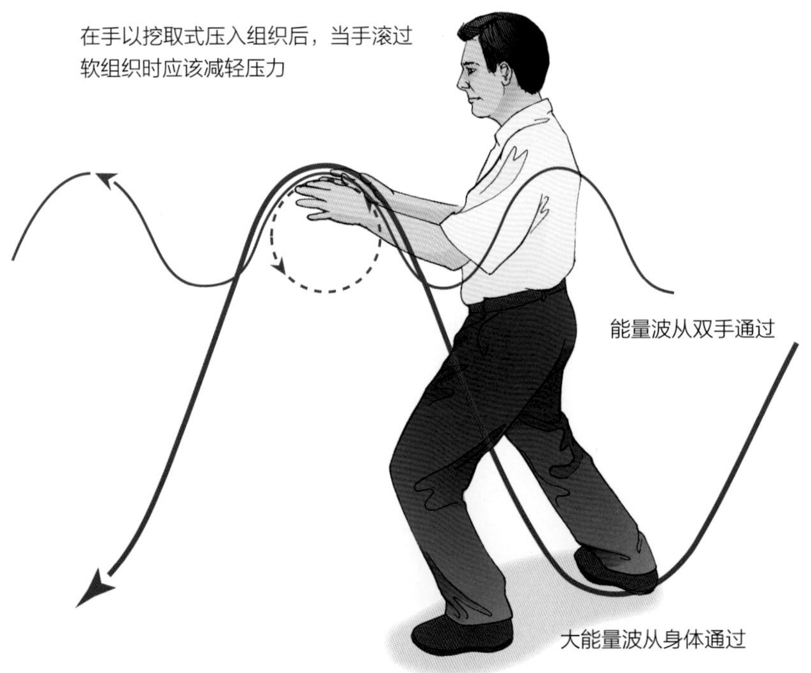

图2–8 波状揉抚松动术的第三个动作，称为“滚动，分散气”。在第二个动作期间，手按压入组织之后，揉抚的整理部分包括手滚过组织时减轻压力，如同羽毛划过一样，这类似于打破波浪

同时继续用手抚摸。然而，这对手部和手臂的肌肉来说是过度的锻炼。

与另一位治疗师一起练习

- **目的：**下面将描述如何将基本的波状揉抚松动术应用在身体的任意部位。为了达到演示的目的，揉抚将会在大鱼际掌根处练习。这将以课堂教学的形式进行阐述，其中包括另一位治疗师，这位治疗师将在练习中扮演患者。
- **患者体位：**患者坐在按摩床上，膝盖上放一个枕头，右手放在枕头上，掌心朝上。治疗师呈弓步（见“波状揉抚松动术的初始体位”），骨盆垂直面向患者的大鱼际。接着，治疗师把双侧拇指置于患者大鱼际上并握住患者拇指的掌骨背侧。

第一个动作：抽回或聚集气

- 吸气，将70%的重心移动到治疗师的后腿上，聚集身体中的气（图2-9 A）。在转移重心时，躯干保持在同一水平。
- 在重心往后转移时，将皮肤向后拉约1英寸（约2.54厘米）长，将拇指的掌骨轻微地转向自己（图2-9B）。

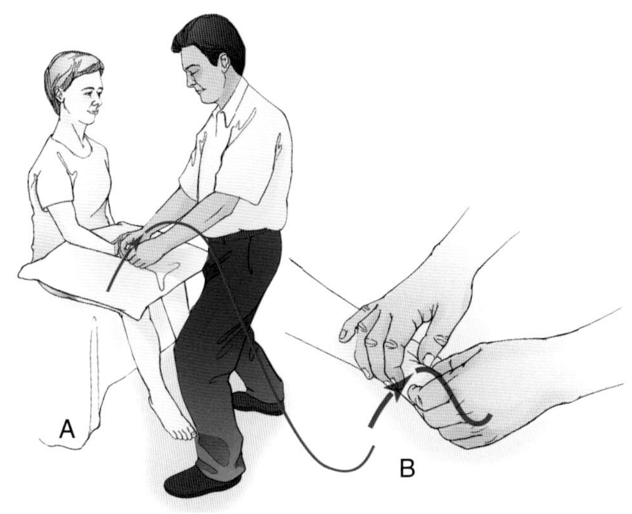

图2-9 A. 站位练习大鱼际处波状揉抚松动术。在第一个动作中，将重心移回到后腿。B. 在第一个动作中，将皮肤向后推，将拇指的掌骨略向手掌旋转

第二个动作：向前移动，或挖取，或沉下气

- 当治疗师开始呼气时，开始全身向前移动（图2-10A）。随着身体的运动，拇指也跟着按下肌肉，进行画圈式的、向下挖的运动（图2-10B）。其他四指轻轻用力握住来稳定患者拇指的后部，这样治疗师的拇指就可以按压到肌肉中了。

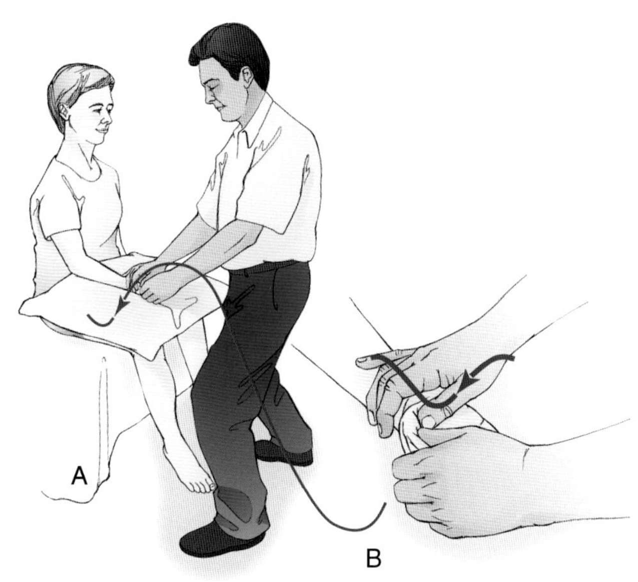

图2-10 A. 在第二个动作中，整个身体向前移动。当身体向前移动时，身体的大部分带动治疗师的拇指按压进患者大鱼际的软组织中。此时骨盆面向揉抚的方向。保持整个身体放松。B. 双手的拇指沉入软组织中，做一个划弧式的、由下向上的运动，垂直于拇指的掌骨。揉抚只在患者的舒适极限内进行。在向下做揉抚时，治疗师的其余手指应该固定患者的拇指掌骨，而不是移动掌骨

第三个运动：滚动或分散气 75

- 揉抚的结束部分包括了身体、拇指、手腕和手臂的整体运动。当身体持续向前倾时，拇指进行画圈式的挖取式动作，向下约1英寸（约2.54厘米），治疗师的手像波浪式地滚过软组织，好像拇指滚过碗口（图2-8）。揉抚并没有滑过皮肤。在进行揉抚的同时，将患者的拇指轻微地远离掌面旋转（侧面地）（图2-11B）。治疗师的身体继续向前直到揉抚结束。
- 将压力释放在皮肤上，把拇指放在一个稍微不同的地方，再次移动身体，当治疗师把皮肤向

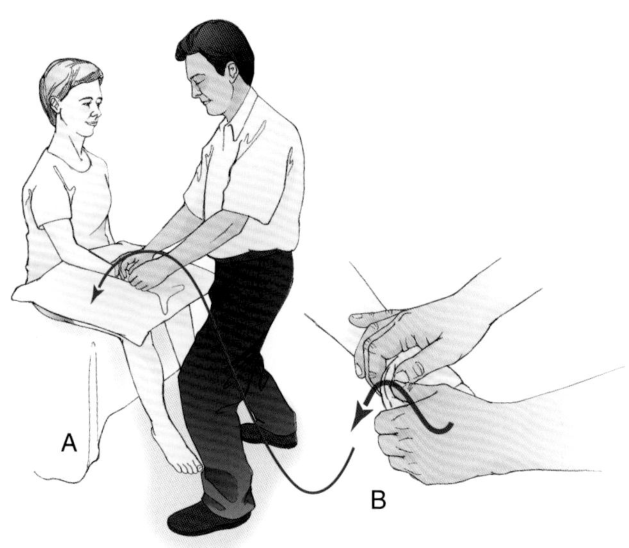

图2-11 A. 在揉抚的结束部分，治疗师的身体应继续向前。如果身体停止运动，手的部分也应停止。B. 揉抚的结束部分包括减少揉抚的压力，轻抚软组织，如同滚过碗边一样。治疗师可能会感觉软组织在拇指下滚过去

后拉大约1英寸（约2.54厘米）时再做下一次的揉抚。练习几分钟，然后在对侧手上做同样的动作。

揉抚的概述

四种横向揉抚

所有的波状揉抚松动术都是垂直于纤维走向的。横向揉抚可以松解粘连，伸展组织，刺激细胞的生成，并将纤维重新调整到正常的平行排列中，不施加纵向应力以免破坏正在愈合的纤维。不同于这种横向揉抚的两种揉抚将在下面“两种基本的纵向揉抚”中讲解。

- **类型一**：基础的波状揉抚松动术是行程短、划弧式、挖取式揉抚，动作范围约1英寸（约2.54厘米）。正如前文所提到的，当遇到组织阻力时，揉抚变得平滑和趋向于椭圆形（参见“波状揉抚松动术模仿海浪”）。这种揉抚不滑过皮肤表面，但经皮肤传导。
    - **应用**：这种揉抚通常用在肌腱、韧带、关节囊、肌腹的纤维和筋膜，以及相关的全身筋膜上。它可以应用于所有的软组织，包括神经。
- **类型二**：这是一种短距离、前后方向的揉抚。这种揉抚可以缓慢地或以中等速度进行。这种类型的揉抚所用的速度比类型三要慢。
    - **应用**：这些揉抚应用于肌腱结节和疼痛点，肌腹、肌腱、腱鞘和韧带内增厚的区域。这比类型一作用的深度更深，但没有类型三深。
- **类型三**：这是一种短距离、速度轻快、横向摩擦的揉抚。这些揉抚是平的，而不是呈圆形或椭圆形划弧式的。这种揉抚的速度也是一个基本特征，每秒要做3~4次揉抚。 76
    - **应用**：这种类型的揉抚也常被称为横向摩擦按摩，这是由医学博士James Cyria设计的。这种揉抚有助于溶解纤维化，一般应用于肌腱、韧带、关节囊和骨膜附着点，也适用于解除皮肤、真皮和浅筋膜的粘连。
- **类型四**：这是一种短的、轻快的、单向的、由下向上划弧式的揉抚。
    - **应用**：这种揉抚适用于肌肉、肌腱和韧带来放松异常扭转或重新调整肌肉、肌腱及韧带。

两种基本的纵向揉抚

这些揉抚类型属于Ida Rolf 理论体系中传统的经典深层组织揉抚。它们旨在延长已经被缩短和增厚的筋膜。虽然等长收缩后放松（PIR）技术（参见“肌肉能量技术”）有助于延长肌肉及其深筋膜，但偶尔需要应用纵向揉抚来拉伸结构周围形成的表层套状筋膜，或形成深筋膜室的筋膜。例如，腿前部的小腿筋膜是一厚实的结构，通常需要深入的纵向揉抚才能延长筋膜。这些揉抚只能根据需要来应用，因为被揉抚的人可能会感到不舒服，而且对治疗师来说，进行揉抚的压力很大。

- 这是一种长距离的、持续的、滑过皮肤表面的揉抚。
    - **应用**：这种类型的揉抚应用于各种深度。浅表的揉抚旨在延长表面筋膜，并松解筋膜和周围结构之间的粘连。这些揉抚还可以应用于深筋膜以延长肌肉的覆盖物（肌外膜），

分开彼此黏附的肌肉，或松解肌肉与肌筋膜之间的粘连。

- 这是一种速度缓慢且深层的揉抚，不会滑过皮肤。
  - 应用：这种类型的揉抚适用于横向揉抚或肌肉能量技术无法起作用的肌肉内的局部粘连（“结节”）。因为这种揉抚通常令人感到不舒服，所以它们仅在其他技术尝试无效之后才被应用。

揉抚的方向

- 揉抚的方向有两种：①单向，例如从内到外。②在一个平面内双向来回移动。
- 为了区分，当给出指示让身体在特定的平面中进行来回移动的类型二和类型三的横向揉抚时，更常见的是描述揉抚方向，例如内侧至外侧平面，而不是使用确切的解剖平面或轴。通用术语与解剖术语的对应关系如下。
  - 在前–后平面的横向揉抚在解剖学上也称为水平面或横向平面。
  - 在内–外平面上的前后揉抚在解剖学上称为冠状面。
  - 在上–下平面中的前后揉抚在解剖学上称为矢状面。

揉抚的应用指南

- 患者必须能够完全放松，这有利于让他们得到最大的临床获益。其目的是激活副交感神经系统，这能调节身体内的愈合和再生。为了使这部分神经系统发挥作用，患者需要完全放松身心。
- 有节奏地进行揉抚，不能突然改变速度。
- 症状越急，揉抚应该越柔和，摇摆越平缓。在慢性病症中，可以采用更深层次的揉抚和更大幅度的摇摆。
- 组织水分越多，揉抚越轻。组织纤维化越重，揉抚越深。
- 越靠近附着点，揉抚的距离越短。肌腹的揉抚越多，振幅越大，揉抚范围越大。
- 松动所治疗的整个区域，而不仅仅是双手所接触的局部组织。
- 即使做深层的揉抚，也应尽可能地放松双手。

肌肉能量技术

- **定义：**肌肉能量技术是一种精确控制患者肌肉的自主收缩方向及不同的收缩程度，使患者对抗治疗师的明显的反作用力的过程[16]。
- **历史：**肌肉能量技术起源于20世纪40年代，当 77
时Kabat设计了一种可以让患者主动参与来加强受损肌肉的神经功能的技术[17]。他称这些类型的肌肉再教育技术为神经肌肉本体感觉促进术。20世纪50年代，Fred Mitchell，Sr，DO和其他正骨科医生应用这些技术来松动关节，他们称之为肌肉能量技术。MET由许多从业者，包括Philip Greenman[16]、Karel Lewit[18]、Vladimir Janda及其同事[19]和Leon Chaitow[20]改进。重要的是在发展的过程中人们意识到，肌肉能量技术已经可以应用于骨骼系统，通过特定的限制障碍来移动椎骨[21]，而且这种技术也可以应用于软组织。
- **按摩治疗师的应用：**按摩治疗师的目标不是按照特定方向移动椎骨。对于按摩治疗师而言，肌肉能量技术用于治疗软组织和神经系统疾病。因为肌肉能量技术让患者主动使出力量，所以我们使用的是中枢神经系统最高级的部分对肌肉的非随意模式重新编程。次要的作用是主动的肌肉收缩有助于松动关节。MET有很多临床用途，如下所述。

临床用途

- 降低高张力肌肉的持续收缩，延长缩短的肌肉内筋膜。
- 增加延展性，降低关节周围组织（周围的软组织）的敏感性[7]。当韧带、关节囊和骨膜与延伸到肌腱骨膜结合处的肌筋膜交织在一起时，肌肉收缩能牵伸关节周围的结缔组织。

- 加强肌力不足的肌肉或肌群。由于更多的肌纤维参与，等长收缩增加了肌肉的张力和功能。
- 重新建立肌肉正常的组织模式。如果一块肌肉很弱，那么其他的肌肉会代替它的动作。MET可以使肌肉恢复正常的功能。
- 减轻急性损伤时的局部水肿，肌肉收缩起到对淋巴和静脉系统的泵作用。
- 重新建立正常的运动模式，松动受限的关节，调节关节运动，增加自身的ROM。这些技术有助于整脊或骨科操作。
- 通过交互抑制和刺激感受器来进行疼痛管理。
- 促进感觉–运动整合，使患者意识到需要习惯性收缩的区域，并纠正Thoma Hanna[22]所说的“感觉运动失忆”。
- 以快速、无痛的方式减少扳机点[7,19,23]。
- 收缩放松MET的形式包括等长收缩。自主等长收缩不仅用于减小过高的肌张力，还可以应用于评估[24]。它能让我们注意肌肉是否肌力不足、疼痛，或肌力强且无痛（参见“等长测试”）。
- MET是住院、卧床和虚弱的患者的绝佳治疗方法，因为在非常轻的压力下可以获得疗效。

使用MET诱导肌肉得到神经上和物理上的放松

MET的神经学基础

尽管MET在正骨治疗师、脊柱按摩师和物理治疗师中有广泛的实践，但文献中仍然有关于MET如何运作的争议。一些学者关注于高尔基腱器[20]，而其他人关注于肌梭[21]。肌梭的基本神经学作用可概括如下。

- MET采用单块肌肉的自主、随意收缩。一块肌肉的独立的自主收缩与大多数日常活动中使用的肌肉收缩不同。因为更高级的脑中枢作用于独立的肌肉收缩，与功能性活动相比，取得了独特的神经学效果。
- 如前文所述，肌肉纤维有两种类型：梭外肌纤维和梭内肌纤维。梭外肌纤维提供肌肉收缩的力量，并由α运动神经支配。梭内肌纤维（也称为肌梭）由γ运动神经支配，作为感受器来帮助调节肌肉的长度和张力。
- 在肌肉持续收缩期间，肌肉无意识地或不自觉地收紧，γ运动神经元的活动被认为处于异常较高的激活状态，导致肌张力过高（高肌张力）和其静息长度异常短缩。
- 自主等长收缩缩短的肌腹，放松梭内肌纤维，卸下肌梭的负担，暂停使用肌梭（图2–12）[25]。 78
因为孤立的自主等长收缩只需要α运动神经活

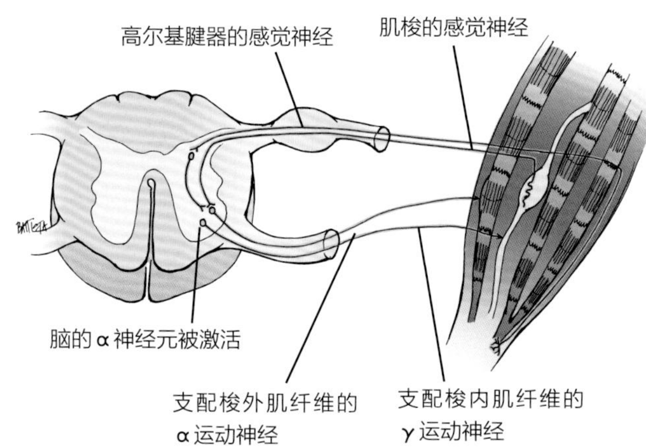

图2–12 自主等长收缩会刺激α运动神经元，引起梭外肌纤维收缩。这使梭内肌纤维能得到放松，使暂时肌梭停止活动。肌梭的暂停活动能降低肌张力

动，γ运动神经不会向肌梭发出信号。
- 随着肌肉自主等长收缩后放松，α运动神经关闭，肌腹延长。在这个松弛阶段，γ运动神经启动以重新调整静息时的肌张力。理论上，由于γ运动神经刚刚被关闭，它们发出信号的速度已经被降低，也因此降低了肌肉静息时的肌张力。
- 谢灵顿交互抑制定律表明，当一块肌肉（主动肌）收缩时，它对拮抗肌具有抑制作用。

使用MET进行肌肉放松的物理基础

- 处于适当缩短位置或持续收缩的肌肉，其僵硬度会增加。等长收缩后的放松会提高肌肉的温度，同时由于触变性而降低肌肉的僵硬度[26]。

使用肌肉能量技术延长肌肉并减少扳机点

- 肌肉收缩会升高肌肉的温度，因为由于收缩而储存的能量随着肌肉松弛而释放。温度的升高增加了结缔组织（肌肉肌腱的筋膜单位）的弹性和延展性，并降低了基质的黏稠度。
- 当肌肉等长收缩时，肌纤维缩短，结缔组织变长，使肌肉保持相同的长度。这种延长可溶解胶原蛋白中的异常交联，使肌纤维较正常地滑动，并使肌肉拉伸到新的长度。
- 当肌肉恢复到全长时，与扳机点相关的疼痛和功能障碍就会得到缓解[7]。

肌肉能量技术的治疗原则

MET有很多种形式。下面列举的是已在临床上证明为最有效的形式。

- 最重要的原则是MET不会引起疼痛，可能会引起轻微不适，但患者从不感到疼痛。如果它已经引起轻度疼痛，应该立即停止。然后治疗师应尝试施加较小的阻力，直到达到患者可以完全放松的压力水平。
- 如果患者仍然感到疼痛，请使用RI（参见“交互抑制”）。如果收缩仍然引起疼痛，那就作用于那些与这块肌肉相关的、但不会引起疼痛的关节。例如，如果对抗肩部的内旋和外旋会引发疼痛，那么尝试对抗内收、屈曲或伸展。
- 首先对高肌张力或缩短的肌肉进行MET，因为这些组织会抑制它们的拮抗肌。放松高肌张力的肌肉后，再使用MET来加强肌力薄弱的肌肉。
- 肌肉通常位于其完全拉伸位和完全松弛位的中间位置。这个位置是测量其肌力的最准确位置，通常是最舒适的位置。如果肌肉不能放置在其中立位，则放置在无痛或者无对抗力的位置。
- 治疗师指导患者对抗治疗师所施加的阻力。这一点很重要，因为治疗师想要完全控制患者的用力程度。否则，有些患者会认为他们必须使出最大的对抗力，这样他们可能会在力量上压制或压倒治疗师。因此治疗师可以说：“我会试着让你的肢体往某一特定的方向移动。你的任务是对抗我的力量，保持不动。在这个过程中，会有轻微的不适，你要告诉我有没有其他感觉。因为做这种治疗是不应该引起疼痛的。”然后治疗师逐渐施加压力。
- 治疗师通常只应用适度的压力，只需要让患者 79
  使出10%~20%力量对抗治疗师的力量。在急性病症中，只需施加几克的压力使神经出现变化即可。慢性病症中，可以应用多达50%的力来使结缔组织产生更多的热量和更大的伸展。
- 患者在急性期主动抗阻时间为5~10秒；而在慢性期，治疗师可以让患者再坚持相对多一点的时间。轻拍正在收缩的肌肉，让其感知到肌张力不自主增高的部位。当肌肉收缩时，治疗师可以对患者说“体会这块肌肉的收缩”，然后当肌肉放松后可以说“感觉肌肉的放松”。
- 这种收缩（抗阻）-放松的循环通常重复3~5次，但在慢性疾病中可能重复多达20次。
- 在主动肌收缩后，其相互拮抗的肌肉（拮抗肌）再收缩通常是有帮助的。特别是在等长收缩（PIR）MET使用后更见效果，因为这种方法不仅能更深层地放松肌肉，而且使肌肉在其延长位置也处于放松状态。这是通过交互抑制来实现的。

肌肉能量技术的类型

MET几乎可用于身体上的任何一块肌肉。这一部分描述了身体每个部位中最常用的技术。MET是有针对性的，施阻的方向必须精确、有效。

收缩-放松（contract-relax，CR）

- **目的：** 应用CR的目的是让肌张力高的肌肉放松，刺激肌肉的感知，并评估肌肉的疲劳或疼痛程度。
- **体位：** 治疗师将患者的肘关节置于休息位，即处于完全屈曲和完全伸展的中间，或在开始感觉到阻力的位置（图2-13）。

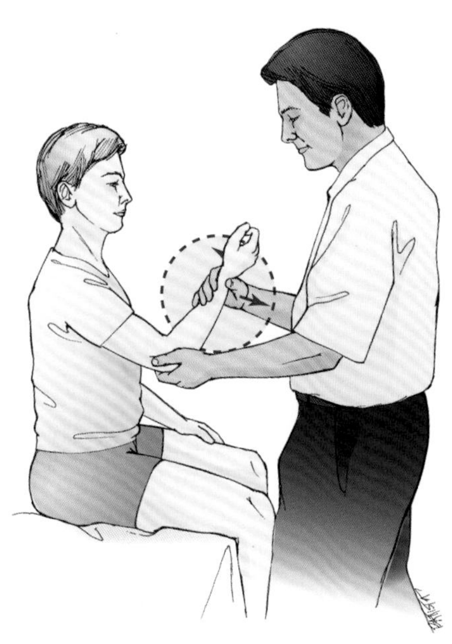

图2-13 CR MET和RI MET可以以肱二头肌和肱三头肌为例。在CR MET期间治疗师握住患者前臂远端，当治疗师试图缓慢将患者的前臂拉向自己（伸展肘关节）时，告诉患者“不要让我移动你”。在肱二头肌上应用RI MET，治疗师指导患者“不要让我移动你”，因为治疗师试图将患者的前臂推离自己（屈曲肘关节）。在对抗治疗师的过程中，患者收缩肱三头肌（即肱二头肌的拮抗肌）

- **动作：**治疗师握住患者前臂并稳定肘关节，并向患者说明“不要让我移动你”，同时尝试伸展患者的肘关节。一旦治疗师对患者解释完毕，就可以简单地说“对抗”或“保持”。但是如果一开始患者就经常混淆的话，那么治疗师就只说“保持”。如果治疗师说“不要让我移动你”，此时患者不必考虑确切的方向或什么肌肉正在工作。
- 患者对抗治疗师5~10秒。确保患者没有憋气。
- 告诉患者：“放松。”然后等待几秒钟，直到患者完全放松。
- 重复CR循环3~5次，直到感觉肌肉放松为止。

交互抑制（reciprocal inhibition，RI）

- **目的：**RI用于急性病症。如果即使只是用最小的力来进行肌肉收缩都会引起疼痛，那么使用RI做肌肉相反方向的动作，即疼痛肌肉的拮抗肌向该肌肉发送神经信号以抑制其收缩。RI也可用于与CR MET交替或在一系列的等长收缩后放松（PIR）完成后使用。这加强了CR MET之后的放松，并且在PIR技术之后向拮抗肌发送使其在延长的状态下放松的信息。在下面的例子中，我们假设肱二头肌在等长收缩的情况下处于高肌张力且疼痛的状态。
- **体位：**治疗师将患者的肘关节伸展至感受到阻 80
力或疼痛之前（图2-13）。
- **动作：**治疗师对患者说“不要让我移动你”，然后将前臂远端向下压，试图弯曲患者的肘关节。这个动作使肱三头肌收缩，同时交互抑制肱二头肌。
- 治疗师指示患者放松，等待几秒，然后重复3~5次循环。

等长收缩后放松（PIR）

- **目的：**应用PIR的目的是延长被缩短的肌肉和其相关的筋膜，并缓解扳机点。下面以手指屈肌为例，因为指屈肌通常很短且较为紧张。
- **体位：**患者取仰卧位，肘关节伸展，前臂旋后，腕部置于床缘。治疗师将自己的手指放在患者手指的掌侧面，并将另一只手放在患者的前臂近端以起固定作用。
- **动作：**治疗师缓慢、轻柔地按住患者的手指使其伸展，直到伸展引发疼痛，或直到治疗师感到肌肉和肌筋膜的抵抗（图2-14A）。然后治疗师指示患者：“不要让我移动你。”然后治疗师慢慢地按压患者手指，尝试按压手指来使患者获得更大的延伸，同时患者对抗，这个过程维持5~10秒（图2-14B）。
- 治疗师告诉患者“放松”，然后等待几秒，直到患者完全放松。
- 患者放松后，治疗师慢慢地轻轻按压手指，直到伸展引发疼痛之前或直到感到肌肉和筋膜出现拉伸阻力。
- 从开始出现这个阻力起，治疗师重复收缩（抵抗）-放松-延长-收缩的循环3~5次。
- 如果治疗师不能提高患者伸展的程度，应该告知患者要在舒适的阻力下对抗20~30秒，然后再次

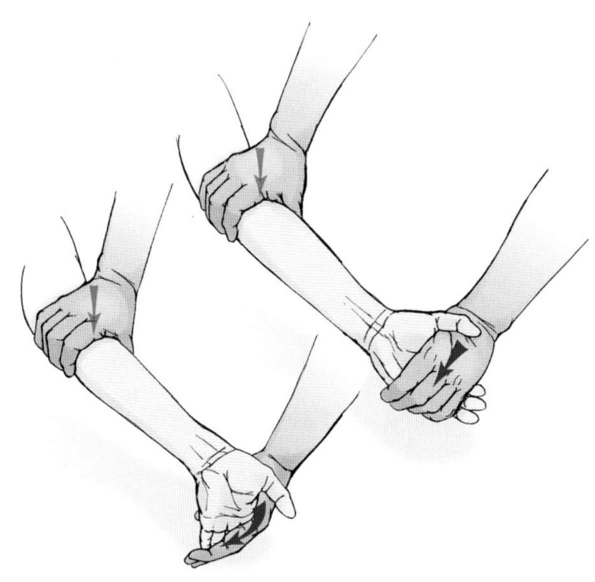

图2-14 PIR MET可以用手指屈肌简单展示。患者取仰卧位并伸展肘关节。治疗师将手放在患者的手指上，慢慢地将手指按压到舒适的伸展极限。接下来，当治疗师缓慢、轻柔地按压患者的手指时，指示患者“不要让我移动你”。约5秒后，治疗师放松几秒，然后按压患者的手指，进一步延伸至舒适的极限。将这个收缩-放松-延长的循环重复多次

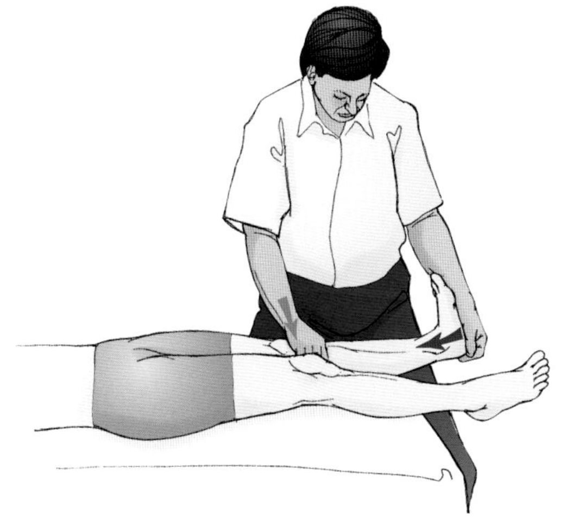

图2-15 CRAC MET可以用腓肠肌做示范。患者取仰卧位并伸展膝关节。治疗师将一只手放在患者的足跟上，将前臂放在患者的足底。接下来，治疗师指示患者“不要让我移动你”，同时缓慢地、轻轻地用自己的前臂压患者的足底约5秒。治疗师再放松几秒，然后指示患者主动将足向头侧移动，脚踝背屈并牵伸腓肠肌。重复CRAC循环数次

尝试拉伸。有时做一次只能增加约1英寸（约2.54厘米）的关节活动度。

收缩-放松-拮抗-收缩

- **目的：** 使用收缩-放松-拮抗-收缩（contract-relax-antagonist contract，CRAC）循环的目的是拉伸粘连，延长结缔组织，并降低肌肉过高的肌张力。CRAC技术在PIR技术的基础上增加了一个RI，即再让患者主动收缩拮抗肌。这种收缩对被拉伸的肌肉具有抑制作用，并且对伸展长期缩短的肌肉是有效的。这种技术只适用于慢性病。下面以腓肠肌为例。
- **体位：** 患者取仰卧位。治疗师将一只手放在患者的膝盖上。另一只手握住足跟，前臂放在足底（图2-15）。
- **动作：** 患者主动地将足背屈，治疗师的前臂抵住足底。治疗师指示患者放松身心。然后治疗师指示患者“不要让我移动你”，并让患者对抗，此时治疗师慢慢地将其体重靠向治疗床的头侧，用前臂抵住患者的足底，试图将足进一步背屈。治疗师持续5秒，然后指示患者放松。接下来，治疗师让患者将足背屈（向头侧），直到遇到新的阻力。
- 治疗师重复CRAC 3~5次或根据需要重复。然后在患者的另一侧重复。

离心收缩 81

- **目的：** 使用离心收缩的目的是解除粘连并延长结缔组织。离心收缩的过程必须小心，因为过度的力量可能会刺激软组织。缺乏锻炼或虚弱的患者及关节置换术后的患者禁用。这种技术只适用于慢性期。下面以肱二头肌为例。
- **体位：** 治疗师伸展肘关节直到伸展引发疼痛，或感觉到肌肉和筋膜对拉伸的阻力（图2-13）。
- **动作：** 当治疗师试图伸展患者的肘关节时，治疗师对患者说：“不要让我移动你。”治疗师可使用适度的力量，使患者用最大对抗力的50%，这个过程持续5~10秒。接下来，治疗师指示患者：“保持对抗，但现在让我慢慢移动你。”当患者试图屈曲肘关节时，治疗师克服患者的阻

力，牵拉肘部，使肘关节进一步伸展。

- 治疗师指示患者放松并重复这个过程3~5次，从新的阻力点开始，将肘关节移至它在无痛范围内的最大伸展位置。
- 离心MET应用于实践中时，一开始只能施加轻微阻力。

向心性肌肉能量技术

- **目的**：如果肌肉较弱，向心性MET可以帮助神经系统恢复适当的兴奋并增加肌张力。该技术动作必须精确和受控，强调单独收缩某块肌肉的精确性，而不是收缩的力量。在下面的例子中，我们假设颈深屈肌和舌骨肌是无力但不疼痛的。如果患者处于颈部疼痛的急性期，则不能应用此技术。
- **体位**：患者取仰卧位。患者将膝关节屈曲并将双足平放在治疗床上（图2–16）。
- **动作**：让患者慢慢地抬起头部，使头部距离下方的治疗床几英寸（1英寸≈2.54厘米）。首先嘱患者收紧下颌，看着自己的脚。治疗师观察患者的头部是否在颈部延伸（即下颌是否在喉部突出），或者当下颌更靠近喉部时，头部与颈部是否一起弯曲。如果颈深屈肌具有正常的力量，则下颌向喉部移动，而不是向天花板靠近。如果颈深屈肌无力，胸锁乳突肌和斜角肌代替颈深屈肌，此时伸展头部会使下颌向天花板突出。

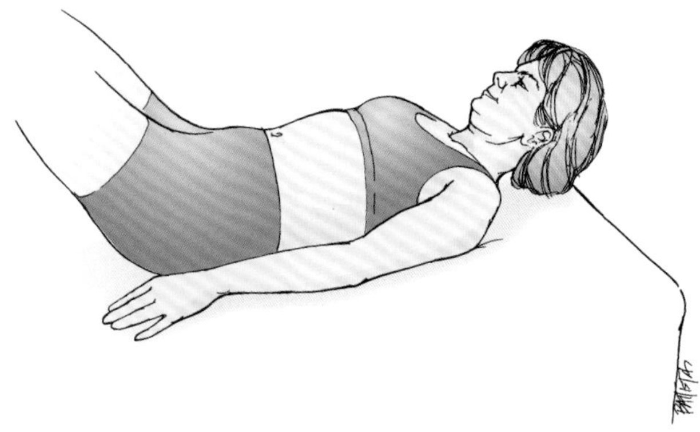

图2–16 以颈深屈肌和舌骨肌进行同心MET的示范。这些肌肉经常无力，替代它们做功的是胸锁乳突肌和斜角肌。当患者躺在治疗床上时，膝关节屈曲，脚放在治疗床上。治疗师指导患者慢慢地抬起头，使头部离开床面几英寸，收下颌并让其向喉部旋转

- 此操作重复多次。该患者应该将此运动当作锻炼进行，直到肌力增强，患者能够精确使用和控制这块肌肉。

肌肉能量技术增加关节活动度（ROM） 82

- **目的**：MET的一个作用是增加关节的活动度。当韧带、关节囊和骨膜与延伸到肌腱骨膜附着处的肌筋膜相互交织时，肌肉收缩能使关节周围的结缔组织得到伸展。等长收缩可增加关节周围软组织的延展性。神经学上，还不太清楚为什么肌肉的主动收缩会影响关节囊，但Freeman和Wyke[27]等证明肌肉和韧带之间存在反射。以上描述的所有模式都可用于增加关节活动度，而不只是用于影响肌肉及其相关的筋膜。然而，如果关节活动度减小，治疗师想要确定是哪块肌肉有问题时可能会存疑。因此，不要考虑肌肉，只需简单地确定活动度减小的方向，让患者对抗治疗师想要将其关节向限制方向的移动。这种方法已经被证明对于关节囊粘连是有作用的。下面以肩部的内旋活动度减小为例。
- **体位**：患者取坐位，将手放在腰部（图2–17）。如果有困难，手放在骶髂关节或股骨大转子上。治疗师一手握住患者的肘部，另一只手握住前臂远端。
- **动作**：当治疗师试图将患者的手拉离腰部，也就是试图将肩部移动到更大的内旋位置时，治疗师对患者说“不要让我移动你”。这个过程持续5秒。然后，患者放松几秒，在此期间，治疗师将患者的手慢慢地从后背拉离，直到这个动作引起疼痛或感觉筋膜有拉伸阻力。通常拉离的距离只有1英寸（约2.54厘米）。如果伸展引起疼痛，治疗师应停止施加拉力，直到患者没有感到不适。这个动作重复3~5次。
- 记住在对关节运用此技术时，即使是ROM的轻微变化，也可能会导致功能的显著变化。

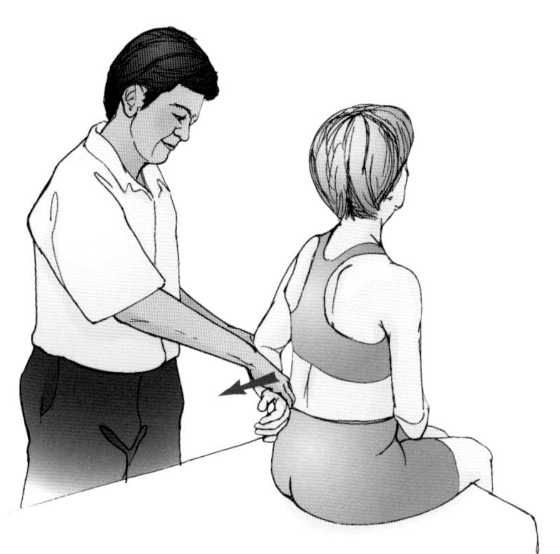

图2–17 为了增加肩关节的内旋范围，让患者坐在治疗床上，将一只手的背侧置于患者自己的背部。治疗师将手放在患者的手和背部之间。治疗师指导患者“不要让我移动你”，同时缓慢地、轻轻地将患者的手臂拉离背部约5秒。治疗师放松几秒，然后慢慢地、轻轻地将患者的手拉离背部，直到患者感到不舒服或感觉到阻力点。治疗师再次指示患者“不要让我移动你”，同时慢慢地、轻轻地将患者的手臂拉离背部，以增加盂肱关节的内旋角度

关节松动术

- **定义：** 关节松动术可以定义为一种被动关节活动的形式[28]。这种活动发生于两块骨之间，称为骨骼动力学；或位于关节表面之间，称为关节动力学。例如，膝关节的屈曲和伸展描述的是骨骼之间在一个平面中的运动。膝关节屈曲过程中，胫骨端和股骨端相互滚动并滑动，这就是关节运动。每个关节都有轻微的被动活动，称为附属运动或关节内运动，这对于正常的关节活动度是必要的。三种具体的附属运动是滚动、滑动和旋转。
- **适应证**
  - □ 急性期、肿胀的组织，因为此时主动活动会引发疼痛。
  - □ 疼痛，肌肉痉挛。
  - □ 僵硬（低活动度）关节，无论是关节退化、关节内运动减少，还是关节囊增厚。
  - □ 活动度
  - □ 为激发关节和周围肌肉的最大功能。
- **关节松动术的临床效果**[28-29]
  - □ 通过刺激机械感受器缓解疼痛，关闭疼痛闸门（参见第一章）。
  - □ 通过刺激Ⅰ型和Ⅱ型机械感受器，降低肌肉紧绷度[30]。
  - □ 也可以通过反射来实现放松，反射影响肌张力[30]。
  - □ 减少粘连，并最大限度地减少挛缩的形成。
  - □ 维持附属运动（关节内运动）和ROM（骨骼动力学）。
  - □ 促进循环，增加组织中的营养和氧气并去除 83
废物。例如，减轻了神经根压迫，而这是疼痛的主要原因。
  - □ 刺激滑膜来增加关节内的营养和润滑（滑膜），进而增进关节软骨，以及半月板和椎间盘的关节内纤维软骨的健康。
  - □ 对于由受伤或制动导致粘连的缺水组织，可增加其含水量。
  - □ 通过刺激关节周围的机械感受器来改善本体感觉。

关节松动术的类型

屈曲和伸展

- **目的：** 柔和、无痛的关节被动屈曲和伸展运动可以减轻肿胀和疼痛。
- **体位：** 以屈曲和伸展膝关节为例，患者取仰卧位。治疗师将患者的膝关节放至舒适的屈曲度（图2–18）。
- **动作：** 轻轻地将患者的膝关节屈曲至仍感觉舒适的最大角度。慢慢地将膝关节在小弧度的无痛屈曲和伸展范围内活动，以将多余的液体泵出膝关节。这通常在CR MET之后进行，后者也有助于消肿。

单向的关节松动

- **目的：** 大多数关节具有典型的固定形式或失去正常的关节内运动，例如股骨在髋关节中的前方固定和肱骨在关节窝中的前方固定。下面的示例的

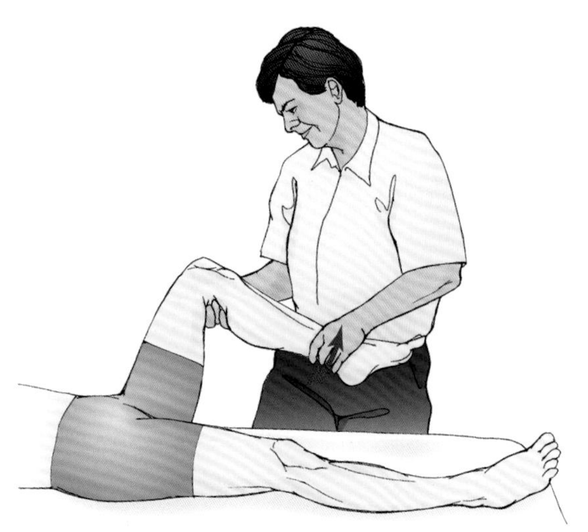

图2–18 轻轻地将患者的膝关节屈曲到最大的、仍感到舒适的位置。慢慢地将膝关节进行小弧度无痛的屈曲和伸展，将多余的液体泵出膝关节。这通常在CR MET后进行，后者也有助于消肿

目标就是恢复髋关节中股骨的前后滑动。

- **体位：**为了松动股骨，患者取仰卧位。治疗师将靠紧的双手置于腹股沟韧带，位于髂前上棘和耻骨联合（身体中线）的中间（图2–19）。
- **动作：**以快速振荡的方式轻柔地向后推动近侧股骨，重复几次。

节律性振动结合软组织松动术

- **目的：**放松肌肉和关节囊，并被动地活动关节。这可以改善关节的附属运动，松动关节周围的组织，减轻肌肉痉挛，改善关节的润滑，减轻疼痛，并减少软组织的异常扭转。这种关节松动的形式形成了波状揉抚松动术的基础，后者将软组织松动术与关节松动术相结合。下面以盂肱关节为例。

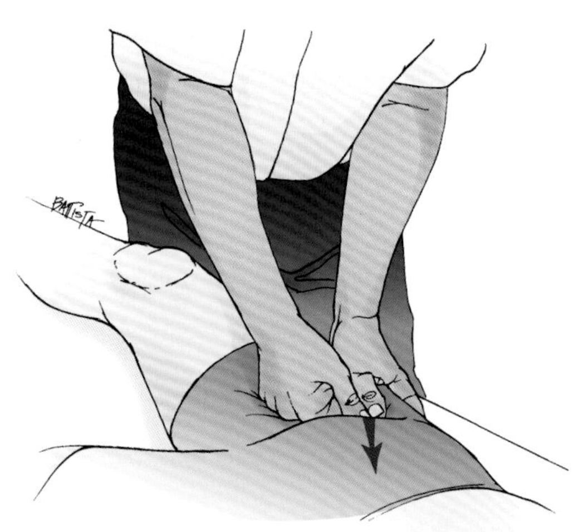

图2–19 为了帮助恢复髋关节中股骨的前后滑动，靠紧的双手置于腹股沟韧带下方，髂前上棘与耻骨联合（身体中线）之间的中点，以快速振荡的方式轻柔地向后推动近侧股骨，重复几次

- **体位：**患者取仰卧位，90° 外展手臂。治疗师下方的手握住患者手臂，然后将其从治疗床上稍稍提起，使表面组织变松弛（图2–20）。
- **动作：**治疗师用上面的手握住三角肌，使拇指
与肱骨的轴位于同一直线上。当治疗师以小幅 84
度的外旋摇晃患者的手臂时，旋转拇指并由下向上地进行揉抚。

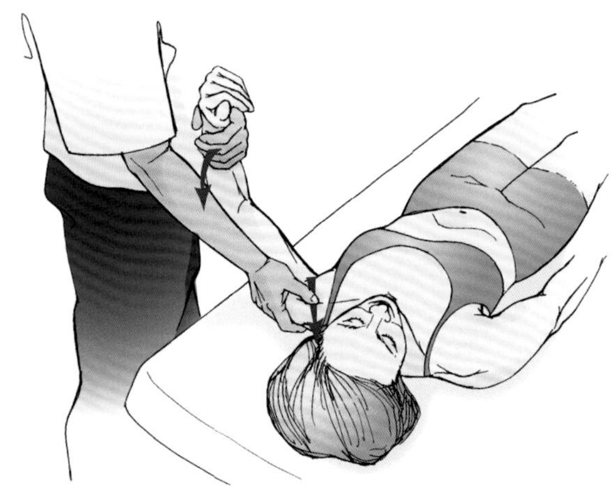

图2–20 治疗师用上方的手握住三角肌，使拇指与肱骨的轴处于同一直线上。在治疗师以小弧度外旋摇晃患者的时候，用拇指进行一系列向上的短距离的挖取式揉抚

多方向的运动提高关节的功能

- **目的：**被动关节活动改善附属运动，松动关节周围组织，减轻肌肉痉挛，增加关节的润滑度，并减轻疼痛。以颈椎的“8”字形松动术为例。
- **体位：**患者取仰卧位。首先通过位于颈椎中线的棘突来找到颈椎。稍微侧偏以接触内侧伸肌。治疗师将指尖移动到肌束上，能摸到一个骨性凹陷，这是关节突（图2–21）。

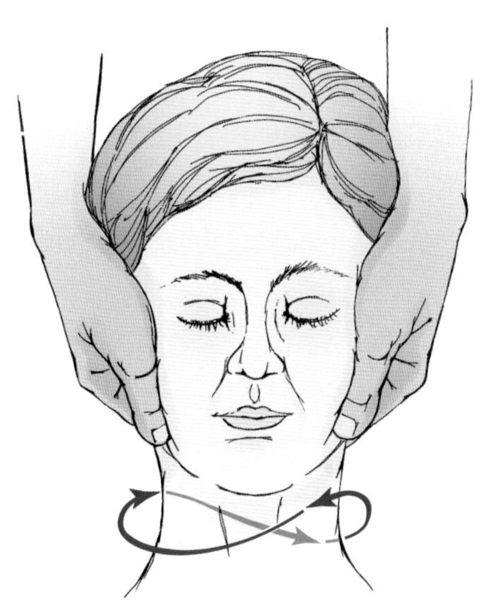

图2–21　首先通过位于中线的棘突来找出脊椎关节面。稍微侧向移动患者的头部以接触内侧伸肌。治疗师将指尖移动到肌束上，会感觉到骨性凹陷，这就是关节突。将指尖放置在从C_7~T_1部位开始的脊椎的关节突处，轻轻地用手以“8”字形模式移动患者的头部

- **动作：**治疗师的指尖置于C_7~T_1区域的关节突，然后治疗师的手带着患者的头部做“8”字形旋转。例如，患者的头部向右旋转，然后向左侧屈，此时治疗师的左手指尖则推向左侧关节突。然后将患者的头部向左侧旋转，再向右侧屈，等等。这是一个缓慢、非常温和的过程，应该不会产生疼痛。这个过程从C_7~T_1到C_1~C_2区域重复进行。

软组织松动术、关节松动术和肌肉能量技术的临床效果概要

- 增加新细胞的生成，以加快受伤或受损组织的修复和愈合。
- 垂直于软组织的走向拨动软组织可以在胶原上产生张力（拉伸），这可以增加成纤维细胞的活性并促进胶原和基质的生成。
- 通过物理刺激刺激体内所有细胞来增加细胞活力。MET的主动肌肉收缩产生的纵向拉力增加肌肉再生，因为纵向拉力能促进卫星细胞的生成。
- 细胞的正常功能取决于运动。
- 促进血液、淋巴、滑液和间质液（基质）之间的液体交换，以增加组织的营养交换和氧合作用，并排出废物。
- 健康的修复取决于体液的自由运动，这些液体携带细胞、纤维和营养来进行修复。而组织中液体的阻滞会导致修复不良和废物积聚。
- 按摩和松动术能促进循环，这会减轻肿胀和组织充血。
- 按摩和松动术有助于通过以下两种效果之一使关节滑液正常化：通过关节松动术刺激滑膜或通过关节屈曲和伸展的泵功能使过量的液体排出。
- 关节松动术通过对关节囊的挤压和舒展来给关 85
节软骨补充水分。
- 节律性振动（摇摆运动）促进循环，减轻关节肿胀。
- STM的施压和放松过程如泵的作用，增加和减少软组织内的压力，促进液体的交换。
- 按摩揉抚的施压能产生热量，对基质有触变作用，能够增加基质的吸水性。
- MET通过肌肉收缩可以刺激身体内部（深至骨骼处）和关节内的循环，减轻肿胀。
- STM和MET有助于重组和加强结缔组织纤维，特别是胶原。
- 垂直于纤维走向的拨动使弹性组分（胶原）被拉伸，如同拉动弹簧或拨动乐器的弦。当拉伸被释放时，赋予被拉伸纤维的能量会作为热量释放。热量促进润滑和营养在微观层面的交换。
- 垂直于纤维走向的拨动伸展纤维，解除异常的交联和粘连，增加软组织的延展性，增加关节活动度。
- CR MET产生的张力（拉伸或牵伸）可以促进胶原蛋白生成，产生更大的组织强度。它还可以通过肌肉收缩提供拉力，拉伸结缔组织并帮助胶原纤维重新对线，使纤维恢复正常的平行排列。
- PIR或CRAC MET可以延伸结缔组织，从而解除肌肉筋膜内的异常交联，从而增加组织中的长

度和弹性。

- 使肌肉的功能正常化。
- STM和MET降低肌张力。
- MET有助于恢复肌肉正常的兴奋模式。
- MET增加肌肉和肌筋膜的长度。
- 等长收缩和CR MET可加强薄弱的肌肉或肌肉群。
- PIR MET可以消除扳机点。
- 使位置性功能障碍正常化。
- STM和MET重组发生异常扭转或扭曲的组织。
- STM和MET通过舒展异常扭转来使扭转正常化。
- STM和MET有助于将胶原纤维重新对线，恢复其正常的平行排列。
- 通过手法治疗和MET，在软组织中建立正常的神经功能。
- STM和MET减少神经纤维中的粘连和减少神经性的传递。
- MET有助于关节运动反射的正常化，减少反射亢进或抑制。
- 通过提升患者对习惯性收缩或薄弱部位的感知来促进感觉运动整合，纠正Thomas Hanna[22]所说的“感觉运动失忆”。
- 松动受限的关节，有助于促进软骨的健康。
- 松动术和STM通过挤压和舒展关节囊来促进滑液与关节之间的交换。
- 按摩、松动术和肌肉收缩（MET）的机械刺激可刺激软骨细胞的生成和软骨修复。
- 按摩、松动术和MET减少粘连，增加关节活动度。
- 提供疼痛管理。
- 松动术增加对机械感受器的刺激，这是由于疼痛闸门和组织再氧化减轻了痛觉。
- 通过促进组织中的液体交换，按摩、松动术和MET减轻组织和关节的肿胀。
- 按摩、松动术和MET增加循环，使组织中的含氧量增加，并排出产生疼痛的乳酸和其他废物。
- 形成压电效应。
- 纵向或横向揉抚拉伸纤维会产生压电电流，从而增加新细胞的生成和使纤维重新对线的电势能。
- 按摩、松动术和MET产生电磁场效应[32]。
- 体内的细胞、纤维和液体是发射生物磁场的“液晶”。胶原是一种半导体，当受到运动、按摩和 86
手法治疗刺激时会产生电场，而电流又会产生磁场。
- 生命系统响应外部的能量场，生物磁场从治疗师的手中产生。
- 能量脉冲先于行动，所以治疗师的治疗意念至关重要。

软组织功能障碍和损伤的治疗指南

急性期（起病于数分钟内，持续至第六天）

治疗原理

- 炎症刺激身体的防御和修复机制。然而，在软组织损伤中，严重或长时间的炎症会延缓愈合速度并导致组织情况恶化[33]。我们的身体存在特殊的能力来治愈损伤，所有的治疗都旨在使身体的再生能力最大化。损伤一旦发生，无论是快速还是逐渐发作，都会导致炎症。炎症会产生肿胀（水肿），然后阻止正常循环，导致局部缺血（缺氧）和致痛物质（如组胺和乳酸）的产生增加。肿胀通过刺激压力感受器而产生疼痛，乳酸会通过刺激化学感受器而产生疼痛。疼痛会导致肌肉痉挛。肌肉痉挛减少血流量，产生严重的缺血和疼痛，导致更多的肌肉痉挛，形成疼痛–痉挛–疼痛循环。长期的水肿不仅延长了疼痛的时间，而且导致胶原过度交联而堆积，形成粘连和黏稠、淤滞的组织。关节肿胀产生对周围肌肉的反射抑制并导致肌肉萎缩。

关于急性期的康复，最新研究建议通过**STM和关节松动术**尽可能地保护受伤区域的循环和力量[34]。关节松动术被定义为简单的被动关节活动[28,31]。无痛的被动关节活动，特别是在屈曲–伸展平面中，提供泵作用以促进循环并减轻肿胀。进行关节松动术时也刺激关节的机械感受器，减轻疼痛，促进对局部肌肉和整个神经系统做出放松的反应[30]。被动关节松动术维持关节、韧带、肌腱和肌肉的运动，给关节增加营养并维持软骨的健康；刺激细胞生成；并帮助正在愈合的纤维重新对线。STM为组织提供有益的刺激，能减轻肿胀和促进循环，改善氧气和营养的供给并降低乳酸的浓度；减少肌肉痉挛；促进生成新的细胞以修复损伤部位；防止粘连；并保持活动性。当一个部位被松动，结缔组织也被松动，有助于损伤部位新组织的移动和增强，并确保软组织和关节在无痛中恢复正常功能。制动会导致形成致密的不规则结缔组织，并使该部位组织变得致密和僵硬[35]。即使轻微的运动（即以毫米计的运动）和几克的压力也能促进营养交换和细胞再生，并帮助重新调整愈合中的纤维。应用轻微阻力的温和的CR MET也可减轻肿胀和肌肉痉挛，刺激细胞生成。MET在组织中产生深层泵吸作用，能增加淋巴流动来去除组织中的废物，增加细胞中氧气和营养循环，并促进正在愈合的纤维恢复正常的平行排列。MET还可以使肌肉萎缩程度最小化。

急性期的症状

- 休息时疼痛，特别是夜间疼痛。
- 肿胀，发红，温度升高。
- 肌肉痉挛使运动受阻。
- 疼痛，关节运动受限。
- 在软组织拉伸前出现的触痛。

急性期的治疗目标

- 减轻疼痛。
- 通过减轻水肿来控制炎症。
- 恢复正常的液体运动，改善受伤部位的氧气和营养，排泄废物。
- 降低肌张力。
- 尽可能快速、舒适地重新进行全范围的、无痛的关节运动。
- 刺激细胞生成。
- 帮助重新排列原纤维和纤维。
- 引起放松反应。
- 减少对肌肉的抑制。

治疗指南 87

- 对受伤部位进行触诊以确定温度和肿胀程度。热的肿胀部位提示急性炎症，在炎症组织的部位不可进行按摩，因为压力可能会扰乱愈合纤维，不利于组织的愈合。所以建议进行被动活动和无痛的MET。而在炎症部位附近，或皮温轻度升高，提示炎症轻微或已消退的部位进行按摩。治疗的强度或剂量是一项临床实践的艺术。治疗强度基于几个因素：疼痛程度、患者年龄、疾病严重程度，ROM损失程度和肌痉挛的程度。施加轻微的压力，以免扰乱正在愈合的纤维。始终在患者的舒适限度内进行。患者应该能够完全放松，即使治疗会引起不适。有些患者只能忍受几克的手法压力、几度的被动活动，甚至只可以忍受几盎司（1盎司≈28.35克）的MET阻力。但是任何不增加疼痛或炎症的运动都是有益的。
- **关节松动术。**在无痛范围内的被动关节活动应尽可能快速和舒适地开始，以防粘连和丧失关节活动并促进循环[36]。在关节运动开始的范围内缓慢、小振幅地振荡（Ⅰ级）或在关节活动度内的任意范围进行（Ⅱ级）。如果疼痛减轻，频率从疼痛状况下的每秒一次变化到每秒两次或三次。
- **肌肉能量技术。**应立即进行非常低强度的温和无痛的等长运动，以防止肌肉抑制或使最小化并减轻肿胀。肌肉损伤时，应在肌肉休息位进行MET，以免拉伸或压迫正在愈合的纤维。以非常轻的压力应用CR MET和RI MET。MET应该永远不会引起疼痛。
- **软组织松动术。**通过在肌腱、韧带、关节囊和其他软组织上做垂直于纤维的、极轻的、缓慢的波状揉抚，小心和轻柔地进行STM。保持双手放松，触摸时尽量柔和，并且在遇到紧张的组织时放慢速度。STM类似于在平静的海湾中小而温和的波浪。

- **牵伸是禁忌的。** PIR MET、CRAC MET和离心MET都试图牵伸结缔组织。这些技术在炎症期时是禁忌使用的，因为它们干扰新组织的形成。

亚急性期（修复期/再生期）（两天至六周）

治疗原理

- 在修复的第二个阶段，胶原纤维的生成量急剧增加，但此时的纤维以随机编织的形式被组织起来。因此，在胶原纤维之间会产生异常的交联，从而抑制结缔组织结构之间彼此的正常滑移。组织的缩短会使局部组织和关节更加僵硬并且产生疼痛。肌肉由于软组织缩短而缩短，由于肌纤维和关节的神经被破坏而丧失肌力。关节囊的增厚会导致异常运动模式的出现和关节僵硬，最后导致关节退化。异常的关节活动通过关节反射导致肌力不平衡。因此，STM的目的就是促进结缔组织结构之间的相互滑动。STM通过增加润滑和营养来促进组织的健康。关节松动术（被动关节活动）用于帮助正在愈合的纤维重新排列；促进胶原、软骨细胞和滑膜细胞的生成，从而增加关节和软骨基质的强度、润滑和营养；并拉伸可能导致关节运动减少的肌筋膜和关节囊组织。MET用于维持或增加肌力，促进适当的神经肌肉功能，促进细胞合成，有助于恢复神经的正常功能，促进营养交换，促进正在愈合的纤维的正常排列，降低肌张力，增加关节运动。患者对治疗师治疗的反应是关于如何快速或有效进行治疗的最佳指南。

亚急性期的症状

- 炎症症状有所减少。
- 肿胀和皮肤发热减轻或消退。
- 活动后、活动期间或特定运动时会感到疼痛或不适。
- 肌肉不会痉挛，但会紧张、缩短或肌力减弱。
- 关节在ROM的末端仍然会有一些不适和（或）疼痛，常见ROM减小。
- 在受损的软组织紧张时，触诊会引起疼痛。

亚急性期的治疗目标 88

- 继续减轻肿胀和高肌张力。
- 促进胶原的合成。
- 恢复软组织相对其他组织滑动的能力。
- 将发育中的原纤维恢复到正常的平行排列。
- 松解组织内的扭转，并使软组织归位以恢复功能性排列。
- 解除异常的交联和粘连。
- 提高延展性（长度）。
- 帮助恢复正常的神经功能。
- 使所涉及的关节恢复正常的ROM。

治疗指南

- 患者对治疗的反应是治疗师快速有效地进行治疗的最佳指南。
- **关节松动术（被动关节活动）。** 被动关节松动术能在关节末端松动软组织（Ⅲ级和Ⅳ级）。
- **肌肉能量技术。** MET，包括CR和RI，在无痛的极限范围内进行，施以更大的压力以激发更多的肌纤维和结缔组织。将肌肉置于休息位，而不是拉伸位置，以防破坏正在愈合的纤维。PIR MET可以随着患者的进展而被用来轻轻拉伸组织。始终在患者的舒适范围内进行。
- **软组织松动术。** 这个阶段应用STM的要点是要轻度用力，否则可能有分解未成熟的胶原纤维的风险。在亚急性期，STM的深度可以稍微增加，但始终要在患者的舒适范围内。

慢性期（重塑期）（3周至12个月）

治疗原理

- 从3周到2个月左右，胶原越来越丰富，变得越来越厚，而且会对施加在上面的压力做出反应而重新定向[29]。除非该部位被松动，否则软组织中的粘连和关节中的僵硬度会增加。锻炼和牵伸中的运动可以由患者自己完成，但这样做往往会使受伤的部位仍有损伤残余。胶原分子在受伤后长达10周时薄弱地连接在一起，并且在此期间可以较容易地被重塑。随着胶原的成熟，它变得更坚固，更能抵抗重塑。如果组织在受伤后几个月没有被适当地松动和牵伸，那么组织会变得反应迟钝，需要花更大的努力来改变它。为了防止慢性疼痛，必须松解粘连，必须恢复结缔组织的长度，关节内运动（附属运动）和ROM必须被正常化，必须恢复薄弱肌肉的肌力。慢性疼痛是两种截然不同的愈合过程的结果。这个部位可能由于肌肉组织的无力、过度牵伸或韧带（包括关节囊）萎缩而导致不稳定；或由于关节周围软组织增厚、缩短，关节内运动丧失，或关节表面退化导致关节受限，这种受限会使关节僵硬、ROM减小和跨关节的肌肉出现张力强–肌力弱的不平衡。这两种情况也可以同时存在于关节中。例如，膝关节可能有一条过度伸展的内侧副韧带、一块肌力弱的股内侧肌、一条短且厚的髂胫束和紧绷的股二头肌。

慢性期的症状

- 无炎症征象。
- 可能会产生疼痛或者无痛、全范围的主动活动受限。许多疼痛可能是由于压力施加于粘连部位和关节碰撞产生的。
- 被动牵伸末端会出现疼痛、紧张感或不适感。
- 可触诊到粘连。
- 持续的肌肉无力或紧张。
- 平衡能力差（神经肌肉控制）。

僵硬软组织和关节在重塑期的治疗目标

- 恢复无痛、全范围的关节活动度。
- 消除深层结缔组织中的疼痛。
- 松解粘连并恢复软组织（包括韧带、关节囊和骨膜）的弹性与正确排列。
- 使肌力薄弱的肌肉恢复肌力、感觉意识和正常激活模式。 89
- 消除被缩短和紧张的肌肉中过高的肌张力。
- 帮助恢复正常的本体感觉。

治疗指南

- **关节松动术（被动关节活动）。**在关节活动末端的松动术（Ⅳ级）可用于慢性疾病。应用关节松动术来恢复附属运动（关节内运动），促进全范围的ROM，减轻关节内水肿，补充营养，促进细胞生成，增加关节活动能力，并提高肌力[37]。
- **肌肉能量技术。**PIR、CRAC和离心性MET可用于延长结缔组织、松解粘连、增加关节的ROM，有助于恢复正常的神经功能。CR MET用于促进肌肉正常的激活模式和肌力。向心性MET可用于慢性疾病、增厚的纤维组织或者情况良好的患者。
- **软组织松动术。**可以在肌肉、肌腱、韧带和关节囊应用较深度的STM以松解粘连。可以使用横向摩擦推拿来松解骨骼上的结节。慢性的限制可能包括深层"瘢痕"或粘连。深层摩擦可以产生轻度充血，加速修复并刺激抑制疼痛的机械感受器。手法治疗技术是将揉抚的力量与愈合阶段相匹配。为了恢复重塑期增厚软组织的功能特性，需要应用更大的深度来克服限制性障碍。

不稳定的关节和薄弱的软组织在重塑期的治疗目标

- 确定高肌张力的肌肉。如果肌肉紧张，则使用CR MET或PIR MET，因为高肌张力的肌肉对其拮抗肌具有抑制作用，这是由于交互抑制定律。
- 确定无力的肌肉。对肌力弱的肌肉进行CR MET以帮助增强肌力，促进正常的神经交流，并促进淋巴循环和营养交换。
- 确定可能受到限制的关节部位，尽管不稳定，仍用松动术松动受限的部位。

- 建议进行力量强化和稳定练习，或转诊患者进行康复治疗。
- 为了帮助维持治疗效果，鼓励建立每日锻炼计划。这项运动计划应包括牵伸紧张的部位、增强薄弱的部位及平衡和协调的运动，以帮助恢复神经功能。

慢性疼痛或功能障碍需要一个综合康复计划

- 重要的是要记住，软组织损伤导致的神经系统的持续问题可以是协调、平衡、运动、姿势、肌力弱、高肌张力和僵硬等问题。治疗建议应包括平衡和协调练习，以及姿势、力量和灵活性训练。

按摩和手法治疗的禁忌证：红旗现象

红旗现象是在良性（非病理）形式的疼痛中很少遇到的体征和症状。治疗师的目标是快速识别可能存在按摩和手法治疗可能禁忌的病理状况的患者，并将其与绝大多数能受益于按摩和手法治疗的患者区分开来。

用于排除严重病理情况的病史相关问题

- 您是否有持续的疼痛，这种疼痛在夜晚加重，
90 并且没有任何一个姿势能缓解？（肿瘤、感染及明显的炎症在夜间往往更严重）
- 您有持续的剧痛或绞痛吗？（排除肿瘤和感染）
- 在最近的重大创伤之后，您有过剧烈的局部疼痛吗？（排除骨折）
- 您有过发热吗？（排除感染）
- 您有癌症史或者其他严重的病史吗？
- 您是否有突然的体重下降？（体重下降通常与癌症有关）
- 您有排尿或膀胱控制问题吗？（这些可能提示脊髓受压）
- 您有明显的不明原因的下肢无力吗？（这可以提示脊髓受压或神经根明显受压）

如果患者对上述问题回答均为“是”，那么医生对患者的评估非常重要。如果患者有严重的疼痛症状，有红旗现象，并且之前没有去看医生，那么在治疗师治疗之前转诊患者去医生那里进行评估。

如果患者有中度疼痛，即疼痛会干扰日常生活的工作或活动，并且有红旗现象，如果患者能以胎儿位舒服地躺在治疗床上，那么可以对患者进行治疗。

如果患者以胎儿位躺着有疼痛，那么请在治疗之前将患者转诊给医生。如果患者可以舒适地躺在治疗床上，慢慢地、轻轻地使用MET和按摩手法。仅在无痛极限内工作。在治疗结束时，告知患者您建议医生对其进行评估。治疗师可以说：“我需要更多使你的治疗更有效的信息。”或者可以说：“有很多导致疼痛的原因，我建议你看医生，以确保没有更严重的状况。”如果患者有轻微的疼痛和红旗现象，可以安全地进行治疗，但患者也需要被转诊给医生。

深层压力的禁忌证

治疗师在应用STM时可以施加不同程度的压力，包括只是将双手放在患者身上，这是利用电磁场作为治疗方式的做法。考虑到这一点，这种方法就没有禁忌证。需要多年的按摩实践才能知道如何在特定的条件下应用适当的压力。然而在某些情况下，深层压力是禁忌的。

- 骨质疏松症。
- 椎间盘突出症。
- 妊娠。
- 炎症。

转诊患者的指南

除了知道红旗现象是按摩的禁忌证之外，重要的是要知道某些情况下最好与其他医生一起治疗。一名好的临床工作者知道何时将患者转诊给其他医生进行进一步的评估或治疗。这部分内容会指出什么时候建议将患者转诊给其他人。最常提及的三个可以转诊的医疗工作者如下。

- 医生（MD），可以对有红旗现象的患者做出诊断并排除病理情况。
- 脊椎神经医生（DC）或骨科医生（DO），对脊柱和四肢进行评估、调节或操作。
- 注册物理治疗师（RPT）或运动康复专家（如私人教练、普拉提教练、瑜伽教练）。

以下列出的是通常预示需要转诊的症状。因为
身体绝大多数的疼痛和功能障碍是功能上的问题，
而不是病理学的问题，所以大多数是转诊到治疗功
能障碍问题的专业人士（整脊师和正骨师），而不是 91
疾病和病理学专家（医生）。

- 应评估上下肢有放射性疼痛和（或）麻木或刺痛的患者。
- 应评估任何慢性疼痛（不是酸痛）。
- 如果肌肉在几次治疗后仍没有放松，那么患者可能需要使关节功能正常化的治疗。
- 应评估局部刺痛（不同于疼痛）且3天内不能改善的情况。

治疗概述

一般的治疗指南

- 按摩通常持续1小时，虽然一个疗程的长度可能会有很大差异。在进行调整之前的15分钟，按摩师应有效地使用本文所述的技术。这样按摩和手法治疗可在30分钟内起效。
- 对于大多数病症，治疗的频率通常是每周1次，持续4~6周。对于处于紧急情况的患者，治疗频率可以增加。慢性疼痛的患者可能先每周治疗一次，持续治疗几个月，然后逐渐变成每个月治疗2次，每个月1次，直至达到最大医疗改善的程度，即达到主观上或客观上改善极限的时候。然后治疗频率由患者的情况或其功能改善的程度决定。对于慢性病，STM、关节松动术、MET可以帮助支持功能改善。
- 大概每6次治疗后，应对患者进行再评估，以确定是否需要继续治疗。再评估的目的是确定主观和客观上的改善情况，为进一步的治疗收集客观检查结果，以及如果几乎没有改善，评估转诊的需要。
- 按摩和手法治疗也用于健康护理（保健），以及运动、舞蹈和娱乐方面的改善。许多患者选择持续治疗。

急性病患者的治疗方案

- 确定患者情况的严重程度对于确定治疗方案极为重要。一旦通过关于患者的病史问题排除了红旗现象，并确定患者存在进行按摩治疗的适应证，那么就可以开始进行评估。

- 在没有受脊椎损伤或功能障碍影响的一侧开始进行治疗，这种做法不仅因为方便患者，而且因为放松反应会从身体的一侧转移到另一侧。
- 如上所述，告诉患者应该能够在按摩和MET中完全放松。
- 当处理脊柱问题时，如第三章中第一系列的揉抚中所述，开始时应该对患者全身进行柔和的摇摆运动，这有助于治疗师以无创的方式与患者建立联系并确定患者的抵抗程度。如果患者的身体抵抗摇摆，就放慢速度直到治疗师觉得患者放松下来。治疗师可以用温柔的声音说："让我晃动你的身体。这种摇摆就像在哄婴儿睡觉，只需要让你自己放轻松。"
- 一旦患者更加放松，但肌肉还是极度紧张并且肌张力高，治疗师可以选择应用CR MET或RI MET。通常情况下，一次只能应用MET几分钟，然后进行更多的揉抚。在整个治疗中轮流使用揉抚和MET。
- 患者感觉越痛，揉抚就越轻。慢慢地、小幅度地
92 摇摆患者，小幅度。小而柔和的运动可以减轻疼痛并有助于消肿。大幅度、轻快的动作可能会有刺激性。
- 记住疼痛的缓解并不意味着恢复正常功能。一旦疼痛得到解决，再次评估该部位，以确保ROM是正常的，并且该区域的肌肉的长度和强度是平衡的。

慢性疼痛患者的治疗方案

- 对大多数患有慢性疼痛的患者来说，一般治疗通常涉及"脊柱部分"，即在脊柱的腰骶段、胸段和颈段的区域进行Ⅰ级揉抚。然后在患者特定的主诉部位进行重点治疗。
- 通常应用较深的揉抚，因为有必要将软组织中的粘连松解。我们经常在不舒服的部位进行手法操作，并且我们需要提醒患者，即使他们感到不舒服，他们也应该能够完全放松身心。否则，让患者随时告诉治疗师他不能在现在所做的治疗中放松下来。
- 在整个疗程中应用MET，并且插入揉抚。
- 在纤维化的部位进行大幅度的松动术，并在不稳定的部位进行小振幅的松动。
- 治疗师指导患者运用正确的姿势。错误的姿势累积的压力可能造成慢性紧张，可能是患者出现疼痛的根源。
- 除了指导慢性疼痛患者协调和平衡外，还必须有适当的运动指导，包括肌力和稳定性训练。
- 康复有两类：被动护理和主动护理。被动护理是他人对患者的护理，包括按摩治疗。主动护理是由患者自己完成的。现在人们普遍认识到，活动可以减少慢性疼痛导致的残障[39]。

对治疗有反应的患者：副作用

- 如果患者在治疗之后出现疼痛加剧，则一般认为是治疗师在某个部位作用太久。特别是在学习新技术时，按摩治疗师往往很积极，这可能导致过度应用。如果患者出现持续1~2天的轻度酸痛，就好像他刚去参加过一个新的运动课程，那么这属于正常现象。这种酸痛通常与这是第一次治疗有关。但是在治疗后或第二天感到中度或严重的不适可能意味着治疗过度。
- 所有治疗都有潜在的副作用。患者会出现药物的副作用，这是众所周知的，服药出现副作用的情况比较容易被接受。但当患者因按摩、物理治疗、脊柱按摩或其他手法治疗而产生副作用时，并不容易被接受。治疗师的目标是尽量减少副作用，因为假设治疗永远不会有副作用是不合理的。治疗师越有经验，副作用越少。
- 治疗师可能会忽略内在的关节问题。例如，如果关节存在炎症，而过度治疗，患者在治疗后的第二天可能会疼痛加重。
- 治疗师可能会忽略潜在的情绪困扰。按摩可以改变肌肉功能和姿势的习惯，甚至一个积极的

变化也可以被患者无意识地感知为自己体内环境稳态的失衡。询问患者是否正在经历一个高压期。

- 治疗师可能会忽略潜在的病理征。即使患者的症状不属于红旗现象，但他也可能存在亚临床病理征。

对治疗没有反应的患者

如果患者在4次治疗后没有任何改善，可能有以下几个原因。

- 患者可能存在退化或萎缩，并且没有足够的肌张力来保持治疗带来的改变。患者可能缺乏适当的运动习惯来支持在这些治疗中所获得的改变。
- 错误的姿势使身体系统受到压力，可能会影响治疗效果。治疗师能做了很好的治疗来帮助重建颈部和肩部的正常功能，但是在治疗期间，因为患者坐在计算机前的错误姿势而使疗效被抵消掉了。

93
- 治疗师可能缺乏足够的经验，可能需要将患者转诊给更有经验的从业者。
- 可能存在潜在的关节问题、病理征或情绪问题。
- 患者与治疗师之间的个性匹配可能很差。如果患者在治疗后没有改善，而治疗师确定需要进一步评估，请将患者转诊给另一位从业者。
- 患者可能需要一种不同的治疗方法，如肌筋膜放松术、主动放松技术、Feldenkrais法或Rolfing法等。

学习指导

I 级

1. 描述治疗师可以触诊的软组织的五个特征。
2. 描述本书所述的治疗所使用的三种治疗方式。
3. 描述每个炎症和修复阶段的治疗目标。
4. 描述关节的休息位及其对按摩治疗师的影响。
5. 描述手腕和手的功能位，以及为什么这对于按摩治疗师很重要。
6. 描述波状松动术动作的三个目的。
7. 指出与海浪相似的波状松动术动作中的三个特征。
8. 描述为什么在康复的早期阶段通常推荐无痛运动。
9. 列出MET的六个临床用途。
10. 定义RI MET、CRAC MET和PIR MET，并描述如何利用MET来增加关节的ROM。

II 级

1. 描述评估和治疗的四个方面。
2. 定义英文缩写SOAP。
3. 列出四个问题，以帮助确定按摩的禁忌证（红旗现象）。
4. 列出在采集病史时要收集的六类信息。
5. 描述主动运动评估中的信息类别，并解释什么信息有助于从主动ROM活动中确定愈合的阶段。
6. 列出五条肌肉测试中表现弱而等长测试中表现强的不同原因。
7. 描述关节松动术的三种临床效果。
8. 描述肌肉能量技术如何放松高肌张力肌肉的假设。
9. 描述七种类型的关节末端感觉。
10. 描述提示需要转诊的四种症状。

参考文献

1. Andrade C-K, Clifford P. Outcome-Based Massage, 2nd ed. Philadelphia: Lippincott Williams & Wilkins, 2008.
2. Cyriax J. Textbook of Orthopedic Medicine: Diagnosis of Soft Tissue Lesions, vol 1, 8th ed. London: Bailliere Tindall, 1982.
3. Levangie P, Norkin C. Joint Structure and Function, 3rd ed. Philadelphia: FA Davis, 2001.
4. Hoppenfeld S. Physical Examination of the Spine and Extremities. New York:Appleton-Century-Crofts, 1976.
5. Chaitow L. Palpation Skills. New York: Churchill Livingstone,1998.
6. Travel J, Simons D. Myofascial Pain and Dysfunction. Baltimore: Lippincott Williams & Wilkins, 1999.
7. Lewit K, Simons D. Myofascial pain: Relief by post-isometric

relaxation. Arch Phys Med Rehabil 1984; 65:452–456.
8. Lo B, Inn M, Amaker R, Foe S. The Essence of T'ai Chi Ch'uan. Berkeley, CA: North Atlantic Books, 1985.
9. Oschman J. Energy Medicine. Edinburgh: Churchill Livingstone, 2000.
10. McTaggart L. The Field. New York: Harper, 2002.
11. Pollack GH. Cells, Gels, and the Engines of Life. Seattle: Ebner& Sons, 2001.
12. Rosenberg B. Electrical conductivity in proteins. J Chem Phys 1962; 36:816–823.
13. Garrison T. Oceanography, 3rd ed. Pacific Grove, CA:Brooks/Cole/Wadsworth, 1999.
14. Lederman E. Harmonic Technique. Edinburgh: Churchill Livingstone, 2000.
15. Lederman E. The Science and Practice of Manual Therapy, 2nd ed. Edinburgh: Churchill Livingstone, 2005.
16. Greenman PE. Principles of Manual Medicine, 2nd ed. Baltimore: Williams & Wilkins, 1996.
17. Voss D, Ionta M, Myers B. Proprioceptive Neuromuscular Facilitation, 3rd ed. Philadelphia: Harper and Row, 1985.
18. Lewit K. Manipulative Therapy in Rehabilitation on the Locomotor System, 3rd ed. Oxford: Butterworth Heinemann, 1999.
19. Janda V, Frank C, Liebenson C. Evaluation of muscular imbalance. In Liebenson C (ed): Rehabilitation of the Spine, 2nd ed. Baltimore: Lippincott Williams & Wilkins, 2007, pp 203–225.
20. Chaitow L. Muscle Energy Techniques. New York: Churchill Livingstone, 1996.
21. Mitchell F. Elements of muscle energy technique. In Basmajian J, Nyberg R (eds): Rational Manual Therapies. Baltimore: Williams & Wilkins, 1993, pp 285–321.
22. Hanna T. Somatics. Reading, MA: Addison-Wesley, 1988.
23. Liebenson C, Tunnell P, Murphy DR, Gluck-Bergman N. Manual Resistive techniques. In Liebenson C (ed): Rehabilitation of the Spine, 2nd ed. Philadelphia: Lippincott Williams & Wilkins, 2007, pp 407–463.
24. Kendall F, McCreary E, Provance P, Rodgers M, Romani W. Muscles: Testing and Function, 5th ed. Baltimore: Lippincott Williams & Wilkins, 2005.
25. Kandel E, Schwartz J, Jessell T. Principles of Neural Science, 4th ed. New York: McGraw-Hill, 2000.
26. Lorenz T, Campello M. Biomechanics of the Musculoskeletal System, 3rd ed. Philadelphia: Lippincott Williams & Wilkins, 2001, pp 148–174.
27. Freeman MAR, Wyke B. Articular reflexes at the anklejoint: An electromyographic study of normal andabnormal influences of ankle-joint mechanoreceptors upon reflex activity in the leg muscles. Br J Surg 1967; 54:990–1001.
28. Hertling D, Kessler RM. Management of Common Musculoskeletal Disorders. Philadelphia: Lippincott Williams & Wilkin, 2006.
29. Kisner C, Colby LA. Therapeutic Exercise, 5th ed. Philadelphia: FA Davis, 2002.
30. Wyke BD. Articular neurology and manipulative therapy.In Glasgow EF (ed): Aspects of Manipulative Therapy, 2nd ed. Edinburgh: Churchill Livingstone, 1985, pp 72–80.
31. Brukner P, Khan K. Clinical Sports Medicine, 3rd ed. Sydney: McGraw-Hill, 2006.
32. Oschman J. Energy Medicine. Edinburgh: Churchill Livingstone, 2000.
33. Woo S, Buckwalter J. Injury and Repair of the Musculoskeletal Soft Tissues. Park Ridge, IL: American Academy of Orthopedic Surgeons, 1988.
34. Kibler WB, Herring SA, Press J, Lee P. Functional Rehabilitation of Sports and Musculoskeletal Injuries. Gaithersburg, MD: Aspen, 1998.
35. Reid DC. Sports Injury and Assessment. New York: Churchill Livingstone, 1992.
36. Kellett J. Acute soft tissue injuries: A review of the literature. Med Sci Sports Exerc 1986; 18:489–500.
37. Edmond SL. Joint Mobilization/Manipulation, 2nd ed. St. Louis: Mosby, 2006.
38. Palastanga N. Soft-Tissue Manipulation Techniques. In Boyling JD, Palastanga N(eds): Grieve's Modern Manual Therapy, 2nd ed. Edinburgh: Churchill Livingstone, 1998, pp 809–822.
39. Liebenson C. Active Self-Care: Functional Reactivation for Spine Pain Patients. In Liebenson C (ed): Rehabilitation of the Spine, 2nd ed. Philadelphia: Lippincott Williams & Wilkins, 2007, pp 295–329.

推荐阅读

Basmajian J, Nyberg R, eds. Rational Manual Therapies.Baltimore: Williams & Wilkins, 1993.

Chaitow L. Palpation Skills. New York: Churchill Livingstone, 1998.

Greenman PE. Principles of Manual Medicine, 2nd ed. Baltimore: Williams & Wilkins, 1996.

Hoppenfeld S. Physical Examination of the Spine and Extremities. New York: Appleton-Century-Crofts, 1976.

Kendall F, McCreary E, Provance P, Rodgers M, Romani W. Muscles: Testing and Function, 5th ed. Baltimore: Lippincott Williams & Wilkins, 2005.

Lederman E. The Science and Practice of Manual Therapy, 2nd ed. Edinburgh: Churchill Livingstone, 2005.

Magee D. Orthopedic Physical Assessment, 3rd ed. Philadelphia: WB Saunders, 1997.

第二部分　脊柱

第三章

腰椎与骶椎

患者最常向按摩治疗师主诉的问题，就 95
是腰部或腰骶椎的疼痛。有统计表明，腰痛是成年患者向初级保健医生求诊的第二大原因[1]。腰部问题是导致45岁以下患者残疾的主要原因[2]。在美国，每年有50%的成年人经历过超过一整天的腰痛，其中80%原因不明[3]。有研究估计，98%的腰痛是源于脊椎生物力学问题，这说明脊椎功能性病变比结构性病变更常见[4]。持续的肌肉收缩是疼痛和功能障碍的首要原因[5]，同时，最近的一些关于腰痛治疗的统计表明，按摩治疗对于长期腰痛有着显著疗效[6]。

96

腰骶椎的解剖、功能和功能障碍

概述

- 人体脊椎包括33块骨，可以分为**颈椎区**、**胸椎区**、**腰椎区**、**骶骨区**、**尾骨区**5个部分（图3–1）。
- 共有24节不同的椎骨：颈椎7节，胸椎12节，腰椎5节。
- 骶骨和尾骨分别由5块和4块相融合的椎骨组成。
- 腰–骨盆区包括5块腰椎骨，左、右髋骨（功能上作为下肢骨），以及骶骨（功能上属于脊椎的一部分）。骨盆共有3个关节：耻骨联合，以及左、右骶髂关节。

脊椎的先天性和后天性弯曲

当我们从侧面观察人体时，会见到3个弯曲：分别位于腰椎、胸椎和颈椎部分。骶骨和尾骨是看不到的，它们形成第4个弯曲。胸椎和尾椎被称为**先天性弯曲**，因为在婴儿出生时，这两个部分就已经具有了向后凸的弯曲。而颈椎和腰椎向前凸出，被称为**后天性弯曲**，因为这两个弯曲是在婴儿成长过程中，分别在学习抬头和站立过程中形成的。

健康的脊椎的弯曲，代表着稳定性和活动性之间良好的平衡。脊椎向前弯曲的能力，可以帮助提高脊椎受力的承载能力。弯曲过小时，脊柱通常较僵硬；而弯曲过大时，脊椎容易过屈或过伸，伴随着不稳定的发生。然而，过大的胸曲，通常是由骨质疏松症造成的退变形成的。

骨盆的旋转（前倾/后倾）是决定脊椎弯曲程度
最主要的因素（图3–2）。骨盆旋转受诸多因素，包 97
括遗传、肌肉平衡、是否足旋前和姿势等的影响。骨盆旋前导致腰曲增大，为了保持身体重心平衡，

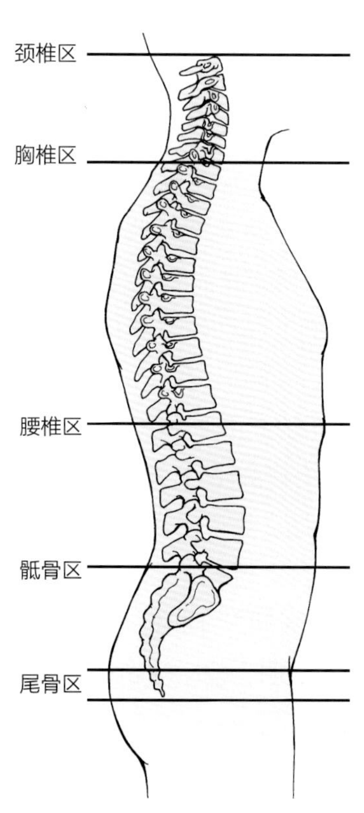

图3–1　脊椎的侧面观，可以看到5个部分和4个弯曲

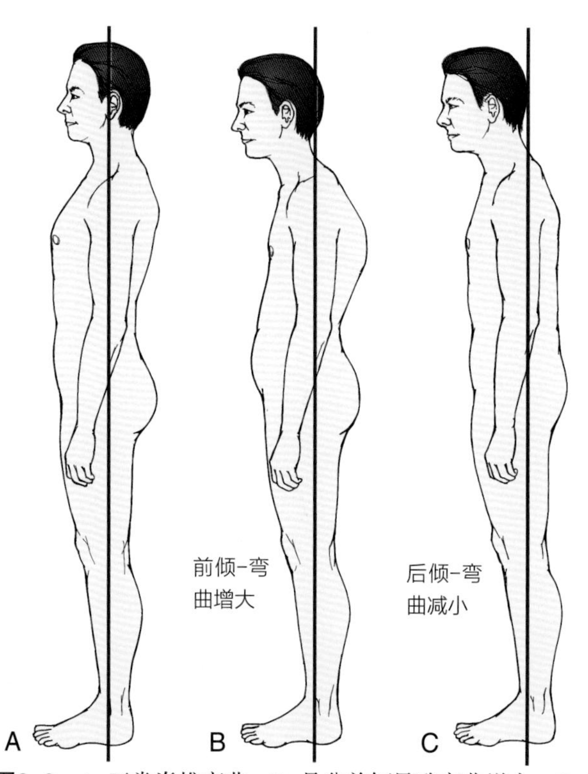

图3–2　A. 正常脊椎弯曲；B. 骨盆前倾导致弯曲增大；C. 骨盆后倾导致弯曲减小

其他的弯曲都会相应增大。骨盆后旋导致腰曲减小，胸曲和颈曲也会相应减小。本章将讨论不同肌肉对骨盆旋转的影响。

姿势

姿势由许多因素决定，这些因素包括遗传、疾病引起的结构异常、工作和娱乐习惯、对父母和同伴的模仿行为、损伤后的身体代偿、精神心理因素影响及重力[7]。

椎体解剖学

腰椎由5块椎骨组成。每块椎骨都由前部和后部组成（图3–3）。

- 前部由**椎体**和**椎间盘**组成，形成的一个纤维**软骨关节**，也是一个**微动关节**。
- 后部包括2个由椎弓根和椎弓板组成的椎弓、2个横突、中间的1个棘突和1对由上下关节突关节形成的滑膜关节。每节椎骨和上下椎骨（或者骶骨）之间都各有3个关节。这3个关节的复合体包括了椎间盘和2个关节突关节。
- 脊椎关节有3个脊髓和脊神经经过的通道。中间的通道叫作椎孔（vertebral foramen），位于每节椎体的后方。脊髓穿过椎孔，从第一颈椎（C_1）开始，直到第五腰椎（L_5）。左右各一的椎间孔（intervertebral foramen）位于上、下两节椎骨之间，是脊神经的通道。在下文会详细讨论。

椎间盘

- **定义**：椎间盘是一块纤维软骨，功能是结合上、下两个椎体。
- **结构**：椎间盘由髓核和一个纤维环组成。
  - 髓核（nucleus）：髓核是纤维壁内的胶状凝胶，80%~90%的成分是水。水分增加或减少会改变其形状。髓核通过活动吸收营养，这种与水结合的能力会随着年龄增长而退变。
  - 纤维环（annulus）：纤维环由纤维软骨以环状交织组成。这些纤维组织本身具有良好的弹性，但随着年龄增长变得纤维化，因此减震能力逐步丧失。纤维环的外层（约1/3厚度）由于具有机械感受器和神经末梢（痛觉受体），可以和周围的肌肉产生自发性和反射性的相互调节。
- **功能**：由于髓核内的液体具有流动性且纤维环具有弹性，椎间盘提供一个吸收震荡的液压系统，使上一节椎体可以在下一节椎体上做摇摆 98
运动。同时椎间盘本身也具有本体感觉和伤害

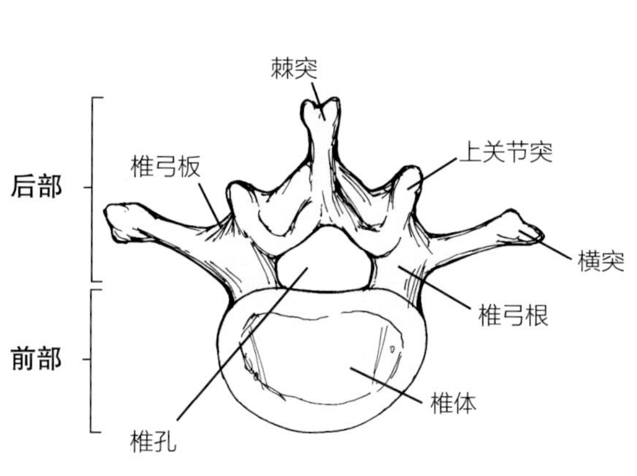

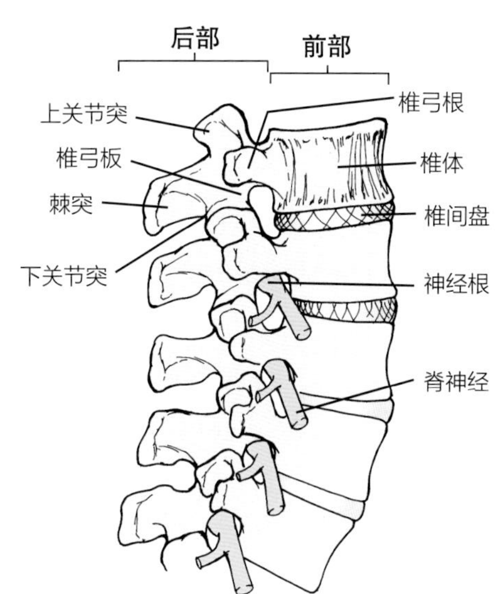

图3–3　椎体的解剖。前部由椎体和椎间盘组成，后部包括2个由椎弓根和椎弓板组成的椎弓、2个横突、中间的一个棘突和一对上下关节突

性感觉。当脊椎活动时，营养物质进入纤维环内，并通过挤压将液体泵入椎间盘内。

- **功能障碍和损伤：**椎间盘的急性损伤和慢性退变都十分常见，是腰部疼痛的主因。慢性退变同时涉及髓核内液体流失和纤维环弹性的丧失。
  - 重复的扭转力（指脊椎反复弯曲和扭曲）可导致纤维环由于反复微小撕裂而造成**内部断裂**。这些撕裂可导致纤维环变得松散并且边缘膨出，这被称为**椎间盘膨出**。椎间盘膨出可恶化为**椎间盘突出症**，后者是指椎间盘出现位移的情况。突出有两种情况，分别是局部位移和大范围位移。这种位移一般被形容为突出或挤出。最后，游离型位移的椎间盘被称为脱出，是指椎间盘内液体渗入椎管的现象。
  - 当椎间盘损伤时，椎间盘会渗出炎性物质，这种炎性物质可以成为腰痛的原因，也可能刺激神经根，导致牵涉痛。
- **治疗介入：**Hendrickson方法提供了一种提升软组织和关节活动度的新思路，被称为波状松动术，理论上有助于促进椎间盘的液体交换。笔者认为，通过节律性地由后向前进行松动，帮助椎间盘来回地压缩和释放，可以帮助退变的椎间盘重新补充水分，或帮助存在炎症的椎间盘分散并释放液体，同时也可以解决神经根内的静脉淤滞问题，而这被视为疼痛的一个重要原因。

关节突关节

- **定义：关节突关节**是一个动关节，也是一个滑膜关节，是被一个由结缔组织组成的关节囊、脂肪垫和一个纤维半月板所包围的滑膜空间，纤维半月板是位于关节边缘的小的半月形结构（图3–3）。
- **结构**
  - **关节面：**在健康状态下，关节面被透明软骨覆盖，并有滑液起润滑作用。
  - **关节囊：**关节囊由内滑膜层和外纤维层组成。前方的黄韧带和后方的多裂肌可帮助强化关节囊。关节囊是脊柱最富有神经支配的结构之一，它包含本体感觉和伤害性感觉的神经纤维。
- **功能：**上下关节突决定了脊椎的活动度和方向，并具有一定的承重能力。在健康状态下，关节突之间可以彼此滑动。脊椎后伸关闭关节突关节，而前屈打开它们。加压使液体从透明软骨中被挤压出，而软骨压力释放后重新获得水分。在日常生活中，比如步行时，脊椎来回活动造成压力增大和减小，从而促进关节突关节的正常润滑。如果长期坐着，会不断增加关节突关节的压力而造成水分流失。
- **功能障碍和损伤：**关节突关节的功能障碍很常见，甚至在童年时期都可发生，一般是由于不良的姿势和意外损伤，比如跌倒。这种功能性障碍意味着关节突之间不能相对正常活动。这种正常活动的缺失改变了关节受力，造成刺激和炎症，甚至导致关节周围的软组织纤维化和增厚。这种纤维化和增厚如果得不到治疗，将最终导致关节僵硬和退变。几乎所有超过30岁的人都会有一定程度的脊椎退变，特别是颈椎和腰椎部分。脊椎退变通常是无症状的，X线检查结果和症状一般也无相关性。关节突关节造成的疼痛可以是剧痛，也可以是深部疼痛，更可以导致臀部和大腿的牵涉痛。功能性障碍和损伤可以大致分成4类。
  - **活动度下降：**腰骶椎活动能力受限意味着软骨表面的正常滑动能力丧失，这被称为**关节固定**。关节突关节的活动能力受限会造成附近肌肉的张力增加，这种张力增加可导致退变。
  - **退变：**退变是指关节突关节表面的软骨受到磨损而变薄或消失的现象。软骨变薄可以是轻度，也可以是中度或重度。更严重的退变被称为关节炎或退行性关节病。退变的原因可能是之前的损伤、反复活动造成的压力、关节活动度下降及肌肉活动失衡。关节突关节的退变也包括滑液的流失，导致关节出现“干枯”现象。另外，脊椎两旁的肌肉持续收缩也会增加关节突关节的压力，加快退变。

99 □ 急性关节突综合征：“锁腰”现象的原因不明。曾有一个整脊疗法理论提出，关节突关节有关节固定或轻微粘连，用手法治疗可以松解这种固定，使脊椎恢复正常活动。另有一些疗法理论认为“锁腰”的原因是纤维半月板的卡压。

□ 关节囊损伤：由于关节囊外层是韧带，所以关节囊的损伤被称为**扭伤**。由于关节囊丰富的神经支配，扭伤会引起局部疼痛或下肢的牵涉痛。损伤也影响关节囊的机械感受器，导致活动模式改变，造成协调能力和肌肉反射的改变，从而使肌肉张力增高或无力。

- **治疗介入**：波状松动术治疗软组织的目的之一是通过节律性的挤压和释压振动，产生后前向关节面松动。这有助于恢复关节突关节的正常滑动，降低过高的肌张力，并刺激关节囊的滑液分泌，从而增加软骨的水分吸收。如果关节突关节有肿胀，笔者认为这种治疗也有助于排出多余的液体。对于慢性腰痛的患者，需要训练平衡性和协调性，这种治疗也有利于他们本体感觉的康复。波状松动术对活动度不足和退变特别有效，治疗急性关节突综合征造成的关节固定也有效果。对关节囊损伤，这种软组织的松动治疗可帮助减少关节囊粘连，并促进修复。

椎间孔

- **定义**：椎间孔是一个开放的孔，由3部分组成。
  1. 上下两个椎体的椎弓根组成椎间孔的顶和底。
  2. 前方是椎间盘、后纵韧带和椎体。
  3. 后方是关节突关节、前囊膜和黄韧带。
- **功能**：椎间孔是源于脊髓的运动神经根和感觉神经根的通道。
- **功能障碍和损伤**：椎间孔狭窄可以导致神经根被压迫，造成下肢疼痛、麻木、刺痛和肌力下降。椎间孔直径狭窄有许多原因，如椎间盘退变、椎间盘突出、黄韧带和关节囊增厚和纤维化、关节突关节位置异常、关节突关节退化和钙化及腰椎异常前凸。如果这种狭窄加剧引发症状，则称为椎间孔狭窄症。

腰骶椎的神经

腹侧神经（运动神经）根和背侧神经（感觉神经）根都源于脊髓，并在椎间孔处汇合。两条神经根汇合后称为脊神经。

背根神经节

背根神经节集中了一簇感觉神经细胞，通常位于椎间孔和椎间盘附近。背根神经节被认为是疼痛的主要来源，这种疼痛被称为神经根性疼痛[7]。背根神经节同时对受力也十分敏感，故可通过反射活动导致肌肉持续收缩。

皮节是感觉神经根在皮肤上的分布区域。背根神经节受到刺激时，会引起神经根相应部分的皮肤产生刺激性疼痛，被称为皮节痛（图3–4，3–5）。

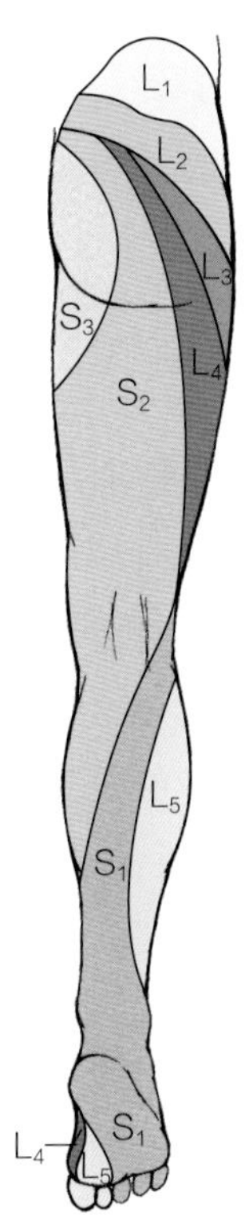

图3–4　下肢后面的皮节

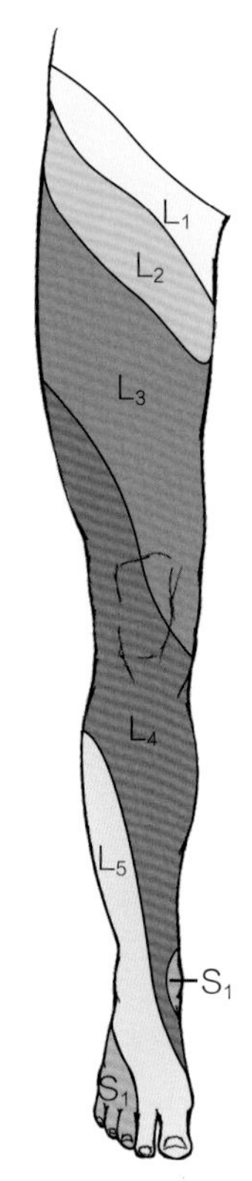

图3–5 下肢前面的皮节

100 ## 腹侧神经根（肌节）

- 被同一脊神经发出的运动根支配的肌肉组成肌节。肌节受刺激可导致肌肉无力，甚至萎缩。
- 腰神经与其相应的肌节分别为：L_2，髋关节屈曲（髂腰肌）；L_3，膝关节伸展（股四头肌）；L_4，踝背屈（胫骨前肌）；L_5，踇趾伸展（踇长伸肌）；S_1，足外翻（腓骨肌）；S_2，膝关节屈曲（腘绳肌）。如果检测到这些肌力弱，其中一个原因可能是神经根受到刺激。然而，这需要大量的临床经验才能确诊是否为神经根的问题。根据笔者的经验，造成肌力弱的最常见原因是脊椎关节突关节固定，而引起相应的肌节受到刺激。
- 检查神经根的问题通常通过直腿抬高试验来检测有无神经根张力异常（见后文“评估”部分）。造成神经根张力增高的最常见原因是椎间盘的肿胀和突出。

腰丛

神经分支互相结合，形成神经丛。

腰丛由L_1~L_4的神经组成，并穿过腰大肌（图3–6）。它们支配大腿的前方、内侧、外侧，以及小腿和足部。腰丛包括股神经、股外侧皮神经、闭孔神经和生殖股神经。

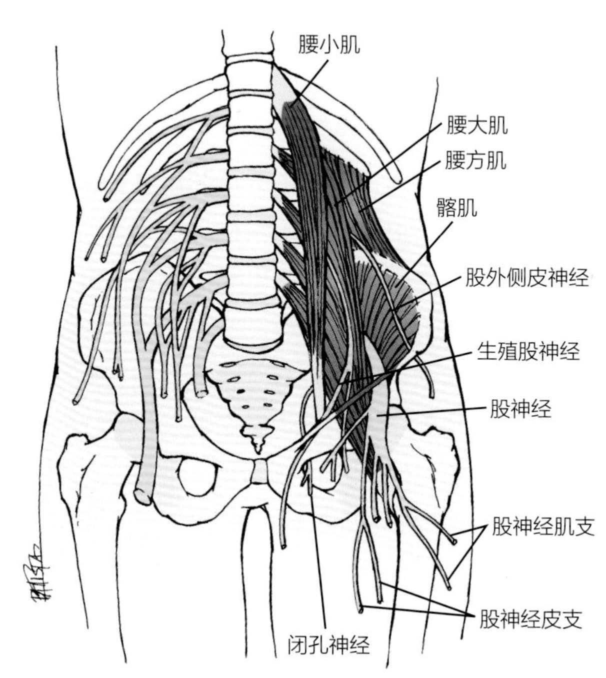

图3–6 骨盆前方的肌肉和神经。腰丛包括L_1~L_4的神经，并穿过腰大肌。它们分成许多分支，包括股神经、股外侧皮神经、闭孔神经和生殖股神经

骶丛

骶丛由L_4~L_5和S_1~S_3的神经组成。坐骨神经实际上是由同一鞘内的两组神经组成的，分别是腓神经和胫神经。这些神经支配大腿后部、小腿、足部，也包含小腿的前部和侧部以及足背。

骶髂关节

- **定义：骶髂关节**是一个滑膜关节，由骶骨和左、右髂骨组成。
- **结构：**和所有的滑膜关节一样，它的关节囊是一种对疼痛敏感的组织。不同于身体的其他任何关节，骶骨表面的透明关节软骨直接接触髂骨表面的纤维软骨。关节有着波纹设计，有凹

位和凸位，因此形成一种“自锁”机制，像一座拱门的拱顶石一样。

101 - **功能**：骶髂关节的主要活动方式是骶骨的“点头”（前倾）运动和“反点头”（后倾）运动。髂骨的活动方式也是旋前和旋后。耻骨联合则可以向上或向下移位。关节的稳定性来自紧密结合的关节面、肌肉、韧带和穿过关节的筋膜。
- **功能障碍和损伤**：骶髂关节是腰痛的常见根源，多数由于跌倒、反复活动受压（如双腿不等长造成的承重不平衡）或是正常活动的丧失造成的机械刺激。
    - 骶髂关节的半脱位或固定，是由于关节上的凹凸位不再相互“自锁”（导致半脱位）或骶髂关节正常活动能力缺失（导致固定），这些情况很常见。这种正常活动能力的缺失可能源于韧带缩短、肌肉紧张或关节面粗糙导致的关节粘连。
    - 骶髂关节的功能障碍损伤可以导致锐痛、钝痛，或臀部、腹股沟、大腿后方的牵涉痛，牵涉痛较少影响膝关节以下范围。
- **治疗介入**：由于骨盆和骶骨附着的肌肉支持骶髂关节的稳定性，对骶髂关节的检查应考虑主要肌肉的长度、力量和活动情况。由于骶髂关节是滑膜关节，表面有润滑且有一定的活动能力，我们其中一个治疗目的是对骶髂关节做由后向前的滑动以松动骶髂关节，帮助其恢复运动能力并为软骨表面补充水分。对于骶髂关节表面过多的纤维沉积，则常需要做横向摩擦按摩。

腰骶椎的韧带

- 除了有肌肉组织提供的动态稳定性，连续性的韧带和约束关节的筋膜（表面和深层均有），共同提供腰骶部分的被动稳定性[8]。
- **结构**
    - **前纵韧带**：前纵韧带是一条附着在椎体前方和侧方，由C_2一直延伸到骶骨的高密度韧带。前纵韧带附着于膈脚上，阻碍脊椎的伸展运动。
    - **后纵韧带**：后纵韧带位于椎孔内，附着于椎体后方，由C_2一直延伸到骶骨。后纵韧带阻碍脊椎的屈曲。
    - **髓弧韧带**（neural arch ligaments）：髓弧韧带由黄韧带、棘间韧带、棘上韧带和横突间韧带组成。黄韧带附着于每节脊椎的椎弓板上，作用是稳定椎孔的后壁和椎间孔。棘间韧带与黄韧带相连，黄韧带和关节囊相连。同时关节囊和棘上韧带相连，棘上韧带又和胸腰筋膜相连。
    - **骶结节韧带**：骶结节韧带是一个三角形结构，由髂后上棘、骶髂关节的关节囊和尾椎延伸出来，连接至坐骨结节。股二头肌、多裂肌和胸腰筋膜都和这条韧带相互交织。
    - **骶棘韧带**：骶棘韧带源于骶骨的外侧缘，尾椎和骶髂关节的下方，并附着在坐骨棘上。
    - **骶髂后长韧带和骶髂后短韧带**：这些骶髂关节韧带是一个复杂排列，且具有多层、多向结构的韧带。骶髂后长韧带从骶结节韧带下方穿过，从髂后下棘延伸至骶棘的外侧缘。这条韧带为骶骨的“反点头”提供阻力。
    - **髂腰韧带**：髂腰韧带源于L_4~L_5的横突，并附着于髂嵴和坐骨结节的附近区域。
    - **腹股沟韧带**：腹股沟韧带是由腹外斜肌的腱膜下缘形成。它连接髂前上棘和耻骨结节。
- **功能**
    - 腰骶区域的韧带负责脊柱和骨盆的被动稳定性。这些韧带和筋膜也成为脊柱主要肌肉的附着点。
    - 这些韧带和关节囊具有神经感觉。它们具有伤害感受功能和本体感受功能，可以通过感知肌肉的活动位置并发出实时信息，在引发和调节肌肉反射活动过程中发挥重要作用[2]。
- **功能障碍和损伤** 102
    - 韧带损伤会影响机械感受器和本体感觉功

能，导致反射性肌紧张和肌无力，改变肌肉的运动模式、协调性和平衡性，进而导致不稳定情况[9]。

- □ 韧带损伤也可能导致松弛，造成关节不稳定；或导致韧带缩短和增厚，从而导致关节的僵硬。这两种情况都会导致关节受力和神经功能异常。

- **治疗介入：**对于韧带损伤的治疗包括四个主要方面。
  1. 通过波状松动术治疗，不断压缩和放松软组织，使组织重新获得水分。
  2. 通过肌肉能量技术（MET）重新建立肌肉和韧带的正常神经联系。
  3. 用横向按摩法和肌肉能量技术解决软组织的粘连问题。由于肌腱上的筋膜和韧带相连，肌肉收缩可以刺激韧带活动，有助于减少粘连现象。
  4. 重新强化韧带。如果韧带强度已经减弱，或者和肌肉的协同控制力逐步丧失，运动康复是最有效的治疗。除了力量训练，平衡和协调性训练至关重要。

胸腰筋膜

- **定义：**胸腰筋膜是一种致密结缔组织，覆盖躯干后方的肌肉。
- **结构：**胸腰筋膜分为后、中、前三层。
  - □ 后层位于皮肤和皮下脂肪的下方，是背阔肌腱膜的延续。它是一种厚的纤维状组织，附着于腰椎棘突、棘上韧带、竖脊肌和多裂肌。胸腰筋膜连于骶骨和髂骨，并和臀大肌的筋膜相结合。
  - □ 中层附着在腰椎的横突和横突间韧带上，并和前层相结合。
  - □ 前层围绕着腰方肌，并和腹横肌和腹内斜肌的外侧相连。
- **功能：**胸腰筋膜对于腰骶部的功能具有重要作用，因为它可以参与调整附着于它的肌肉。背阔肌、臀大肌、腹横肌和腹内斜肌的收缩使得胸腹筋膜被收紧，从而达到稳固腰骶椎的效果。
- **功能障碍：**在慢性腰痛的患者中，胸腰筋膜通常摸起来会增厚，并缺乏弹性。理论上来说，这种现象的产生是因为背阔肌的长期紧张导致的过多的胶原沉积，以及竖脊肌增宽对筋膜造成的拉力。胸腰筋膜是其内部肌肉的容器或分隔，这些肌肉在筋膜内部应该可以自由滑动。筋膜的纤维化会减少这种正常滑动。
- **治疗介入：**由于筋膜经常因为肌肉持续收缩而增厚，我们经常使用肌肉能量技术和软组织松动术来减少筋膜内肌肉的紧绷，以达到放松筋膜、消除肌筋膜之间粘连的效果。

腰骶椎的肌肉

- **结构：**躯干的肌肉可分为后侧、前侧、侧面三部分。躯干后方（称为后部）的肌肉可以分为七个筋膜层（见后文“腰骶部肌肉的解剖：背部的7层肌肉”），或分为两组：浅群，支配躯干、手臂和呼吸运动；深群，帮助活动躯干、维持姿势和稳定脊椎。
- 浅群背肌包括斜方肌、背阔肌、肩胛提肌、菱形肌、上后锯肌、下后锯肌、头夹肌和颈夹肌。
- 深群背肌可进一步分为三群：骶棘肌（竖脊肌）群，包括髂肋肌、最长肌和棘肌；横突棘肌群，包括半棘肌、多裂肌和回旋肌；最深的一群，由棘间肌和横突间肌组成。Bogduk和Twomey[10]进一步将竖脊肌分成浅部（或肋骨部）和深部（或椎体部）两部分。深部在大部分教科书中都没有提及，但有经验的治疗师可以通过触诊感受到。它包括髂肋肌和最长肌的纤维（见图3–52）。
- 前侧的肌肉是腰骶椎的屈肌，包括腹肌和髂腰肌。腹肌由腹直肌、腹内斜肌、腹外斜肌和腹横肌四部分组成。
- 腰骶椎侧面的肌肉为腰方肌，是一块侧屈肌，对于腰椎的稳定性有明显帮助。

- **功能**：腰部肌肉负责脊椎的动态稳定。这些起动态稳定作用的肌肉可分为两组：负责动作的张力性肌肉和维持姿势的紧张肌。前者主要包括大的、产生运动的肌肉，包括腹直肌、腹外斜肌、最长肌的胸椎部和髂肋肌。后者直接和腰椎相连，负责节段间的稳定性。它们包括多裂肌、腰大肌、腰方肌、最长肌的腰椎部、髂肋肌、膈肌、腹内斜肌和腹横肌[11]。横突棘肌群的深层内在肌肉有着高密度的肌梭。它们作为本体感受器，可以帮助脊椎做出运动和位置的精准调节。研究表明，深层腹肌和多裂肌的协同收缩是腰部运动康复的核心。这些肌肉不单是主动运动和非主动姿势调整的力量来源，同时也可以帮助伸展脊椎，减轻压力[12]。我们要牢记，是肌肉的力量使我们站起来，而不是靠骨骼结构。强有力的肌肉可以减小骨骼压力，而使我们更高、更舒展。肌肉也拥有不受控的反射能力，从而可以和身体其他所有组织，包括皮肤、神经系统和结缔组织（包括韧带和关节囊）相互协调。肌肉反映我们的情绪，也反映我们的状态（舒适或是有压力）。臀部的肌肉（包括臀肌、阔筋膜张肌、腹直肌和腘绳肌）也是非常重要的，这些肌肉都会影响腰骶关节的功能。
- **功能障碍**：肌肉收缩通常是腰骶功能障碍和疼痛的主要来源[5]。在腰痛患者中，最典型的症状是竖脊肌长期持续收缩。这种高肌张力限制了关节活动，阻碍关节突关节的正常滑动，进而造成脊椎活动度下降；同时也刺激机械感受器，影响周围肌肉的神经反射。部分肌肉（如竖脊肌等）的张力会增高；部分肌肉（如多裂肌等）会被抑制，导致肌力减弱。多裂肌是十分特别的，在腰痛患者康复方面尤为重要，因为多裂肌的纤维与关节囊相互交织。持续的收缩会增加关节的压力，而肌力弱则会导致腰部不稳定。

Jull和Janda[13]发现了如何预测肌肉失衡的规律。这些不平衡改变了正常的运动模式，因此持续增加了关节系统的压力。肌张力增高也是疼痛的一个重要原因。了解这些肌肉失衡是至关重要的，因为它们可能是持续疼痛的主要原因。在腰骶关节区域，Jull和Janda[13]将这种不平衡称为下交叉综合征（或骨盆交叉综合征），因为过紧的髂腰肌和竖脊肌与过弱的腹肌和臀大肌正好形成一个“十”字形（图3–7）。

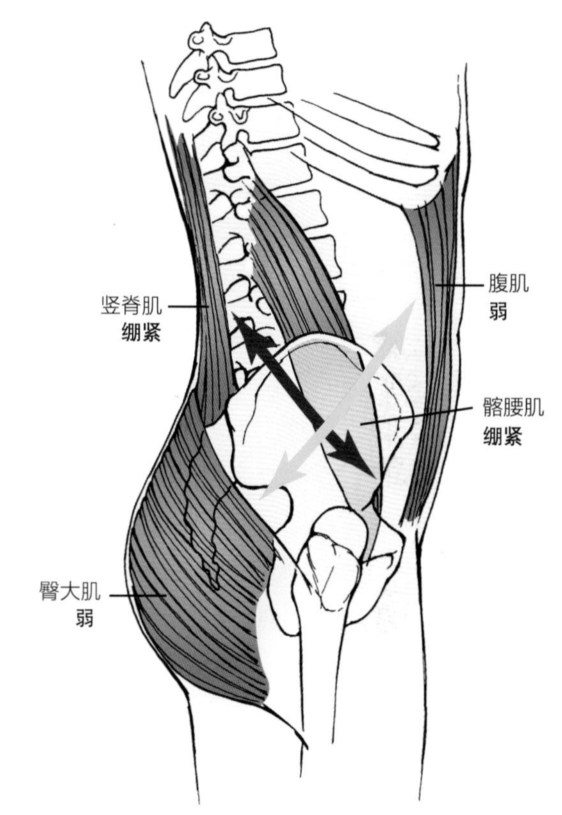

图3–7 骨盆交叉综合征

下交叉综合征（骨盆交叉综合征）：腰骶部的肌肉失衡

- **绷紧、缩短的肌肉**：髂腰肌、竖脊肌的腰椎部、梨状肌、股直肌、阔筋膜张肌、腰方肌、髋关节内收肌和腘绳肌。（虽然腰部的竖脊肌往往是绷紧而缩短的，但同时它的肌力也往往很薄弱。肌肉如果长期绷紧，会导致力量减弱）
- **被抑制和无力的肌肉**：如臀大肌、臀中肌、臀 104
小肌和腹肌。

下交叉综合征的姿势特点

- 竖脊肌过紧而造成的脊柱前凸。
- 臀大肌、腹肌萎缩及髂腰肌过紧造成的骨盆前倾、腹部突出。
- 由于腰骶交汇处关节活动度增加，胸腰交汇处肌张力增高。
- 梨状肌紧张造成的足外旋。

腰骶关节肌肉位置性功能障碍

- 竖脊肌向脊椎中线内旋。大部分腰痛患者都有不同程度的驼背，他们轻微向前屈曲脊椎，以帮助脊椎减压。由于竖脊肌附着于脊椎中线，当患者脊椎前倾时，竖脊肌受到拉力而向中线内旋。
- 髂腰肌内旋。其中一个原因是人体的重力。在出现疼痛或损伤后，患者常常由于不能靠自己直立，整个人被重力拉向下方，出现躯干向前倾斜、手臂内旋、脊椎弯曲增大，造成髂腰肌的下坠或内旋。
- 臀肌和髋部外旋肌出现向下方旋转的情况。
- **治疗介入：**临床上，在锻炼薄弱肌肉前，先降低肌张力和牵拉缩短的肌肉是至关重要的。如Sherington描述的交互抑制定律（RI），某块肌肉若紧张，便会抑制其拮抗肌。例如，绷紧的髂腰肌抑制了臀大肌。有时肌力弱是由于神经受抑制，这种情况下，肌肉能量技术中的收缩-放松（CR）技巧可以帮助其重建肌力。如果在数次治疗后情况没有改善，则应该转诊患者至骨科专科医生或脊椎神经科医生，检查有无关节过紧的情况；关节过紧是造成肌力弱的另一个主要原因。当患者同时有肌萎缩的症状时，应转诊患者去物理治疗师或私人教练处进行康复。
- 肌肉能量技术可以通过精准、受控制的肌肉收缩，帮助患者重建正常的肌肉运动模式。如果某块肌肉无力，其他肌肉会替代该肌肉的功能。比如，在髋关节外展时，如果臀大肌无力，阔筋膜张肌就会代偿臀大肌的作用，这会导致髋关节的异常内旋。
- 手法治疗通常可通过降低肌张力，使肌肉恢复正确的位置和长度。例如，减少腰大肌内旋和减少臀大肌、梨状肌的下旋。

肌肉和腰骶平衡的关系

见表 3-1。

表3-1 肌肉和腰骶平衡的关系
导致腰曲增大、骨盆前倾的肌肉
■ 过紧/过短的髂腰肌
■ 过紧/过短的缝匠肌、股直肌和阔筋膜张肌
■ 过紧/过短的内收肌：耻骨肌、短收肌、长收肌、大收肌前部和股薄肌
■ 过紧/过短的最长肌胸椎部分的纤维（弓弦效果）
■ 无力的腹肌，无力或受抑制的臀肌（特别是臀大肌）
导致腰曲减小的肌肉
■ 过紧/过短的臀大肌和大收肌后部
■ 过紧/过短的腘绳肌
■ 过紧/过短的腹肌
■ 无力的竖脊肌
导致骨盆向侧面倾斜的肌肉
■ 骨盆倾斜通常是由过紧的髋内收肌、腰方肌、阔筋膜张肌、髂胫束和薄弱的髋外展肌造成的
■ 髋内收肌过紧可导致单侧髂骨升高，下肢较另一侧出现功能性缩短，另一侧髋部外展增加的情况
■ 髋外展肌过紧可导致单侧髂骨降低，下肢较另一侧出现功能性变长，另一侧髋部内收增加的情况
■ 过紧的阔筋膜张肌和髂胫束导致该侧骨盆向下倾斜
■ 臀中肌薄弱导致相应一侧的骨盆升高
■ 腰方肌和腹部外侧肌肉的收紧，导致该侧骨盆升高

腰骶部肌肉的解剖：背部的7层肌肉 105

背部肌肉可分为7层（图3-8）。见表3-2。

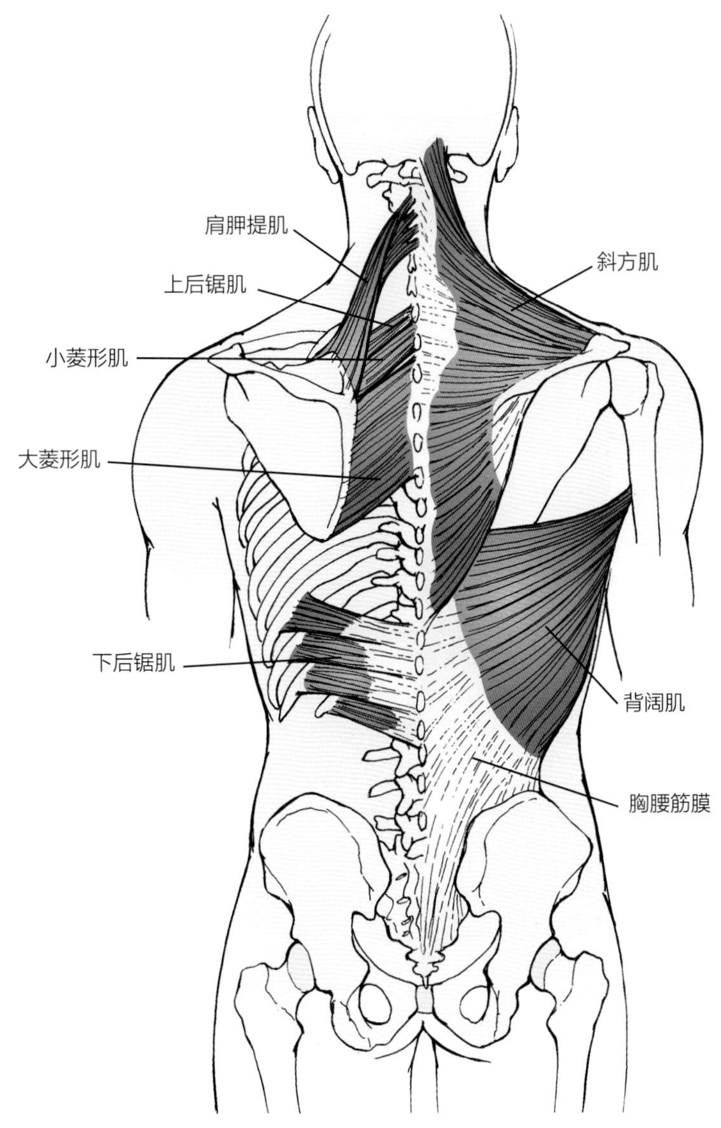

图3–8　浅层背肌

躯干肌的动作

躯干共有7种不同的活动方式，包括屈曲、伸展、左右侧屈、左右旋转和环形运动。屈曲时，腰椎关节突关节打开；伸展时，关节突关节闭合，脊椎被固定。

在非急性腰痛的情况下，脊椎的活动度受很多因素的影响，包括肌肉的紧张程度、韧带的延展性、关节囊的弹性、椎间盘的含水量和弹性。当患者出现腰痛时，肌肉的防卫机制和水肿也会限制脊椎的活动度。

- 屈曲
  - □ 腹直肌：压迫腹部。
  - □ 腹外斜肌：引起向同侧的侧屈和向对侧的旋转。
  - □ 腹内斜肌：引起向同侧的侧屈和旋转。
  - □ 腰大肌：引起髋部的屈曲和旋转。
- 伸展：伸展活动主要发生在腰部范围。

表3-2 腰骶部肌肉的解剖

肌肉	起点	止点	动作	功能障碍
第一层				
斜方肌	上项线内1/3段，第7颈椎棘突和所有胸椎棘突	肩峰、肩胛冈和锁骨的外侧1/3后缘	上部肌束收缩可上提肩胛骨，下部肌束收缩使肩胛骨下降，中部使肩胛骨内收 斜方肌是肩胛带的主要肌肉。当肩胛骨被上提时，颈部前方的头长肌和颈长肌会共同用力，以稳定头部和颈部前方	上部肌束过紧、过短，而下部肌束薄弱且被拉长，导致肩胛骨向前移位，其对手臂运动的稳定效果降低
背阔肌	最下面的6个胸椎的棘突，所有腰椎和骶椎棘突，髂嵴，第10至12肋	肱骨小结节嵴和结节间沟底部	使肱骨后伸、内收和内旋，将手臂和肩部向下方和后方牵引，与胸腰筋膜相连，共同帮助稳定腰骶关节	过紧时，会造成“圆肩”情况
第二层				
小菱形肌	C_7和T_1脊椎棘突	肩胛骨的椎体缘和肩胛骨上部	小菱形肌和大菱形肌对肩胛骨提供向上和向内的拉力，和前锯肌共同稳定肩胛骨，使其贴紧躯干，和中斜方肌的纤维共同使肩胛骨向内缩	菱形肌的薄弱，会造成“圆肩”的情况
大菱形肌	T_2~T_5脊椎棘突	肩胛骨脊柱缘		
肩胛提肌	C_1~C_4横突后结节。颈夹肌、后斜角肌、最长肌的头部和肩胛提肌都在此处交织	肩胛骨上角和肩胛冈的基底	将肩胛骨（沿着斜方肌）向上、向内牵拉；如果肩胛骨是固定的，将颈部向外侧拉；作用类似于竖脊肌的深层纤维，阻止颈椎前凸引起的向前的剪切力	肩胛提肌在头前移姿势时离心收缩
第三层（图3-9）				
上后锯肌	C_7、T_1和T_2的棘突	第2~5肋	对第2~5肋提供向上的拉力	锯肌薄弱时，会造成“翼状肩胛”的情况
下后锯肌	T_{11}、T_{12}、L_1、L_2的棘突	第9~12肋	对第9~12肋提供向下和向后的拉力	
第四层（图3-9）				
头夹肌	起于C_3~C_7和T_1~T_3棘突的大而扁平的肌肉	上项线的外1/3和颞骨的乳突	两侧头夹肌共同收缩时帮助头部和颈部后伸，单侧收缩时帮助头部转向同侧。保持颈部的弧度	头夹肌和颈夹肌过紧会导致颈椎过度后伸，增加关节压力
颈夹肌	起于T_4~T_6棘突的大而扁平的肌肉	上部颈椎（C_1~C_3）的棘突及项韧带	两侧颈夹肌共同收缩时帮助头部和颈部后伸，单侧收缩时帮助头部转向同侧。保持颈部的弧度	

续表

肌肉	起点	止点	动作	功能障碍
第五层：竖脊肌（图3-9） Bogduk 和 Twomey [10] 对髂肋肌和最长肌的深层与表层做了描述 髂肋肌（外侧部）：髂骨到肋骨部分				
深层髂肋肌（腰椎部分的纤维）	腰椎部分包括4~5层上面的肌束，附着于髂后上棘外侧的髂嵴	L_1~L_4横突的外侧	单侧收缩时，帮助脊椎侧屈。双侧收缩时，帮助脊椎伸直。深层纤维帮助稳定腰椎和骨盆，和腰大肌协同在水平面上起牵引作用。和腰大肌作用相反，深层髂肋肌可以减小腰曲	竖脊肌经常变紧和无力。其肌腱纤维会向脊椎中轴内旋，这是因为脊椎疼痛时，头部前倾导致。由于竖脊肌也和骶椎底部相连，竖脊肌的功能障碍或损伤也会导致这些肌束向中线内旋
表层髂肋肌（胸椎部分的纤维）	附着于髂后上棘、骶骨背面、骶髂后韧带和骶棘韧带的腱膜	T_{12}~T_4的肋角	由于表层髂肋肌不附着于腰椎，当双侧收缩时，可产生“弓弦效应”，导致腰曲增大。当单侧收缩时，可帮助胸椎侧屈。当躯干前屈时产生离心收缩，在躯干后伸时产生向心收缩。当它们等长收缩时，可帮助稳定肋骨和骨盆的位置	
颈髂肋肌	C_3~C_6的肋角	C_4~C_6横突的后结节	双侧收缩时，帮助伸直脊椎。单侧收缩时，侧屈脊椎	
最长肌（中间柱）：从骶骨到横突				
深层最长肌（腰椎部分的纤维）	共有5束，每一束都附着在髂后上棘的前正中部分上，L_5的肌束在最中间	每节腰椎的横突	同上文所述的深层髂肋肌	
表层最长肌（胸椎部分的纤维）	附着于竖脊肌腱膜的宽大腱层上，后者附着于髂内嵴和髂外嵴的全长，并且与骶结节韧带和骶棘韧带相交织	分为两部分：内附着点为所有胸椎（T_1~T_{12}）的横突顶端，外附着点为结节与下角之间的肋骨下缘	同上文所述的表层髂肋肌	
颈最长肌	位于头夹肌之下、于半棘肌群的外侧，附着于T_1~T_6的横突上	C_2~C_6的横突后结节		
头最长肌	C_4~C_7颈椎的横突和关节突	深达胸锁乳突肌（SCM）与头夹肌的乳突后缘	和胸锁乳突肌、后斜角肌一起，帮助稳定颈椎。这3块肌肉在三个平面中互相牵扯、平衡。头最长肌和颈最长肌还可以帮助头部和脊椎向同侧侧屈	

续表

肌肉	起点	止点	动作	功能障碍
棘肌（中心柱）：棘突到棘突的肌肉				
胸棘肌	T_{11}、T_{12}、L_1、L_2的棘突	T_1~T_{10}的棘突		
颈棘肌（不是每个人都有）	C_7的棘突	C_2的棘突		
头棘肌（多与半棘肌相融合）	通过T_3的横突附着于C_7的棘突	附着于枕骨上下项线之间的头半棘肌上	和两侧竖脊肌共同帮助脊椎伸直和保持直立状态，单侧收缩可帮助脊椎向同侧侧屈	
第六层：横突棘肌（图3-10） 横突棘肌包括由横突至棘突的2组肌群				
回旋肌	椎体横突	第一椎体横突的底部，或第二椎体的顶部	回旋肌肌束的神经十分敏感而活跃，帮助提供本体感觉，调节脊柱位置	回旋肌无力或受抑制会导致脊椎平衡能力降低和不稳定
多裂肌	腰背肌中最长，也是最正中的肌肉。起于髂骨后、竖脊肌的腱膜，髂后上棘的内面及骶髂后韧带和骶结节韧带	L_1~L_5的棘突，同时也附着于腰部的关节突关节和关节囊上	稳定腰椎，在下腰椎前屈时帮助提供控制。和腰大肌的作用相反[2]。两侧回旋肌和多裂肌收缩时，帮助椎体伸直。单侧收缩时，帮助脊椎向同侧侧屈。多裂肌夹在关节之间的空间内，可对关节囊形成保护	在急性损伤时，多裂肌常处于持续收缩的状态。这会造成关节突关节的压力和持续疼痛。在慢性情况下，多裂肌通常会变得无力，造成不稳定
半棘肌群：分布在上C_4~C_6的横突和棘突间的肌肉				
头半棘肌（颈后方最大的肌肉）	经T_6横突至C_7，经C_7关节突至C_4	在颈部范围被斜方肌和头夹肌覆盖，附着于枕骨的上下项线之间	帮助颈椎伸直，增加颈椎前凸弧度。帮助保持头部的直立位置	头半棘肌可压迫穿过其中的枕大神经，从而造成枕部的疼痛和灼热感
颈半棘肌	T_1~T_6横突	C_2~C_5棘突	和C_2棘突明显附着，对保持C_2稳定性有重要作用 触诊：头半棘肌和颈半棘肌在颈椎棘突侧面摸起来是一块圆形肌束。相对而言，斜方肌和夹肌是扁平的	
胸半棘肌	T_6~T_{12}横突	T_1~T_6棘突	双侧收缩时，帮助伸直脊椎，特别是颈椎和头部，并帮助头部向后转动；单侧收缩时，向另一侧牵拉头部	
第七层				
棘间肌	椎体棘突	邻近棘突		
横突间肌	椎体横突	邻近横突	已被证明对本体感觉有帮助[2]	

续表

肌肉	起点	止点	动作	功能障碍
臀部区域（图3-11）				
臀大肌	起自髂骨翼外面、骶骨的后面、尾骨及骶结节韧带	止于厚腱板，经过大转子外侧附着于阔筋膜的髂胫束；深层的肌纤维附着于股外侧肌和大收肌之间的股骨臀肌粗隆上	是帮助股骨后伸和外旋的主要肌肉。其下部的纤维也帮助内收；上部的纤维帮助外展。和躯干挺直相关	臀大肌容易被屈髋肌，尤其是髂腰肌抑制，而导致力量薄弱。这种薄弱可以造成腘绳肌的代偿作用，从而导致腘绳肌劳损和步态异常
臀中肌	起于臀后线和臀前线之间的髂骨外表面和外侧面，是一块宽而厚的肌肉	汇聚成一块强壮而扁平的肌腱，附着于大转子的外侧面顶部	髋关节外展的主要肌肉。前部纤维帮助内旋和前屈；后部纤维帮助外旋和后伸	无力会导致骨盆倾斜，并导致无力侧骨盆升高。如果过紧而挛缩，骨盆则在挛缩侧降低
臀小肌	被覆盖在臀中肌下方，是三组臀肌群中最小的。起点呈扇形，连于髂前上棘和坐骨大切迹之间的髂骨外表面	附着于大转子前上部的外表面上的隆起处和髋关节囊	和臀中肌协同作用，帮助外展髋关节；前部纤维帮助内旋髋关节，同时也起到屈曲髋关节的作用	过紧会引起股骨的外展和内旋。在站立时，会造成骨盆的侧倾，过紧一侧被向下拉，并伴有股骨内旋
髋关节的深层外旋肌				
梨状肌	S_1~S_4的骶骨孔和外侧的骶骨前表面，坐骨大孔的边缘和骶结节韧带的骨盆表面	经过坐骨大孔穿出骨盆，肌腱为圆形，附着于大转子的上缘后部；常与闭孔内肌和孖肌的肌腱交织	大腿伸直时，帮助外旋；髋部屈曲时，帮助内收	如果持续紧张，可能使坐骨神经受压。由于坐骨神经沿坐骨切迹穿出，因此可导致股骨后侧的刺痛和麻木感
股方肌	坐骨结节外侧边缘	附着于股骨后侧，延伸至转子间嵴	帮助髋关节外旋和内收	
闭孔内肌	闭孔膜的内侧面或骨盆面，闭孔缘，耻骨下支和坐骨	从起点起，穿过坐骨小孔，形成直角并向坐骨棘和坐骨结节之间的坐骨表面弯曲；和上孖肌、下孖肌交汇，形成“髋三头肌组”，再附着于大转子的内上面	和臀大肌、股方肌一起组成髋关节最强壮的外旋肌群。在髋关节屈曲时，帮助外展	Lauren Berry的理论证实闭孔内肌会在腰痛患者中产生向下旋转的拉力，这会对结缔软组织产生长期悬吊拉力，引发坐骨神经痛
上孖肌	坐骨棘外表面	在大转子内表面上，和闭孔内肌相连	上孖肌和下孖肌共同辅助闭孔内肌的活动	
下孖肌	坐骨结节的上部，闭孔内肌的肌沟下方	同上		
闭孔外肌	覆盖于骨盆前壁外表面上，呈三角形的扁平肌肉，起于闭孔周围的骨	股骨转子窝	帮助髋关节外旋，并在内收时起辅助作用	

续表

肌肉	起点	止点	动作	功能障碍
骨盆外侧区域（图3-6）				
腰方肌	髂嵴的内唇和髂腰韧带；腰方肌有3个方向的纤维	L_1~L_4横突的前表面和第12肋	同心收缩时，帮助躯干向同侧侧屈；离心收缩时，帮助躯干向另一侧侧屈；等长收缩时，协助维持腰椎稳定[2]	腰方肌挛缩会使髂骨升高，腰方肌肌力弱则会导致腰部不稳定
骨盆前区				
腰大肌与腰小肌	可分成深层和表层两部分：深层起自L_1~L_5的横突，表层起自T_{12}~L_5椎间盘及T_{12}~L_5椎体；腰丛在深层与表层之间走行，并易受压迫性损伤；腰小肌是不规则存在的肌肉，起自T_{12}~L_1，附在髂耻隆起	与髂肌一起走行在耻骨支外侧，附着在股骨小转子上	因腰大肌与髂肌有相同的止点和相同的作用，它们经常被描述为同一块肌肉——髂腰肌；然而，它们是两块截然不同的肌肉。它们是主要的屈髋肌，同时亦能使髋部外旋；当下肢固定时，腰大肌可使躯干向前屈曲；而单侧收缩会使躯干向对侧旋转。作用是保持脊柱稳定于骨盆之上，同时在前方牵拉来平衡深层竖脊肌的作用	肌肉缩短通常归因于久坐。造成腰椎前凸增加、骨盆前倾，导致腰关节突关节压缩性负重增加
髂肌	髂窝上边缘与髂嵴的内唇	小转子	与腰大肌的作用相同，它们是主要的屈髋肌，同时亦能外旋髋关节；当下肢固定时，髂肌可使躯干向前屈曲；而单侧收缩会使躯干向对侧旋转；持续性收缩会使髂骨向前扭转，带动髂前上棘向前、向下，导致腰关节突关节后伸，造成压力增加[2]	
腹肌				
腹直肌	耻骨嵴与耻骨联合	第5~7肋的肋软骨及胸骨剑突	屈曲椎体；将胸骨拉向耻骨方向（竖脊肌的拮抗肌）；收紧腹壁；所有腹肌共同作用来稳定躯干。它们也能离心收缩及等长收缩，以防止躯干过度旋转和侧屈	腹直肌与外斜肌有稳定姿势的作用；若它们无力时，会降低腰椎的稳定性
外斜肌	最大、最浅表的腹肌，以肌齿形式起自下8肋，与前锯肌交错	附着于髂嵴外唇、腹股沟韧带与腹直肌鞘外层	双侧协同作用屈曲脊柱，向对侧旋转躯干，对抗髂骨的向前扭转	
内斜肌	髂嵴的中唇、胸腰筋膜、腹股沟韧带外2/3	以肌齿形式附着于下3肋（第9~12肋），白线与腱膜一起形成腹直肌鞘，与腹横肌一起附着于胸腰筋膜	与外斜肌相同，除了同侧旋转及侧屈身体；也能通过胸腰筋膜稳定脊柱	内斜肌与腹横肌过弱时，会降低腰椎的稳定性 一般腰痛患者的腹肌较弱，导致骨盆前倾、腰椎前凸增加及圆肩姿势。腹肌过弱会降低腰及骨盆的稳定性。它们通常被过紧的伸肌抑制，锻炼腹肌能降低竖脊肌的张力，减小腰曲，增加腰-骨盆的稳定性。腹肌缩短使胸部受压，导致胸椎后凸
腹横肌	肋束：下6肋的肋软骨深面 椎束：起自腰椎横突的胸腰筋膜 骨盆束：髂嵴内唇，腹股沟韧带外1/3	腱膜辅助形成腹直肌鞘，止于剑突与耻骨嵴	使腹壁变平 纤维在腹部水平排列	

- □ 竖脊肌（又称骶棘肌）：包括髂肋肌、最长肌与棘肌，帮助伸展、旋转和侧屈同侧躯干。
- □ 半棘肌（胸椎范围）：双侧收缩时，帮助伸展躯干；单侧作用时，帮助躯干向对侧侧屈和旋转。
- □ 多裂肌：双侧收缩可帮助伸展躯干和颈部，单侧收缩帮助躯干和颈部向对侧旋转和侧屈。
- □ 腰方肌：引发侧屈。

▒ 侧屈：实际上，躯干的所有屈肌和伸肌都会帮助躯干侧屈。

- □ 腹内斜肌和腹外斜肌。
- □ 腰方肌。

▒ 旋转

- □ 腹内斜肌和腹外斜肌。
- □ 竖脊肌。
- □ 半棘肌（胸椎部分）。
- □ 多裂肌。
- □ 回旋肌。

▒ 环转：环转是混合性运动、由前屈、侧屈，后伸，再向对侧侧屈按照次序结合而完成。

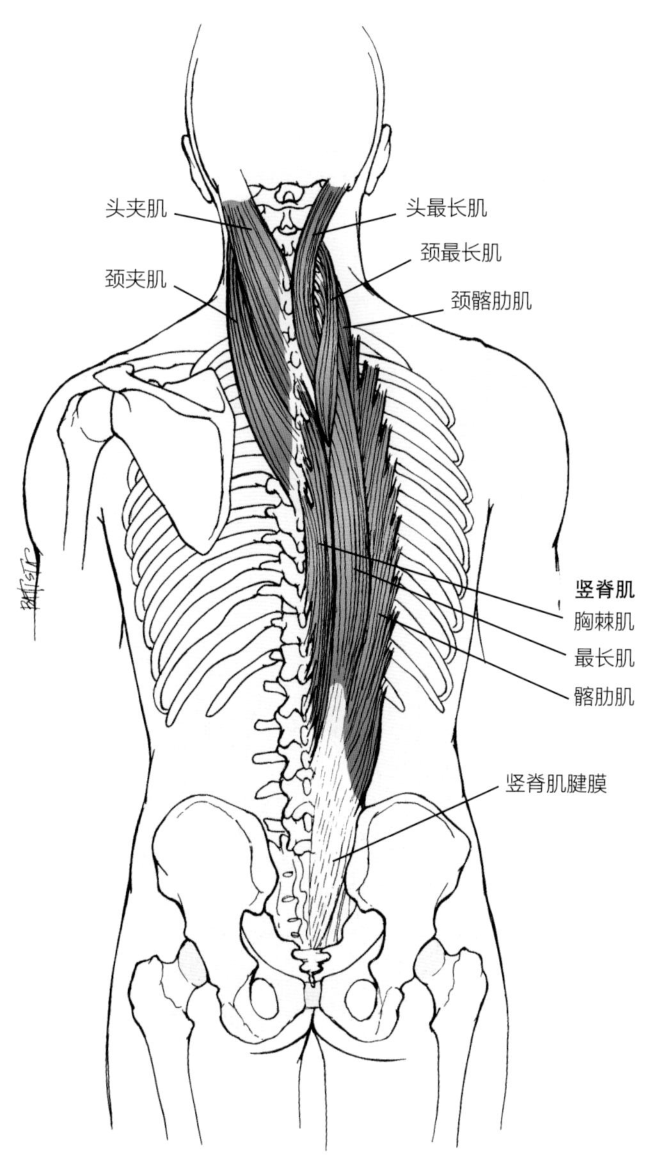

图3–9　第3~5层背肌

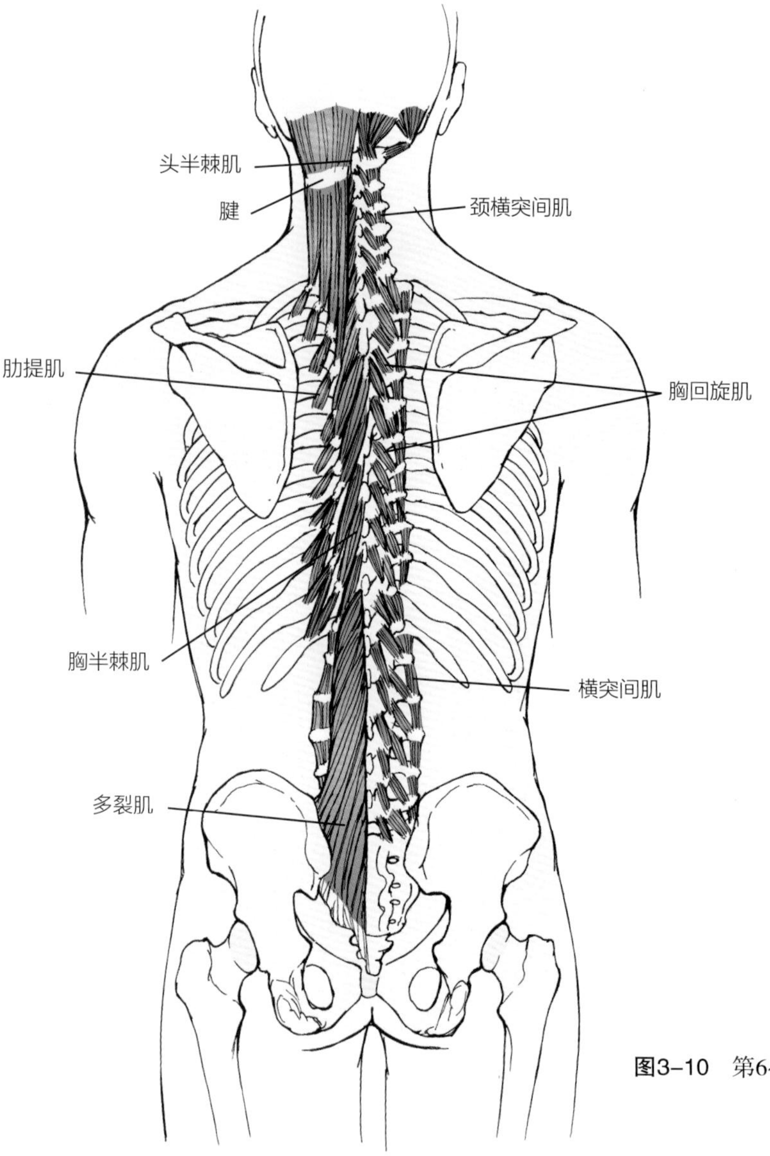

图3-10　第6~7层背肌（包括横突间肌肌群）

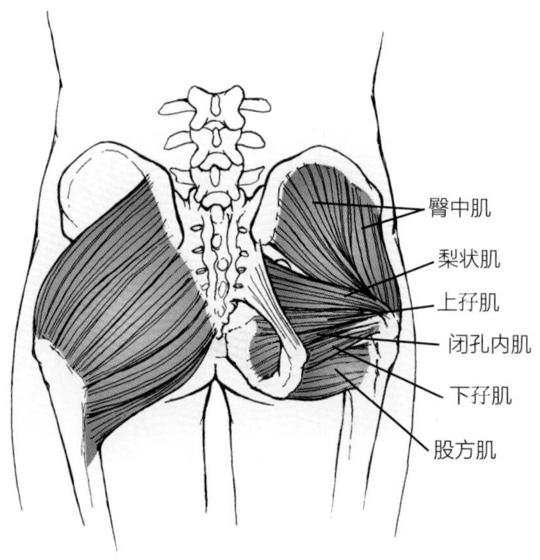

图3-11　臀肌和髋部深层旋肌

116

腰部功能障碍和损伤

腰部功能障碍和疼痛的诱发因素

- **生活习惯**：久坐，体力劳动，长期驾驶，肥胖，缺乏运动。
- **功能性因素**：不良姿势，关节活动障碍，肌肉失衡，功能失调，疲劳，运动模式改变，情绪紧张。
- **结构性因素**：风湿性疾病，内分泌或代谢问题，肿瘤，血管疾病，感染，先天性异常，骨盆和腹部疾病。

腰痛的发病机制

腰痛的成因是有争议的，下文提及的理论主要是Kirkaldy-Willis和Bernard[5]提出的基础性假说。

罹患腰痛的三个主要因素

1. **情绪问题**：比如压力、紧张、焦虑、恐惧、怨恨、彷徨和抑郁。情绪问题可引起局部血管收缩和持续性肌肉紧张，进而导致肌肉疲劳，最终导致肌肉长期收紧和运动模式改变。

2. 由不良姿势、既往损伤或功能失调导致腰部和骨盆区域的**肌肉功能异常**，从而导致活动模式紊乱，并引起关节突关节和椎间盘压力增加。最终结果是运动受限和疼痛。这种疼痛会进而导致关节周围纤维化。

3. **关节突关节活动性降低（固定）**，是指正常关节滑动能力的缺失。这种情况常由肌肉紧张、关节囊粘连和关节面粘连这三个因素导致。如之前所述，这种活动性下降会影响周围肌肉的反射性，从而导致肌肉和关节进一步的功能障碍，形成恶性循环。

急性腰痛通常从极小的损伤开始

即使是极小的损伤，不及时处理也会产生身体其他部分的代偿效应，从而造成更多的组织损伤，最终发展为急性疼痛。

患者有时会提及一些较轻微的损伤经过，比如做园艺或捡起一些很轻的物品时，曾发生过强烈但短暂（持续1~2天）的腰痛。在这种情况下，可能有两种损伤机制：关节突关节的旋转性拉伤和椎间盘由于弯腰时受压而损伤。了解损伤经过是非常重要的，因为肌肉、关节突和椎间盘都可能被累及。

退变导致慢性腰痛的三个阶段

1. **功能障碍阶段**：小的创伤会导致关节滑膜发生炎症，以及竖脊肌群的长期紧绷，这种情况通常只影响单侧。这种炎症会释放酶，导致关节的轻微退变。在此阶段，椎间盘的纤维环的微小环状撕裂会演变成放射状撕裂，并影响髓核。这种撕裂会逐渐扩大，直至椎间盘出现移位，导致椎间盘突出症。

2. **不稳定阶段**：功能障碍阶段后通常会进入不稳定阶段，通常伴随着关节突关节的异常活动度增大。关节囊、椎间盘的纤维环和关节突关节（半脱位）都会出现松弛现象。

3. **稳定阶段**：最后一个病理阶段是稳定阶段，结缔组织和骨逐渐改变（形成退变）以适应腰部的不适。这种退变会引发骨膜下的骨赘，使上、下关节突变大，周围组织纤维化和活动能力下降。当退 117 变加剧时，椎间盘的正常高度会由于蛋白聚糖和水分流失而降低。

腰痛的鉴别诊断

腰痛的原因复杂，可以是腰部的肌肉骨骼系统的功能障碍、损伤或退变等原发性原因导致，也可以由其他系统性疾病引发。非原发性问题可分为以下几类。

- 内脏疾病，如肾结石或子宫内膜异位症。
- 血管疾病，如血管瘤。
- 肿瘤，如其他部位的恶性肿瘤扩散导致。
- 压力相关疾病，如肾上腺功能紊乱。

腰痛的典型症状

绝大部分的腰痛由机械性障碍引起，是功能性问题而非病理性问题。这种腰痛的原因难以被确定，有时伴随着明显的损伤过程，但大多数时候，是由潜在的腰椎关节突关节或骶髂关节僵硬、慢性肌肉失衡、不良姿势或情绪问题导致。假如患者的腰痛是由机械性障碍引起，那么会导致三种主要症状。

- 紧张，僵硬：局部紧张是肌肉拉伤的急性表现；慢性紧绷通常是由于椎间盘和关节退化。
- 疼痛：急性、轻中度的疼痛可能由肌肉、韧带或关节的拉伤/扭伤导致，剧烈的疼痛通常意味着椎间盘的问题。
- 锐痛：腰部的锐痛说明关节受到影响，这可能是软骨和周围软组织不同程度损伤和炎症的表现。

腿部牵涉痛的两种类型

腿部牵涉痛主要分为骨节痛和神经根性疼痛两类，从疼痛的性质上可以鉴别这两类疼痛。这有助于鉴别单纯的机械性疾病和严重疾病，比如椎间盘突出症。

- **骨节痛**：是放射痛的第一类，是椎旁肌肉、韧带、关节突关节囊、椎间盘或硬膜的损伤造成的，可导致局部症状，也可以放射到肢体其他部位。例如，腰部肌肉拉伤可造成腰部和大腿部位的疼痛。椎节性的牵涉痛，一般是深层的弥散性疼痛。
- **神经根性疼痛**是第二类牵涉痛，由脊神经根受到刺激而导致。如果感觉（背侧）神经根受到刺激，会在对应的皮节出现锐痛、麻木或刺痛。如果运动（腹侧）神经根被压迫，除了出现疼痛、麻木、刺痛之外，可能导致神经根支配的肌肉肌力变弱和相应神经反射反应降低。椎间盘突出症是神经根受刺激最常见的原因。神经根疼痛相对严重，并需要脊柱按摩师、正骨师和骨科医生做出评估。

认识了以上三种腰部症状及两类腿部牵涉痛后，我们可以列出9种常见的腰痛类型。这是理论上的分类方法，通常患者的病情都同时由多种原因造成。比如单纯的过劳性损伤，可能同时涉及其他组织（如肌肉、韧带、关节囊和关节）的功能障碍。这种分类法被用于鉴别单纯性或复杂性的疾病。

腰部功能障碍和损伤的常见类型

肌肉拉伤

- **病因**：肌肉拉伤可被分类为：急性损伤，比如运动损伤；累积性损伤，比如站立工作一整天；慢性潜在问题的急性发作。
- **症状**：这种疼痛通常被描述成弥散性的、酸痛的，会影响整个腰部或集中于一侧。患者通常主诉为脊柱强直且紧张，在特定活动时加剧，休息时缓解。急性劳损可以使腰部发生痉挛，在运动后更为严重。
- **体征**：可以通过患者腰部的活动定位疼痛的区域和界限。当触诊时，通常会发现肌肉紧张且有压痛。被动活动应是无痛的，除非肌肉完全紧张。 118
- **治疗**：对**急性**损伤的首要治疗目标是减轻肌肉的疼痛、肿胀和痉挛。首先应当对非患侧进行Ⅰ级STM。先让患者侧卧，柔和且有节奏地摇摆身体，可协助深层放松。可以对绷紧且敏感的肌肉进行“交互抑制（RI）”和“收缩-放松（CR）肌肉能量技术”，再结合按摩技术。对**慢**

性情况，需要辨别痉挛且紧张的肌肉、纤维组织、肌力弱的肌肉和活动度下降的关节。Ⅰ级和Ⅱ级STM均适用。也可将“收缩-放松”技巧应用于竖脊肌（MET#3），针对梨状肌、腰方肌和髂腰肌则可采用等长收缩后放松的肌肉能量技术。另外，需要找出无力的肌肉，用“收缩-放松”技术重新唤醒它们。波状松动术可以更深层次地松解粘连，另外P-A手法可以进一步增加关节活动度。依照损伤的严重程度，急性劳损在1~4周内缓解。

韧带（包括关节囊）扭伤

- **病因：**韧带扭伤可由急性损伤，比如提举重物时导致，做园艺工作时扭腰带来的累积性压力，以及潜在慢性问题的急性发作。
- **症状：**疼痛点集中，在特定活动时可出现剧痛。
- **体征：**主动和被动活动均可造成疼痛。抗阻运动通常是无痛的。我们通过波状松动术来检查韧带的活动情况。腰骶处的韧带增厚可以是局部的，也可以是大面积的。局部增厚的韧带摸起来如皮革般，对施加在局部的P-A松动有阻力。大面积的增厚，比如退行性关节炎导致的韧带增厚，会同样出现阻力和致密度增加的现象，但范围更广。我们可以通过触诊摸到骶髂关节上的韧带，当这些韧带已经缩短时，摸起来就会感觉致密且纤维化。
- **治疗：**治疗急性韧带损伤的第一个目标是尽快减轻疼痛、炎症和肌肉紧缩。先让患者侧卧，柔和且有节奏地摇摆身体，可协助肌肉和中枢神经系统的深层放松。首先在脊椎的非患侧，用“收缩-放松”和“交互抑制”技术降低肌肉紧绷，再施以Ⅰ级按摩法。P-A手法可以柔和地活动韧带，松解粘连和促进修复。在慢性韧带损伤时，首要目标是减少韧带的粘连和邻近肌肉的防卫性收紧，并增加关节活动度。可施以Ⅰ级按摩法，用于检查肌肉紧张和阻力提高的范围。可以用“收缩-放松”技术减少紧绷，并用“等长收缩后放松”技术拉伸紧缩的肌肉。对于多裂肌和关节囊，可以运用Ⅱ级，尤其是第三、第四序列的STM治疗。找到纤维化的区域后，可用来回深层按摩法松动这些区域。另外需要鼓励患者进行平衡性训练，使韧带的机械感受器恢复正常功能。韧带损伤的康复通常需时6周至1年。

椎体关节突固定或半脱位（关节突综合征）

- **病因：**急性损伤通常会造成关节突闭锁。这种现象有多种解释，包括半脱位（部分性的脱位）、固定（关节面的粘连）或者半月板样结构的挤压等。损伤、姿势不当、肌肉失衡、情绪或心理问题均可导致肌张力增加、疲劳、健康状态恶化，从而造成关节活动度改变和关节突关节固定。
- **症状：**固定和半脱位都可能完全没有疼痛。这种疼痛可以突然出现，也可以隐匿性慢慢出现；可以单侧，也可双侧发作。牵涉痛可牵涉到腹股沟、臀部和大腿部分。
- **体征：**脊椎的主动后伸可以导致有关节突关节固定的区域活动突然受限。侧屈度也可能降低，前屈时也会活动受限，需要格外小心。椎旁肌肉可能存在张力增加和触痛现象。动态触诊可以发现有无活动度末端缺失的情况。直腿抬高试验一般呈阴性。
- **治疗：**对于**急性**腰痛的患者，侧卧、双腿蜷曲、膝盖中间以枕头承托的姿势是最能舒缓疼痛的。柔和且有节奏地摇摆身体，可以促进放松。应该对臀部和腰部进行触诊，以检查有无触痛和痉挛情况。对于竖脊肌和梨状肌，可以施以“收缩-放松”和“交互抑制”技术。另外，可运用慢速的波状松动术，在患者的舒适 119
范围内轻轻加压。针对关节突关节的P-A手法可以帮助减轻肿胀并降低肌张力，并恢复关节突关节的正常活动。在患者感觉舒适的范围内，可以针对更深层的组织施以“收缩-放松”技术（MET#3）。如果患者在4次治疗后没有明显改善，请转诊患者至脊柱按摩师或骨科医生处就诊，检查是否需要正骨治疗。**慢性**固定症的关节活动度明显受限，首要治疗目标是活动固定的关节面。用动态触诊确定低活动性。应当从Ⅰ级STM开始，检查肌张力增加的区域，特别要来回深层施压，减轻多裂肌和关节囊的粘连，这会极大增加关节突关节的活动度。当施以波状松动术时，手法需要较为深入，在患者可以承受的范围内深入施以P–A手法，以松解深层次的关节面。

骶髂关节的功能障碍和损伤

- **病因**：骶髂关节的功能障碍可以是过紧，也可以是过松。由于关节突关节的存在，活动度的缺失可能为僵硬或半脱位的情况，这说明关节的位置不正。骶髂关节损伤可以源自创伤性损伤，比如跌倒时臀部着地；也可以源自普通活动，比如打高尔夫球、做园艺工作及跳芭蕾舞等。妊娠后骶髂关节痛也是很普遍的。诱发因素包括两腿不等长、肌肉失衡和持续肌肉绷紧。参见上文关于关节固定的病因的内容。
- **症状**：在臀部、腹股沟和大腿后方可能出现剧痛、钝痛或酸痛。膝关节也偶尔出现疼痛。
- **体征**：骶髂关节的功能障碍最重要的标志是骨盆双侧的髂后上棘和髂前上棘不等高，以及单侧或双侧髂后上棘有触痛。一般来说，Kemp试验呈阳性，引起骶髂关节疼痛，在被动松解或者对骶髂关节做P–A手法后疼痛消失。
- **治疗**：对于**急性**骶髂关节疼痛，首要目标是减轻疼痛和炎症。针对梨状肌、腰方肌、竖脊肌和髂腰肌，可以试用Ⅰ级按摩法。对腰部竖脊肌可以运用“收缩–放松”和“交互抑制”肌肉能量技术（MET#1和#2）治疗。治疗脊柱急性关节疼痛的指南可参考上文急性关节固定的治疗方案。如果患者在4次治疗后没有明显改善，请转诊患者去脊柱按摩师或骨科医生处求诊，检查是否需要正骨治疗。**慢性**骶髂关节功能障碍通常影响整个骨盆区域，可通过Ⅰ级STM检查该区域有无肌肉紧绷和纤维化。短缩且绷紧的肌肉一般包括梨状肌、竖脊肌、腰方肌、髂腰肌、腘绳肌、股直肌和阔筋膜张肌。见第八章中有关对这些肌肉的肌肉能量技术（MET#3、#5和#10）的相关内容。对竖脊肌施以肌肉能量技术，可以减轻连于骶髂关节的筋膜的张力。对于骶结节韧带、髂腰韧带和后骶髂韧带，可用Ⅱ级按摩法松解纤维化。用Ⅱ级第三和第五序列的手法配合P–A松动术可以使关节补充水分。

梨状肌综合征

- 梨状肌综合征通常由于骨盆倾斜导致臀中肌无力而造成梨状肌劳损，骶髂关节功能障碍导致梨状肌张力增高也是发病原因之一。如果肌肉平衡有问题，梨状肌会因为试图代偿外展肌的作用而发生劳损[1]。大约有10%的人，坐骨神经会穿过梨状肌，梨状肌持续收缩会导致坐骨神经痛。另外，90%的人坐骨神经在肌肉下方经过，肌肉持续短缩会刺激坐骨神经。
- **症状**：疼痛发生于臀部中央，牵涉痛可牵涉到大腿后部，但很少过膝。
- **体征**：对梨状肌触诊时有紧绷和压痛感；患者仰卧时，一侧腿伸直，另一侧髋部屈曲内收于其上，这时梨状肌被拉长，会出现疼痛；直腿抬高试验加上髋部内旋也可导致疼痛加重，当髋部外旋时疼痛减轻。
- **治疗**：对于**急性**梨状肌综合征，可用“收缩–放松”和“交互抑制”肌肉能量技术对梨状肌施以轻微压力，以检测其敏感度。之后可在患者承受范围内逐渐加力。可对臀部范围施以Ⅰ级系列揉抚手法。当进行按摩治疗时，应当先检查局部有无张力增高的情况，再施以肌肉能量技术和波状松动术。对于**慢性**情况，应当先用
MET#4技术降低张力，再用“等长收缩后放松” 120
技术（MET#5）使肌肉拉长。同时，对所有髋

部外旋肌都可以使用肌肉能量技术（见第八章中MET#4的相关内容）。之后再对梨状肌做深层按摩，以及Ⅰ级第三序列的方法，以减少粘连，放松肌肉。如果臀中肌无力，可以用肌肉能量技术增强该肌肉（见第八章中MET#8的相关内容）。

尾骨痛

- **病因：**许多患者主诉摔倒时臀部着地后发病，或是生产后发病。尾韧带很容易拉伤，并会导致肌张力增高以保持关节位置。通常关节和软组织会发生病变，例如尾韧带纤维化、骨盆底肌肉痉挛和骶尾关节半脱位。疼痛范围可能涉及腰椎、骶髂关节和骨盆内。
- **症状：**患者可能有尾骨疼痛，特别是在坐位时。多数痛点集中，较少涉及其他部位。
- **体征：**尾骨痛的特点是坐位时尾骨疼痛，尾骨附近韧带增厚和纤维化。
- **治疗：**尾骨痛的治疗重点在于松解骶尾关节的韧带，以及平衡骨盆区域的肌肉系统。可以对患处施以Ⅰ级STM，并对骶尾部分的韧带施以第二序列的揉抚治疗。如果患者治疗后无明显改善，需要转诊至脊柱按摩师或骨科医生处就诊，检查是否需要正骨治疗。

关节病（关节炎）：椎体关节突关节的退行性变

- **病因：**关节退变是一种慢性疾病。软骨磨损和关节囊纤维化可导致关节滑液流失，导致活动度下降和紧张。患者通常被告知他们患了“关节炎”，但不知道这其实是一种关节突关节的退变性疾病。退变通常由关节突关节的既往损伤、关节突的僵硬、持续的肌肉紧绷和肌肉失衡导致，并与关节运动模式改变、不良姿势、健康情况差和肥胖有关。
- **症状：**患者常感觉钝痛、酸痛，早上更加严重，活动几分钟后好转，但一天下来情况又变差。在腰部的大面积区域都有僵硬感。
- **体征：**最重要的体征是腰部伸直能力逐渐丧失，伴随着局部损伤或活动能力完全受限。另一个体征是有问题的关节突关节相互之间固定，检查提示被动活动度下降。
- **治疗：**首要目标是为关节重新补充水分，放松关节囊组织，并降低和关节囊交织的多裂肌的肌张力。可以用MET#3技术降低腰部肌肉的肌张力，增加关节囊的活动度。对于横突棘肌群，使用第四章介绍的MET#9技术。可以应用Ⅰ级STM（重点使用第六序列），Ⅱ级按摩术中的第四序列放松多裂肌。另外，可以用较强的P–A手法配合按摩术，活动关节突关节并增加水分重新吸收。当施以Ⅰ级STM时，需要确定肌肉紧张的范围，并使用肌肉能量技术。存在退变的患者需要活动（比如快步走），也需要做牵拉运动。随着活动的增加，患者会出现不适，但这是必然过程，也是康复过程中必需的。一般来说，适应了这种不适后，患者的患处会得到放松。

脊椎病（椎间盘退变）

- **病因：**和上文“关节炎”的病因相同。
- **症状：**患者主诉腰部和臀部大范围僵硬和钝痛，短时间休息后减轻。长时间休息后僵硬反而会加重。晨起时僵硬和疼痛最严重。
- **体征：**活动（特别是后伸时）范围减小，是脊椎病的重要特征。X线检查可以清晰显示椎间盘退变。
- **治疗：**椎间盘退变与关节突关节退变有关，治疗方法是相似的。可以遵循上文关于关节突关节退变的治疗方针。椎间盘和关节突关节退变通常会导致下交叉综合征，这在上文中已讨论过。可以用Ⅰ级和Ⅱ级STM，配合肌肉能量技术确定肌肉绷紧和无力的区域。首先需要放松过紧的肌肉，并用“收缩–放松”技术帮助强化无力的肌肉。另外，患者应每天至少快步行走20分钟。在斜板上进行牵引治疗也可以促进椎间盘的水分吸收。121

椎间盘突出症（椎间盘膨出或突出）

- **病因：**椎间盘突出症在30~40岁的中青年人群中最常见。此病变可能是椎间盘的纤维环持续不断受力而最终撕裂导致的，特别是前屈和旋转的动作影响最大。然而Kirkaldy-Willis和Bernard [5]认为，此病变是肌肉失衡导致的功能障碍造成的。久坐的生活方式和肥胖也是致病因素。
- **症状：**患者主诉臀部和腰部的中间位置剧痛，为持续性的疼痛或阵痛。如果神经根受到刺激，腿部会感到疼痛、麻木或者刺痛。即使在休息，疼痛也会持续，通常坐位时症状更严重。
- **体征：**通常患者求医时，会呈现轻微前屈或侧屈的姿势。几乎所有的主动活动都会因疼痛而受限。咳嗽、打喷嚏和肠道蠕动都可以导致疼痛加重。直腿抬高试验和健腿抬高试验通常呈阳性。特定皮节的感觉会改变，腿部亦有无力现象。
- **治疗：**首要目标是尽快减轻疼痛和炎症。患者侧卧、双腿蜷曲的姿势可以最大程度地减轻疼痛。施以"收缩-放松"和"交互抑制"技术（MET#1和#2）可以减轻肿胀和肌肉痉挛。虽然周围肌肉防卫性紧张可以帮助减轻急性疼痛，但我们需要认识到，治疗目标是要降低过高的肌张力。太过深入的手法治疗是**不允许的**，因为有可能破坏脊椎的稳定性。可以采用Ⅰ级STM，施以柔和的力量，逐渐摇动脊椎。触诊时需要找出过紧的肌肉，施以"收缩-放松"技术，尤其是针对腰方肌、梨状肌和髂腰肌。当患者情况改善后，可以尝试较深入的P-A手法，帮助关节突关节恢复正常活动度。按摩治疗应当在医生（脊椎神经科医生、骨科医生或内科医生）指导下进行。治疗包括力量训练、稳定性训练和本体感觉训练。

评估

背景

对于腰骶关节的评估检查，首要目标要区分是否为急性椎间盘损伤，抑或是普通的肌肉、韧带、关节问题。患者的病史，包括症状和如何发病将影响检查。体格检查可以筛查有无严重的椎间盘损伤。主动活动度测试和直腿抬高试验是核心检查。如果椎间盘有突出，将会极大地影响腰部的活动度，并且直腿抬高试验呈阳性，且腿部疼痛重于腰部。第二个目标是检查椎间关节的被动活动度。第三个目标是通过肌肉等长测试和触诊，检查软组织的问题。肌肉能量技术的其中一项临床应用是检查肌肉的疼痛和强度。也可以配合按摩法一起进行触诊。

对腰痛患者的病史询问

一旦已经排除提示严重病变、需要立即就医的"红旗现象"（参见第二章），就需要了解患者的疾病严重程度。这些问题，例如"昨晚睡得舒服吗""疼痛是锐痛还是弥散性的""腿部有无疼痛、麻木、刺痛感"等，将帮助治疗师决定以下治疗内容。①按摩手法的深度；②关节松动的程度；③肌肉能量技术的力度；④是否需要将患者转诊给医生做进一步评估；⑤是否需要继续治疗。参见第二章"主观检查"，以获取更多的信息。

患者昨晚睡得舒服吗？ 122

如果患者因在床上辗转反侧而引起疼痛，则疼痛通常是良性的，由机械性问题导致。如果疼痛经过一晚睡眠后减轻，也基本上是机械性问题，也就是肌肉、韧带或者关节的损伤或功能障碍。如果疼痛是持续性的，甚至在休息时也存在，则通常存在炎症（椎间盘突出症）或有严重病变（如肿瘤），这时需要将患者转诊给医生。

疼痛是锐痛还是弥散性的?

腰部或者骶髂关节的锐痛通常提示关节疾病。如果有放射到腿部的锐痛和阵痛，则提示是神经根疾病。弥散性的腰痛可能是肌肉、韧带或关节的功能障碍或损伤导致的。进行主动活动度的检查可帮助鉴别这些疾病。

腿部有无疼痛、麻木和刺痛感?

如果患者回答"是"，在开始按摩治疗前，必须先进行直腿抬高试验，如果腿部有锐痛，则提示典型的神经根疾病，需要让患者向医生求诊。如果可以让患者以胎儿位舒服地躺在治疗床上，治疗师可以实施轻柔的按摩治疗。目的是使患者放松，但不可进行深层的肌肉松解，以免破坏稳定结构。如果直腿抬高试验造成腿部的弥散性疼痛、麻木或刺痛感，则疼痛通常是骨节痛（见"腰痛的鉴别诊断"），此时适合进行软组织松动术。如上文所述，如果腿部出现持续性阵痛，则应立即求医，不宜进行腰部按摩。

观察：患者的站姿

皮肤的发红或肿胀提示可能有炎症存在，按摩时手法应更轻柔。同时应该留意有没有既往严重损伤或手术留下的瘢痕。

从后面和侧面观察患者的体位有无不对称。对慢性疼痛患者需要进行详细的评估。如果患者有急性疼痛，则需要评估是否由肌肉痉挛问题而导致持续性侧屈或前屈。如果患者的急性疼痛伴有这些异常体位，则较大可能是关节突综合征或椎间盘突出症。急性疼痛的评估相对慢性情况没有那么详细。

后面观察

- **患者站立时是否向一侧倾斜?** 这可能是慢性肌肉和关节失衡导致的。如果患者因为疼痛而不能直立，则通常是腰方肌或髂腰肌拉伤导致，或有椎间盘突出症。
- **脊椎是否竖直?**
  - □ **体位**：让患者站立在治疗师面前。
  - □ **动作**：治疗师将示指和中指放于C_7棘突的两侧，向下缓慢移动至L_5。
  - □ **观察**：观察患者的胸椎和腰椎有无侧弯，即脊椎侧凸。腰椎的侧凸可能由坐骨神经痛、关节功能障碍、肌肉痉挛、椎间盘受刺激或退行性关节病导致（更多关于脊椎侧凸的评估内容请见第四章）
- **髂嵴是否水平（图3-12）**
  - □ **动作**：将指尖放在两侧髂嵴上。

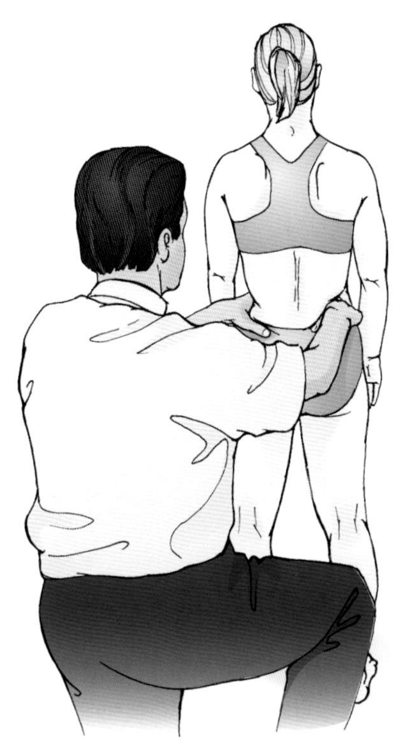

图3-12　髂嵴的评估。将指尖放在患者双侧髂嵴顶点，评估双侧髂嵴是否水平

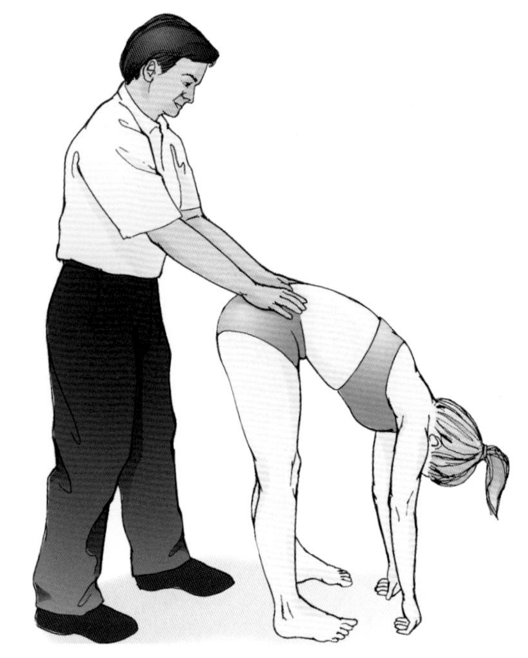

图3–13 主动屈曲评估。评估腰–骨盆区的主动屈曲活动，要求患者向前弯曲，就像要触摸脚趾一样。告诉患者如果感到疼痛就停止，站起来时先屈膝

- □ 观察：如果两侧髂嵴不在同一水平线上，则
123 记录下较高的一侧，并和坐位时的评估结果对比。如果在站位时不水平，坐位时水平，则可能存在双腿不等长或短侧腿踝关节旋前的情况。如果双侧髂嵴在站位和坐位时均不水平，则可能是腰部和骨盆区域的肌肉和关节功能障碍。

- **头部是否倾斜，或平衡在中线？**
- **双肩高度是否相同？**治疗师将示指水平放在双侧肩胛骨下角来检查。

侧面观察

耳垂与垂直的肩峰在一条线上。最常见的功能障碍是头向前的姿势。

- **从侧面观察腰曲是增大还是减小。**
  - □ **观察：**中立位的脊柱在腰部有着温和的曲度，在平与前凸中间。
- **纠正患者的站姿。**
- **动作：**调节腰椎以使患者在腰部有着温和的曲度。接下来，把头尽量向后收，以使耳部位于竖直的肩峰上方。

运动评估

首先询问患者是否有一些特别的动作可引起疼痛。接下来让患者做该运动。当患者运动时，注意活动度大小和运动时是否疼痛。如果有疼痛，询问患者疼痛的程度和部位。

前屈

- **体位：**让患者站在治疗师前面，两足分开，与肩同宽。
- **动作：**让患者膝关节保持伸直，在舒适范围内尽可能前屈（图3–13）。
- **观察：**屈曲结合了髋、腰椎和胸椎的活动。躯干应该至少屈曲90°，相当于和地板平行。治疗师可以测量指尖到地板的距离。从侧面观察脊柱。腰曲应该在前屈时变平。如果腰椎维持前凸，则提示竖脊肌痉挛或关节活动度下降。无痛受限经常是由于腘绳肌紧张。腰部的弥散性疼痛提示肌肉、韧带或关节的损伤。腰部的锐痛提示关节受累。运动的明显受限提示炎症、肿胀和更严重的损伤，经常是椎间盘受累。

伸展

- **体位：**治疗师站在患者侧面，要求患者以双足分开、与肩同宽的方式站立，两个手掌放在腰部（图3–14）。
- **动作：**让患者膝关节保持伸直，在舒适范围内尽可能后伸。
- **观察：**腰部伸展的活动度接近30°。是腰曲有问题，还是患者仅仅是髋关节在伸展？主动伸展是判断关节功能障碍和损伤最好的测试，由于伸展挤压关节面，伸展时局部的锐痛提示关节突综合征。关节突综合征时，弥散性疼痛、麻木或刺痛
也会牵涉到臀部区域、大腿和小腿。伸展时锐痛 124

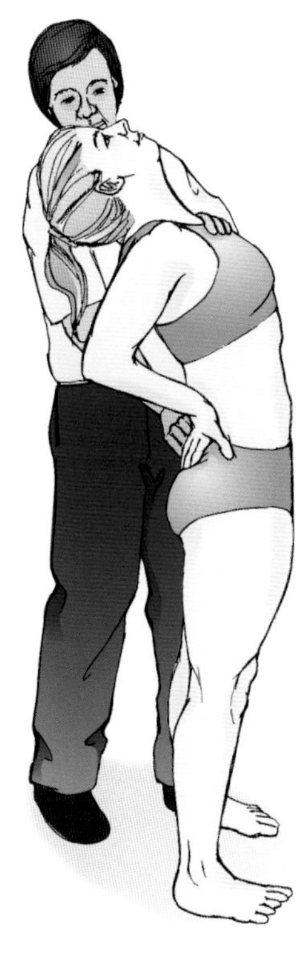

图3–14　伸展评估。为评估伸展，让患者把手放在腰部，并向后弯曲到舒适的极限

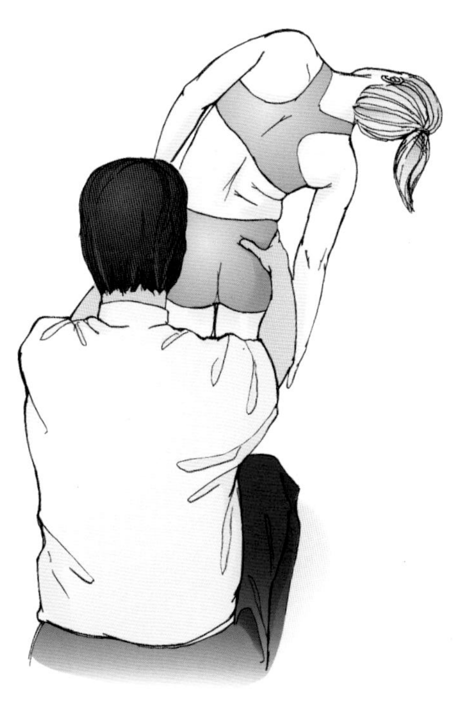

图3–15　侧屈评估。为评估侧屈，站在患者身后，稳住其骨盆以防止任何旋转或摇摆。让患者把手顺着腿的一侧滑到舒适的极限

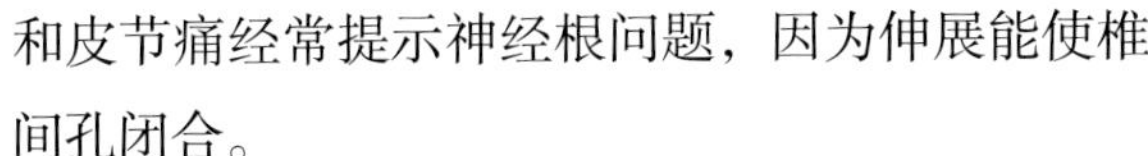

和皮节痛经常提示神经根问题，因为伸展能使椎间孔闭合。

对于有慢性疼痛功能障碍的患者，对纯腰椎伸展的更精确的评估可以让患者在治疗床上取俯卧位完成，患者双肘支撑，骨盆保持贴在床上。腰椎是否呈一个圆弧？如果这个活动受限，它提示慢性退行性疾病或关节活动度不足。活动度丧失和僵硬提示肌肉和结缔组织（包括韧带）缩短。

侧屈

- **体位：**患者站立，双足分开，与肩同宽，双臂放在臀部两侧。治疗师站在患者后面，将双手固定在患者髋部来稳定骨盆，使其不会倾斜或旋转（图3–15）。
- **动作：**要求患者将手沿着腿的外侧下滑，不能旋转躯干。
- **观察：**患者应该能分别滑动双手到两侧相同的位置，几乎到膝的水平（接近30°）。腰椎应该在侧屈时形成一个平滑的曲线。如果有一个明显的角度，则提示关节突关节活动度下降。侧屈时疼痛提示关节问题，因为关节面被挤压。对侧疼痛、僵硬或紧张经常提示对侧腰方肌和竖脊肌的僵硬。

Kemps测试（象限测试）

- **目的：**为了帮助鉴别椎间孔狭窄的病因是退行性变还是骶髂关节问题。
- **体位：**患者和治疗师采取与侧屈试验相同的体位。
- **动作：**要求患者将手沿腿的后面下滑，一次只做一侧，直至出现不适。
- **观察：**Kemps测试轻微挤压了椎间孔和骶髂关节；椎间盘问题引起牵涉到腿部的锐痛，而弥散性的牵涉痛可能由骶髂关节问题引起，骶髂关节或腰椎关节功能障碍和损伤则会引起腰痛（图3–16）。

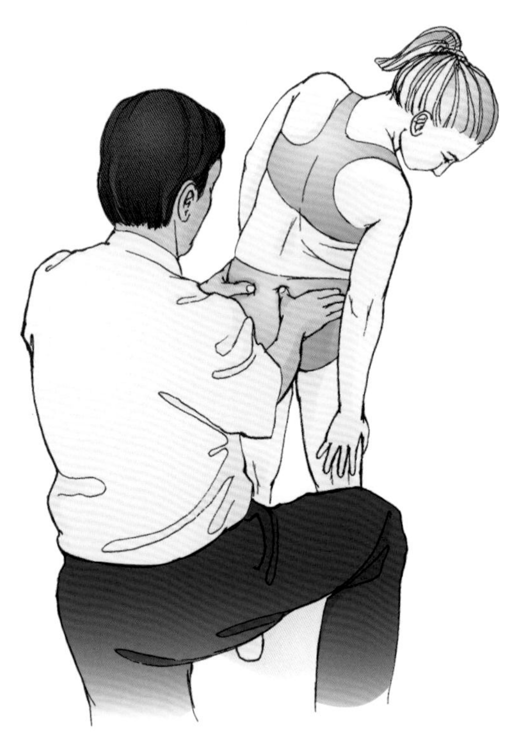

图3–16　Kemps测试。Kemps测试被用来鉴别不同类型的骶髂关节问题和神经压迫，这些都是由椎间孔狭窄引起的。让患者把手顺着大腿后面向下滑。这个动作结合了脊柱的旋转和伸展，并会在旋转的一侧压缩椎间孔

主动活动度检查可能发现的问题小结

活动度明显受限提示关节突关节综合征、椎间
125 盘损伤、重度退行性关节病或中到重度的肌肉韧带组织的扭伤或劳损。如果活动度正常且活动引起弥散性腰痛，通常是肌肉问题引起的。如果主动活动轻微减少且活动引起剧烈背痛，通常提示有关节或韧带问题。如果所有活动广泛性减少而不伴有疼痛，仅有僵硬，通常有腰骶椎弥漫性关节病或脊柱病。活动的广泛缺失、关节僵硬、伸展和Kemps测试时腿部牵涉痛可能提示椎间孔占位、椎间孔狭窄和神经根受压引起的退行性疾病。这种情况应寻求脊椎神经科或正骨科医生的治疗。

平衡性评估

- **目的**：为了评估慢性腰痛患者。慢性腰痛经常导致本体感受器的不稳和功能障碍引起的平衡问题。
- **体位**：要求患者靠墙站立，以便在测试时患者能将一只手放在墙上支撑。治疗师面对患者站立。
- **动作**：要求患者的一只脚离开地面几英寸（1英寸≈2.54厘米），并尝试用另一侧下肢支撑来保持平衡20秒。
- **观察**：慢性腰痛患者和老年病患者经常有平衡问题。如果患者不能用单腿舒适地保持平衡，可要求其在家分别用每一条腿来练习，每次保持30秒至1分钟，每天1次。

坐位评估

- **将双手拇指放在两侧的髂后上棘下方，观察髂后上棘是否在同一水平线上。**如果不在同一水平线上，被称为骨盆倾斜。这可能是由于肌肉痉挛、退行性关节病、坐骨神经炎、椎间盘突出症、腰椎关节或骶髂关节固定。
- **坐位姿势评估。**患者的姿势是否有驼背塌陷？通过引入一个轻微的腰椎弧度和调整患者头部的位置使耳郭在肩峰上方来纠正驼背塌陷的姿势（图5–12）。

触诊

筛查

- 大多数软组织触诊在完成揉抚手法时已经完成，当治疗师施加每一次揉抚手法时，感觉温度、质地、压痛和张力。
- 在几个区域扫描触诊，排除严重的腰部问题。对骨施加中等压力后产生的严重疼痛是严重病理状态的红旗现象。患者取坐位，以中等强度的压力按压在以下结构上：骶骨，骶髂关节内侧到两侧髂后上棘，每一个腰椎棘突和椎旁肌肉。

关节和椎旁软组织的动态触诊

- **目的**：进行动态触诊是为了评估腰骶椎区域关节和软组织的情况。目标是探查椎间关节和骶髂关节的关节内运动缺失（活动度下降）及肌
126 肉的高张力。有经验的从业者能鉴别出关节僵硬和肌紧张。
- **体位**：要求患者按胎儿位侧卧，两个膝关节之间放一个枕头。对于脊柱软组织，这是最放松的位置。
- **动作**：从轻轻摇动患者开始。这种摇动将一个波引入身体，像声呐系统，将患者放松情况的信息反馈至治疗师。一个紧张的人对这一动作反应僵硬，而放松的人是柔韧而有弹性的。接下来，使用支撑的拇指或软的拳头来进行一系列从后向前的摇摆松动，沿着骶髂关节和竖脊肌下面的腰椎面来操作（图3–17）。

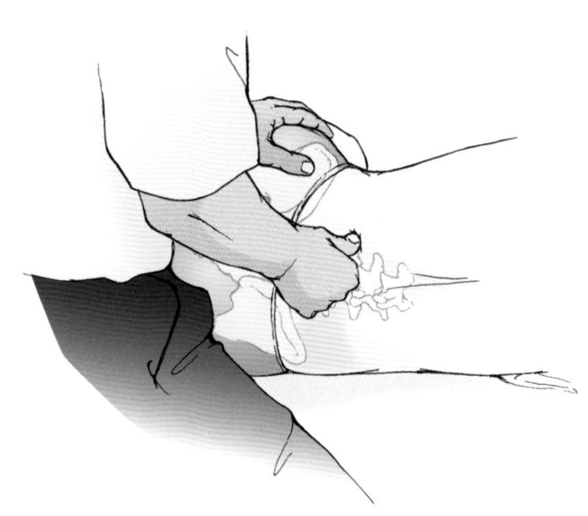

图3–17 侧卧位触诊。评估脊椎的软组织和活动情况

- **触诊发现**
  - □ 健康的腰骶椎是有弹性的，并在治疗师的压力下屈曲，活动时是放松和完全无痛的。
  - □ 炎症组织是疼痛的，疼痛的程度提示炎症的水平。
  - □ 高张力的肌肉比较紧张，对活动有弹性阻力。
  - □ 韧带和关节囊这类软组织的增厚会导致对治疗师的活动产生的阻力增强。
  - □ 局部退行性变对活动产生硬阻力，而弥漫性的退行性变在更大的区域存在着相似的硬阻力。
  - □ 一个活动性过高的脊柱在椎体间有着过度异常的活动，这归因于松弛的韧带和萎缩的肌肉。其原因有很多，如之前的损伤由于缺乏制动而没有完全愈合。

神经张力测试

直腿抬高试验

- **目的**：如果患者有腿部牵涉痛，可以进行直腿抬高试验（图3–18）。该试验帮助鉴别神经根损伤与骨节痛。

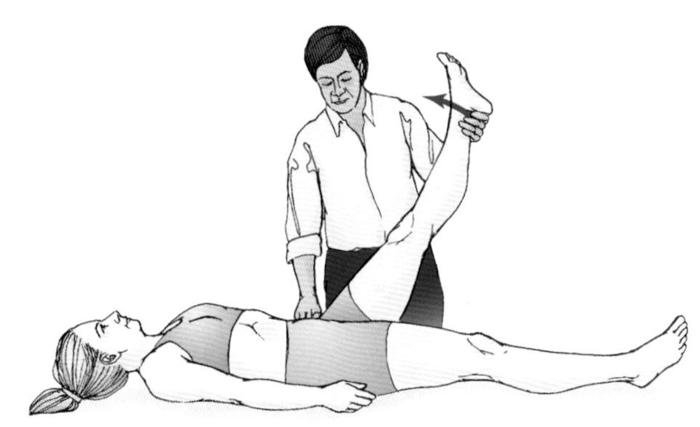

图3–18 直腿抬高试验。如果患者存在牵涉到腿部的疼痛、麻木或刺痛，可以进行直腿抬高试验。治疗师将患者的腿从治疗床上缓慢抬起，直到腿部出现疼痛或组织张力，经常在抬高70° 时出现

- **体位**：患者取仰卧位。治疗师站在床旁靠近有牵涉痛的腿的一侧。
- **动作**：治疗师握住患者踝的近端使其缓慢上抬，保持膝关节伸直，直到出现疼痛或直到抬高至70° 。
- **观察**：如果提高腿的过程中（抬高角度小于70° ）腿部疼痛、麻木或刺痛感出现或加重，则试验为阳性。注意疼痛的性质和位置。剧烈的锐

痛常提示神经根张力大，可能是椎间盘损伤。疼痛仅在背部提示韧带扭伤或关节突关节综合征。在70° 时，紧张的腘绳肌造成的膝关节后部不舒适的牵拉感被认为是正常的。如果患者直腿抬高试验阳性，接下来在健侧腿上完成直腿抬高试验。如果这个试验引出患侧膝关节以下疼痛，提示存在更严重的椎间盘疾病。如果直腿抬高试验阴性，即在抬高腿的过程中腿部疼痛没有加重，而患者主诉常有牵涉至腿部的弥漫性疼痛，则其有来自关节、肌肉、肌腱及韧带等部位的椎节性疼痛（参见“腰痛的鉴别诊断”）。

127

技术

技术应用指南

关于治疗指南的深入讨论在第二章“评估和技术”。本书所描述的治疗方法中，我们提出两个基本假设：①一个局部区域的疼痛和功能障碍影响整个区域，所以我们评估和治疗整个区域，而不是局部疼痛。②局限在一种组织中的疼痛影响区域中的所有结构。以腰痛为例，它通常涉及肌肉、肌腱、韧带、关节囊、关节突关节和椎间盘。这被称为躯体功能障碍，是正骨师提出的术语，被定义为“躯体（身体架构）系统相关组分的受损或功能改变；包括骨骼、关节和肌筋膜结构，相关血管、淋巴和神经结构”[14]。例如，一个简单的肌肉拉伤不是一个单独的损伤，同时还影响相关关节、神经和肌肉（这些结构会对劳损进行代偿），以及血管和淋巴系统。本书所描述的治疗通过三个技术来解决躯体功能障碍的所有成分，这三种技术分别是肌肉能量技术（MET）、软组织松动术（STM）和关节松动术（JM）。这些技术能够被应用于每一种腰痛，但是技术的量变化很大。对于急性疾病，给予慢的活动和轻的压力；而针对慢性问题，则施以更大的压力和更深幅度的松动。治疗的每一方面也都是对疼痛、触痛、高张力、力量弱和高活动性或活动不足的评估。我们使用哲学观点来看待我们所发现的情况。记住治疗的目标是身体、精神和情绪恢复健康。治疗师保持双手柔软，在患者舒适的范围内操作，以便于患者在治疗时能完全放松。

急性疾病治疗的目的

- 为了刺激液体的活动来减轻水肿，增加氧合和营养物质，清除废物。
- 为了维持尽可能多的无痛关节活动来预防粘连和保持软骨健康，软骨是依赖于运动来获取营养。
- 为了提供机械力学刺激来帮助恢复中的纤维对线和刺激细胞合成。
- 为了提供神经性传入来使肌肉抑制最小化，并帮助维持本体感觉功能。

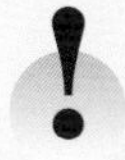

注意：在急性疾病中**禁忌**牵伸。

慢性疾病治疗的目的

- 为了消除粘连和恢复柔韧性、长度和肌筋膜的对线。
- 为了消除关节周围韧带和关节囊组织的纤维化。
- 为了给软骨补充水分和恢复关节活动及活动度。
- 为了消除缩短、绷紧肌肉的高张力，增强无力的肌肉，使功能障碍的肌肉重建正常的启动模式。

- 通过增强感官刺激和本体感觉来恢复神经系统功能。

肌肉能量技术

肌肉能量技术的治疗目标

关于肌肉能量技术的临床应用的深入讨论见第二章。出于教学目的，下文所述的肌肉能量技术被组织成一个部分。在临床上，肌肉能量技术和软组织松动术分散地贯穿在整个治疗过程中。肌肉能量技术用于评估和治疗。当等长测试时，一个健康的肌肉或
128 肌群是有力和无痛的。如果肌肉或相关关节存在缺血或炎症，施以肌肉能量技术将会是疼痛的。如果肌肉被抑制或神经受损，肌肉将变得无力和无痛。在治疗期间，肌肉能量技术应按需要使用。例如，当治疗师发现紧张和疼痛的梨状肌，使用收缩-放松（CR）肌肉能量技术来降低高张力和疼痛。如果梨状肌收缩时疼痛，可以用交互抑制（RI）来处理梨状肌，收缩内收肌，诱导神经放松梨状肌。如果臀大肌无力且被抑制，先放松绷紧的屈髋肌，尤其是通过MET#6和#8来处理髂腰肌和股直肌，然后使用等张的肌肉能量技术来加强臀大肌。

肌肉能量技术对于急性腰背疼痛非常有效，但是应用的力量应该很小，不要引起疼痛。腰部屈肌、腰部伸肌和相关肌肉的轻柔、无痛的收缩和放松可提供一个泵的作用来减轻肿胀、提高氧流量和增加营养物质，并清除废物。

对于急性疾病，肌肉能量技术的基本治疗目的如下

- 提供一个轻柔的泵作用来减轻疼痛和肿胀，提升组织氧合水平，清除废物。
- 减少肌肉痉挛。
- 提供神经传入来使肌肉抑制最小化。
- 帮助维持尽可能多的无痛关节活动。

对于慢性疾病，肌肉能量技术的基本治疗目的

- 降低肌肉过高的张力。
- 增强肌肉力量。
- 延长结缔组织。
- 增加关节活动和增加关节润滑。
- 恢复神经功能。

下文的肌肉能量技术部分显示了适用于大多数患者的技术：对于急性、疼痛情况的两种技术（MET#1和#2），针对慢性疾病则仅一种技术（MET#8）。

记住MET不应该引起疼痛。如果某个区域是易激惹的或存在炎症，当患者对抗压力时有轻微的不适是正常的。参考第八章关于髋外展肌、内收肌、股直肌、腘绳肌、阔筋膜张肌和髂胫束的肌肉能量技术。

急性腰痛的肌肉能量技术

1. 腰部竖脊肌的收缩-放松

- **目的：**我们让患者在侧卧位开始。腰椎在这种情况下处于屈曲位，关节突关节是打开的，腰痛减轻。这种体位对于脊柱肌肉也是最放松的位置。如果关节突关节活动过多，会引起急性腰痛。减轻腰骶部疼痛、肿胀及降低肌肉高张力的一个安全、有效的方式是腰部伸肌的等长收缩。如果这个活动是疼痛的，接下来用MET的RI技术，下文有说明。
- **体位：**患者以胎儿位侧卧，双膝间夹一个枕头，髋关节屈曲90°。为防止躯干旋转，确保患者上位肩处于下位肩的正上方，上位髋处于下位髋的正上方。治疗师将一只手放在患者骶骨上，另一只手放在胸椎中部。
- **动作：**嘱患者耐受住治疗师对脊柱由后至前的加压，持续约5秒。治疗师通过说“不要让我移动你”来提示患者。加压约5秒，然后让患者放松。记住，因患者能够对抗治疗师的压力，所以其身体不会移动。这就是等长收缩。笔者通常选择收缩–放松与交互抑制技术，分别进行数次，从而降低腰脊肌的高张力，使腰痛减轻。

2. 急性腰痛时腰部竖脊肌的交互抑制

- **目的**：伸肌收缩可能引发急性腰痛。降低腰骶部肌肉高张力的安全而有效的方法是躯干屈肌、髂腰肌的等长收缩。当髂腰肌收缩时，腰部伸肌通过交互抑制的方式放松（图3–19）。
- **体位**：患者以胎儿位侧卧，双膝间夹一个枕头，髋关节屈曲90°。治疗师的一只手放在膝关节上方的大腿前部，另一只手置于腰部。
- 129 **动作**：治疗师试图轻推患者的大腿至伸展位，即朝向床尾方向推动，嘱患者对抗此动作。通过对患者说"不要让我移动你"来提示患者。保持5秒。选择收缩–放松与交互抑制技术，分别进行数次，从而降低腰部竖脊肌的高张力，使腰痛减轻。
- **观察**：在实施交互抑制的过程中，腰椎不能弯成弓形。将手置于患者的背部，嘱患者对抗治疗师对其脊柱实施的力。

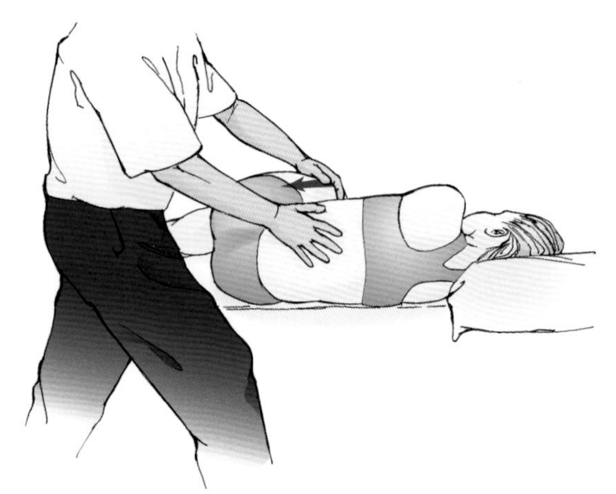

图3–19 腰部竖脊肌的RI MET。当对脊柱的伸肌实施交互抑制技术时，轻柔地将患者的大腿推向伸展位，并让患者对抗该动作

用肌肉能量技术来放松腰–骨盆区高张力的肌肉

3. 在亚急性期或慢性期对腰部竖脊肌实施收缩–放松肌肉能量技术

- **目的**：通过实施收缩–放松肌肉能量技术，降低肌肉的高张力。伸髋可锻炼腰部竖脊肌。如果触诊提示竖脊肌张力增加，那么收缩–放松肌肉能量技术是降低其肌张力的安全而有效的方法（图3–20）。

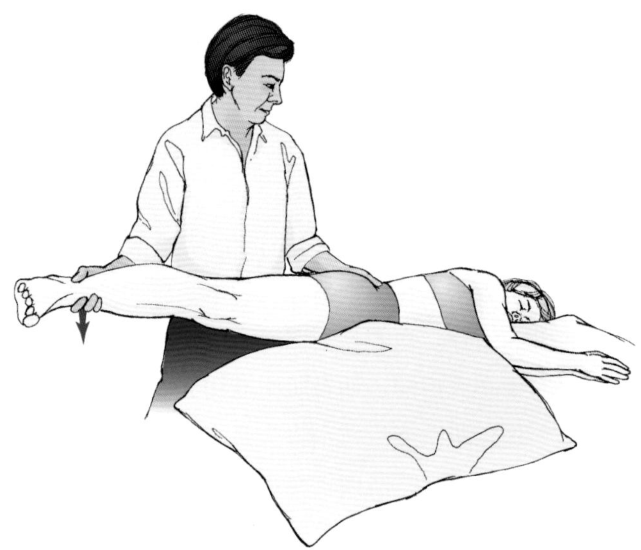

图3–20 在亚急性期或慢性期对腰部竖脊肌实施CR MET。对于存在非急性疼痛的患者，为降低伸肌过高的肌张力，将患者的腿伸直并从枕头上抬起，治疗师将身体向腿部倾斜以试图将其伸直的腿向前压，让患者对抗该动作

- **体位**：患者以胎儿位侧卧。要求患者将上位腿伸直，确保膝关节完全伸直，将其抬高并达到小角度的伸展。
- **动作**：试图将患者伸直的腿向前压，并指示患者对抗此动作，持续约5秒。轻拍腰伸肌来给肌肉感官提示通常是有帮助的。肌肉收缩时，治疗师可以说："感觉这些肌肉在收缩。"让患者将腿放回到枕头上，以胎儿位躺好。接下来，治疗师将手置于患者上位腿的膝关节正上方，试图将患者的大腿推至伸展位，并嘱患者对抗此动作，正如"急性腰痛时腰部竖脊肌的交互抑制"所描述的。重复以上动作3~5次。

4. 对梨状肌实施收缩–放松和交互抑制肌肉能量技术

- **目的**：施行收缩–放松肌肉能量技术以降低梨状肌的高张力。这个技术也用于髋部问题。

- **体位**：患者以胎儿位侧卧，双膝间夹一个枕头。
- **动作**：嘱患者将腿抬高离开枕头；治疗师试图将此腿轻压回枕头上，嘱患者抵住此动作，持续约5秒（图3-21）。为了对梨状肌施行交互抑制肌肉能量技术，嘱患者将双膝夹紧。此动作将收缩内收肌，并交互抑制梨状肌。治疗师可通过试图将患者双膝轻轻分开，获得一个感官提示。

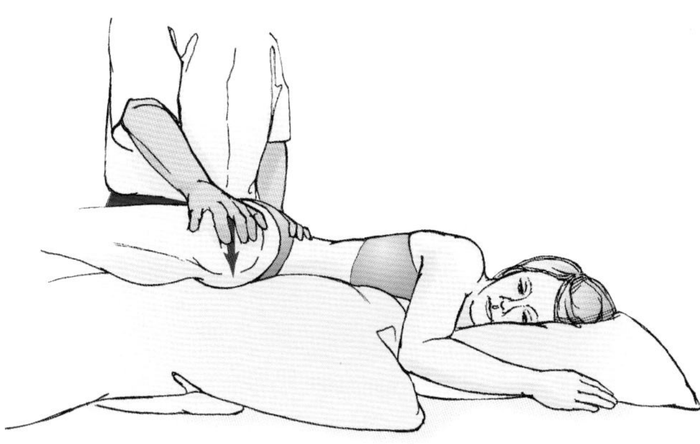

图3-21 梨状肌收缩-放松肌肉能量技术。当治疗师轻轻地试着把患者的腿压回枕头上时，让患者把腿从枕头上抬起几英寸（1英寸≈2.54厘米），与地板平行，并支撑5秒钟左右

5. 对梨状肌实施等长收缩后放松

- **目的**：目的是拉长梨状肌。梨状肌通常短而
130 紧，因此它不仅挤压骶髂关节，还挤压坐骨神经。只能对慢性疾病实施梨状肌等长收缩后放松。
- **体位**：患者仰卧。为拉长右侧梨状肌，嘱患者将右腿交叉于左腿之上，将右足放在左膝外侧（图3-22）。治疗师可站在患者的任意一侧（尽管笔者喜欢站在患者的左侧），面对治疗床。用右手按住患者的右侧髂前上棘以稳定骨盆，将左手放置于患者右侧股骨远端的外侧面。
- **动作**：试图牵拉交叉于身体上方的腿并向治疗床推膝关节，嘱患者对抗住此动作，持续约5秒。然后放松，在患者放松时，进一步牵拉交叉于身体上方的腿，并朝向治疗床对膝关节进一步加压，直至患者出现疼痛或治疗师感觉到阻力点。重复此收缩-放松-拉长循环几次。

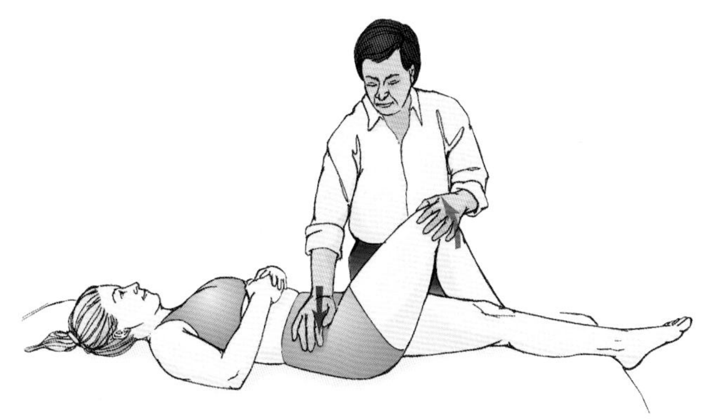

图3-22 对梨状肌实施等长收缩后放松

6. 对髂腰肌实施收缩-放松肌肉能量技术

- **目的**：使用收缩-放松肌肉能量技术以降低髂腰肌的高张力。
- **体位**：治疗师朝向患者足侧站立，身体与治疗床成45°，将双手置于患者股骨的远端。
- **动作**：嘱患者对抗治疗师对其股骨顶端的向下轻压，持续约5秒（图3-23）。

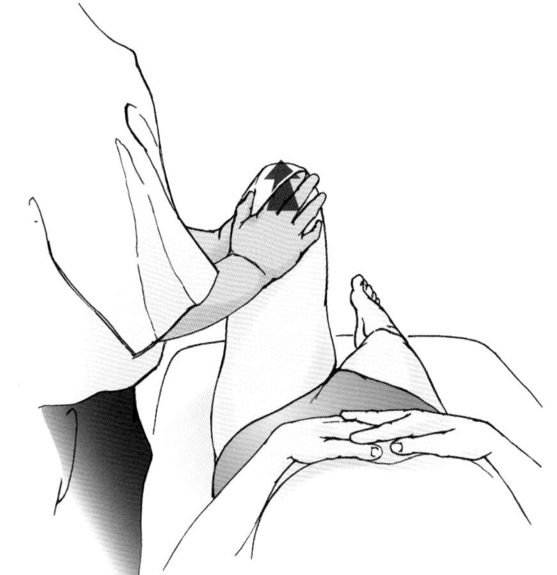

图3-23 对髂腰肌实施CR MET。治疗师朝向患者足侧站立，身体与治疗床成45°，将双手置于患者股骨远端。嘱患者对抗治疗师对其股骨顶端的向下轻压，持续约5秒

7. 对髂腰肌实施交互抑制肌肉能量技术

- **目的**：通过收缩伸髋肌，即髂腰肌的拮抗肌，来实施交互抑制技术，以减轻髂腰肌的疼痛，降低过高的肌张力。
- **体位**：治疗师朝向患者头侧站立，身体与床成45°，双手置于患者胫骨部或大腿后面。
- **动作**：嘱患者对抗住对其腿部向头侧的轻压，持续约5秒。此动作锻炼伸髋肌，交互抑制髂腰肌，后者是主要的屈髋肌（图3–24）。

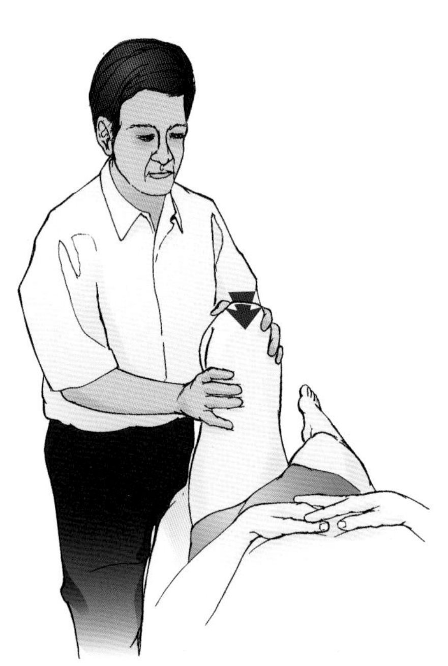

图3–24 对髂腰肌实施RI MET。嘱患者对抗治疗师对其胫骨或大腿后部的轻压

8. 对髂腰肌与股直肌进行长度评估及等长收缩后放松（仅限于慢性情况）

- **目的**：评估髂腰肌与股直肌的长度，并对它们实施等长收缩后放松（图3–25）。髂腰肌是急慢
131 性腰痛的主要原因。髂腰肌短缩会增大腰曲，压迫关节突关节，通过交互抑制作用抑制腰部伸肌的正常功能。
- **体位**：指导患者坐在床头，然后抓住左腿使其蜷到胸前。治疗师一只手支撑住患者的头部，另一只手置于患者屈曲的腿上。嘱患者收紧下颌，然后将患者身体放倒在床上，头放在枕头上。右腿悬在床的边缘。膝关节应尽可能地被压到胸前，从而使躺在床上的腰部保持平直。

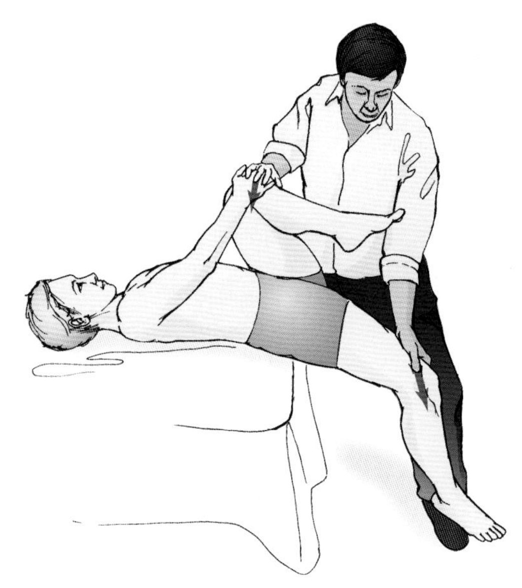

图3–25 对髂腰肌和股直肌进行长度评估及等长收缩后放松

- **观察**：如果髂腰肌长度正常，则右侧大腿将与地板保持平行或更低。如果股直肌长度正常，右侧小腿将与地板垂直。如果阔筋膜张肌短缩，小腿将轻微外展。
- **动作**
  - □ 为拉长髂腰肌，实施等长收缩后放松。嘱患者对抗住对其右侧大腿的按压。按压5秒，患者放松数秒钟后，下压其大腿远端至新的阻力点，从而拉长髂腰肌与髋关节的前囊。
  - □ 为拉长股直肌，治疗师用小腿向下压患者的小腿，试图使其进一步屈曲，嘱患者对抗住此动作。压迫5秒，让患者放松，然后再压到一个新的阻力点。
  - □ 重复此收缩–放松–拉长过程，循环数次。

9. 对腰方肌实施收缩–放松和等长收缩后放松

- **目的**：拉长腰方肌（图3–26）。慢性腰痛时腰方肌通常是绷紧的，等长收缩后放松技术是拉长它的安全而有效的方法。
- **体位**：对于第一个技术，让患者取胎儿位侧卧并

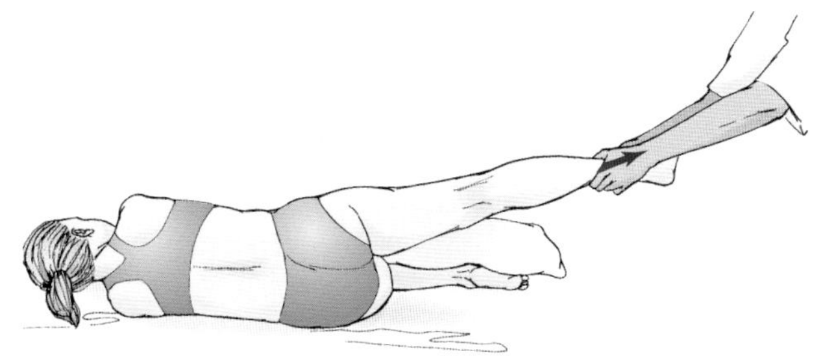

图3–26 对腰方肌实行PIR

屈曲膝关节。在实施等长收缩后放松技术时，维持侧卧位，但要伸直上面的腿并屈曲下面的腿。当治疗师朝远离骨盆的方向牵拉腿时，可能需要通过让患者朝肩的方向上抬髋来对抗压力。治疗师解释想让患者使用髋顶部（髂嵴）的肌肉来朝肩部提髋，以对抗治疗师的拉力。

132 **动作**

- □ 如果腰方肌疼痛或治疗师想提示患者如何激活腰方肌，实施一个简单的收缩–放松肌肉能量技术。首先，在胎儿位屈髋。面向患者足侧，治疗师将双手放在髂嵴上，要求患者对抗治疗师轻轻向下（朝向床脚的方向）推髂嵴的力。触摸腰方肌，然后说“感觉肌肉的收缩”。这个技术也是一个好的方法，来训练患者如何“找到”腰方肌和下一步治疗师要选择什么动作。
- □ 握住患者踝关节上方小腿，将腿从中线内收约20°。牵拉腿部约5秒，同时要求患者对抗，并对患者说“不要让我移动你”。确认患者身体处于中立位，没有前后旋转。如果腿太重或在这个位置患者感到不适，把枕头放在上面的腿的下方来支撑，或将腿夹在腋窝下面。患者保持5秒后，让其放松。当患者放松时，牵拉腿部并牵伸腰方肌。重复收缩–放松–拉长循环数次。在等长收缩后放松循环结束时，使用交互抑制来帮助“设置”腰方肌，使其处于新拉长的位置。治疗师将拳头放在患者伸直腿的足跟处，让患者对抗向头侧的推力，持续约5秒。

10. 对臀大肌实施等张肌肉能量技术

- **目的**：伸髋主要是由臀大肌和腘绳肌完成的，其次才是竖脊肌（图3–27）。臀大肌无力较常见，也会引起腘绳肌和腰部竖脊肌来启动伸髋，这将会导致腰椎过伸和挤压关节突关节。肌肉能量技术帮助促进（加强）臀大肌。

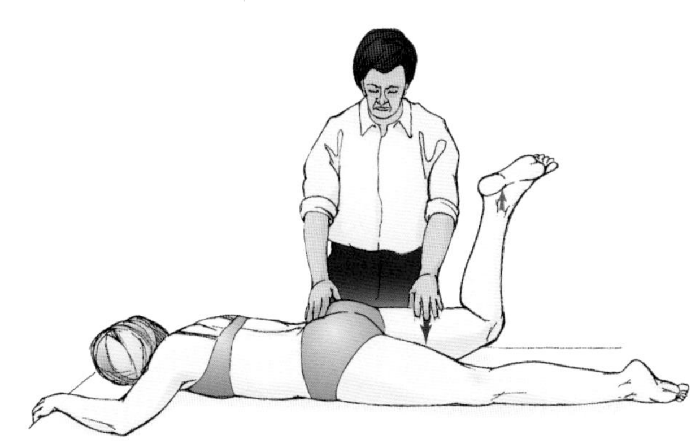

图3–27 臀大肌等张肌肉能量技术。让患者膝盖弯曲，并轻轻抬起大腿离开治疗床。慢慢地做这个动作来分离臀大肌是很重要的

- **体位**：让患者面朝下躺在床上，屈膝90°。一只手放在臀大肌上，另一只手放在大腿后面。
- **动作**：指导患者将大腿缓慢抬离床面几英寸（1英寸≈2.54厘米），保持5秒。这个动作主要通过臀大肌来完成。在患者收缩时，用指尖轻叩肌肉，同时说“感觉肌肉的收缩”。重复5次。在双侧完成肌肉能量技术。如果肌力弱并且不易增强，治疗师指导患者应用肌肉能量技术在家锻炼。治疗师确保臀大肌放松，因其可能抑制屈髋肌。
- **观察**：注意躯干的位置。确保患者没有通过旋转其躯干来完成这个活动。

软组织松动术

背景

关于软组织松动术的临床应用的深入讨论见第二章。在Hendrickson方法中，软组织松动术被描述为波状松动，是关节松动术和软组织松动术的组合，用每分钟50~70次的节律性振动来实施，但当实施轻快的横向摩擦按摩时频率是每秒2~4次，或当一个人在极度痛苦时，节律会比每分钟50次慢一些。这些松动都是以特定顺序进行的，已被证实其能达到最高效和最有效的结果。这允许治疗师筛查身体来确定疼痛、高张力和活动减少的区域。严格遵照指南很重要，除非治疗师已精通此工作。下面描述的技术被分成两类：Ⅰ级和Ⅱ级。Ⅰ级按摩针对每一位患者，从急性损伤到慢性退变，来促进健康和使身体达到最佳表现。Ⅱ级按摩通常在Ⅰ级按摩后应用，应用于慢性疾病。治疗急、慢性疾病的指南如下。

治疗师指南

- **急性**：治疗的主要目的是尽可能快地减轻疼痛
133 和肿胀，尽可能保持无痛关节活动和诱导放松。这种治疗方法中，软组织被节律性地加压和减压。这提供了一个泵的作用，帮助促进液体交换，减轻肿胀。当对腰椎实施揉抚手法时，患者取侧卧位，这个体位可使关节保持在打开的位置。对脊柱来说，这是休息位和最无痛的位置。为急性疼痛患者按摩手法要很轻、节律要很慢、幅度要很小。关于治疗手法的强度并没有一个绝对标准。治疗深度基于患者疼痛的级别。如果软组织不能开始放松，回到轻轻地摇动身体的步骤，然后使用更多的肌肉能量技术来帮助减少肌肉保护。正如之前提到的，治疗师用肌肉能量技术来辅助软组织松动工作。记住牵伸在急性疾病时是禁忌的。
- **慢性**：慢性腰部问题患者在体格检查时的典型结果是竖脊肌和髂腰肌的缩短和绷紧，以及臀大肌和腹肌的无力（下交叉综合征）。关节活动通常减少，伴有韧带和关节囊组织的增厚和纤维化。一些患者的表现则相反：关节活动过度，肌肉无力，韧带和关节囊组织萎缩。后一种情况被描述为不稳。治疗的主要目标依赖于患者。对于活动不足的患者，治疗目标是降低肌肉的高张力；通过松解关节周围的肌肉、肌腱、韧带和关节囊组织的粘连来增加活动度和结缔组织的延展性；为关节突关节和椎间盘的软骨补充水分；通过刺激本体感受器和重建肌肉的正常激活模式来恢复神经功能。不稳的患者需要运动康复。我们的治疗通过降低绷紧肌肉的张力，对无力的肌肉实施MET来帮助重建正常激活模式，从而增强其稳定性并康复本体感受器。对慢性腰部疾病，还应治疗阔筋膜张肌、髂胫束、腘绳肌、髋外旋肌、股直肌和腓肠肌的紧张。对慢性疾病，我们对软组织施加更强的压力，对关节进行更有力的松动。在Ⅱ级序列手法中，我们加入了更深的软组织治疗和对附着点的治疗。如果我们发现纤维化（增厚），使用横向摩擦按摩。正如在上文“急性”部分提到的，用肌肉能量技术辅助软组织治疗。

临床案例：急性

主观资料：RA是一位42岁的牧师，主诉2天前抱起孩子后出现右侧急性腰痛。她描述疼痛为一种深部痛，偶尔出现锐痛，无腿部的牵涉痛。

客观资料：检查显示腰部屈曲受限达正常的50%，伴腰部疼痛，伸展至正常的25%时在右侧L_5~S_1区域诱发疼痛。直腿抬高试验阴性。触诊显示臀肌和腰肌痉挛、压痛和L_5椎体被动滑动缺失。

评估：肌肉拉伤伴随关节突关节正常附属滑动的缺失（固定）

治疗（动作）：开始治疗时患者取侧卧位，疼痛侧在下面，枕头放在两膝之间。笔者开始缓慢、轻柔地摇动整个身体来确定疼痛的程度，并诱导放松反应。笔者缓慢、轻柔地在臀区使用很小的压力，开始Ⅰ级波状松动按摩。目的是对软组织和关节提供轻柔的活动，减轻肿胀，促进细胞合成，重新排列正在愈合的纤维。触诊发现她全身很紧张，且梨状肌有触痛。对梨状肌实施了几次很轻的收缩-放松和交互抑制肌肉能量技术（MET#4）。这降低了高张力，并为淋巴和血液提供了泵作用，减轻肌肉内肿胀并促进组织的再氧合。3~4次肌肉能量技术后肌肉的触痛明显减轻。继续用Ⅰ级系列按摩治疗。竖脊肌也存在张力增高和疼痛。笔者使用MET#3来减少张力和疼痛。笔者对腰椎和胸椎实施
134 了几分钟的波状松动按摩。这些活动产生了关节突关节由后向前的滑动，刺激正常软骨的液体交换并诱导一个全身放松反应。肌肉开始放松，脊柱活动变得更加舒适和有弹性。另一侧身体进行相同的治疗。接下来，患者仰卧，触诊发现一块疼痛和绷紧的髂腰肌。一系列轻柔的肌肉能量技术（MET#6和#7）被应用在髂腰肌上，接着是缓慢和轻柔的软组织松动术，包括髋部的被动活动。整个流程以对其颈椎的轻柔按摩结束。她自诉治疗后感觉好很多。她能在治疗室站立和走动，只有很轻微不适。

计划：笔者推荐每周来治疗一次，持续4周。重复上文所描述的治疗。最后一次就诊时，她自诉疼痛消失且再次抱起她的小孩和做其他日常活动无痛。检查显示软组织和关节恢复完全无痛活动度和正常活动。她的急性期治疗结束，但需选择1个月的健康护理。

临床案例：慢性

主观资料：BM是一位74岁、存在腰部慢性僵硬的患者。他否认了既往受伤史，但是自诉几年来一直存在晨起时腰部僵直，一年“罢工”几次，导致他停止工作数天。

客观资料：检查发现明显的腰部伸展和椎间关节被动活动的丧失。脊柱的软组织增厚且致密，弹性很小。

评估：腰椎活动不足伴软组织粘连。

治疗（动作）：笔者尝试轻柔地摇摆BM处于侧卧位的整个身体来引入一个放松反应和确定脊柱的弹性水平。当笔者向前按压以引入波状松动术时，BM的身体感觉僵硬并对活动产生对抗。笔者实施了数次MET#1。他的身体开始放松并允许波状松动术。笔者开始Ⅰ级第一序列的按摩并触诊臀区的厚而致密的肌肉。笔者使用MET#4来诱导这个区域的放松，让他仰卧位平躺，对梨状肌实施等长收缩后放松肌肉能量技术来延长组织。然后笔者让他侧卧，开始对腰方肌实施另一系列的按摩。腰方肌是厚而绷紧的。笔者对腰方肌实施等长收缩后放松肌肉能量技术（MET#9）来解除粘连并延长结缔组织。第六序列的按摩显示沿着腰椎和胸椎的肌张力增高，伴随一种厚且纤维化的感觉及脊柱从后向前滑动的缺失。波状松动按摩穿插MET#3来帮助降低高张力和使组织补水。笔者施以深部压力和强的由后向前的按摩来增加关节的润滑和更大的关节内运动。尽管对松动有轻微的不适，他说对活动感觉很好。笔者在他仰卧位时做了一系列MET和Ⅰ级颈椎按摩后，结束了治疗。他陷入了深深的放松状态。走出治疗室，他感到好多年没有体验过的轻松和流动感。

计划：笔者推荐1个月内每周来诊。每次来诊笔者都对他重复了同样的基础治疗。当渗透到更深的组织，笔者对多裂肌、关节囊和髂腰韧带使用短而更轻快的横向摩擦按摩（Ⅱ级第四和第五序列手法）。笔者也使用MET#8来拉长髂腰肌。患者自诉清晨僵硬感减轻。检查发现肌肉张力的明显下降，组织更柔顺和更少的纤维化，关节突关节有更好的滑动和更大的活动度，主动伸展已经改善且无痛。我推荐进行另一个系列的治疗，为期1个月，每周来诊1次；以及每日步行和牵伸方案。

表3-3列出了一些治疗要点。

表3-3 治疗要点

- 当实施按摩时，摇动患者的身体
- 当治疗师进行按摩时，转移重心
- 实施节律性按摩，每分钟50~70次
- 治疗师保持手和全身放松

135 Ⅰ级：腰骶

1. 松解臀中肌、臀小肌和梨状肌

- **解剖**：臀筋膜、臀大肌、臀中肌与臀小肌、梨状肌、臀上神经（图3-28）。
- **功能障碍**：臀中肌是强有力的髋外展肌，其功能障碍导致骨盆不平衡与腰痛。尽管臀中肌与臀小肌趋于薄弱，但是它们可能同时也是高张力的，这被称为收紧型薄弱；或因为高张力内收肌的交互抑制而薄弱。梨状肌通常是短而紧的，活动不足和高张力也可能引起臀上神经在髂嵴的正下方受到厚的、纤维状的臀筋膜的卡压。

体位

- **治疗师体位**：站立，面对按摩走行方向。
- **患者体位**：胎儿位侧卧，头下与两膝间各有一个枕头，双手交叉，呈"祈祷体位"。

揉抚手法

第一序列的按摩是所有脊柱治疗方式的开始。事实上，在这个治疗方法里，大部分从侧卧开始脊柱治疗，因为可以深度放松和提供所有肢体治疗的基础。通过双手在臀部区域和用接近每秒一次的节律来轻柔地摇动患者整个身体来开始脊柱治疗。这种摇动在患者身体产生的摇摆就像声呐，反映患者放松或肌卫的水平。这也是一个与患者建立很好的接触的方式，并诱导深度放松。接下来，我们筛查臀部区域来评估压痛和高张力。下文的描述有三个基本路线。以浅表、广泛的挖取式揉抚手法开始；接下来，随着区域松解，进行更深层的松解。手的位置包括以下几种：双拇指，对侧手腕豆骨置于支撑拇指上，半握拳的第五掌指区。

（1）按摩的第一条线开始于大转子和髂嵴之间
臀中肌的肌腹（图3-29）。将双手置于臀区，开始脊 136
区松动，以约每秒1次的节奏轻摇患者的全身，这种

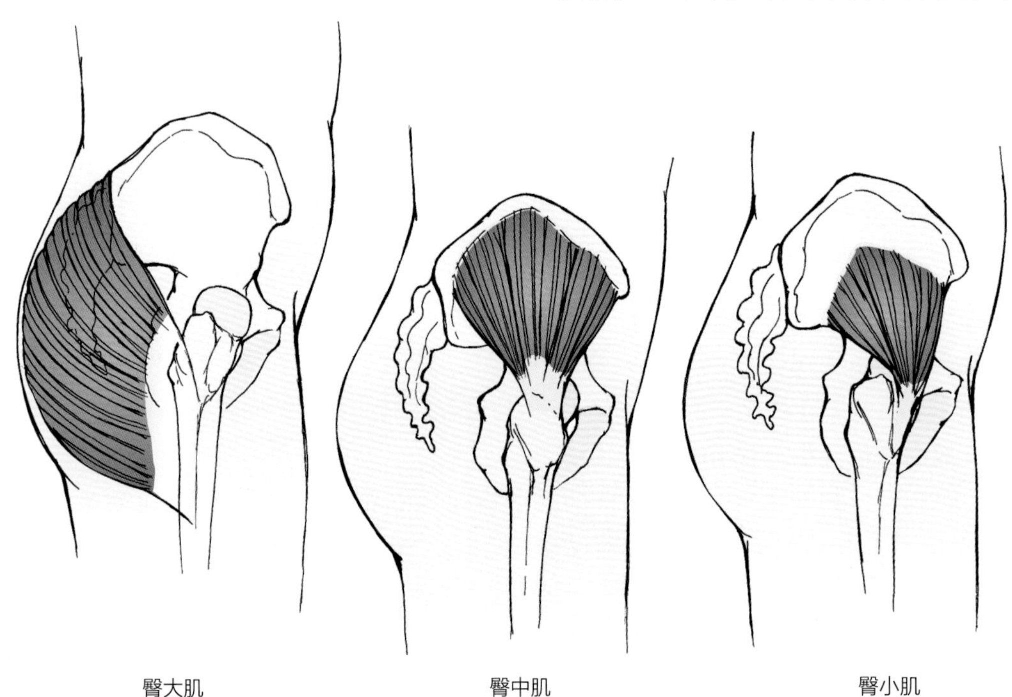

图3-28 臀大肌、臀中肌和臀小肌

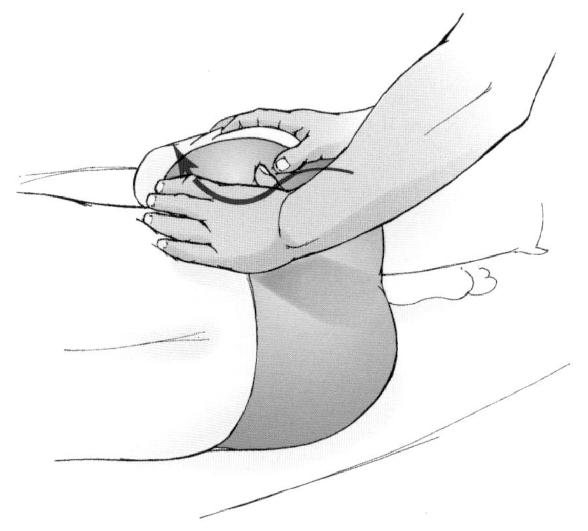

图3-29 双拇指法松动臀筋膜、臀部神经、臀中肌和臀小肌

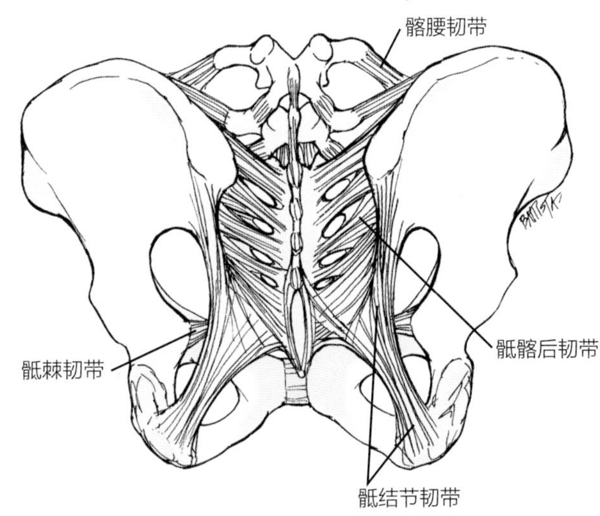

图3-30 骶结节韧带和骶棘韧带

摇动在患者身上产生如同声呐的波浪感，可反映患者放松或紧张水平。这也是与患者进行营养联系的重要手段。第一条松动路线起于臀中肌的肌腹处于大转子与髂嵴的中心（图3-29），实施一系列1英寸（约2.54厘米）长的挖取式手法，垂直于臀中肌纤维的走行。然后在前一系列的松动下方1英寸（约2.54厘米）开始另一序列的松动，沿此条路线一直松动至梨状肌，经过大转子与髂后上棘之间的区域。

（2）第二条松动路线开始于距大转子1~3英寸（2.54~7.62厘米）处，即臀中肌与臀小肌的肌腱接头处。在此区域的上部开始并向下进行，围绕大转子进行1英寸（约2.54厘米）长的挖取式手法。

（3）第三条松动路线是沿着髂窝的上部，松解臀筋膜、臀上神经及臀中肌与臀小肌的上部，此路线起自髂骨的最外上部，并向内、向下移动双手，直至髂窝处；实施1英寸（约2.54厘米）长的挖取式手法按摩。

2. 松解臀大肌、骶结节韧带

- **解剖**：臀大肌和骶结节韧带。浅层松动臀大肌、深层松动骶结节韧带和深层阔筋膜后面（图3-30）。
- **功能障碍**：在功能障碍时，臀大肌是无力的。它可能是高张力的，特别是可能伴腘绳肌张力增高及腰曲消失。由骨盆倾斜（不平衡）、脊柱前凸增加、骨盆前倾及创伤性炎症所致的张力增加，可导致韧带纤维化改变。显微镜下，骶结节韧带有向下扭转的趋势，需要向上复位。尾韧带纤维化是尾骨痛常见的原因。

体位

- **治疗师体位**：站立。
- **患者体位**：侧卧，胎儿位，身体的上半部位于治疗床上斜向前，骨盆区域在床的后边缘，坐骨结节面向治疗师。

揉抚手法

（1）自髂后上棘下面至大转子，用短、深、45°朝向头侧的按摩提起臀大肌。仅在第一条路线下方开始另一个序列的按摩，自骶骨和尾骨的外侧部，继续按摩至坐骨结节。

（2）从坐骨结节到尾骨和骶骨的下面部分，以45°朝向头侧的方向实施一系列挖取式手法松解骶结节韧带（图3-31）。

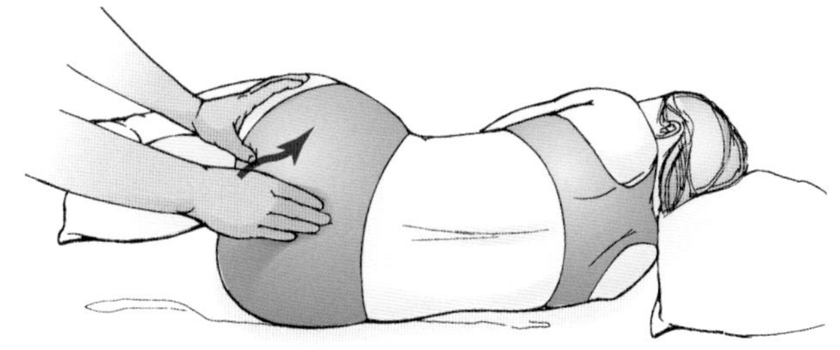

图3-31 从坐骨结节至骶骨和尾骨松解骶结节韧带

137 ### 3. 松解深层外旋肌与坐骨神经

- **解剖**：梨状肌、下孖肌、股方肌、上孖肌、闭孔内肌与坐骨神经（图3–32）。

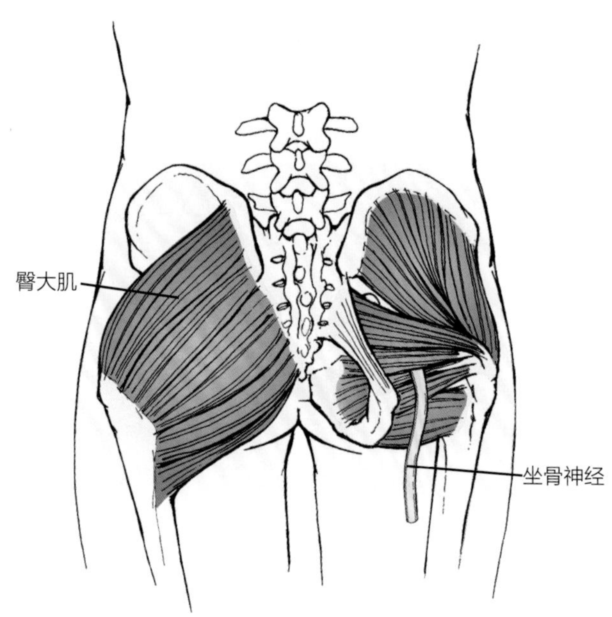

图3–32 臀部深层旋肌和坐骨神经

- **功能障碍**：这些肌肉翻卷形成一个向下的扭曲，特别是闭孔内肌，可在坐骨结节处的骶结节韧带下方形成一个直角转弯。Lauren Berry认为，闭孔内肌及其筋膜向下的扭转可对坐骨神经产生栓系作用，从而导致坐骨神经痛。坐骨神经在高张力的梨状肌下被卡压，这种情况称为"梨状肌综合征"。坐骨神经也可能在坐骨结节与大转子之间的区域被卡压，以及在坐骨结节下外侧缘股二头肌下方被卡压。

体位

- **治疗师体位**：站位。
- **患者体位**：侧卧，胎儿位。

揉抚手法

（1）触摸梨状肌，并对此肌施行收缩–放松与交互抑制肌肉能量技术（MET#4）。

（2）垂直于梨状肌纤维走行，施行一系列提拉的、挖取式手法（图3–33）。开始于髂后下棘和大转子中间的肌腹。先进行一系列朝向大转子的按摩，然后进行从肌腹中部到髂后下棘移动的另一系列的按摩。

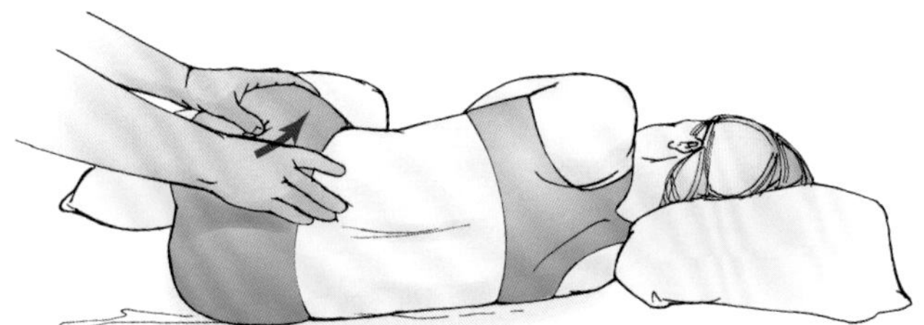

图3–33 双拇指松解梨状肌。从髂后上棘开始按摩，直至大转子处

（3）在坐骨结节、大转子和股骨后面之间整个区域，以自下向上的方向实施一系列按摩。

（4）沿着坐骨结节的上缘和外侧缘实施一系列闭孔内肌的按摩。以自下向上的方向用一系列按摩提起软组织。当治疗师接触到坐骨结节的上部分时，沿着骨的轮廓，从外侧到内侧做圆周运动进行深层按摩（图3–34）。

（5）用拇指在由内到外的平面，从坐骨结节的外侧面到大转子施行一系列1英寸（约2.54厘米）长的深部按摩。若患者存在放射至小腿的轻度麻木与刺痛感，而直腿抬高试验结果不是阳性，这些按摩也将松解这个区域内卡压的坐骨神经（图3–35）。当松解坐骨神经时，卡压的坐骨神经通常表现为放射至小腿的轻度的麻木感与刺痛感。如果按摩增加了刺痛感，按摩不能超过6次。

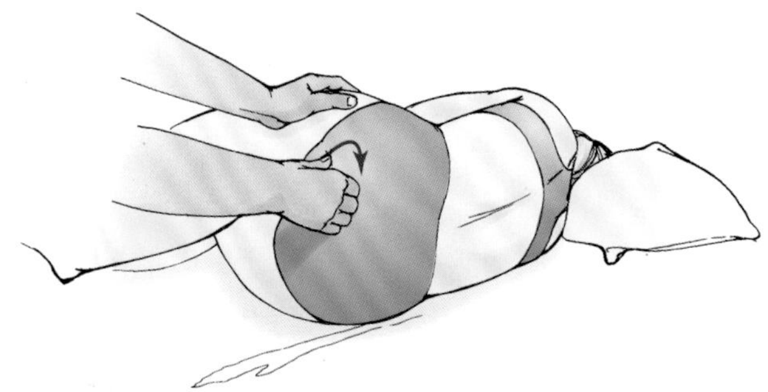

图3–34 拇指技术释放闭孔内肌。以圆周运动方式提起软组织，沿坐骨结节的上缘和外侧缘从外侧向内侧使用挖取式手法

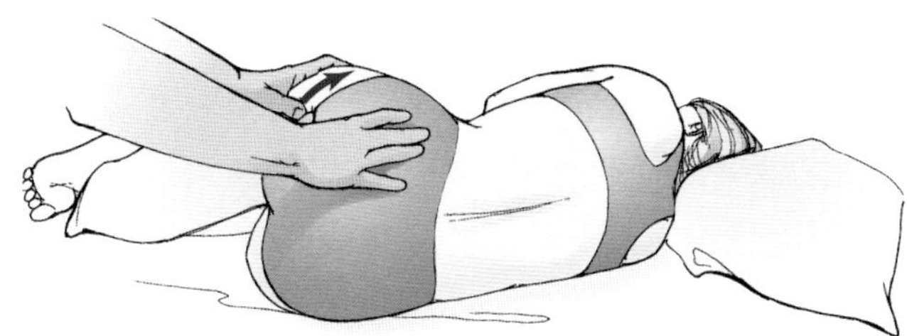

图3–35 从坐骨结节和大转子之间形成的凹陷处松解坐骨神经的周围包绕物

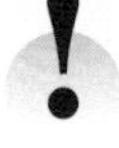

注意：如果疼痛放射至脊柱，不要继续此按摩，因为这通常提示神经根疾病。对这些病例来说，按压神经只会使病变加重。

138 **4. 腰方肌的横向松解**

- **解剖**：腰方肌（图3–36）。
- **功能障碍**：急性与慢性腰部功能障碍可使腰方肌趋于短缩。例如，如果创伤、体位不当造成单侧的腰方肌持续性挛缩，则腰椎将向此侧侧屈，称为止痛体位。很多因素（包括椎间盘突出症）会引起止痛体位。

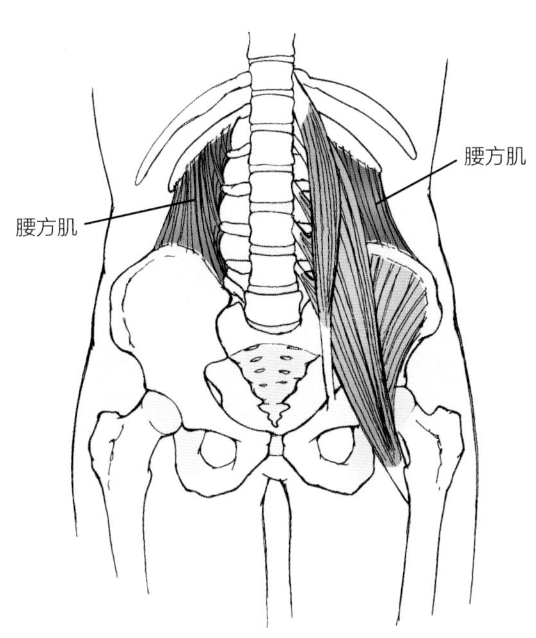

图3–36 腰方肌

体位

- **治疗师体位**：站位。朝患者头侧或足侧站立，身体与治疗床均成45°。
- **患者体位**：侧卧，胎儿位，背部靠近治疗床边缘。

揉抚手法

（1）朝向患者头侧站立，身体与治疗床成45°，用指尖（图3–37）或单个支撑拇指，将手刚好放置于髂嵴上面、竖脊肌外侧。由外向内对腰方肌施行一系列每节段1英寸（约2.54厘米）长的深部按摩。这一系列的按摩起自腰方肌的最外侧，每一次新的松动动作向内侧移动1英寸（约2.54厘米）。随着每一次的松动，支撑手朝头侧轻压髂骨，使腰方肌的起点与止点合并，通过松解肌梭来放松腰方肌。

（2）在上一系列上方开始另一系列的按摩，作用于腰方肌肌腹，松解从髂嵴到第十二肋的整块肌肉。

（3）另一个供选择的体位是朝患者足侧站立，身体与治疗床成45°，用双拇指实施上述的按摩（图3–38）。

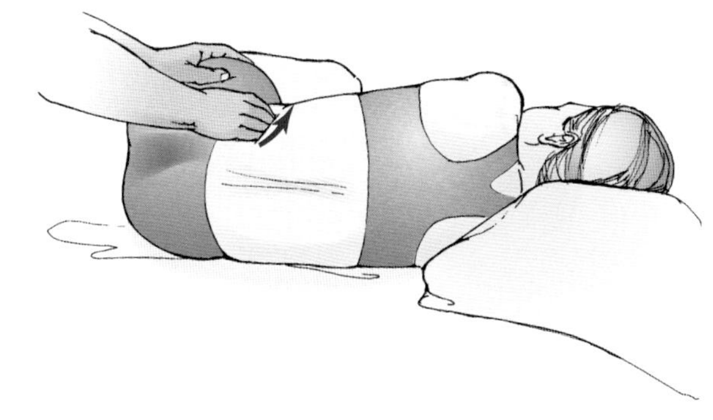

图3–37 指尖松解腰方肌

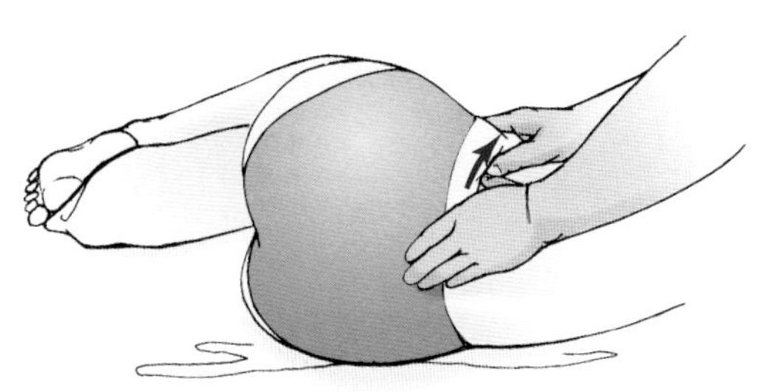

图3–38 双拇指松解腰方肌

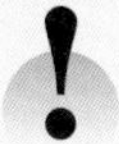

注意：由于肾在这个区域，太多压力会使其受到激惹，不能使用过大的压力在第十二肋下面。

5. 松解胸腰筋膜与竖脊肌腱膜

- **解剖**：胸腰筋膜（图3–39），竖脊肌腱膜（附着的腱层）。

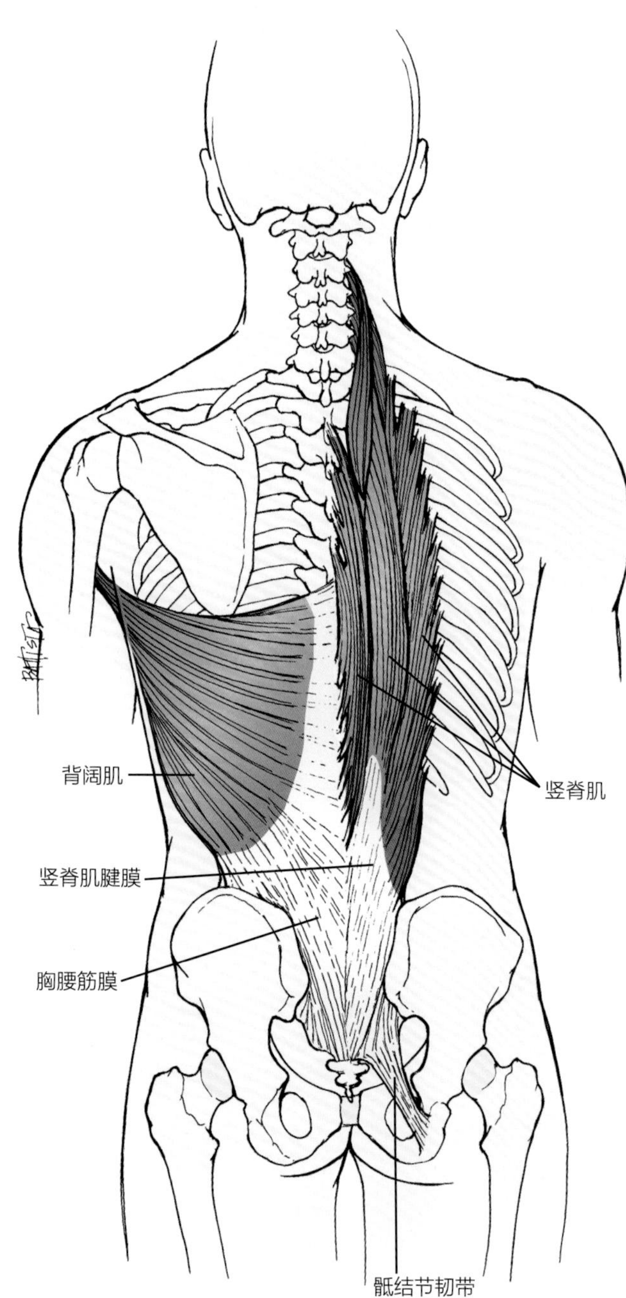

图3–39 胸腰筋膜和竖脊肌腱膜

- **功能障碍**：慢性腰骶功能障碍的最常见形式是
活动不足或运动丧失。竖脊肌趋于收紧，压迫 139
关节突与椎间盘，并使这些组织脱水，导致退变。筋膜与腱膜趋于短缩、脱水，导致纤维化。竖脊肌的位置性功能障碍是向内的扭转，从而向中线方向牵拉竖脊肌，这种牵拉被大多数腰痛患者的检查结果所证实，因为大多数有此情况的成年人存在持续性躯干屈曲。竖脊肌是朝向中线附着的，因此屈曲的躯干会增加这种朝向中线的牵拉。

体位

- **治疗师体位**：站立；施行纵向松动时，头朝床尾部且身体与治疗床成45°；施行横向按摩时，身体与治疗床垂直；重点在于拉长胸廓与骨盆之间的部分。
- **患者体位**：侧卧，胎儿位。

揉抚手法

有两个系列的松动按摩：一个系列是向尾骨，另一系列朝向体侧。这些按摩也对脊柱引入由后至前的滑动。这种松动技术可使关节突关节、椎间盘、韧带和因既往炎症或高张力而纤维化脱水的肌肉补充水分。这种松动技术可使脊柱“复苏”。如果患者处于急性疼痛期，使用轻柔的松动按摩；而对于慢性期，则使用深层松动按摩。

（1）使用拇指支撑技术，实施一系列朝向尾部的1英寸（约2.54厘米）长的松动（图3–40）。从L_4棘突旁（靠近髂骨顶部）直接开始，一直到骶骨尖。在外侧1英寸（约2.54厘米）处开始另一系列的松动，包括腰椎棘突和髂骨间的整个区域。更浅层的按摩松解竖脊肌的筋膜与竖脊肌腱膜，深层按摩对多裂肌、韧带、关节和椎间盘起作用。

（2）使用拇指支撑技术，实施一系列由内至外的横向松动，松解胸腰筋膜与竖脊肌腱膜（图3–41）。开始于腰椎棘突，向外侧行深部松动，松解
腰骶椎与髂骨间的全部软组织，松动区域为L_4至骶 140
骨尖。

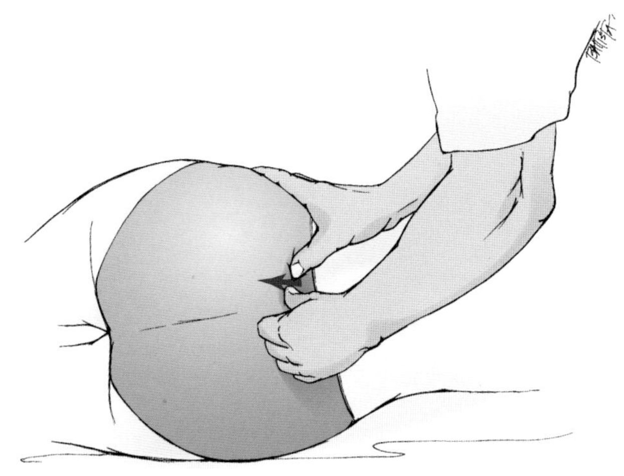

图3-40　由上至下用支撑的拇指松解胸腰筋膜和竖脊肌腱膜

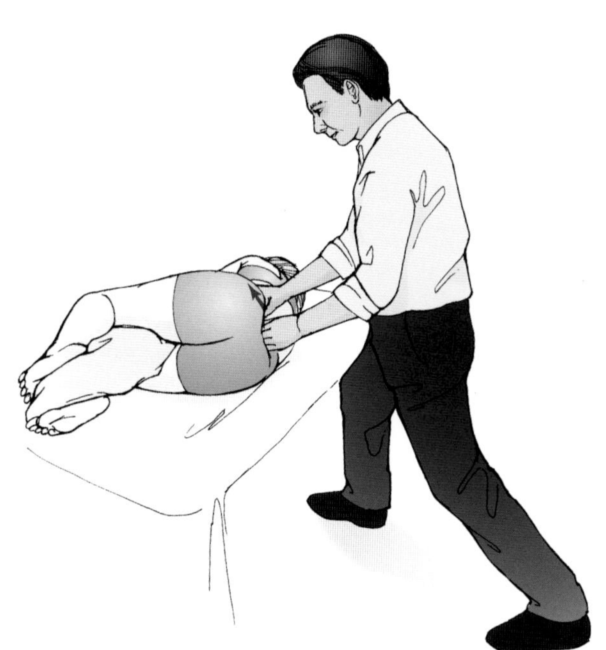

图3-41　使用拇指支撑技术，由内至外松解胸腰筋膜和竖脊肌腱膜

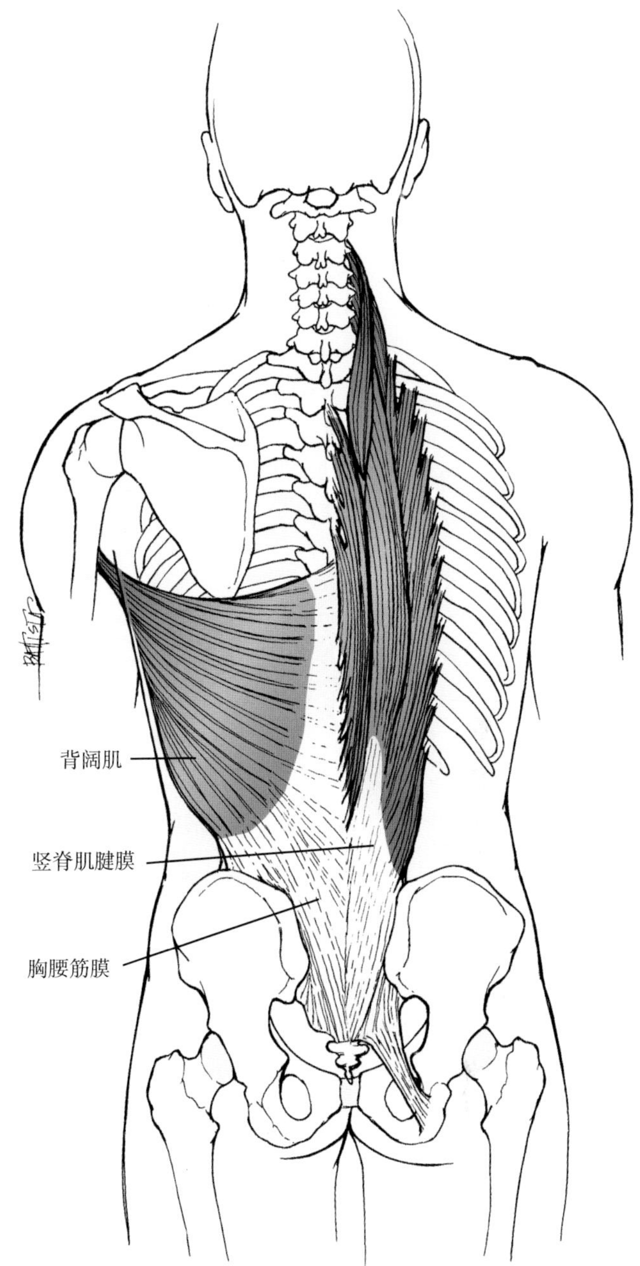

图3-42　背阔肌、胸腰筋膜和竖脊肌

6. 自L_4至T_{12}横向与纵向松解腰椎软组织

- **解剖**：背阔肌、胸腰筋膜、竖脊肌（图3-42）。
- **功能障碍**：慢性腰痛时背阔肌是离心性负荷状态，即拉长而收紧，通常伴随躯干某种程度的持续屈曲，背阔肌收缩，以辅助附着于其上的伸肌与胸腰筋膜。背阔肌腱膜与筋膜混杂；若患者有腰痛病史，则背阔肌摸起来变厚。背阔肌持续性收缩使肱骨内旋，导致盂肱关节功能障碍。

体位

- **治疗师体位**：站立。纵向松动时，面对治疗床，与头侧成45°。对竖脊肌横向松动时，面对治疗床，与头侧成90°。
- **患者体位**：侧卧，胎儿位。

揉抚手法

有2条路线、2种类型的松动。浅层松解胸腰筋膜、背阔肌与斜方肌（T_{12}处），深层松解竖脊肌与多裂肌。这些均采用1英寸（约2.54厘米）长的深部松动。

（1）应用拇指支撑技术，自L_5附近实施一系列由下至上的松动。记住L_4与髂嵴在同一水平线上。第一条松动路线邻近椎体的棘突（图3–43）。第二条在第一条外侧1~2英寸（2.54~5.08厘米）。用支持手晃动患者身体。

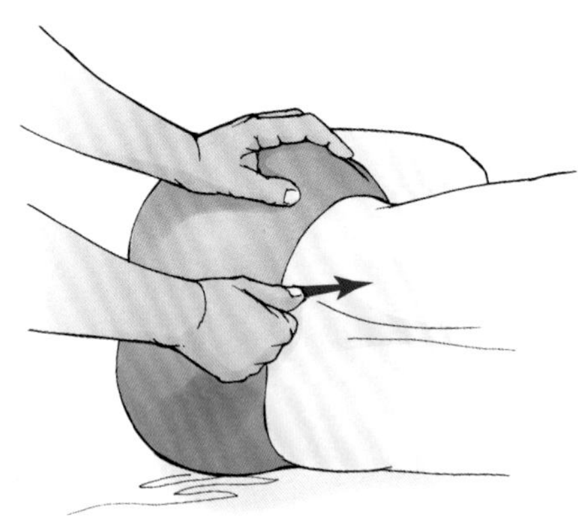

图3–43 用拇指支撑技术自下而上对胸腰筋膜和竖脊肌进行第一条路线的松解

141 （2）按上述的2条路线，实施由内至外的松动（图3–44）。第一条松动路线起自棘突旁，向外行1英寸（约2.54厘米）长的深部松动。第二条路线在第一条路线外侧1 ~ 2英寸（2.54~5.08厘米）处。

记住：治疗师在以后腿作为支撑移动时，将患者皮肤回拉1英寸（约2.54厘米）；如果将身体重心前移，以前腿作为支撑，则松动组织深部。伴随着每一次新的松动，移动双手，形成一种轻柔而舒缓的松动节奏。如方法得当，此种松动可使深层组织放松。

7. 横向松解腰大肌与髂肌

- **解剖**：腰大肌与髂肌（图3–45）。
- **功能障碍**：髂腰肌趋于卷曲形成一向内的扭转，这通常表现为膝外翻和踝旋前，是一种常见的重量分布障碍。髂腰肌有被收紧的趋势，增大腰曲，从而使腰椎关节突关节被挤压。坐位时髂腰肌短缩。

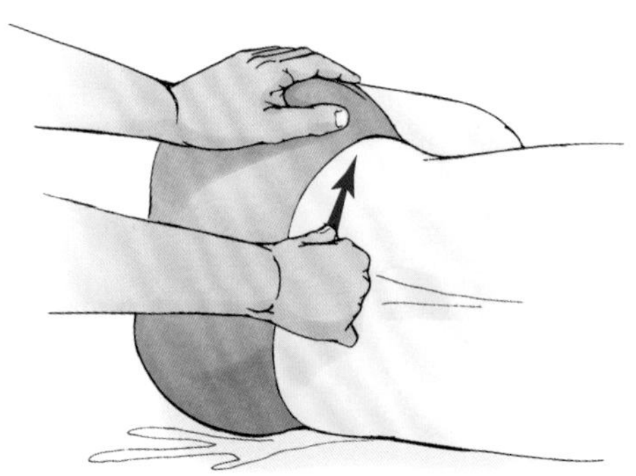

图3–44 用拇指支撑技术由内向外对胸腰筋膜和竖脊肌进行松解

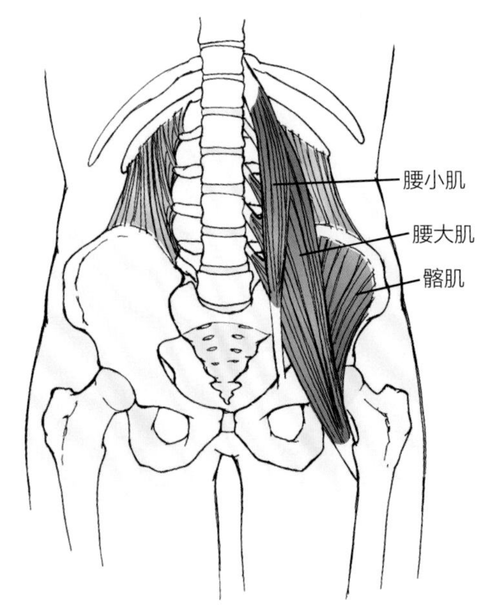

图3–45 腰小肌、腰大肌和髂肌

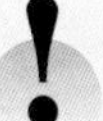

注意：对于妊娠期的妇女，不要对髂腰肌施行深层按摩。

体位

- **治疗师体位**：站位，正对按摩的方向。
- **患者体位**：仰卧位。

揉抚手法

（1）触摸腰大肌（图3–46），并在髋屈曲90° 的情况下，对髂腰肌实施收缩–放松与交互抑制肌肉能

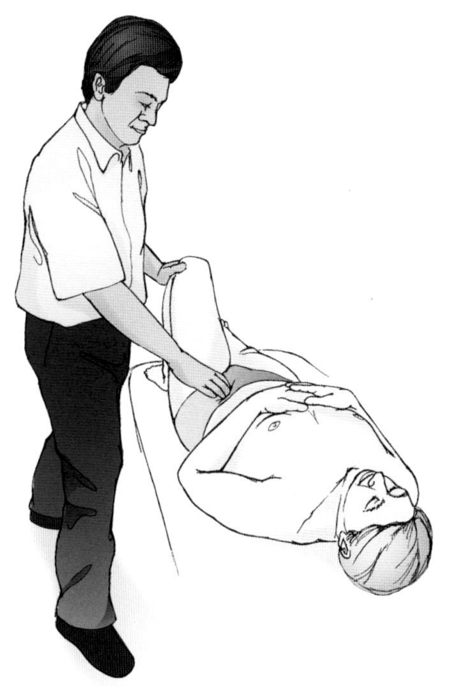

图3-46　腰大肌触诊。首先把治疗师的手指放在患者的髂前上棘，找到腰大肌。沿腹股沟韧带向内侧移动2~3英寸（5.08~7.62厘米）。轻轻地转动指尖，慢慢地进入腹部组织，就在韧带的上表面。让患者开始将大腿抬向胸部。治疗师的指尖会感到腰大肌收缩。如果患者怕痒或对触摸这个部位很敏感，让他把手放在治疗师的手上。这会降低敏感度

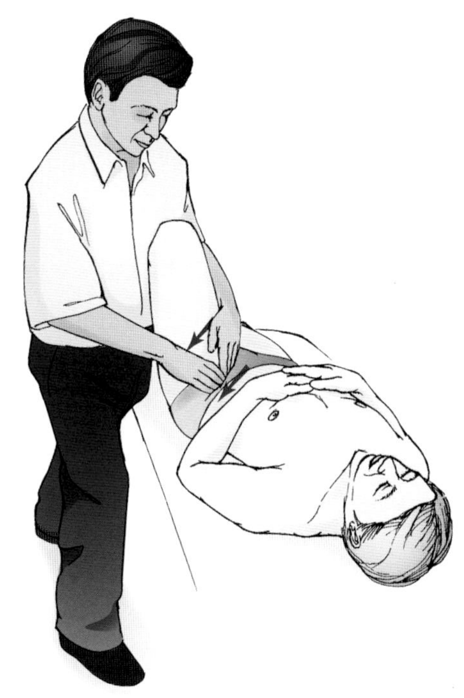

图3-47　髂腰肌的松解。将双手指尖放在患者髂腰肌上，按摩时摇动患者的整条腿

量技术（MET#6和#7）。

（2）为松解腰大肌，采取45°头向位，屈曲患者的髋关节和膝关节，治疗师用身体稳定患者的小腿（图3-47）。将双手指尖置于髂腰肌上，平行于腹股沟韧带，向右、向前按摩髂腰肌，同时节律性地向后、向前摇动治疗师与患者的身体。治疗师可以将屈曲的膝关节放在治疗床上，以稳定患者的腿部。

（3）应用与第二步一样的手位，先将指尖放置于髂前上棘上。在骨的上方轻轻滚动指尖到髂窝。用指背或手背将腹腔轻轻向外推，通过屈曲的指尖与骨上覆盖的髂肌保持接触，以免压迫内脏。沿着骨骼的轮廓，如同洗碗的内面一样，由外及内，使用轻柔的深部按摩法由浅入深地松解髂肌。按摩时起自髂前上棘，然后在上述按摩处内上方1英寸（约2.54厘米）处实施另一系列的按摩，并以1英寸为节段继续按摩整个髂窝。按摩时从内向外摇动患者

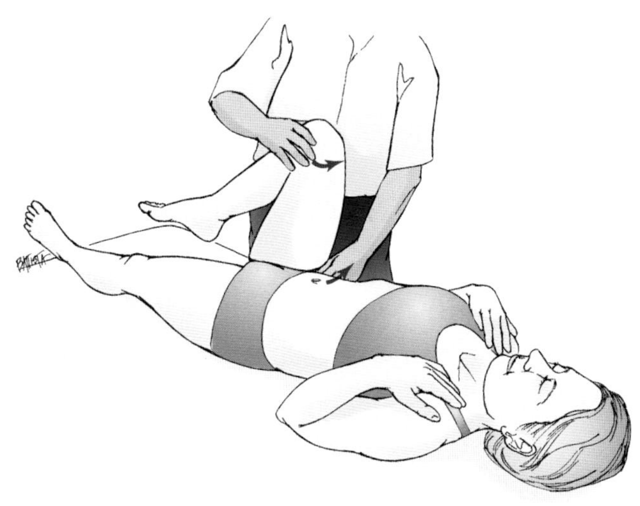

图3-48　指尖松解扭转的髂腰肌。当治疗师向外滑动髂腰肌纤维时，患者髋部做外展和外旋的环转运动

的腿。

（4）让患者屈曲髋关节约90°。在外展接外旋患者髋关节的过程中，治疗师用指尖在髂腰肌外侧行1英寸（约2.54厘米）长的深部按摩（图3-48），这可使肌束复位。在髋屈曲过程中，将手指陷入组织内。在髋外展时，向外侧做深部按摩。在大腿被移

至中线时，移开手指；然后在一个新的区域重复深部按摩。

Ⅱ级：腰骶

1. 横向松解附着于髂嵴上的软组织

- **解剖：**胸腰筋膜、腹内斜肌、腹外斜肌、竖脊肌腱膜、腹横肌、腰髂肋肌、腰方肌（图3–49）。
- **功能障碍：**髂嵴是筋膜与肌肉的重要附着点，有稳定骨盆与腰椎的作用。此处的软组织因为与腰骶椎损伤和功能障碍有关的慢性激惹而增厚。腹肌能在其附着的外侧髂嵴处被拉伤，称为髋骨隆凸挫伤性损伤。此区域也可能因慢性肌肉失衡而增厚。

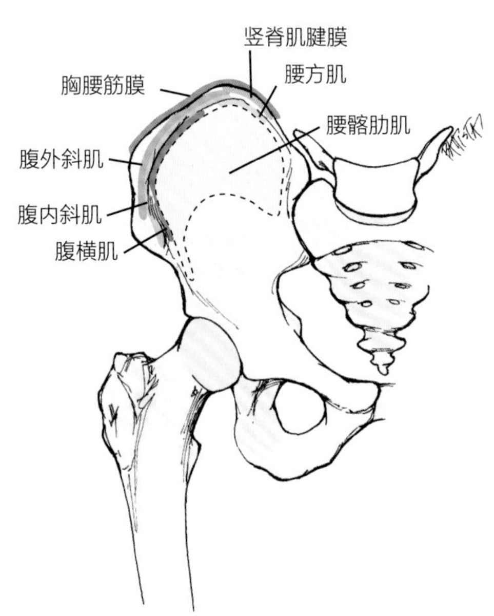

图3–49 附着于髂嵴的软组织。由浅至深依次为胸腰筋膜、竖脊肌腱膜、腰髂肋肌、腹外斜肌和腹内斜肌、腹横肌和腰方肌

体位

- **治疗师体位：**站位。与髂嵴成90°，或与尾骨成45°。
- **患者体位：**仰卧或侧卧，胎儿位。

143 #### 揉抚手法

从浅至深，与背阔肌腱膜混杂的胸腰筋膜、腰髂肋肌、腹外斜肌、腹内斜肌、腹横肌、腰方肌及髂腰韧带依次附着于髂嵴上。

（1）面朝床尾且与治疗床成45°，应用双拇指技术（图3–50）或拇指支撑技术，沿髂嵴自内向外，实施一系列1英寸（约2.54厘米）长的深部按摩。从髂嵴外唇的外侧部开始，每一次新的按摩向内移1英寸（约2.54厘米）。目的是“清理骨”。按摩应沿着骨的表面进行，而不应涉及骨的内部。正常的附着点摸起来光滑而细致，过度负重或受损的组织摸起来感觉纤维化。

（2）在髂嵴的中间及内唇这两条路线重复相同的按摩。进行按摩时，治疗师身体更应面向尾部。在进行按摩时，朝着按摩的方向移动整个骨盆。

（3）为松解从髂前上棘到髂嵴的最后部的腹部附着处，让患者仰卧，双腿伸直。可在患者双膝下放置一枕头。应用指尖压拇指技术，在髂嵴上由前至后施行深部按摩（图3–51）。在髂前上棘处开始按摩，每次按摩要更向后一些。

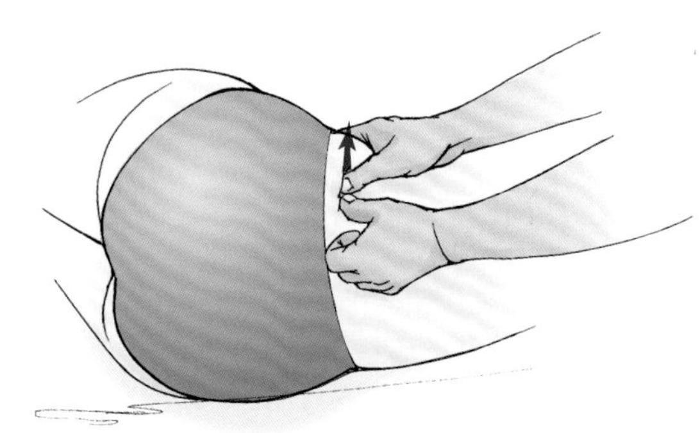

图3–50 双拇指技术松解髂嵴

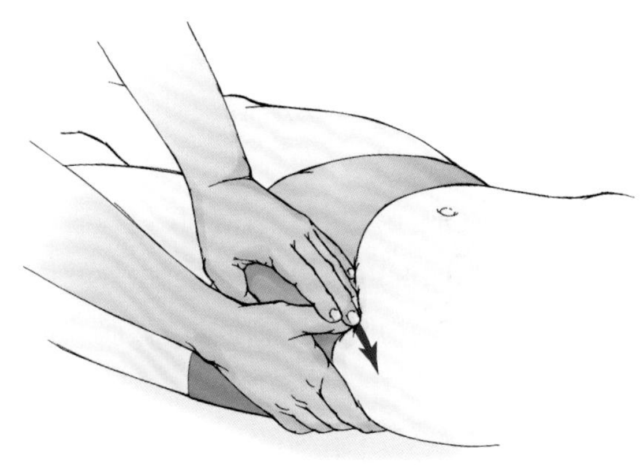

图3–51 松解髂骨侧面的腹肌附着处

2. 横向松解附着于髂后上棘的软组织

- **解剖**：从浅到深，腰髂肋肌的胸部纤维、髂肋肌的腰部纤维和最长肌的腰部纤维依次附着于髂后上棘和髂嵴内侧面（图3–52）。
- **功能障碍**：正如在解剖部分所描述的，Bogduk与Twomey[10]描述了竖脊肌的表层和深层部分。现在将阐述髂后上棘的深层附着组织。髂肋肌的腰部纤维和最长肌稳定腰椎和预防椎体相对于骶骨和髂骨前向的剪切力[2]。损伤或功能障碍使软组织缩短和增厚。附着点变干、缺血，最终形成纤维化。按摩的目的是消除纤维化，使组织增宽和补充水分。

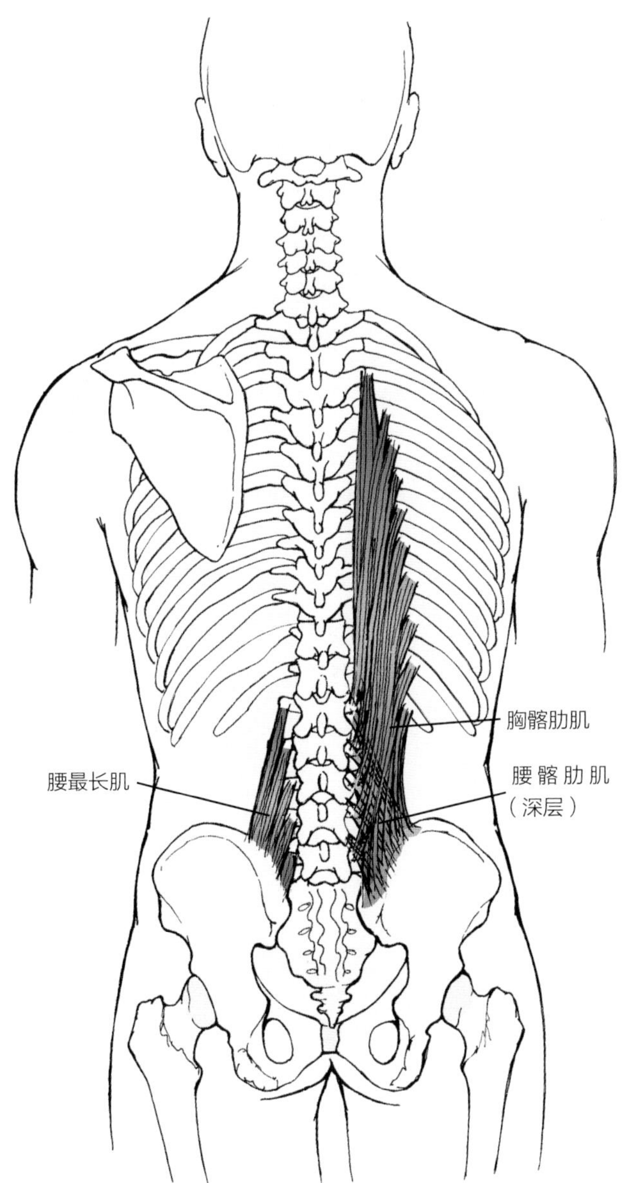

图3–52 竖脊肌的深层。这里显示的是腰髂肋肌、胸髂肋肌和腰最长肌

体位

- **治疗师体位**：站位，面对按摩的方向。
- **患者体位**：侧卧，胎儿位。

揉抚手法 144

我们采用双拇指技术或拇指支撑技术，沿着骨骼的轮廓进行按摩。主要按摩髂后上棘上的腱性骨膜附着物。按摩顺序是由浅至深。

（1）面对按摩者，身体稍朝向头侧。对髂后上棘的上部和与髂嵴的相邻部实施一系列连续的由内至外的深部按摩（图3–53），以松解髂肋肌的胸部纤维。

（2）为松解髂肋肌腰部纤维，在髂后上棘的上、内与下侧面实施一系列连续的、由下至上的深部按摩。按摩沿骨骼轮廓进行。

（3）继续该系列1英寸（约2.54厘米）长的深层按摩，以由下到上的方向，沿着骨的轮廓，对髂后上棘的内部和下部进行按摩。这松解了髂肋肌的腰部纤维。治疗师按摩时更深地下沉，力量就会作用在最长肌的腰部纤维上，这是髂后上棘上附着的最深的肌纤维。

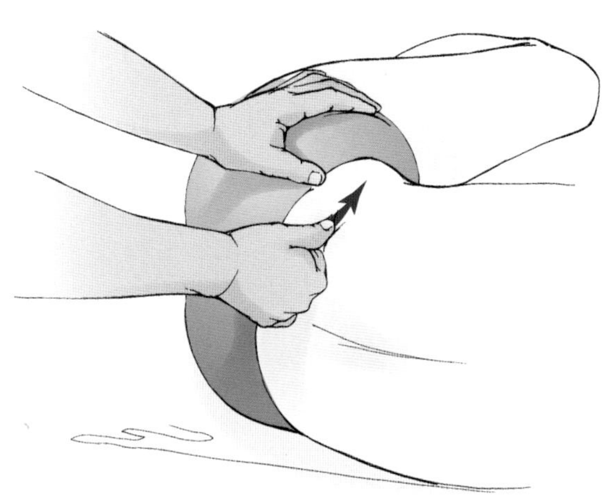

图3–53 拇指支撑技术松解髂嵴外侧部和髂后上棘外侧部

3. 松解附着于骶骨的软组织

- **解剖**：由浅至深，骶骨基底处的附着物依次是胸腰筋膜、竖脊肌腱膜（也就是最长肌胸部纤维的肌腱的延续）、多裂肌及靠近骨的骶髂后韧带（图3–54）。

因为最长肌胸部纤维向头侧走行，它们向外侧成角10°～15°。最长肌纤维的深部是多裂肌，在髂后上棘内侧所触摸到的肌肉块就是多裂肌。

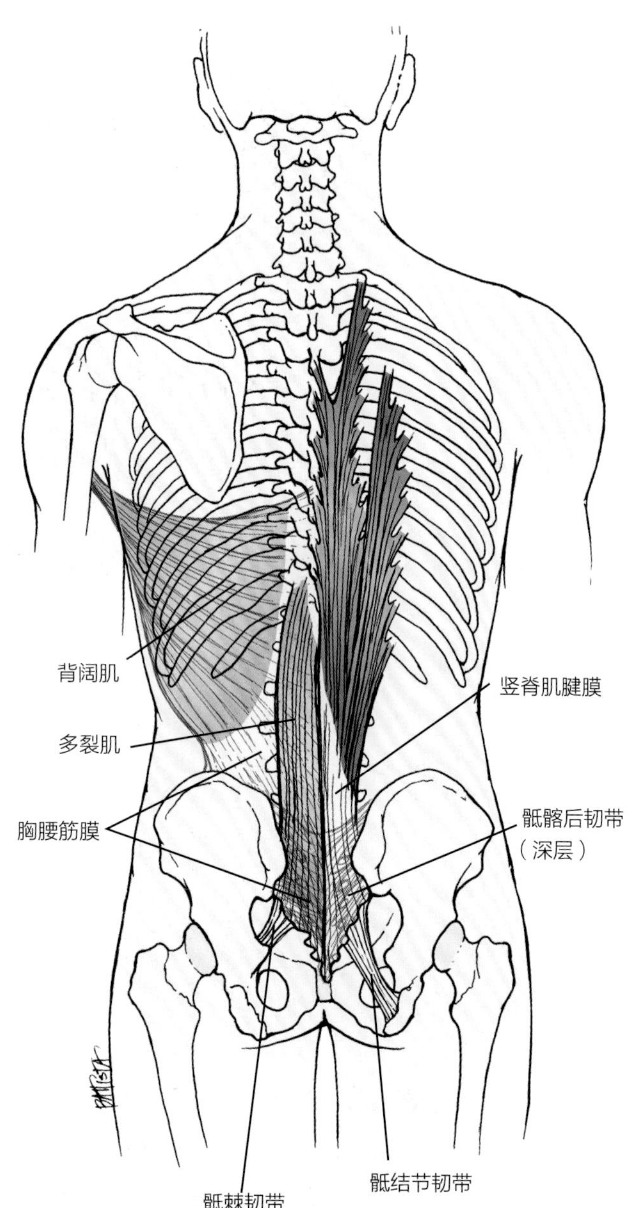

图3–54 由浅至深，骶骨的附着物依次是胸腰筋膜、竖脊肌腱膜（最长肌胸部纤维的延续）、多裂肌和骶髂后韧带

- **功能障碍**：因过度使用或损伤，软组织趋于短缩和纤维化。多裂肌附着于脊柱关节突关节的关节囊。松解骶骨上的多裂肌有助于腰椎关节突的松解。之前拉伤所导致的纤维化组织会在骶髂关节上扩展，限制骶骨的点头和抬头运动。

体位

- **治疗师体位**：站立，面对按摩的方向。
- **患者体位**：侧卧，胎儿位。

揉抚手法

（1）使用拇指支撑技术，松解最长肌的胸部纤
维。面对患者的尾侧站立，治疗师将工作手置于骶 145
骨上部髂后上棘的正内侧（图3–55）。支撑手置于髂骨上，与工作手相邻。实施一系列从内向外、连续的1英寸（约2.54厘米）长的按摩，与下方有一小的成角。在髂后上棘的邻近处开始按摩，之后每一步按摩的起始点逐渐向骶骨中线靠近一点。第二条按摩路线开始于第一条路线的稍下方，每节段1英寸长，按摩至骶骨的最下部（骶骨尖），涉及整个骶骨的一半。

（2）为松解附着于骶骨基底处的多裂肌，以45°头向位站立。使用拇指支撑技术，实施一系列连续的1英寸长的深部按摩，与头侧成45°（图3–56）。对先前按摩的层面做更深的发力。在骶骨中线开始，到髂后上棘，覆盖骶骨的一半。

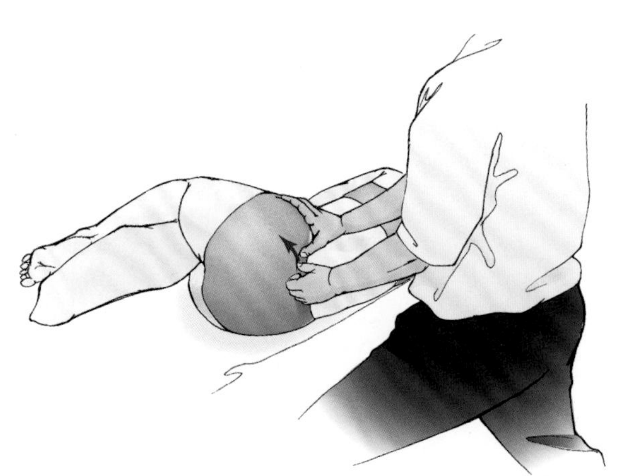

图3–55 最长肌胸部纤维的松解。运用拇指支撑技术，由内向外，与下方有一小的成角来进行一系列的按摩

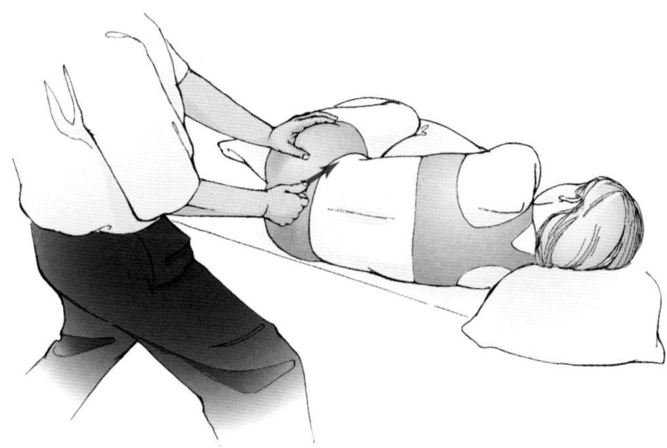

图3–56 松解多裂肌。以45°头向位站立，由内向外进行深层按摩

（3）使用触诊技能在骶髂韧带的后面感受增厚的纤维化组织。如果感受到纤维化区域，使用之前所描述的同样的按摩技巧，并垂直于纤维走行做短的横向按摩。将支撑手放置在髂骨上，在每一次按摩时实施短的振动来摇动患者身体。这些对韧带的深层按摩仅在需要松解纤维化组织时使用。

4. 松解L_5~L_1的多裂肌与回旋肌

- **解剖**：多裂肌、回旋肌（图3–57）。
146 - **功能障碍**：多裂肌与回旋肌是腰部的稳定肌。它们附着于关节囊，通常在背部损伤时被拉伤。它们可发生持续性收缩，导致脱水与纤维化；或被抑制，导致萎缩与腰椎失稳。治疗师必须能触摸出两者的区别，因为组织萎缩是深层按摩的禁忌证。

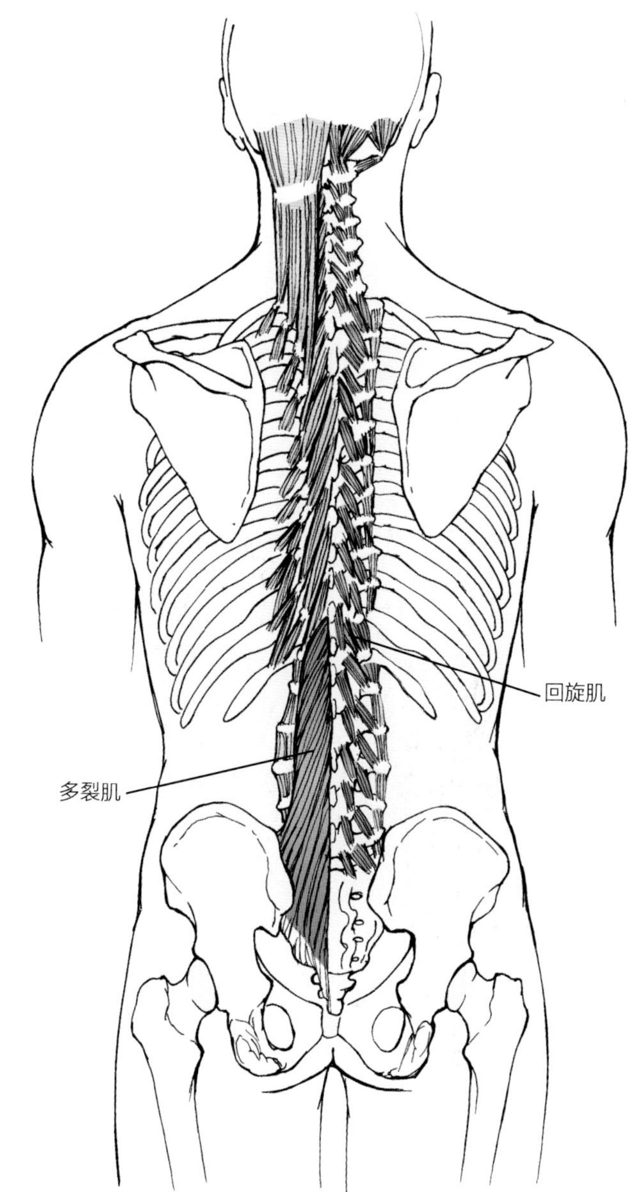

图3–57 多裂肌和回旋肌

体位

- **治疗师体位**：站立，朝向头侧。
- **患者体位**：侧卧，胎儿位。

揉抚手法

（1）为松解腰椎棘突外侧的多裂肌与回旋肌，应用拇指支撑技术或双拇指技术（图3–58）。以45°头向位站立。在L_5棘突附近开始（图3–58），实施一系列45° 朝向头侧、由内向外的按摩。在竖脊肌下进行垂直于多裂肌和回旋肌纤维走行的深部按摩。

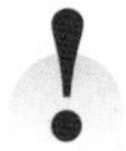

注意：接下来的按摩仅适用于慢性疾病。

（2）为松解附着于腰椎棘突外侧面上的软组织，面对治疗床站立或以45° 头向位站立。在腰椎，棘突向后的成角几乎是直角。采用拇指支撑位，对棘突在自下而上的平面上实施一系列短的、轻快的来回按摩。治疗师屈曲的手指置于棘突的另一侧。治

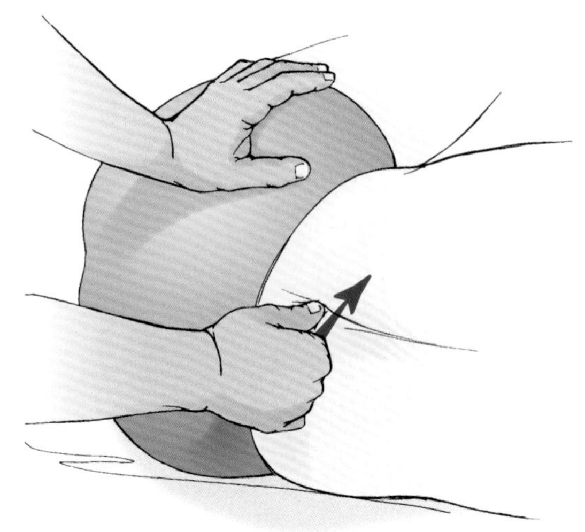

图3-58　拇指支撑技术松解多裂肌和回旋肌

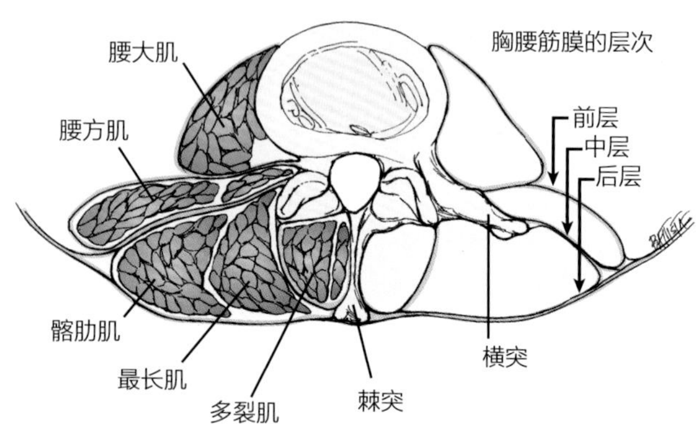

图3-59　胸腰筋膜的前层、中层、后层。这三层组织从腰椎棘突和横突延伸至髂骨

疗师也可以通过对棘突轻轻地捏抓来稳定自己的拇指。在每一个棘突上操作，从L_5到L_1。当实施这些按摩法时，摇动身体来用力。

5. 横向松解髂腰韧带与胸腰筋膜的深层

- **解剖：**胸腰筋膜的中层与深层（翼状韧带）（图3-59），髂腰韧带（图3-60）。

147 - **功能障碍：**因为腰椎前凸使椎体向下倾斜，产生一个剪切力，L_4和L_5椎体在腰椎中承受的应力最大，髂腰韧带为骶髂关节和L_5~S_1椎体提供稳定性。这些韧带在慢性腰痛患者中短缩和增厚。胸腰筋膜的深层自腰椎横突走行至髂骨。

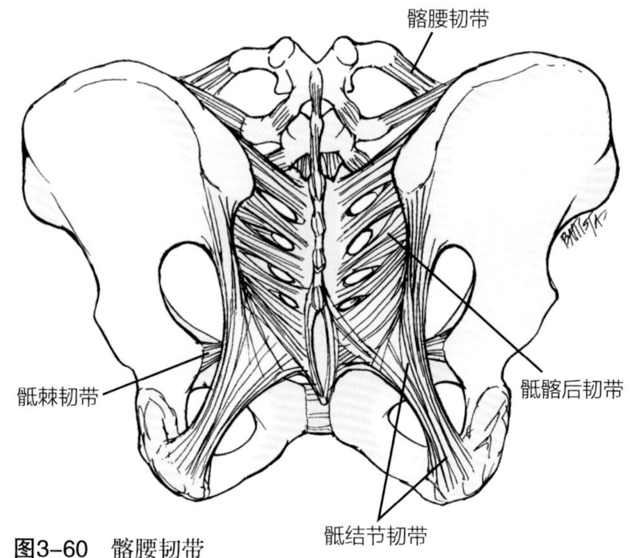

图3-60　髂腰韧带

体位

- **治疗师体位：**站位，面对患者头侧。
- **患者体位：**侧卧，胎儿位。通过将膝关节从患者的胸壁轻轻拉开来使腰曲轻度增大，这样会使竖脊肌更松弛。

揉抚手法

现在治疗师可以对髂骨内侧和L_5椎体的棘突与横突之间最深层的软组织进行按摩。垂直于纤维走行的横向按摩是为了拓宽纤维，以便松解纤维化。做深部按摩前做好充分的准备工作。这种按摩仅适用于慢性疾病。

（1）采用支撑拇指位（图3-61），治疗师将工作手放在L_4棘突旁，这是在髂嵴水平。治疗师的支撑手放在髂骨上。在L_4椎体和髂骨之间的横向深层的胸腰筋膜和髂腰韧带，向上进行一系列1英寸（约2.54厘米）长的深层按摩。当治疗师的重心移动到后腿时，把患者的髂骨轻微向后拉。当深入组织时，把患者的髂骨推向治疗师的按摩手。这可以使竖脊肌松弛，从而可以进行更深的按摩。

（2）按摩的第二条路线起于L_5区域，相对于第一条路线向下1英寸（约2.54厘米）。进行另一系列1英寸（约2.54厘米）长、向上的深层按摩。继续按摩到髂骨。当治疗师进行按摩时，摇动自己和患者的

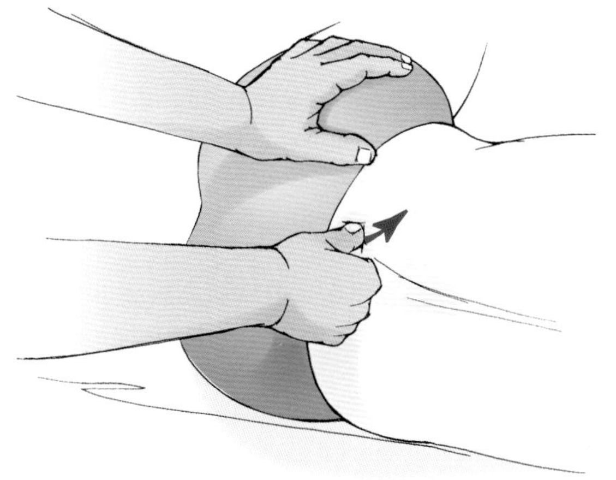

图3–61 采用三条路线，用支撑拇指对胸腰筋膜的中层和深层及髂腰韧带进行松解

身体。如果发现纤维化组织，治疗师的按摩要变得更轻快，但要一直维持摇动活动。覆盖L_4~L_5和髂骨的整个区域。

学习指导

I 级：腰骶椎

1. 列出腰部由浅至深七层肌肉的名称。
2. 描述竖脊肌、腰大肌和腰方肌基本的起点和止点。

148 3. 描述肌肉拉伤、关节突关节综合征、椎间盘退变、椎间盘突出症的体征和症状之间的不同。

4. 描述用来处理急性腰痛的肌肉能量技术。
5. 描述竖脊肌和腰大肌的位置性功能障碍及治疗师按摩的方向。
6. 骶结节韧带和骶棘韧带的按摩方向是什么？
7. 解释临床肌肉能量技术的应用，以及如何使用肌肉能量技术来松解高张力的腰部伸肌、梨状肌和腰方肌。
8. 在下交叉综合征（骨盆综合征）中，哪些肌肉是紧的，哪些肌肉是无力的？
9. 列出急性腰痛发作的三个主要诱发因素。
10. 列出导致易患腰痛的功能因素。

II 级：腰骶椎

1. 描述梨状肌、臀肌和多裂肌的基本起、止点。
2. 描述增大腰曲和减小腰曲的主要肌肉。
3. 描述髂腰肌的长度评估测试和等长收缩后放松肌肉能量技术。
4. 从浅到深列出髂嵴上的附着物。
5. 列出影响椎间孔直径的三个因素。
6. 从浅到深列出骶骨基底部的附着物。
7. 描述松解多裂肌和回旋肌的按摩方向。
8. 解释异常肌肉功能如何使一个人易发生急性腰痛发作。
9. 描述两种牵涉痛和它们的原因。
10. 描述直腿抬高试验。哪些表现提示测试阳性？

参考文献

1. Kaul M, Herring SA. Rehabilitation of lumbar spine injuries. In Kibler WB, Herring SA, Press JM (eds): Functional Rehabilitation of Sports and Musculoskeletal Injuries. Gaithersburg, MD: Aspen, 1998, pp 188–215.
2. Porterfield JA, DeRosa C. Mechanical Low Back Pain. Philadelphia: WB Saunders, 1991.
3. Mooney V. Sacroiliac joint dysfunction. In Vleeming A, Mooney V, Dorman T, Snijders CJ, Stoeckart R (eds): Movement, Stability, and Low Back Pain. New York: Churchill Livingstone, 1997, pp 37–52.
4. Swenson R. A medical approach to the differential diagnosis of low back pain. J Neuromusculoskeletal Syst 1998;6:100–113.
5. Kirkaldy-Willis WH, Bernard TN Jr. Managing Low Back Pain, 4th ed. New York: Churchill Livingstone, 1999.
6. Cherkin DC, Sherman KJ, Deyo RA, Shekelle PG. A review of the evidence for the effectiveness, safety, and cost of acupuncture, massage therapy, and spinal manipulation for back pain. Ann Intern Med 2003;138 (11): 898–906.
7. Cailliet R. Low Back Pain Syndrome. Philadelphia: FA Davis, 1995.
8. Willard FH. The muscular, ligamentous and neural structure of the low back and its relation to low back pain. In Vleeming A, Mooney V, Dorman T, Snijders CJ, Stoeckart R (eds): Movement, Stability, and Low Back Pain. New York: Churchill Livingstone, 1997, pp 3–35.
9. Freeman MA, Dean MR, Hanham IW. The etiology and prevention of functional instability of the foot. J Bone Joint Surg Br 1965; 47:678–685.
10. Bogduk N, Twomey L. Clinical Anatomy of the Lumbar Spine, 3rd ed. London: Churchill Livingstone, 1998.

11. Brukner P, Khan K. Clinical Sports Medicine, 3rd ed. Sydney: McGraw-Hill, 2006.
12. Calais-Germain B. Anatomy of Movement. Seattle: Eastland Press, 1991.
13. Jull GA, Janda V. Muscles and motor control in low back pain: Assessment and management. In Twomey L, Taylor JR (eds): Physical Therapy of the Low Back. New York: Churchill Livingstone, 1987, pp 253–278.
14. Greenman PE. Principles of Manual Medicine, 2nd ed. Baltimore: Williams & Wilkins, 1996.

推荐阅读

Chaitow L. Muscle Energy Techniques, 3rd ed. New York: Churchill Livingstone, 2006.

Clemente C. Anatomy: A Regional Atlas of the Human Body, 4th ed. Baltimore: Williams & Wilkins, 1997.

Corrigan B, Maitland GD. Practical Orthopaedic Medicine. London: Butterworths, 1983.

Hertling D, Kessler R. Management of Common Musculoskeletal Disorders, 4th ed. Baltimore: Lippincott Williams & Wilkins, 2006.

Kendall F, McCreary E, Provance P, Rogers M, Romani W. Muscles: Testing and Function, 5th ed. Baltimore: Williams & Wilkins, 2005.

Levangie P, Norkin C. Joint Structure and Function, 3rd ed. Philadelphia: FA Davis, 2001.

Lewit K. Manipulative Therapy in Rehabilitation on the Locomotor System, 3rd ed. Oxford, UK: Butterworth Heinemann, 1999.

Liebenson C. Rehabilitation of the Spine, 2nd ed. Baltimore: Lippincott Williams & Wilkins, 2007.

Magee D. Orthopedic Physical Assessment, 3rd ed. Philadelphia: WB Saunders, 1997.

Oatis CA. Kinesiology: The Mechanics and Pathomechanics of Human Movement. Philadelphia: Lippincott Williams & Wilkins, 2004.

Platzer W. Locomotor System, vol 1, 5th ed. New York: Thieme Medical, 2004.

Reid DC. Sports Injury and Assessment. New York: Churchill Livingstone, 1992.

第四章

胸椎

胸椎区域损伤与残疾的相关性较低，因 149
此相对于颈椎、腰椎，该区域较少作为研究或临床试验的对象[1]。临床中，胸部疼痛的原因多为关节突关节、肋椎关节激惹或受压[2]，查体可见受累关节活动受限，受累肌肉张力增高及局部软组织触痛等现象。胸椎间盘很少发生损伤，仅占所有椎间盘问题的2%[3]。胸椎退行性关节疾病的发病率与颈椎、腰椎相当，但通常不引起症状[3]。胸椎区域常受负重、弯曲和扭转、振动以及持续工作姿势等职业因素的影响[1]。过长时间保持坐位，尤其是坐姿较差的情况，极易导致胸部疼痛。最常影响胸椎区域的疾病是骨质疏松症，该病好发于绝经后妇女，可导致骨质变薄，引发局部微骨折。

胸椎的解剖、功能和功能障碍

概述

- 胸部的结构包括：12节椎体及椎间盘、12根肋骨及相应的软骨、胸骨、肩胛骨，以及周围的神经、韧带、肌肉等软组织结构（图4–1）。肩胛骨相关内容将在第六章中详细探讨。
- 胸椎是脊柱中最长的区域。由于椎间盘相对较薄，加上肋骨部的固定作用，胸椎也是脊柱中活动最少且最稳定的区域。
- 胸椎间盘较薄，加上受到肋骨的限制，胸椎虽然也能够完成屈曲、伸展、侧屈及旋转等活动，但范围非常有限。基于椎间关节面的结构方向，胸椎活动度最大的动作是旋转。
- 胸椎的休息位即屈伸活动的中立位，而闭合锁定位是完全伸展位。

胸曲

正常情况下，胸椎拥有平滑的、轻微向后的生理性弯曲，称为胸曲（thoracic curve）。该弯曲主要由胸椎椎体的形状决定。然而，Grieve[3]指出，胸曲弧度较为多变，在正常的X线影像中，肩胛骨覆盖的胸椎区域可能是平的。

姿势

- 胸椎的形态可影响头颈部姿势，头部、骨盆及腰部的位置也可影响胸曲弧度。腰曲增大，将导致胸曲及颈曲的增大。圆肩和头前移姿势（forward-head posture，FHP）是一种典型的不良姿势，通常引起胸曲增大，进而导致颈曲增大。
- **功能障碍和损伤**：圆肩和头前移姿势会导致胸椎区域发生一系列结构及功能变化。胸椎屈曲增加导致椎间盘受压，引发早期退行性改变（图4–2）。椎间关节被固定在屈曲位，丧失伸展活动；关节囊在屈曲位负荷过度，进而生成异常的交叉纤维和粘连组织，导致关节活动丧失。上胸段伸肌群紧张度急剧增加，以对抗重力作用，避免头部和上背部向前坠落。紧张度增加不仅仅导致肌肉疲劳，还对关节突关节施加了额外的压力。锁骨上方和下方空间（即胸廓出口）处可能发生压迫，挤压神经及供应上肢的血管，导致一系列相关症状。塌陷姿势会降低肺功能，或为颞下颌关节带来额外的负担。

胸椎的解剖

- 胸椎包括12节椎体，各节椎体之间通过一种三关节复合体结构连接。该复合体包含**椎间盘**和2个**关节突关节**。椎体间的空隙称为**椎间孔**，孔内有运动（腹侧）神经根和感觉（背侧）神经根穿行。
- 胸椎与腰椎的结构、功能既有相似之处，也存在重要的差异。与腰椎一样，胸椎各节椎体可分为前部和后部结构。
- **前部结构**：包括**椎体**和**椎间盘**，两者构成纤维软骨关节（图4–3）。
- **后部结构**：包括中央的棘突、两侧的横突、由椎弓根和椎板构成的两侧椎弓，以及上、下关节突组成的成对的关节，该结构即关节突关节，属于滑膜关节。
- 胸椎椎体和横突都有与肋骨连接的滑膜关节结构，所形成的关节称为肋椎关节，属于胸椎区域特有的结构，相关内容将在“肋椎关节”部分进行探讨。

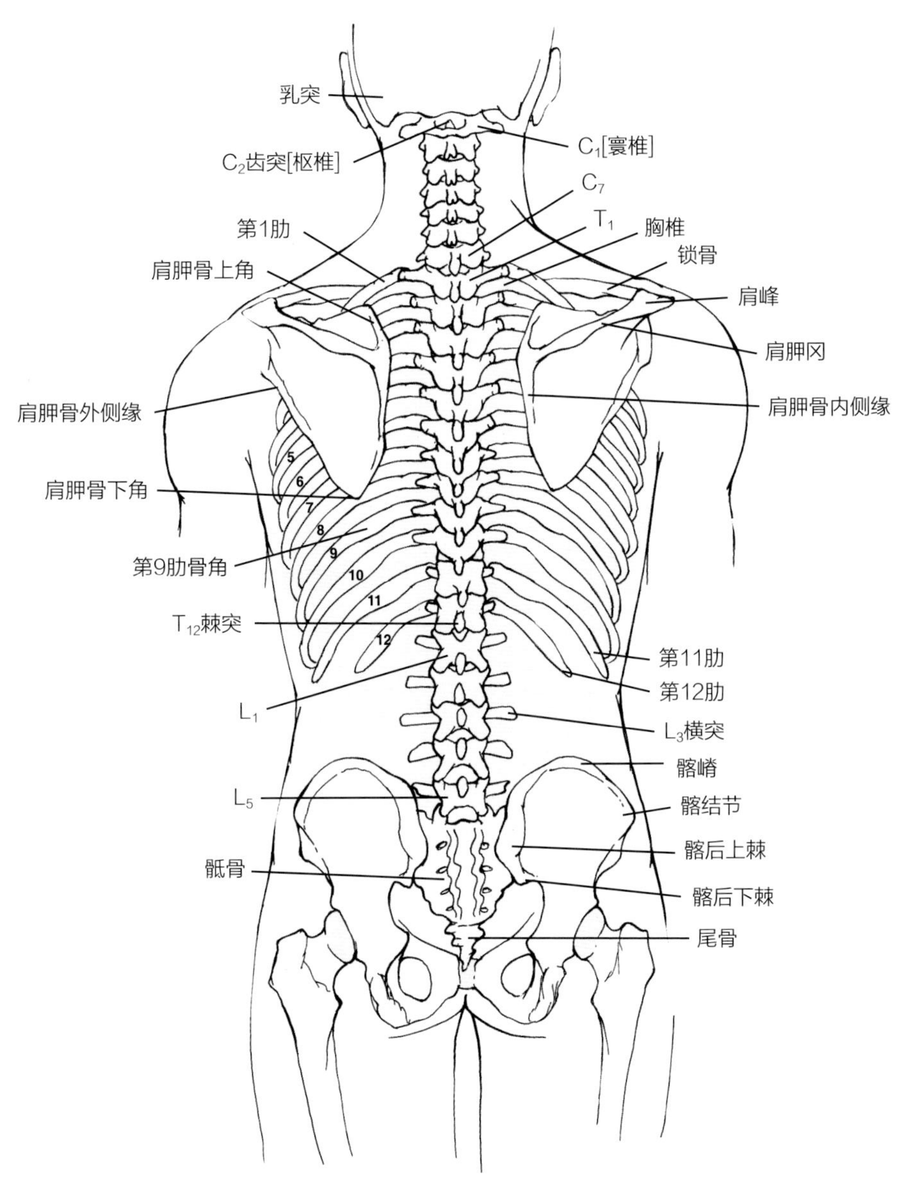

图4-1 胸部后面观，显示12节椎体、12对肋骨及覆盖其上的肩胛骨

椎体

151 - 与颈椎及腰椎相同，胸椎椎体与椎间盘之间也存在纤维软骨关节连接；不同的是，胸椎椎体有前矮后高的特点，从而在这一区域排列成自然的后凸曲线。

- **功能障碍和损伤：骨质疏松症**可继发病理性骨折，易累及胸椎椎体，这在胸椎中段尤为多见[1]。缺钙、雌激素缺失及缺乏负重都可导致骨质出现疏松，受累部位常发生微骨折而导致椎体呈楔形。而胸椎椎体前部作为主要负重区域，长期承受体重的压力，在骨质疏松后容易发生塌陷，使整个椎体变为楔形，从而造成胸椎后凸弧度增大，形成老年性驼背，该现象多发生于老年人。

椎间盘

- **结构：**椎间盘由髓核及纤维环组成。髓核是由纤维壁包裹的胶质凝胶结构，包含80%~90%

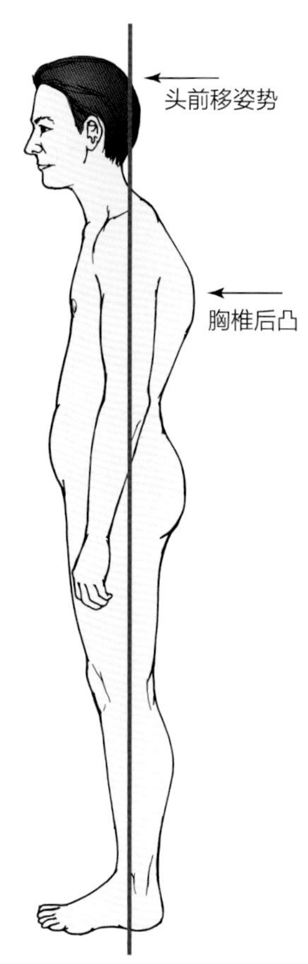

图4–2 胸椎过度后凸是一种常见的姿势异常，可导致头前移

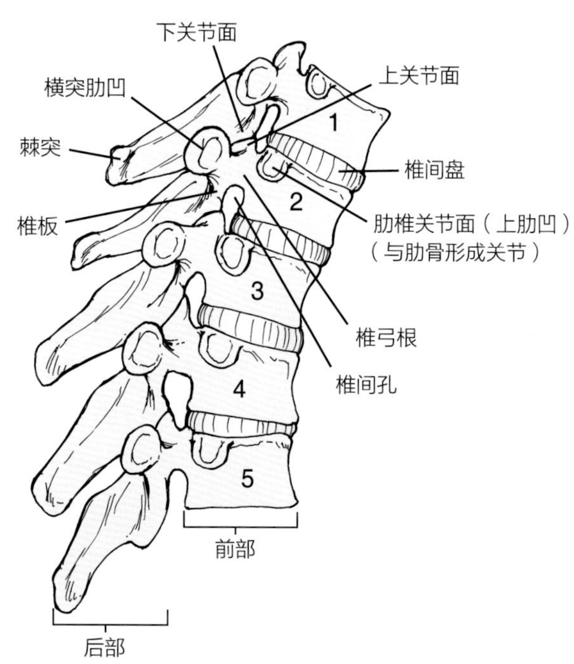

图4–3 胸椎椎体的前部和后部结构

的水分。纤维环是由纤维软骨交织形成的同心 152
层状结构。相对于颈椎、腰椎，胸椎间盘体积较小，且本身形态更加对称，而不像颈椎、腰椎区域呈楔形结构。事实上，颈曲、腰曲多受椎间盘形态的影响，而胸曲是由椎体形态决定的。

- **功能**：由于纤维环的弹性和髓核的流动性，椎间盘具备液压减震系统的功能，允许椎体在另一节椎体上方进行摇摆运动。椎间盘还具备本体感觉和痛觉感知功能。椎间盘的纤维环内营养输送是由脊柱运动实现的，通过对椎间盘的压缩和减压促进液体交换。
- **功能障碍和损伤**：椎间盘易发生老龄化退变，造成髓核液体流失，纤维环弹性下降。尽管胸椎间盘退变十分常见，但除了因活动受限而局部僵硬外，很少产生其他症状[3]。由于肋骨和胸廓为胸椎提供了额外的保护和稳定性，胸椎很少发生椎间盘突出症。另外，椎体的压缩性损伤常在累及椎间盘之前就先导致椎体骨折[1]。
- **治疗介入**：本书将介绍一种新的治疗方法，名为波状松动术（wave mobilization），该方法是软组织治疗技术与关节松动术的综合应用。笔者认为通过循环应用节律性的后前向（posterior-to-anterior，P-A）的松动手法，对关节反复进行压缩及减压，可以促进关节内液体交换，将液体泵入椎间盘，从而保持其含水量，甚至帮助退变的椎间盘再水化。

椎间关节突关节

- **结构**：关节突关节由上、下关节面构成，是连接相邻两节椎体的滑膜关节（图4–3）。与颈椎、腰椎相同，胸椎关节突关节包含纤维软骨盘结构，此外其关节囊内有丰富的机械感受器及疼痛感受器[3]。
- **功能**：关节突关节的形态决定了关节运动的范围和方向。机械感受器和疼痛感受器通过反射性（自动地）调节周围肌肉的张力，在特定模式下产生反射性的张力增高或抑制（详见下文）。上、下关节面在健康状态下可进行充分的滑动。该关节在伸展时闭合，而在屈曲时打开。为了保持健康的状态，关节突关节需要经
153 常进行全范围的活动。科学地进行瑜伽等牵伸运动，十分有益于脊柱关节突关节的健康。

- **功能障碍和损伤**
  - **活动受限**：胸椎关节突关节活动受限意味着该关节丧失了在软骨面上正常滑动的能力。这种受限通常被称为**固定**，可由不良姿势（如头前移）、外伤、肌肉持续紧张、关节盘卡压或退变后关节面粗糙等原因导致。活动受限可导致关节囊纤维化，造成椎间盘及关节软骨营养减少。不良姿势可使结缔组织发生适应性改变，造成脊柱前方组织缩短，胸部伸展及旋转功能丧失。这种活动受限模式常与髋关节屈曲挛缩有关。关节突关节活动受限后，该节段椎体周围的肌肉常出现反射性张力升高。
  - **退变**：关节突关节发生退行性改变后，关节表面软骨丧失或变薄，关节滑液减少，从而导致关节“干涸”，润滑性下降，减震功能丧失。严重的退变可被称为骨关节炎、关节病或退行性关节病。其发病原因包括旧伤、重复应力、活动减少及肌肉动作失衡等。椎旁肌肉（脊柱两侧的肌肉）持续收缩可增加关节突关节的压力，减少它们的活动，从而导致其营养交换减少。这种压力及随之而来的润滑下降可进一步加快退变的进展。以上情况在胸部十分普遍，常导致关节突关节滑动能力受限而发生僵硬，这被称为**活动受限综合征**。胸椎最易受限的节段包括C_7~T_1及T_{12}~L_1，这两个节段是胸曲方向发生改变的位置，承受着较高的应力。
  - **激惹和损伤**：关节突关节的损伤常累及软骨及关节囊。这种损伤可能是一个微小的刺激，也可能是撕裂或断裂等严重的情况。如果没有及时接受治疗，损伤区域可能发生纤维化或退变。当胸椎关节因急性损伤或累积性应力受到刺激时，可能出现局部疼痛，也可能发生胸前牵涉性疼痛[4]。这种疼痛常被描述为深部的隐隐作痛。
- **治疗介入**：使用肌肉能量技术（muscle energy technique，MET）、软组织松动术（soft tissue mobilization，STM）处理高张力的胸部伸肌群，使用P-A松动手法处理僵硬的关节，都对关节突关节功能障碍和损伤具有良好的治疗效果。与颈椎、腰椎不同，胸椎很少发生失稳的情况。相反，它经常发生僵硬，需要增加活动，尤其是伸展活动。

肋椎关节

- **结构**：胸椎椎体及横突分别与肋骨相关节，统称为肋椎关节，其类型为滑膜关节（图4-4）。肋骨与横突连接形成的关节又称为肋横突关节。

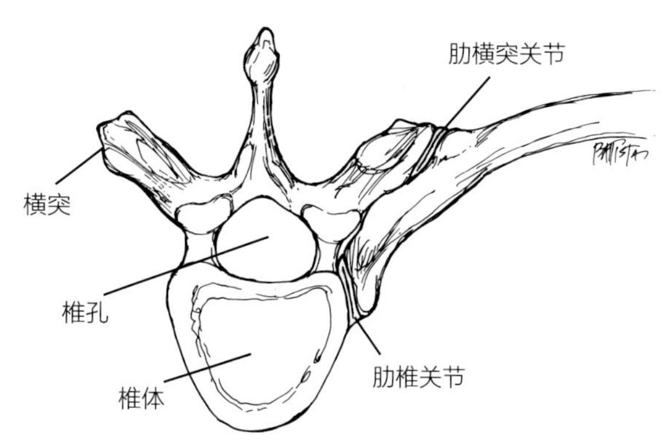

图4-4 肋椎关节。每条肋骨分别与相应节段的胸椎椎体及横突形成关节

  - 除了T_1以外，其余各节胸椎的椎体及横突分别与相应肋骨形成滑膜关节结构，各自独立，具有关节囊和关节盘，周围由众多韧带支持。肋骨头部的中心区域通过关节内韧带与椎间盘相接触。
  - 肋椎关节拥有丰富的痛觉纤维和机械感受器，这些神经受到刺激时，可诱发强烈的反射性肌张力增高的现象[3]。

- **功能**：正常情况下，肋骨与横突及肋骨与椎体间形成的关节会产生大量的运动，其中最主要的是呼吸运动中的上抬与下落[5]。呼吸、胸廓的弯曲与扭转及上肢的够取等动作都会产生肋椎关节的活动。

154 - **功能障碍和损伤**：肋椎关节常因损伤、持续的肌紧张、关节盘卡压、退变等问题而丧失活动性。由于部分手臂大肌群的附着，上肢活动亦可影响肋椎关节。抛光或擦洗、主动够取（尤其是过头的够取动作）、伴有躯干扭转活动的够取动作（如转身向汽车后座拿取物体）均可刺激肋椎关节。需要注意的是，咳嗽和打喷嚏也可能造成损伤。累及肋椎关节的外伤可能造成关节囊扭伤，从而导致半脱位（指部分脱位）或僵硬。肋椎或肋横突关节僵硬可导致呼吸功能减退。急性损伤常导致呼吸时出现“突然卡顿”或剧痛的现象。这种症状可能出现在棘突旁开几厘米的位置，沿着胸壁外侧走行，或出现于胸前[5]。第1肋是功能障碍的高发区域。另外，头前移和圆肩姿势可将肋骨固定在上抬位置，使上肢神经穿行的胸廓出口发生狭窄，从而诱发一系列问题。此类患者多有斜角肌和胸小肌的紧张。常见症状包括C_7~T_1区域局部疼痛，以及上肢（尤其是尺侧）区域的牵涉痛。

- **治疗介入**：软组织松动术和MET可帮助降低椎旁肌、肋间肌及膈肌过高的张力，并增加关节活动。肋椎关节P-A松动手法能够促进滑液的分泌，帮助关节恢复正常的活动性。如果患者吸气时存在**卡顿**的情况，并且治疗无效，可能需要脊柱按摩师或正骨师介入，通过实施关节整复手法为患者进行治疗。

棘突

胸椎各节棘突指向后下方，并与下一节椎体的棘突重叠。棘突形态受个体因素影响较大，因此仅通过棘突形态与位置来判断功能障碍情况是不切实际的。

胸骨

胸骨可分为**胸骨柄**、**胸骨体**及**剑突**（图4-5）3部分。胸骨柄外上方与锁骨及第1肋骨相关节，下方与第7肋骨相关节。胸骨对胸腔内的心脏、肺及其他重要结构起保护作用。

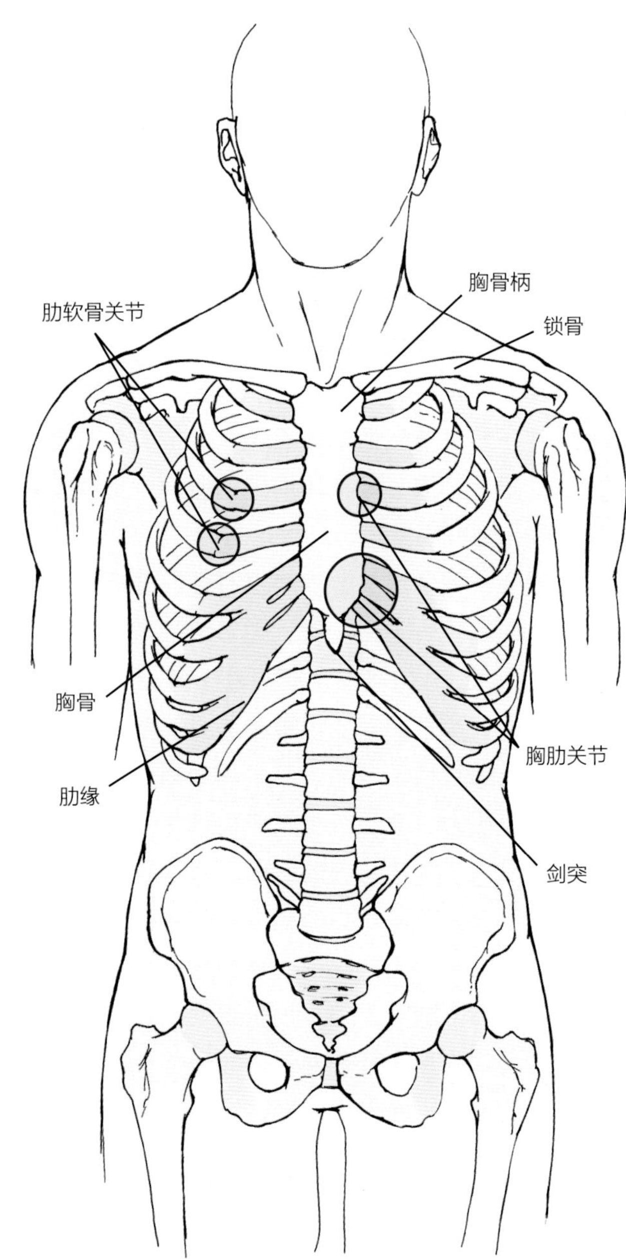

图4-5 胸廓前面观，显示肋软骨和胸肋关节

胸肋关节和肋软骨关节

- **结构：胸肋关节**是连接肋软骨与胸骨的滑膜关节（图4–5）。但第1胸肋关节是个例外，它属于软骨关节，而非滑膜关节。
- **肋软骨关节**是第1~7肋的骨性部分与软骨之间的关节，位于胸肋关节旁3~5cm处。肋软骨关节属
155 于软骨关节（软骨结合），骨与软骨由骨膜直接固定在一起。
- **功能障碍和损伤：**过量的胸肌负重训练或反复的推拉动作等都可刺激或损伤胸肋关节。摔倒时上肢伸直撑地、闭合性运动损伤或车祸中安全带的勒压等外伤常引发此区域的急性炎症，典型表现为局部疼痛和肿胀，称为肋软骨炎或Tietze综合征。

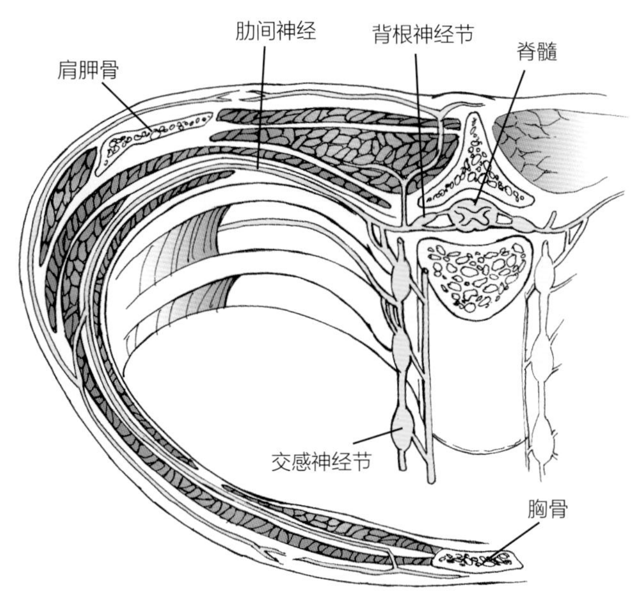

图4–6 胸部神经走行，显示肋间神经、脊髓、背根神经节及交感神经节

胸廓

- **结构：**人体躯干两侧分别有12根肋骨（图4–5）。第1~7肋称为“真肋”，因为它们直接与胸骨连接；第8~10肋通过肋软骨连于胸骨下部；第11~12肋称为“浮肋”，因为它们的末端游离，不与胸骨相连。
  - □ 共有20块肌肉附着于胸廓，为躯干、骨盆、头、颈及上肢提供稳定性和动作支持，这些肌肉也为呼吸运动提供辅助。
  - □ 肋间神经沿肋间隙走行，肋骨或肋椎关节损伤会刺激该神经，诱发相关症状（图4–6）。
- **功能：**胸廓的主要功能是保护心、肺等重要器官，并为周围肌肉提供附着点。它的活动会增加呼吸运动中的胸腔容积。通常情况下，胸廓具备回弹复原的能力，这是维持正常呼吸功能的基础。
  - □ 肋骨的活动主要影响呼吸功能。胸廓可向三个方向扩张：由膈肌收缩产生的垂直扩张，以及由肋骨活动产生的横向和前后方向的扩张[1]。肋骨外侧在吸气时上抬，在呼气时下降。
- **功能障碍和损伤：**活动受限是胸廓最常见的功能障碍，常造成局部结构僵硬或强直，可导致胸椎关节突关节及肋椎关节活动减少，以及呼吸功能下降。胸廓活动受限的原因包括外伤导致的组织粘连，肺气肿、哮喘等呼吸疾病，情绪抑郁造成的慢性浅呼吸，或圆肩姿势造成的胸廓前部凹陷等。
  - □ 上胸部伸肌及中、下部斜方肌无力可导致上背部伸直受限，降低胸廓的扩张能力[6]。

椎间孔

- **结构：**椎间孔是一个由周边结构围成的开口。
  - □ 顶部与底部结构分别为上、下方椎体的椎弓根。
  - □ 前方结构为椎间盘、后纵韧带和椎体。
  - □ 后方结构为关节突关节、前关节囊和黄韧带。
- **功能：**椎间孔为源自脊髓的运动神经根、感觉神经根提供了走行的通道。
- **功能障碍和损伤：**胸椎的椎间孔相对较大，骨赘通常不会造成开口狭窄。与腰椎不同的是，胸椎的椎间孔更靠近椎体而不是椎间盘的后方，因此胸椎间盘损伤不会影响椎间孔。另外，由于胸廓的限制，胸椎的活动度明显小于腰椎及颈椎。因

此，在椎间孔中走行的神经根活动性较小，神经根受激惹的风险也相对较小[7]。

胸部的神经

- **结构**：与脊柱其他区域相同，**胸神经**包含由脊
156 髓分支出的运动（腹侧）神经根与感觉（背侧）神经根。这些神经根融合在一起成为脊神经。
  - □ **骨节**：胸椎节段不存在骨节支配。
  - □ **肌节**：胸椎大部分节段不存在肌节支配。唯一例外的是T_1，该节段支配手内在肌，控制手指外展及内收运动。
  - □ **皮节**：胸椎皮节按节段分布，与胸椎水平一致，沿肋骨走行。需要注意的是，T_1皮节覆盖内侧手臂至腕部内侧，T_2皮节覆盖胸部、肩胛区及腋区。
- **功能障碍和损伤**：T_1与T_2节段牵涉痛（神经根疼痛）常表现为尖锐、局灶性的上肢疼痛[1]，其余胸椎区域较少产生神经根疼痛。但是当上段胸椎引发牵涉痛时，常表现为弥漫性的上肢及腋区疼痛，其严重程度更甚于胸部疼痛[7]。
- 胸椎神经根激惹也可能产生类似于内脏疾病的症状。例如，T_6~T_7可导致胃部或胰部疼痛，T_7~T_8可导致胆囊部疼痛，T_9可导致肾痛。

交感神经系统

- **结构和功能**：**交感神经系统**由T_1~L_2节段脊髓发出的神经纤维构成，支配心脏、呼吸及消化系统。交感神经调节内脏与躯体结构（如肌肉、韧带及关节囊）之间的神经反射，称为内脏躯体反射与躯体内脏反射。
- **功能障碍和损伤**：腹部器官的激惹可能牵涉至胸部（图4-7）。例如，胆囊受刺激可导致右侧肩胛区的牵涉痛，但疼痛程度轻重不一，位置不局限。胸部结构发生的疼痛，可影响传至内脏的交感神经冲动，从而导致疼痛或功能障碍[3]。

胸部的肌肉

- **结构**：本书第三章提到，躯干肌群可分为后侧、前侧及外侧三部分。背部或后侧肌群涉及七大筋膜层（表3-2，图3-8、3-9及3-10），又

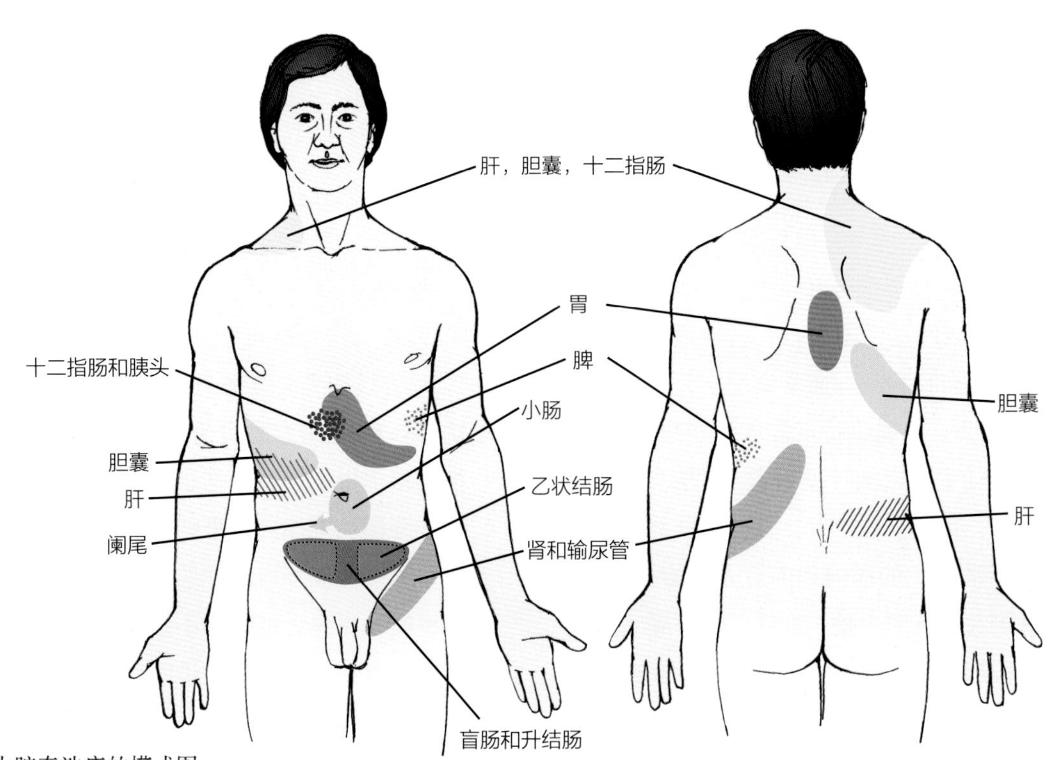

图4-7 内脏牵涉痛的模式图

157 可分为两群：浅（外部）群，作用是活动躯干、手臂并影响呼吸；深（内部）群，作用是活动躯干、保持姿势及稳定脊柱。

- 浅群背肌包括斜方肌、背阔肌、肩胛提肌、菱形肌、上后锯肌及下后锯肌，以及头夹肌与颈夹肌。
- 深群背肌可进一步分为三组：竖脊肌（骶棘肌），包括髂肋肌、最长肌与棘肌；横突棘肌，包括半棘肌、多裂肌与回旋肌；最深层肌群，包括棘间肌与横突间肌。Bogduk[8]将竖脊肌细分为浅部（肋骨部）和深部（椎体部）。其中深部肌纤维在大部分参考资料中未见描述，但经验丰富的治疗师可以通过触诊进行分辨。该部包含腰髂肋肌与腰最长肌纤维（图3–52）。
- 前侧肌肉包括腰骶部屈肌，由腹肌与髂腰肌组成。腹肌又包含腹直肌、腹内斜肌、腹外斜肌与腹横肌四部分。
- 腰骶部外侧肌肉主要是腰方肌。这是一块躯干侧屈肌，同时也是重要的脊柱稳定肌。
- **胸内在肌**：包括上后锯肌上部和下后锯肌、肋间内肌及肋间外肌、膈肌，为胸部所独有。处于竖脊肌组最中央的棘肌，仅存在于胸椎与颈椎区域。
- **功能**：肌肉不仅在姿势保持和手臂运动时为胸部提供动态稳定性，也在呼吸运动中发挥重要作用（膈肌）。此外，肌肉与韧带及关节囊之间还存在无意识的（反射性）联系。需要注意的是，肩带肌群对胸椎功能具有重要的影响。肌肉过度收缩是胸椎僵硬最主要的原因之一，重建良好的肌肉功能是恢复脊柱正常活动性和直立姿势的基础。
- **功能障碍**
  - 不良姿势是导致胸椎肌肉失衡最常见的原因。这类患者的典型特征为头前移、圆肩和胸曲增大（胸椎后凸）。
  - 错误姿势会导致筋膜、肌外膜、韧带及关节囊中的结缔组织发生适应性变化：上胸部，锁骨上、下方的胸廓出口区域，肩前部及颈椎后部发生组织缩短；肩胛肌群、竖脊肌及下斜方肌则表现为相对延展和无力。
  - 与腰椎的情况类似，多裂肌和回旋肌等深层稳定肌在急性激惹期或损伤时表现为张力升高，在慢性问题时表现为薄弱无力。
  - **反常呼吸**是一种常见的呼吸功能障碍，发生原因包括压力、焦虑和膈肌无力。在吸气时，胸廓扩张，腹部变平，膈肌被拉入胸腔[9]。笔者认为，长时间的膈肌紧张和反常呼吸是导致食管裂孔疝的主要原因。

前文已提及，Janda[6]发现了各种典型的肌肉失衡模式，其中**上交叉综合征**好发于胸部，典型表现为胸肌及上斜方肌的紧张，与颈深屈肌、菱形肌及中、下斜方肌的无力（图4–8）。

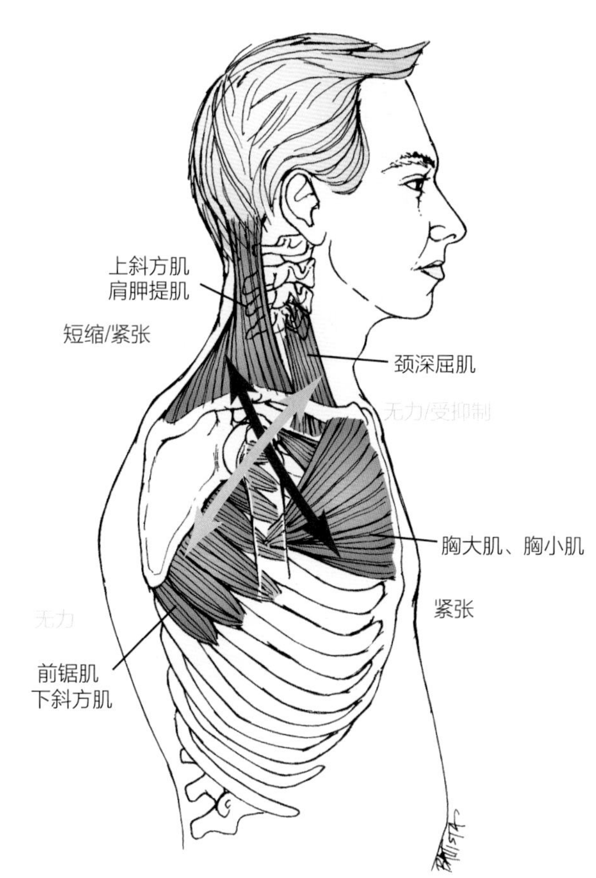

图4–8 典型的肌肉失衡模式——上交叉综合征。上斜方肌与肩胛提肌短而紧，颈深屈肌与前锯肌无力且受抑制

158 胸部肌肉失衡

- 胸部肌肉失衡的原因可能是肌肉无力/受抑制或肌肉紧张/短缩。
  - **容易无力和受抑制的肌肉：**中、下斜方肌，菱形肌、前锯肌、颈深屈肌，慢性期的多裂肌与回旋肌，以及斜角肌。
  - **容易紧张和短缩的肌肉：**上斜方肌、肩胛提肌、胸部伸肌、胸大肌、胸小肌、颈部伸肌，急性期或亚急性期的多裂肌与回旋肌，以及膈肌。
- 需要注意的是，胸部竖脊肌在触诊中常表现为紧张，但该肌群实际上处于被拉长的收缩状态，在肌力测试中常表现为无力。这种类型的无力被称为“延展性无力（stretch weakness）”，即肌肉在其最大延展位置丧失力量。此外，在圆肩姿势中，患者“含胸驼背”，菱形肌虽然表现为无力，却又处于缩短和紧张的状态。斜角肌无力也可伴随拉长或短缩时的肌肉紧张。颈曲减小时，颈深屈肌表现为短缩和紧张。

胸椎肌群的位置性功能障碍

- 胸椎肌群可能发生的位置性功能障碍如下。
  - 胸部及颈部伸肌被拉向中线而形成向内的扭转。
  - 肩胛骨前移和上旋，肩胛提肌发生向下扭转。
  - 膈肌被拉向中线。
  - 胸肌和三角肌前部发生向前方和内侧的扭转。
- **治疗介入：**在治疗肌肉失衡时，应首先放松短缩和紧张的肌肉，然后再强化无力和受抑制的 159
肌肉。放松可通过MET或手法技术实现。例如，首先放松颈部胸部伸肌、肩胛提肌、胸肌、上斜方肌及膈肌。随后，促进并强化中、下斜方肌，菱形肌、腹肌及颈深屈肌。常规治疗流程中应包括姿势评估和纠正，治疗前或治疗后完成皆可。

胸部肌肉的解剖

表4-1列出了未在第三章中列出的胸椎肌肉。

表4-1 未在第三章中列出的胸椎肌肉

肌肉	起点	止点	动作	功能障碍
膈肌	起于剑突背侧，下6对肋及肋软骨内表面，以及上部腰椎的椎体	止于肌肉的中心腱	最重要的呼吸肌。在吸气时肌肉收缩、下降；在呼气时肌肉放松，由肺的回弹力将空气泵出。膈肌常处于纤维缩短的紧张状态，将肋骨前内侧部拉向脊柱。这种紧张状态将导致吸气量减少	在笔者的临床经验中，膈肌紧张是反流及食管裂孔疝等许多问题的潜在原因。这种紧张会将胃轻微地向上拉起
肋间外肌和肋间内肌	肋间外肌起于肋骨下缘，肋间内肌起于肋骨内表面	肋间外肌和肋间内肌均止于肋骨上缘	提升肋骨并扩张胸廓，稳定并维持胸廓形态，在呼吸功能和姿势保持方面起着重要作用	圆肩姿势（脊柱后凸畸形）导致的胸部塌陷或外伤后的粘连，都会造成胸廓扩张能力下降
肋提肌	起于C_7及上11节胸椎横突	于每节椎体下止于肋骨起点	上抬并外展肋骨，辅助呼吸	
前锯肌（见第六章）				

胸部功能障碍和损伤

胸部功能障碍和疼痛的诱发因素

- 不良姿势。
- 长时间保持坐位。
- 关节功能障碍。
- 肌肉失衡。
- 去适应。
- 疲劳。
- 运动模式改变。
- 情绪紧张。

胸椎功能障碍的典型区域

颈-胸交界与胸-腰交界是功能紊乱最常发生的两个位置，也是关节突关节退行性改变的高发区域。

颈-胸交界

- C_7与T_1关节突关节方向明显不同，椎间关节活动方向在此处发生改变，导致局部机械压力增加。
- 该交界位于脊柱曲度的转折点，即高活动性的颈椎与相对低活动性的胸椎交汇的位置。
- 该区域有许多肩胛区肌肉及承托头部重力的肌肉附着。头前移姿势会导致这些附着肌肉的张力急剧升高。

胸-腰交界

- 此处关节突关节方向发生改变，由T_{12}的冠状面转变为L_1的矢状面。
- 腰-骶交界的活动过度和失稳常导致胸-腰交界发生代偿性肌张力增高和关节活动受限。
- 脊柱曲度在此处改变方向，导致局部压力增加。
- 此处易发生旋转损伤[1]。

胸椎的典型姿势问题

后凸畸形

- **胸椎后凸畸形**是正常后凸曲度的过度增加，多由驼背姿态（不良姿势）导致，典型表现包括头前移与圆肩姿势。此外，先天性因素、局部骨折愈合、骨质疏松症或椎体退行性变也可能导致此类畸形。
- 若曲度增加是因为姿势改变，则常见以下肌肉失衡情况。
  - □ 上斜方肌与肩胛提肌缩短，中、下斜方肌无力，导致肩部上抬并前移。 160
  - □ 胸部竖脊肌紧张，下斜方肌无力，导致头前移姿势。
  - □ 胸肌缩短、紧张，尤其是胸小肌紧张导致圆肩，内旋肌紧张造成肱骨内旋从而使前关节囊紧缩。
  - □ 前锯肌无力导致翼状肩胛。
  - □ **上胸椎变平**可以是一种正常的变异，X线片上多无异常，并且脊柱活动良好，通常只能通过动态触诊发现。但胸椎曲度变平处常是疼痛和僵硬发作的区域。以下姿势改变和肌肉失衡情况常伴随胸椎变平。
    - 姿势改变：胸椎曲度减小，肩胛骨及锁骨下降，颈椎曲度减小（军人脊柱）。
    - 肌肉失衡：竖脊肌紧张，肩胛回缩肌（菱形肌与中、下斜方肌）紧张，肩胛胸壁关节活动度下降。

脊柱侧凸

- **定义：脊柱侧凸**是指脊柱排列出现一段或多段

的侧弯曲线（图4–9）。这种异常曲线出现的原因是躯干或胸椎椎体向凸侧旋转。在记录时，描述方向与侧凸方向一致，以胸椎左侧凸为例，胸椎椎体向左侧旋转，左侧横突及肋骨向左后方移动，在脊柱左侧形成凸出或抬高。

- **原因**：有许多已知原因可引发脊柱侧凸，最终导致疾病或损伤。然而，70%~80%的侧凸是特发的，也就是说，没有明确的发生原因[10]。尽管有25%~30%的侧凸受遗传因素影响，但Lauren Berry相信脊柱侧凸多开始于机械性障碍。孩童时期的一次摔倒可能造成肌张力增高，从而引起腰骶部椎体僵硬或半脱位，若未及时处理，则可能发生骨盆倾斜，从而导致脊柱生长不均衡。以上假想情况基于Heuter-Volkman理论，该理论认为骺板（生长板）压力增加可抑制生长，而压力减少可加速生长[11]。
- 在青少年特发性脊柱侧凸的发生及发展过程中，椎旁肌肉是一个重要的影响因素[12]。有些矛盾的是，部分研究表明脊柱凸侧顶点部位存在更高的肌电活动信号，提示凸侧深层多裂肌的挛缩可导致脊柱侧凸[12]。
- 脊柱侧凸可分为功能性侧凸与结构性侧凸两种类型。
  - **功能性侧凸**：侧凸曲线可在躯干前屈动作中消失。发生原因包括肌肉失衡、姿势异常及双腿不等长。功能性曲度变化常被认为是结构性改变的前兆[12]。
  - **结构性侧凸**：在脊柱前屈或侧屈动作中，脊柱侧凸曲线保持不变，椎体维持向凸侧的旋转位置。由于肋骨随椎体发生旋转，脊柱凸侧背部会发生隆起。这种隆起受多方面因素的影响，包括骨性畸形，以及椎间盘、韧带、关节囊或肌肉等软组织改变。结构性脊柱侧凸又可分为
161 两大类型：可逆性与不可逆性[11]。
    - **不可逆性侧凸**：不可逆性结构性侧凸由椎体间、椎体内或椎体周围的结构畸形所导致。其伴随的软组织改变与可逆性侧凸情况相同。
    - **可逆性侧凸**：可逆性结构性侧凸由韧带缩短、慢性肌肉高张力等可逆性变化所导致[11]。伴随的软组织改变包括脊柱凹侧关节囊短缩，横突间肌、竖脊肌、腰方肌、腰大肌及腹斜肌等全部缩短，从而限制脊柱向凸侧侧弯。

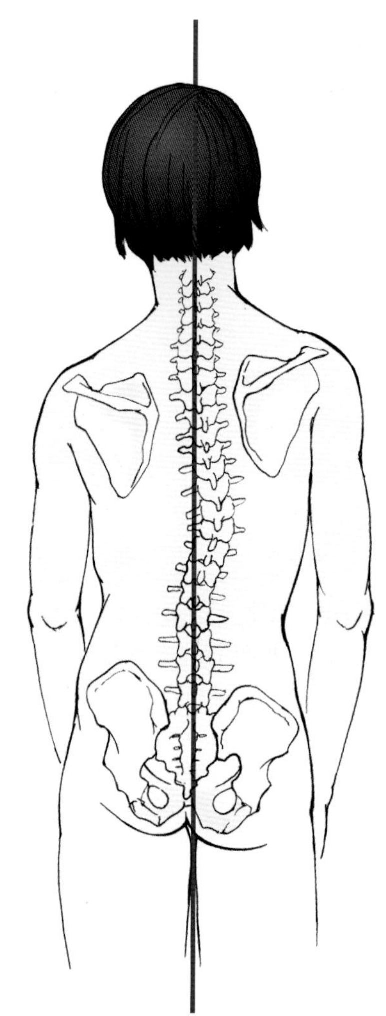
图4–9 脊柱侧凸是脊柱的侧方偏移。胸椎向右侧凸是指脊柱曲线凸向右侧

- **与脊柱侧凸相关的肌肉失衡**：影响骨盆的失衡模式是复杂的，通常情况下，竖脊肌在脊柱凹侧缩短，在凸侧无力。另外，在脊柱凸侧顶点部位，多裂肌处于持续收缩状态。
- **治疗介入**：Kendall等[13]指出，脊柱侧凸是一种不平衡问题。肌肉失衡对脊柱侧凸的进展影响

重大，因此应评估髂腰肌、内收肌、腰方肌、腘绳肌、胸腰筋膜、髂胫束及背阔肌的长度，评估躯干伸肌、腹肌、伸髋肌、髋外展肌及下斜方肌的力量。此外，膈肌常处于缩短和紧张状态，需要进行放松处理。软组织松动术与肌肉能量技术可用于放松紧张的肌肉，肌肉能量技术可用于增强无力的肌肉。需要注意的是，除了应用手法治疗外，应对患者进行家庭训练指导，保证充分的牵伸及力量训练。

胸部疼痛的鉴别

- 胸椎及胸壁区域常发生牵涉性疼痛，其来源包括心脏、肺及腹部脏器的炎症或疾病。胸椎及肋椎关节的功能障碍和损伤也可能诱发与器官病变类似的症状。这些症状很容易让患者联系到心脏疾病，从而产生焦虑。本书第二章中“按摩和手法治疗的禁忌证：红旗现象”部分阐述了一名手法治疗师何时应将患者转诊给医生。以下讨论均假设患者处于医生的监护之下，治疗安全已有足够的保障。
- 绝大多数中背部疼痛是由机械性障碍引发的，包括持续肌肉紧张、胸椎椎间关节或肋椎关节活动受限，以及损伤急性期的关节僵硬。
- 胸部肌张力升高常由不良姿势或情绪紧张造成，可导致中背部弥漫性酸胀痛及上斜方肌区域僵硬。此类症状通常在一天结束时加重，在休息后减轻。
- Corrigan与Maitland[4]提出，胸部疼痛最常见的原因是胸椎或下颈椎关节突关节受激惹后诱发的牵涉性疼痛反应。胸椎关节突关节可产生局部或牵涉性疼痛[14]。这类疼痛通常是深部的酸痛，在伸展及患者旋转时加重，休息后缓解。在关节僵硬及关节囊炎症的急性期，疼痛症状表现更为尖锐，位置更加明确。如果患者在治疗后症状没有明显缓解，可转诊至脊柱按摩师或正骨师处接受关节整复治疗。
- 胸椎较少发生放射性（神经根）疼痛，但T_1与T_2例外，这种疼痛常表现为放射至手臂的位置明确的锐痛[1]。当上段胸椎受累于神经根疼痛时，上臂和腋区疼痛会比胸部更加明显[2]。
- 肋椎关节或肋横突关节的僵硬常导致吸气时出现“卡顿”或瞬间剧痛，这种感觉可发生在胸壁后外侧部、胸前区或整个胸腔[1]。
- 椎间关节突关节退变（骨关节病）或椎间盘退变（椎关节强直）可导致中背部酸胀样疼痛。症状通常在早晨及一天结束时较为严重。
- 下颈段椎间盘病变或损伤是导致上胸椎疼痛的常见原因[7]。肩胛带主要由颈神经支配，因此也是常见的颈椎损伤的牵涉区域。
- 骨质疏松症继发椎体病理性骨折导致的疼痛最 162
常发生于中段胸部，通常被描述为持续存在的疼痛，且无法通过休息缓解。请注意，骨质疏松症也可以是完全无症状的[1]。

胸部功能障碍和损伤的常见类型

胸部肌肉拉伤（上斜方肌最为常见）

- **原因：**头前移与圆肩姿势；情绪或心理压力；长时间保持坐位；外伤，如挥鞭伤等。
- **症状：**多表现为弥漫性酸胀痛或僵硬。斜方肌受累时，症状多位于颈后及肩胛区的上部。菱形肌紧张或下颈部竖脊肌持续收缩时，症状出现在上、中背部。症状通常在颈椎活动（尤其是屈曲）和长时间保持坐位时加重，休息后缓解。斜方肌筋膜及肌肉在枕骨的附着点贴近枕下神经，因此该肌受累时，可诱发枕部头痛。
- **体征：**驼背姿势；颈深屈肌无力；上斜方肌、菱形肌、肩胛提肌及颈部伸肌触诊可发现组织紧张，疼痛敏感度提高。
- **治疗：急性期**治疗的主要目的是减轻疼痛、肿胀及肌肉痉挛。可以从非受累侧开始应用Ⅰ级揉抚手法，然后根据情况加入交互抑制（reciprocal

inhibition，RI）或收缩-放松（contract-relax，CR）技术，对紧张、敏感的肌肉进行针对性处理。此外，轻柔、有节奏的侧卧位摇摆手法可有效放松躯干深部。**慢性期**治疗的目的包括：①找出并处理短缩和紧张的肌肉、纤维化的软组织、无力的肌肉及僵硬的关节。可使用Ⅰ级和Ⅱ级揉抚手法，或对胸部伸肌使用CR技术（MET#4）。在应用软组织治疗技术的过程中应留意其他肌肉，根据需要实施其他MET。②找出无力的肌肉，使用CR技术改善肌肉募集，使用更深层的波状揉抚松动手法对粘连进行松解，使用更深层的脊柱P–A松动手法改善关节活动。根据损伤的严重程度，急性拉伤可在1~4周内恢复。患者自我照护方案中应包含下斜方肌及肩胛稳定肌的强化训练、姿势训练及压力管理。

关节病（关节炎）或脊椎病

- **原因**：旧伤或不良姿势习惯常继发软组织适应性缩短，久而久之导致关节囊纤维化，最终造成关节突关节退行性变。椎关节强直是椎间盘的退行性变，早期表现为椎体关节突关节活动减少。
- **症状**：背部中段的弥漫性酸胀样疼痛；常伴有僵硬，但可通过特定动作改善；早晨及一天结束时加重。
- **体征**：患者常表现为头前移和圆肩姿势，以及胸椎后凸增大；脊柱主动活动受限，尤其是伸展、侧屈及患侧旋转受限；脊柱被动活动僵硬，关节末端感为关节囊或骨性限制；软组织触诊表现为局部增厚及纤维化。
- **治疗**：主要治疗目标是恢复关节的含水量、延展关节囊组织及减轻多裂肌（其与关节囊组织交织）的过度紧张。可使用MET#4技术缓解胸部的紧张，提高关节囊组织的延展性；使用MET#9技术处理横突棘肌。使用Ⅰ级和Ⅱ级揉抚手法的第一序列处理多裂肌。使用强的P–A松动技术结合揉抚手法松动关节突关节并促进关节再水化。在应用Ⅰ级揉抚手法的过程中，注意发现紧张的区域，并使用相应MET进行处理。退行性变的患者应坚持步行等活动，并且需要学会正确的自我牵伸训练。在增加活动的过程中，患者可能出现一些不适感，但这种不适感是关节功能恢复过程中所必须忍受的，需注意帮助患者调整心态。

椎体关节突关节固定或半脱位

- **原因**：损伤、不良姿势、肌肉失衡及情绪、心理因素都可导致肌肉紧张、疲劳及去适应化，从而诱发关节活动模式改变及潜在的关节突关节僵硬。
- **症状**：急性期表现为尖锐的局灶性疼痛，常向 163
外侧放射。上段胸椎可导致手臂疼痛，下段胸椎可牵涉至腰椎、髂嵴、臀部及腹股沟前方。
- **体征**：受累关节活动减少，僵硬节段肌肉紧张且敏感。
- **治疗**：对**急性期**胸部疼痛的患者可采取侧卧蜷曲体位，并在双膝间夹一个枕头，这是此类患者最舒适的姿势。治疗从使用Ⅰ级揉抚手法处理非受累侧开始，同时轻柔地摇摆患者的躯干，帮助其放松。对胸部和腰部进行筛查式触诊，评估区域性痉挛与触痛。使用CR与RI技术处理腰部、胸部竖脊肌。使用波状揉抚松动手法，施加缓慢、有节律、轻柔的压力，保持最舒适的深度。对关节突关节使用P–A松动手法有助于减轻肿胀、缓解紧张、恢复正常的关节活动性。如果4次治疗后患者情况未见明显改善，可转诊至脊柱按摩师或正骨师处接受脊柱整复疗法。**慢性期**的主要问题是关节僵硬，所以治疗重点是受限节段的松动。通过动态触诊找出僵硬的关节后，首先使用Ⅰ级揉抚手法扫查紧张的肌肉，并使用MET进行处理。使用Ⅱ级揉抚手法（尤其是第一序列手法）放松多裂肌，松解关节囊粘连，从而允许关节突关节进行更大的活动。在应用波状揉抚松动手法时，可在患者可承受的范围内深入组织内部，对僵硬节段施加深层P–A松动手法。

脊柱侧凸

- **原因**：70%~80%的病例被归因为特发性，没有确定的发病原因。25%~30%的病例可能与遗传因素相关，多发于亲属之中。
- **症状**：典型表现为背部僵硬、酸痛，多局限在一侧。侧凸可能不伴有明显的症状，但是如果凸出曲度较大，形成显著畸形，常导致窘迫和情绪低落。
- **体征**：Adam测试阳性。患者双足并拢站立，双掌相对，躯干向前弯曲并将指尖置于双足之间。阳性体征为脊柱旋转侧的肋骨向后凸起形成驼峰样结构，提示结构性脊柱侧凸。而在功能性脊柱侧凸中，脊柱曲线在站立时可见，躯干前屈时消失。
- **治疗**：对于伴有脊柱侧凸的**急性期**胸部疼痛患者，治疗的首要目标是减轻脊柱肌肉的肿胀和紧张。这可以通过MET及Ⅰ级软组织松动手法来实现。对于**慢性期**问题，常见的紧张、短缩的肌肉包括凹侧的竖脊肌，髂骨高侧的腰方肌、内收肌，以及腰椎椎体旋转侧的髂腰肌，可通过等长收缩后放松（postisometric relaxation，PIR）技术来延展、放松。此外，常见的无力肌肉为髂骨高侧的臀中肌，可通过CR技术进行促进和强化。Ⅰ级方案中的P-A松动及肋骨加压-减压技术可用于处理紧张的脊柱节段。治疗的整体目标包括缓解关节突关节周围组织的紧张，松解纤维化，提高僵硬关节的活动性，强化无力的肌肉。此外，还应检查双腿不等长和扁平足的情况，因为这些情况下骨盆通常是不对称的。功能性侧凸可以通过手法治疗改善。而结构性侧凸的治疗目标是缓解疼痛、紧张，保持关节的活动能力。对急性疼痛的治疗建议是每周治疗，持续6周，随后进行再评估。慢性侧凸的治疗方案应视不适感的程度而定。患者可受益于正确的训练指导及脊椎神经科或正骨科医生的整复手法。

肋椎关节固定

- **原因**：损伤、肌肉痉挛、关节盘卡压、退行性变，以及手臂过伸位的够取、扭转及抬举动作等都可能造成肋椎关节正常滑动特性的丧失。
- **症状**：局灶性疼痛，好发于棘突邻近区域。上段肋骨受累时，常表现为肩胛区酸痛。胸部前外侧可发生牵涉性疼痛，性质可能为锐痛、刺痛、烧灼痛或酸痛。患者可能主诉疼痛穿透胸部[5]。第1肋常常受累，症状包括下颈段持续的、烦人的隐痛，以及上斜方肌偶发的烧灼样疼痛[3]。
- **体征**：深呼吸时疼痛加重，对横突及肋角按压
极度敏感，肩胛间区肌肉痉挛。第1肋受累时， 164
颈椎旋转受限，颈椎伸展时疼痛。
- **治疗**：针对**急性期**患者，应使用温和的Ⅰ级胸部揉抚手法对脊柱肌肉进行扫查。治疗者应保持手部柔软，确保P-A手法慢而浅。找出触痛和紧张的区域，使用MET#1和MET#4放松竖脊肌，MET#9放松横突棘肌，MET#8处理膈肌及肋间肌。再次使用Ⅰ级脊柱揉抚手法，对肋骨部施加轻柔的按压，帮助肋椎关节恢复正常的被动滑动。（详见Ⅰ级第一序列揉抚手法后的“临床提醒”。）针对**慢性期**问题，可使用同样的技术，但是施加更深层的揉抚手法，以及更有力的MET。Ⅱ级揉抚手法可用于脊柱关节突关节和肋椎关节囊组织纤维化的松解。针对背阔肌和胸腰筋膜的PIR技术（MET#2）具有牵引作用，可增加局部活动性。由于斜角肌、前锯肌与锁骨下肌均附着于第1肋，因此针对该处的徒手松解和MET可以缓解这些肌肉的僵硬（详见第五章及第六章）。

骨质疏松症

- **原因**：缺钙、雌激素减少及负重训练不足均可造成骨质稀薄，可能导致微骨折从而形成楔形椎体。由于体重作用于椎体前部，最终可能发生老年性驼背。

- **症状**：典型表现为持续的胸椎或腰部酸痛。另外，即使脊柱发生明显的后凸，骨质疏松症也可能没有症状。
- **体征**：如果椎体已经发生局部塌陷，可以直接观察到胸椎后凸，甚至是向后形成锐角。
- **治疗**：针对**急性**疼痛，可使用Ⅰ级胸、腰部揉抚手法缓解疼痛和肿胀，放松局部肌肉。可对胸、腰椎使用轻柔的CR和RI技术。温和的P–A松动手法结合脊柱揉抚手法可以帮助保持关节活动。对于**慢性**疼痛，所有技术均需谨慎使用。软组织松动术、关节松动术及MET必须在无痛状态下施展。治疗师应避免使用P–A技术深压脊柱。患者应进行步行等负重训练，以及纠正姿势、调整饮食、补充钙质与维生素D等。

评估

背景

“红旗现象”（相关内容见第二章）可能提示严重的病理情况，需要立即转诊给医生。排除“红旗现象”后，手法治疗师对胸椎进行评估的目的是对患者的主诉进行鉴别，主要存在三种情况：过高的压力导致的单纯性肌紧张，健康个体急性疼痛发作及该区域慢性疼痛情况加重。第一种情况通常对治疗的反应很好，但可能需要压力管理方面的建议或对姿势进行纠正。第二种情况需要较短时间的介入，使损伤区域恢复正常功能。而在第三种情况中，如果患者积极接受治疗和调整建议，那么在较长时间的治疗之后，也可以获得满意的疗效。在对肌紧张、炎症及组织退行性变等的鉴别过程中，可以通过问一些简单的问题来获取线索。

胸痛患者的病史询问

询问病史和临床检查获得的信息可以帮助确定：①按摩手法合适的深度；②关节松动合适的总量；
165 ③MET的合适的力度；④是否需要将患者转诊至医生以使其接受进一步评估；⑤对后续治疗的建议。更多具体内容可参考第二章“主观检查：采集病史”部分。

患者在描述胸部症状时经常使用“紧张”“僵硬”或“酸痛”等词语。在问询过程中，需注意鉴别高压力性紧张、急性疼痛发作及慢性症状。胸椎症状高发，其病因包括慢性不良姿势、潜在退行性变、脊柱活动受限或以上情况的混合发作。不断地按摩，症状却反复发作，患者一再寻求治疗，这对治疗师或患者本人都是非常令人沮丧的情况。以下问题可以帮助鉴别部分病因，包括不良姿势、退行性变及单纯肌肉紧张等，从而使治疗更加精准、有效。

- 这个部位的问题困扰你多久了？
  - □ 很明显，问题存在时间越久，越可能存在不良姿势或退行性变。这两者可通过针对性评估进行鉴别。
- 你的不适（疼痛、僵硬）在早上是好些还是差些？
  - □ 肌肉紧张通常会在休息一整夜后缓解。而退行性关节炎和活动受限综合征引起的“僵硬”或“酸痛”在晨起和晚间加重。
- 这种疼痛是尖锐、容易定位的，还是钝性、难以说清的？

- □ 胸椎的尖锐性疼痛通常提示关节僵硬，位置可能是椎间或肋椎关节。肋椎关节的僵硬通常会在呼吸时表现出症状。老年人脊椎的锐痛可能源自骨质疏松症导致的微小骨折。如果患者可以舒适地保持卧位并接受按摩，不伴随任何疼痛，那么在按摩结束后，可将主诉局部锐痛的患者转诊至脊柱按摩师或正骨师，接受进一步评估和治疗。

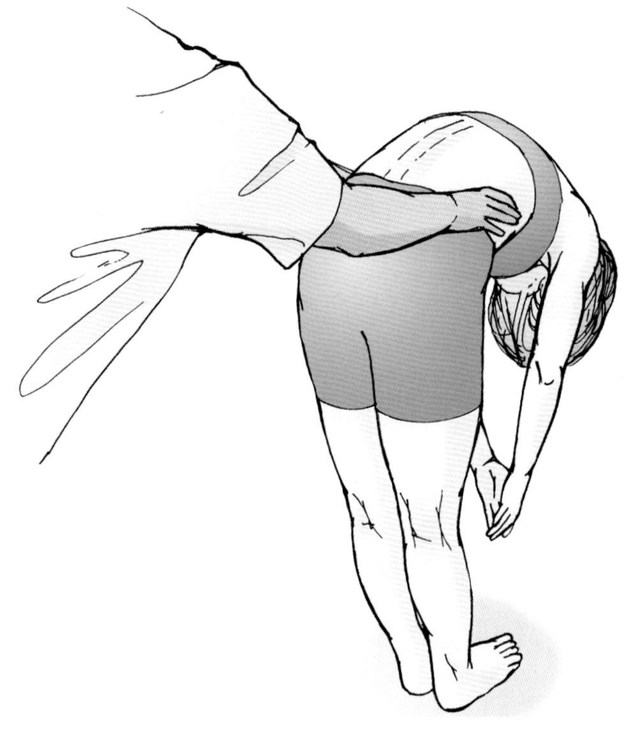

图4–10 Adam测试。治疗师观察胸椎以确认肋骨是否存在单侧偏移或隆起的情况，这是结构性脊柱侧凸的标志

观察：患者站立位

后面观

- 观察患者的皮肤，如存在红肿情况，可能提示局部存在炎症，在手法处理时压力要轻。另外，如发现存在瘢痕，可能提示受伤史或手术史。
- 观察患者肩部及髂嵴水平高度是否对称（具体内容见第三章“观察：患者的站姿”部分）。

Adam测试

- Adam测试的目的是判断患者是否存在脊柱侧凸（图4–10）。
  - □ **体位**：患者自然站立，双足并拢，双掌相对。
  - □ **动作**：指导患者向前屈曲直至背部与地面平行。要求患者放松手臂与头部，双手指尖指向双足中间。
  - □ **观察**：观察者适当下蹲，视线与患者的脊柱相平，这也被称为“地平线视角”。注意肋骨是否在某一侧隆起，这意味着椎体向隆起侧旋转，即存在结构性脊柱侧凸。如果发现患者脊柱在站立位表现为侧向弯曲，而在Adam测试中变直，这提示存在功能性脊柱侧凸。
  - □ **结构性侧凸**：Adam测试时观察到肋骨隆起。
166 提示椎体、关节结构或两者皆存在生长畸形或功能障碍。
  - □ **功能性侧凸**：脊柱弯曲在站立时存在，但在Adam测试中无肋骨隆起。提示侧凸是由肌肉紧张或筋膜短缩引起，可能是由工作或姿势习惯所导致。

侧面观

- 从侧面观察患者躯干的曲线，确认胸曲是否增大（胸椎前凸畸形）或减小（胸椎变平），或是正常曲度。

结构性侧凸与功能性侧凸的鉴别

- **体位**：患者自然站立，双足与肩同宽。观察者站立于患者侧面（图4–11）。
- **动作**：指导患者向前屈曲，手臂下垂，直至脊柱与地面近似平行。
- **观察**：注意脊柱曲线是否平滑，胸段是否存在弯转。胸椎突然的弯曲意味着结构性脊柱侧凸。

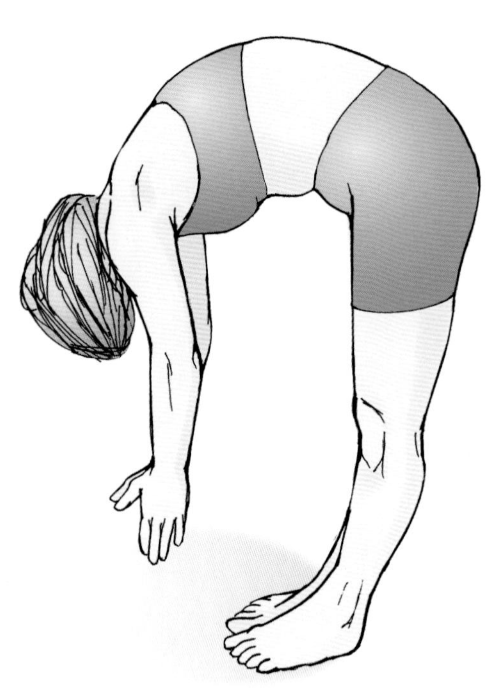

图4-11 正常胸椎曲度侧面观。注意正常脊柱拥有平滑的曲度，若出现突然的弯曲则提示可能存在脊柱侧凸

运动评估

主动活动

- 胸椎主动活动评估属于腰骶椎运动评估的一部分（详见第三章）。

结构性侧凸的确认测试

- **体位：** 患者于治疗床上俯卧，双臂置于体侧。检查者站于床旁。
- **动作：** 要求患者在舒适范围内缓慢抬头，直至胸部离开床面。
- **观察：** 注意患者的脊柱侧凸是否在躯干伸展过程中发生改变。若脊柱弯曲在主动伸展动作中仍然存在，则提示结构性侧凸。结构性侧凸的发生原因包括骨性形变、关节僵硬或韧带短缩。功能性侧凸的发生原因主要是持续性肌肉失衡，常见于竖脊肌、髂腰肌、腰方肌及膈肌。

触诊

快速扫查

- 大部分软组织触诊可在揉抚手法中完成。操作时注意感受皮温、质地、触痛及张力。

关节及椎旁软组织的动态触诊

- **目的：** 动态触诊常被用来评估胸部软组织及关节情况，其目的是明确椎间及肋椎关节的活动受限及周围肌肉紧张的情况。有经验的从业者能够正确区分关节僵硬与肌肉紧张。
- **体位：** 患者采取胎儿位卧姿，在双膝与双臂之间夹枕头，双手合十，呈“祈祷位”。
- **动作：** 使用拇指支撑姿势，首先对竖脊肌内部进行一系列由内向外的拨动，约从T_{12}触诊至C_7 167
节段。随后，轻轻握拳对胸椎棘突施加P-A方向的压力，对椎间关节进行一系列有节律的P-A松动。最后，用双拇指技术，在中线旁开3~5厘米对肋椎关节实施P-A松动（见后文图4-45）。
- **观察：** 对健康脊柱的松动和揉抚手法触诊应该是放松且完全无痛的。健康的肌肉是放松、柔软的，并且具备良好的回弹性。炎症组织是疼痛的，其严重程度反映炎症的程度。高张的肌肉在受压时表现为紧张和弹性阻力。对纤维化和长期紧张的肌肉，可触及组织增厚或局部硬块。健康的胸椎关节突关节和肋椎关节在压力下表现出形变和回弹的特性。增厚的韧带和关节囊组织在P-A松动中表现出厚实、“坚韧”的阻力。局部退行性变的触感是坚硬、难以活动的，广泛的退变触感与之类似，但涉及范围更加广泛。

特定肌肉的触诊

- 特定肌肉的触诊同样可在揉抚手法中完成。操作过程中需留意组织的温度、质地、触痛及张力。在实施软组织松动手法过程中，不仅可以评估软组织的情况，还可以检查关节的活动性（详见第二章）。

治疗技术

治疗技术应用指南

关于治疗指南已在第二章中进行过详细探讨。关于本文描述的治疗方法，我们提出了两个基本假设：局部的疼痛或功能障碍会影响整个区域，局部组织的疼痛会影响该区域的所有结构，因此我们需评估并处理整个区域而不仅是局部疼痛。胸部疼痛常累及肌肉、肌腱、韧带、关节囊、关节突关节及椎间盘，被称为“躯体功能障碍”。这个概念来源于正骨师，定义为“骨骼、关节及肌筋膜结构，相关血管、淋巴及神经等躯体系统（身体结构）相关部件的损伤或功能改变”[15]。例如，单纯的上斜方肌拉伤并不是一种独立的状况，它对周边结构的影响包括：对颈椎关节施加额外的负荷；抑制下斜方肌从而影响神经；引发周边肌肉代偿，例如枕下肌群短缩；以及影响血液及淋巴系统。本文描述的治疗技术包括MET、软组织松动术及关节松动术，涉及躯体功能障碍的所有成分。这些技术可以用于所有胸部疼痛的类型，但是具体应用在不同情况下差异很大，例如急性期适用缓慢动作和轻柔压力，而慢性期可采用强力按压和大幅松动。对疼痛、触痛、高张、无力以及活动受限或过度等情况的评估是实施治疗的基础。我们的治疗哲学是发现什么就治疗什么。记住治疗的目的是促进身体、精神以及情感的全方位恢复。保持双手柔软，温和、自然地进行接触，在患者的舒适范围内完成所有工作，这样患者就可以在治疗中完全地放松下来。

急性期的治疗目的

- 促进体液流动，缓解水肿，增加氧供和营养，排出代谢废物。
- 最大限度维持关节无痛活动度，从而预防粘连，保持软骨健康。
- 提供机械刺激，优化愈合纤维的走行，并刺激细胞合成。
- 提供神经性传入，从而使肌肉抑制最小化，帮 168
  助维持本体感觉。

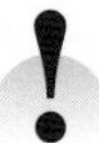

注意： 急性期禁止牵伸！

慢性期的治疗目的

- 消除粘连，重建肌筋膜的柔韧性、长度及对线。
- 消除关节周围韧带、关节囊组织的纤维化。
- 使软骨再水化，重建关节活动性及活动度。
- 消除短缩、紧张肌肉的高张力，强化无力肌肉的力量，重建功能障碍肌肉的正常激活模式。
- 通过提高感觉意识与本体感觉，重建神经学功能。

临床案例在下文“软组织松动术”之后进行介绍。

肌肉能量技术

应用肌肉能量技术的治疗目的

关于MET的临床应用已在本书第二章中进行过讨论。基于教学的需要，我们将部分MET整合在一起进行描述，但是在临床情况下，MET与软组织松动术是穿插使用的。MET可用于评估和治疗。健康的肌肉或肌群在等长抗阻收缩时是有力并且无痛的。肌肉或相关关节缺血或存在炎症时，MET可诱发疼痛。神经受压迫或肌肉受抑制时，肌肉表现出无力和疼痛的症状。在治疗中，可根据实际需要使用MET。例如，当发现菱形肌紧张和压痛时，可使用CR技术来缓解局部高张力和触痛。如果菱形肌收缩伴疼痛，可使用RI技术，通过收缩胸大肌，利用神经反射原理放松菱形肌。

MET对中背部急性疼痛十分有效，但需严格控制压力，避免诱发疼痛。对胸部伸肌及相关肌群温和、无痛的收缩和放松可提供良好的泵效应，起到缓解肿胀，改善营养、供氧，以及促进代谢废物排泄的作用。

急性期应用MET的基本治疗目的

- 提供温和的泵效应以缓解疼痛、肿胀，加强组织供氧，排出代谢废物。
- 缓解肌肉痉挛。
- 提供神经性传入以使肌肉抑制最小化。
- 尽可能保持关节无痛活动。

慢性期应用MET的基本治疗目的

- 降低过高的肌肉张力。
- 强化肌肉。
- 延长结缔组织。
- 增加关节活动，改善关节润滑。
- 重建神经学功能。

以下列出的MET可用于大部分患者，包括急性期和疼痛患者，但MET#2、MET#7、MET#11三项技术仅可用于慢性情况。

记住，MET必须是无痛的。当局部区域受激惹或存在炎症时，患者对抗压力时出现轻度不适是正常的。另外，腰椎、颈椎相关的MET可分别参阅第三章与第五章。

用于急性胸痛的肌肉能量技术

1. 胸部伸肌的CR技术

- **目的**：缓解胸部伸肌过高的张力。此技术适用于急性疼痛（图4–12）。
- **体位**：患者采取侧卧位，下巴微收以拉长颈部
169 伸肌。操作者一只手置于枕部，另一只手置于骶部。
- **动作**：双手同时施加P–A方向的压力，要求患者进行对抗，促进患者伸肌收缩。可将一只手置于肱骨前方，另一只手置于髂前上棘，双手同时施加向后拉力，要求患者进行对抗，对胸部伸肌进行交互抑制。

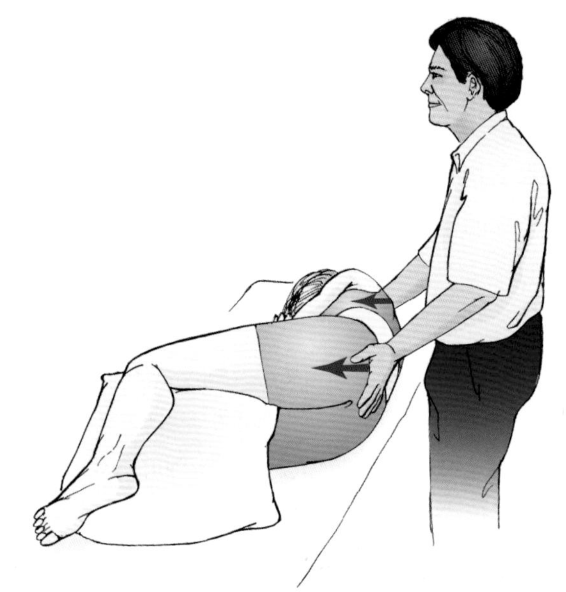

图4–12 用于急性胸部疼痛的CR技术

用于放松胸部高张力肌肉的肌肉能量技术

2. 背阔肌、下斜方肌及胸腰筋膜的PIR技术

- **目的**：缓解肌肉过高的张力，延展背阔肌，降低胸腰筋膜的张力（图4–13）。

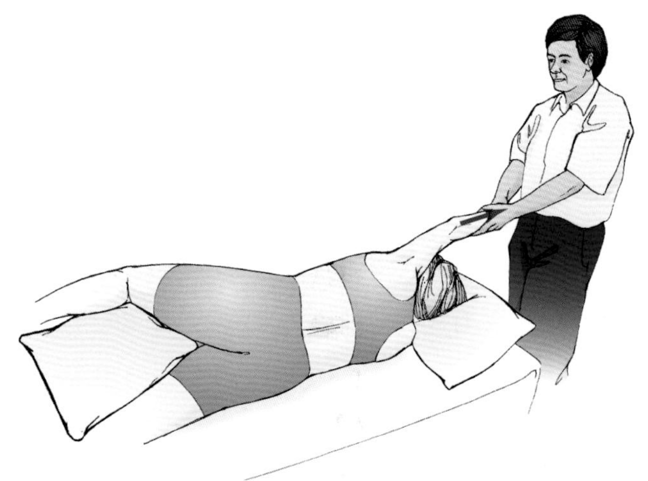

图4–13 背阔肌与胸腰筋膜的PIR技术

- **体位**：患者采取侧卧位，上方手臂前举过头。双膝蜷曲使腰部平直，从而牵拉背阔肌。治疗师双手握住前臂远端。
- **动作**：操作者施加将手臂进一步前举的力，要求患者从背阔肌在骨盆的附着点处施力进行对抗。随后让患者放松，操作者将手臂上举至新的阻力点并施力，再次要求患者进行对抗。重复以上CR延展操作，循环数次。RI技术的操作方法为从上方施加将患者拳头压向其体侧的力，并要求患者进行对抗。

3. 中、下斜方肌的感觉认知与CR技术

- **目的**：提高感觉认知，强化中、下斜方肌。下斜方肌经常无力，导致肩胛骨向头侧偏移，肩带的基础稳定性丧失。本技术帮助患者学习怎样有效地使用这块肌肉，提高肌肉的力量，促进对肌肉的感知（图4–14）。

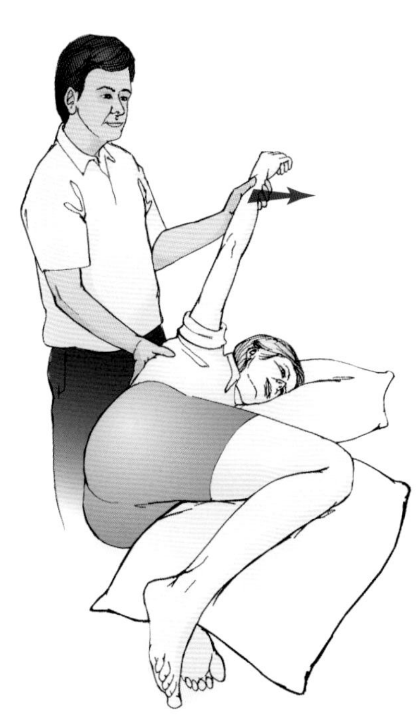

图4–14 下斜方肌的CR技术

170 - **体位**：患者采取侧卧位，抬高手臂至两个不同的位置。首先，针对中斜方肌，可要求患者将手臂摆在“T”形位置，即向上够天花板的动作；接着，针对下斜方肌，可要求患者将手臂摆在“Y”形位置，即肩外展接近135°，手掌面向患者的耳。操作者一只手置于患者前臂远端，另一只手置于肩胛骨内侧缘（针对中斜方肌）或下缘（针对下斜方肌）。
- **动作**：操作者施加将患者手臂向前推的力，要求患者对抗5秒。轻触目标肌纤维，并提示“感受这块肌肉的发力”，以促进对这块肌肉的感知。治疗需在“T”形位置与“Y”形位置分别完成。RI技术的操作方法是施加将患者手臂往后拉的力，要求患者对抗约5秒。

4. 缓解胸部竖脊肌高张力的CR MET技术

- **目的**：缓解胸部竖脊肌过高的张力，缓解胸腰筋膜的紧张。
- **体位**：患者采取侧卧位，上臂前举过头至“I”形位置，手掌与地面相对（图4–15）。双膝蜷曲以放平腰部，从而牵拉竖脊肌与胸腰筋膜。操作者一手置于前臂远端，另一手置于竖脊肌表面。
- **动作**：操作者施加将患者前臂向前推的力，要求患者对抗约5秒。告知患者对抗时不允许弓起腰部。

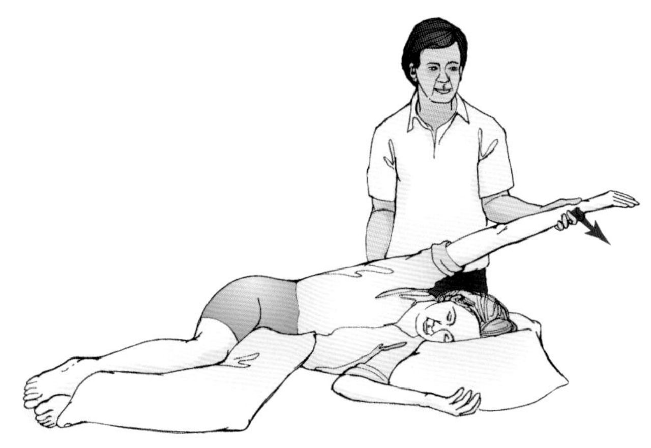

图4–15 降低胸部伸肌张力的CR技术

5. 用于菱形肌的CR及PIR技术

- **目的**：降低局部过高的张力，延展菱形肌并牵拉肩关节后侧的关节囊（图4–16）。
- **体位**：患者采取仰卧位，手臂放松置于胸前。操

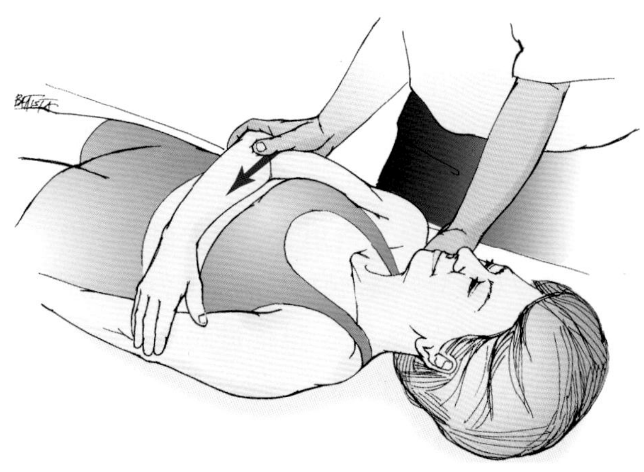

图4-16 菱形肌的CR与PIR技术

作者一手置于患者肘部，一手接触菱形肌表面。

- **动作**：操作者施加将手臂推向对侧胸部的力，指导患者进行对抗。保持施力与对抗5秒后，要求患者放松，随后可保持原位重复以上动作，也可将患者手臂进一步推向对侧，将肩胛骨前移，以牵拉菱形肌。患者放松时，用指尖将菱形肌推向头侧，同时将肘部推向骨盆约2.5厘米。在使用PIR技术后，可对菱形肌使用RI技术。具体方法为将患者手臂向外拉，要求患者进行对抗。此方法可促进胸肌收缩，从而抑制菱形肌。

6. 用于附着在肩胛骨上的肌肉的CR技术

- **目的**：缓解肩胛骨附着的肌肉的过高的张力（图4-17）。

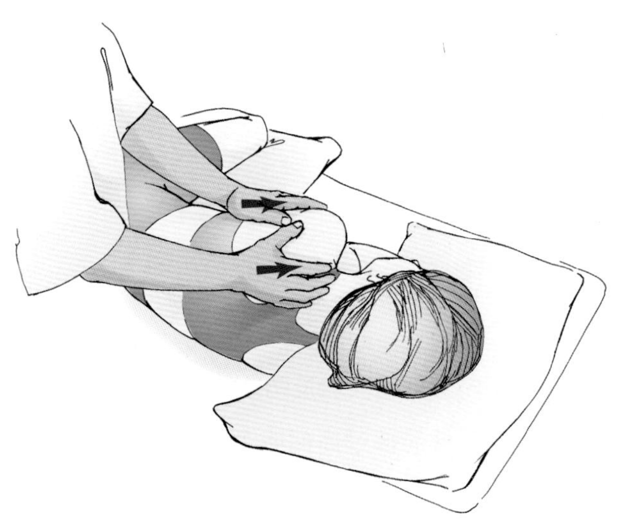

图4-17 肩胛骨附着的肌肉的CR技术

- **体位**：患者采取侧卧位，保持胎儿位。操作者将双掌置于患者肩胛骨两侧。
- **动作**：要求患者分别在4个方向上对抗约5秒。
操作者的施力方向包括：①将肩胛骨推向头 171
侧，以降低下斜方肌过高的张力。②将肩胛骨向下拉，以帮助放松上斜方肌与肩胛提肌。③将肩胛骨向前推，以放松中斜方肌及菱形肌。④将肩胛骨向后拉，以放松胸大肌及胸小肌。在完成MET后，可对肩胛骨进行环形松动。

7. 用于肩胛提肌的PIR技术

- **目的**：缓解肩胛提肌过高的张力，并延展该肌（图4-18）。
- **体位**：患者于侧卧位保持胎儿姿态。操作者一手置于肩峰，另一手置于乳突位置。
- **动作**：要求患者向枕头方向轻微旋转头部，随后一手将肩胛骨向足侧拉动至组织松弛消失，另一手施加将头部压向枕头的力，并要求患者对抗。保持5秒后让患者放松，数秒后再次将肩胛骨拉离头侧，重复以上CR牵伸循环数次。

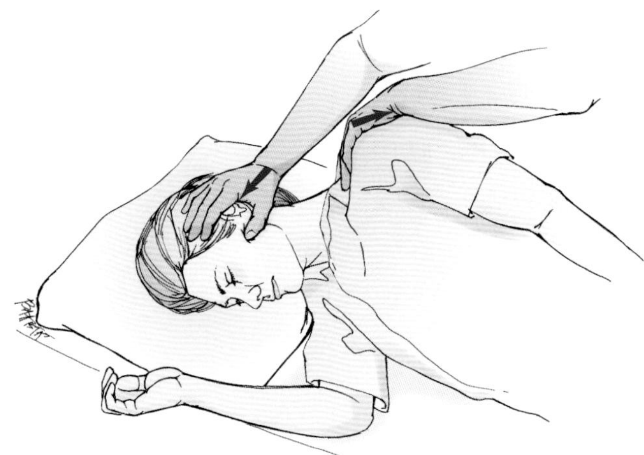

图4-18 在侧卧位对肩胛提肌使用PIR技术

8. 用于膈肌、肋间肌的CR技术及胸廓松动术

- **目的**：缓解膈肌、肋间肌过高的张力，增加呼吸量。膈肌可上抬肋骨下部，增加胸廓前-后向及内-外侧活动（图4-19）。

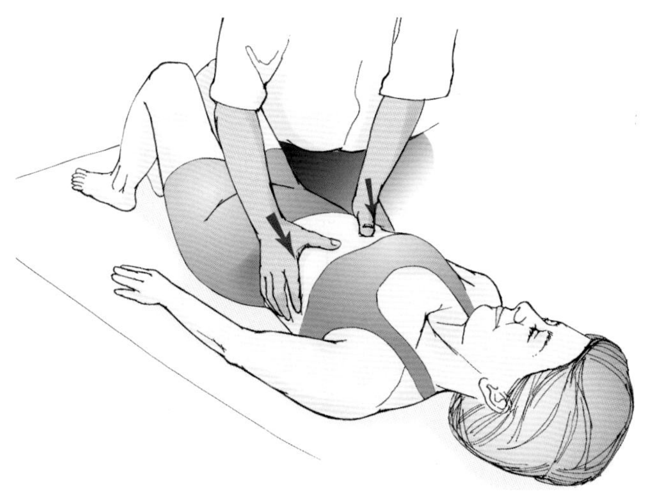

图4-19 膈肌与肋间肌的CR技术，以及胸廓松动术

- **体位：**患者采取仰卧位，双膝屈曲，双足置于床面。治疗师以45° 面向患者，双手接触患者肋骨下部两侧，手指置于肋间隙。
- **动作：**对肋部施加温和的压力，要求患者缓慢深吸气扩张肋部，对压力进行轻微的对抗。患者吸气时，操作者通过腕部尺偏动作抬高肋骨前部，重建肋骨的泵柄运动。随后，要求患者呼气并充分放松，操作者对肋部轻度加压，将空气挤出并松动肋骨。重复以上步骤数次。在对慢性功能障碍的治疗中，在3~4次循环后，可在患者吸气中段快速放开双手，促进胸廓回弹。
- **位置调整：**此技术可进行细微调整，在患者侧卧位进行抗阻吸气。操作者一手置于患者的肋部后侧，另一手置于胸廓前外侧，在患者吸气时施加阻力，在患者呼气时施加轻度压力以挤出空气。在这个位置的操作中，不需要加入腕部尺偏的动作。

9. 用于横突棘肌群的CR技术

- **目的：**缓解横突棘肌高张力状态，尤其是多裂肌过高的张力。
- **体位：**患者采取侧卧胎儿位。操作者一手置于患者上背部，另一手置于腰骶部（图4-20）。
- **动作：**要求患者向后转动躯干，操作者双手施力进行对抗，保持约5秒后放松。重复以上步骤数次。注意，相比于对抗操作者的施力，患者主动向后方旋转对多裂肌的激活效果更好。RI技术的操作方法为操作者一手置于肱骨头前方，另一手置于髂前上棘，要求患者轻微向前旋转，对抗治疗师施加的向后的旋转力。

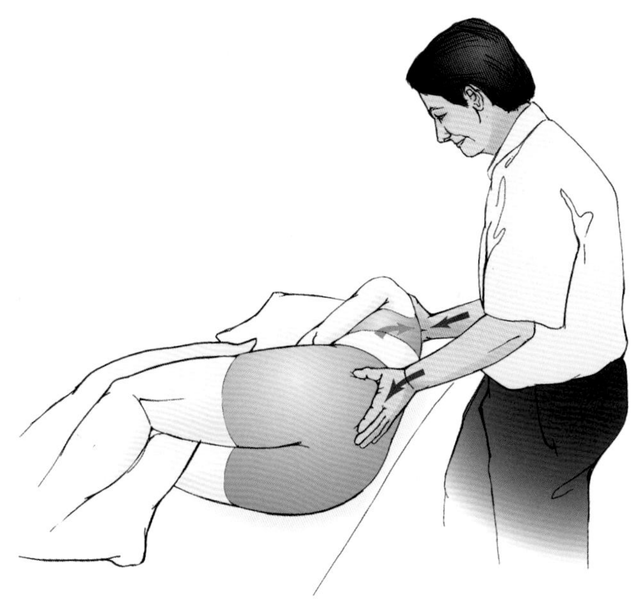

图4-20 横突棘肌群的CR技术

10. 背阔肌的长度评估

- **目的：**评估背阔肌的长度。圆肩姿势和肱骨内旋都常导致背阔肌短缩。
- **体位：**患者采取仰卧位，双臂置于体侧，髋关节和膝关节屈曲，双足置于床面（图4-21）。

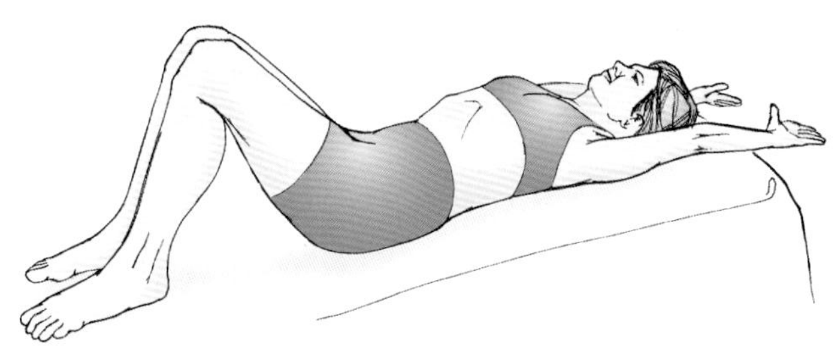

图4-21 背阔肌的长度评估

- **动作**：要求患者倾斜骨盆，将腰部放平于床面，然后将双臂上举过头，尽可能保持上臂贴近头部。背阔肌紧张会导致手臂处于抬高位置，无法在床面上完全放平。胸小肌紧张会将肩胛骨前拉，也可造成手臂无法放平。

11. 背阔肌的仰卧位收缩－放松－拮抗肌收缩技术

- **目的**：延展背阔肌。如果背阔肌长度检查发现一侧或双侧手臂无法舒适地平放于床面，收缩-放松-拮抗-收缩（contract-relax-antagonist-contract，CRAC）会是一个很有效的治疗技术。正常的背阔肌对维持躯干直立姿势非常重要。
- **体位**：患者采取仰卧位，髋关节、膝关节屈曲，双足置于床面，手臂上举过头至舒适界限。操
173 作者一手握住患者前臂，一手稳定其上臂（图4-22）。
- **动作**：要求患者收紧腹肌，放平腰部，从而拉长背阔肌的下方附着区域。随后，患者对抗施加在前臂远端压向床面的力。保持5秒后放松，要求患者自行将上肢置于新的受限位置，再次放松后，要求患者再次对抗压向床面的力。重复以上CRAC步骤数次，此技术可在双侧同时进行。

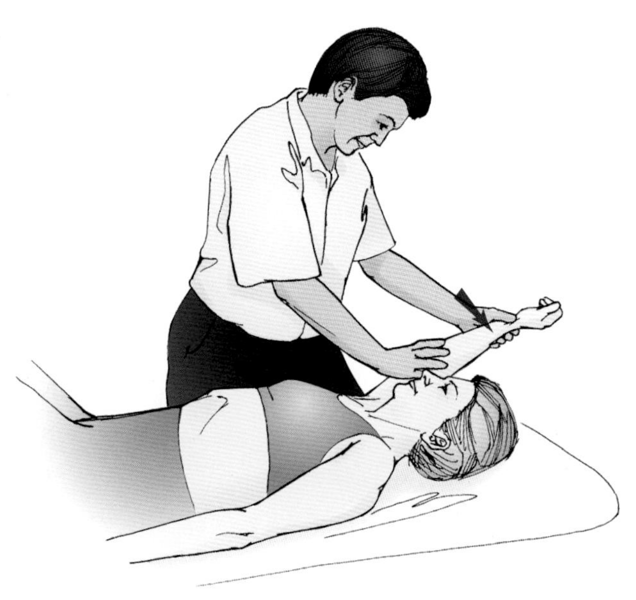

图4-22 背阔肌的仰卧位CRAC技术

软组织松动术

背景

关于软组织松动术的临床应用已在本书第二章中进行了详细讨论。在本文描述的Hendrickson方法中，软组织松动手法被称为“波状松动术”，结合了关节松动术和软组织松动术，节律性振动频率为每分钟50~70个循环。而在轻快的横向摩擦按摩手法中，频率为每秒2~4个循环。此外，如果患者极度痛苦，节律可以减慢至每分钟50个循环以下。针对不同情况采用针对性的手法技术，可以获得更好的治疗效果。另外，在治疗过程中注意“扫描”患者的身体，以明确触痛、高张力、活动受限等情况。在临床经验不足时，“照食谱做菜”是非常重要的。下文描述的技术被分为两组：Ⅰ级与Ⅱ级。Ⅰ级揉抚手法适用于所有患者，包括急性损伤及慢性退变，它可以增进健康，帮助身体达到最佳状态。Ⅱ级揉抚手法常紧接于Ⅰ级手法之后应用，适用于慢性病变。接下来的部分我们将就治疗急性或慢性情况的临床指南进行探讨。

治疗师指南

- **急性期**：此阶段的主要治疗目的是尽快缓解疼痛与肿胀，尽可能保持关节无痛活动度，以及促进放松。在这种治疗方法中，软组织被有节律地压迫和减压，诱发泵效应，促进体液交换，减轻肿胀。我们通常在侧卧位对胸椎实施揉抚手法，这个体位能使关节处于打开状态。这也是脊柱的放松位，以及最无痛的体位。针对急性疼痛的患者，揉抚手法应以轻柔的接触、缓慢的节律及较小的幅度进行。这种治疗不存在固定的“剂量”或深度。治疗深度取决于患者的疼痛程度。如果软组织无法放松，可以轻柔地摇摆患者的身体，或使用更多的MET，尤其是MET#1、MET#4、MET#9来降低肌肉保护性紧张反应。我们在前面提到过，软组织松动术应与MET穿插使用。记住，**牵伸在急性期是禁忌的**。

- **慢性期：**对主诉胸部不适的患者进行常规检查，常可发现短缩、紧张的上斜方肌、肩胛提肌、胸大肌、胸小肌，以及无力的颈前肌群与肩胛稳定肌（上交叉综合征）。常见表现还包括竖脊肌与膈肌紧张，关节活动受限，韧带及关节囊组织增厚、纤维化等。但是，部分患者的临床表现完全相反：关节活动过度，肌肉无力、去适应，韧带和关节囊组织萎缩。这类情况被描述为“失稳”。治疗的主要目标取决于患者情况。针对活动受限的患者，治疗目标为：缓解肌肉过高的张力；消除关节周围的肌肉、肌腱、韧带及关节囊等软组织的粘连，促进结缔组织的活动性和延展性；促进关节突关节及关节盘的再水化；建立正常的关节内运动和活动度；刺激本体感受器，重建肌肉正常激活模式，重获正常的神经学功能。失稳的患者最需要的是康复训练，而我们可以通过使用手法技术降低紧张肌肉过高的张力，对无力的肌肉使用MET以重建正常激活模式，恢复本体感觉等方法，实现支持其稳定性的效果。在慢性胸部病变中，治疗紧张的腰椎与颈椎也是非常重要的。在慢性情况下，我们对软组织使用更强的压力，对关节使用更有力的松动手法。在Ⅱ级手法中，我们加入了对接触点处深层软组织的处理方法，例如发现纤维化（组织增厚）时，使用横向摩擦揉抚法进行处理。如同我们在上文“急性期”部分提到的，软组织技术应与MET穿插使用。

临床案例：急性

主观资料：AM，37岁，针灸师，1周前从马背上摔落，出现腰部及胸部严重疼痛，以胸骨周围为甚。伤后被送往急诊室并接受X线检查，结果显示没有骨折。患者描述胸部疼痛最明显，部位较深，偶尔会出现剧烈的锐痛，特别是在她尝试躺下的时候，因此她只能坐着睡觉。患者否认有四肢牵涉痛。

客观资料：检查显示患者躯干主动活动度因疼痛明显受限。触诊显示胸前区（尤其是胸骨处）明显压痛。胸腰椎周围肌肉痉挛并伴有压痛。进行轻柔的脊椎P–A动态触诊时发现椎体活动异常僵硬。

评估：胸肋关节和肋软骨关节存在炎症（肋软骨炎），竖脊肌痉挛伴局部炎症反应。

治疗（动作）：治疗从患者侧卧位开始，双膝之间、胸前分别放置了枕头，以提供舒适支撑。首先，笔者对患者躯干进行了轻柔的摇摆动作，从而让患者全身放松。然后，笔者开始对胸椎区域使用Ⅰ级波状揉抚松动手法，压力轻柔，速度缓慢，目的是评估患者肌肉僵硬的程度。浅表触诊显示椎旁组织异常僵硬并伴有轻度压痛。当我稍微往深处按压时，患者诉胸部疼痛。随后，笔者对胸部伸肌群进行了若干次的CR及RI手法（MET#1）。这种手法可降低肌肉过高的张力，并产生泵效应以改善淋巴及血液循环，减轻肌肉内水肿，促进组织重新氧合。经过3~4次MET循环后，肌肉压痛明显降低。笔者还对竖脊肌使用了Ⅰ级揉抚手法，对斜方肌和肩胛骨周围肌群使用MET#3和MET#6手法。此外，笔者使用极其轻柔的RI手法（MET#6）开始对胸廓前方肌群施加刺激。虽然前方肌群在收缩时出现疼痛，但患者仍可以放松以配合此手法操作。笔者接着又对胸椎施以数分钟的波状揉抚松动手法，肌肉逐渐得到放松，脊椎和肋骨的活动变得更舒适。笔者对患者身体另一侧进行了以上同样的处理，然后让患者仰卧，用枕头支撑颈部。笔者再次进行触诊，发现患者前胸部压痛非常明显。笔者对胸大肌进行了轻柔的处理（肩部MET#6），然后对肋骨部进行了同样轻柔的处理（胸部MET#8）。笔者用双手将患者胸廓固定在最小扩张位置，并要求她进行吸气对抗。最后，笔者对患者的颈椎进行了轻柔的手法处理。结束本次全部治疗后，患者感觉到明显好转，呼吸更轻松，在治疗室内来回走动时不适感也明显降低。

计划：笔者建议患者每周治疗1次，共治疗4周，具体治疗内容同上所述。随着治疗进展，患者逐渐可以接受更深入的P–A松动手法，这可以更好地恢复脊椎和胸廓的正常活动。在第4次治疗时，患者表示整体状况明显好转，睡眠更加舒适，日常生活活动中的疼痛也明显减轻，甚至已经可以进行部
分运动项目。笔者建议患者在接下来的2个月内再进 175
行4次治疗。最后一次治疗时，检查显示软组织和关节的活动都已达到全范围无痛，进行脊椎和肋骨松动时也没有疼痛。患者表示进行日常生活的各种活动时也再没有出现疼痛。至此，患者的治疗顺利结束，但仍建议她每个月前来复诊，接受健康检查。

临床案例：慢性

主观资料：NB，66岁，教授，主诉长期背部紧张，以致影响呼吸，游泳时尤为明显。患者曾因L_4~L_5椎间盘病变进行椎板切除术及椎体融合术，否认有胸椎区域受伤史。

客观资料：检查显示胸椎伸展、椎间关节及肋椎关节被动活动明显受限，肋骨的弹性明显降低，竖脊肌、菱形肌及肩胛提肌纤维增厚、致密，下斜方肌力量较弱。

评估：肋椎关节及椎间关节活动受限，软组织粘连。

治疗：治疗从患者侧卧位开始，笔者轻柔地摇摆患者的躯干，帮助他达到全身放松的状态。由于患者的竖脊肌增厚、变紧，笔者用MET#4手法降低该肌肉的紧张程度，再用MET#2手法拉长背阔肌及胸腰筋膜。随后，笔者开始使用波状松动手法，重点对脊椎和肋椎关节面进行P–A松动。开始时关节较僵硬，松动时感到明显的阻力，使用了数次MET#2手法以拉长筋膜、减轻关节压力，肌肉逐渐变得放松，可以承受更大幅度的手法。患者的膈肌与胸廓前部连接处增厚并伴有压痛，笔者使用MET#8和Ⅰ级软组织松动术中的第五序列手法进行处理。随着手法的进行，胸廓从一开始的僵硬慢慢变得更有弹性。对患者身体另外一侧进行同样的治疗后，让患者仰卧，开始使用本书第六章中的肩部MET#6手法处理其紧张的胸大肌。最后，对患者的颈椎进行了MET系列手法和Ⅰ级揉抚手法进行收尾。治疗结束后，患者感到明显放松，呼吸也变得更加顺畅。

计划：笔者建议患者每周进行1次，共治疗1个月。每次治疗都包括上述基本手法，重点关注张力高、活动受限明显的区域。随着治疗的进展，笔者逐渐对患者的椎间关节和肋椎关节使用强度更大的P–A松动手法，并用更大的压力进行揉抚手法治疗，这可以改善关节内运动和润滑。针对更深层的组织，比如多裂肌和关节囊，笔者使用短而快的横向摩擦手法（Ⅱ级第一序列）。对横突棘肌则使用MET#9进行松解。患者反映背部僵硬程度明显下降，游泳时的呼吸情况也得到改善。再评估时，笔者发现患者背部肌肉的紧张程度显著地降低，关节突关节也更容易滑动，活动度增大。笔者建议患者在接下来的1个月内再进行4次治疗，以解决深层的粘连问题。再后来，改为每个月治疗1次，进一步改善患者的功能状况，包括腰部和颈部尚未引发症状的功能障碍。

表4-2列出了进行揉抚手法时应注意的一些治疗要点。

表4-2 治疗要点

- 进行揉抚手法时摇摆患者的身体
- 通过重心转移来实施揉抚手法
- 有节律地实施揉抚手法，为每分钟50~70次
- 手与整个身体应保持充分放松

176 I级手法：胸椎

1. 松解胸腰筋膜、背阔肌、斜方肌与竖脊肌

- **解剖**：胸腰筋膜、背阔肌、斜方肌（图4-23）、竖脊肌（图3-9）。
- **功能障碍**：竖脊肌倾向于被拉向背部中线，因此需要将其从内侧向外侧移动。筋膜和韧带长期紧张会导致组织增厚，这是胸椎活动受限的常见原因之一。

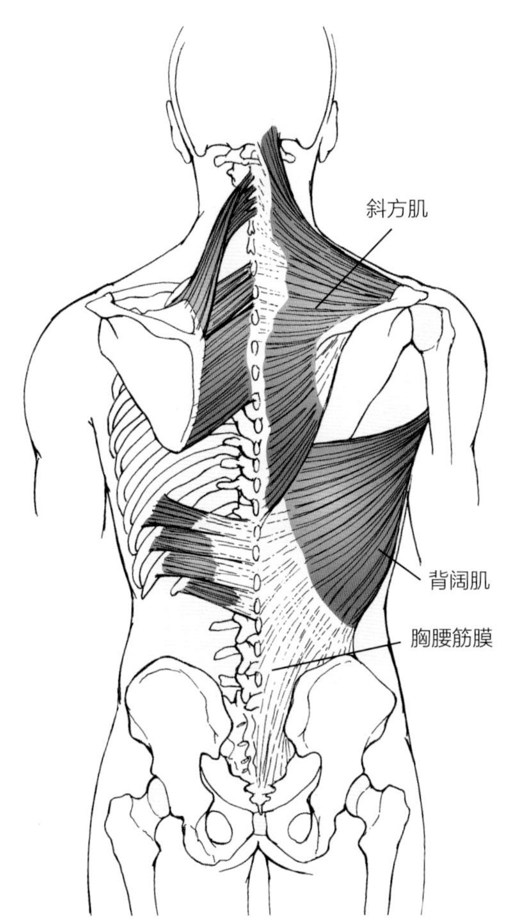

图4-23 胸腰筋膜、背阔肌、斜方肌

体位

- **治疗师体位**：站立位，实施纵向手法时面向患者，身体与患者成45°；进行横向手法时身体正对患者，与其成90°。
- **患者体位**：侧卧位。

揉抚手法

揉抚手法包括了纵、横两个方向，在三条线上进行。第一条线是沿着棘突；第二条线是沿着棘突外侧2.5~5厘米，大约是肋横突关节的位置；第三条线是沿着棘突外侧5~10厘米的肋骨上。这些手法结合轻柔的P-A松动也可促进关节的再水化。

（1）对斜方肌、背阔肌、胸腰筋膜和竖脊肌实施肌肉能量技术（图4-13~4-15）。

（2）采用拇指支撑技术，进行一系列的揉抚手法操作，方向从下往上，每次手法长1英寸（约2.54厘米），从T_{12}开始一直到C_7，分别在上述三条线上进行（图4-24）。手法力度较轻时可松解胸腰筋膜、背阔肌和斜方肌，力度较重时可松解竖脊肌。

（3）从内侧向外侧进行揉抚手法（图4-25），每次手法长1英寸（约2.54厘米），先从T_{12}棘突外侧开始向外侧推，一节节逐步往上直到C_7。第二条线是从棘突外侧1英寸（约2.54厘米）处开始向外侧推，同样是T_{12}到C_7节段。第三条线是向外侧揉抚肋骨上的软组织，同样是T_{12}到C_7节段。

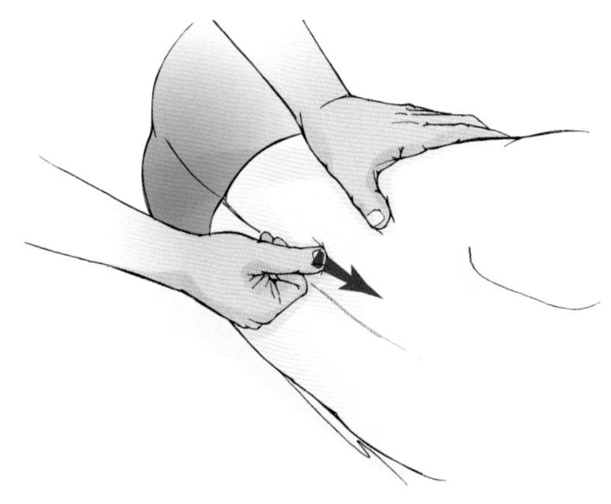

图4-24 用拇指支撑技术从下往上推，以松解胸腰筋膜、背阔肌、斜方肌和竖脊肌

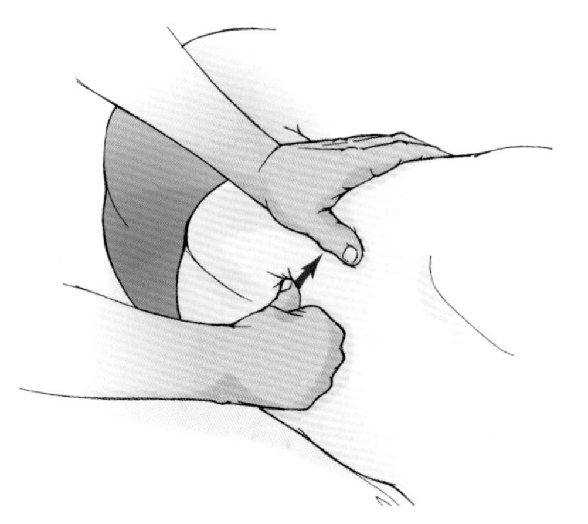

图4–25 用拇指支撑技术从内侧往外侧推，以松解棘突旁的软组织

临床提醒：为了使以上揉抚手法更加有效，在进行操作时治疗师另外一只手可放置在患者胸廓上并轻轻加压。这可以促使组织放松，帮助抑制肌梭细胞，同时可松动肋椎关节。治疗师双脚前后放置，在身体重心移向后脚的同时将患者的胸廓往回拉；然后在重心前移至前脚的时候，手轻压患者的胸廓并向前揉抚。如果患者的软组织特别紧张，
177 应降低揉抚手法的速度，并专注于调整患者的呼气，这有利于放松。

2. 横向松解菱形肌

- **解剖**：大菱形肌和小菱形肌（图4–26）。
- **功能障碍**：这些肌肉由于长期应力的作用倾向于缩短、变弱，导致肩胛骨过度前伸而远离脊柱。在这个姿势下，肩胛骨的稳定性会下降，而盂肱关节撞击的可能性增大，因为肩峰与肱骨头距离更近。

体位

- **治疗师体位**：站立位，面向患者，身体与患者成45°。
- **患者体位**：侧卧位。

揉抚手法

（1）对连接到肩胛骨的肌群实施肌肉能量技术中的CR技术（图4–17）。

（2）用单侧拇指、双侧拇指或其余四指尖进行一系列的菱形肌揉抚手法操作（图4–27），方向为从下往上，每次手法区域1英寸（约2.54厘米）。先从C_7脊柱旁开始，在C_7与肩胛骨内侧缘之间进行。然后，在T_1下方1英寸（约2.54厘米）处起，在T_1与肩胛骨之间进行。以同样的方式，完成C_7至T_5棘突与肩胛骨内侧缘之间的全部区域操作。做揉抚手法时应有一定的节律性振动。治疗师另一只手放在患

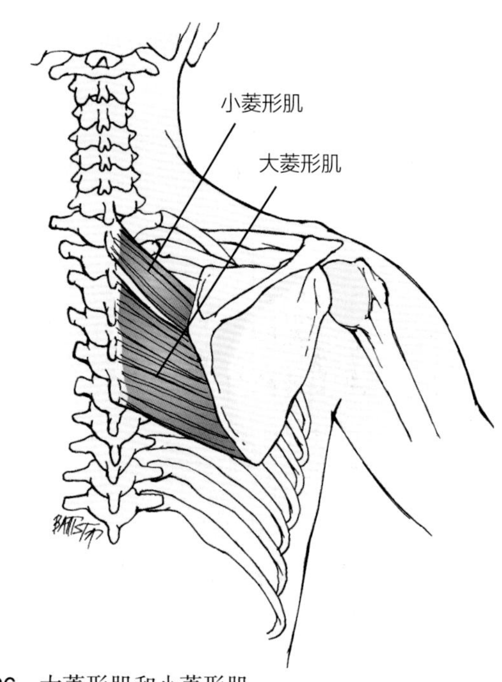

图4–26 大菱形肌和小菱形肌

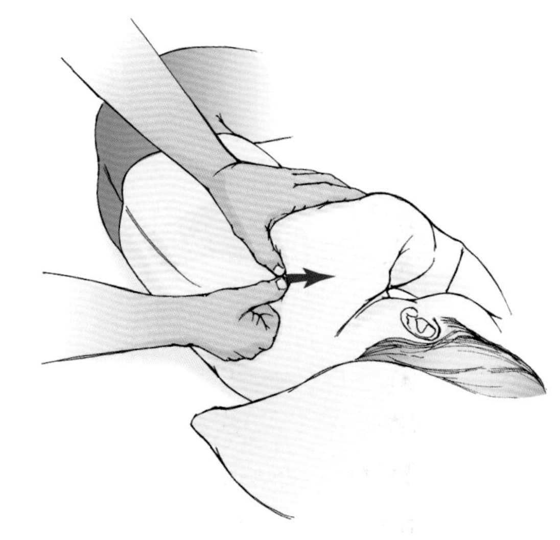

图4–27 用双侧拇指松解菱形肌

者的肩胛骨上，配合手法节奏向上推动。

（3）另外一种松解菱形肌的方法是剪切式揉抚
178 法。治疗师一只手通过拇指或四指尖在患者肩胛骨上角处施以向上揉抚的手法，同时另一只手覆盖住患者的肱骨头，向下用力拉动患者使其肩胛骨向下活动（图4–28）。接着在肩胛骨下角处也进行同样的手法操作。这种手法节奏较快，治疗师需以腕部为轴心转动整个身体来进行。剪切式揉抚手法可使力渗透进更深部肌纤维，从而使其放松。

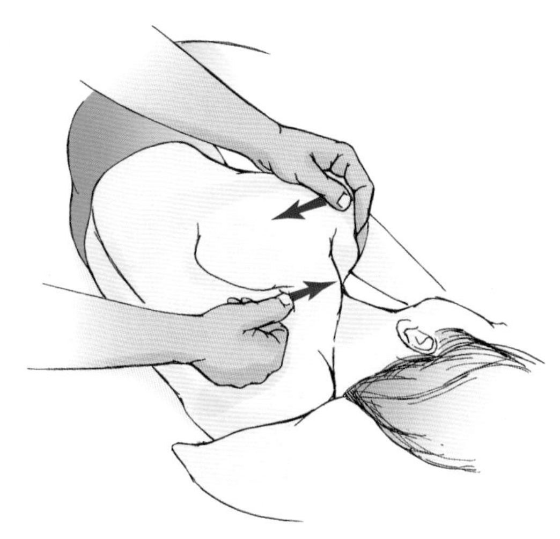

图4–28　剪切式揉抚法松解菱形肌

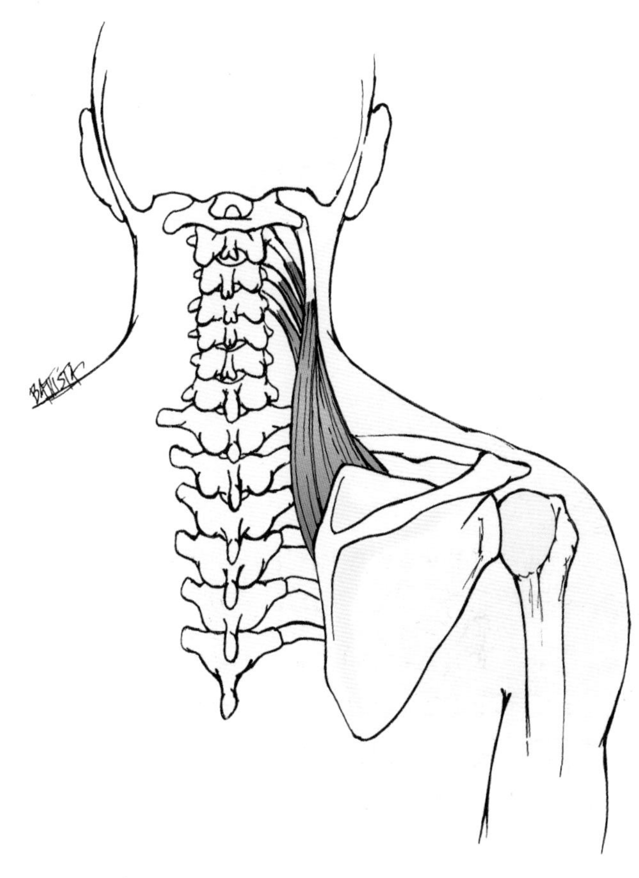

图4–29　肩胛提肌

3. 在肩胛骨上角处松解肩胛提肌

- **解剖：**肩胛提肌（图4–29）。
- **功能障碍：**肩胛骨上角是一个重要的应力点，因为肩胛提肌附着于此以支撑头部直立。相对于使肩胛骨上提，肩胛提肌更倾向于使之向下、向内旋转。并且提拉时必须在朝向头侧45°方向上。这看起来似乎是矛盾的。但Lauren Berry（RPT）认为典型的头前移、圆肩姿势这种功能障碍模式下，肩胛骨会相对于胸廓向前、向外旋转，此时肩胛提肌相对肩胛骨来说力的方向是向下。因此，该肌在这个区域的作用是使肩胛骨向下活动。

体位

- **治疗师体位：**站立位，面向患者，身体与患者成45°。
- **患者体位：**侧卧位，若患者肩部疼痛或者特别紧，在患侧手臂下垫一个枕头。

揉抚手法

（1）使用PIR技术放松缩短或者变紧的肩胛提肌。

（2）利用指尖或拇指技术对肩胛提肌进行挖取式揉抚法，角度为45°向上，每次手法区域1英寸
（约2.54厘米）（图4–30）。以肩胛骨上角为起始点一 179
直按到颈椎。整个揉抚手法是一种有节律的、来回振动的操作。治疗师的另一只手作为支持，需将患者的肩胛骨向头侧移动，并配合每一个揉抚动作。

（3）对肩胛提肌使用剪切式揉抚手法（图4–31）。治疗师一只手的拇指或者指尖进行短挖取式揉抚法，另一只手作为支持扣在肱骨头上并将其拉向自己，将肩胛骨向下移动。两只手需要协调在同一个振动节律上。

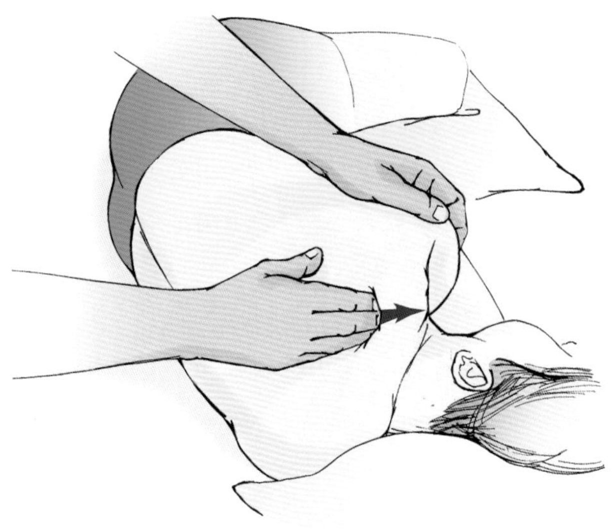

图4-30 指尖放松肩胛提肌

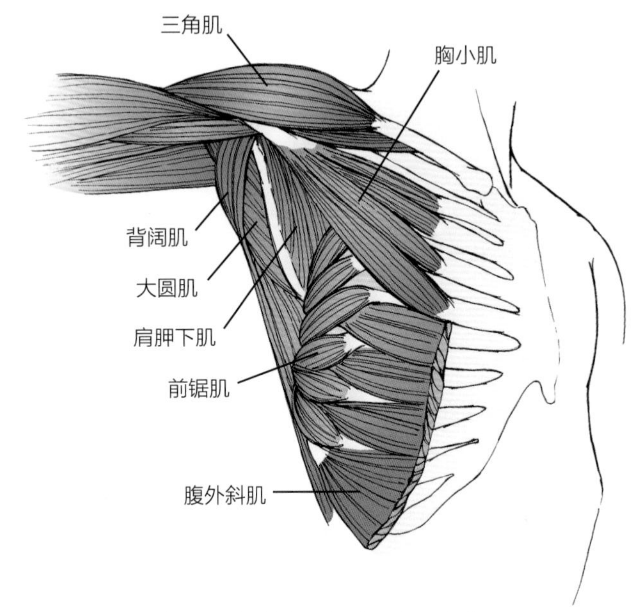

图4-32 背阔肌、腹外斜肌、前锯肌和胸小肌

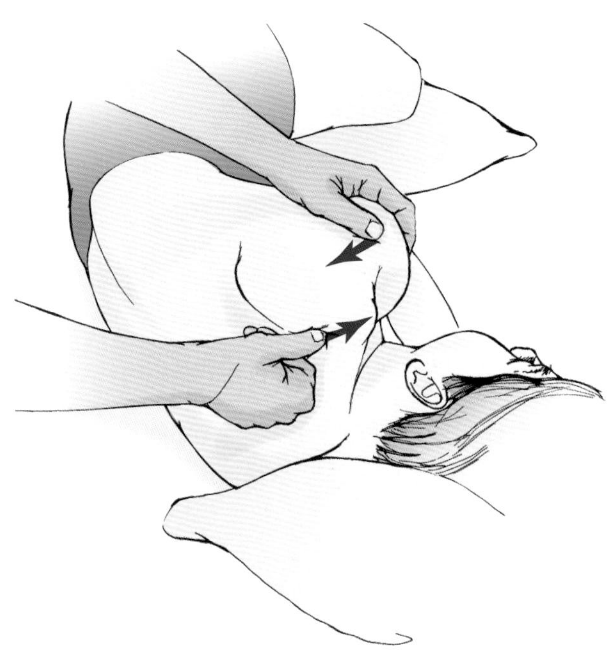

图4-31 用拇指剪切样揉抚手法松解肩胛提肌。当在朝向头侧45° 方向上做挖取式揉抚时，用另一只手将肩胛向后拉

4. 松解外侧胸廓和肩胛骨前表面

- **解剖**：背阔肌，胸小肌，前锯肌，腹外斜肌（图4-32）。
- **功能障碍**：肩胛胸壁关节的活动受限可能是由于背阔肌或前锯肌长期紧张所导致的肩胛骨下角持续紧张或粘连。另外，该关节也可能活动过度，这是因为前锯肌、菱形肌和斜方肌的肌力减弱；当这些肌肉都是强壮有力时，它们能很好地维持肩胛骨的稳定。以下这些揉抚手法可以解决活动受限和粘连的问题。

体位

- **治疗师体位**：站立位，面向患者，身体与患者成90° 或45° 。
- **患者体位**：侧卧位。

揉抚手法

（1）在患者的手臂下放一个枕头让其放松。治疗师朝向患者头侧站立，与床成45° ，在外侧胸廓上沿着肋骨先用指尖、再用拇指做前后挖取式揉抚手法，这样可以放松背阔肌和前锯肌。一直揉抚到腋发际线处（图4-33）。

（2）使患者上臂屈曲90° 、内旋90° 和肘关节屈曲90° 。治疗师朝向患者头侧站立，与床成45°，在前侧胸廓处由外向内用指尖做短挖取式揉抚手法，这样可以放松胸小肌（图4-34）。

（3）治疗师面向床站立，放松肩胛骨下角附近 180
的背阔肌，一手的拇指向前推背阔肌纤维，另一只手扣住肱骨并将肩胛骨向后拉动（图4-35）。这种“来回剪切揉抚法”可以松解粘连。

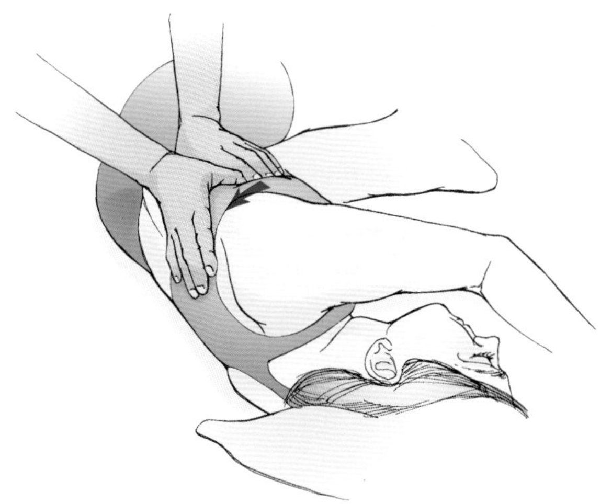

图4-33 使用指尖和拇指放松外侧和前侧胸廓

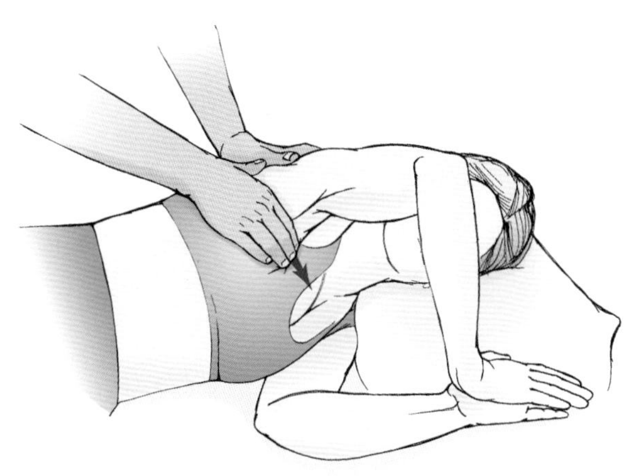

图4-34 用指尖放松胸小肌

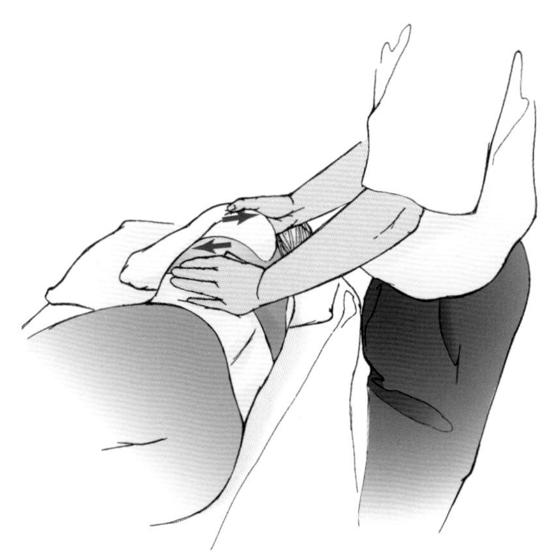

图4-35 使用拇指放松肩胛骨下角

（4）治疗师朝向患者头侧站立，与床成45°，把患者的手放在外侧胸廓上，治疗师用前臂夹住患者的手臂来固定，并扣住肱骨头。另一只手的指尖扣住肩胛骨内侧缘去触碰前锯肌的附着处。一边带动患者的手臂和肩胛骨向上，一边用手指由下向上做挖取式揉抚（图4-36）。如果治疗师的指尖不能放在肩胛骨的边缘下，可以让患者轻微向后转并把手放在背部，这个姿势就能使肩胛骨翘起，从而暴露出内面。

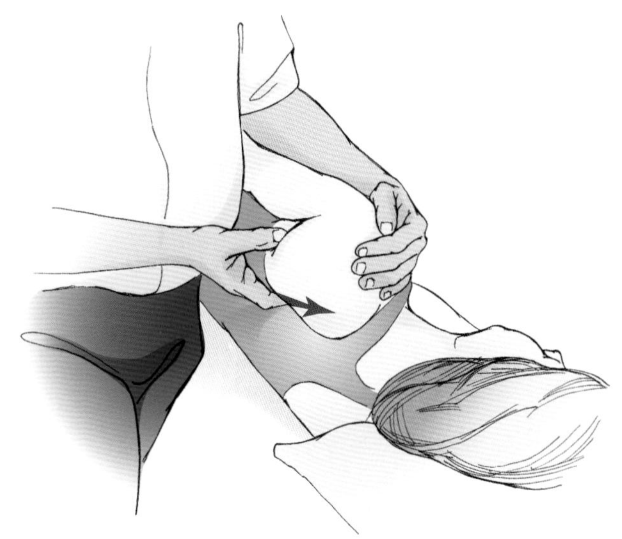

图4-36 用指尖放松肩胛骨前表面的前锯肌附着处

5. 松解膈肌

解剖：膈肌（图4-37）。

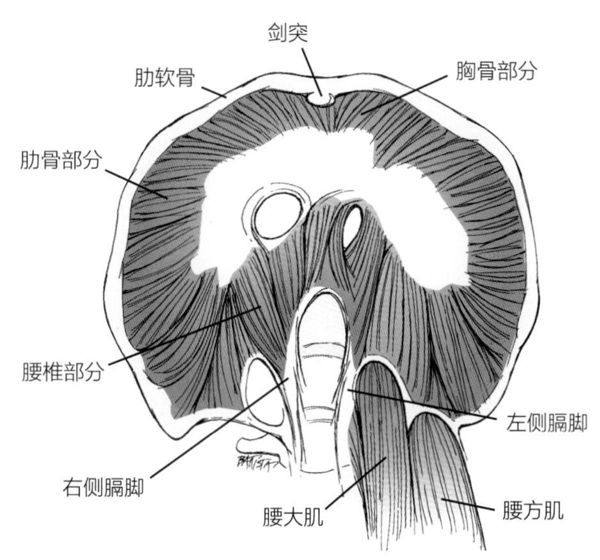

图4-37 膈肌，显示其与胸廓内表面的附着点

- **功能障碍**：膈肌起止点常由于长期紧张而增厚，原因有圆肩姿势、缺乏有氧运动、情绪紧
181 张导致浅表呼吸、疾病（如哮喘、肋椎关节长期活动受限）导致呼吸困难。膈肌长期紧张会引起脊椎活动显著受限和胸椎后凸，肌肉纤维向中线集中并将胸廓向前拉。膈肌通过一个称为膈脚的强壮肌腱连接到腰椎上。持续的咳嗽，甚至一次喷嚏就会严重地影响椎间盘。

体位

- **治疗师体位**：站立位。
- **患者体位**：侧卧位；或仰卧位，双膝屈曲。

揉抚手法

（1）对膈肌使用MET手法（图4-19）。

（2）让患者取侧卧位（图4-38）。治疗师一手放于患者胸廓外侧、肋骨下方1英寸（约2.54厘米）处。当患者呼气时，另一只手轻轻按压胸廓外侧，使组织松弛。将指尖按进胸廓，从内向外在肋骨后面揉抚，向中线以1英寸（约2.54厘米）的距离移动。

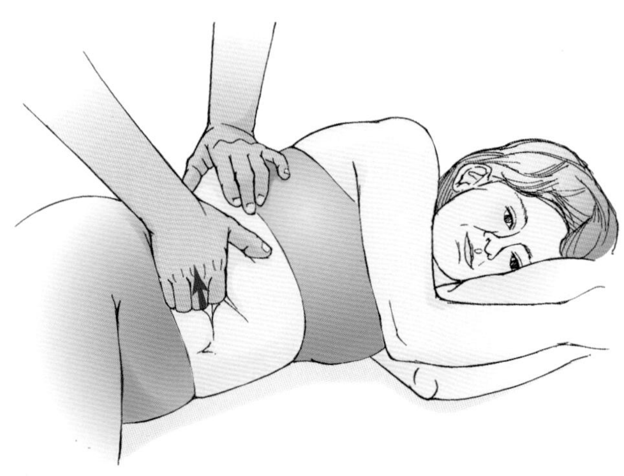

图4-38 侧卧位，松解膈肌

（3）患者仰卧；治疗师站在治疗部位的对侧，朝向患者头侧，与床成45°（图4-39）。一开始将拇指放在前胸廓最外侧、肋骨下方1英寸（约2.54厘米）处，让组织变得松弛些。当患者呼气时，轻压肋骨下方，拇指屈曲按进肋骨后表面，从内向外进行挖取式揉抚法。以1英寸（约2.54厘米）为节段进行一系列缓慢、轻柔的挖取式揉抚法，一直到剑突外侧1英寸（约2.5厘米）处。如果膈肌与胸廓间有粘连，患者对在这个区域进行的操作可能会很敏感，包括烧灼样疼痛、叮咬样疼痛，还可能会引起患者的情绪反应，记得事先告知，让患者完全放松，且操作应缓慢。

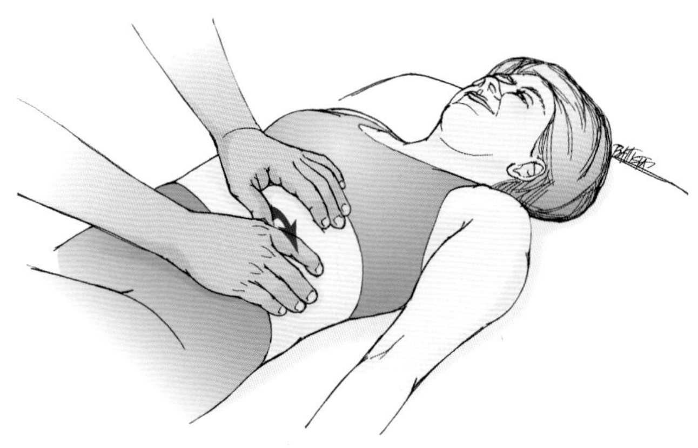

图4-39 仰卧位，松解膈肌

Ⅱ级手法：胸椎

1. 松解横突棘肌群

- **解剖**：颈胸段半棘肌、多裂肌、回旋肌（图4-40）。
- **功能障碍**：横突棘肌为脊柱提供稳定性，当缺 182
乏运动，比如长期静坐时，该肌倾向于缩短及纤维化，这在并发关节活动受限时尤为明显。由于多裂肌与关节囊相连，其长期紧张会对关节突关节滑动造成显著影响。脊柱侧凸时多裂肌也会保持持续收缩状态，特别是在侧凸曲线的顶点处。要特别留意T_{12}~L_1和C_7~T_1交界，这两处是关节突关节退行性变的高发部位。

体位

- **治疗师体位**：站立位，面向患者，身体与患者成45°。
- **患者体位**：侧卧位。

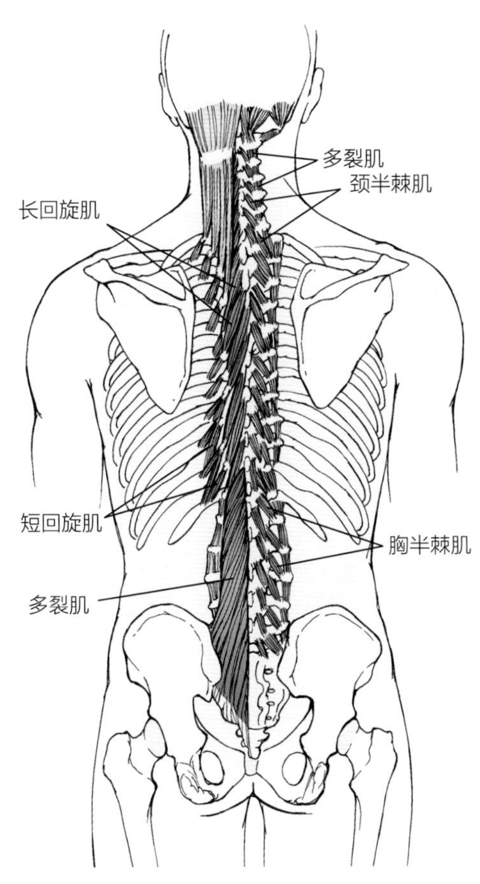

图4-40　横突棘肌

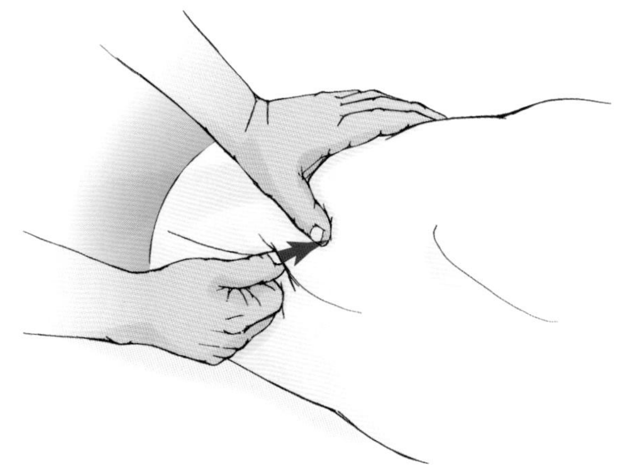
图4-41　支撑的拇指松解横突棘肌群

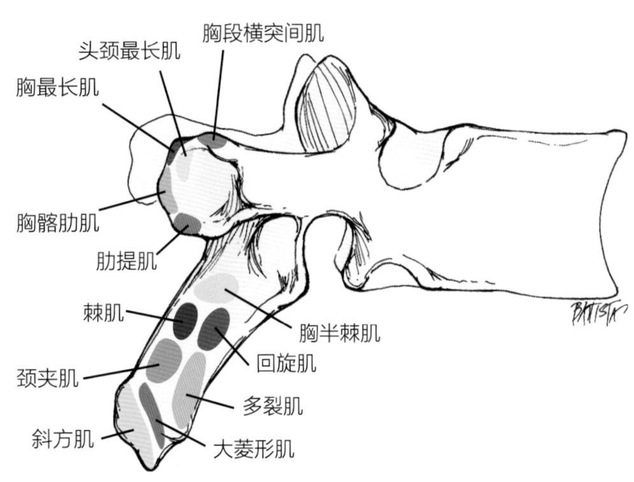

图4-42　胸椎棘突上的肌肉附着点

揉抚手法

（1）对横突棘肌使用CR手法（图4-20）。

（2）用拇指进行一系列的挖取式揉抚手法，向头部方向成45°（图4-41）。将拇指放在棘突旁，沿着棘突滑动，并从竖脊肌旁按进深层以松解位于棘突和横突之间的多裂肌和半棘肌。进行每次揉抚手法时，另一只手轻轻按压胸廓，使竖脊肌变松弛，这样可以让手法更容易渗透进深层组织，同时也可松动肋骨及肋椎关节。在T_{12}到C_7之间进行手法操作，每次1英寸（约2.54厘米）。可以重复数次以达到松解肌肉和结缔组织间的粘连并松动脊柱的目的。

2. 松解棘突上的软组织附着点

- **解剖：**斜方肌、胸腰筋膜、棘上韧带、大菱形肌、颈夹肌、棘肌、多裂肌、回旋肌（图4-42）。

- **功能障碍：**棘突上的肌腱骨膜接合处是筋膜、棘上韧带和肌肉的筋膜延伸相互交织形成的。既往的损伤或慢性功能障碍（如不良姿势）都会导致其增厚。长时间坐着，尤其是处于驼背的姿势下，会对棘突产生牵拉力。随着时间的推移，组织就会增厚并缺血、出现压痛。这项治疗仅仅是针对慢性症状。

体位

- **治疗师体位：**站立位，面向患者，身体与患者成45°。
- **患者体位：**侧卧位。

揉抚手法

需要注意的是，中段胸椎的棘突是向后下方突出的，而上段胸椎的棘突是直接向后突出的。做手法的目的是处理骨性结构周围，使其变得跟正常组织一样顺滑。

从T_{12}棘突开始，使用拇指支撑技术对每一个胸椎棘突的上下表面进行反复揉抚（图4-43），示指屈曲放在棘突的另一边。可以用拇指轻轻捏住棘突以保持稳定，同时另一只手轻压胸廓使软组织变得松弛，并摇摆患者的身体。如果感觉到连接在棘突上的软组织存在明显的纤维条索感，可以使用快速的反复揉抚手法。

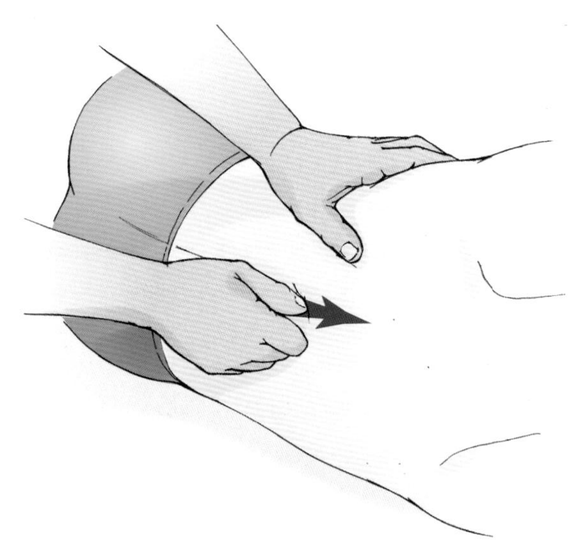

图4-43 用拇指支撑技术松解胸椎棘突上的软组织附着点

3. 松解横突周围的软组织

- **解剖**：头最长肌、颈最长肌、胸最长肌、头半棘肌、颈半棘肌、胸半棘肌、胸髂肋肌、横突间肌、多裂肌、肋提肌（图4-44）。
- **功能障碍**：横突部位之所以有重要的临床意义，有两个原因。第一，头颈部与中背部间的横突上有重要的肌肉附着点，在头前移姿势下这些肌肉会变得紧张。第二，这些长期处于高张力状态的肌肉与筋膜、韧带交织在一起，又会对肋骨造成压迫，减少肋骨的活动度。张力过高也会引起肋椎关节关节内运动减少，从而引起关节激惹。同时，周围的肌肉会出现关节运动反射，进一步导致张力增高。

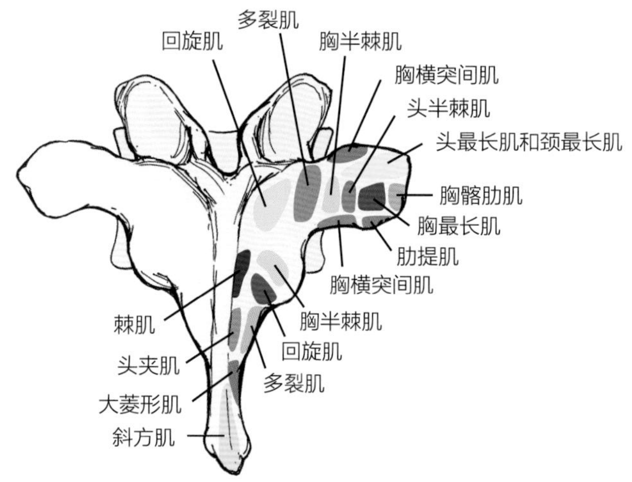

图4-44 胸椎横突上的肌肉附着点

体位 184

- **治疗师体位**：站立位，与纤维走向成90°。
- **患者体位**：侧卧位。

揉抚手法

（1）在T_{12}棘突外侧3~5厘米处，用拇指对横突和肋骨上的肌肉附着点进行一系列的揉抚手法（图4-45）。一开始使用较缓慢的挖取式揉抚手法，通过手感去寻找张力较高或纤维增厚的部位，当找到明显的纤维条索感时使用快速的横向揉抚手法。方向

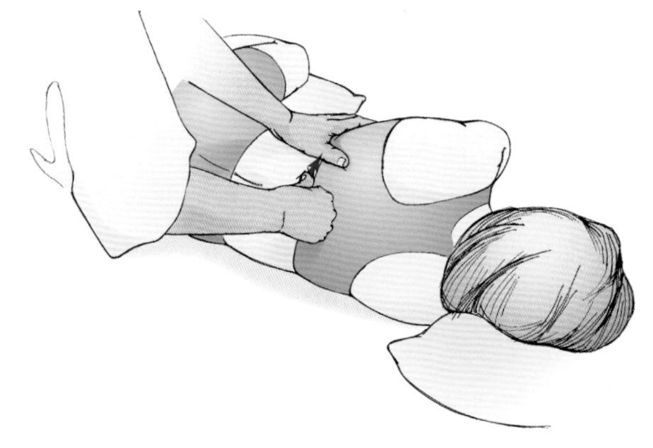

图4-45 用拇指支撑技术松解胸椎横突上的软组织附着点，松动肋横突关节

可以是轻微向下、向上、45° 朝向头部或垂直于身体中线。在进行缓慢揉抚时，配合肋横突关节P–A按压，在活动受限的区域重复多次。通过这种手法和P–A松动来恢复关节的正常活动度。

（2）继续上述手法，在每一个椎体节段重复若干次，然后往上移动1英寸（约2.54厘米），一直到C_7。

4. 松解颈髂肋肌、胸髂肋肌、上后锯肌

- **解剖**：颈髂肋肌、胸髂肋肌、上后锯肌（图4–46）。

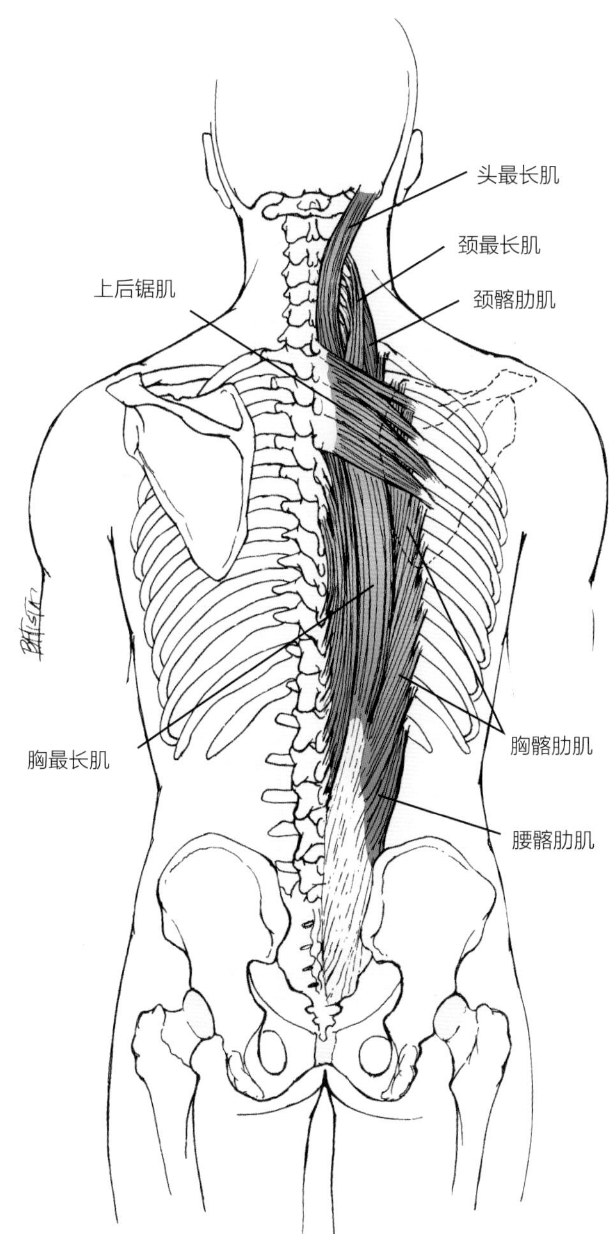

图4–46　颈髂肋肌、胸髂肋肌、上后锯肌

- **功能障碍**：颈髂肋肌、胸髂肋肌常由于头前移姿势或者颈部损伤而出现张力增高。头前移时髂肋肌处于离心收缩状态，久而久之在肩胛骨深处便出现压痛。长期紧张会导致肌肉纤维化。上后锯肌是稳固竖脊肌的支持带，又因为它连接到第2~5肋，可协助上提肋骨。通常来说这块肌肉容易出现张力增高，导致压痛和轻微增厚，特别是当上胸廓固定时。

体位

- **治疗师体位**：站立位，与纤维走向成90°。
- **患者体位**：侧卧位和仰卧位。

揉抚手法 185

在菱形肌和斜方肌深层定位上后锯肌。与鼓起的菱形肌不同，上后锯肌比较扁平，像覆盖在肋骨上的一张纸。为了更好地触诊及分辨，可将肩胛骨向脊柱推移。由于菱形肌连接在肩胛骨上，这样可以使其放松，在肩胛骨内侧缘触及鼓起的肌纤维，而上后锯肌仍保持扁平的形状，手指深按并以45°斜向内上弹拨，便可触及。

（1）使用拇指支撑技术或指尖以45° 斜向内上方，通过菱形肌对上后锯肌进行挖取式揉抚手法。从C_7棘突、上2~3节胸椎棘突到第2~5肋的附着点，覆盖整个肌肉范围（图4–47）。

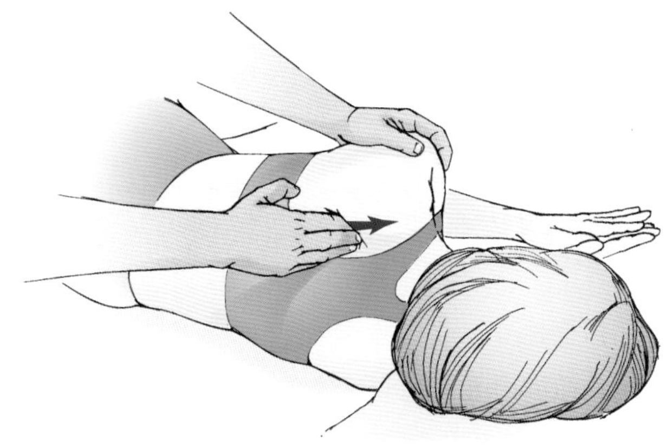

图4–47　用指尖松解上后锯肌

（2）使用支撑的拇指、指尖或双拇指技术，从内向外对颈髂肋肌、胸髂肋肌进行挖取式揉抚手法（图4–48）。它们位于肩胛骨内侧缘下面。将肩胛骨向外移，配合揉抚手法一起做有节奏的振动。手法应覆盖肩胛骨下面的全部范围。

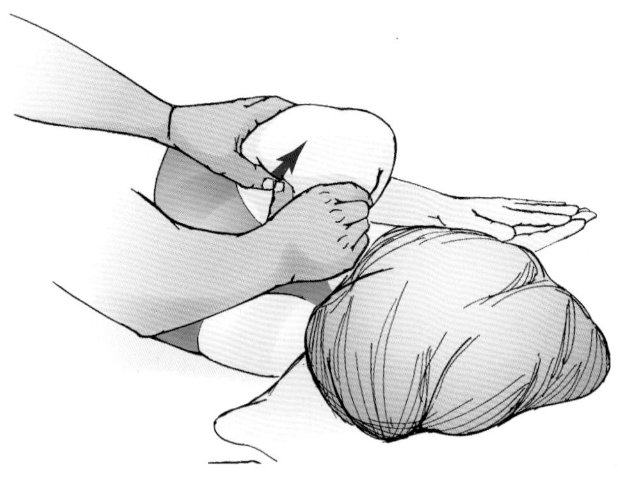

图4–48 用双拇指松解颈髂肋肌和胸髂肋肌

（3）松解髂肋肌的另一种姿势是患者仰卧，将前臂放在胸前。治疗师一手抓住患者的肘关节，另一只手的指尖放在患者的髂肋肌上，进行从内向外挖取式揉抚手法的同时，拉动患者的手臂跨过胸廓。

5. 松解上部肋骨处的颈髂肋肌和后斜角肌

- **解剖：**颈髂肋肌、后斜角肌（图4–49）。
- **功能障碍：**在头前移姿势下，这些肌肉会受到过度负荷而产生离心收缩。在颈椎损伤（如挥鞭伤）后，这些肌肉也会持续收缩，附着点会增厚。

186 **体位**

- **治疗师体位：**站立位，面对手法部位。
- **患者体位：**侧卧位或仰卧位。

揉抚手法

在肌肉附着点找到纤维条索感的部位时，使用后前向挖取式揉抚手法或者快速的横向摩擦手法。

将一只手的指尖放在患者肩胛骨上角上方，另一只手固定肩胛骨。沿着胸廓表面，对第1~3肋上的后斜角肌和颈髂肋肌附着点进行一系列挖取式揉抚手法（图4–50）。与此同时轻轻地沿着手法方向移动患者的肩胛骨，使浅表的组织变得松弛，手法更容易渗透到深层。手法方向一开始是从下往上，然后改为从内向外，顺着胸廓表面。过程中治疗师应不断调

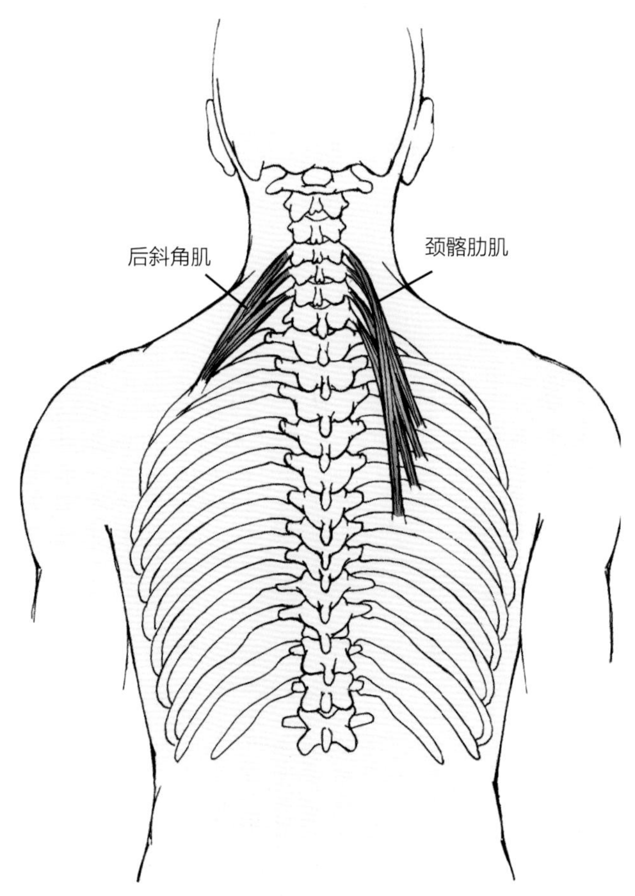

图4–49 颈髂肋肌、后斜角肌

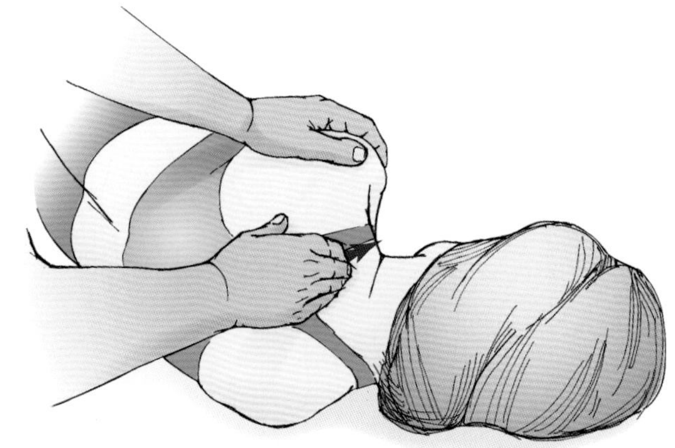

图4–50 用指尖松解第1~3肋上的后斜角肌和颈髂肋肌附着点

整自身的位置以面对手法部位。手法操作范围应覆盖整个上部肋骨的后面和上面。

学习指导

Ⅰ级：胸椎

1. 描述胸部肌肉拉伤、关节病、椎间关节固定的症状和体征。
2. 描述上交叉综合征，列出倾向于变弱和倾向于变紧的肌肉。
3. 说出三个容易导致胸椎区域功能障碍和疼痛的因素。
4. 描述按摩揉抚手法如何促进胸椎关节水化。
5. 描述胸椎后凸及胸小肌、下斜方肌和上斜方肌的典型功能障碍。
6. 说出对胸部竖脊肌进行揉抚手法操作的三条线和两个基本方向。
7. 描述肩胛提肌的位置性功能障碍的方向，以及用于纠正的揉抚手法的方向。
8. 描述用于松解膈肌的揉抚手法的方向。
9. 描述什么是脊柱侧凸，以及Lauren Berry关于脊柱侧凸成因的理论。
10. 列出引起中背部疼痛的三个最常见的机械性功能障碍。

Ⅱ级：胸椎

1. 描述针对急性胸部疼痛和下斜方肌的肌肉能量技术。
2. 描述骨质疏松、脊柱侧凸和肋椎关节固定的症状及体征。
3. 描述胸椎后凸时肌肉失衡的情况。
4. 我们如何触诊上后锯肌，并将其与菱形肌相区分?
5. 描述对正常胸椎和退变的胸椎进行触诊的结果。
6. 列出用于松解多裂肌和颈髂肋肌的揉抚手法的方向。
7. 描述Adam测试，并描述如何区分结构性和功能性脊柱侧凸。
8. 描述如何区分功能性和结构性脊柱后凸。
9. 描述松解菱形肌和改善呼吸功能的肌肉能量技术。
10. 描述C_7~T_1区域的软组织经常增厚及触诊时有纤维条索感的原因。

参考文献

1. Hayek R, Henderson C, Hayek A. Unique features of the thoracic spine: Impact on chiropractic management. Top Clin Chiro 1999; 6: 69–78.
2. Blair JM. Examination of the thoracic spine. In Grieve GP (ed): Modern Manual Therapy of the Vertebral Column. New York: Churchill Livingstone, 1986, pp536–546.
3. Grieve G. Common Vertebral Joint Problems. Edinburgh: Churchill Livingstone, 1981.
4. Corrigan B, Maitland GD. Practical Orthopaedic Medicine. London: Butterworths, 1983.
5. Triano J, Erwin M, Hansen D. Costovertebral and costotransverse joint pain: A commonly overlooked pain generator. Top Clin Chiro 1999; 6:79–92.
6. Janda V. Evaluation of muscular imbalance. In Liebenson C. Rehabilitation of the Spine, 2nd ed. Baltimore: Williams & Wilkins, 2007, pp 203–225.
7. Kessler R, Hertling D. Management of Common Musculoskeletal Disorders, 4th ed. Baltimore: Williams & Wilkins, 2006.
8. Bogduk N, Twomey L. Clinical Anatomy of the Lumbar Spine, 3rd ed. London: Churchill Livingstone, 1998.
9. Oatis CA. Kinesiology: The Mechanics and Pathomechanics of Human Movement. Philadelphia: Lippincott Williams & Wilkins, 2004.
10. Faraday JA. Current principles in the nonoperative management of structural adolescent idiopathic scoliosis. Phys Ther 1983; 66:512–523.
11. Schafer RC. Clinical Biomechanics. Baltimore: Williams & Wilkins, 1983.
12. Ford DM, Bagnall KM, McFadden KD, et al. Paraspinal muscle imbalance in adolescent idiopathic scoliosis. Spine 1984; 9: 373–376.
13. Kendall F, McCreary E, Provance P, Rogers M, Romani W. Muscles: Testing and Function, 5th ed. Baltimore: Lippincott Williams & Wilkins, 2005.
14. Dreyfuss P, Tibiletti C, Dreyer S. Thoracic zygapophysea joint patterns. Spine 1994; 19: 807–811.
15. Greenman PE. Principles of Manual Medicine, 2nd ed. Baltimore: Williams & Wilkins, 1996.

推荐阅读

Brukner P, Khan K. Clinical Sports Medicine, 3rd ed. Sydney: McGraw-Hill, 2006.

Calais-Germain B. Anatomy of Movement. Seattle: Eastland Press, 1991.

Chaitow L. Muscle Energy Techniques. New York: Churchill Livingstone, 1996.

Clemente C. Anatomy: A Regional Atlas of the Human Body, 4th ed. Baltimore: Williams & Wilkins, 1997.

Corrigan B, Maitland GD. Practical Orthopaedic Medicine. London: Butterworths, 1983.

Lewit K. Manipulative Therapy in Rehabilitation on the Locomotor System, 3rd ed. Oxford: Butterworth Heinemann, 1999.

Magee D. Orthopedic Physical Assessment, 3rd ed. Philadelphia: WB Saunders, 1997.

Norkin C, Levangie P. Joint Structure and Function, 3rd ed. Philadelphia: FA Davis, 2001.

Platzer W. Locomotor System, vol 1, 5th ed. New York: Thieme Medical, 2004.

Reid DC. Sports Injury and Assessment. New York: Churchill Livingstone, 1992.

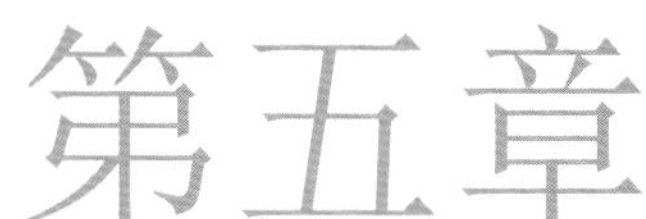

颈椎

对按摩治疗师而言，颈部疼痛是最为常 188
见的主诉之一。颈部疼痛的原因有多种，包括运动损伤、车祸、不良姿势的累积性压力及心理紧张等情绪问题。引起疼痛的主要病变结构包括肌肉、韧带、关节突关节、椎间盘和神经根。过去1年内大约有1/3的人经历过颈部疼痛，而患有慢性颈痛的人数比例也高达14%[1]。除了受伤，颈部疼痛最常见的原因是姿势应力。研究表明，有87%的颈部疼痛患者的疼痛来源于软组织病变[2]。

189 颈椎的解剖、功能和功能障碍

概述

- 颈椎包括7块椎骨（图5–1）。颅骨下方第一个椎体为C_1，又称为寰椎。颈椎从上至下依次称为C_1~C_7。C_7的棘突（spinous process，SP）明显比其他椎体的棘突长，所以又称为隆椎。C_2又称为枢椎。枕骨与C_1相连形成寰枕关节。

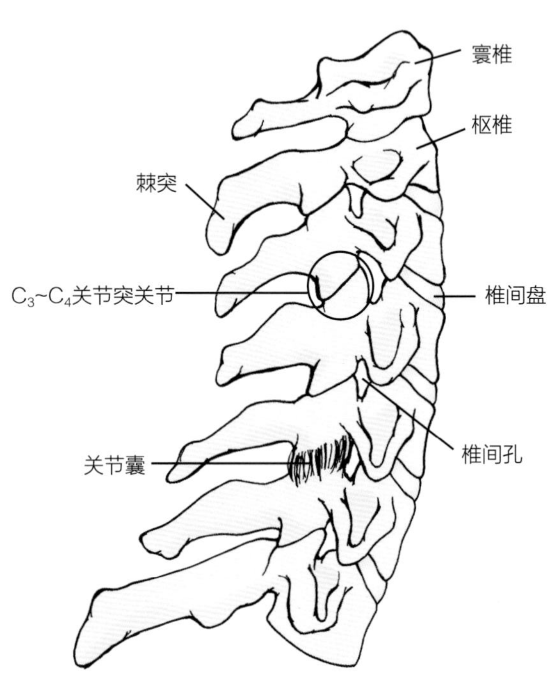

图5–1 颈椎前部和后部的侧面观，显示椎体、椎间盘、关节突、椎间孔、横突及横突孔

- 这7块椎骨根据其解剖结构可分为两部分。
- 下颈段由典型椎骨C_3~C_7组成。
- 上颈段由非典型椎骨C_1、C_2及枕骨组成。

颈曲

- 颈椎有一个正常的前凸曲线（即曲线凸向前方）。颈椎前凸的位置由韧带、肌肉、关节面和椎间盘来维持，较为稳定。
- 颈椎前凸曲线的顶点在C_5~C_6。最大的屈曲、伸展和旋转发生在下颈段，较大的活动度也使得该部位较易受到损伤。
- 颈椎的曲度可能因多种因素而增大或减小。基本上，肌肉张力是决定颈椎曲度最主要的因素[3]。
- 头前移的姿势使曲度增大，关节突关节承受到较大的压力。
- 创伤引起前部韧带缩短、颈深屈肌持续的收缩等均会造成颈椎曲度减小，进而对椎间盘产生较大的压力[4]。

姿势

- Grieve[5]指出："头部姿势控制身体姿势。"这很好地说明了头部位置的重要性。一个人头部的位置还体现了其自我形象和尊严。
- 有三个影响姿势的主要因素：遗传、受伤史和后天的习惯[3]。正如Cailliet所说[3]，家人或同伴的压力、焦虑、不安全感、恐惧、愤怒、抑郁等可能使一个人从儿童时期便养成瘫坐的姿势习惯。
- 在正常姿势下，由于头部的重心处于身体重心的前方，因此为了维持头颈部的平衡，需要伸肌的收缩。这也解释了为什么人们坐着睡觉时，头部会向前倾斜。
- 上颈段的关节囊和韧带等结缔组织作为重要的感觉器官，包含高度密集的本体感觉神经[6]。枕下三角的肌肉是体内控制最精细的肌肉，一个 190
运动神经仅控制了4~5条肌纤维，这一比例与控制眼球运动的肌肉相同。而像腓肠肌这类运动控制较为粗糙的肌肉，一个运动神经就控制了1600条肌纤维。上颈段的正常功能对平衡觉、协调能力，以及头部对听觉和视觉做出相应的反馈运动是至关重要的。

- **功能障碍和损伤**：头前移姿势是颈部疼痛最常见的原因。圆肩和头前移姿势造成脊柱颈段伸展，增大了颈曲，使椎间孔（intervertebral foramen，IVF）闭合，进而导致神经根受压。关节面被压缩，软骨负重增加，润滑和营养减少，导致早期退化。关节囊短缩并产生异常的交叉连接，导致失去正常的关节内运动。为了支持头部的重量，颈段和上胸段伸肌的张力也增加。这不仅导致疲劳，还增加了关节面和椎间盘的压力，并进一步关闭椎间孔。锁骨上、下方的区域被称为胸廓出口，肩部伸肌短缩，活动度减小，可能会压迫支配手臂的神经和影响血液循环。瘫坐的姿势也会使肺活量降低，颞下颌关节（temporomandibular joint，TMJ）过度紧张。

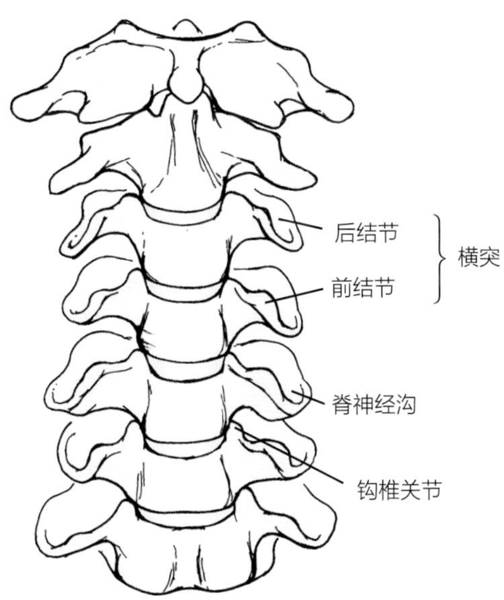

图5-2 颈椎前面观，显示钩突、横突前结节和后结节、脊神经沟

- 椎动脉位于枕下三角深部，经枕骨大孔上升到颅内，头前移姿势使椎动脉受压，血流受阻。Lauren Berry认为，持续的头前移姿势对椎动脉的压缩是早期衰老的主要因素。头前移姿势时枕骨后旋、颈椎伸展，导致枕骨和C_1间狭窄，进而压迫椎动脉。

颈椎的一般解剖学特点

- 就像腰椎和胸椎一样，颈椎的每块椎骨都分为前部和后部。在结构和功能方面有许多相似之处和一些重要的区别。
- 前部包括椎体和构成椎体间纤维软骨关节的椎间盘（intervertebral disc，IVD）（图5-1）。寰枕关节和寰枢关节内没有关节盘，C_1没有椎体。
- 后部的结构则包括由椎弓根和椎板形成的两个椎弓、两个横突、中央的棘突及形成滑膜关节的上、下关节突。C_1没有棘突，仅有一个后结节，较难触及。

颈椎的独特解剖学特点

- 横突是每个椎体两侧的骨突。仅颈椎有这一结构（图5-2）。横突分为前部和后部，前部和后部之间有一个开口，称为**横突孔**，中间走行椎动脉。横突外侧最凸起的前、后结节是下颈段9块肌肉和上颈段6块肌肉的附着点。横突上表面有脊神经沟。

下颈段的独特解剖学特点 191

- 颈椎的椎体比胸椎或腰椎小得多。椎体体积较大则稳定性较高，体积较小则活动性较好[2]。颈椎椎体在椎间盘前下方有关节唇为椎间盘提供更大的保护，这也是颈椎所特有的。
- 棘突是在颈后方可触诊到的骨性突起。它们增加了C_3~C_7的长度。C_4~C_6的棘突可能有两个，或是分裂的，也有可能不对称。
- C_3~C_7椎体的后外侧缘呈钩状上抬，称为钩突（图5-2），它们与上一节椎体倾斜的下缘相关节。这些关节被称为von Luschka关节或钩椎关节。Grieve[5]将它们描述为滑膜关节，内衬透明软骨，周围有关节囊包围，中间则是椎间盘。这些关节通过限制侧屈来保护后外侧椎间盘并增加局部稳定性。与其他滑膜关节一样，它们有丰富的本体感受器[7]。
- **功能障碍和损伤**：重要的是要认识到，治疗师不能仅通过棘突的位置来评估脊椎的功能。对棘突的触诊手法不应过于轻柔。触诊棘突时产生的疼痛即提示椎体功能障碍或损伤。屈伸时的剪切力使钩椎关节特别容易发生退行性变。该位置易出现软组织增厚和骨赘，对邻近的神经根、椎动脉造成刺激并使侧屈活动度减小[5]。该位置通常是颈椎最早发生退化的区域，所以进行性侧屈活动度减小是颈椎退行性变的主要临床症状。

上颈段的独特解剖学特点

- 寰枕关节是滑膜关节，由C_1上关节面和枕骨形成。C_1没有椎体和棘突，形状像一个环，更像颅骨和枢椎之间“垫圈”[8]。
- C_2有一个独特的朝向前方的突起，称为齿突。齿突前方形成滑膜，与C_1后方形成关节，称寰枢关节。齿突后方紧邻脑干和脊髓上部。
- **功能**：整个颈椎50%的屈伸活动发生在寰枕关节，50%的旋转发生在寰枢关节。寰枢关节是脊柱最灵活的关节[8]。这两个关节间没有椎间盘，因此缺乏椎间盘本该提供的紧密配合，所以这些关节不太稳定，其稳定性依赖于韧带和周围的肌肉和筋膜。
- **功能障碍和损伤**：上段颈椎是身体功能障碍和损伤最常见的部位之一。由于该部位缺乏稳定性，所以无论是体育运动、日常生活，还是车祸，都容易使其受损。在常见的头前移姿势中压力性紧张也常出现。当头部处于向前的位置时，寰椎后旋以使视线保持水平，从而使枕下肌群缩短。这会导致第一、第二颈神经卡压，引起紧张性头痛。类风湿关节炎等使结缔组织变弱的疾病会造成进一步的不稳定，这是需要治疗师极其小心的。这时使上颈椎进行剧烈运动是**禁忌的**。

椎间盘

如前所述，除了寰枕关节和寰枢关节外，其余颈椎间均有椎间盘。

- **结构**：椎间盘包括髓核和环。
  - □ **髓核**：椎间盘的髓核呈凝胶状，其中含有80%~90%水，被纤维壁包绕。在颈椎，髓核位于椎间盘前部；而在腰椎髓核则位于椎间盘的中部。椎间盘呈楔形，前部比后部高出约2倍，这有助于正常的颈椎前凸。在腰椎椎间盘是平行的。
  - □ **环**：纤维软骨交织形成同心环层。 192
- **功能**：椎间盘为椎体之间的运动提供了减震液压系统。椎间盘还具有本体感受和伤害感受等功能。椎间盘的营养是通过脊柱的运动产生的，它通过压缩和减压将液体泵入椎间盘。
- **功能障碍和损伤**：椎间盘的主要病变为退变和突出。肌肉持续收缩产生的压力可导致椎间盘退变和突出[3]。
  - □ **椎间盘突出症**可能是由于急性损伤或累积性应力。压力或损伤会引起撕裂导致**内部破裂**。由于这些撕裂，纤维环变得疏松，在椎间盘周围产生凸出物，这叫作**椎间盘膨出**，膨出有可能继续发展为**椎间盘突出**，即椎间盘结构的位移。椎间盘损伤会导致局部颈痛和牵涉痛。椎间盘内部的破裂会造成颈痛和肩胛间区的牵涉痛。椎间盘脱出会压迫神经根造成缺血。大多数神经根受刺激发生在C_5~C_6和C_6~C_7。放射到上臂的疼痛可定位至具体肌节（由脊神经运动根支配的肌肉）和皮节（脊神经感觉根支配的皮肤区域），这些内容将在“颈神经”部分描述。
  - □ 由于钩椎关节对颈椎提供保护，颈椎间盘的髓核的位置更靠前，且后纵韧带更为强壮，所以不同于腰椎，颈椎间盘突出症不常见。颈段后纵韧带有两层且完全包绕椎间盘；而在腰部，后纵韧带又薄又窄。
  - □ 有研究人员认为**椎间盘退变**与年龄有关，但也有研究人员认为它是由先前的损伤或反复的压力造成的。椎间盘一旦失去了与水结合

  的能力，便也失去了它的减震功能，进而导致环破裂。退变还会影响颈椎的其他结构。例如，椎间盘高度减低压迫关节面，导致关节软骨退变。
  - 颈椎椎间盘退变的症状是颈部疼痛，醒来时颈部僵硬，运动能力尤其是侧屈功能丧失，并可能出现肩部的牵涉痛。随着病情恶化，可能出现手臂疼痛和无力。
- **治疗介入**：处理椎间盘突出的患者时需要特别警惕。一些患者颈部的肌张力能够为椎间盘提供稳定性，这时**禁忌**做深部按摩。在脊柱中立位时行收缩–放松（contract-relax，CR）肌肉能量技术（muscle energy technique，MET）。应用轻柔的软组织松动手法，但尽量减少脊柱的后前向松动。这些技术的目的是减轻炎症性水肿，减轻神经根周围静脉淤血、缺血，以及缓解肌肉的高张状态，从而使椎间盘减压。

关节突关节

- **定义**：关节突关节（图5–1）是被结缔组织关节囊、脂肪垫和纤维半月板包绕的滑膜关节。在胸腰椎，每个脊椎均有清晰可见的两对上、下关节突关节。
- **结构**
  - **关节面**：在健康状态下，关节突关节的关节面被透明软骨覆盖，且有滑液润滑。与身体的其他部位一样，关节软骨的营养来自于运动带来的压迫和减压循环。
  - **关节囊**：内层的滑膜层和厚而致密的外层纤维层构成关节囊。在颈椎，关节囊是松散且有弹性的，它使颈椎成为脊柱内活动度最大的部分。关节囊内也有折叠的纤维半月板，使关节可以承受较大的载荷。
- **功能**
  - 关节突关节决定了关节运动的范围、方向及承重能力。在健康状态下它们是相互滑动的。伸展和侧屈时颈椎关节面闭合，侧屈时开放。
  - 关节突关节囊（囊韧带）起着被动稳定关节突关节的作用。关节囊通过机械感受器充当本体 193
    感觉、位置觉、运动觉和压力觉的感受器，通过疼痛纤维充当疼痛感受器。颈椎关节突关节的关节囊内本体感受器数量更多，也就导致它的本体觉感比腰椎更精细[4]。
- **功能障碍和损伤**：关节突关节易受到累积性应力和急性损伤的影响。关节也可能是头痛等局部疼痛和牵涉痛的来源。最常见的原因如下。
  - **头前移姿势**：这种姿势使关节突关节持续伸展，关节面闭合、受压，润滑减少，导致早期退化。
  - **肌肉失衡**：可以预测到的颈椎肌肉失衡的模式称为上交叉综合征，详见下文“颈部肌肉失衡”部分。
  - **活动减少**：由于肌肉紧张、头前移姿势、韧带和关节囊增厚、关节固定、椎间盘变性或突出、关节炎等的影响，关节面可能失去正常的滑动特性。
  - **退行性变**：引起关节突关节退行性变的因素很多。肌肉失衡会对软骨产生异常的压力，造成关节不稳定。肌肉持续的收缩使关节活动减少，并增加软骨的压缩载荷。关节面软骨退变是局部疼痛和牵涉痛的原因。患者往往将它描述为颈肩部及肩胛区的钝痛。最终，软骨形成骨赘，侵入椎间盘，导致神经根受到刺激，这将表现为上肢的疼痛、麻木、刺痛或无力。
  - **损伤**：软骨易受到急性损伤（如运动损伤、跌倒、对头部或颈部的打击）、持续性肌肉收缩的累积性应力和头前移姿势的影响。
  - **急性关节突综合征**：较常见的主诉是颈部的“肌肉痉挛”，颈部不能转动。如前所述，理论上这是由于关节软骨表面固定或关节面间的纤维半月板受卡压。
  - **关节囊损伤**：由于关节囊受较多的神经支配，一旦扭伤将非常痛苦，它可能导致局部疼痛和牵涉到手臂的疼痛。损伤也会影响机械感受器，导致协调、平衡功能障碍，并改变肌肉的运动模式及反射，造成无力或高张状态。

- □ 颈部疼痛往往是由关节运动受限和关节囊增厚引起的[5]。关节突关节运动受限通常造成同一椎体平面的肌肉张力增高。

治疗介入

- □ 急性关节突关节病变的诊断结果包括颈椎侧屈、伸展活动度的丧失，伴随活动度末端关节面的局部疼痛，受累关节面被动滑动范围减小，肌肉无力伴高张状态。慢性关节突关节病变的诊断结果包括肌肉高张，肌肉长度和肌力失衡，多裂肌和关节囊韧带等纤维组织增厚，正常关节结构的改变。运动能够使关节润滑，运动的减少意味着润滑的减少，进而增加关节面的摩擦和磨损。
- □ 许多患者告诉治疗师：“医生说我患有颈部关节炎，终生要忍受疼痛。”他们害怕移动颈部，或者更糟糕的是，他们被告知如果不舒服的话就不要移动颈部。但是我们要认识到，Cailliet[3]曾指出：“很少或没有证据表明颈部的疼痛程度与X线片所发现的关节炎的程度相关。”这在临床治疗中是非常重要的。在笔者的临床实践中，大多数患者可以通过适当的姿势和运动训练显著减轻疼痛并改善功能。
- □ 基本的治疗方案是释放短缩而紧绷的肌肉过高的张力，拉伸关节囊韧带，通过CR MET改善肌肉无力，通过压缩和减压为软骨补充水分，通过适当的松动恢复关节面之间正常的滑动。
- □ 指导患者保持正确的姿势非常重要，因为体位是颈部疼痛的主要原因。
- □ 另一方面，一些患者由于先前的损伤，颈部
194 肌肉不稳定、无力。需要指导他们加强锻炼，帮助稳定颈椎。这通常需要转诊给物理治疗师或私人教练去处理。最后，由于颈部有很多本体感受器，所以平衡练习对于恢复其神经功能很重要。
- □ 急性关节突综合征患者需要转诊到脊柱按摩师或整骨医师。

椎间孔

- **结构**：颈椎的椎间孔较为狭窄，在胸腰椎则相对较宽（图5–1）。颈椎椎间孔狭窄多由骨赘引起，而超过90%的椎间盘突出位于腰部[3]。
- **功能**：椎间孔为感觉和运动神经根及血管提供了一个出口。屈曲时椎间孔打开，伸展时椎间孔稍微闭合。
- **功能障碍和损伤**：椎间孔狭窄会导致神经根受压，产生上肢的疼痛、麻木和刺痛。椎间盘退变、椎间盘突出、骨赘、小关节炎、肌肉持续收缩、关节囊和黄韧带增厚及纤维化、关节面的错位、关节面或钩椎关节骨关节炎、头前移姿势造成前凸增加等均可导致椎间孔狭窄。椎间孔明显缩小称为**椎间孔占位**，可导致神经根受刺激。

颈神经

- 与脊柱其他区域一样，颈神经是由脊髓发出的、**运动（腹侧）**神经根和**感觉（背侧）**神经根结合而成的混合神经。运动神经根与感觉神经根交汇形成脊神经。运动神经与钩椎关节距离较近，感觉神经靠近关节突关节和关节囊。
- C_1、C_2和C_3神经支配头面部，它们穿行通过颅底的肌肉，对持续性肌肉收缩敏感（图5–3）。C_2的内侧支又称为枕大神经，穿过头半棘肌和头皮到颅骨的后面。C_3神经向前延伸到眼部上方的区域，如果受到刺激，患者会感到鼻窦疼痛[3]。
- **脊髓**位于椎管的上4/5，颈部屈曲时神经根拉紧，牵拉脊髓。通常，神经根和脊髓足够松弛，但许多因素会影响它们的自由运动。

背根神经节

- **背根神经节**是一簇感觉神经胞体，它被认为是疼痛的主要部位，称为根性痛。背侧神经节受

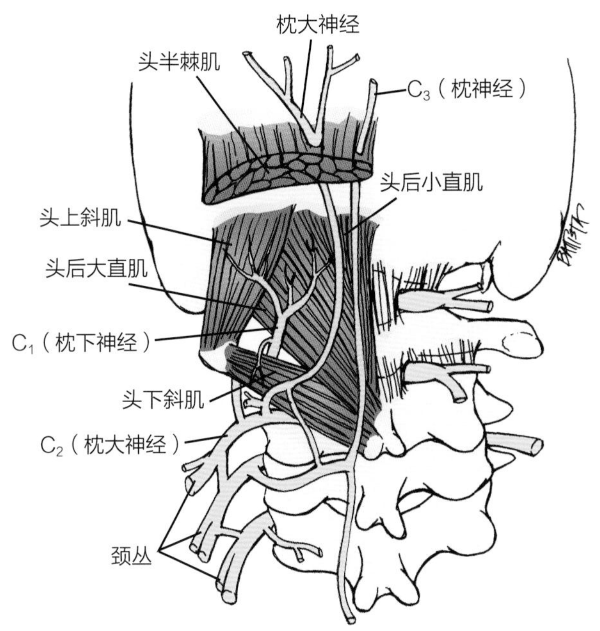

图5-3 C_1~C_3神经在枕下肌及枕下区的支配情况

到刺激会引起剧烈的疼痛、麻木及对应皮节的刺痛。**皮节**是脊神经支配的具体皮肤区域（图5-4）。

腹侧（运动）神经根

- 腹侧（运动）神经根是一簇运动神经胞体。一个**肌节**是由具体脊神经腹侧（运动）神经根支配的一组肌肉。运动神经根受到刺激会引起深
195 层的钻样痛、肌肉无力和萎缩。颈神经根相应的肌节：C_1~C_2，屈颈；C_3，颈部侧屈；C_4，肩部抬高；C_5，肩外展；C_6，屈肘、伸腕；C_7，伸肘、伸指、屈腕；C_8，伸拇指；T_1，手指外展。

臂丛

- C_5~C_8、T_1神经根的前部形成臂丛神经（图5-5），组成尺神经、正中神经和桡神经。它们从前、中斜角肌之间穿出，位于锁骨、锁骨下肌、胸小肌下方，然后到手臂。神经表面覆有神经外膜，C_4~C_6被固定在斜角肌群，这些肌肉的持续收缩可以刺激这些神经。

- **功能障碍和损伤**
  - □ 椎间孔周围的神经根和脊髓可能由于椎间盘突出、黄韧带增厚、骨质增生（骨赘）及关节面退行性变或肥大（骨质沉积）等而发生炎症、被压缩或被拉伸（被拴住）。
  - □ 神经根受刺激模型通常是静脉淤滞引起肿胀，肿胀引起缺血（低氧），导致神经根极度敏感[7,9]。
  - □ 与四肢牵涉痛、麻木或刺痛相关的三种类型： 196

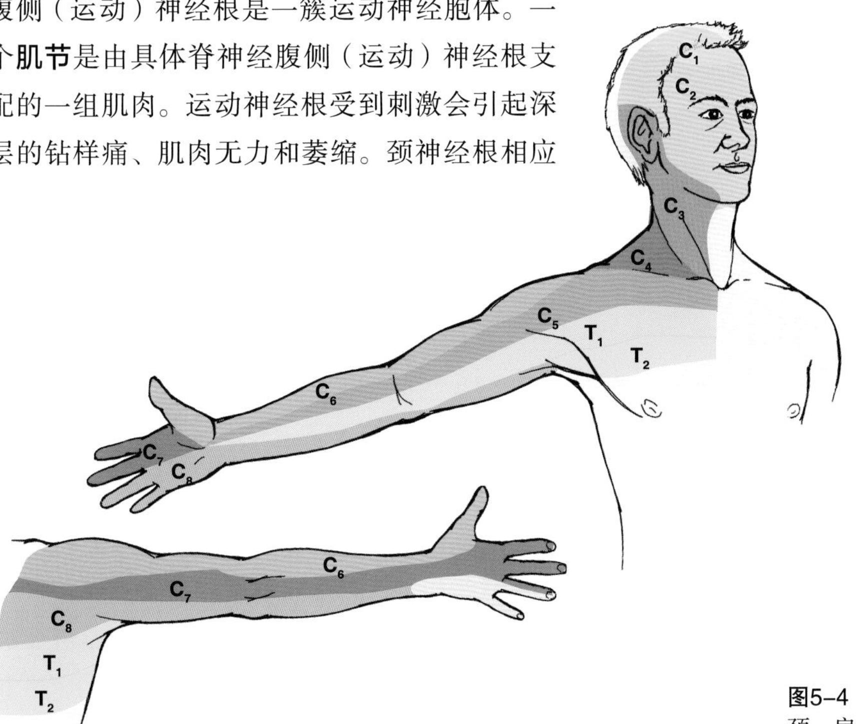

图5-4 颈椎的皮节，其中包括头、颈、肩、臂、手

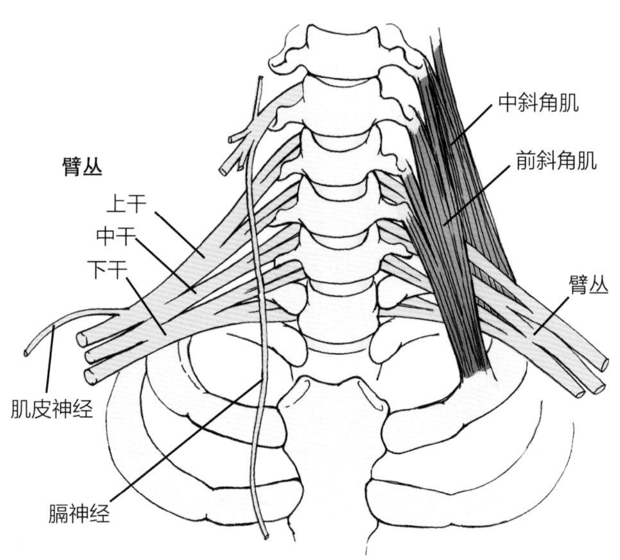

图5–5 臂丛和斜角肌。臂丛神经走行在前、中斜角肌之间，锁骨下方，沿胸小肌下方进入手臂

脊髓受刺激、神经根受刺激和臂丛周围受刺激。

- 脊髓受刺激导致者称为**脊髓型颈椎病**。脊髓压迫常影响老年人，导致步态紊乱、手部活动不良、下肢无力及躯干麻木[3]。被动屈颈引起下肢麻木提示脊髓受压。
- 神经根性疼痛也称为**根性痛**，由椎间孔周围的颈神经根受刺激导致。如果感觉神经根受刺激，造成疼痛、麻木、刺痛，可以定位到特定区域，称为皮节，而不是一个较为扩散的区域。疼痛从深层痛变为锐痛。如果运动神经根受到刺激，它会导致该运动神经根支配的肌肉的深部疼痛和无力，且造成疼痛的原因往往很难鉴别。
- 牵涉痛的第三种来源是臂丛，可能是前、中斜角肌及胸小肌、锁骨下肌持续收缩或锁骨上、下方筋膜增厚带来的压迫。这些状况被广泛定义为胸廓出口综合征。胸廓出口综合征常由跌倒引起，也可能是受伤、过度工作或娱乐习惯造成的。

- **治疗介入**：MET、STM和关节松动术可在神经根周围提供温和的抽吸作用，以减轻肿胀、增加供氧，并诱导软组织正常运动。

交感神经

- 交感神经系统的主要结构位于颈部，包括颈前三个交感神经节。交感神经穿过颈长肌，并易受到持续肌肉收缩或过度伸展的影响造成过度伸展性损伤。
- **功能障碍和损伤**：挥鞭伤可损伤颈部交感神经[10]。这些神经受到刺激会引起头痛、眩晕、耳鸣、面部疼痛、面部潮红、咽感觉异常、恶心、视物模糊等症状[3]。
- **治疗介入**：临床上很多情况下手法治疗是有效的，深层颈屈肌MET和STM可以减少或减轻交感神经的刺激症状。所有有此类症状的患者，都应该被转诊给脊柱按摩师或正骨师，以对潜在的关节问题进行评估和治疗。

韧带

- 寰枕关节和寰枢关节的稳定性主要由致密的韧带提供，这些韧带主要是十字韧带、翼状韧带等。
- 下颈段的主要韧带包括以下几种。
  - **前纵韧带**在颈椎较薄，在腰椎较厚。
  - **后纵韧带**在颈部宽而粗，在腰部狭窄。后纵韧带可对椎间盘的后方隆起起到保护作用。
  - **黄韧带**与关节囊相伴行。
  - **棘上韧带**一般被称为项韧带，从C_7、T_1连接至枕外隆凸。由于头部的重心在重力线前方，该韧带和颈部伸肌会对抗头部产生的向前的力。
  - 关节突关节的**囊韧带**（参见前文关节囊的相关内容）。
- **功能障碍和损伤**：颈椎退变可能造成椎管狭窄、伸展时黄韧带皱缩[2]。因为黄韧带与关节囊相伴行，关节扭伤可以使关节囊和黄韧带增厚，使椎间孔缩小而侵犯神经根。造成结缔组织变弱的疾病（如类风湿关节炎）会严重影响上颈段的稳定性。

- **治疗介入**
  - □ 因为很多慢性颈痛患者伴有关节囊韧带纤维
197 化，按摩治疗的目的是通过手法治疗放松这些纤维并补充水分。致密的关节囊韧带会阻碍椎体的正常滑动，并导致关节退变。
  - □ 对类风湿关节炎或急性颈部损伤病史的患者需要小心。如果患者的测试结果显示颈部肌肉的肌力减弱，那么治疗的目的是在颈椎中立位时通过CR MET以保持颈椎的稳定性。通过治疗师指导的运动加强患者颈部的肌肉力量并增加韧带的密度。

颈筋膜

- **结构：**筋膜是一层致密结缔组织。除了环绕着每块肌肉的筋膜外，颈部还有6层筋膜。**椎前筋膜**包绕每一个椎体并向下延续至胸腰筋膜[2]。
- **功能：**筋膜在传递肌肉力量和稳定身体方面起着重要的作用。筋膜围成肌肉通道，保证肌肉在精确的方向上收缩。
- **功能障碍和损伤：**损伤或刺激会产生异常交联与胶原沉积（粘连），使筋膜增厚。筋膜增厚限制了筋膜内正常的肌肉运动，降低关节活动度。

颈部肌肉

- **结构：**颈椎肌肉可分为四个功能群：浅后、深后、浅前、深前[7]。浅后群包括斜方肌、肩胛提肌、颈夹肌和头夹肌。它们有助于抗衡头部重力，使颈部伸展。深后群包括颈最长肌和头最长肌、颈髂肋肌、头半棘肌、颈半棘肌、多裂肌和枕下肌。浅前群包括胸锁乳突肌（SCM）、斜角肌、舌骨肌。深层屈肌包括颈长肌和头长肌。
- 还可以划分为控制头部运动的肌群（Cailliet[3]将其称为头部肌）和那些控制颈椎运动的肌群。除了枕下肌群，移动头部的肌肉还包括头最长肌、头半棘肌、头夹肌、深层屈肌（包括头前直肌和头外侧直肌）和舌骨上肌群。其中，由于舌骨上肌群附着于下颌骨，它们还可协助头部屈曲。这一分类还对肌肉对枕骨、寰椎、枢椎及下颈段的影响进行了功能分化[2]。这种节段间独立的运动使下颈段保持稳定，而上颈段的微小运动可服务于视觉和听觉。
- **功能：**颈部肌肉提供动态稳定性、活动性和本体感觉反馈，这对我们的平衡和精细姿势控制至关重要。脊柱骨盆区的肌肉和相关筋膜的基本功能是保证搬运活动的稳定性。对于颈椎，活动性和稳定性均必不可少。足够的活动性使我们能够快速、有效地移动眼和耳朵。而肌肉所提供的稳定性提供了平衡性和关节、椎间盘运动的力量，同时也起到减震的作用，防止过度运动造成关节、椎间盘损伤。用于保持稳定的最重要的肌肉包括多裂肌、枕下肌和深层屈肌。这些颈部肌肉是独特的，因为它们不通过肌腱而是通过肌筋膜组织附着于骨。肌筋膜组织含有大量的机械感受器，这些感受器在头颈部的位置和运动中起着重要的作用。平衡器官（前庭器官、眼肌和头颈肌）之间也有很多反射连接[2]。
- 下颌与颈椎肌肉之间存在密切的关系。吞咽、咀嚼、发音均与舌骨肌有关。下颌打开时枕部必须保持稳定。
- **功能障碍和损伤**
  - □ **肌肉紧张：**肌肉紧张通常由姿势或心理、情绪压力引起。与腰椎一样，颈椎伸肌的持续收缩是较为典型的。头前移姿势时，伸肌缩短，增加颈椎的生理曲度并使关节面处于闭 198
合状态。这一姿势导致小关节和椎间盘受压，产生头颈部疼痛，并导致这些结构的早期退化[4]。
  - □ **前斜角肌综合征：**臂丛和锁骨下动脉从前、中斜角肌之间穿出。这些肌肉的持续收缩会引起手部尺侧的疼痛、麻木和刺痛，这被称为前斜角肌综合征。这种症状也可能是胸廓出口综合征的一部分。
  - □ **颞下颌关节痉挛：**损伤或头前移姿势还会使

舌骨肌、颞下颌关节的肌肉持续收缩而造成肌肉痉挛。头前移姿势时为了保持双眼水平，头部向后倾斜，下颌骨向后下方牵拉，这意味着咬肌和颞肌必须增加它们的紧张度，以使颞下颌关节保持在休息位[2,4]。

- □ 头痛：头痛有多种原因，可能来源于颈椎关节面（关节囊）和肌肉。根据Kendall及其同事的研究[4]，两种类型的头痛与肌肉紧张有关：枕部头痛和紧张性头痛。枕部头痛可能是因为头半棘肌的持续收缩。头半棘肌可以刺激枕大神经，导致枕部至头顶部的疼痛、麻木和灼烧感。而紧张性头痛多是由于错误的姿势和情绪、心理压力造成后颈部肌肉的持续紧张引起，紧张时肌肉张力会增加。头后小直肌附着于硬脑膜，持续收缩对硬脑膜产生拉力，也会引起紧张性头痛。
- □ 肌肉损伤：肌肉拉伤常与急性损伤有关，但也可能由轻微的重复性劳损引起。追尾事故中最常受损的肌肉是胸锁乳突肌，其次是颈长肌。如果胸锁乳突肌持续收缩，就会把头向前拉。通常情况下，颈长肌作为颈部的深层屈肌，当损伤之后肌力会减退，使颈曲增大。但如果损伤后颈长肌变得短缩和紧张，就会使颈曲减小。
- □ 如前所述，Janda描述了肌肉功能障碍可预见的模式，在上半身这种功能障碍被称为上交叉综合征（图5–6）。相交叉的一个轴上的肌肉有非常典型的紧张，另一个轴上的肌肉则为无力。上交叉综合征的姿势在表5–1中列出。

表5–1	上交叉综合征的标志性症状
异常姿势	功能障碍
圆肩	胸小肌缩短
头前移	胸椎后凸
头部过伸	枕下肌群缩短
肩部抬高	上斜方肌和肩胛提肌缩短
翼状肩胛	前锯肌无力
颈曲增大	颈伸肌缩短，颈深屈肌无力

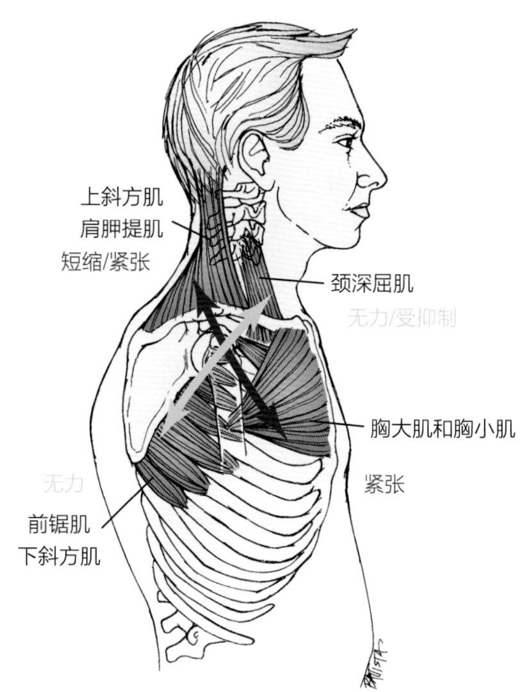

图5–6 上交叉综合征的特征是枕下肌、颈伸肌、上斜方肌、肩胛提肌和胸肌的紧张与短缩，而颈深屈肌、中斜方肌、下斜方肌和前锯肌无力并受到抑制。这一综合征表现为头前移姿势、圆肩、头部过伸、肩部抬高、颈曲增大

颈部肌肉失衡

- 容易紧张和缩短的肌肉：肩胛提肌、上斜方肌、胸锁乳突肌、枕下肌、斜角肌、颈伸肌（包括头夹肌和头半棘肌）、颞肌、咬肌、胸小肌。
- 易无力并受抑制的肌肉：颈深屈肌（包括颈长肌 199
和头长肌），中、下斜方肌和前锯肌、菱形肌。
- 这些模式有共同的变化。例如，斜角肌紧张、缩短或无力、受抑制。

颈椎肌肉的位置性功能障碍

- 颈伸肌向内侧扭转。
- 斜角肌和胸锁乳突肌往往产生向前的扭转。

头颈部的平衡与肌肉有关

- 增大颈曲的肌肉
  - □ 颈半棘肌和头半棘肌。
- 减小颈曲的肌肉
  - □ 颈长肌和头长肌。
- 导致头前移姿势的肌肉失衡

- □ 短而紧的胸锁乳突肌。
- □ 颈伸肌、下斜方肌和腹肌无力。

治疗介入

- □ 治疗颈椎肌肉的基础是纠正错误姿势。唯一的例外是急性疼痛的患者，因为疼痛时患者会采取代偿姿势。Kendall及其同事提供的训练指南[4]建议加强颈深屈肌、下斜方肌和背阔肌，以帮助纠正姿势错误。
- □ 治疗急性患者的主要目的是应用温和的RI MET或CR MET吸收多余的体液，恢复适当营养，并提供温和的压力以促进胶原纤维的正常愈合。当触诊紧张的肌肉时，会发现肿胀、过多的液体和紧张，还会触诊到水肿而造成的刚性薄膜。
- □ 治疗亚急性或慢性患者的主要目的是降低肌肉过高的张力，延长缩短的肌肉和筋膜，改善颈椎的活动度。CR MET和PIR MET被用来改善肌力和稳定性。最后，进行平衡训练来促进本体感受器的功能恢复。

颈椎肌肉的解剖

表5-2中是未在第三章中列出的肌肉。

颈部肌肉的动作

表5-3列出了颈部肌肉的动作，包括前屈、伸展、侧屈、旋转和环转。

表5-2　颈椎肌肉的解剖

肌肉	起点	止点	动作	功能障碍
前外侧颈肌（图5-7）				
前斜角肌（图5-7B）	C_3~C_6横突前结节	第1肋的上表面	颈椎的侧屈与稳定	头前移姿势时会缩短和紧张。持续收缩可压迫臂丛，造成手部（尤其是尺侧）的疼痛、麻木和刺痛。因为斜角肌可作为拉线帮助稳定颈椎，所以它持续的紧张会导致颈椎的无力和不稳定
中斜角肌（图5-7B） 临床注意：臂丛走行在前、中斜角肌之间，锁骨下方，胸小肌下方，然后走行到手臂	C_3~C_7横突前结节	第1肋的上表面	颈椎的侧屈与稳定	
后斜角肌（图5-7B）	C_3~C_7横突后结节	第2肋后外侧，肩胛提肌前方	侧屈颈椎	
胸锁乳突肌（图5-7A）	胸骨头：胸骨柄前表面。锁骨头：锁骨内侧1/3的上表面	颞骨乳突外表面、上项线外2/3	双侧收缩：低头 单侧收缩：使头侧屈并向反方向旋转	挥鞭伤后最易受损的肌肉就是胸锁乳突肌，易产生头部疼痛。因为胸锁乳突肌的功能之一是向前牵拉头颈部，紧张的胸锁乳突肌易导致头前移姿势
枕下肌（图5-3）				
头后大直肌	C_2棘突上外侧	下项线外侧半	双侧收缩：使头后伸 单侧收缩：使头同向侧屈和旋转	头前移姿势会使枕下肌紧张和缩短。枕下肌含有机械性感受器，持续的紧张使本体感觉功能下降、平衡功能丧失。由于它与脑膜相连，持续的紧张还会导致紧张性头痛
头后小直肌	寰椎后结节	下项线内侧1/3	维持寰枕关节的姿势和稳定	
头上斜肌	C_1横突后角处的粗厚纤维和外侧段	下项线外侧1/3上方	双侧收缩：头后伸 单侧收缩：头向同侧屈	

续表

肌肉	起点	止点	动作	功能障碍
头下斜肌	C_2棘突顶外表面和枢椎弓	C_1横突的下表面和后表面	头向同侧旋转	
舌骨上肌（图5-8）				
二腹肌	两个肌腹通过圆形的肌腱相连，从乳突延伸到颏。后腹附着于颞骨乳突切迹内，斜向前下	前腹附着于下颌骨基底部的二腹肌窝；两个肌腹在中部相连，穿过茎突舌骨肌	下压下颌骨和抬高舌骨	头前移姿势使枕骨后伸并产生一个对舌骨肌的拉力。下颌骨被拉向后下方，需要持续收缩咬肌和颞肌以保持口腔闭合，这种紧张使舌静止时位于下牙后面，而不是正常的休息位（上牙后面）
茎突舌骨肌	茎突后表面的小肌腱	舌骨体	抬高并后收舌骨	
下颌舌骨肌	形成肌肉发达的口腔底部。它是个平面，附着于下颌骨的下颌舌骨线的全长	向内、向下至舌骨体的前内侧	在吞咽的第一阶段提升口底；抬高舌骨或使下颌下压	
舌骨舌肌	形成舌骨大角	从舌腱膜上通过	舌骨舌肌的运动与颏舌肌和茎突舌肌协调发生	
舌骨下肌（图5-8）				
胸骨舌骨肌	锁骨内侧端后表面，胸锁后韧带，胸骨后上表面	舌骨体最内侧下缘	吞咽使舌骨下压	头前移姿势使枕骨后伸并产生一个对拉舌骨肌的拉力。下颌骨被拉向后下方，需要持续收缩咬肌和颞肌以保持口腔闭合，这种紧张使舌静止时位于下牙后面，而不是正常的休息位（上牙后面）
胸骨甲状肌	短而宽，起自胸骨柄下方的胸骨舌骨肌起点的后表面	甲状软骨板上的斜线	吞咽或发声时喉下降	
甲状舌骨肌	甲状软骨板上的斜线	大角下缘及胸骨舌骨肌与肩胛舌骨肌下的舌骨邻近部	下压舌骨或上提喉部	
肩胛舌骨肌	肩胛切迹附近的肩胛骨上缘。由两个肌腹组成，三者由中间腱相连	舌骨体的下缘，胸骨舌骨肌止点的外侧	舌骨抬高时使其被下压	
椎前肌（图5-9）				
头外侧直肌	寰椎横突	枕髁外侧枕骨下表面	稳定头部，使头向同侧屈曲	椎前肌易变得无力，导致颈椎的不稳定及头前移姿势。如果胸锁乳突肌紧张，深层椎前肌无力，下颏和头部会伸向前。这些肌肉也会表现出相应的紧张和无力。颈长肌和头长肌帮助稳定头颈部，预防过伸；而后方的肌肉，如上斜方肌，会抬高肩部。挥鞭伤等其他伤害使头部强力过伸，通常会过度拉伸和撕裂长肌，表现为患者在无痛条件下也不能抬起肩部和头部。长肌的无力也会导致头前移姿势，并使伸肌紧张无力
头前直肌	寰椎横突前表面	枕髁前方枕骨的下表面	屈曲头部	
头长肌	C_3~C_6横突前结节	枕骨基底部的下表面	双侧收缩：屈曲头部并使上颈段伸直 单侧收缩：侧屈头部 帮助稳定头颈部	

续表

肌肉	起点	止点	动作	功能障碍
颈长肌（下斜肌）	T_1~T_3椎体前	C_5、C_6横突前结节	双侧收缩：屈曲和拉直上颈段 单侧收缩：同侧屈曲和旋转颈部 帮助稳定颈部	
颈长肌（上斜肌）	C_3、C_5前结节	寰椎前结节		
颈长肌（中间纤维）	上3个胸椎和下3个颈椎的椎体前	上3个颈椎的椎体前		

表5-3 颈部肌肉的动作

颈部可与躯干产生同样的动作（如屈曲、伸展，左、右侧旋转，左、右侧屈和环转）

屈曲

- 胸锁乳突肌：双侧收缩时屈颈，单侧收缩时侧屈和向对侧旋转
- 斜角肌（前、中、后）：双侧收缩时协助前屈，单侧收缩时侧屈
- 颈长肌：双侧收缩时颈部前屈，单侧收缩时侧屈和向对侧旋转
- 头长肌：头向前屈曲
- 头前直肌：头向前屈曲

伸展

- 竖脊肌
- 头半棘肌：双侧收缩时伸展头颈部，单侧收缩时使头后伸并向对侧旋转
- 颈半棘肌：向对侧伸展、侧屈、旋转
- 头夹肌：伸展头颈部，单侧收缩时同向侧屈和旋转头部
- 颈夹肌：同头夹肌
- 多裂肌：双侧收缩时伸展颈部，单侧收缩时向对侧侧屈和旋转颈部

侧屈

- 头夹肌
- 颈夹肌
- 胸锁乳突肌
- 斜角肌
- 头半棘肌
- 颈半棘肌
- 竖脊肌
- 多裂肌
- 肩胛提肌

旋转

- 胸锁乳突肌：对侧旋转
- 颈半棘肌和头半棘肌：向对侧旋转
- 多裂肌：向对侧旋转
- 颈夹肌和头夹肌：向同侧旋转
- 竖脊肌：向同侧旋转

环转

与躯干一样，颈椎的环转也是结合了屈曲、侧屈和过伸的连续运动

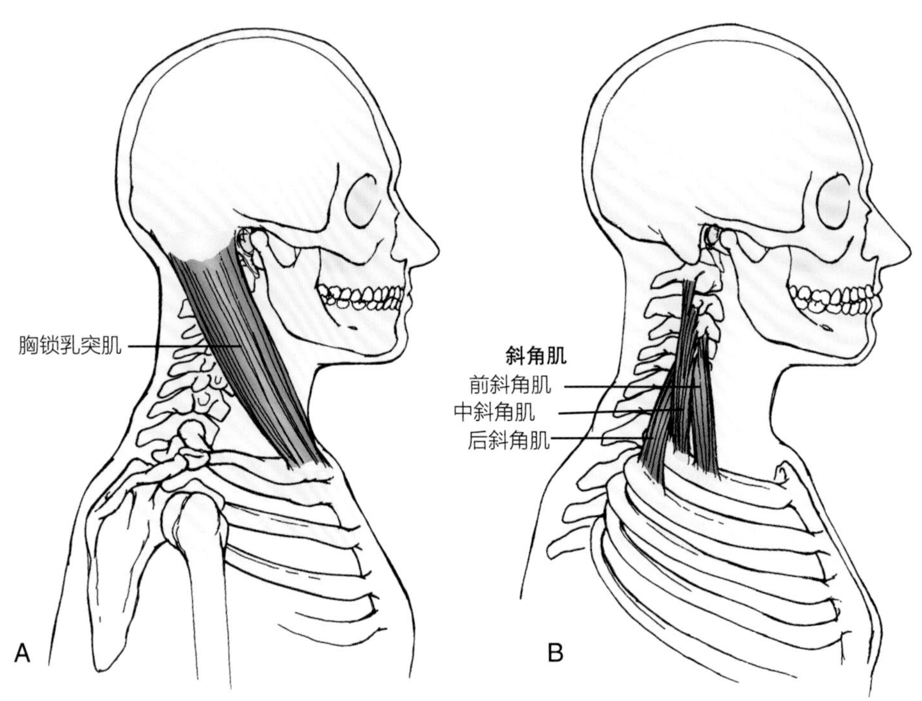

图5-7 A. 胸锁乳突肌；B. 前、中、后斜角肌

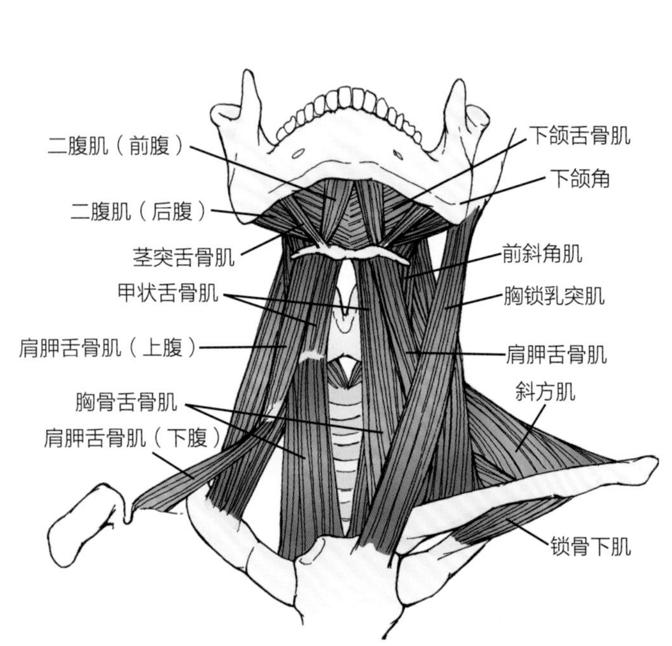

图5-8 颈前部的浅表肌肉包括舌骨上肌群和舌骨下肌群

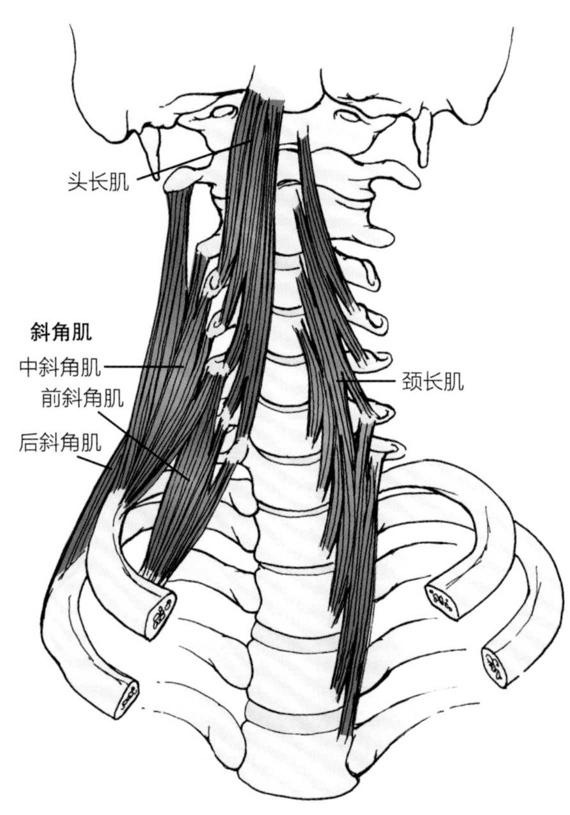

图5-9 颈前部最深层的肌肉称为椎前肌

204 颞下颌关节的解剖、功能和功能障碍

颞下颌关节是口颌系统的一部分，其中包括咀嚼肌（下颌肌和颈部肌肉）、舌头、颞下颌关节、牙齿的咬合和相关的韧带、肌肉、神经和血管[11]。颞下颌关节的使用频率可能比身体其他关节都高，因为它涉及饮食、咀嚼、说话、吞咽。

颞下颌关节的解剖

- **结构**：颞下颌关节是由马蹄形的下颌骨与颅骨两侧的颞骨形成的滑膜关节（图5-10）。骨与骨之间有关节盘，形成上、下关节[12]。下颌骨由体和左、右支构成。下颌骨的关节区称为下颌髁突，它是位于颞骨凹陷（称下颌窝）处的圆形，骨性突起。在每个分支的前部是另一个骨性突起，称为冠突，作为颞肌和咬肌的附着点。颞下颌关节就位于外耳道口的前方。
- **功能**：颞下颌关节在饮食、咀嚼、说话和吞咽时发挥功能。在牙齿微微分开时，下颌骨处于休息位[13]。当舌的上部轻触上腭、舌尖轻触上前牙后方时，舌处于休息位[11]。

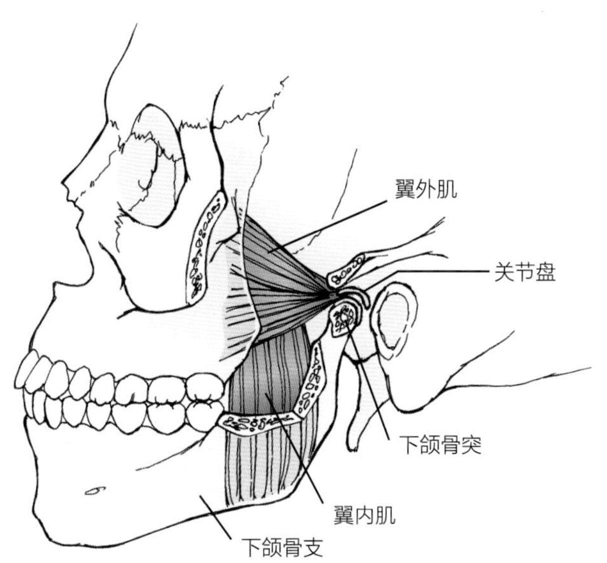

图 5-10 颞下颌关节和翼内肌、翼外肌

颈椎和颞下颌关节与牙齿咬合和关闭有联系。头部位置的变化也会影响下颌骨的闭合、下颌骨的休息位、牙齿咬合的方式[13]。颞下颌关节存在5种运动：张口，闭口，下颌前移，下颌后移，下颌横移。

关节盘

- **结构**：颞下颌关节的关节盘属于纤维软骨结构。部分关节盘有丰富的神经支配。
- **功能**：关节盘具有使关节面更加吻合，在关节活动时分散压力的作用[12]，并随着张口和闭口时下颌髁突的运动而运动[13]。翼外肌附着于关节盘上，收缩时使下颌髁突与关节盘前移。
- **功能障碍和损伤**：关节盘易反复受压和发生急性损伤。当发生移位时称作颞下颌关节半脱位，很可能使得下颌不能开闭。磨牙或受伤可能会造成关节盘破裂或撕裂，相应症状包括局部疼痛、放射到头部和耳部的浅表性疼痛和爆 205
裂感。

韧带

- 颞下颌关节的韧带属于囊韧带，包括茎突下颌韧带、蝶下颌韧带、颞下颌韧带，均是关节囊的增厚。

颞下颌关节的肌肉

- 下颌骨上附着了8块肌肉，其中有5块控制着颞下颌关节的运动，这5块肌肉分别是颞肌、咬肌、翼外肌、翼内肌和二腹肌（图3-10，图5-11）。
- 控制下颌打开的主要肌肉为翼外肌和二腹肌。

舌骨上肌对下颌打开也有一定的辅助作用，而舌骨下肌对舌骨有固定作用[13]。

- 控制下颌关闭的肌肉包括颞肌、咬肌和翼内肌。
- 控制下颌骨前移的肌肉包括咬肌、翼内肌和翼外肌。
- 控制下颌骨后移的肌肉包括颞肌的后部纤维。
- 翼内肌、翼外肌和对侧的颞肌控制颌骨向外侧的移动。颈部肌肉在为头部提供稳定性的同时，使下颌骨的运动更有效率。
- **功能障碍和损伤**：头部的姿势对下颌骨的休息位有着显著且即时的影响[12-13]。当颅骨后仰时，舌的正常休息位从上牙后部变为非功能位的下牙后部，并造成舌骨上肌和颈前部肌肉紧张[11]。情绪和心理压力会导致咬肌长时间的高张力状态并引发磨牙现象。击打、跌伤和交通事故常导致颞下颌关节损伤。颞下颌关节骨关节炎时常表现为疼痛且开合能力受限。骨关节炎的发生通常存在损伤史、慢性紧张力造成的累积性应力、肌力失衡或由咬合不正导致通过关节的压力失衡。
- **治疗介入**：首要目标是姿势的改善。第二，如果患者存在慢性疼痛和功能障碍且触诊到持续性的肌张力，鼓励进行压力管理，例如有氧训练、瑜伽、冥想或者生物反馈。最简单的方法是运用收缩-放松肌肉能量技术（MET#10、#11和#12）降低肌肉持续性的高张力，让颞下颌关节周围的肌肉达到平衡。运用这些方法帮助处于休息位的颞下颌关节稳定在中立位。应用PIR MET来增大关节活动度。

颞下颌关节肌肉的解剖

见图5-10和5-11。颞下颌关节肌肉及其起止点和功能的详细内容见表5-4。

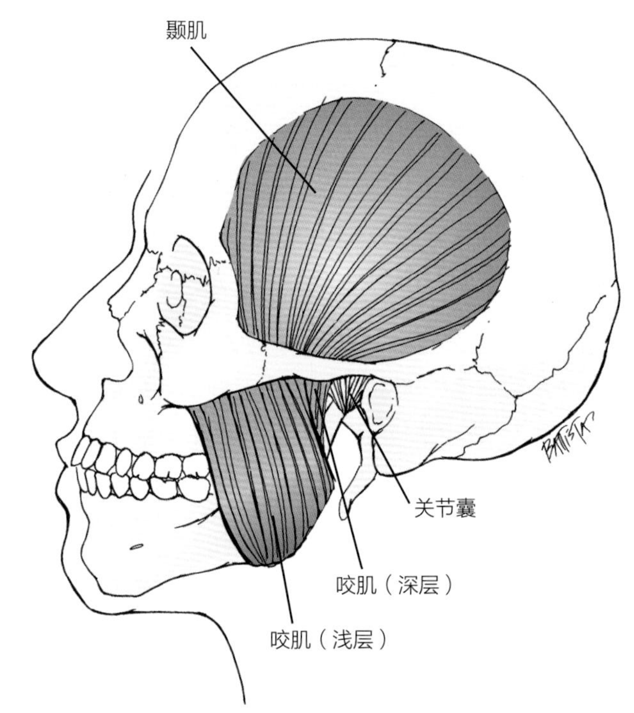

图5-11 颞肌和咬肌

表5-4 颞下颌关节肌肉的解剖

肌肉	起点	止点	功能
颞肌	颞窝，肌腱通过颧弓和一侧颅骨间的缝隙	冠突的尖端、内侧和前后缘，下颌支的前缘	上提下颌骨，咀嚼的重要肌肉
翼外肌	上头起于蝶骨大翼的颞下面，下头起于蝶骨外翼板	下头止于颈部的下颌和翼肌凹，上头止于颞下颌关节的关节囊和关节盘	使冠突和关节盘前移，辅助开口。闭口放松时使冠突和关节盘后移
翼内肌	厚的四方形肌肉附着于蝶骨外翼板的内表面及腭骨	向下、向外、向后走行，附着于下颌支内表面	上提下颌骨，与翼外肌共同作用，使下颌骨前移
咬肌	分为三层： 上颌骨的颧突和颧骨弓的前2/3 颧弓前2/3的深面和颧弓下缘的后1/3 颧弓深面	下颌角和下颌支外侧面的下半部分 下颌支的中部 下颌支上部和冠突	上提下颌骨以进行咀嚼

206 # 颈部和颞下颌关节的功能障碍和损伤

颈部和颞下颌关节功能障碍及疼痛的诱发因素

- **损伤**：如对颈部造成加速-减速应力的挥鞭伤，可发生于车祸、运动损伤或跌伤。类似的创伤都会对韧带、关节囊、肌肉、软骨和神经系统造成损害。
- **姿势**：头前移的姿势会压迫颈椎的小关节面，激惹关节囊，导致伸肌紧张和缩短；同时也会增加舌骨上肌和颈前部肌群的张力，使软组织疲劳而有可能造成损伤。
- **情绪及精神压力**：紧张、压力焦虑、恐惧、憎恶、犹豫和抑郁会导致局部血管收缩，以及颈
207 部和下颌肌肉的持续收缩及疲劳。这一变化也会造成肌肉收缩和运动模式的改变。
- **肌肉的异常功能**：异常的肌肉功能造成不正常的运动模式和小关节面及关节盘上过高的压力。这些改变使得颈部和下颌的运动受限、疼痛，关节周围纤维化。
- **关节功能障碍**：颈椎和颞下颌关节活动性过高或过低都有可能造成局部损伤。关节正常滑动的丧失会导致关节周围肌肉的改变，造成肌肉和关节功能障碍的连续循环。
- **去适应或制动**：肌肉为脊柱提供动态稳定性。因为固定、缺乏运动、陈旧性损伤，因不稳定造成关节过度活动而激惹软骨和关节囊等组织，会导致普遍性的肌力减弱。
- **疲劳**：导致疲劳的原因包括过度使用、疾病、情绪化和精神压力，这些使肌肉持续性收缩或无力。肌肉的持续性张力会造成缺血和疼痛，而无力的肌肉也会导致关节不稳定。
- **老化**：由于老化导致结缔组织丧失弹性和润滑性，软组织丧失缓冲减震的能力。
- **退行性变**：老化和陈旧性损伤通常会导致小关节面软骨的丢失，以及椎间盘和颞下颌关节的关节盘的丢失。退行性变又称为骨关节炎。

颈部、手臂和颞下颌关节疼痛的鉴别

- 导致颈部和颞下颌关节疼痛的原因很多，我们假设以下的讨论在良性的情况（即非疾病发展过程）下适用。排除的方法参考第二章中“按摩和手法治疗的禁忌证：红旗现象”。
- 绝大多数的颈痛是由机械性障碍造成的，也就是说，只是功能问题而不是病理问题。机械性颈痛的原因是很难确定的。有时是直接损伤，但更常见的潜在原因是关节面活动能力下降和退行性变、慢性肌肉失衡、不良姿势或情绪压力。假设患者的疼痛是由于机械性障碍，颈部的症状分为以下三类。
  - **僵硬**：这类急性症状大多提示肌肉拉伤，慢性僵硬是关节和关节盘退行性变的普遍症状。
  - **疼痛**：急性、轻到中度的疼痛可能是肌肉、韧带或者关节扭伤的综合；剧烈的疼痛意味着关节盘受损或损伤造成的炎症。
  - **锐痛**：颈部的锐痛提示关节（包括关节囊）受累。它可能是由于关节软骨和关节囊组织存在轻度的激惹，或中度炎症，或者严重的损伤。
- 临床上通过肿胀、发热、痉挛、触痛和等长收缩引发疼痛来评估肌肉拉伤。肌肉功能障碍会表现出可预测的持续紧张或无力（上交叉综合征）。
- 韧带损伤较难评估。急性扭伤的韧带在被动运动时会有疼痛的表现。与肌肉的疼痛表现相比，这种疼痛显得更加尖锐和局限。慢性韧带损伤在触诊时会有增厚感和关节内运动（附属运动）受限。在颈椎被动旋转和下颌被动打开

的活动度末端出现疼痛时，有可能是牵拉到了被激惹的肌肉。韧带比肌肉需要更长时间来愈合，如果颈部和颞下颌关节的损伤在几周内没有痊愈，就有可能存在韧带损伤。

- 关节突关节的问题也是颈部疼痛及头部、肩部、肩胛区、前胸壁和手臂牵涉痛的一个原因。在急性期主动活动常会引起局部锐痛。这种表现有许多名称，例如斜颈和急性关节突综合征。对于慢性症状，关节突关节退行性变是很典型的，表现为弥漫性疼痛及颈部晨僵。评估会显示关节突关节的被动滑动范围减小。

有两种基本类型的疼痛会放射到手臂：骨节痛
208 和神经根性疼痛。这两种疼痛可以根据疼痛的性质来区分。区分这两种牵涉痛是很重要的，它有助于鉴别严重的状况（例如椎间盘突出）与简单的机械性功能障碍。

- **骨节痛**：第一种类型的牵涉痛是因为椎旁肌、韧带、关节突关节囊、关节盘或硬膜损伤，而出现局部症状和放射到肢体的牵涉痛。颈椎间盘退行性变可导致牵涉到颈后部和肩胛间区的较深的剧痛。颈部肌肉拉伤造成的疼痛也可能在肩部和手臂感受到。通常，骨节牵涉痛都被描述为深部的弥漫性疼痛。
- **神经根性疼痛**：第二种牵涉痛是由于激惹到了脊神经根，通常都是因为椎间盘突出而激惹到神经根。如果是背侧（感觉）神经根受到激惹，那么会出现局限在皮节区内的锐痛、麻木或者刺痛。如果是运动（腹侧）神经根受到压迫，那么会出现深部钝痛，还可能有相应肌节区内肌肉的无力，相应的反射也会减退。神经根性疼痛较为严重，需要脊柱按摩师和正骨师进行评估。

颈椎和颞下颌关节功能障碍和损伤的常见类型

肌肉拉伤

- **病因**：头前移的姿势；情绪或精神压力，舞蹈、体操、武术等活动导致的颈部主动活动产生的反复应力；长时间的不良姿势，例如骑车或用计算机工作；车祸等特殊外伤导致的损伤。
- **症状**：典型的肌肉拉伤表现为弥漫性的钝痛，紧绷感或颈部僵硬，到达肩部或枕下区。该范围内的肌肉在主动活动时会使症状加重。中度和重度肌肉拉伤表现为局部锐痛。肌肉拉伤通常需要好好休养。
- **体征**：触诊可发现相关肌肉紧张度和存在触痛。慢性疼痛的情况下可能会存在实质性增厚。伴有活动性炎症时，进行肌肉的等长测试时患者会很痛。对于会引起不适的肌肉，其主动关节活动度也会减小。
- **治疗**：对于**急性**损伤的首要治疗目的就是缓解疼痛、肿胀和肌肉痉挛。从健侧开始，应用Ⅰ级揉抚手法。在侧卧位下用缓和的节律摇摆患者的身体以达到较好的放松状态。穿插运用收缩-放松肌肉能量技术和揉抚手法来处理紧绷的肌肉。对于**慢性**期，目的是确定短缩、紧张的肌肉，纤维化的组织、肌力减弱的肌肉和缺乏活动的关节。应用Ⅰ级和Ⅱ级揉抚手法。运用收缩-放松肌肉能量技术和离心肌肉能量技术治疗颈伸肌群，运用收缩-放松-拮抗-收缩的肌肉能量技术来增加颈椎旋转。用颈椎屈曲测试来确定颈深屈肌是否无力，再用收缩-放松肌肉能量技术来促进它们募集。波状松动术多用于松解粘连。脊柱后前向松动的手法更深入，用于增加关节的活动。根据损伤的严重程度，急性拉伤通常需要1~4周时间来修复。

挥鞭综合征（颈椎加速/减速损伤）

- **病因**：挥鞭伤通常来自汽车追尾，但任何可以造成头部和颈部晃动的情况（例如从自行车或马背上跌落、滑雪事故、从楼梯上跌落等）都可能被考虑为挥鞭伤的病因。轻度的挥鞭伤基本上只是软组织损伤，可能被诊断为颈椎扭伤或肌肉拉伤。中度到重度的挥鞭伤可能导致肌肉、韧带、关节面软骨、关节盘和神经（包括大脑）的严重损伤。追尾事故造成损伤的主要原因是组织突然加速，未必与车速有关。当车辆撞击时，头部和颈部在250毫秒内加速，使软组织的完整性受到破坏。

- **症状：**挥鞭综合征的症状很多样，由于渐进性的水肿和渗出物的累积，通常存在迟发性症状。
  - □ 颈痛和僵硬：对于颈痛，患者常常描述为肌肉酸痛、紧绷，通常为从颈部放射到肩胛间
209 区的局部疼痛。较常累及的肌肉有胸锁乳突肌、颈长肌、斜角肌。
  - □ 颈部关节活动度减小：活动丧失的程度常可预估损伤的程度。由于夹板制动而导致的活动度严重缺失，预后通常较差。当活动引发急性的锐痛时，可能暗示存在关节、囊韧带和软骨的损伤。
  - □ 头痛：头痛的原因有很多。如果存在微型创伤性脑损伤，可能导致短期记忆缺失。
  - □ 可能出现肩部、手臂和手的转移性疼痛、麻木及刺痛。
  - □ 颈交感神经受到激惹时可能出现眩晕、头晕、耳鸣和视觉障碍。
  - □ 可能有情感抑郁（例如易怒和沮丧）的感受。
- **体征：**肌纤维受损可能导致急性反射性收缩，导致肌肉组织高张力状态和触痛。颈部前后浅层和深层肌肉可出现疼痛。还可能出现软组织肿胀、疼痛使运动受限、神经症状（例如反射消失或肌肉无力）等表现。
- **治疗：急性**期在舒适的情况下使用交互抑制、收缩-放松等肌肉能量技术（MET#1、#2和#3）来减轻肿胀和疼痛，并缓解肌肉痉挛。然后使用第四章中的MET#5处理菱形肌，来松解位于颈胸结合段的肌肉。应用Ⅰ级STM揉抚技术，并施加最小量的振动手法。然后采用温和的“8”字形关节松动技术，尽管是很微小的活动，也可以减轻炎症性水肿。水肿会抑制神经根和小关节面周围的血供，导致修复不良。指导患者在家庭训练中使用等长收缩训练是很有帮助的。鼓励进行颈椎和胸椎的主动旋转，尽管可能存在轻微的不适感。从笔者多年的治疗经验来看，颈部损伤治疗不当的一个不好的后遗症是颈椎退化，进而丧失活动能力。在笔者看来，这些后遗症和发生挥鞭伤后早期缺乏运动导致的粘连有很大关系。对于**慢性**的情况，运用触诊和等长收缩测试可以确定短缩和紧张的肌肉、无力的肌肉，纤维化的组织（特别是关节囊），以及活动度。典型的表现有胸锁乳突肌、斜角肌、伸肌群和枕下肌群的紧张和短缩，以及颈长肌和多裂肌的无力。应用Ⅰ级和Ⅱ级揉抚手法处理发现的问题。当确定存在紧张或无力的肌群时，穿插使用肌肉能量技术进行针对性治疗。运用收缩-放松技术和离心肌肉能量技术（MET#1、#8）来治疗颈伸肌群，运用收缩-放松-拮抗-收缩的肌肉能量技术（MET#9）来增加颈椎的旋转。如果颈椎缺乏相应曲度，则禁止牵伸颈伸肌。相反，加强多裂肌的肌力可以帮助恢复正常的曲度及稳定颈椎。强化多裂肌可参见MET#5。波状揉抚松动手法可应用于更深层组织以松解粘连。应用更大幅度的脊柱“8”字形松动术可增加关节的活动，除非患者关节活动性过大，则应用小幅度松动手法。对患者宣教好的姿势并鼓励他们尽可能地主动运动，这一点非常重要。

椎骨关节突关节的固定或损伤

- **病因：**创伤、持续性肌肉收缩和错误的姿势。
- **症状：**固定或半脱位的关节可以完全没有症状。固定需要被纠正，否则会导致退行性改变。急性关节突关节综合征（急性锁定或斜颈）描述的是醒来时或做特定动作时突然发生的锐痛。疼痛常容易定位，但疼痛、麻木和刺痛可能放射到手臂和手部。
- **体征：**在某些方向上的运动，特别是旋转、侧屈和后伸时显著的活动度丧失。在所涉及的

关节面上存在被动活动受限及疼痛。通过对关节内运动的评估确定正常被动滑动的范围丧失。触诊会显示轻度肌肉痉挛，如果在急性痉挛情况下，会有薄膜样硬度触感。

- **治疗**：许多患者在急性颈痛时会选择胎儿位侧卧，双膝间夹一枕头的舒适卧姿。在健侧开始进行第Ⅰ级的一系列揉抚手法，用轻柔的摇动使之放松。采用触诊来筛查胸段和颈段的柔韧度和痉挛性，并进行缓慢的摆动和轻柔的加压来达到一个舒适的状态。后前向的松动能减轻关节面的肿
210 胀，降低张力，恢复关节面的正常活动性。运用收缩-放松和交互抑制肌肉能量技术（MET#1、#2和#3），在舒适的范围内缓解水肿和疼痛，放松痉挛的肌肉。接下来用第四章中的MET#5治疗菱形肌，这将有助于放松附着在C_7上的肌肉。然后进行Ⅱ级第五序列手法：颈椎“8”字形松动术。如果患者在治疗4次以后表示没有显著的改善，建议转诊到脊柱按摩师或正骨师处，评估是否需要脊柱矫治。在**慢性**期，关节固定和活动减少，治疗的首要目标是松动关节受限的部分。用动态触诊确定低活动性。使用Ⅰ级手法检查身体高张力的部分，并用肌肉能量技术治疗这些肌肉。接下来采用Ⅱ级手法（尤其是第一序列）来放松多裂肌和松动粘连的关节囊。在对受限的节段进行后前向松动时，在患者的耐受范围内应将力渗透到深部的组织里。需要记住的是，关节固定和半脱位可能完全没有症状。脊柱固定很常见，在笔者看来，任何有颈椎功能障碍的患者都需要脊柱按摩师和正骨师的评估。

关节病（关节炎）——椎体关节突关节的退行性变

- **病因**：既往外伤史、头前移的姿势和肌肉持续性收缩。退行性变以关节囊挛缩开始[6]。关节软骨需要运动来保持关节面的润滑。同样，关节软骨也需要运动和周期性减压来吸收营养。
- **症状**：关节炎可能没有症状，患者可能逐渐出现钝性的肩颈痛或肩胛间的疼痛。颈部典型的症状是晨僵和疼痛，运动后症状好转，在夜晚会因疲劳而加重。后伸和侧屈会加重僵硬和疼痛。
- **体征**：关节炎查体显示主要丧失侧屈和后伸的主动运动。当多关节出现严重的退行性变时，除了前屈，其他方向的运动可能完全受限。在受累的关节面，被动活动度也会丧失并在活动末端表现为囊性或骨性抵抗感。
- **治疗**：首要的治疗目标是使关节再水化，延长囊性组织，使多裂肌的张力恢复正常。用触诊和等长收缩测试来确定紧张和短缩的肌肉、纤维化的组织、无力的肌群和受限的关节。应用Ⅰ级和Ⅱ级揉抚手法，特别是Ⅱ级第四序列手法作用于多裂肌和关节囊。应用MET#5与MET#9降低多裂肌和半棘肌的张力，增加关节囊的延展性。这些MET操作旨在增加旋转，因为旋转会对患者日常活动功能产生最大的影响。应用后前向松动和揉抚手法，松动关节突关节以润滑关节。应用揉抚手法时，要鉴别出紧张区域，并据此应用MET。颈椎关节退变的患者需要健步走并做一些简单的关节活动度练习。一些改善关节活动度的必要运动会存在一定不适感。通常情况下，需要患者在会引起不适的活动中完全放松。

颈椎病——椎间盘退行性变

- **病因**：是因为老化而自然发生的退变，还是因为存在既往损伤、持续肌肉收缩或错误的姿势，仍存在争议。
- **症状**：椎间盘退变可能不产生疼痛，或者出现钝性的颈痛，突然活动时加重。患者可能存在弥漫性颈部僵硬和关节活动度减小，以及头痛和手臂疼痛。清晨疼痛加重是典型表现。
- **体征**：存在椎间盘退变时，深部颈肌通常会增厚和形成纤维感。韧带和关节囊也会增厚和软骨化。在大多数方向上（特别是侧屈和后伸）

主动和被动关节活动度都受限。

- **治疗**：椎间盘退变和关节突关节退变紧密相关，对这两种临床问题的处理是相同的。治疗参照上文所描述的对关节炎的治疗。椎间盘退变和小关节退变通常会导致上交叉综合征（参见前文）。当应用Ⅰ级和Ⅱ级揉抚手法时，用触诊找出紧张的区域，利用MET找出肌力下降的区域。首先缓解高张力的肌群，然后运用收缩-放松肌肉能量技术来强化无力的肌群。进行牵拉（例如做瑜伽）是有帮助的。另外，患者每天需要快步走至少20分钟。在斜板上进行牵伸
211 活动来促进椎间盘的液体吸收。教导患者保持良好的姿势。

颈椎间盘突出症

- **病因**：外伤，姿势性压力累积，肌肉持续性收缩，固定导致的关节功能障碍，韧带粘连，肌肉力量失衡导致压力不均衡。在中年人中较常见，好发于C_4~C_7。
- **症状**：椎间盘突出症分为两类：向内突出或关节紊乱，可能导致颈部和肩胛间区深部持续性绞痛，以及向外突出（也称为椎间盘膨出或突出）。典型的突出会压迫或牵拉神经根，导致锐痛或绞痛，以及放射到手臂和手部的麻木和刺痛，并按照皮节和肌节分布。当活动颈部（特别是在后伸和侧屈）时，疼痛、麻木、刺痛的症状会加重。这样的疼痛甚至会影响到睡眠。在神经根张力得以缓解的姿势，例如手臂架起或过头静置，疼痛会改善。
- **体征**：颈椎间盘突出症较为疼痛并会限制大部分的活动，特别是后伸和侧屈。如果影响到神经的运动根，那么该神经根支配的肌节内的肌肉力量也会减弱。椎间孔挤压试验阳性，引起放射至手臂的疼痛、麻木和刺痛。
- **治疗**：治疗的目标是尽可能快地缓解疼痛及炎症。患者取侧卧胎儿位。运用交互抑制肌肉能量技术和收缩-放松肌肉能量技术（MET#1、#2和#3）来缓解肿胀及肌肉痉挛。尽管典型的急性椎间盘问题会存在过度的肌肉保护性紧张现象，但要意识到治疗的目标是降低肌肉过高的张力。**禁止**放松深部的肌群，因为那样会使脊柱变得不稳定。针对张力较高的肌肉（例如颈伸肌群、胸锁乳突肌、斜角肌）运用收缩-放松技术。再对菱形肌使用肌肉能量技术（第四章中的MET#5），以此来放松附着在C_7的部分。随着症状的改善，运用后前向的松动来改善小关节面的被动活动度。在医师（脊柱按摩师，整骨师或临床医生）的监督下，治疗还应当包括肌力训练、稳定性训练和本体感觉再教育。

前斜角肌综合征

- **病因**：斜角肌的拉伤史，例如挥鞭伤或其他颈椎创伤；使前斜角肌短缩的头前移的姿势；或者是一种功能障碍的胸式呼吸模式，使斜角肌过用。这可能与周期性情绪和心理压力有关。
- **症状**：可能会发生疼痛、麻木和刺痛，通常在手的尺侧，也可能影响整个手部。
- **体征**：前斜角肌综合征常在手臂上抬（上臂抬高试验）时引起疼痛。手指压迫斜角肌可能产生放射到手部尺侧的疼痛、麻木或刺痛。
- **治疗**：治疗的首要目的是缓解斜角肌的持续性张力和纠正姿势。运用触诊和等长收缩测试来确定短缩和紧张的肌群、纤维化的组织、无力的肌群和受限的关节。需要牢记的是，前斜角肌综合征并不是单独一个肌群的问题，而应考虑整个机体。运用交互抑制或收缩-放松技术来治疗斜角肌。对于慢性情况，应用Ⅰ级和Ⅱ级手法。在本书所介绍的方法中，建议应用第三章和第四章所描述的整个Ⅰ级脊柱治疗方法，按照触诊组织的紧张和放松程度进行治疗。然后，应用Ⅰ级颈椎系列揉抚手法，尤其是治疗斜角肌的第五序列手法。运用等长收缩后放松技术训练上斜方肌、肩胛提肌和斜角肌（MET#6和#7）。再应用软组织揉抚手法更深入地松解粘

连，用更深入的后前向脊柱松动手法增加关节活动性。指导患者保持好的姿势和运用腹式呼吸也同样重要。

颞下颌关节功能障碍

- **病因**：头前移的姿势，情绪压力造成关闭下颌的肌肉持续收缩，牙齿咬合不正，创伤（如挥鞭伤）。
- **症状**：下颌活动受限，颞下颌关节区域的钝痛
212 和酸痛，常放射至面部、头部、颈部和肩部，提示存在颞下颌关节功能障碍。早期颞下颌关节功能障碍也会导致骨关节炎。
- **体征**：肌肉（特别是咬肌）压痛；下颌关节活动受限；下颌打开时会发生偏移；当打开和关闭关节时发出咔嚓声，提示存在典型的椎间盘紊乱[12]。
- **治疗**：对于**急性**颞下颌关节疼痛，运用肌肉能量技术（MET#10、#11和#12）来帮助减轻疼痛、肿胀和肌肉痉挛。用Ⅰ级颈部揉抚手法和Ⅱ级第五序列手法治疗颞下颌关节。对于**慢性**情况，运用软组织触诊、关节动态触诊和等长收缩测试来确定短缩和紧张的肌群、纤维化的组织、无力的肌群和受限的关节。运用肌肉能量技术、软组织松动术、关节松动术来治疗所发现的问题。并嘱患者注意保持良好的姿势。

评估

背景

对按摩治疗师来说，对于颈椎的评估的主要目的之一是椎间盘急性损伤与肌肉、韧带、关节的功能障碍和损伤进行鉴别诊断。患者症状和发作的病史细节将引导治疗师的检查。如果存在手臂深层的绞痛且没有外伤，并不伴随手臂的运动而加重，这种情况可能是颈椎间盘的问题。体格检查将会区分急性椎间盘损伤与其他功能障碍和损伤。第一个目标主要是通过检查主动关节活动度来完成。椎间盘突出症将严重限制颈椎的关节活动度，并且将表现为手臂的疼痛重于颈部疼痛。第二个目标是评估椎间关节的被动关节活动度。第三个目标是通过等长收缩测试和触诊来评估软组织的情况。MET的一个临床应用是评估肌肉的疼痛和力量。评估主要通过应用揉抚手法时的触诊完成。

颈部疼痛患者的病史询问

- **您的颈部疼痛在夜间是否加重？**
  - 在夜间持续的局部颈部剧痛是需要立即找医生就诊的症状。这种疼痛可能提示有肿瘤，因为颈椎是肺癌、乳腺癌和前列腺癌转移性的常见部位。夜间疼痛更严重可能是由于炎症产物的堆积，但通常不是局部的、持续的或者剧烈的疼痛。
- **僵硬或者疼痛在早晨是好转，还是更糟？**
  - 在早晨或者夜间更严重的疼痛意味着炎症的存在。这些患者对治疗的反应时间更长，因为这种疼痛不仅是物理原因的疼痛，还包括化学原因的疼痛，需要更长的治疗时间。
  - 慢性晨僵意味着退行性疾病。这类患者需要姿势和运动的指导，除了手法治疗之外还需要脊柱肌肉的牵伸。

- 早晨缓解而白天活动之后加剧的疼痛可能是由于疲劳。这种疲劳可能源于体位压力、情感压力或软组织的功能问题。

您的手或者手臂有疼痛、麻木或刺痛吗?

- 如果患者的手或者手臂出现锐痛并且局限在皮节内，可能是颈部神经根受刺激的结果。对导致牵涉痛的部位进行椎间孔挤压试验和主动关节活动度的测量，对疼痛的区域进行肌肉的等长收缩测试。如果出现牵涉痛，而在全关节活动度内是无痛的，对患者来说手或者手臂的疼痛重于颈痛是比较常见的，这表明神经根受到刺激。如果患者可以舒服地躺着，那么治疗师就可以应用揉抚手法，但
213 是手法应轻柔，振动应温和。对于紧张的肌肉无痛CR手法也很有必要。

您有头痛、视物模糊或者眩晕吗?

- 头痛可能是由肌肉紧张或者上颈椎关节突综合征引起的，通常对治疗有反应。如果患者有与运动无关的搏动性头痛、视物模糊和恶心，应将患者转诊给医生。如前文所述，恶心、视力模糊、耳鸣和颈部受伤后头晕通常是相关交感神经系统受到刺激而导致的。

观察：患者站立位

从如下描述的各个方位，注意观察是否有炎症反应（例如发红和肿胀），或者外伤史和手术史的相关体征（例如挫伤或者瘢痕）。

前面观

头部是否有倾斜或者旋转的异常姿势？如果颈部或者头部处于持续无痛的旋转、屈曲或者侧屈，提示可能存在肌肉失衡、椎体关节突关节固定或者关节的退行性疾病。如果颈部有疼痛，可能是因为椎间盘突出、关节处的纤维板受到卡压或者软组织损伤导致的急性痉挛。

侧面观

患者是否保持站立位时的头前移和圆肩姿势？如本章开头所述，由于对软组织的需求过大，这种姿势是颈部疼痛的主要原因。

- 纠正患者的站立姿势（见第三章），先纠正腰曲，然后使头部向后，使外耳道口与直立的肩峰在一条竖线上。

观察：患者端坐位

侧面观

患者坐下时观察其姿势（图5-12）。正确的姿势下，外耳道应该在直立的肩部正上方。如果患者呈瘫坐状，应指导患者纠正到正确的坐姿，首先使其腰曲正常，然后纠正头位，使外耳道口与竖直的肩峰共线。

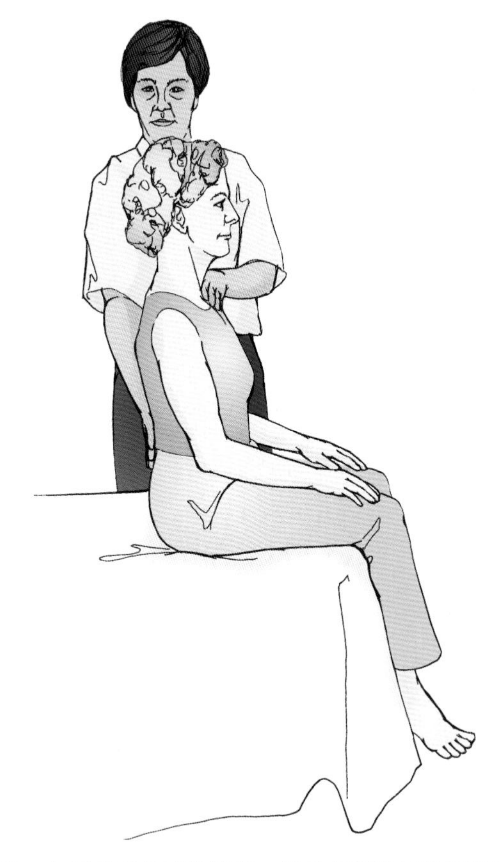

图5-12 如果患者呈瘫坐姿势，指导其保持正确的姿势。首先指导其腰部轻微屈曲，挺胸，然后抬头使外耳道口在肩峰的正上方

运动评估

评估主动活动时，站立位面对端坐的患者。注意关节活动度，并询问患者活动时是否疼痛、疼痛的部位及程度。最后进行最痛的动作，因为活动所产生的疼痛可能会刺激其他结构。

旋转

- **动作：**让患者在舒适范围内尽可能地向一个方向转动头部，然后转向另一个方向。
- **观察：**旋转的范围大约是70°，也就是说，与肩部并不在同一平面（图5-13和5-14）。线状或面状的张力增高表示肌肉张力过高。某一部位
214 的弥漫性疼痛提示软组织受刺激或存在炎症。尖锐的局部疼痛提示关节突关节综合征，包括关节囊受刺激。

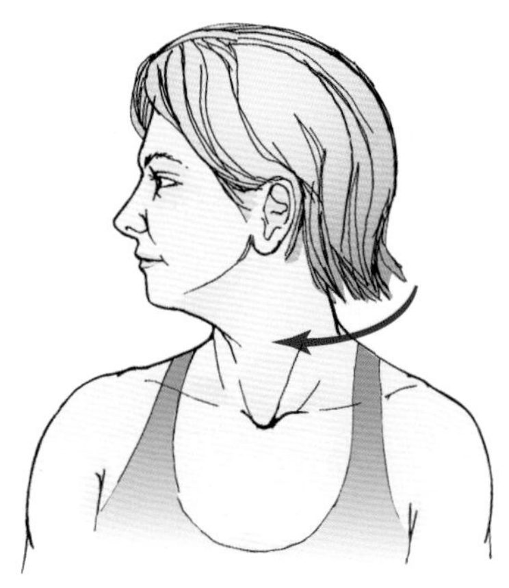

图5-13 颈椎主动向右旋转

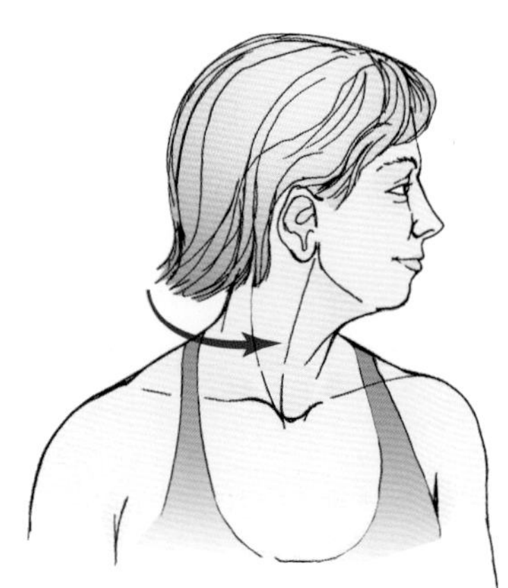

图5-14 颈椎主动向左旋转

伸展

- **动作：**要求患者在舒适的情况下尽可能向上看。
- **观察：**在颈椎主动伸展时，患者应该能够舒适地看到天花板（图5-15）。伸展关闭关节面和椎间孔，引起尖锐的局部疼痛，则颈部可能有固定或刺激到关节囊。这个动作经常引出枕下区的酸痛或疼痛，是由于紧张的枕下肌群受压；或者由于颈前肌群的损伤而引起颈前部疼痛。疼痛牵涉到肩部顶端或肩胛区域提示关节受刺激。牵涉至手或者手臂皮肤的锐痛表明有神经根的问题。

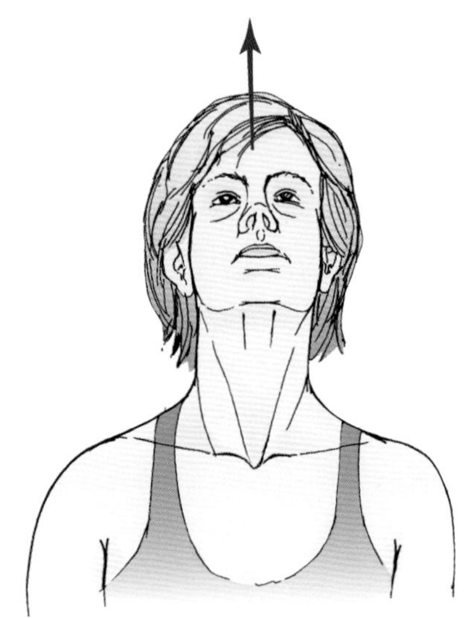

图5-15 颈椎主动伸展

屈曲

- **动作：**要求患者在舒适的情况下将头尽量朝向胸部。
- **观察：**在颈椎主动屈曲时，下颏和胸部之间的正常距离至多为两指尖宽（图5-16）。屈曲打开了椎体关节突关节，并缓解了关节的问题。然而，这个动作伸展背部、颈后部和肩部的肌肉，包括颈伸肌和斜方肌，由于肌肉损伤或张力过高，经常引出肩胛区的牵拉感或疼痛。

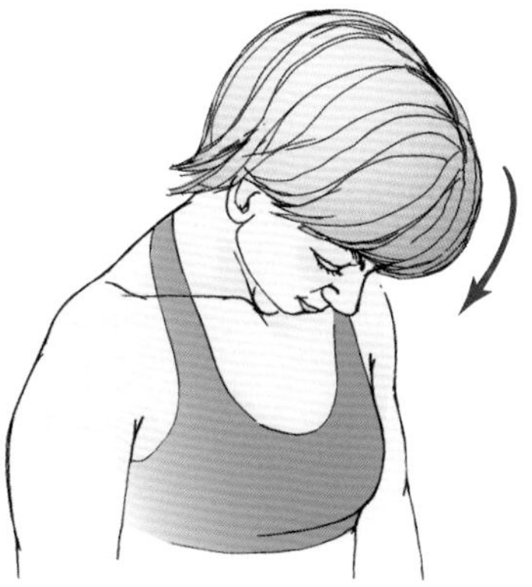

图5–16 颈椎主动屈曲

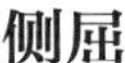

侧屈

- **动作**：要求患者在舒适的情况下尽量将耳朵靠向肩部（图5–17和5–18）。
- **观察**：正常范围约为45°，大约为到肩部距离
的一半。屈曲侧的疼痛点通常提示关节的问
215 题，对侧的疼痛或紧张通常提示肌肉受伤或过
度紧张。侧向屈曲关闭该侧的关节面和椎间
孔。它可能由于关节受刺激而引发牵涉到肩上
部或肩胛区的弥漫性疼痛；或者可能由于神经
根受刺激而引起尖锐的皮节痛、手臂或者手的
麻木或刺痛。长期的侧屈受限表明关节囊纤维
化或退行性关节病。

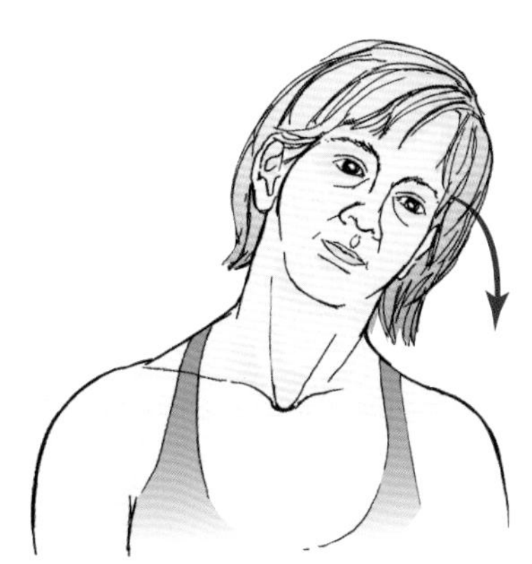

图5–17 颈椎主动向左侧屈

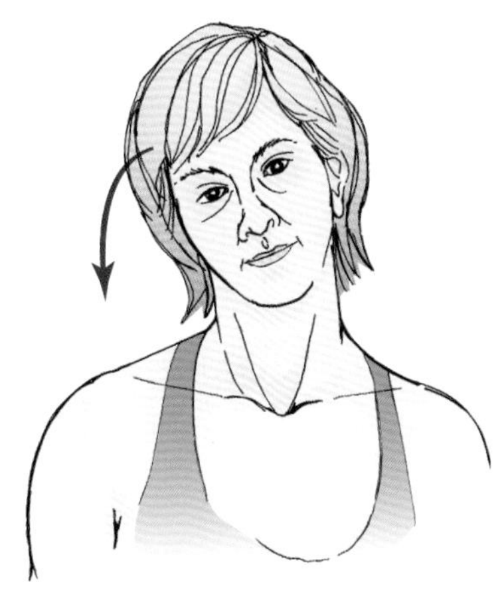

图5–18 颈椎主动向右侧屈

特殊测试：患者端坐位

椎间孔挤压试验

- **目的**：当有牵涉至肩部或手臂的疼痛、麻木或刺痛时，进行椎间孔挤压试验。目的是确定损伤是由于关节的问题，还是神经根受刺激（图5–19）。
- **动作**：患者将头向一侧侧屈，治疗师小心地把患者头部往下推。如果将颈部侧屈时会引起局部锐痛或牵涉至肩部或手臂的症状，则不可继续进行这个测试。

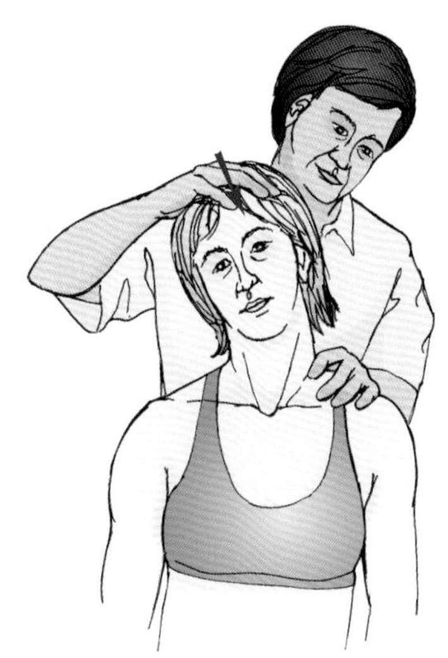

图5–19 椎间孔挤压试验。患者将颈部向疼痛的一侧侧屈，治疗师将手放在患者头顶的正上方并轻轻往下按。颈部局部疼痛提示关节的问题。牵涉至手臂的疼痛、麻木或刺痛表明神经根受刺激

- **观察**：这个测试关闭了椎间孔，压缩了关节面；并且如果患者有关节损伤或者神经根受刺激，则会重现患者的症状。如果出现按皮节分布的、牵涉至手臂或手的疼痛、麻木或刺痛或疼痛加重，这表明神经根受刺激。如果牵涉痛弥漫分布在肩顶部或肩胛区，提示关节突关节受刺激。颈部的局部锐痛的可能表明关节半脱位或固定。

上臂抬高试验

- **目的**：如果有手的麻木或刺痛，则进行上臂抬高试验。其目的是确定在胸廓出口的区域是否有神经血管束的受压。
- **动作**：让患者取坐位，屈曲患者的肘部至90°，并且外展、外旋患者的肩部至90°。让患者张开手掌和握拳3分钟（图5–20）。

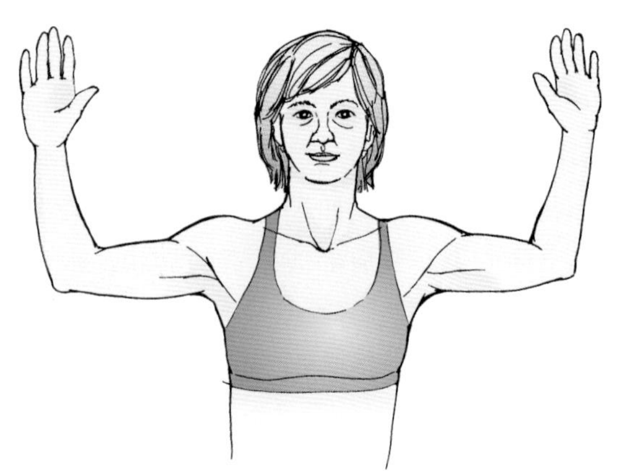

图5–20　上臂抬高试验。这有助于确定患者的神经血管束是否在胸廓出口这块区域受到挤压

- **观察**：这个试验牵伸了锁骨下的神经血管束。如果臂丛、静脉或动脉受压，患者将感觉麻木、刺痛、冰冷或者手部无力。这种受压缩可能是由于损伤、姿势应力或斜角肌、锁骨下肌、胸小肌的肌张力过高。手臂的无力表现为患者在执行测试时手臂无意识地降低。

216

评估颞下颌关节的活动度

- **动作**：让患者在舒适范围内张口到最大程度。请患者将三根手指放在前牙之间（图5–21）。

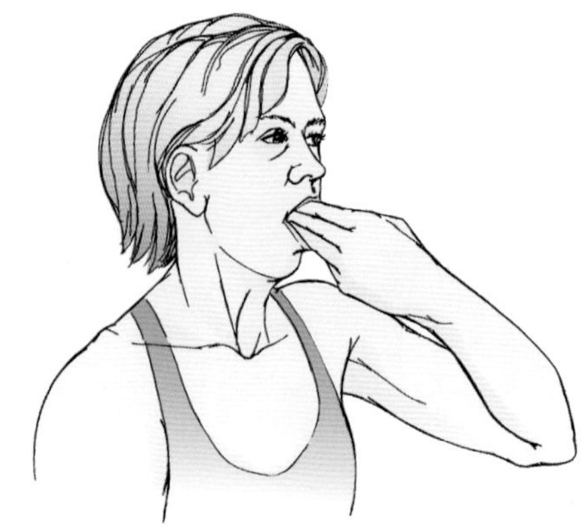

图5–21　要确定患者能否正常张开下颌骨，请患者张口后将三根手指放入口中。运动受限或疼痛是颞下颌功能障碍的表现

- **观察**：活动受限或疼痛是颞下颌关节功能障碍的指征。一个人应该能够将三根手指放到口中。活动丧失可能是由于疼痛、肌肉张力过高、椎间盘紊乱或骨关节炎。注意当患者打开下颌时，下颌骨是否存在侧方偏移。侧方偏移可能由肌肉张力过高、颞下颌关节半脱位或椎间盘紊乱引起。

特殊测试：患者仰卧位

颈伸肌的长度评估（仅适用于慢性疼痛）

- **目的**：如果患者的颈曲增大，则进行该项评估，结果将提示颈部的伸肌群变短且紧张。对于颈部慢性疼痛，评估肩胛提肌、上斜方肌、斜角肌和胸大肌的长度也很重要。这些技术将在下文的MET部分进行介绍。
- **动作**：轻轻抬起患者的头部，并将其向患者的胸前被动地屈曲，直到遇到阻力点（图5–22）。
- **观察**：对急性疼痛患者**禁忌**进行颈伸肌长度的评估。患者的下颏应该能够触及胸骨上方的区域。如果有运动受限，请执行颈伸肌的PIR（图5–32）。

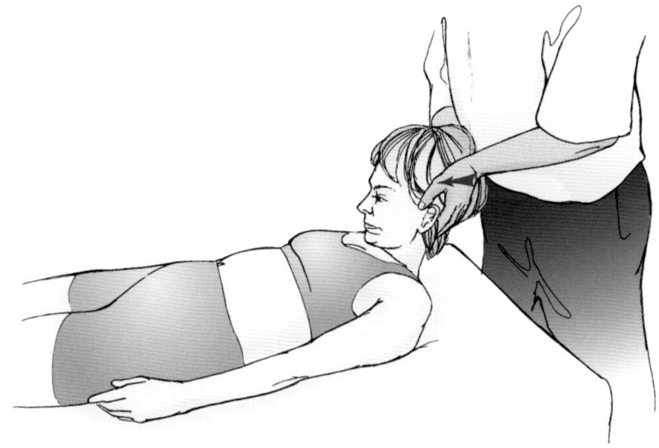

图5-22　评估颈伸肌的长度。慢慢抬起患者的头部并向胸骨移动。对急性疼痛的患者**禁忌**执行此操作

颈椎屈曲测试，以评估颈深屈肌的肌力（仅适用于慢性疼痛）

- **目的**：颈屈肌在损伤后或慢性功能障碍时通常较弱。该测试的目的是测试它们的肌力。如果肌力减弱，就需要指导患者在家中锻炼。
- **动作**：让患者将膝关节屈曲，把脚平放在治疗床上。嘱患者将头抬离治疗床，望向其双脚（图5-23）。
- **观察**：观察颈部是否使头处于后伸状态（即下颏
217 前伸）或者头颈部屈曲导致下颏更靠近喉部。如果颈深屈肌肌力正常，则下颏会朝向喉部移动，而不是向上靠近天花板。如果颈深屈肌无力，则胸锁乳突肌和斜角肌将替代其运动，导致头部后伸，下颏会指向天花板。用于募集颈深屈肌的家庭锻炼方法是点头运动[7]。让患者躺在地板上的垫子上。嘱其卷起下颏和颈部，慢慢地把头抬离垫子。重复10次。如果出现疼痛，请患者在她的头下放一个小枕头。运动时，将一条小毛巾卷放在颈部以支撑正常的脊柱前凸。

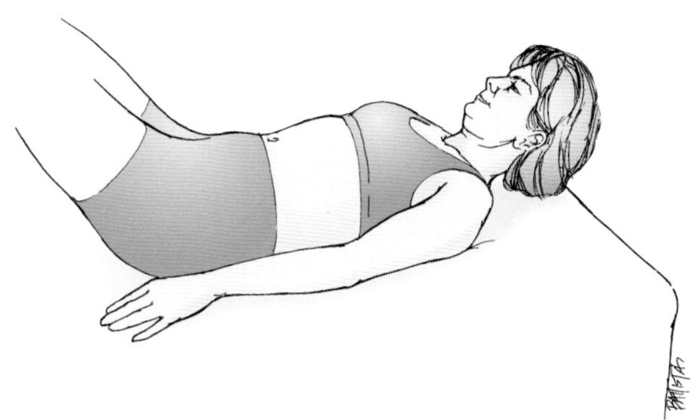

图5-23　颈椎屈曲测试。在颈椎屈肌肌力弱的患者身上，下巴会突然远离喉咙

触诊

软组织触诊

- 对软组织进行扫描也是评估的一部分，在进行揉抚操作时可以进行更精确的触诊。触摸椎骨两侧、枕下部和肩胛骨上缘的软组织。评估温度、质地、压痛和张力。询问患者是否疼痛及是否有牵涉痛。如果出现疼痛，询问疼痛是轻度、中度，还是严重。如果疼痛严重，请将患者转诊到脊柱按摩师或正骨师。

椎骨触诊

- 将一只手的指尖放在棘突上，由C_7至C_2、由后向前推动椎骨以评估椎体的关节内运动和是否有压痛。为了诱导P-A关节内运动，按压每个椎骨时，可以让头部轻微后旋。

评估关节突关节的运动

- 关节中的被动滑动称为关节内运动。正常情况下，脊柱中的每个关节都需要这种运动（图5-24）。
- **目的**：目的是轻轻地诱导C_7至C_2的椎体关节突关节的被动滑动，每次一个关节，以评估ROM。
- **动作**：在肌束上方、棘突外侧1英寸（约2.54厘米）处找到关节突关节。治疗师把指尖放在关节突关节上，并向内侧按压，一次只针对一侧。然后移动到下一个椎骨，并在这个操作过程中保持节律性振动。
- **观察**：正常情况下，健康的关节在滑动运动时是无痛的。局部受限表示关节突关节僵硬或局部退化。弥漫性的运动能力减退则指示更广泛的退化。牵涉至肩胛区的点痛或局部疼痛提示关节突关节受到刺激或有炎症。

等长测试

- 执行等长测试以确定肌肉是否有力、无痛，或无力、疼痛。颈椎等长测试和CR MET可同时进行。在等长测试中肌肉应该是有力和无痛的。向患者询问抗阻运动是否疼痛。如果是疼痛的，需询问患者疼痛的位置和性质。

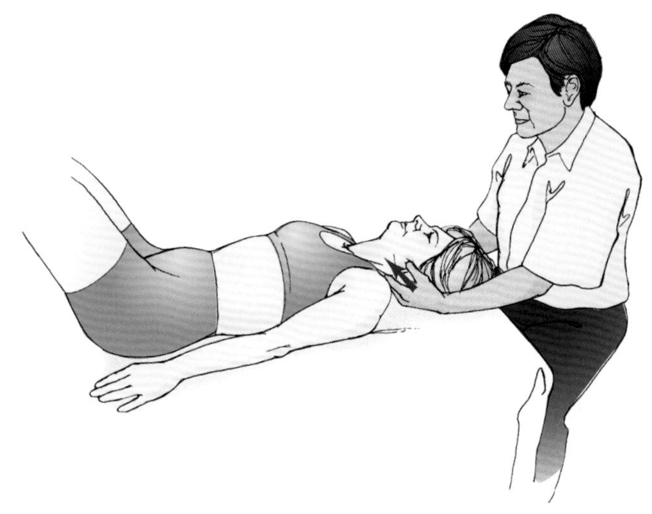

图5–24 用于评估关节突关节被动活动能力的关节内运动。这是评估方法，也是治疗方法

技术

运用技术的指南

第二章对治疗指南进行了详尽的探讨。本书所阐述的治疗方法是基于两个假设：局部的疼痛或功能障碍影响整个区域，所以我们应该对整个区域进行评估和治疗，而不是只针对局部疼痛进行治疗。一种组织的局部疼痛会影响这个区域的所有结构。例如，颈痛一般会涉及肌肉、肌腱、韧带、关节囊、关节突关节和椎间盘。这叫作躯体功能障碍。这个术语是由正骨师提出的，定义为身体框架相关部分的功能改变或损伤；其中包括骨骼、关节、肌筋膜结构和相关血管、淋巴、神经[14]。例如，一个简单的肌肉拉伤不是一个孤立的情况，它影响到相关的关节、神经、因为拉伤而发生代偿的肌肉，以及血管、淋巴系统。本书介绍的治疗强调整个躯体的功能障碍通过使用三个技术——肌肉能量技术、软组织松动术和关节松动术来完成。这些技术能用于各种类型的颈椎疼痛，但是使用的技术“剂量”是不同的。对于急性情况，动作缓慢，轻度按压。对于慢性问题，则提供更有力的按压和更深层的松动。治疗也是一种评估，来诊断疼痛、压痛、高张力和无力、活动受限或者活动过度。我们在治疗时要牢记“究竟发现了什么?”。切记，我们治疗的最终目标是治愈身体、心理和情绪。手法要尽量轻柔，如抚摸般滋养，要在患者的舒适范围内进行，这样患者才会真正以放松的状态投入到治疗当中。

以下是急性期的治疗目的

- 促进液体流动，以减轻水肿，增加供氧和营养，并排出废物。
- 尽可能维持无痛范围内的关节活动度，防止粘连。维持软骨的健康，取决于运动给它带来的营养。
- 提供力学刺激去帮助愈合纤维重新对线，刺激细胞合成。
- 提供神经传入，使肌肉抑制最小化，帮助维持本体感觉功能。

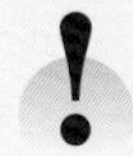

注意：急性期禁忌牵伸。

以下是慢性期的治疗目的

- 松解粘连，使肌筋膜恢复柔韧性、长度，并使肌筋膜重新对线。
- 消除关节周围的韧带和关节囊组织的纤维化。
- 为软骨补充水分，恢复关节活动度。
- 消除短缩、紧张肌肉的高张力，增强肌肉力量，重建功能障碍肌肉的正常激活模式。
- 通过增加感觉意识和本体感觉来恢复神经功能。

关于临床案例的描述见下文“软组织松动术”之后。

肌肉能量技术

肌肉能量技术的治疗目标

本书第二章对MET的临床运用进行了详尽的讨论。出于教学目的，下文阐述的MET被编辑成为一个完整的部分。在临床情况下，MET和STM在治疗中是穿插进行的。MET被用于评估和治疗。一块正常的肌
219 肉或一群正常的肌肉当发生等长改变时是有力且无痛的。如果肌肉或相关关节缺血或存在炎症，使用MET时患者会出现疼痛。如果肌肉被抑制或者神经受损，肌肉将出现无力和无痛。在治疗期间，MET根据需要而被运用。例如，当发现胸锁乳突肌紧张且有压痛时，使用收缩-放松的肌肉能量技术来降低高张力和减轻压痛。如果胸锁乳突肌收缩时感觉疼痛，则用交互抑制的肌肉能量技术，收缩后外侧伸肌，从而引发胸锁乳突肌的神经性放松。如果颈深屈肌无力或者受抑制，首先放松紧张的颈伸肌（MET#1），然后运用等张MET去募集和加强颈深屈肌。

MET对于急性颈痛非常有效，但是施加的压力应该轻柔，以免引发疼痛。轻柔、无痛地收缩和放松颈深肌，以为相关肌肉提供一个泵作用来减轻肿胀，促进氧气和营养的输送，排出废物。

以下是急性期使用肌肉能量技术的基本治疗目的

- 提供泵作用来减轻疼痛和肿胀，促进组织的氧合，清除废物。
- 减轻肌肉痉挛。
- 提供神经传入，使肌肉抑制最小化。

以下是慢性期使用肌肉能量技术的基本治疗目的

- 降低过高的肌张力。
- 增强肌肉力量。
- 拉长结缔组织。
- 增加关节活动及关节的润滑作用。
- 恢复神经功能。

下面的MET部分介绍了适用于大部分患者的技术，但是有三种肌肉能量技术（MET#1、#2、#3）主要针对急性疼痛的情况。拉长肌肉和筋膜的等长收缩后放松的肌肉能量技术对于急性情况是**禁忌**的。

记住MET的使用过程中患者应该是无痛的。当患者对抗压力时出现轻度的不适是正常的。如果该区域受到刺激或者存在炎症，请参考第六章MET对肩部的治疗。

治疗急性颈痛的肌肉能量技术

1. 针对颈伸肌的收缩-放松肌肉能量技术

- **目的：**放松颈伸肌。颈伸肌在颈部急性疼痛时张力较高。
- **体位：**患者取仰卧位。如果患者处于急性疼痛期，可以在头下放一个枕头以提供额外的支撑。治疗师的双手放在颅骨下（图5-25）。

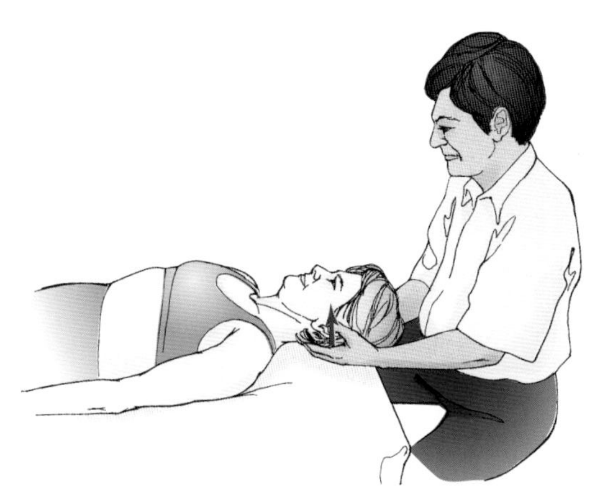

图5-25 针对颈伸肌的收缩-放松肌肉能量技术

- **动作**：当治疗师尝试将患者头部抬离床面时，嘱患者对抗并维持大约5秒。

2. 针对枕下肌的收缩–放松肌肉能量技术

- **目的**：使用CR MET来放松枕下肌。头前移的姿势使枕下肌变短、变紧。如果这些肌肉受损，患者会感到枕骨下疼痛和颅后疼痛。除此以外，受损的肌肉会影响平衡和位置觉（本体感觉）。
- **体位**：握住患者头的底部（枕骨），嘱患者往后转头1英寸（约2.54厘米），如同在抬头看（图5–26）。

220 - **动作**：当治疗师试图旋转患者的头部至屈曲位时，嘱患者对抗。

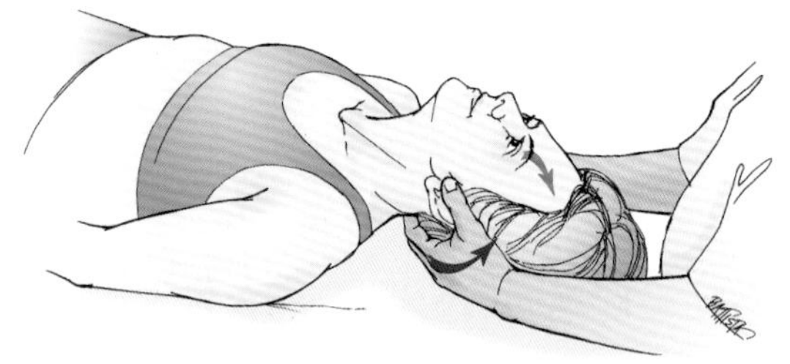

图5–26 针对枕下肌的收缩–放松肌肉能量技术

3. 针对侧屈肌的收缩–放松肌肉能量技术

- **目的**：使用CR MET来放松侧屈肌。通常侧屈肌是短而紧的。
- **体位**：患者取仰卧位，同时头部保持中立位。治疗师把手掌放在乳突的位置，示指和无名指放在患者耳后（图5–27）。
- **动作**：当治疗师轻轻将患者头部往一侧压时，嘱患者对抗，保持5秒，重复此动作并将患者头部压向对侧。这个CR循环是从一侧到另一侧，重复做3~5次。

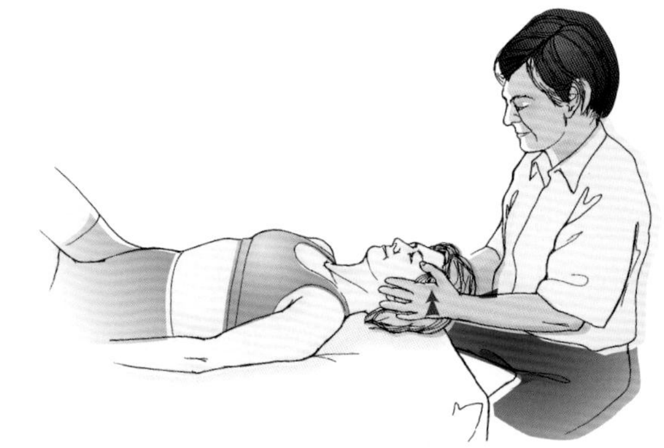

图5–27 针对侧屈肌的收缩–放松肌肉能量技术

治疗慢性颈痛的肌肉能量技术

4. 针对颈屈肌的收缩–放松肌肉能量技术

- **目的**：使用轻度的CR MET来帮助维持正常的颈屈肌功能，通过高张力伸肌的交互抑制来提供更大程度的放松。在颈椎外伤中颈屈肌经常受伤。由于损伤会造成慢性功能障碍和疼痛，颈屈肌经常出现无力。

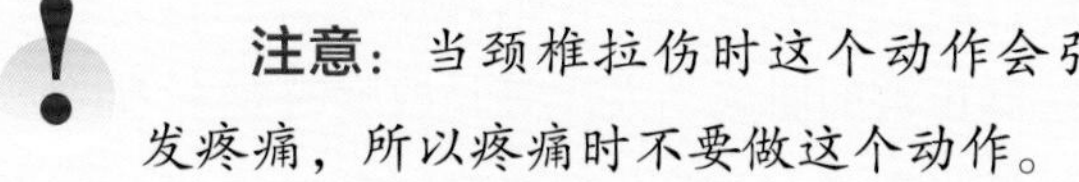

注意：当颈椎拉伤时这个动作会引发疼痛，所以疼痛时不要做这个动作。

- **体位**：一只手放在颅骨下方，另一只手放在额部来固定头的位置（图5–28）。

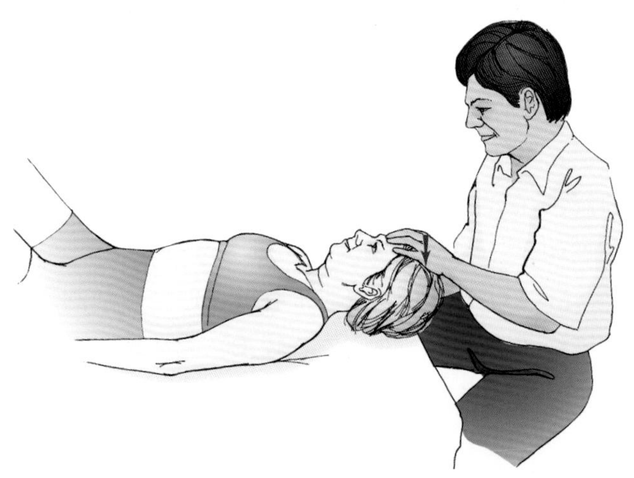

图5–28 针对颈屈肌的收缩–放松肌肉能量技术

- **动作：**将患者的头抬离床面2.5~5.0厘米，轻轻旋转颅骨，使下颏向喉部移动。如果这个位置没有出现疼痛，当治疗师试图向床面按压患者头部时，嘱患者对抗。

5. 针对前外侧屈肌和后外侧伸肌的收缩-放松肌肉能量技术

- **目的：**使用CR MET来放松前外侧屈肌（尤其是胸锁乳突肌）和后外侧伸肌（包括多裂肌、头半棘肌）。胸锁乳突肌是最常受损的肌肉之一，它会变紧和缩短，导致头前移的姿势。多裂肌与关节囊交织在一起，所以它可能妨碍正常的关节功能。
- **体位：**在患者的乳突部握住其头部（图5–29）。
- **动作：**抬起患者的头，向一侧旋转。当治疗师
221 试图向床面按压患者头部时，嘱患者对抗。保持大约5秒。接下来，当患者头部在一个旋转位置而治疗师试图将患者头部抬起时，嘱患者对抗。多裂肌和被交互抑制的胸锁乳突肌参与其中。在两侧重复此动作。这个MET可以作为家庭训练，用于加强多裂肌的力量，稳定颈部，恢复正常颈曲。

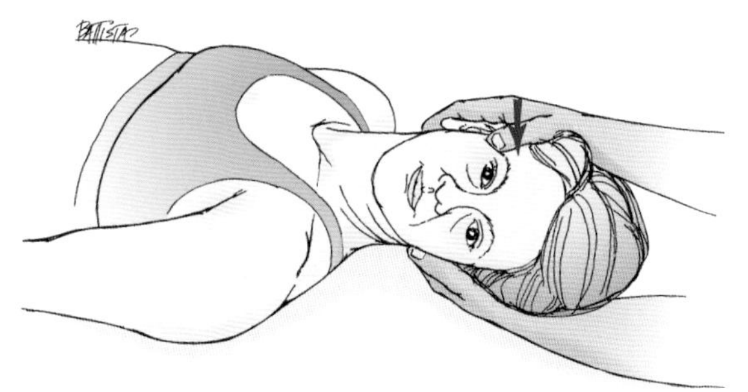

图5–29　针对前外侧屈肌和后外侧伸肌的收缩-放松肌肉能量技术

6. 针对上斜方肌和肩胛提肌的等长收缩后放松肌肉能量技术

- **目的：**放松和拉长肩胛提肌和上斜方肌的更外侧的纤维。通常上斜方肌和肩胛提肌是短而紧的。
- **体位：**一只手放在颅骨下方，手指放在耳后的乳突上，另一只手放在肩部上方（图5–30）。
- **动作：**当治疗师试图将头和肩部分离时，嘱患者对抗。保持5秒，放松，然后把头移向对侧肩部，直到感觉到阻力点。当治疗师试图把头部和肩部拉开时，再次嘱患者对抗。重复CR–拉长循环几次，然后再在另一侧进行。

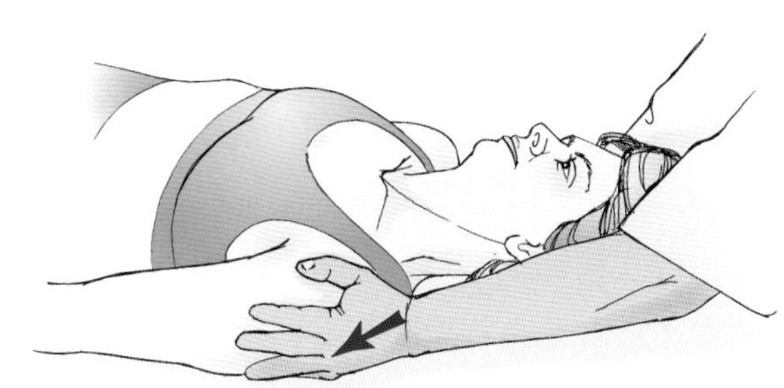

图5–30　针对上斜方肌和肩胛提肌的等长收缩后放松。这种MET用于放松和拉长肩胛提肌和上斜方肌偏外侧的纤维

7. 针对上斜方肌、肩胛提肌和斜角肌进行变化的等长收缩后放松肌肉能量技术

- **目的：**通常斜角肌、肩胛提肌和上斜方肌容易短缩和紧张，需要被拉长。目的是使用PIR MET来单独分离这些肌肉。
- **体位：**对于左侧肩胛提肌，用左手将患者的头部抬起至屈曲位，用右手固定肩部。把患者的头部往右侧旋转（图5–31）。对于左侧斜方肌和中斜角肌，维持患者的面部朝向天花板。对于左侧前斜角肌，把患者的头部往左侧肩部旋转。

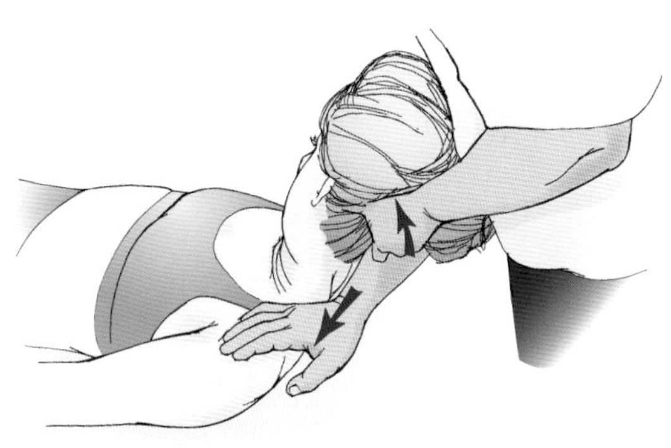

图5–31　针对上斜方肌、肩胛提肌和斜角肌进行变化的PIR MET。这个MET被用来单独分离这些肌肉。这张图显示的是将头旋转并远离固定肩胛提肌的手

- **动作**：当治疗师把患者的头拉向右侧最大屈曲位（此即使头部与肩部远离）时，嘱患者对抗。保持5秒，放松数秒，再移动头部使其远离肩部，直至感觉到新的阻力点。重复几次，然后再操作另一侧。

治疗慢性颈痛和关节活动度丧失的肌肉能量技术

8. 增加颈伸肌长度的离心肌肉能量技术

- **目的**：使用离心MET来增加颈伸肌的长度。由
222 于慢性头前移的姿势或者既往的损伤，颈伸肌通常是短而紧的（图5–32）。
- **体位**：双手放于患者颅骨下方。
- **动作**：当治疗师尝试将患者头部抬离床面时，嘱患者对抗。5秒后，嘱患者往胸部方向抬头，同时给予一部分阻力。“当你压我的手时不要和我对抗”是一个很好的指令。继续抬头，将下颏向喉部转动，直到感到阻力点为止。当达到舒适极限时，一只手放在患者额部，当治疗师用力往床面方向推患者头部时，嘱患者做对抗。这样调整伸肌到一个新的长度。重复该动作几次。

> **注意**：如果患者没有正常的颈曲，则不应该做这个技术。

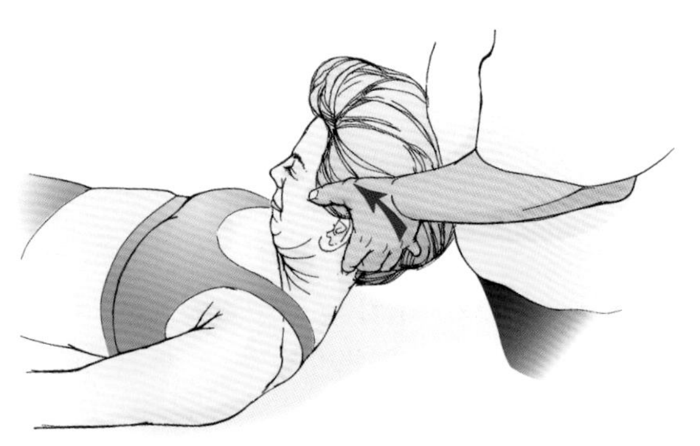

图5–32 使用离心MET来增加颈伸肌的长度。对于慢性颈椎病患者来说，颈伸肌短缩是很常见的。这个MET可以有效延长颈伸肌的结缔组织

9. 增加颈椎旋转的收缩–放松–拮抗–收缩

- **目的**：使用CRAC MET来增加颈椎的旋转度。慢性肌肉或韧带问题，或者关节退行性变常使颈椎旋转受限（图5–33）。
- **体位**：为了增加颈椎向右侧的旋转度，将右手放在患者右侧乳突上，左手放在患者左耳上方。
- **动作**：向右侧转动患者的头部直到达到舒适极限。当治疗师把患者头部抬离床面时，嘱患者对抗。在患者对抗的过程中，继续把患者的头往右边旋转。让患者放松一会儿，之后将患者头部继续往右转，并嘱患者继续做对抗。重复CRAC MET循环几次。然后在另外一侧进行。

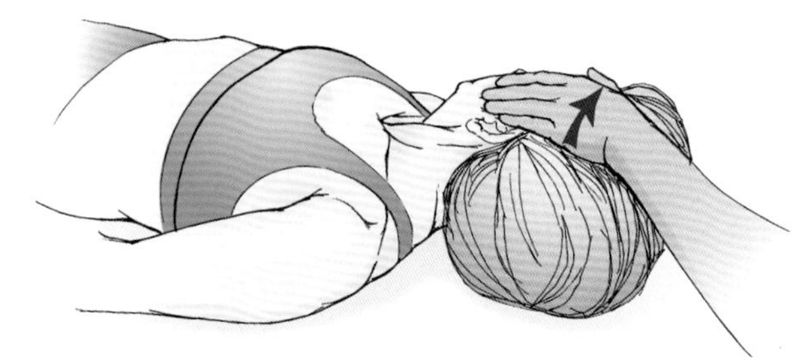

图5–33 CRAC MET增加颈椎的旋转度。由于肌肉和关节囊的结缔组织短缩，颈椎旋转经常受限

针对颞下颌关节肌肉的肌肉能量技术

10. 使用收缩–放松肌肉能量技术来放松张开下颌的主要肌肉（二腹肌和翼外肌）

- **目的**：二腹肌和翼外肌是张开下颌的主要肌肉，可使用CR MET来放松（图5–34）。
- **体位**：把指尖放在患者的下颌骨，嘱患者张开下颌至休息位，大概张开一个手指的宽度。
- **动作**：当治疗师试图合上患者的下颌时，嘱患
者对抗。保持约5秒。放松，按下颌的运动顺序 223
做接下来的两种MET。重复此循环几次，然后指导患者在家进行训练。

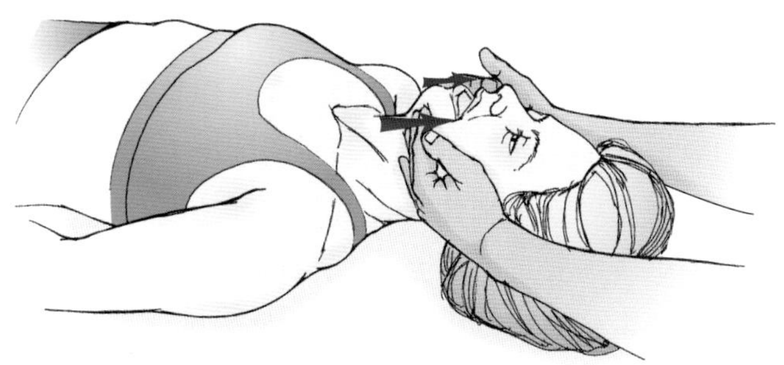

图5-34　CR MET主要放松张开下颌的肌肉（二腹肌和翼外肌）

11. 使用收缩-放松肌肉能量技术来放松关闭下颌的主要肌肉（咬肌、颞肌、翼内肌）

- **目的**：咬肌、颞肌、翼内肌是关闭下颌的主要肌肉，可使用CR MET来放松（图5-35）。
- **体位**：拇指放在下颌骨前侧，拇指指尖接近患者的下唇。
- **动作**：嘱患者下颌张开一指宽度至颞下颌关节的休息位。当治疗师尝试进一步打开下颌时，嘱患者对抗。

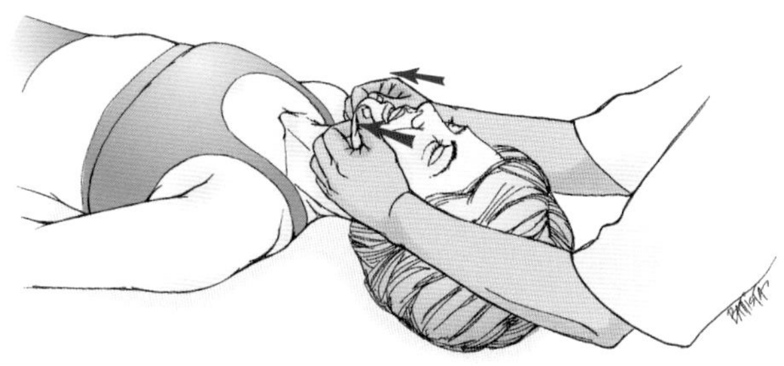

图5-35　CR MET主要放松关闭下颌的肌肉，如嚼肌、颞肌、翼内肌

12. 使用收缩-放松肌肉能量技术来放松侧向移动下颌的主要肌肉（翼内肌、翼外肌）

- **目的**：翼内肌、翼外肌是侧向移动下颌的主要肌肉，可使用CR MET来放松（图5-36）。
- **体位**：将手掌和指尖放在患者下颌骨的外侧。
- **动作**：指导患者将下颌稍微张开到休息位，并在治疗师向一侧按压下颌时对抗。确保患者的下颌保持中立位，不能把它推向一侧。在另一侧重复。

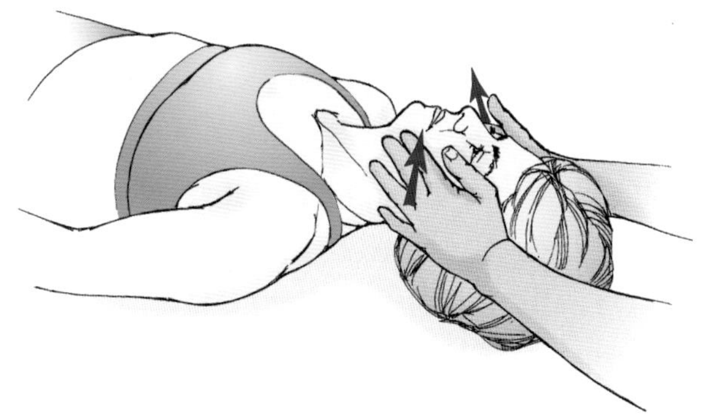

图5-36　CR MET放松侧向移动下颌的主要肌肉（翼内肌、翼外肌）

软组织松动术

背景

第二章对STM的临床运用进行了详尽的讨论。在Hendrickson方法中，STM也叫作波状松动术，它结合了关节松动术。STM以每分钟50~70个循环的节律性振动进行，还包括每秒2~4个循环的横向摩擦按摩。这些松动技术有一定的顺序，而且被证明很有效。治疗师需要全面检查患者的身体，确定哪个区域有压痛、高张力或活动度降低。遵循治疗处方很重要，直到治疗师掌握这项技术。这项技术分为两级：Ⅰ级和Ⅱ级。Ⅰ级适用于任何患者，从急性损伤到慢性退化，可以增强体质，给身体带来最佳表现。Ⅱ级通常运用于Ⅰ级之后，主要针对慢性疾病。针对急性情况和慢性情况的治疗指南如下。

治疗师指南

- **急性情况**：治疗的主要目的是尽快减轻疼痛，消肿，在无痛范围内维持更多的关节活动，诱导放松。在这个治疗技术中，软组织被有规律地压缩和还原。这提供了一个泵的作用，有助于促进液体交换，减轻肿胀。针对颈椎的治 224
疗，需要在侧卧位下进行，这样能使关节保持在一个开放的位置，同时也是脊柱的休息位和最无痛的位置。这个技术用于急性期疼痛时，手法要轻柔，节律要缓慢，幅度要小。该治疗技术没有统一的剂量和深度要求。治疗的深度取决于患者的疼痛水平。如果肌肉没有放松，返回去先放松身体，可以用MET来降低肌肉保护性紧张。正如之前所述，可以结合MET来做STM。切记**牵伸**对于急性情况是**禁忌**的。

- **慢性情况**：针对慢性颈椎病的患者进行测试发现，通常患者的颈伸肌、枕下肌、胸小肌易短缩和紧张，颈深屈肌和肩胛稳定肌容易无力（上交叉综合征）。关节通常活动性变小，周围韧带和关节囊组织纤维化、增厚。一些患者则有相反的表现：关节活动性增大，肌肉萎缩、无力，韧带和关节囊组织萎缩。后一种情况被称为不稳定。主要的治疗目标取决于患者。对于活动度减小的患者来说，治疗目标是降低肌肉张力；通过松解肌肉、韧带、关节囊周围组织的粘连，使关节面和椎间盘软骨水化，从而增强结缔组织的活动性和延展性，建立正常的关节活动度。通过刺激本体感受器，重建肌肉正常激活模式，来恢复正常的神经功能。不稳定的患者需要进行康复训练，我们的治疗能通过降低紧张肌肉的张力来提供稳定性，进行MET来重建无力肌肉的正常触发模式，恢复本体感觉。针对慢性颈痛的患者，治疗紧张的肩胛提肌、菱形肌、肩内旋肌非常重要。针对慢性疼痛的治疗，在软组织上进行强有力的按压，对关节进行有力的松动。Ⅱ级治疗手法：增加深度的软组织按压，作用在附着点上，如果发现组织纤维化则使用横向摩擦。正如之前在“急性情况”部分提到的，我们可以使用MET结合软组织松动术。

临床案例：急性

主观资料：AP是一名54岁教师，存在急性颈痛、上背痛和头痛的症状。在评估和治疗的早上，她在驾驶时发生汽车追尾，使她病情迅速发展。她主诉左侧第3~5指有刺痛感，并感到容易疲劳，不能集中注意力。

客观资料：检查显示头前移姿势，左侧肩部上抬，肩伸展、右旋、右侧屈曲的主动活动度只有正常的75%，这些运动在颈胸关节交接处引发疼痛。椎间孔挤压试验阳性，可引发颈部疼痛。触诊显示颈部肌肉痉挛和压痛，特别是胸锁乳突肌、肩胛提肌、上斜方肌、枕下肌。在C_1~ C_3椎骨的左侧也有正常滑动的固定。

评估：颈部肌肉和上胸椎肌肉痉挛、压痛，正常关节活动度丧失，颈椎被动活动受限。

治疗（动作）：治疗开始时，患者取侧卧位，在两膝之间放一个枕头。开始时使用缓慢、轻柔的手法摇晃身体来判断身体的保护性紧张和疼痛水平，从而引发放松反应。开始时使用Ⅰ级STM对腰椎和胸椎进行缓慢、轻柔的松动，轻度按压，目的是逐渐增加整个脊柱的活动度。接下来，使用Ⅰ级STM对颈椎进行松动，目的是为软组织和关节提供活动度，减轻肿胀，促进细胞合成，重新排列愈合纤维。触诊显示患者的菱形肌、肩胛提肌、上斜方肌和颈伸肌很紧。轻度的MET被用于附着在肩胛骨上的肌肉（胸椎MET#6）。在侧卧位对对侧的治疗结束后，嘱患者平卧。MET#1、#2和#3被用于治疗颈伸肌、侧屈肌、枕下肌。这些技术可帮助降低肌肉张力，为淋巴和血管提供泵的作用，减轻肌肉水肿，

225 促进组织供氧。在3~4个MET循环后，肌肉压痛减轻。继续应用Ⅰ级揉抚手法，对胸锁乳突肌、斜角肌、伸肌、枕下肌进行治疗。最后对颈椎进行“8”字形松动，治疗主要集中在左侧上段颈椎。治疗之后她觉得放松和平静，主诉感觉好很多。

计划：建议患者每周治疗1次，持续6周，然后重新评估。她在接下来的治疗中，主诉疼痛减轻很多，头痛也减轻了。她的私人医生建议她去看神经专科医生。在随后的治疗中重复以上基本的治疗。每次治疗时，对压痛和高张的肌肉进行治疗。到第6次治疗时，她感觉疼痛减轻许多，但是还存在认知障碍和左手刺痛感。认知障碍是创伤性脑损伤的典型特征，这些损伤大概在1年内痊愈。检查显示颈部伸展、右侧屈曲和旋转部分受限。触诊时颈部软组织存在部分高张力和压痛，上颈椎处有轻微的正常滑动固定，我建议再做6次治疗。再做6次治疗后，她主诉恢复了90%。在她受伤6个月之后，继续每个月治疗1次。

临床案例：慢性

主观资料：YR是一位45岁的女性设计师，主诉颈痛，并放射到左侧肩胛区，疼痛持续3年。她否认之前颈部受过伤。

客观资料：检查显示有头前移姿势和左肩上抬。主动后伸、右旋、右侧侧屈角度为正常活动度的75%，且这些动作会引起颈胸连接处疼痛。椎间孔挤压测试阳性，可诱发颈部疼痛。触诊显示颈部肌肉有痉挛与弱化，尤其是胸锁乳突肌、肩胛提肌、上斜方肌和枕下肌。左侧C_1~C_3椎体正常滑动变紧。

评估：由于肌肉痉挛和软组织粘连，颈椎活动度受限、活动丧失。

治疗：笔者让患者取侧卧位，开始摇动患者的身体，从而引发放松反应来确定整个脊柱的弹性水平。笔者开始对腰椎和胸椎进行治疗，触诊上胸部丰厚、致密的肌肉，使用MET和STM放松上胸部。开始时用Ⅰ级第一序列揉抚手法治疗颈椎，触诊颈胸交接处厚而纤维化的组织。侧卧位治疗两侧，然后让患者仰卧。开始使用MET，对患者颈部肌肉进行深度放松。然后使用PIR MET（MET#6~9）对提肌、上斜方肌、伸肌进行拉伸，同时增加侧屈和旋转的活动度。结束时，使用“8”字形松动术。

让她侧卧，进行第二种治疗。运用深度按压和P–A方向用力按压进行波状松动术，以增加关节润滑作用和关节内运动。仰卧位，使用胸段MET#5主要对菱形肌进行治疗，从而引发C_7~T_1椎骨上软组织的深度放松。重复使用第一种MET进行治疗，不要用更大的压力，以松解粘连组织。最后再使用“8”字形松动术进行治疗。

计划：建议患者每周治疗1次，持续1个月，重复基本的治疗。深入到组织中后，在多裂肌、关节囊上使用更短、更轻快的横向摩擦（Ⅱ级第一序列手法）。患者主诉颈部疼痛减轻，肩胛区疼痛完全缓解。检查显示关节活动度正常，肌肉张力显著降低。C_7~T_1周围组织更柔软，纤维化减少，但是关节周围组织仍存在增厚。尽管关节面有很好的滑动，但是C_7椎骨全范围被动滑动依然受限。我建议她再做1个月的治疗，每周1次。

表5-5列举了一些治疗要点。

表5-5	治疗要点
■操作时，摇动患者的身体 ■操作时，重心转移 ■有节律地操作 ■每分钟50~70次 ■保持手和整个身体放松	

226 ## Ⅰ级：颈椎

1. 放松棘突和横突之间的软组织

- **解剖：**头夹肌，颈夹肌，竖脊肌，颈半棘肌，头半棘肌，回旋肌，多裂肌（图5-37A，5-37B）。
- **功能障碍：**头前移姿势时，除了枕下肌，颈伸肌都趋于离心收缩，变得紧张且被拉长。头前移姿势时，枕下肌变紧并短缩，伸肌发生异常的向内扭转，因此需要利用手法使其远离棘突。

体位

- **治疗师体位：**站立位，面对头侧纵向操作，面对治疗床横向操作。
- **患者体位：**侧卧，收下颏，肩部靠近治疗师，放在治疗床的边缘。

揉抚手法

支撑手放在肩胛骨上，朝揉抚方向移动肩胛骨，使表浅组织变松弛。

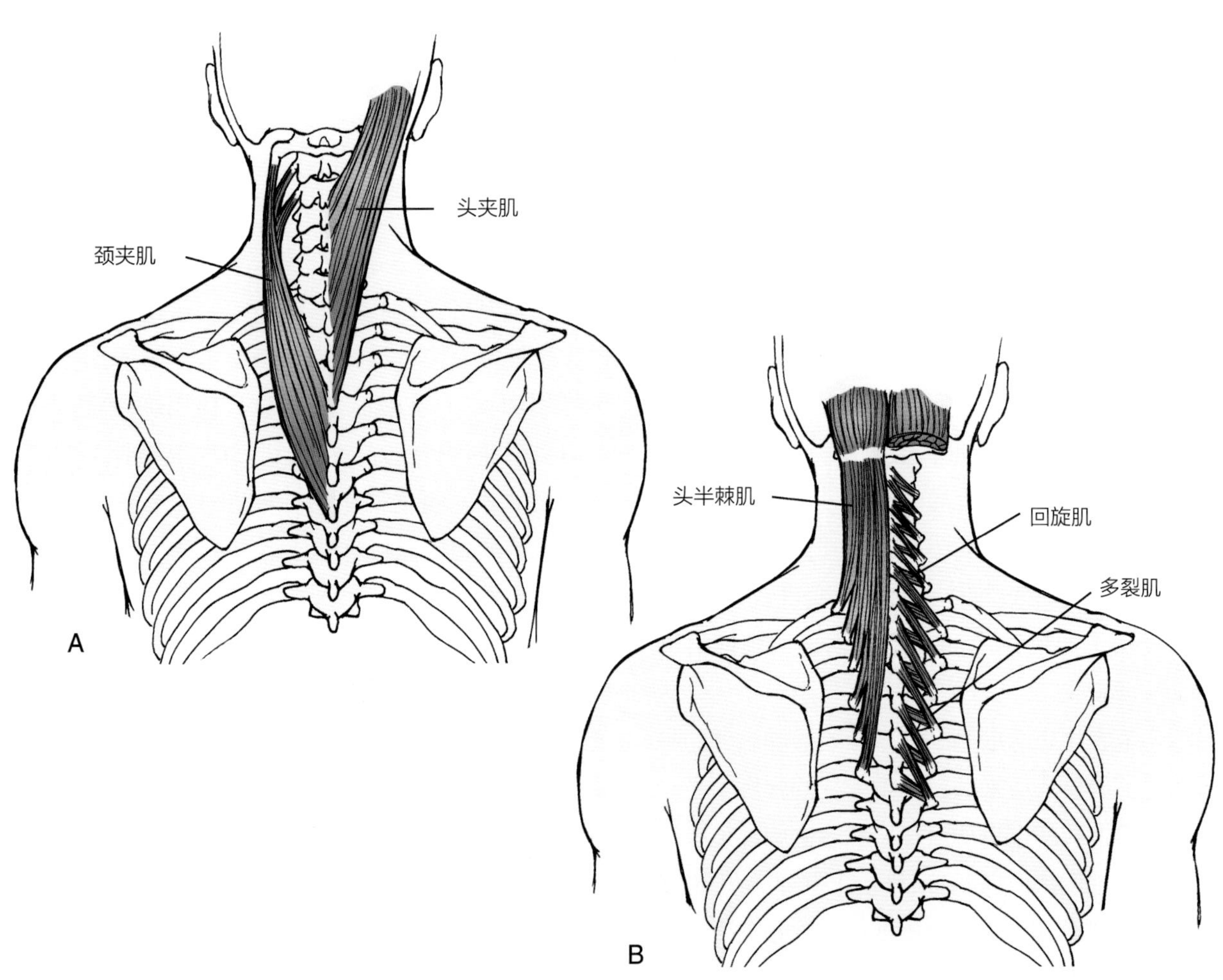

图 5-37 A. 头夹肌和颈夹肌，B. 头半棘肌、多裂肌和回旋肌

227 （1）身体朝头部转45°，用单拇指沿C_7~C_2从下往上做短的挖取式手法（图5–38）。指尖放于颈下，轻轻按压颈部，以增加稳定性。将压力贯穿于整只手。操作有三条线：棘突，椎板凹槽外侧1英寸（约2.54厘米），第二条线外侧1英寸（约2.54厘米）的横突后表面。注意C_1在颅骨下大约一个手指的宽度，直接按压该椎骨可能导致半脱位（发生位移）和头痛。

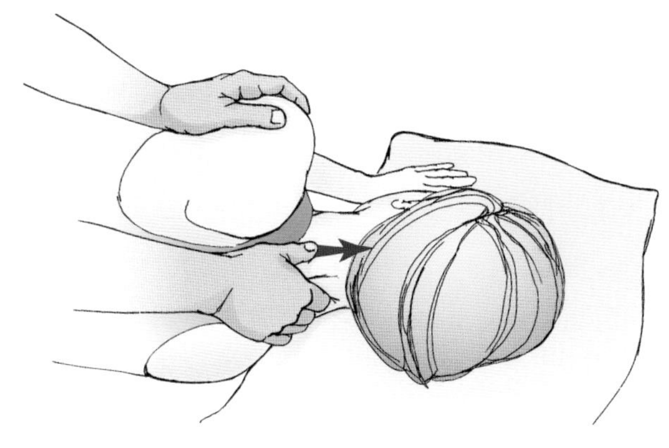

图5–38 用拇指从下往上放松颈椎软组织。手腕保持中立位，轻柔地挤压颈部

（2）身体垂直面向治疗床，用大拇指从后往前（P–A）、从内往外（M–L）挖取式按压（图5–39）。从棘突开始，由C_7至C_2以1英寸（约2.54厘米）的节段进行操作。同样的手法在第二条线上操作，即椎板凹槽区域，位于棘突外侧1英寸（约2.54厘米）。

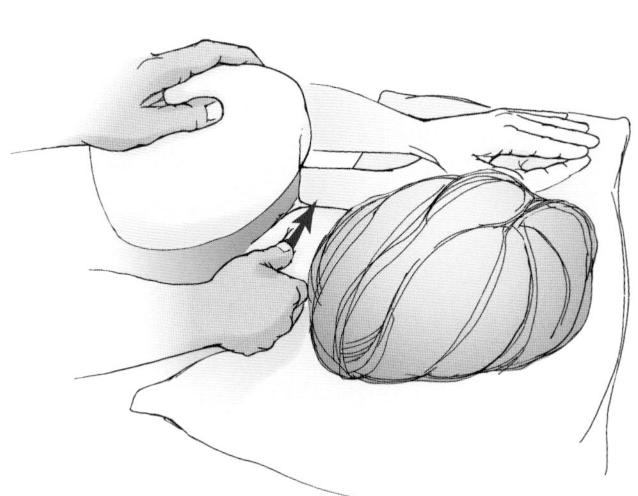

图5–39 用拇指从内侧往外侧放松

（3）治疗师再一次将身体向头侧旋转45°。患者的横突在耳和肩部之间的连线上。使用单拇指技术，找到横突，用拇指在它后表面上滑动（图5–40）。在横突上从前往后按压。这是一种放松技术，向后、向治疗床方向转动软组织。由C_7向C_2，以1英寸（约2.54厘米）为节段进行操作。保持一个流畅的节律。不要在皮肤表面滑动。

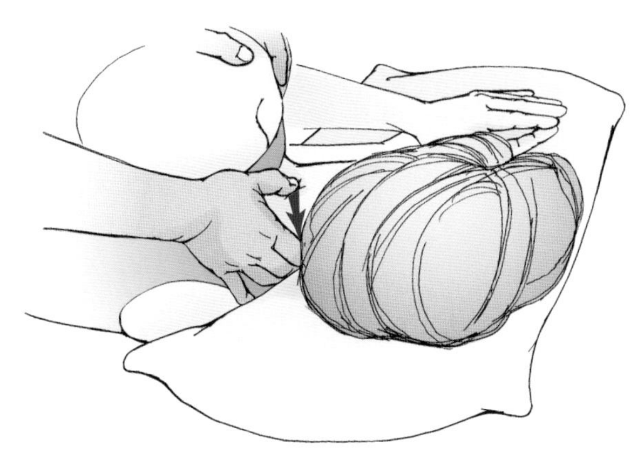

图5–40 用拇指放松横突后表面的软组织

2. 放松附着在颅底的肌肉

- **解剖**：斜方肌，头最长肌，头半棘肌，头夹肌，头后小直肌，头后大直肌，胸锁乳突肌，头上斜肌，枕大神经（图5–41）。

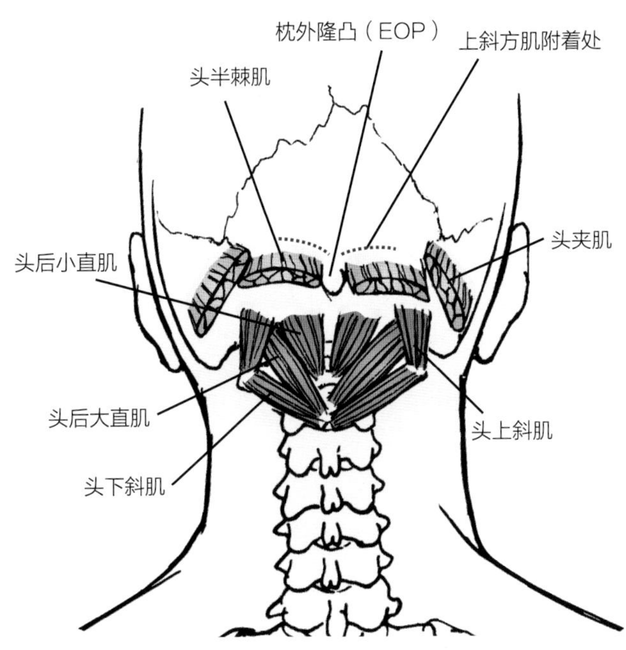

图5–41 附着于颅底的肌肉

- **功能障碍**：随着颈伸肌和枕下肌持续性的张力，附着在颅骨上的肌肉会逐渐增厚和纤维化。这通常是由头前移姿势、既往的损伤或情绪紧张引起的。持续性肌紧张可能导致紧张性疼痛。头后小直肌与硬脑膜的纤维交织在一起。枕大神经可能在头半棘肌筋膜处受到卡压。

体位

- **治疗师体位**：站立位，朝向头侧。
- **患者体位**：侧卧位，颈部屈曲。

揉抚手法

用拇指或支撑的拇指从乳突到中线处进行短的
228 挖取式手法，下方的手向上移动肩胛骨以提供支撑。注意手指不要深入到颅下，就相当于牵伸软组织，以骨为引导，均匀地操作手法。轻柔地把皮肤向后拉1英寸（约2.54厘米），挖进去，接着移动1英寸（约2.54厘米）。当进入到软组织增厚的区域时，可以用更短促、更轻快的揉抚手法。下文将介绍3条揉抚路线。记住，对于附着点不需要考虑位置的纠正，而要考虑消除纤维化。因此，在两个方向都要使用横向的揉抚。

（1）在颅骨后部中央，耳最高处的同一水平位置定位枕外隆凸。从枕外隆凸到耳最高处的区域称为上项线。在乳突处对胸锁乳突肌的附着处进行松解，在上项线的枕骨中线处对斜方肌进行松解。这些肌肉在其附着处有薄而平的肌腱（图5–42）。

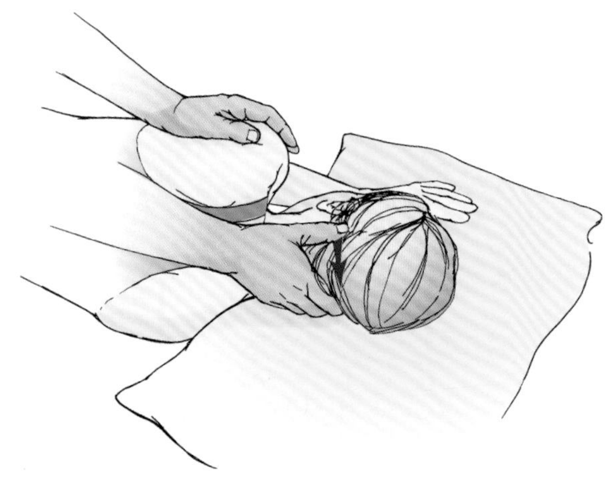

图5–42 放松附着在上项线区域的肌肉

（2）在乳突处，即比第1条线低1英寸（约2.54厘米）的中项线区域放松头长肌和头夹肌。接着在枕骨更内侧的位置对头上斜肌和头半棘肌进行操作。

（3）沿着颅骨的轮廓线，把拇指转向上方，然后做第三条线的揉抚。在之前操作部位下方1英寸（约2.54厘米）开始，在下项线内1/3处放松头后小直肌和头后大直肌。

3. 松解锁骨和冈上窝之间、肩胛骨后方和脊柱之间的软组织

- **解剖**：前斜角肌，中斜角肌，后斜角肌；肩胛提肌，上斜方肌，冈上肌，菱形肌；上后锯肌（图5–43）。
- **功能障碍**：如果这些肌肉向前转动，或者因为 229
头前移姿势而短缩，或因为颈部外伤，它们易产生扭转。圆肩的患者，其软组织会短缩和增厚。菱形肌、提肌和上斜方肌通常是短而紧的，多由情绪性紧张或者头前移姿势造成。

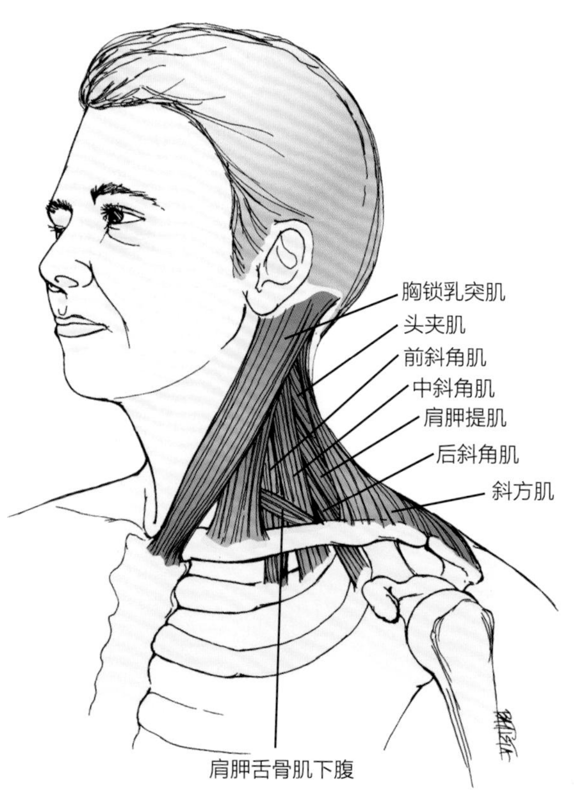

图5–43 锁骨和肩胛骨之间的肌肉

体位

- **治疗师体位**：站立位，面向治疗床。
- **患者体位**：仰卧位。

揉抚手法

（1）操作的两个目的：去除异常的扭转，松解斜角肌、肩胛提肌、斜方肌和冈上肌的粘连，降低菱形肌的张力。

- □ 首先把患者弯曲的手臂放在胸前，使上肢放松（图5–44）。
- □ 用下方的手抓住患者肘部的上方，朝着上方的手轻柔地向上、向后推动手臂。
- □ 同时，用上方手的拇指在锁骨和肩胛骨之间的区域，由前向后地进行1英寸（约2.54厘米）的深的挖取式手法。
- □ 重复揉抚后回到起始的位置，放松上方手的拇指，向前下方提拉肩胛骨和手臂。重新定位上方手的拇指的位置，在朝头向和后方冲压上臂时做挖取式手法。

（2）对菱形肌进行MET操作（图4–16）。

（3）放松肩胛骨和脊柱上1/3的软组织，下方的手保持在相同的位置，治疗师工作手的指尖向头侧挖取式揉抚软组织，同时对患者的手臂进行短的、轻快的向上振动。在肩胛骨上角开始，然后以1英寸（约2.54厘米）的距离移向脊柱。覆盖肩胛骨上1/3的整个的椎间区域，以及上胸椎和下颈椎的棘突。

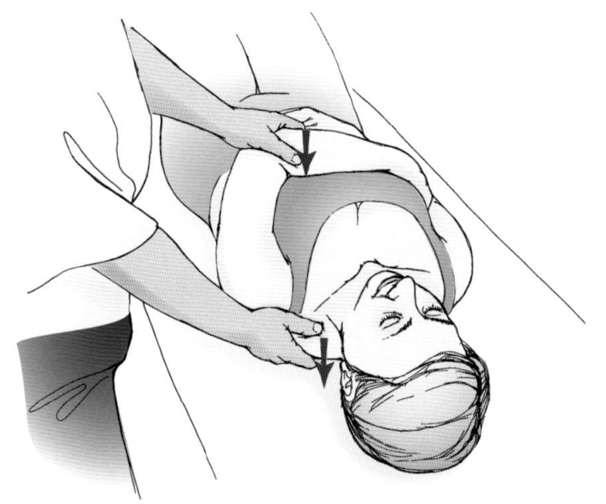

图5–44 拇指松解锁骨和冈上窝之间的组织。另一只手有节奏地摆动手臂，与揉抚手法相协调。每一揉抚手法在略不同的区域进行

4. 放松胸锁乳突肌

- **解剖**：胸锁乳突肌（图5–45）。
- **功能障碍**：胸锁乳突肌是颈椎区域最常受伤（尤其是挥鞭伤）的肌肉之一。胸锁乳突肌会明显短缩和紧张，导致头前移的姿势。它会成为头痛和慢性颈部紧张的来源之一。

体位

- **治疗师体位**：坐在治疗床的头侧。
- **患者体位**：仰卧位。

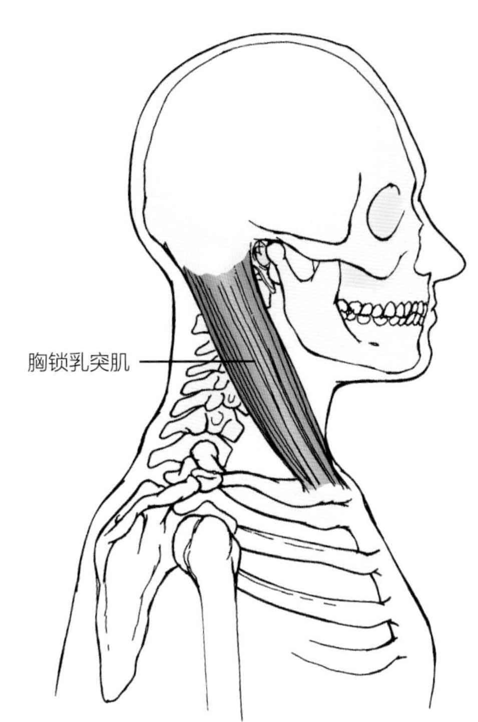

图5–45 胸锁乳突肌

揉抚手法

为确认出胸锁乳突肌，让患者将头部旋转向一侧，做耳朵向上抬向天花板的动作，胸锁乳突肌将会在颈部的一侧凸出。让患者重新把头转到中立位，然后轻微地转向接下来要操作的那一边。 230

把拇指放在胸锁乳突肌的上端，将弯曲的手指置于下面（图5–46）。轻轻地按压胸锁乳突肌。从前到后、从上到下地进行深度1英寸（约2.54厘米）的揉抚手法，操作方向包括从中间向外侧细微的螺旋。揉抚时向前、向外摇动治疗师的整个身体。休息手放在对侧乳突肌上，呈杯状扣放于头上，揉抚时轻轻地旋转头部。

注意：如果揉抚时有牵涉到头部的疼痛，可能表明在胸锁乳突肌上有一个扳机点。正如前面所说，MET会缓解扳机点，所以可以进行CR MET后继续揉抚手法。

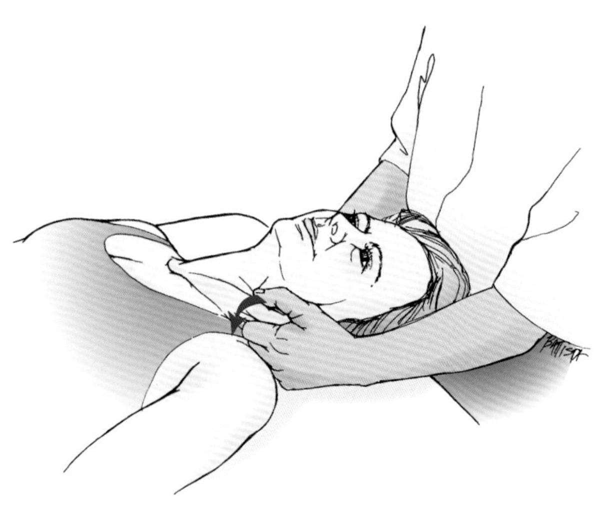

图5–46　松解胸锁乳突肌。轻轻地挤压拇指和弯曲的示指之间的肌肉，并向两侧放松肌肉

5. 放松斜角肌

- **解剖**：前斜角肌，中斜角肌，后斜角肌（图5–47）。
- 这些肌肉通常在挥鞭伤、其他脊柱损伤后或慢性张力下收缩，易产生向前和向内的扭转。它们需要从前向后和从中间向外侧移动。这种持续的收缩会压迫臂丛和腋动脉，导致手臂（尤其是手的尺侧）的疼痛、麻木和刺痛，这叫作前斜角肌综合征。

体位

- **治疗师体位**：坐在患者的头侧。
- **患者体位**：仰卧。

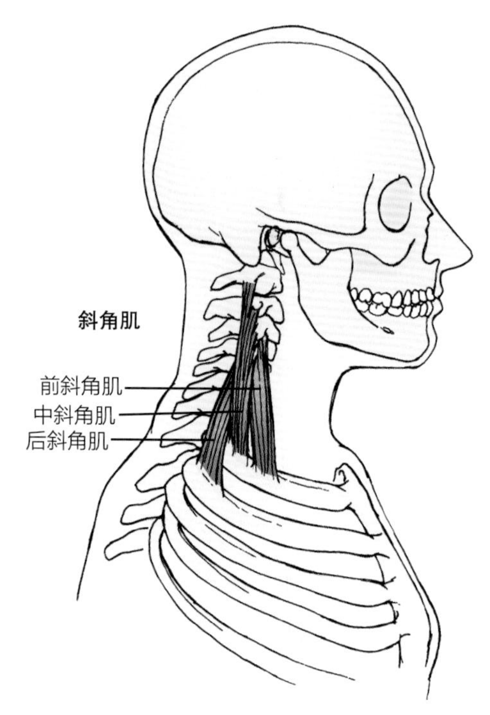

图5–47　前斜角肌、中斜角肌和后斜角肌

揉抚手法

有三条揉抚路线，每条肌肉各一。

（1）通过在胸锁乳突肌下探寻，找到横突的后外侧，将拇指的指腹放在斜角肌上（图5–48）。从中间向外侧、从前向后应用深度约为1英寸（约2.54厘米）的横向揉抚手法。这也是松弛揉抚，就像在滚动一个圆柱体。随着操作手法，轻柔地将前臂旋后。从C_2横突的附着处开始操作，一直到锁骨上的区域。将患者的头转向治疗侧，然后转向中立休息 231
位。揉抚时，身体向外侧晃动，指尖放松地放在患者的颈部下方，同时温柔地按压颈部，这样会使患者感到呵护。

（2）放松前斜角肌时，操作手法同上，但在颈椎横突前方进行。为触诊到前斜角肌并使之松弛，将患者的头部旋转并向治疗侧侧屈。轻轻地把拇指挤进胸锁乳突肌下，放在颈椎横突的前表面。缓慢操作，温和地在前后向和内外向进行。放松跨过前斜角肌纤维的横向组织。以1英寸（约2.54厘米）为节段从颈部逐渐向下进行，覆盖从C_3肌肉的起点处到锁骨下第1肋。

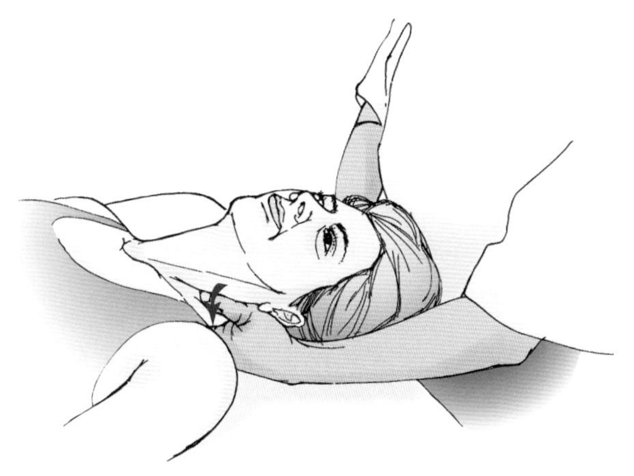

图5–48　松解斜角肌。将扁平的拇指放在胸锁乳突肌的后面，轻轻地向后挖取放松肌肉。应使用温和的揉抚手法

（3）为放松斜角肌下部，治疗师把指尖放在锁骨上方最外侧的区域，然后由内向外轻柔地做1英寸（约2.54厘米）的手法。重复几次后，手指靠近中间，重复相同的内外向手法。覆盖整个锁骨上窝。每次操作时在相同的方向上摇动身体。

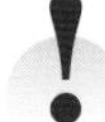

注意：提醒患者在治疗中一些人感到手臂轻微的刺痛是正常的，这提示神经处于紧张的状态，这个区域需要放松。不适感会在操作几分钟后缓解。如果这个区域出现疼痛、麻木或刺痛，操作不要超过1分钟。

6. 横向松动颈部软组织

- **解剖**：颈椎后部的肌肉（图5–49），以及枕骨处和从C_1到C_2处的枕下肌（图5–41）。
- **功能障碍**：颈椎后部的肌肉（包括枕骨下肌） 232
特别容易缩短和紧张。由于不良姿势、情绪紧张和受伤引起的炎症所导致的慢性刺激，它们会增厚和发生纤维化。

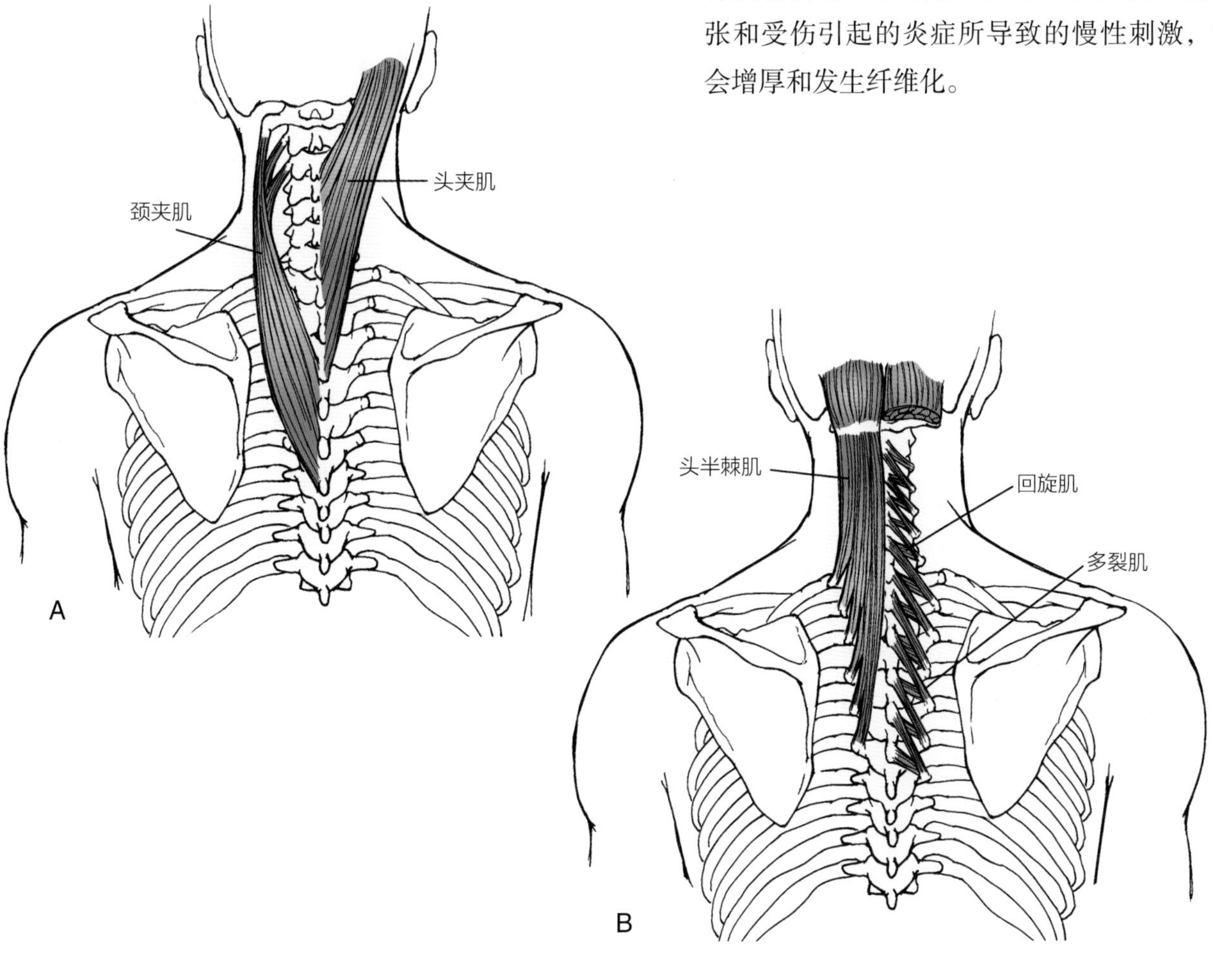

图5–49　A. 头夹肌和颈夹肌，B. 头半棘肌、颈半棘肌、多裂肌和回旋肌

体位

- **治疗师体位：**坐位，在患者头侧。
- **患者体位：**仰卧位。

揉抚手法

（1）将一只手的指尖放在棘突的外侧，向外进行1英寸（约2.54厘米）的挖取式手法以放松残余的张力（图5-50）。由于手功能位的影响，指尖操作时与头部呈45°。每次治疗颈部的一侧。将患者的头稍微转向治疗侧，轻微侧屈，以放松表面的软组织。通常，会把患者的头转到手法的方向，但也可以转向相反方向。逐节向上把指尖压向颈椎的椎骨上，覆盖棘突到横突之间的所有区域。

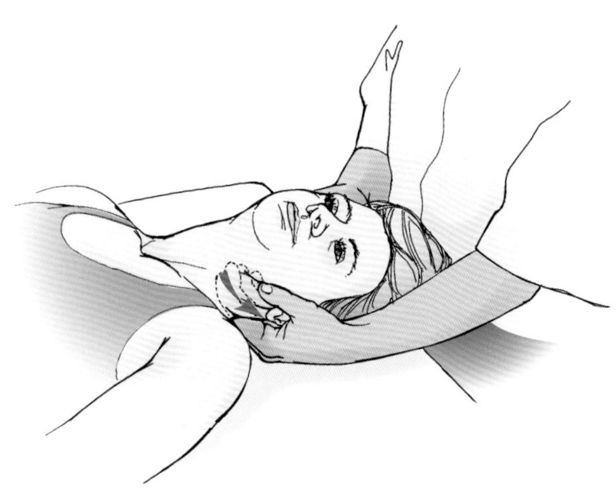

图5-50 用指尖放松后颈部的软组织。这个姿势使表层组织松弛，允许在更深的层次进行操作。这也是在寰枕区操作的最佳位置

（2）在枕下寰枕关节附近以1英寸（约2.54厘米）为节段用同样的手法操作。从内向外，覆盖整个区域。不要深压寰椎。要以骨为引导，在组织紧张后向外侧做挖取式手法。

（3）对已描述的3条项线进行Ⅰ级中的第二种手法操作。然后用一只手提举颅骨，转向治疗侧，同时用指尖由内向外地做挖取式放松手法。

Ⅱ级：颈椎

1. 放松横突棘肌群

- **解剖：**颈半棘肌，头半棘肌，多裂肌，回旋肌（图5-51）。
- **功能障碍：**这些肌肉倾向于缩短和发生纤维化。多裂肌连接关节囊，极易在功能障碍和关节突关节发生损伤时持续收缩，导致颈椎关节突关节运动的丧失。对所有慢性颈部疼痛患者都要评估这组肌肉是否存在纤维化。颈部损伤最终会造成囊韧带增厚和纤维化，而囊韧带与多裂肌交织在一起。

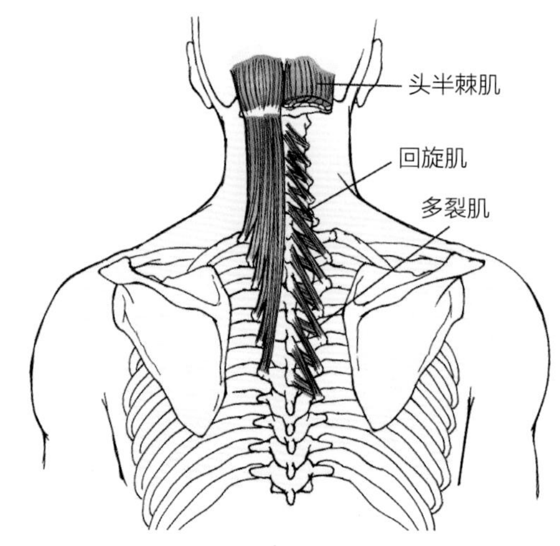

图5-51 头半棘肌、回旋肌和多裂肌

体位

- **治疗师体位：**站立位。
- **患者体位：**侧卧位，颈部垫一个小枕头，以保持软组织放松。

揉抚手法

使用单拇指技术，沿朝向头部45°的方向，由内到外进行1英寸（约2.54厘米）的挖取式揉抚手法（图5-52）。将拇指挤进竖脊肌下，触及下层的横突
棘肌群。从C_7到C_2对椎体棘突旁的横突棘肌进行治 233
疗。下方的手呈杯状握住肩胛骨，操作时轻轻地将肩胛骨移向头部，以促进软组织放松。

2. 放松关节囊和颈椎后部的肌肉附着处

- **解剖：**附着于棘突的肌肉从浅层到深层依次为斜方肌、颈棘间肌、菱形肌、颈半棘肌止点、颈夹

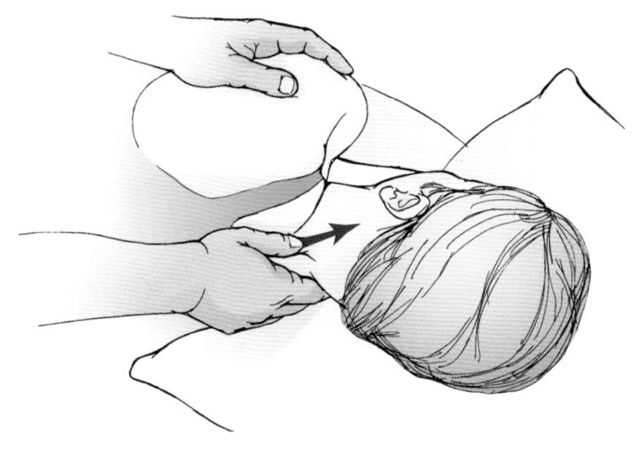

图5–52　放松横突棘肌群将拇指压在较浅的竖脊肌下。在朝向头侧45°方向上进行揉抚，垂直于肌肉的纤维走向

肌、头夹肌，以及多裂肌止点；附着于横突的肌肉从浅层到深层依次为肩胛提肌、头半棘肌起点、颈髂肋肌的止点、多裂肌的起点，颈最长肌和头最长肌的起点，以及关节囊（囊韧带）(图5–53)。

- **功能障碍：**这些附着处容易由于既往炎症或慢性功能障碍（如头前移的姿势）而增厚。如前所述，最深层的颈部肌肉的筋膜会和囊韧带交织在一起。几乎所有慢性颈痛或活动受限患者的肌腱骨膜结合处都会增厚和发生纤维化。

体位

- **治疗师体位：**站立位，面向患者头部。
- **患者体位：**侧卧位。

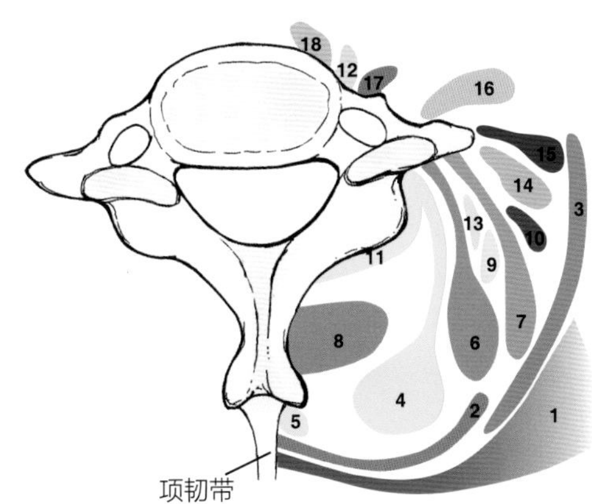

图5–53　颈椎后部的肌肉附着处。1. 斜方肌，2. 头夹肌，3. 胸锁乳突肌，4. 头半棘肌，5. 颈棘间肌，6. 头最长肌，7. 肩胛提肌，8. 颈半棘肌，9. 颈最长肌，10. 颈夹肌，11. 多裂肌，12. 回旋肌，13. 颈髂肋肌，14. 后斜角肌，15. 中斜角肌，16. 前斜角肌，17. 头长肌，18. 颈长肌

揉抚手法

用指腹握住患者颈部，在用拇指进行以下操作时，用指尖轻压颈部以提供支撑。

（1）棘突：从C_7棘突开始，在其外侧用拇指指腹反复由下向上进行轻柔的揉抚手法（图5–54）。如果组织是纤维化的，做一些温和的横向摩擦。治疗从C_7棘突开始，直至C_2棘突。随着手法，支撑的手将肩部向头侧移动。

（2）椎板凹槽：使用拇指指腹，在椎弓板与椎弓
根交界处进行一系列轻柔的反复揉抚。从C_7开始，由 234
下向上逐节向上到C_2。试着触诊纤维样组织，并对其进行横向按摩。当垂直划过它们时，手指下面会感到纤维的“弹拨”。

（3）横突：用指尖或拇指，在横突后侧做一些轻柔的从下向上的反复揉抚。从C_7做到C_2。

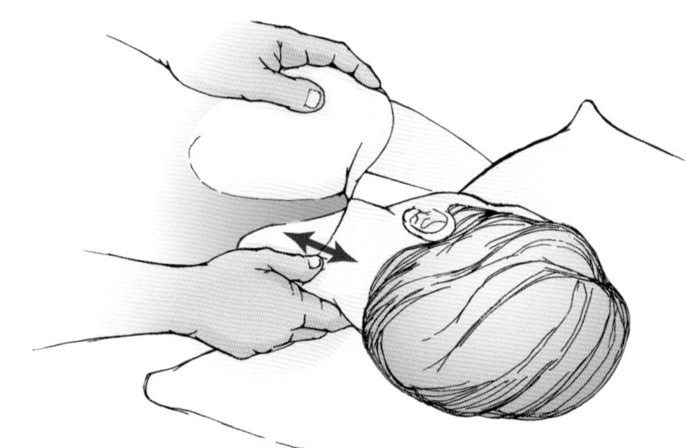

图5–54　松解附着在棘突、椎板沟和横突三个部位的软组织。用轻柔深入、来回的揉抚手法，松解附着在骨膜表面的纤维

3. 放松颈椎前部的浅层肌肉

- **解剖：**舌骨上肌群包括二腹肌、下颌舌骨肌、茎突舌骨肌、颏舌骨肌。舌骨下肌群包括甲状舌骨肌、胸骨甲状肌、胸骨舌骨肌、肩胛舌骨肌（图5–55）。
- **功能障碍：**典型的挥鞭伤中，颈部过伸，颈前部的软组织被拉伤。如果排除了严重损伤，受伤后可立即进行治疗。通常，舌骨肌是短而紧的。

注意：不要按压舌骨，因为它很薄、很脆弱。

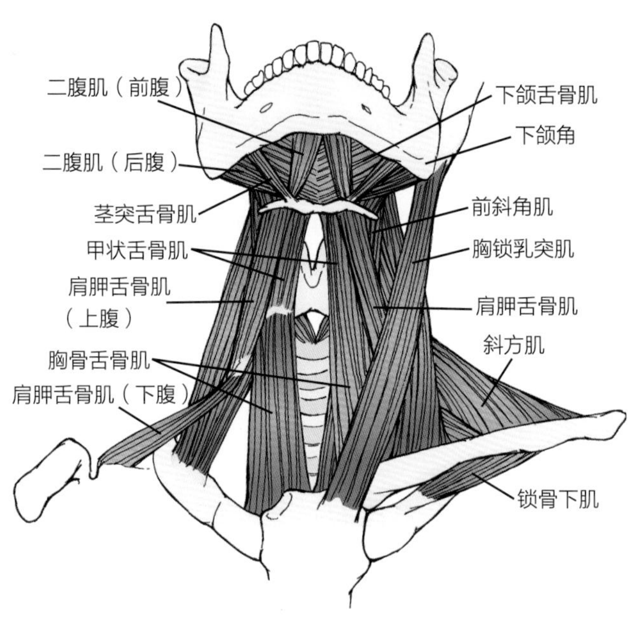

图5–55 浅层颈前肌包括舌骨上肌群和舌骨下肌群

体位

- **治疗师体位：**站立位，面向患者的头侧。
- **患者体位：**仰卧位。

揉抚手法

通过把拇指和示指放在颈前正中的甲状软骨上来找到舌骨。沿软骨向上轻移指尖，经过一个空隙后触及一个实性结构，这就是舌骨。

（1）舌骨上肌群：如果治疗师站在患者的右侧，用左手指尖轻轻地放在舌骨的右边以稳定它（图5–56）。用右手示指轻轻地在舌骨左侧的表面做来回揉抚，以放松前中部的茎突舌骨肌和下颌舌骨肌。一直处理到前正中线。

（2）舌骨下肌群：把右手示指放在患者左侧舌骨的下外侧，做轻柔的重复揉抚来放松浅层的胸骨舌骨肌和肩胛舌骨肌和深层的甲状舌骨肌。

（3）甲状软骨上方的肌肉：治疗师把左手的指尖放在右侧甲状软骨的侧面来稳定它。用右手指尖，进行轻柔的前后手法来放松表层的胸骨舌骨

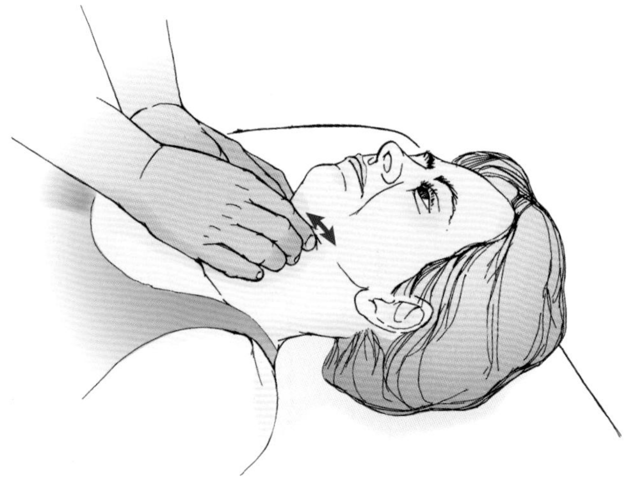

图5–56 用指尖放松浅层颈前肌

肌，以及甲状软骨左前表面深层的和胸骨甲状肌甲状舌骨肌。轻轻揉抚划过甲状软骨，但要小心不要压到喉部。压力太大或者这个区域特别紧张，可能会引起咳嗽。如果患者很舒适则可以继续，但动作要温和。

（4）附着在胸骨上的肌肉：治疗师移动到治疗 235
床的另一边，以45° 面向患者头侧（图5–57）。指尖呈杯状放在胸骨上表面，从中间向两边反复揉抚，以放松胸骨舌骨肌和胸骨甲状肌的下端附着点。

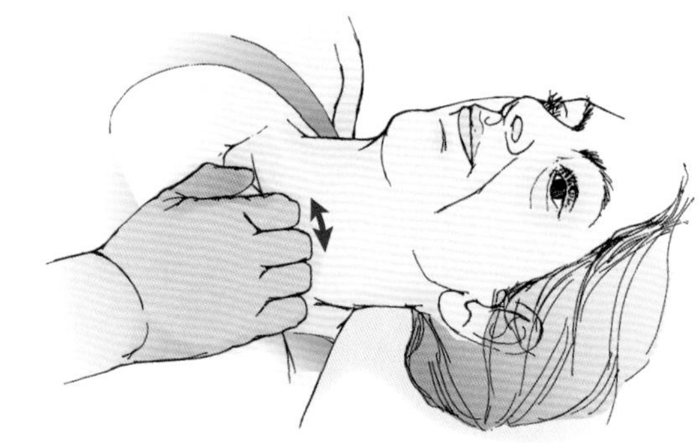

图5–57 用指尖松解附着在锁骨和胸骨上的肌肉

4. 放松颈椎前部的深层肌肉

- **解剖：**头长肌，颈长肌，颈交感神经（图5–58）。
- **功能障碍：**这些肌肉往往在脊髓损伤后缩短，导致颈曲缺失，被称为“军人颈”。这可能导致

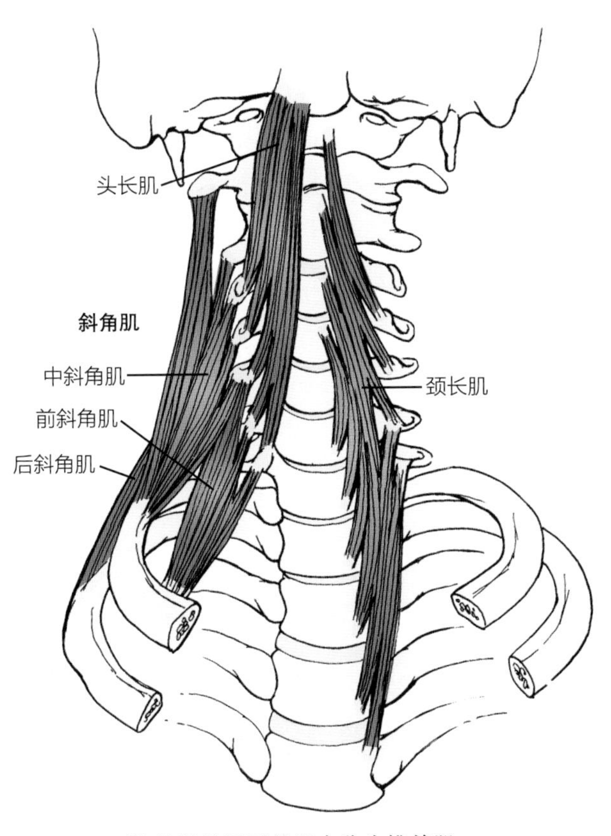

图5–58　颈椎前部最深层的肌肉称为椎前肌

穿过这些肌肉的交感神经发生卡压，产生各种症状，包括耳鸣、头晕、视物模糊、恶心。

体位

- **治疗师体位**：站立位，面向患者头侧。
- **患者体位**：仰卧位。

揉抚手法

站在治疗床的右边。用左手拇指和示指轻轻抓住气管，把它移向治疗师，使一些软组织放松（图5–59）。把右手示指紧挨着左手拇指放。把气管推向患者的右边，这样治疗师的示指就可以接近中线。慢慢地，用右手示指轻轻地压向后面、上面和内侧，直到触及颈椎前表面的肌肉。颈动脉会在指尖的外侧。记住，永远不要给脉搏施加压力。治疗师轻轻移动手指，将其作为一个连结，来回运动，垂直于中线。减轻手指的压力，向下移动1英寸（约2.54厘米），重复同样的手法。继续以1英寸为节段，直到锁骨上2英寸（约5.08厘米）。在另一侧重复。

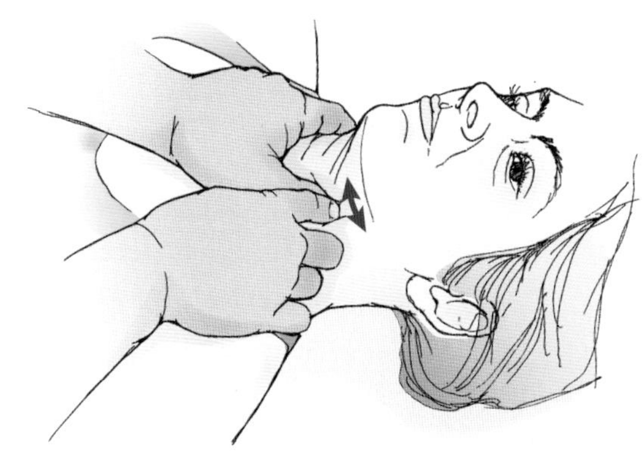

图5–59　用指尖放松颈前部的深层肌肉

5. 放松颞下颌关节

- **解剖**：咬肌，颞肌，翼内肌，翼外肌，关节囊（图5–60）。
- **功能障碍**：这些肌肉由于慢性张力（例如研磨牙 236
或咬紧牙关）或颈部创伤往往会变短，发生纤维化。挥鞭伤时下颌向前移动，旋转咬肌和颞肌，使其向前和向内扭转。咬肌和颞肌通常短而紧张。关节囊可能因急性损伤而发生炎症，或由于关节变性的慢性张力而发生纤维化。

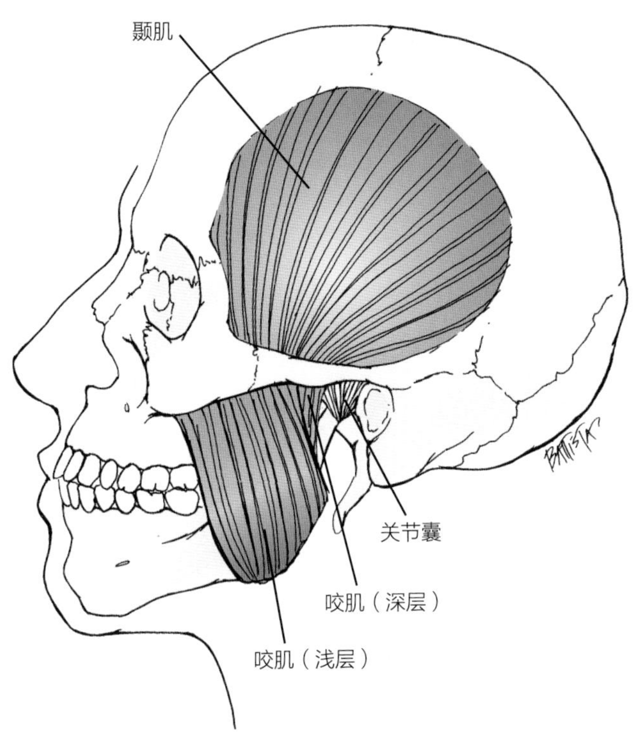

图5–60　颞肌和咬肌

体位

- **治疗师体位**：坐位。
- **患者体位**：仰卧位。

揉抚手法

（1）为了放松咬肌，治疗师用指尖在三条线上以前后向做一些1英寸（约2.54厘米）的挖取式揉抚（图5-61）。第一条线开始于颧弓下面，靠近耳。第二条线是在肌腹中部，比上一条线低1英寸（约2.54厘米），第三条线是在下颌骨。

（2）为了放松关节囊，治疗师用指尖在耳前颧弓下方做一系列短的、前后向的来回揉抚。

（3）为了放松颞肌，使用单拇指技术或指尖做短的、前后向挖取式揉抚，覆盖整个颞窝。把重点放在颧弓上方的肌腱上。

（4）治疗师把指尖呈杯状放在下颌骨下面的下颌角上，接触它的后表面以放松翼内肌、下颌舌骨肌、舌骨上肌群的近端附着处（图5-62）。做一系列短的、向后的挖取式揉抚来放松这些肌肉。操作时每次揉抚向前1英寸（约2.54厘米），再向后做挖取式手法。

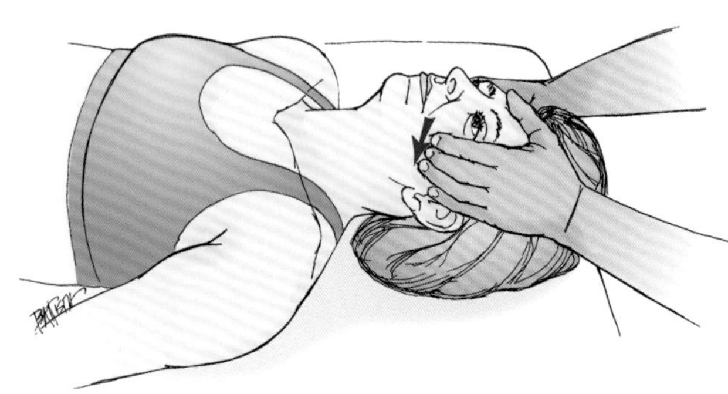

图5-61　指尖松解咬肌。从前向后施行轻柔的挖取式揉抚

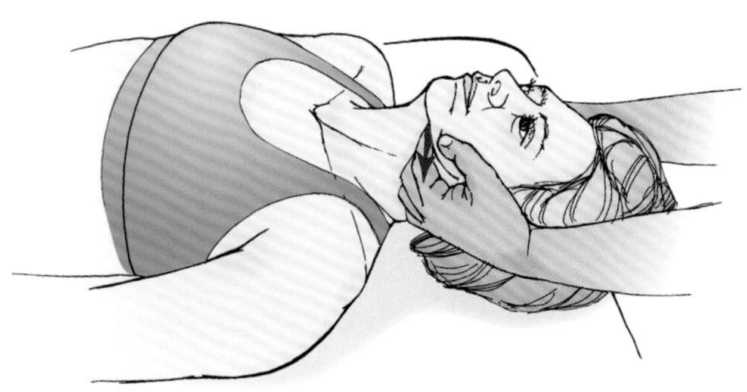

图5-62　用指尖放松翼内肌、下颌舌骨肌和舌骨上肌群的近端附着处

6. 松动颈椎

- **解剖**：颈部关节突关节是面向前内侧的（图5-63）。
- **功能障碍**：由于持续的肌肉收缩，颈椎关节突关节的正常滑行特性通常会被抑制。这不仅可能成为疼痛的来源，也可能引起关节运动反射，导致肌肉进一步收缩，导致关节的正常运动受限。

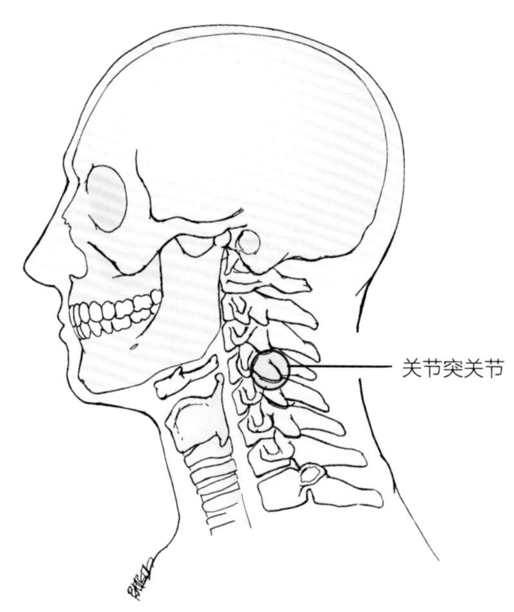

图5-63　颈椎的关节突关节定位在棘突附近的软组织束的外侧和深部

体位

- **治疗师体位**：坐位。
- **患者体位**：仰卧位。

揉抚手法

（1）对颈椎椎体由外侧到内侧（L-M）的松动。通过在中线定位半棘肌，找到颈椎关节突关节。轻
轻外移以触及内侧的伸肌。移动指尖越过那些肌 237
束，会感觉有一个骨性凹陷，即关节突关节面。为了评估一节椎体相对于下一节椎体的运动，在椎体的一侧轻轻地由外向内推动，在同一关节的另一侧以相同的方向进行（图5-64）。健康的关节在末端有一种有弹性的感觉。活动性小的关节有增厚、干燥、僵硬或骨性阻塞的感觉，这取决于阻力的原

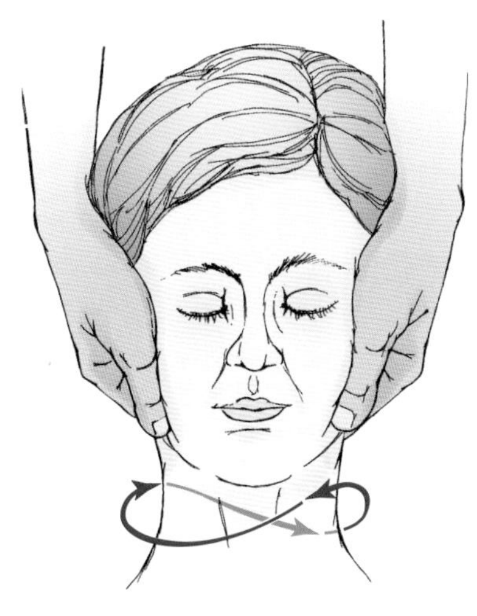

图5-64　"8"字形松动颈椎关节突关节。对于急性情况，应缓慢而轻柔地移动。对于慢性情况，松动术可以增加关节活动度

因。一个类比是对患者有用的：一个关节可能成了"生锈的铰链"，我们通过活动关节来给它"加油"或者润滑。继续向上移动下一个关节，从C_7~T_1重复到C_1~C_2区域。

（2）"8"字形的颈椎松动：指尖放在关节突关节面上，从C_7~T_1区域开始，轻微地用手以"8"字形诱发细微的运动。例如，患者头部向右侧旋转，然后侧屈到左侧，而左手指尖推着左侧的关节面。然后旋转患者头部到左侧，向右侧屈，等等。这是一个缓慢的、非常温和的过程，不应该有痛苦。对于一个急性损伤的患者，可以用极微小的动作进行这种小幅运动。慢性患者需要大幅运动。

学习指导

颈椎，Ⅰ级

1. 列出4个枕下肌。
2. 描述颈椎间盘退行性变和椎间盘突出症的不同症状。
3. 在一名同学身上定位一个骨骼上的关节突关节。
4. 描述对急性颈部疼痛如何完成CR MET操作。
5. 描述挥鞭伤可能出现的症状。
6. 描述前斜角肌综合征的症状。
7. 我们对斜角肌的揉抚的方向是什么？
8. 列出上交叉综合征中哪些肌肉是紧张的，哪些肌肉是无力的。
9. 对颈部内侧竖脊肌的揉抚方向是什么？
10. 列出颈部疼痛的四个诱发因素。

颈椎，Ⅱ级

1. 列出舌骨上肌群、舌骨下肌群、椎前肌和颞下颌关节的肌肉。
2. 描述下列肌肉的基本起止点：斜角肌、胸锁乳突肌、枕下肌、头长肌、颈长肌、颞肌和咬肌。
3. 颈椎的正常活动度是多少？
4. 描述一个上臂抬高试验的阳性结果提示什么。
5. 演示颈椎区域的PIR MET和颞下颌关节的CR MET。
6. 描述由肌肉紧张引起的两种类型的头痛。
7. 描述头前移的姿势及其对关节突关节的影响。
8. 描述颈交感神经发生卡压的一个常见的部位，描述放松它们的揉抚技术和MET。
9. 描述椎间孔挤压试验及其意义。 238
10. 描述上交叉综合征的姿势。

参考文献

1. Bovim G, Schrader H, Sand T. Neck pain in the general population. Spine 1994; 19: 1307–1309.
2. Porterfield JA, DeRosa C. Mechanical Neck Pain. Philadelphia: WB Saunders, 1995.
3. Cailliet R. Neck and Arm Pain. Philadelphia: FA Davis, 1991.
4. Kendall F, McCreary E, Provance P, Rodgers, M, Romani, W. Muscles: Testing and Function, 5th ed. Baltimore: Lippincott Williams & Wilkins, 2005.
5. Grieve G. Common Vertebral Joint Problems. Edinburgh: Churchill Livingstone, 1981.
6. Richmond FJ, Abrahams VC. What are the proprioceptors of the neck? Prog Brain Res 1979; 50: 245–254.
7. Hertling D, Blakney M. Cervical spine. In Hertling D, Kessler RM (eds): Management of Common Musculoskeletal Disorders, 4th ed. Baltimore: Lippincott Williams & Wilkins, 2006, pp 707–763.
8. Cole A, Farrell J, Stratton S. Functional rehabilitation of cervical spine athletic injuries. In Kibler WB, Herring S, Press J (eds): Functional Rehabilitation of Sports and Musculoskeletal Injuries. Gaithersburg, MD: Aspen Publication, 1998, pp 127–148.

9. Brukner P, Khan K. Clinical Sports Medicine, 3rd ed. Sydney: McGraw-Hill, 2006.
10. Barnsley L, Lord S, Bogduk N. Critical review: Whiplash injury. Pain 1994; 58: 283–307.
11. Kraus SL. Influences of the cervical spine on the stomatognathic system. In Donatelli R, Wooden MJ (eds): Orthopedic Physical Therapy, 2nd ed. New York:Churchill Livingstone, 1994, pp 61–76.
12. Perry JF. The temporomandibular joint. In Levangie PK, Norkin CC (eds): Joint Structure and Function, 3rd ed. Philadelphia: FA Davis, 2001, pp 185–195.
13. Hertling D. Temporomandibular joint and stomatognathic system. In Hertling D, Kessler RM (eds): Management of Common Musculoskeletal Disorders, 4th ed. Baltimore: Lippincott Williams & Wilkins, 2006, pp 624–668.
14. Greenman PE. Principles of Manual Medicine, 2nd ed. Baltimore: Williams & Wilkins, 1996.

推荐阅读

Cailliet R. Neck and Arm Pain. Philadelphia: FA Davis, 1991.

Calais-Germain B. Anatomy of Movement. Seattle: Eastland Press, 1991.

Chaitow L. Muscle Energy Techniques, 3rd ed. New York: Churchill Livingstone, 2006.

Clemente C. Anatomy: A Regional Atlas of the Human Body, 4th ed. Baltimore: Williams & Wilkins, 1997.

Corrigan B, Maitland GD. Practical Orthopaedic Medicine. London: Butterworths, 1983.

Hertling D, Kessler R. Management of Common Musculoskeletal Disorders, 4th ed. Baltimore: Lippincott Williams & Wilkins, 2006.

Kendall F, McCreary E, Provance P, Rogers M, Romani W. Muscles: Testing and Function, 5th ed. Baltimore: Williams & Wilkins, 2005.

Levangie P, Norkin C. Joint Structure and Function, 3rd ed. Philadelphia: FA Davis, 2001.

Magee D. Orthopedic Physical Assessment, 3rd ed. Philadelphia: WB Saunders, 1997.

Platzer W. Locomotor System, vol 1, 5th ed. New York: Thieme Medical, 2004.

Porterfield JA, DeRosa C. Mechanical Neck Pain. Philadelphia: WB Saunders, 1995.

Reid DC. Sports Injury and Assessment. New York: Churchill Livingstone, 1992.

第三部分　上肢

第六章

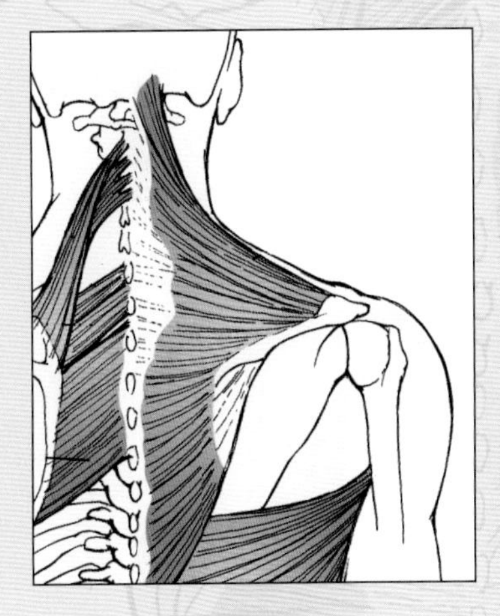

肩关节

肩关节和肩胛带疼痛在人群中是非常常 239
见的，在40~50岁年龄段人群中患病率为15%~25%[1]。随着预期寿命的增加，老年人积极保养身体，年龄相关的退行性变是肩部损伤的一个重要因素[2]。肩部疾病在工人的主诉中占到30%~40%，并在过去的10年中增加了6倍[1]。尽管肩胛带的损伤在运动损伤中只占5%~10%，但是它们导致的就诊次数所占的百分比要高得多，很可能是因为运动员将其视为严重的或者可致残疾的情况[3]。在许多肩部疾病中，软组织（如肌腱和关节囊）问题是疼痛的根源。肩部的疼痛也可能是来自颈椎、胸椎或者胆囊、心脏等内脏疾病导致的牵涉痛[4]。

240
肩关节复合体的解剖、功能和功能障碍

概述

- **肩关节复合体**的骨骼组成包括肩胛带的骨骼、锁骨、肩胛骨、肱骨、胸骨和肋骨（图6–1）。这些骨骼形成了**4个典型的关节**：盂肱关节（肩关节）、胸锁关节、肩锁关节、肩胛胸壁关节。**第5个功能性关节**是喙肩弓，它是肱骨头被肩峰和喙肩韧带覆盖的区域。在讨论肩关节时，必须把所有这些关节都考虑进去，因为盂肱关节的任何活动也同时发生在其他每个关节上。肩关节是人体最灵活、稳定性最小的关节，因此，也是受伤最频繁的关节。

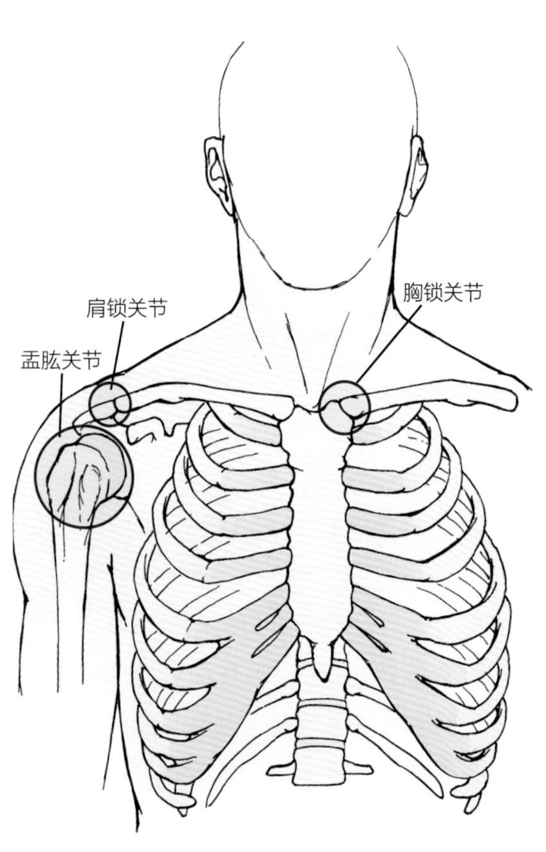

图6–1 肩关节复合体的骨和关节的前面观

- 肩关节的功能受很多关节的影响。颈椎和胸椎的功能和位置会影响上肢的活动。上胸椎必须能够伸展、旋转和侧屈以完成上肢的全范围抬举[1]。为达到手臂的全活动度，上部肋骨、肩锁关节及胸锁关节也必须要有活动度。为了使肱骨头在肩胛骨的关节盂内有合适的位置，肩胛骨也必须稳定。
- 对充足的肌肉力量和稳定性来说，正常的神经功能也是必需的。神经系统功能障碍可来自颈椎或者胸椎，关节的机械性感受器受刺激而引发的反射抑制（关节运动反射），之前的损伤或者制动导致的肌肉萎缩。
- 大部分的肩部疾病都不是单一的损伤，而是会影响同一区域的不同结构。

肩胛带的骨和关节

肩胛骨

- 肩胛骨是一扁平、三角形的骨（图6–2）。静息位的肩胛骨覆盖了第2~7肋骨，脊椎缘距中线大2英寸（约5.08厘米）。肩胛骨后面有一处骨嵴，称为肩胛冈，其向外侧延伸而形成球状膨大，称为肩峰。肩峰和锁骨相连，形成肩锁关节。肩胛冈上部是一处较深的小窝，以承载冈上肌的肌腹。冈下部是冈下肌、大圆肌和小圆肌。前面的窝用于附着肩胛下肌。有15块肌肉附着于肩胛骨。
- 肩胛骨的前上方是一个骨性突起，称为喙突，有3块肌肉和3条韧带在此附着。肌肉分别为胸小肌、肱二头肌短头和喙肱肌。3条韧带分别为喙锁韧带、喙肱韧带和喙肩韧带。
- 关节盂是肩胛骨外侧一处表浅的窝，与肱骨头 241

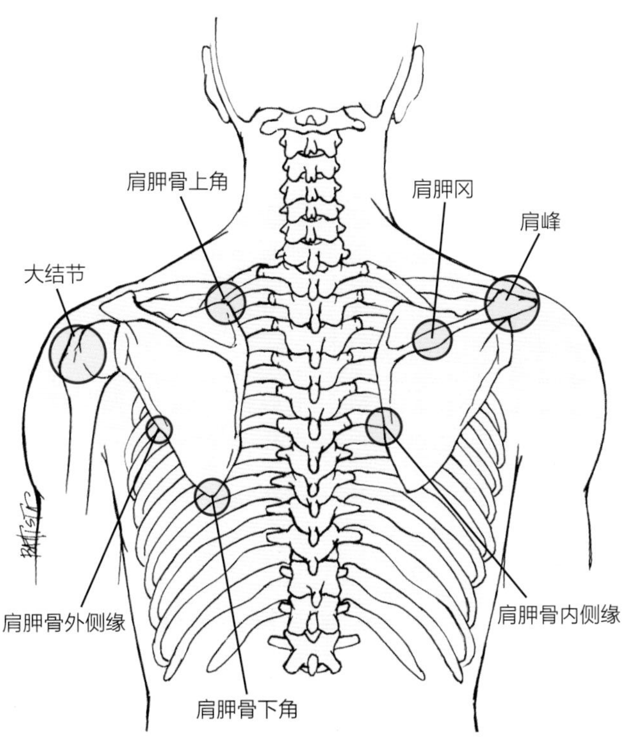

图6–2 肩关节复合体的骨和骨性标志的后面观

构成关节。在正常的休息位，关节盂朝向外侧、前侧和上方。两处突起分别位于关节盂的顶部和底部：盂上结节和盂下结节，分别用来附着肱二头肌长头和肱三头肌长头。

锁骨

- 锁骨呈“S”形，内2/3凸向前，外1/3凹向前。它向内连接胸骨，形成胸锁关节，将上肢和中轴骨相连接；向外连接肩胛骨的肩峰，形成肩锁关节。它是6块肌肉和许多韧带的附着点。
- **功能障碍和损伤：**锁骨骨折非常常见，尤其在体育运动中。尽管它可以很快恢复，但愈合后有断端的重叠，导致锁骨变短和下部空间变窄。臂丛是从颈部发出的一组支配上肢的神经，行经于锁骨下方被称为**胸廓出口**。锁骨骨折或者其他损伤可导致附着于锁骨的筋膜纤维化或者圆肩、头前移的姿势会压缩此处的空间，从而导致**胸廓出口综合征。**

胸骨

- 胸骨是一块扁骨，位于胸部的正中。它被分为3部分：胸骨柄、胸骨体和剑突。胸骨柄在外上侧连接着锁骨和第1肋骨，在外下侧连接第2肋骨。胸骨体是其他肋骨的附着处，形成胸肋关节。剑突是下部的尖端。胸骨的功能是保护心脏和肺部。

胸锁关节

- 胸锁关节是一个滑膜关节，由锁骨的胸骨端与胸骨的外上侧边缘及第1肋骨构成关节（图6–1）。
- **结构：**胸锁关节有强韧的关节囊、关节盘和韧带。
  - 胸锁关节的韧带分别为肋锁韧带、锁间韧带、胸锁前韧带和胸锁后韧带。
  - 关节盘或半月板是一种纤维软骨结构，可帮助分散两骨之间的力量。关节盘连接锁骨、第1肋骨和胸骨。
- **功能：**胸锁关节有5种可能的运动，为上提、下压、前突、后缩和旋转。
- **功能障碍和损伤：**胸锁关节非常强韧，从而导致在胸锁关节脱位前，先有锁骨骨折或者肩锁关节脱位[1]。

肩锁关节

- 肩锁关节是滑膜关节，由锁骨的外侧与肩胛骨的肩峰构成。
- **结构：**较弱的关节囊、1个纤维软骨盘和2条强韧的韧带。
- 韧带有上内侧的肩锁韧带和喙锁韧带。喙锁韧
带分为外侧的斜方韧带和内侧的锥状韧带。这 242
些韧带的功能是从锁骨处悬吊肩胛骨，防止肩胛骨向后和向内运动，如因摔倒时手部位于伸展位（falling on an outstretched hand，FOOSH）而受伤时。
- **功能：**当手臂上举时，在肩锁关节和胸锁关节

处锁骨能发生大约30° 的旋转。锁骨在大约90° 的外展位时可以向上方和后方旋转。

- 肩胛骨的旋转会引起关节盂向上和向下的运动，这发生在肩锁关节上。

- **功能障碍和损伤**：摔倒时肩部着地可以撕裂肩锁韧带并导致锁骨移至肩峰上，称为**肩关节分离**。这可从前面观察患者时发现，称为**阶梯样畸形**。肩锁关节可能由于重复的应力（例如抬举重物）或者之前的损伤而发生退行性变。通常在肩部的前面或者上面感到疼痛，并放射至颈部的前外侧。

肩胛胸壁关节

- 肩胛胸壁关节描述的是肩胛骨和胸廓的关系（图6–2）。此关节并非一个滑膜性的真关节，而是肩胛骨在胸廓上移动的功能性关节。
- **功能**：肩胛胸壁关节最重要的功能是允许关节盂处于合适的位置，以利于手臂的运动及稳定肩胛骨来保障足够的手臂运动。肩胛骨在胸廓的休息位呈30° ~ 45° 前突。这一角度被称为**肩胛骨平面**。
  - 肩胛胸壁关节有6个方向的运动：上提、下压、前突、后缩、向上旋转和向下旋转，描述的是肩胛骨下角远离或者朝向脊柱的运动。
  - 肩胛骨有静态和动态的稳定结构。**静态稳定结构**是关节囊和韧带，**动态稳定结构**有菱形肌、斜方肌、肩胛提肌和前锯肌。静态和动态稳定结构共同协作，使肩胛骨处于稳定的位置，从而保证最佳的手臂运动。
- **功能障碍和损伤**：肩关节的动态稳定结构力量不足很常见。在评估中表现为，当患者做推墙运动时翼状肩胛骨和肩胛骨过多的活动（见后文“肩部的评估”）。肩关节稳定性的降低也促进了肩胛骨前突（即肩胛骨远离脊柱）。当肩胛骨向外侧滑动时，盂肱关节肌肉的最佳长度–张力关系丧失，从而导致手臂肌肉的肌力不足。这通常是由圆肩和头前移的姿势引起的。当肩胛骨位于胸廓前方时，其上部向下旋转，关节盂不再朝上。这抑制了手臂正常外展，导致肩袖肌、肩峰下滑囊、位于肱骨大结节和肩峰间的肱二头肌肌腱或者喙肩韧带的撞击。另外，有很多头前移姿势的患者，其肩胛骨位于后缩位置，这是由缩短和紧张的菱形肌导致的。这些患者通常不会发生撞击综合征。
- **治疗介入**：进行MET来放松附着于肩胛骨的肌肉，进行肩胛胸壁关节松动术，针对短缩和紧张的肌肉进行软组织松动术（STM）。可能需要到物理治疗师或私人教练处进行肌肉力量和稳定性的训练。

盂肱关节的骨和软组织

盂肱关节

- **结构**：盂肱关节是球窝滑膜关节，包括肩胛骨表浅的关节盂和大的、圆形的肱骨头（图6–3）。它包含了关节囊、称为关节唇的纤维软骨环和多条韧带。

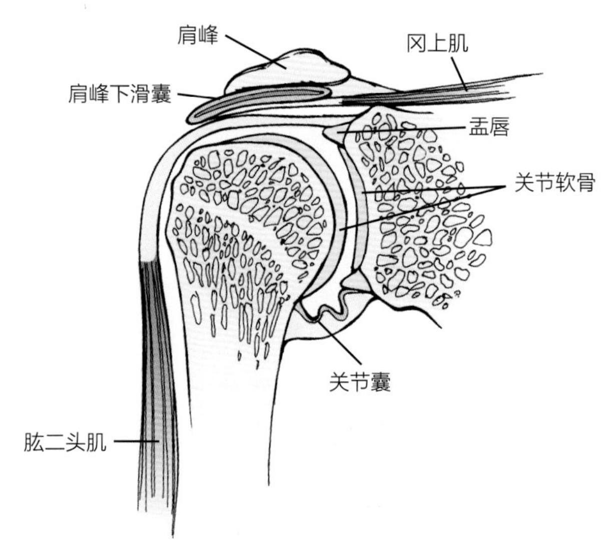

图6–3 盂肱关节，显示关节软骨、关节囊、肩峰下滑囊、冈上肌、肱二头肌长头

- **功能**：盂肱关节是体内活动度最大的关节，因此活动的稳定性减弱。它被描述为不协调的关节，指肱骨和关节盂在休息位时几乎没有接触。在手臂运动中，肱骨头只有30%与关节盂接触[2]。上方的关节囊和喙肱韧带将其固定在正常的休息位。髋关节与此不同的是，股骨头的2/3都在髋臼内，两个关节面彼此密切地适合。
- 因为盂肱关节的不协调性，肌肉具有支撑和运动的双重作用。在手臂的运动中，肌肉必须保持肱骨头到关节盂合适的骨性排列[4]。
- 243 盂肱关节有6个基本的动作：屈曲、伸直、外展、内收、内旋和外旋。在30°～45°前突的肩胛骨平面上，外展容易些，因为关节囊更加松弛，肱骨大结节在这个角度与肩峰也不邻近[5]。这是最自然和功能性的外展位置。有肩部疾病的患者通常在这一平面外展手臂。
- 手臂的上举是肱骨头的转动和向下滑动的综合运动，手臂上举时，需要肩袖肌来共同稳定肱骨头。当三角肌外展手臂时，冈上肌将肱骨头拉进关节盂，冈下肌、小圆肌和肩胛下肌收缩并向下拉肱骨头。这一动作为肱骨头在肩峰下滑动腾出了足够的空间。如果肩袖肌功能障碍或者肌力不足，肱骨头会向上移位，撞击肩峰和喙肱韧带。
- **肩肱节律**：手臂最初15°~30°的活动仅发生在盂肱关节。从外展15°~30°开始，肩胛骨开始参与手臂的上举过程。肩胛骨活动和手臂运动的关系被称为肩肱节律。肱骨每运动10°，肩胛骨活动5°。这些复合的运动允许160°的外展。为了能达到180°的外展，上胸椎和下颈椎屈曲。因此，胸椎活动度过小会阻止全范围的外展活动[6]。
- **功能障碍和损伤**：因为肱骨头在关节盂内的不稳定性，该关节很容易发生脱位或者半脱位（部分脱位）。在青年人中，急性创伤性脱位占大多数，是由于强力的外旋和伸直手臂，使肱骨头向前、向内和向下脱位[1]。盂肱关节的不稳定性是常见的问题，前方的不稳最常见。不稳定可归因于创伤性脱位、肩袖肌损伤或肌力不足，或者获得性或先天性关节松弛。获得性不稳定是由之前反复的脱位或者既往损伤治疗失败导致的[3]。关节可发展为退行性关节病，包括从既往损伤或者慢性不稳定导致的关节软骨磨损。
- **治疗介入**：治疗师能够意识到某些情况下需要稳定性和力量训练，而不是假设所有的患者都需要降低肌肉张力，这一点是很重要的。如果评估结果或者医生的诊断表明有盂肱关节不稳定，可对肩袖肌和稳定肩胛骨的肌肉应用收缩-放松（CR）肌肉能量技术（MET）来帮助功能恢复。通常来说，冈上肌和外旋肌的肌力不足可导致肱骨头向上移位，从而撞击肱骨头和肩峰之间脆弱的软组织结构。患者通常需要在物理治疗师或私人教练指导下进行合适的练习。STM针对缩短和紧张的肌肉治疗退行性变；关节松动术可增加肱骨头和关节盂之间关节的附属运动范围，增加关节活动度；MET可降低肌肉张力，募集肌力弱的、受抑制的肌肉。

肱骨

- 肱骨或称上臂骨，是由肱骨体、上端（近端）和下端（远端）组成的。肱骨头形成上端。在前外侧表面是大结节，在前内侧表面是小结节。在这两处骨性隆起之间是结节间沟，其内有肱二头肌长头的肌腱。冈上肌、冈下肌和小圆肌附着于大结节。肩胛下肌附着于小结节。肱骨远端与桡骨和尺骨形成肘关节。

关节囊 244

- **结构**：关节囊起于关节盂唇，附着于肱骨干的骨膜（图6-4）。关节囊有一层滑膜组织[4]，在后方和上方被肩袖肌加强，在前方由肩胛下肌肌腱、胸大肌、大圆肌及喙肩韧带和盂肱韧带加强。当手臂位于躯干两侧的休息位时，关节囊的纤维有向内及向前的旋转。

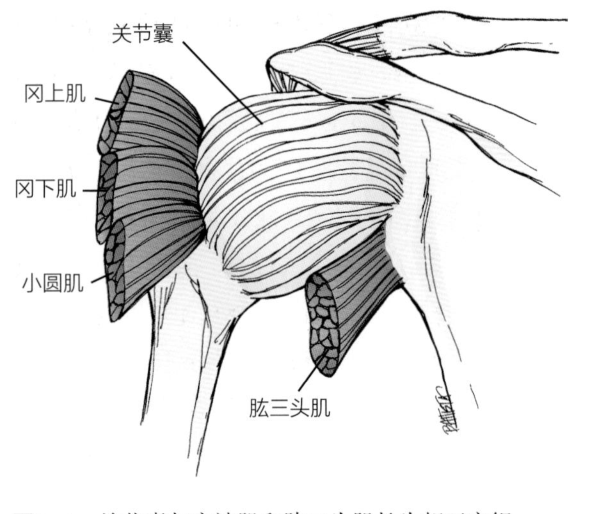

图6–4 关节囊与肩袖肌和肱三头肌长头相互交织

- **功能**：关节囊的旋转随手臂外展而增加，随手臂前屈而减少。在外展时关节囊内的张力将肱骨拉至外旋，从而帮助大结节避开喙肩弓[1]。当手臂内旋时，后侧关节囊收紧；当手臂外旋时，前侧关节囊收紧。**不稳定综合征**和**肩袖肌肌腱炎**时，关节囊也受累，本章后面的部分会对其介绍（见“盂肱关节不稳定综合征”和“肩袖肌肌腱炎”）。
- **功能障碍和损伤**：关节囊常见的问题被称为**冻结肩**或**粘连性关节囊炎**。关节囊纤维化，关节囊前部逐渐粘连至肱骨头，关节囊皱褶彼此粘连。这些纤维化和增厚缩短了关节囊，阻止了肩关节的外旋，因此也限制了外展。在外展动作中外旋是必要的，以保证大结节避开喙肩弓。胸椎后凸可能是原因之一[4]。后侧关节囊的紧张也可能导致肱骨头向前上方的移位，造成肩峰下软组织的撞击。
- **治疗介入**：治疗冻结肩是很大的挑战。被动的牵引和MET是最舒适和有效的治疗。对于冻结肩，首先，介绍的运动是肱骨头向下滑动，以降低持续的肌肉张力，牵拉关节囊。其次，进行收缩–放松肌肉能量技术以增加外旋角度，帮助手臂外展时大结节在喙肩弓下转动。最后，进行离心收缩后放松（PIR）或者离心 MET以增加前屈和外展角度，首先在矢状面进行，然后是肩胛骨平面，最后是冠状面。

关节唇

- **结构**：关节唇是围绕在关节盂周围的一层纤维软骨环（图6–3）。关节唇外表面是关节囊和盂肱韧带的主要附着部位。肱二头肌长头腱附着并加强了关节唇的上部，肱三头肌的长头附着并加强了关节唇的下部。
- **功能**：关节唇的功能在于加深关节盂，增加稳定性。
- **功能障碍和损伤**：以下情况可导致关节唇的损伤：肱骨在极限活动中一直被动运动而产生的剪切力；从肱二头肌长头附着处反复或者过多的牵引；肩关节外伤，如脱位；摔倒时手臂伸直支撑；投掷性体育运动；手臂过头的工作[2]。最常见的两种撕裂损伤为Bankart损伤，即前关节盂唇的撕裂；以及SLAP（superior labral anterior to posterior，上关节唇由前向后）损伤，是指上关节唇和肱二头肌长头的撕脱。这些撕裂伤导致关节不稳。患者主诉肩关节前方难以定位的疼痛，手臂上举过头和手臂背后时疼痛加重。检查过程中可发现肱二头肌长头等张收缩时肩部前面疼痛（Speed 测试）。
- **治疗介入**：治疗旨在加强盂肱关节的肌肉力量和稳定性。可用MET来帮助集中受抑制的肌 245
肉，降低肌肉张力。温和的STM对促进血液循环也是有帮助的。患者需要运动康复。

韧带

- 盂肱关节的**韧带**有盂肱韧带、喙肱韧带、喙肩韧带和肱横韧带（图6–5）。关节囊呈带状加厚，有时也被称为囊韧带。在所有关节中，关节囊和韧带内的机械感受器和关节周围的肌肉间存在反射[7]。
  - **盂肱韧带**位于喙肱韧带下，加强关节的前面，肱骨外旋时收紧。

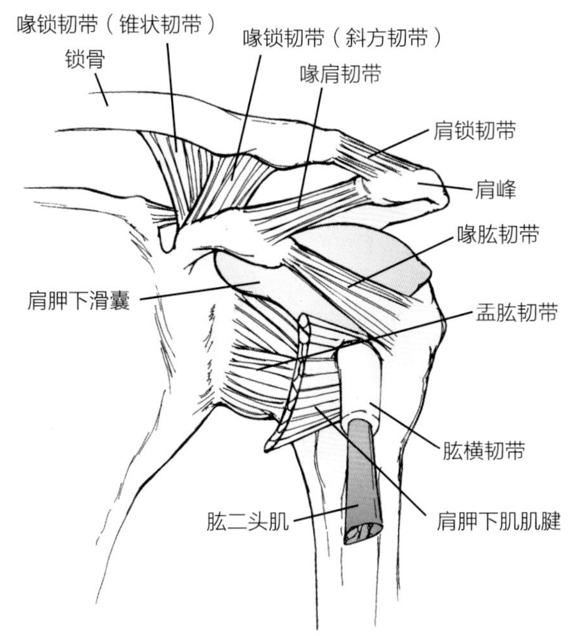

图6–5 盂肱关节和肩锁关节的韧带，以及肩胛下滑囊的韧带

- **喙肱韧带**细分为上、中、下三部分。它是宽阔的带状结构，加强关节囊的上部并与其交织在一起。它附着在喙突的外侧缘，沿外侧走行并融入冈上肌肌腱、关节囊和肱横韧带。
- **喙肩韧带**是强壮的三角形带状结构，附着在肩峰边缘，从锁骨关节面的前面至整个喙突的外侧缘。
- **肱横韧带**穿过结节间沟以固定肱二头肌长头肌腱。

喙肩弓

- **结构**：喙肩弓由前面的喙突、后面的肩峰及两者间的喙肩韧带组成（图6–5）。在弓形空间里，肱骨头在下方；上方为喙肩韧带和肩峰；之间为关节囊、冈上肌与冈下肌肌腱、肱二头肌长头和三角肌下囊。
- **功能**：喙肩韧带能防止肱骨头向上脱位，与肩峰和喙突一起形成重要的保护弓。在肩袖肌和骨性肩峰的表面之间，它也充当软组织缓冲物的角色。喙肩弓可被描述为内衬滑囊的滑膜的附属关节[8]。
- **功能障碍和损伤**：肱骨大结节可能撞击或者压迫冈上肌和冈下肌肌腱、关节囊、肱二头肌肌腱或者三角肌下囊顶到喙肩韧带和肩峰前面，这被称为**撞击综合征**。这种综合征有不同的原因，包括姿势性的原因，例如胸椎后凸（驼背）或者习惯性的圆肩、头前移。它也可能是由稳定肩胛骨的肌肉或者肩袖肌及肱二头肌长头力量不足导致的，这样就形成了对肱骨向下的拉力。
- **治疗介入**：有指征的话，首要目的是纠正患者的姿势。然后用CR MET促进和加强外旋肌肉的力量。然后在喙肩弓进行横向按摩以减少喙肱韧带的粘连和瘢痕组织形成，并纠正三角肌和肩袖肌的位置性功能障碍。

滑囊

- **结构**：滑囊是内衬滑膜、充满滑液的囊状结构。
- **功能**：滑囊的功能是为周边结构分泌润滑液，以减少摩擦。
- 肩关节有8~9个滑囊，临床上肩峰下囊最容易受累，还有两个偶尔受累。 246
  - **肩峰下囊**或者**三角肌下囊**位于肱骨大结节和冈上肌肌腱之上，喙肩韧带、肩峰和三角肌之下（图6–6）。
  - **肩胛下滑囊**位于前部关节囊之上，肩胛下肌

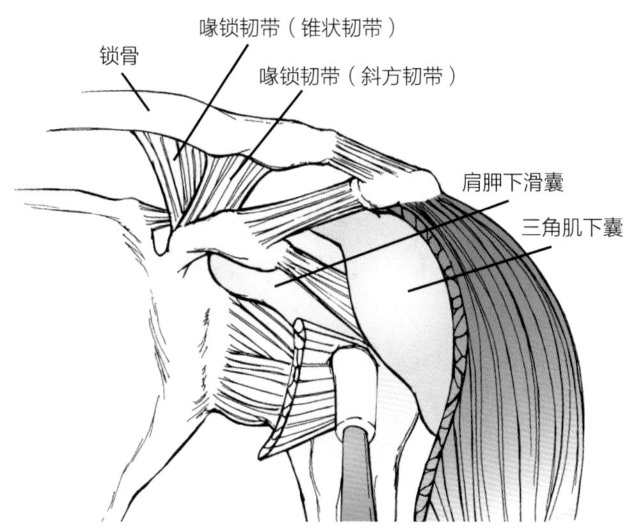

图6–6 三角肌下囊和肩胛下滑囊

在肱骨小结节附着处的下方。

- **喙突下滑囊**位于喙突和锁骨之间。

- **功能障碍和损伤**：肩峰下滑囊炎可由过度使用、姿势性应力或者外伤，使喙肩弓下受撞击等原因导致。因为紧邻冈上肌肌腱，肌腱上任何瘢痕或者钙质沉积都会使滑囊受激惹。有一种肩峰类型——Ⅲ型，也被称为钩状肩峰，容易使滑囊受激惹。这种类型的肩峰在底部有一骨性突起，会激惹在其下走行的冈上肌肌腱。
- 肩胛下滑囊因为胸大肌和肩胛下肌肌肉张力增高而受激惹。
- 喙突下滑囊受激惹是胸小肌高张力引起的肩胛骨向前倾而导致。
- **治疗介入**：Lauren Berry认为，滑囊肿胀时可以用手法引流。如果因为粘连，滑液干涸，也可用手法增加滑液。临床表明这些技术在两种情况下都适用。

注意：治疗急性滑囊炎时，动作应非常轻柔，否则可能加重症状。

肩部的神经

- 大部分支配肩关节和手臂的神经来自**臂丛**，臂丛始于C_5~C_8及T_1的5条神经根（图6–7）。在第五章中已提到，这些神经根在前、中斜角肌间 247
穿行。臂丛神经根在锁骨上方汇合形成上干、中干、下干。锁骨的中部是向前凸的，腋动脉、腋静脉及臂丛从其后面穿行。
- 臂丛在第1肋骨上方穿过，在锁骨和锁骨下肌之间走行。肋锁间隙会因之前的损伤（如锁骨骨折）或者姿势不平衡（如圆肩）而变窄。
- 此后神经穿行于胸小肌和胸廓之间，以及喙突的内侧。在胸小肌水平，臂丛形成内侧束、外侧束、后束。在胸小肌远端，三束神经有很多分支，包括走行至手臂及手部的桡神经、正中神经和尺神经。
- 正中神经和尺神经在手臂内侧肱二头肌内侧沟内走行，肱二头肌内侧沟是肱二头肌和肱三头肌的分界。桡神经在近段和中段的1/3边缘处离开此沟，走行于肱骨后面的桡神经沟。

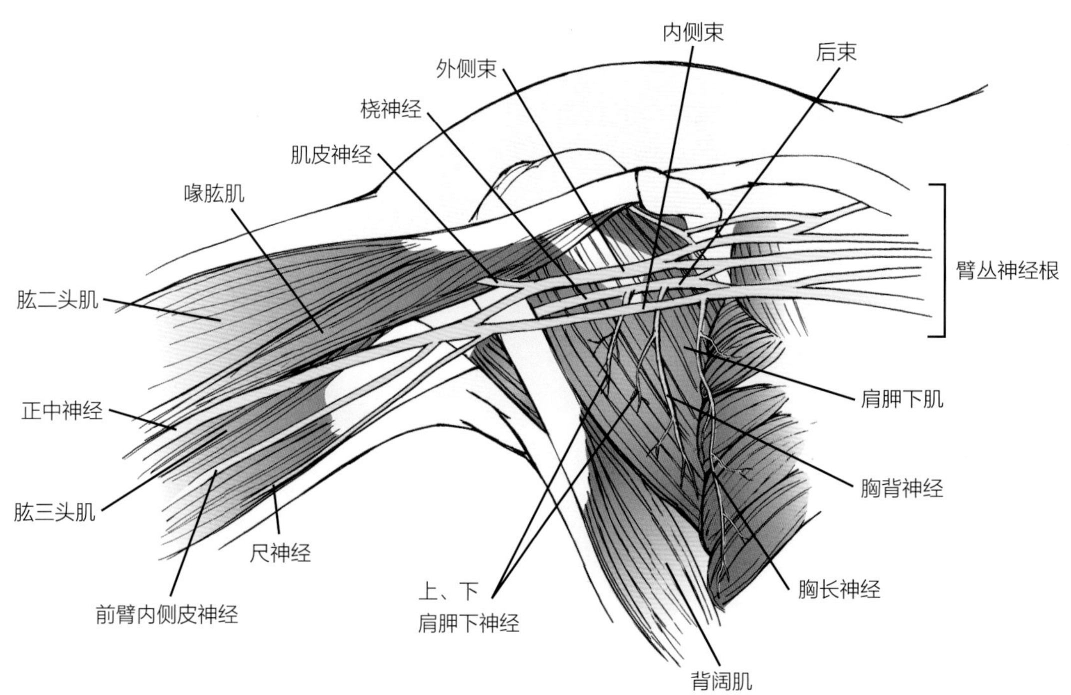

图6–7 臂丛从颈部前斜角肌和中斜角肌之间穿出，然后穿过锁骨下方、锁骨下肌和胸小肌后进入上臂内侧

- 除臂丛外，我们也提及了几条周围神经。**胸长神经**在胸壁沿前锯肌走行；**肩胛下神经**和**胸背神经**在肩胛下肌内走行；**肩胛上神经**沿肩胛骨的肩胛上切迹走行，并支配冈上肌和冈下肌。**腋神经**在后关节囊的后面和下部走行，支配三角肌和小圆肌；**桡神经**。这些神经会因为筋膜缩短或者肌肉的持续性收缩而受到卡压。
- **功能障碍和损伤：**正如第五章中提到的，胸廓出口综合征是臂丛受压或者被卡压的结果。Kendall和他的同事[9]指出，胸廓出口综合征的诊断通常是模糊的，因为它包括了很多相似的疾病，包括肋锁综合征、前斜角肌综合征、过度外展综合征和胸小肌综合征。
- 神经由于以下原因受压：错误的姿势，颈部、上背部和肩部的骨性排列不正确。圆肩、头前移的姿势向前方挤压喙突，缩短了胸小肌，并削弱了下斜方肌。这一姿势使肩部容易呈内收和内旋的姿势，从而导致受压。臂丛受压也可能是由于过长时间做手臂高举过头顶的动作（例如刷油漆），做此动作时锁骨向后旋转，压迫锁骨和第1肋骨间的神经。
- 临床上，臂丛可在几处不同的部位受到压迫。
  - 在前斜角肌和中斜角肌之间。
  - 在锁骨和第1肋骨间，被称为肋锁综合征。这一综合征可由圆肩姿势、胸椎后凸或之前的锁骨、肩锁关节或者盂肱关节外伤引起。
  - 在胸小肌，因为臂丛在肌肉和胸廓之间走行。
- 臂丛受压综合征包括广泛的麻木、刺痛感和疼痛。位于臂丛最下面的内侧束是最容易受到压迫的，因此，最常见的是沿前臂和手部尺侧缘的尺神经综合征[4]。
- **治疗介入：**当治疗师考虑臂丛的外周性压迫时，4个区域必须进行减压：斜角肌区域、锁骨上方的空间、锁骨下方的空间和胸小肌。参见第五章有关斜角肌的进一步讨论。
- 以训练正确的姿势意识开始。然后进行CR MET以降低肌肉的张力。然后运用PIR MET来牵伸缩短的前部肌肉和筋膜，用CR MET和家庭练习来增强斜方肌的肌肉力量。先治疗胸小肌、胸大肌和肩胛下肌，促进下斜方肌的功能恢复后，再进行锁骨上方空间和锁骨下方空间的手法放松。

肩部的肌肉

- **结构：**肩部的肌肉可分为**两大群：**稳定肩胛骨的肌群和肩袖肌群。
- **稳定肩胛骨**的4块主要**肌肉：**菱形肌、斜方肌、肩胛提肌和前锯肌（图6–8和6–9）。手臂上举时，这些肌肉必须首先收缩以稳定肩胛骨、对抗胸廓。接着肩袖肌和三角肌收缩，上举手臂[3]。
  - **肩袖肌的4块肌肉**为冈上肌、冈下肌、小圆 248
    肌（图6–10）和肩胛下肌（图6–9）。这些肌肉附着于肱骨头的后面、上面和前面，像连续的套袖一样，而非离散的肌腱。肩袖肌的纤维和关节囊相融合。
- **功能：**肩袖肌的主要功能是盂肱关节的动态稳定结构。在大多数关节中，关节之间骨、韧带和关节囊的紧密结合能提供主要的稳定性。正如前文所述，肱骨头和关节盂之间的骨性配合很少。当手臂位于身体两侧时，不需要三角肌或者肩袖肌的收缩，因为关节囊的上部和喙肱韧带提供了反应性的张力，将肱骨头拉向关节盂[6]。当手臂上举时，关节囊上部是松弛的，不能再稳定关节，因此肩袖肌必须将肱骨维持在与关节盂相合适的方位朝向，从而发挥稳定关节的重要作用。它们产生了对关节的挤压和向下的压力，从而产生固定的支点，以便三角肌能够向上旋转手臂。如果肩袖肌肌力弱，三角肌的收缩能引起异常的肱骨头向上的运动，导致软组织向喙肩弓的撞击。
- **功能障碍和损伤：**肩袖肌是急性损伤、退行性变、累积性张力导致慢性退变末期的急性损伤的常见部位。肩袖肌损伤可从轻度的受激惹，部分拉伤（撕裂）到全范围撕裂。最常见的受影响的肌肉是冈上肌。冈上肌主要由胸肩峰动脉

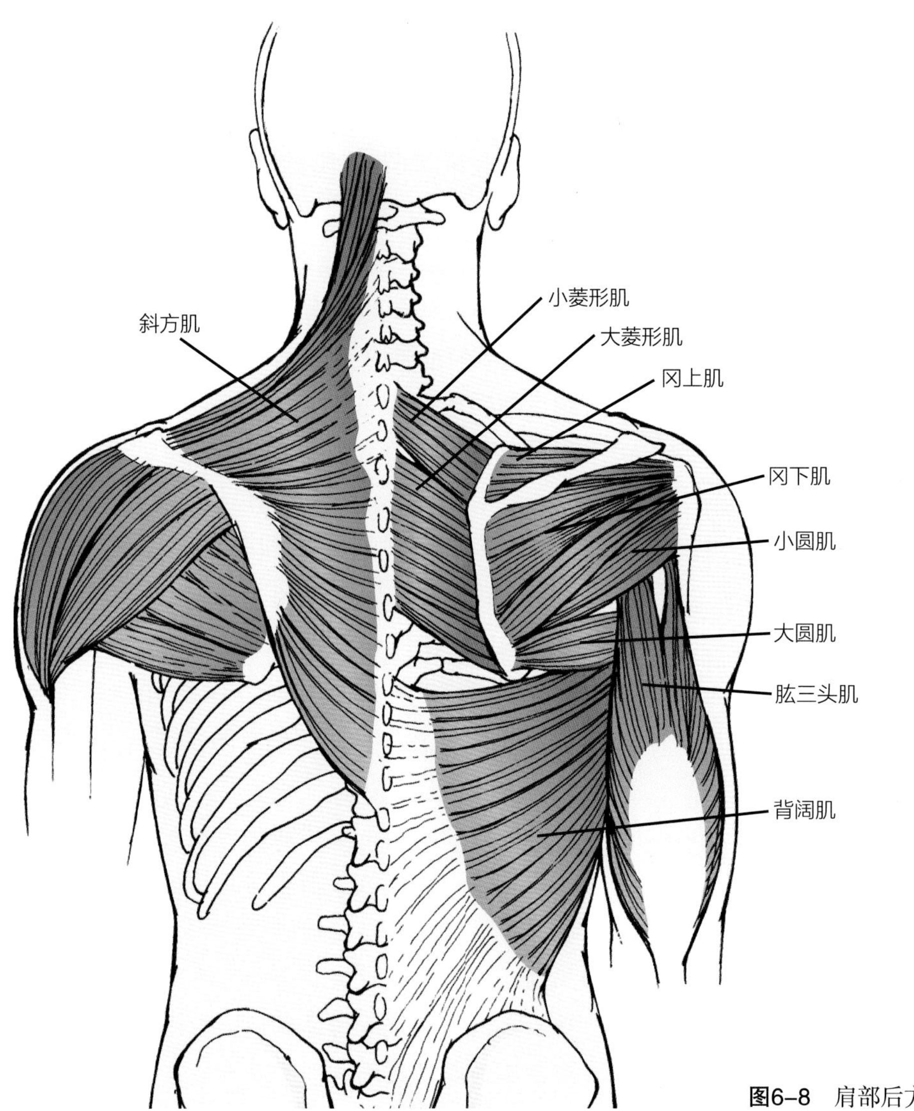

图6–8　肩部后方的肌肉

249 供血。该动脉经常缺如，导致肌腱低血供[6]。冈下肌也可能为低血供，但是程度要轻得多。血供不足导致这一区域容易疲劳和发生退行性变。

- 降低关节稳定性的两种常见的情况如下。
  - 胸椎后凸，引起上关节囊的张力丧失，肩袖肌必须持续收缩以稳定手臂，使其更容易疲劳和退变[6]。
  - 稳定肩胛骨的肌肉（尤其是前锯肌、下斜方肌和中斜方肌）力量不足。这导致肩峰向前移至很容易受撞击的位置。
- 正如前面所说，根据Janda的理论[10]，对肌肉功能障碍有可预测的模式。在身体上部，他描述为**上交叉综合征**[10]。以下列出了典型的肩胛带复合体失衡并参与了上交叉综合征的肌肉。

肩部肌肉失衡

- **容易紧张和缩短的肌肉：**胸大肌、胸小肌、上
斜方肌、肩胛下肌和肩胛提肌。胸肌和肩胛下 250
肌的过于发达导致肩胛骨前伸，以及菱形肌和中斜方肌的牵拉性肌力薄弱[11]。
- **容易受抑制和无力的肌肉：**中、下斜方肌，菱形肌、前锯肌、冈上肌[12]、冈下肌及小圆肌。稳定肩胛骨的肌肉肌力不足会造成肩胛骨向外

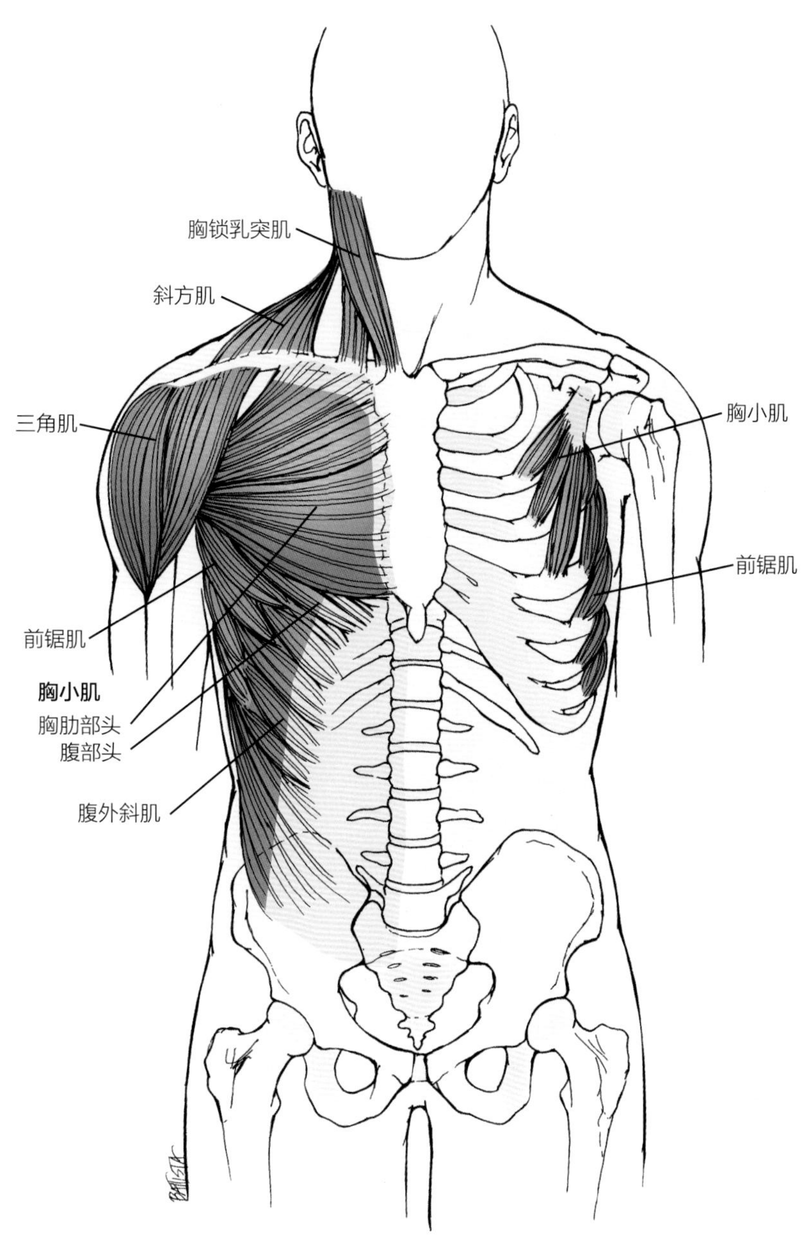

图6–9　肩部前方的肌肉

侧滑动，从而导致肱骨头在外展和外旋时向前运动，挤压关节前侧，造成撞击。

肩部肌肉的位置性功能障碍

- 功能障碍时，肩关节内旋、内收，肱骨头向上移位，导致撞击。该内旋位置能导致肱二头肌肌腱相对结节间沟内侧的异常运动，并使其受激惹[11]。
- 前、后三角肌，冈下肌和小圆肌容易形成向下的扭转。

治疗介入：治疗肌肉的功能障碍，重要的是先治疗缩短和紧张的肌肉，因为它们对拮抗肌有抑制作用。关于位置性功能障碍，Lauren Berry提出的理论为，肩袖肌受损伤或者累积性应力后，肱骨头上移，前、后三角肌及肩袖肌容易受向下的扭转力的影响而离开中线。治疗时应

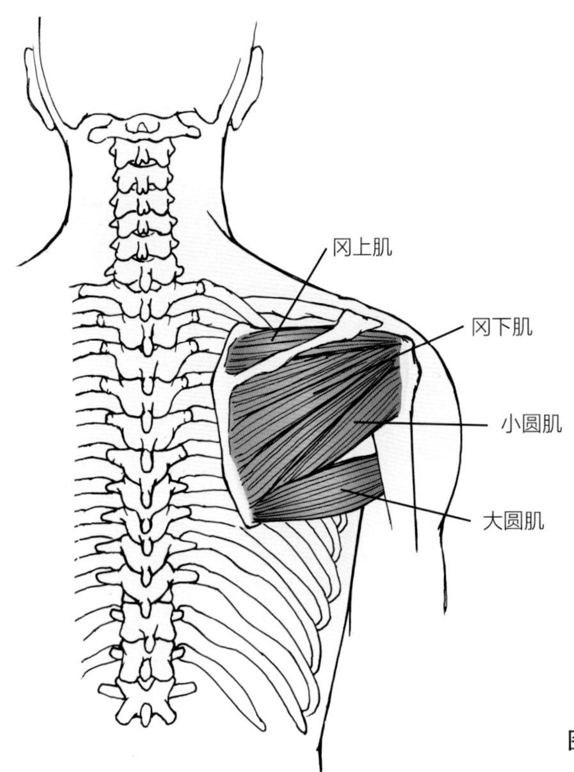

图6-10 冈上肌、冈下肌、小圆肌是4块肩袖肌中的3块

注意向下松动肱骨，应该向上提起肱骨头前、后方的肌肉。正如前面提到过，针对外旋肌肌力的家庭训练很重要，可帮助控制肱骨头上移。加强稳定肩胛骨肌肉的力量练习也很重要，特别是下斜方肌和前锯肌。

肩部肌肉的解剖

见表6–1。

肩部肌肉的动作

见表6–2。

肩胛带肌肉的动作

见表6–3。

表6-1 肩部肌肉的解剖

肌肉	起点	止点	动作	功能障碍
稳定肩胛骨的肌肉（图6-8）				
斜方肌	上项线的内1/3，C_7及所有胸椎的棘突	肩胛冈和肩峰，锁骨外1/3	上部纤维提升肩胛骨，下部纤维下压肩胛骨，中部纤维后缩肩胛骨，对稳定肩胛骨有重要作用	上部纤维容易紧张和缩短，而下部纤维容易发生肌力不足和拉长，从而允许肩胛骨向头部移位，降低了手臂运动时肩胛骨的稳定性
小菱形肌	C_7和T_1棘突	肩胛骨的脊柱缘，肩胛冈上方	大、小菱形肌都将肩胛骨向上和向内拉；和前锯肌一起将肩胛骨维持在躯干上；和中斜方肌共同后缩肩胛骨	菱形肌容易发生肌力不足，是导致圆肩的原因之一
大菱形肌	T_2~T_5棘突	肩胛骨的脊柱缘，肩胛冈下方		
肩胛提肌	C_1~C_4横突后结节。此附着点很重要，有4块肌肉在此处融合在一起：颈夹肌，后斜角肌，头最长肌和肩胛提肌	肩胛骨上角和肩胛冈的基底部	（与斜方肌共同）向上和向内提拉肩胛骨；如果肩胛骨固定，向外侧牵拉颈部；与竖脊肌深部的纤维作用相同，防止颈椎向前的剪切力。肩胛提肌向后方“拉线”，斜角肌则为前方“拉线”，两者共同稳定头颈部	容易缩短和紧张，导致圆肩。但在头前移姿势（FHP）中则呈离心收缩状态。因为肩胛提肌主动维持最优的头颈部姿势，头前移的姿势给予其离心性的负荷[16]
前锯肌（图6-9）	胸侧上9根肋骨表面及其之间的肋间肌	肩胛骨内侧缘全长的肋面	是主要的稳定肩胛骨的肌肉，使肩胛骨紧贴胸廓。表现为外展（前伸）时，将肩胛骨的内侧缘拉离脊柱。也有向上旋转的功能。较长的下部纤维倾向将肩胛骨下角更远地拉离脊柱，从而轻微向上旋转肩胛骨。是菱形肌的拮抗肌	前锯肌容易发生肌力不足，表现为在肩胛骨稳定性测试（推墙试验）中的翼状肩胛。前锯肌的肌力不足导致肩胛骨不稳定，也是撞击综合征的原因之一，也影响了手臂上举重物的能力
肩袖肌				
冈上肌（图6-10）	肩胛骨的冈上窝	肱骨大结节的上面	通过将肱骨头压进关节盂，启动外展运动，稳定肱骨，因此三角肌能向上旋转手臂	是肩部最容易受损的肌肉。由于低血供，冈上肌很容易发生退行性变。这也是受损伤后修复差的原因之一，也容易导致持续收缩引起的疲劳。这种持续性收缩是由圆肩姿势或者驼背引起的盂肱关节位置改变发展而来。冈上肌容易发生肌力不足，在手臂运动时阻止肱骨头在关节盂内处于合适位置，导致盂肱关节的不稳定
冈下肌	肩胛冈下缘，冈下窝	肱骨大结节的内侧面	外旋；盂肱关节的动态平衡结构，手臂上举时挤压肱骨头并将肱骨头向下拉。手臂外展120°~150°时，冈下肌比冈上肌更活跃，这也解释了为什么通常在手臂过度上举活动中冈下肌常受激惹	和冈上肌一样，与肩部其他肌肉相比，冈下肌血供减少，因此损伤在临床上很常见。冈下肌很容易出现肌力弱，可由于受激惹、受伤，或受缩短而紧张的肩胛下肌的抑制，致肱骨头向上移位，是撞击综合征的原因之一
小圆肌	冈下窝的下部和肩胛骨的外侧缘	肱骨大结节的下面	外旋和内收；在手臂上举时，通过挤压肱骨头并将肱骨头向下拉而维持盂肱关节的动态稳定	容易出现肌力弱，从而导致肱骨头向上移位，是撞击综合征的原因之一
肩胛下肌（图6-9）	肩胛下窝的整个前表面	肱骨小结节，关节囊	内旋和内收；在手臂上举时，通过挤压肱骨头并将肱骨头向下拉而维持盂肱关节的动态稳定	容易缩短和紧张，导致手臂持续内收和内旋，抑制外旋肌群。肌力弱是盂肱关节前部不稳定的原因之一

续表

肌肉	起点	止点	动作	功能障碍
其他肌肉				
三角肌（图6–9）	锁骨外1/3，肩峰的边缘，肩胛冈的下缘。分为3部分：前部、中部和后部	肱骨外侧表面的三角肌粗隆	三角肌和肩袖肌一起作为在手臂上举时一对有力量的肌肉。三角肌上提肱骨，而冈下肌、小圆肌和肩胛下肌将肱骨向内和向下拉。因为三角肌的起点在肩胛骨，在手臂抬举时随之上升，从而为全活动度提供了最优的长度-张力关系，以产生最强的肌肉收缩。前部纤维产生屈曲和内旋，后部纤维产生后伸和外旋，中间纤维产生外展动作	根据Lauren Berry的观点，在圆肩姿势时，三角肌的肌肉纤维束承受异常的向前和向内的扭转力。这一姿势促进了肱骨的内收和内旋，也是产生这一扭转力的原因之一
肱二头肌	短头起自喙突；长头起自关节盂的盂上结节，以及上关节唇	桡骨的桡侧结节和肱二头肌腱膜，后者是一层宽的筋膜，和前臂内侧的深筋膜相融合	主要是屈前臂和使前臂旋后。长头参与外展，短头参与内收。长头的肌腱是固定的，肱骨做相对运动。同样也类似于肩袖肌，作为手臂外展时肱骨头的动态稳定结构，也辅助下压肱骨。事实上，凯雷特认为肱骨最大程度的向下滑动是收缩肱二头肌长头的机械力量[3]	肱二头肌长头在撞击综合征中受累，同时也累及冈上肌。上关节唇-肱二头肌复合体的分离被称为SLAP损伤（上关节唇自前向后）[2]
肱三头肌（图6–8）	3个头：长头起自关节盂下的结节，外侧头起自肱骨骨干外侧的后上方，内侧头起自肱骨骨干的后方	肘关节的尺骨鹰嘴	主要作为肘关节伸肌，也后伸和内收手臂	
大圆肌	肩胛骨下1/3和肩胛骨下角的外侧缘	肱骨结节间沟的内侧缘，与前关节囊相融合	后伸：将手臂从前方水平位置向下拉至侧面。内旋：当其下压时，将肱骨头向内旋转。内收：将手臂从水平位置向下拉至侧面，内收时向内旋转	大圆肌通过将肩胛骨外展（前突），也参与圆肩姿势
喙肱肌	肩胛骨的喙突	肱骨骨干中部的内侧面	屈曲和内收手臂	
胸大肌	锁骨前内侧1/2，上6根肋骨的肋软骨的前表面，胸骨的毗邻部分	结节间沟外侧缘约2~3英分（6.9~9.5毫米）宽的扁平肌腱，与前关节囊相融合	同时收缩胸骨部和锁骨部，产生内旋和内收。锁骨部和三角肌前部一样，是肩关节主要的屈肌之一	胸大肌容易紧缩，在头前移和圆肩姿势时产生向下的扭转力
胸小肌	第3~5肋	肩胛骨的喙突	下压肩胛带，使关节盂更朝下。外展和上提肩胛骨：向上拉肩胛骨并试图旋转下缘使其远离肋骨。提供向下拉肩胛骨的力量来稳定肩胛骨，以对抗向上的力量，例如用手臂支撑从座位站起	容易紧张和缩短，导致圆肩姿势，从而对胸部的伸肌产生过多的负荷，导致胸部疼痛。缩短且紧张的胸小肌能将臂丛压向胸廓，导致沿手臂的疼痛、麻木和刺痛感，属于胸廓出口综合征的一种
锁骨下肌	起自第1肋的骨与软骨接合处	至锁骨下的锁骨下肌切迹	将锁骨拉向胸骨从而稳定胸锁关节	

表6-2 肩部肌肉的动作

前屈

- 三角肌（前部）：也引起外展和内旋
- 胸大肌（锁骨部）：也引起水平屈曲、内收和内旋。胸大肌的胸骨部：引起肩内收、水平屈曲和内旋
- 肱二头肌：短头也辅助水平屈曲和内旋，长头也辅助外展；肱二头肌也屈曲和旋后肘关节
- 喙肱肌：也辅助内收

后伸

- 大圆肌：也内收和内旋
- 背阔肌：也内收和内旋
- 肱三头肌（长头）：也内收和外展肘关节
- 三角肌（后部）：也外展和外旋

水平屈曲（水平内收）

- 三角肌（前部）
- 胸大肌
- 喙肱肌
- 肱二头肌（短头）

水平后伸（水平外展）

- 三角肌（后部）
- 肱三头肌（长头）
- 背阔肌
- 大圆肌

内收

- 胸大肌
- 背阔肌
- 大圆肌
- 肱三头肌（长头）

外展

- 三角肌：中部和前部
- 冈上肌：也辅助外旋
- 肱二头肌（长头）

外展的主要肌肉是三角肌的中部、前部及冈上肌。文献中对于冈上肌的功能还存有争议。外展15° 测试冈上肌、外展90°是测试三角肌最容易的体位

内旋

- 肩胛下肌：也内收
- 胸大肌
- 大圆肌
- 背阔肌

外旋

- 冈下肌：比小圆肌、三角肌（后部）、冈上肌共同产生的外旋范围大
- 小圆肌
- 三角肌（后部）
- 冈上肌

表6-3 肩胛带肌肉的动作

上提

- 肩胛提肌：也单侧屈曲颈部
- 斜方肌（上部）
- 大菱形肌：也后拉肩胛带，向下旋转肩胛骨
- 小菱形肌：和大菱形肌一样

下压

- 胸小肌：向下旋转肩胛骨，以及外展肩胛骨
- 前锯肌（下部）
- 斜方肌（下部）

前突（外展）——肩胛骨远离脊柱的运动

- 前锯肌：也向上旋转肩胛骨
- 胸大肌和胸小肌

后缩（内收）——肩胛骨朝向脊柱运动

- 大菱形肌
- 小菱形肌
- 斜方肌（中部）

向上旋转——手臂举过头顶时，肩胛骨下部远离脊柱

- 前锯肌
- 斜方肌（上部和下部）

向下旋转——解剖位置时，肩胛骨处于最大程度的向下旋转位

- 肩胛提肌
- 大菱形肌
- 小菱形肌

256

肩部功能障碍和损伤

肩部疼痛的诱发因素

- 盂肱关节不稳定。
- 稳定肩胛骨的肌肉力量不足。
- 之前的损伤，包括之前盂肱关节脱位或肩锁关节分离。
- 颈椎或胸椎的活动度不足，限制了盂肱关节的全范围活动。
- 姿势性功能障碍，例如圆肩、头前移和胸椎后凸。
- 肌肉失衡。

肩部疼痛的鉴别诊断

- 一旦排除了来自内脏疾病（例如胆囊炎和心源性问题）的病理情况和疼痛（见第二章中的“按摩和手法治疗的禁忌证：红旗现象”），夜间出现的肩部疼痛或者疼痛加重则表明有活动性炎症。这可能由各种原因引起，比如肩袖肌肌腱炎、滑囊炎、关节囊炎或者神经根受激惹，最后这种情况被称为颈神经根炎（意思为“神经根的炎症”）。
- 颈椎关节面的功能障碍和损伤及椎间盘退行性变容易放射到肩胛间区。肩胛骨的运动很少会加重疼痛，但是颈椎的主动活动检查表现出活动度受限，可能会在活动度的末端出现肩胛骨区域的牵涉痛。正如在第五章中提到的，感觉神经根受激惹会引发。特定区域皮肤（被称为皮节）的锐痛、麻木感和刺痛感。颈椎的皮节包括肩部：C_4，肩部的顶部；C_5，上臂和肩部；C_6，肘关节，前臂和拇指的桡侧。肌节是指被某一特定运动神经支配的肌肉。颈神经支配肩部的肌肉。运动神经受激惹诱发相关肌肉深部的疼痛和肌肉的无力。肩部的肌节：C_4，耸肩；C_5，肩部外展；C_6，肘部屈曲和腕关节伸展；C_7，肘部和手指伸展，屈腕。肩部也是由相同节段神经支配的颈椎筋膜、韧带、关节囊的牵涉部位。这一现象被称为骨节痛，表现为深部的疼痛，很难定位。
- 为帮助鉴别诊断肩部疼痛是否为颈部的牵涉痛，请参考以下内容。
    - 颈部来源的疼痛通常由颈部的运动引发或者加重。
    - 来源于肩部的疼痛通常由肩部的主动运动引发或者加重，休息后缓解。
    - 肩部局部损伤时，肩部肌肉的等长收缩时会出现疼痛。
    - 通常手部和肩部无痛的肌力不足来源于颈椎运动神经根的问题。
- 肩袖肌损伤通常表现为上臂外侧疼痛，以及手臂高举过头时由于疼痛而活动受限。受累的肌肉可通过肌肉等长收缩测试来鉴别。
- 肱二头肌肌腱炎（长头）表现为可以准确定位在肱骨头前方的疼痛，Speed测试可加重症状。
- 肩关节僵硬通常是粘连性关节囊炎，表现为手臂活动（尤其是外旋）功能的急剧丧失。
- 撞击表现为肱骨前面疼痛，并伴有内旋活动变差及Neer撞击试验阳性。
- 不稳定表现为肩关节主动环转运动时的撞击声，以及盂肱关节被动活动时过多的关节内运动。
- 源于盂肱关节的疼痛很少在关节处被感觉到，但患者会感到臂外侧上方疼痛。这种现象可由成骨样痛来解释，因为受激惹的组织主要是关节囊及交织在一起的肩袖肌肌腱，它们是由C_5~C_6神经支配的；臂外侧是C_5的皮节。

257 肩部常见的功能障碍和损伤

肩袖肌肌腱炎（冈上肌肌腱炎）

肩袖肌肌腱炎最常见于冈上肌肌腱，其次是冈下肌。

- **病因：**肩袖肌撕裂分为部分撕裂和完全撕裂。更进一步分为由创伤引起的急性撕裂，或者由于退行性变而随着时间慢慢断裂的慢性撕裂。有很多原因使冈上肌成为最常受累的肌肉。冈上肌肌腱血供不良，肌肉的需求比血供所能提供的营养可能要大得多[6,13]。这种组织的缺血或缺氧，再加上机械性的应力，导致肌纤维破损，从而引发炎症反应，并产生瘢痕组织和潜在的钙质沉积。冈上肌是肩袖肌中唯一经过由下方的肱骨头和上方的肩峰组成的隧道的肌肉。因为隧道的限制，任何肿胀都将压迫肌腱，也将影响血供。这种损伤在游泳运动员、网球手、棒球投手及姿势不正确的人群中常见。在圆肩姿势中，冈上肌处于持续的张力下，导致疲劳和退行性变。
- **症状：**患者会主诉广泛的、钝性的、像牙痛一样的疼痛并放射到肱骨的外侧面，夜晚时疼痛加重，肩部不能放平。钙化性肌腱炎会引起热的、烧灼样的疼痛。
- **体征：**肌腱炎的体征是手臂上举受限和疼痛；疼痛弧在主动外展60° ~120 ° 时，可能是锐痛；15° 外展时，抗阻测试出现疼痛；冈上肌测试（空罐试验）阳性；外旋肌肌力不足。触诊可发现冈上肌肌腱近端或者肱骨大结节附着处疼痛。
- **损伤部位：**肌腱炎的病变通常位于肌腱骨膜接合处及肌肉肌腱结合处。肌腱骨膜结合处将会有上述的体征，而肌肉肌腱结合处损伤将会在有阻力的外展时出现疼痛，但并无疼痛弧，或者撞击测试不产生疼痛。
- **治疗：**对于**急性**冈上肌肌腱炎，应用Ⅰ级中第二和第三序列的肩部手法，重点放松胸小肌、胸大肌和三角肌，以打开冈上肌肌腱上方的区域。当治疗师进行操作时，应触诊软组织来评估是否存在高张力。如果有指征，进行MET和波状松动术。对冈上肌进行CR和RI MET（MET#9），用轻压的方法来测试受激惹的程度。在患者的舒适范围内增大压力，重复MET，激活更多的肌肉参与其中。最后，操作STM的Ⅰ级第四序列揉抚手法。对**慢性**损伤，首先进行PIR MET#10来延长冈上肌。如果触诊到纤维化，在肌肉肌腱结合处或者肌腱骨膜结合处，应用Ⅰ级第四序列横向摩擦按摩（transverse friction massage，TFM）手法来减少粘连。对外旋肌操作MET（MET#4和#5）来增加它们的力量。进行MET（肩部MET#4，胸椎#5）来牵拉后侧关节囊，增加内旋。患者需进行肩袖肌及肩胛骨稳定肌的力量和稳定性练习。

冈下肌肌腱炎

- **病因：**冈下肌肌腱炎的好发人群为音乐家、木匠、游泳运动员、网球运动员，以及其他需要进行持续性外展、外旋及手臂高举过头动作的人群。在手臂外展120° ~150° 时，冈下肌比冈上肌更加活跃，这也揭示了为什么它在重复性手臂过肩的运动时更容易被激惹[7]。
- **症状：**患者通常在大结节后面肌肉肌腱结合处或整个肌腹感觉到疼痛。
- **体征：**外旋手臂抗阻时疼痛。
- **治疗：**对**急性**冈下肌肌腱炎，首先，进行CR和RI MET（MET#4和#5）以减轻疼痛、水肿和降低高张力。其次，进行轻柔的STM（第五和第六序列），以促进营养交换和细胞合成。对**慢性**情况，冈下肌容易出现肌力不足并受到抑制，出现退行性变的纤维而不是炎症。首先，进行冈上肌和其他内旋肌的CR和PIR MET（内旋肌MET#3），以确保它们不会抑制冈下肌。然后，进行CR MET 来加强冈下肌（MET#4和#5）。最后，进行第五和第六序列的STM手法来去除纤维化并向上提拉纤维，因为这些纤维通常持续向下扭转。

258 肩胛下肌肌腱炎

- **病因**：引起肩胛下肌肌腱炎的活动包括反复或者过度的内旋和内收，例如做木工活计、清洁工作、投掷或球拍运动。
- **症状**：患者通常感到肱骨小结节处疼痛。
- **体征**：抗阻内旋时疼痛为肩胛下肌肌腱炎的表现，有疼痛弧，损伤部位在肌腱止点的上方；因为在喙突处受挤压，被动水平内收运动时疼痛。
- **治疗**：对**急性**肩胛下肌肌腱炎，首先进行CR和RI MET（MET#3）以减轻疼痛、水肿并降低张力。然后，进行轻柔的STM（第一序列）以促进营养交换和细胞合成。在**慢性**情况下，肩胛下肌容易变短和紧张。首先对内旋肌进行CR MET（MET#3）以降低肩胛下肌的张力。然后，进行PIR MET以延长肩胛下肌和其他内旋肌（MET#11）。最后，进行第一序列STM揉抚手法以除去纤维化。

粘连性关节囊炎（冻结肩）

- **病因**：粘连性关节囊炎是起始于盂肱关节关节囊上部和下部的炎症性损伤，后发展为慢性、退行性组织增厚和缩短。目前原因不明确。比起男性和年轻人，它更多地影响女性和中老年患者。Hertling和Kessler[6]提出，胸椎后凸及其导致的肩胛骨与肱骨的排列改变是一个诱发因素[6]。
- **症状**：粘连性关节囊炎的发展分为三个阶段[2]。**第一阶段**是冻结的初始阶段，有突然的关节活动丧失并伴有肩部疼痛，活动时疼痛放射至臂外侧。**第二阶段**是冻结阶段，表现为夜晚的持续性钝痛或者运动时疼痛，上举手臂时活动度急剧变小。疼痛可能影响患者的睡眠，特别是当患者取患侧卧位时，疼痛可能放射至肘关节。**第三阶段**，或者解冻阶段，通常表现为缓慢的关节活动恢复，可能需1~3年。肩袖肌和稳定肩胛骨的肌肉可能萎缩。
- **体征**：**第一阶段**，主动和被动的外旋活动可能受限，但运动是无痛的。主动和被动外展是第二个最易受限的活动。被动外旋和外展运动时，可有增厚的、关节囊样的末端感觉。抗阻活动无疼痛。在**第二阶段**，主动和被动活动可能受限并有疼痛，但抗阻活动无疼痛。在**第三阶段**，主动和被动活动可在所有平面受限，疼痛只在活动度末端出现。
- **治疗**：在**急性**期，进行肱骨的向下滑动手法（MET#12），以帮助减轻疼痛和肌肉痉挛。首先，进行CR MET#3以降低与关节囊融合的内旋肌的高张力。然后，进行第三序列STM揉抚手法。强调当松解前部软组织时，挤压肱骨头至关节盂。**慢性**期时，首先，重复以上提到的急性期的治疗措施。在表面软组织被松解后，集中进行拉长关节囊的治疗。然后，进行PIR MET以增加外旋（MET#13）。最后，用PIR或者离心MET来增加手臂上举（MET#14）。先在矢状面，再在肩胛骨平面，最后在冠状面。如有指征，提供姿势意识的指导，包括后收和下压肩胛骨，激活下部和中部斜方肌。鼓励患者在舒适范围内尽可能多地使用手臂，以使失用性萎缩最小化。

撞击综合征

- **病因**：撞击综合征被定义为喙肩弓和近端肱骨之间的空间受累。肩袖肌（通常是冈上肌）、肩峰下滑囊和肱二头肌肌腱在肱骨头和肩峰或喙肩韧带之间受压迫。撞击可由跌倒时肩部着地或手臂过度伸展引起的急性创伤性撞击导致。在慢性情况下，撞击综合征有结构性和功能性的原因。结构性的原因包括肩袖肌肌腱增厚、滑囊存在炎症、钩状的肩峰。功能性原因包括肩袖肌肌力不足、肩胛骨不稳定（稳定肩胛骨的肌肉无力）、胸椎后凸、后关节囊纤维化或增厚或者关节囊松弛。通常来说，患者表现为上交叉综合征，包括紧张的胸小肌（将肩胛骨拉至前突的位置）、上斜方肌、肩胛提肌和内旋肌，
259 下斜方肌和外旋肌无力。Neer[14]描述了3个阶段：开始为过度使用综合征；发展为增厚和纤维化；发展至骨性改变，包括骨赘。

- **症状**：患者逐渐感到前部肩峰或大结节处疼痛，该疼痛可放射至C_5~C_6骨节[6]。也可表现为尖锐的刺痛，尤其在外展运动时。
- **体征**：外展90°～120°时的疼痛弧，Neer撞击试验阳性。内旋是最受限的活动（与典型的关节囊模式相反），其次是上举手臂，只有很小部分的外旋范围受影响。后部关节囊通常增厚和纤维化。
- **治疗**：评估的主要目标是判断是否存在由肩袖肌和稳定肩胛骨的肌肉肌力不足、关节囊松弛、肩袖肌增厚、后侧关节囊纤维化所导致的不稳定。通常的治疗是松解后侧关节囊，激活（强化）肩袖肌和稳定肩胛骨的肌肉。在**急性**期，进行CR MET以降低紧张肌肉的高张力，激活通过触诊和等长收缩测试所发现的肌力不足或者受抑制的肌肉。目标是减轻关节水肿，并平衡稳定关节的肌肉。在**慢性**期，治疗的目标取决于病灶处是松弛的，还是增厚、高张力的。对于去适应性的肌肉和松弛的关节囊，进行CR MET以帮助募集肌肉，可转诊给物理治疗师或私人教练进行肌力和稳定性训练。重点需要放在后部肩袖肌和稳定肩胛骨肌肉的力量训练上，尤其是使肩胛骨后缩的肌群[15]。对高张力肌肉和后关节囊的纤维化，针对高张力肌肉和后关节囊的纤维化，首先对高张力的肌肉进行MET，以及Ⅰ级第六序列和Ⅱ级第三序列手法以减少关节囊内的粘连。进行MET以增加内旋（MET#4）并牵拉后侧关节囊。然后，对触诊肩袖肌肌腱和喙肩韧带时发现的纤维化，用手法进行松解。

盂肱关节不稳定综合征

- **病因**：不稳定可由肩袖肌肌力不足、肩胛骨稳定性不足，以及前侧关节囊、盂肱韧带、盂唇损伤导致。不稳定分为创伤性、非创伤性和获得性。创伤性不稳定通常包括肩关节脱位或者肩袖肌损伤的病史，比如跌倒时手臂过伸。非创伤性的原因包括肩袖肌肌力不足和肩胛骨稳定性不足。获得性不稳定指的是先天性韧带松弛或者关节脱位后治疗效果不佳[2]。
- **症状**：患者肩部弥漫性的疼痛，并感觉肩部“快要脱出”了。
- **体征**：盂肱关节过度的被动前后运动（关节内运动）和凹陷征提示盂肱关节不稳定综合征。
- **治疗**：不稳定通常包括胸小肌和肩胛下肌持续收缩及外旋肌肌力不足，从而将肱骨向前拉。首先，用触诊和等长测试来鉴别肩部紧张和肌力不足的方式。对紧张的肌肉（通常是胸小肌和肩胛下肌）首先用CR MET以降低张力。然后用CR MET增强外旋肌。因为肩部关节过于松弛，所以选择性地治疗紧张的肌肉而不是广泛地松解肩部肌肉是很重要的。患者需要得到有关强化肩袖肌和稳定肩胛骨的肌肉的练习指导。

肱二头肌肌腱炎

- **病因**：肱二头肌肌腱炎通常是由手臂过头活动（包括屈曲和内旋）所产生的反复的微小损伤导致的，这些活动包括游泳、打网球或者投掷活动。因为肱二头肌长头附着在关节盂上方，急性或者累积性肱二头肌损伤可使关节唇撕裂。
- **症状**：患者肱骨前面的肱二头肌肌间沟疼痛（腱鞘炎），长头附着处肌腱炎时则感到关节唇上方疼痛。
- **体征**：抗阻力的肩部前屈、肘伸展、前臂旋后动作时（Speed测试）疼痛，以及抗阻力的旋后动作时疼痛。
- **治疗**：在**急性**期，对肱二头肌进行CR MET，可

在与Speed测试相同的体位完成。目的在于减轻疼痛和水肿，减轻肌肉痉挛。如果轻度压力就引发疼痛，进行肱二头肌RI，即治疗师试图抬
260 高手臂的同时嘱患者对抗。进行Ⅰ级揉抚手法以轻度松动软组织和关节。用轻度压力和缓慢的节律进行Ⅱ级第二序列的揉抚手法，帮助肱二头肌肌间沟内的肌腱恢复正常位置。对**慢性**肱二头肌肌腱疾病（腱性疾病），最近的证据表明其并非是炎症过程，而是组织退行性变，与正常组织相比，胶原排列紊乱，血供不足[16]。我们的目标是创造一个微炎症的环境来促进组织的血管再生和重塑过程。重复急性期的治疗方案，并运用更强的压力进行MET和更深度的揉抚。Ⅰ级第四序列的揉抚手法和Ⅱ级第二序列的手法重点松解肩袖肌和肱二头肌附着在关节盂上缘的粘连，以及松解肱二头肌肌间沟和肌腱上的粘连。

肩峰下（三角肌下）滑囊炎

- **病因**：过度的手臂高举过头顶的活动会激惹滑囊，导致滑囊水肿而发生急性滑囊炎。但这是很少见的情况。通常，冈上肌肌腱受累。随着时间的推移，肌腱钙化沉积于滑囊下，可能激惹滑囊，甚至使滑囊破裂[6]。
- **症状**：急性或慢性肩峰下滑囊炎的患者有以下症状。
  - **急性**：极其疼痛，患者可能丧失活动手臂的能力。
  - **慢性**：疼痛可能是弥漫性的，遍布近端肱骨，夜间通常有疼痛。
- **体征**：急性和慢性肩峰下滑囊炎的体征如下。
  - **急性**：所有范围的主动关节活动都引起疼痛。触诊可感觉到热和肿胀。抗阻力外展是疼痛的。被动关节活动测试有空的末端感觉，即患者感到疼痛，但测试者没有感到组织中的张力点。
  - **慢性**：在主动和被动外展的中间范围有疼痛弧。抗阻力活动通常是疼痛的。
- **治疗**：对**急性**滑囊炎，进行Ⅱ级第五序列的滑囊引流手法，但要非常小心。学生通常对这些手法力度之轻柔而感到吃惊。如果滑囊炎是**慢性**的，检查肩袖肌，通常会发现潜在的冈上肌肌腱炎，对任何肌腱骨膜结合处的纤维化必须进行松解（Ⅰ级第四序列）。对慢性滑囊炎的手法引流深度可加大，但力度还需轻柔。

肩锁韧带拉伤

- **病因**：肩锁韧带拉伤通常由创伤引起，例如跌倒时手臂过伸或跌倒时直接肩部着地。
- **症状**：患者有定位非常准确的肩锁关节疼痛。
- **体征**：90° 至末端范围的主动外展时，肩锁关节疼痛；以及被动水平内收时肩锁关节疼痛。
- **治疗**：对**急性**情况，进行Ⅰ级揉抚手法以帮助肩关节的软组织正常化。通过触诊和MET鉴别过强/过弱的失衡，用MET降低紧张肌肉的高张力，强化肌力弱的肌肉。然后，在肩锁韧带上进行非常轻柔的来回揉抚（Ⅱ级第一序列）。对**慢性**情况，重复以上提到的治疗，但可增加深度，包括对肩锁韧带的横向摩擦按摩。

肩胛上神经受压

- **症状**：患者很难定位的肩部后外侧的疼痛，疼痛可放射至手臂。
- **体征**：冈上肌、冈下肌抗阻力测试显示肌力不足，但并无疼痛；被动内收手臂时施加压力，可能有肩胛骨后外方的疼痛；指压肩胛上切迹或冈盂切迹处神经有疼痛。
- **治疗**：用Ⅰ级第五序列治疗，解除肩胛上神经的压迫。

肋锁综合征（胸廓出口综合征的一部分）

- **原因**：肋锁综合征的定义为锁骨和第1肋骨间的空间受压，可能由圆肩姿势或者之前锁骨的损伤、肩锁关节损伤或者盂肱关节损伤引起，导

致肋锁空间的纤维性粘连。

261 ■ **症状：** 患者有弥漫性疼痛、麻木或者刺痛，可向下直至手臂，尤其是尺侧。

■ **体征：** 上臂抬高试验阳性（见第五章“评估”）

■ **治疗：** 对于**急性**情况，进行Ⅰ级揉抚手法以帮助肩关节软组织正常化。通过触诊和MET鉴别过强/过弱失衡，用MET降低紧张肌肉的高张力，强化肌力不足的肌肉。然后，操作颈椎Ⅰ级第三序列手法（见第五章）。对于**慢性**情况，重复急性期的治疗方案，并加大深度，在肋锁空间进行来回划动手法及横向摩擦揉抚手法（Ⅱ级第一序列）。指导患者保持正确的姿势，对肌力不足的肌肉提供肌力练习，对紧张的肌肉进行牵拉练习，这些都是很重要的。如果对运动康复不熟练，可将患者转诊至物理治疗师或私人教练。

胸小肌综合征（胸廓出口综合征的一部分）

■ **病因：** 胸小肌综合征是由胸小肌持续性收缩引起的，导致喙突向前的下压，缩窄了胸小肌和胸廓之间的空间，压迫臂丛。患者通常会有圆肩、头前移的姿势，以及上交叉综合征典型的肌力不平衡。

■ **症状：** 患者会有广泛的、下至手臂的疼痛，麻木或刺痛，特别是在尺侧。

■ **体征：** 指压胸小肌及上臂抬高试验（见第五章“评估”）均可诱发症状。

■ **治疗：** 意识到紧张的胸小肌通常只是更广泛的肌力不平衡——上交叉综合征的一部分，这一点很重要。对于**急性**情况，对颈椎和胸部进行Ⅰ级揉抚手法，帮助整个颈部和肩部的软组织正常化。通过触诊和MET鉴别过强/过弱失衡，用MET降低紧张肌肉的高张力，强化肌力不足的肌肉。对胸小肌注意用CR和RI技术。对于**慢性**情况，重复上文描述的急性期治疗方案。对胸小肌进行PIR MET以降低肌肉的高张力并牵拉肌肉。要记住，胸小肌的STM是向上方进行的，因为胸小肌在功能障碍时产生持续向下的扭转力。

肩部的评估

针对肩部疼痛的病史询问

■ **哪里疼痛？疼痛的性质？**

□ 肩袖肌肌肉拉伤通常产生钝痛，夜晚加重，放射到肩部的前部和外侧，即三角肌粗隆。由于情绪压力或者头前移姿势导致的肩部疼痛表现为上部斜方肌和肩胛提肌的钝痛。持续性手臂和肘关节的绞痛，甚至是在休息时出现，尤其是伴有手部的麻木和刺痛时可能是神经根在颈椎处受激惹。急性发作的搏动性疼痛并在夜间加重提示急性滑囊炎。肩部卧位时疼痛通常是肩袖肌肌腱炎、粘连性关节囊炎或者滑囊炎。对有慢性、严重的绞痛并在夜间加重的患者，需转诊给医生。

■ **手臂有关节活动的丧失吗？**

□ 肩袖肌损伤时外展运动最受限制。撞击综合征的疼痛可由手臂内旋时主动屈曲引发。粘连性关节囊炎可表现为显著的外旋和外展受限，可伴或不伴有疼痛。急性滑囊炎表现为显著的关节活动丧失并伴有疼痛，夜间加重。

262 视诊：患者站立位

前面观

- 两锁骨在同一水平线吗？两侧肩部的高度一致吗？肩袖肌和冻结肩时肩部通常抬高，优势侧的肩部或者锁骨通常低一些。观察有无发红、肿胀和肌肉萎缩。
- 观察肩部的外侧轮廓是否平滑；在肩锁关节，锁骨是否高于肩峰。这种现象被称为**阶梯样畸形**，表明之前有肩锁关节分离。
- 正常圆形的三角肌是否变扁平，有无**凹陷征**（即肩峰下有一凹陷痕迹）？这表明盂肱关节不稳定、三角肌肌力不足或者向下的半脱位。

后面观

- 是否有翼状肩胛？如果肩胛骨下角（或两个肩胛骨的下角）远离胸壁，可能肩胛骨缺少稳定性。手臂休息位时翼状肩胛骨可能是由脊柱侧凸导致；也可能是由于肌肉损伤；或由于稳定肩胛骨的肌肉被抑制（肌力不足），后文会有相应的测试（见“肩胛骨稳定性测试”）；也可由神经损伤导致。

侧面观

- 是否有圆肩和头前移的姿势？

运动评估

测试主动活动，通常从检测健侧开始，来建立患者正常活动度的基准。观察患侧的活动度，询问患者做动作时是否有疼痛。可能有疼痛弧，即活动度的一部分疼痛，而当患者继续运动时，疼痛消失。如果做动作时疼痛，可请患者定位及描述疼痛的程度。如果患者知道哪些动作引起疼痛，请他们在检查的最后再做这些动作。让患者主动活动颈椎来测试活动度和两侧的对称性，并检查颈椎活动是否诱发肩部的疼痛。

肩胛骨稳定性测试

- **体位**：患者离墙壁一臂长的距离站立，双手与肩同高放于墙壁，保持肘部伸直。测试者站在患者身后（图6-11）。
- **动作**：让患者倾向墙面做相对于墙面的俯卧撑。
- **观察**：当患者进行俯卧撑的时候，肩胛骨相对于胸廓应该保持稳定。肩胛骨下角不应该从胸廓呈翼状突出，肩胛骨内侧缘移动不应该超过1英寸（约2.54厘米）。翼状肩胛表明前锯肌肌力不足或者胸长神经损伤。肩胛骨过度的运动表明稳定肩胛骨的肌肉（包括前锯肌、中斜方肌和菱形肌）肌力不足。

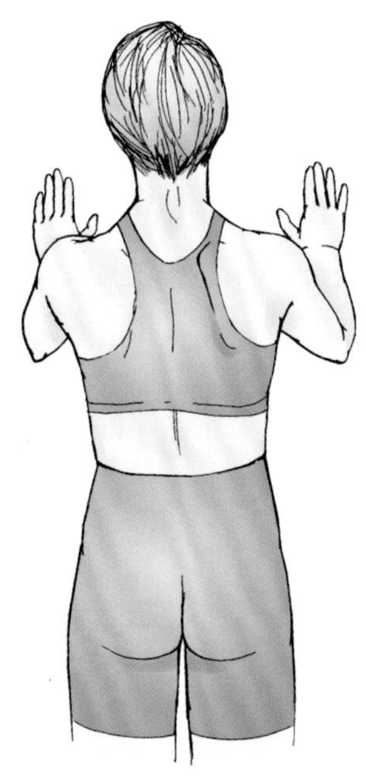

图6–11 肩胛骨稳定性测试。注意右侧轻微的翼状肩胛，提示前锯肌轻度肌力不足

外展

- **体位**：患者背向测试者站立（图6–12）。
- **动作**：指导患者手掌向外旋转手臂，然后患者举起手臂，试着双手高举过头并双手合掌。
- **观察**：注意在动作开始时肩部是否有向上提。这种上提通常表明有紧张、缩短的上斜方肌和肩胛提肌，以及下斜方肌、前锯肌和冈上肌肌

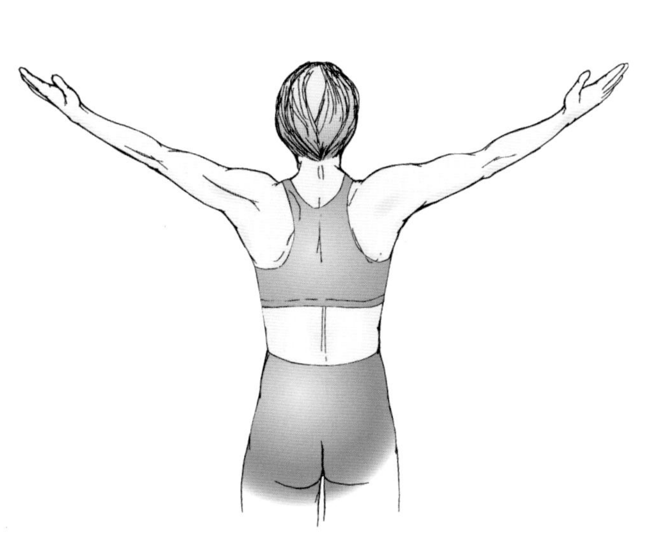

图6–12　肩部外展测试。注意手臂外展时肩部上方是否有上提，这种上提将提示上斜方肌紧张和下斜方肌无力

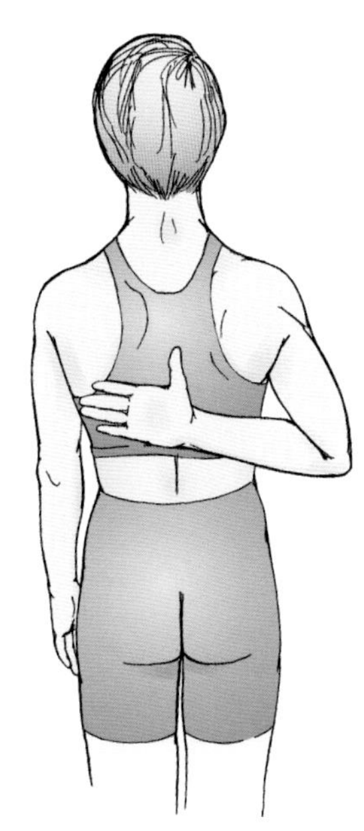

图6–13　主动内旋。注意患者能够到的脊柱高度，并与对侧对比

无力。这种肌力不平衡更容易造成撞击综合
263 征。也要注意是否患者需要在肩胛骨平面（即大约30° 前屈位）活动。这个位置被认为有急性或者慢性的疾病。疼痛弧提示冈上肌肌腱炎、肩峰下滑囊炎、钙化性沉积或者肩锁关节受激惹。外展是发现肩袖肌撕裂最好的测试动作。如果有严重的撕裂，尤其是冈上肌，可能动作不能超过90° 。

内旋

- **体位：**患者背向测试者站立（图6–13）。
- **动作：**从健侧开始，让患者手背后，尽量向上够肩胛骨。测量指尖或者拇指能够到的脊柱高度。如果测试用拇指，让患者将拇指摆成竖拇指的姿势。与患侧对比。
- **观察：**通常能够到T_5~T_{10}水平。患者一侧可能只能够到股骨大转子或者骶骨。撞击综合征时，这个动作引发肩前部的疼痛，因为该动作迫使肱骨大结节正对喙肩韧带。如果此动作无疼痛，让患者尝试“举离测试”，即将手臂举起，离开背部。这个检查测试肩胛下肌的肌力。

屈曲并内旋（Neer撞击试验）

- **体位：**患者面向测试者，手臂内旋，从而使拇指朝向后方。
- **动作：**让患者将患侧手臂举高过头。此时拇指朝向前方。然后治疗师对举起的手臂施加压力。
- **观察：**正常的范围通常是170° ~180° 。当手臂向内旋转时，附着在大结节的冈上肌需要在喙肩韧带下滑动。如果此处受激惹、有水肿或者肌腱有瘢痕，会撞击喙肩韧带。

外旋

- **体位：**患者面向测试者（图6–14）。
- **动作：**该测试有两个动作。让患者双手在头后握紧，肘部尽量向后拉伸。如果患者觉得很困难，让患者手臂放于身体两侧，屈肘90°，外旋手臂。
- **观察：**第一个动作可以很容易地对比两侧。它综合了上举和外旋，是日常生活中（例如穿衣）需要用到的功能体位。第二个动作通常的范围是75° ~90° 。比较两侧。在粘连性关节囊炎中，外旋是第一个丧失的动作。

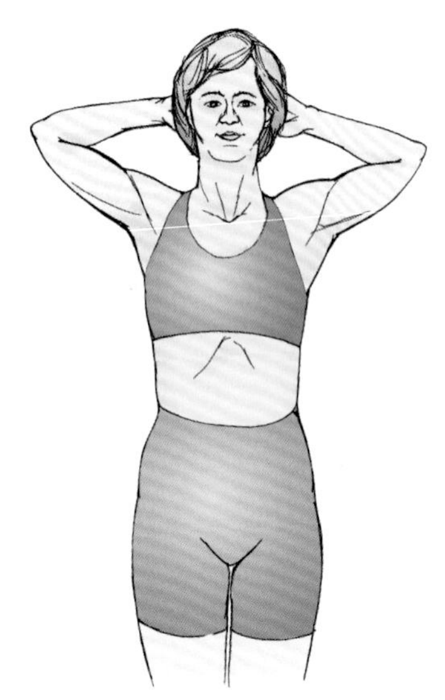

图6–14 两侧同时外旋和内收是一种对比双侧关节活动度的简单方法

水平屈曲（内收）

- **体位**：患者面向测试者。
- 264 **动作**：请患者上举手臂至90°，然后将手臂交叉到身体对侧，试着将手放在对侧肩部。
- **观察**：如果上肩部有疼痛，表明是肩锁关节；肩部后方疼痛表明是后下关节囊；关节前面疼痛可能是前关节唇、喙突下滑囊或者肩胛下肌肌腱。如果在关节前面有疼痛，鉴别滑囊炎和肌腱炎可首先进行相同的被动活动，滑囊炎通常会有疼痛，而肌腱炎则没有。肩胛下肌等长收缩，肌腱炎时患者会感到疼痛，而滑囊炎时则没有。

被动活动

对于没有全活动度及主动活动度内有疼痛的患者，则要进行被动活动。注意观察活动度、疼痛、疼痛弧、施加压力时疼痛，以及末端感觉。以下肩部的被动活动都在患者坐位时进行。

外展

- **体位**：测试者于患者的一侧站立。测试者一手的拇指和示指抓住肩胛骨下部，另一手抓住患者的前臂远端（图6–15）。
- **动作**：缓慢外展患者的手臂，直到感觉到阻力点或者手臂已经碰到患者的头部，感觉肩胛骨何时开始移动。
- **观察**：通常范围是170°~180°。肩胛骨在90°外展之前都不应该移动。如果关节囊有粘连而把肩胛骨锚定在肱骨上，在90°之前肩胛骨开始移动。如果被动外展运动没有疼痛且主动外展活动时有疼痛，提示肩袖肌（通常是冈上肌）肌腱炎。如果在组织有张力之前被动外展活动时有疼痛，滑囊有“空”的末端感觉，这种情况是肩峰下滑囊炎。

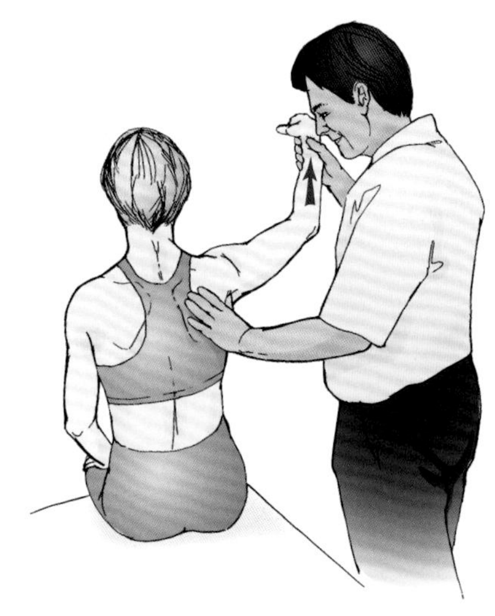

图6–15 被动外展。治疗师将一只手放在肩胛骨上，观察它何时移动。如果肩胛骨在肩外展90°前移动，表明关节囊粘连

外旋

- **体位**：测试者站在受试者的一侧，将一只手放在患者的肘关节，以稳定它相对于患者身体的位置，另一只手放在患者前臂远端，并握住。
- **动作**：缓慢地向外拉前臂，即外旋手臂。
- **观察**：粘连性关节囊炎时，外旋的活动度受限，因为前方的关节囊发生了纤维性粘连。末端感觉是增厚和皮革样感觉，可伴或不伴疼痛。

环转

- **体位**：测试者站在患者身后一侧。将一只手放在盂肱关节的上面，另一只手握住前臂远端（图6–16）。

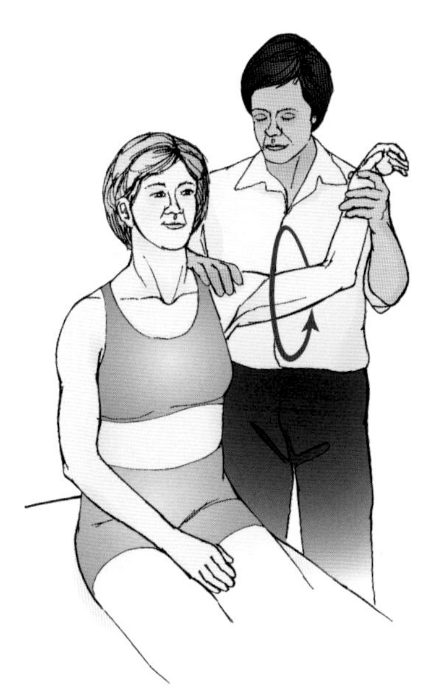

图6–16　被动环转。Lauren Berry喜欢用这种方法来判断肩关节疾患是肌肉性、关节囊性还是关节性问题

- **动作**：缓慢向后划动手臂开始环转动作。将手臂向前画圈，像游泳中的“爬行”动作。
265 - **观察**：环转运动可帮助区分关节、肌肉和韧带的损伤。关节不稳定时会有松动的感觉，或者发出沉闷声。有钙质沉积或者关节病的患者，测试者会感觉到捻发音（摩擦的声音）。关节囊损伤的患者，会有增厚的末端感觉和活动度受限。如果存在肌张力增高、筋膜扭转、软组织排列紊乱，会表现出“齿轮”模式（即在平滑的运动中出现有阻力的情况）。随着时间的推移，测试者能感受到手下阻力的微妙变化。

等长测试

患者应该在以下测试中提供强劲的对抗。注意如果患者在对抗时感到困难，询问患者对抗动作是否有疼痛。如果有疼痛，询问疼痛的部位和性质。记住颈部的问题很容易放射到肩部和手臂。无痛的肌力弱可能表明是神经根的问题。如果患者治疗后还是表现出肌力不足，需转诊到正骨师或者脊柱按摩师。以下所有的肌肉都由C_5和C_6神经根支配。

三角肌中部

- **体位**：患者手臂90° 外展，屈肘90° （图6–17）。
- **动作**：测试者将患者肘部下压时指示患者对抗。
- **观察**：有疼痛则表明三角肌中部受激惹或有损伤。

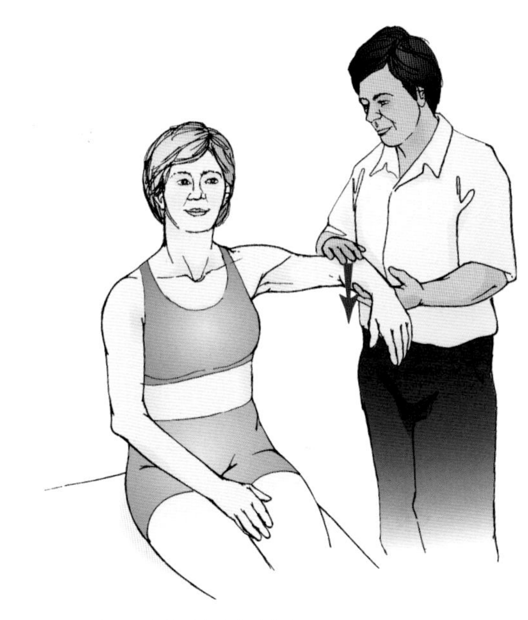

图6–17　三角肌中部的等长测试

空罐试验

- **体位**：患者手臂外展90°，前屈30°，最大程度内旋，即拇指向下（图6–18）。
- **动作**：测试者将患者前臂远端下压，指示患者对抗。
- **观察**：空罐试验将冈上肌的动作分离出来，并刺激了关节唇–肱二头肌复合体。肩部外侧和前面的疼痛表明冈上肌或者关节唇–肱二头肌复合体受激惹、存在损伤或者有瘢痕。

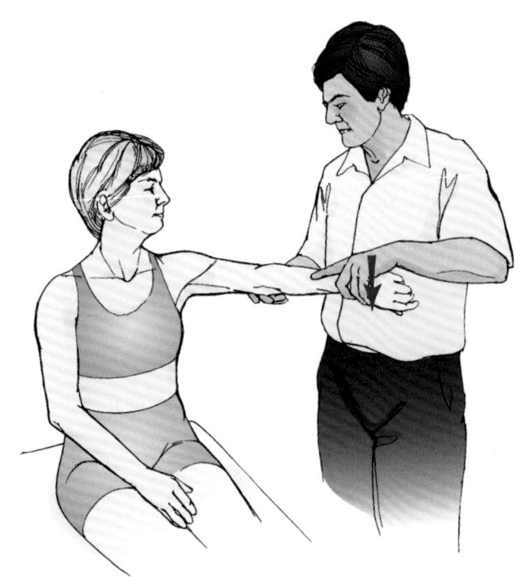

图6-18 空罐试验分离冈上肌

266 **抗阻外旋**

- **体位：**患者的手臂上举90° 并内旋，屈肘90° 。测试者一只手放在患者肘部使其稳定，另一只手放在前臂远端（图6-19）。
- **动作：**测试者将患者前臂远端下压，指示患者进行对抗。
- **观察：**外旋肌群通常是肌力不足的，这可能是由于头前移姿势、过度使用或者之前的损伤。肱骨后方疼痛表明冈下肌和小圆肌受累。如果外旋肌群肌力不足，指导患者进行加强肌力的训练很重要。一个可能的强化外旋肌的家庭练习计划如MET#5所示。患者用一只手握住重物，举起至大约70° 。重复直至感觉疲劳。治疗师根据患者举起重物10次后感觉疲劳的重量来决定应该使用的重量。每组10次，做3组。

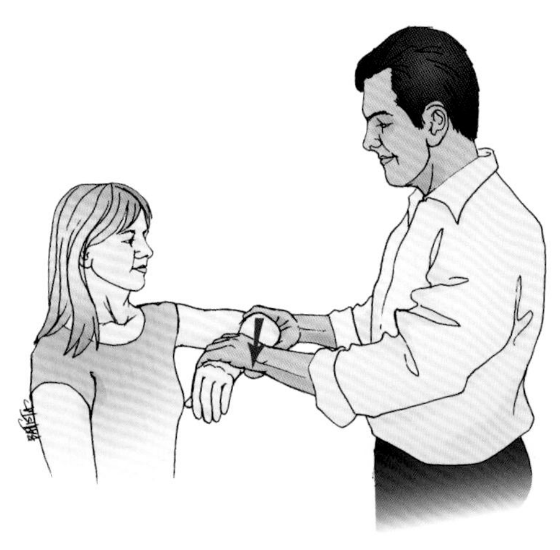

图6-19 外旋等长测试

肱二头肌长头（Speed测试）

- **体位：**患者手臂在肩胛骨平面屈曲30° ，肘关节伸直，前臂旋后（图6-20）。
- **动作：**测试者将患者前臂远端下压，指示患者对抗。
- **观察：**肱骨前面疼痛表明肱二头肌长头受累。

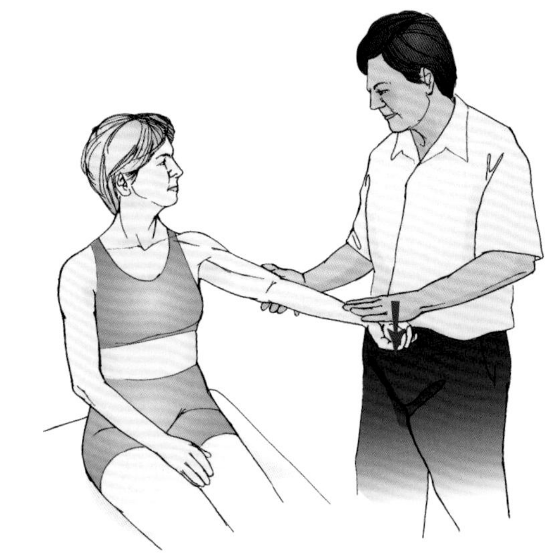

图6-20 肱二头肌长头Speed测试

附加测试

动态触诊及盂肱关节松动术

- **目的：**该测试用来评估肱骨头在关节盂内的运动受限，以及测试过多的运动/不稳定（图6-21）。此处介绍的测试只用于示教。在实际治疗中，通常在进行MET和Ⅰ级揉抚手法后操作。
- **体位：**患者仰卧，手臂外展约70°，肘关节屈曲 267
90° 。测试者一手抓住前臂远端，另一手的手掌放于肱骨头上。

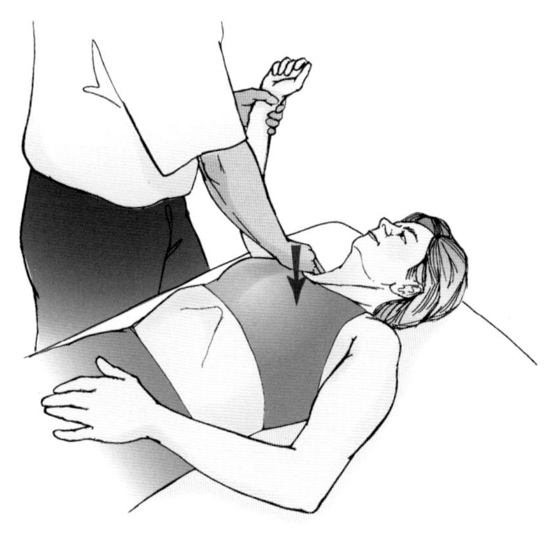

图6–21　盂肱关节的动态触诊。这项测试用来评估肱骨头在关节盂内的运动受限情况，并测试过多的运动或不稳定

- **动作**：测试者在用另一只手固定手臂时，轻轻地向后推肱骨头。如果感觉肱骨头活动受限，可重复几次这种从前向后的松动术。
- **观察**：通常肱骨头运动受限和位置性功能障碍为前向的固定。向后松动肱骨头能帮助重新建立它的正常位置和运动。肱骨头的过多运动表明关节不稳定。另一种测试不稳定性的方法是如上面所述扶住前臂远端，测试者的拇指和其余手指指尖抓住肱骨头。将肱骨头在前后向（A–P）来回移动。不稳定的盂肱关节将表现出松弛。对比健侧和其他健康的肩部来感知什么是正常感觉。

技术

技术应用指南

关于治疗指南的详细讨论可见第二章。在本书所描述的治疗方法中，我们有两个假设。第一个假设是一处结构的损伤或者功能障碍可引起整个受伤部位的代偿，以及身体其他部位的代偿。例如肩袖肌损伤不仅仅影响肩袖肌的肌纤维，通常也造成胸小肌和上胸部肌肉、颈伸肌的紧张，以及稳定肩胛骨的肌肉的肌力不足。治疗师参看其他章节来学习各个相关区域的评估和治疗方案是很重要的。

第二个假设是某一组织的损伤或者功能障碍影响这一区域的很多其他组织。例如肩袖肌损伤，受累的通常不仅仅是肩袖肌，也有肩部的韧带和关节囊，以及盂肱关节的排列和运动。治疗师除了治疗肩袖肌外，评估和治疗相邻的肌肉、肌腱、韧带及肩关节也是非常重要的。

本文治疗部分都是通过三种治疗技术介绍的：肌肉能量技术（MET）、软组织松动术（STM）和关节松动术。这些技术可运用于每一种类型的肩痛，但是治疗的“剂量”从急性期的缓慢运动及轻度压力，到对慢性问题的压力加强及更深幅度的松动而明显不同。每一种治疗同时也是对疼痛、高张力、肌力不足及运动不足或者运动过度的评估。我们的理念是当发现问题时，治疗我们所发现的问题。记住治疗的目标是身体、心灵和情感的治愈。保持手部柔软，保持触碰轻柔，在患者的舒适度内进行治疗，以使患者在接受治疗时是完全放松的。

急性期的治疗目的

- 刺激体液的流动以减轻水肿，增加氧气和营养物质，清除代谢产物。
- 尽可能保持更多的无痛关节活动以预防粘连，维持关节软骨的健康，关节软骨依赖运动来获得养分。
- 提供机械刺激来帮助排列正在愈合的纤维和刺激细胞合成。

- 提供神经传入，使肌肉抑制最小化，帮助维持本体感觉功能。

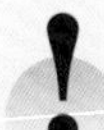

注意：对于急性情况，**禁忌**牵伸。

268 **慢性期的治疗目的**

- 松解粘连，恢复肌筋膜的柔韧性、长度和正常排列。
- 松解关节周围韧带和关节囊组织的纤维化。
- 使软骨水化，恢复关节的运动和关节活动度。
- 消除缩短、紧张的肌肉的高张力，强化肌力不足的肌肉；对功能障碍的肌肉重新建立正常的激活模式。
- 通过增加感觉意识和本体感觉来恢复神经功能。临床案例在下文“软组织松动术”之后会有描述。

肌肉能量技术

肌肉能量技术（MET）的治疗目标

关于MET临床应用的完整讨论见第二章。以下描述的MET 是出于教学目的而整理为一个部分。在临床上，MET和STM技术穿插使用。MET用于评估和治疗。一块健康的肌肉或一组健康的肌肉在等长收缩时是有力且无痛的。如果肌肉或者相关的关节有缺血或者炎症，进行MET时就会有疼痛。如果肌肉被抑制或者神经受累，肌肉会出现肌力不足，但并无疼痛。治疗时需要MET时才使用该技术。例如，当发现紧张并有疼痛的胸小肌，用CR MET来降低肌肉的高张力和减轻疼痛。如果胸小肌在收缩时有疼痛，应用RI MET以诱导神经的放松。如果外旋肌群肌力不足并受到抑制，首先松解紧张的内旋肌，然后用CR MET来募集和加强外旋肌。

MET对急性肩部疼痛非常有效，但施加的压力要非常小，以不引起疼痛为准。肩部屈肌、伸肌及相关肌肉轻柔、无痛的收缩和放松能够提供一个泵的作用，来减轻水肿，促进氧气和营养物质的流动，清除代谢产物。

针对急性期MET的基本治疗目的

- 提供轻柔的泵作用，以减轻疼痛和水肿，促进组织的氧合作用，清除代谢产物。
- 减少肌肉痉挛。
- 提供神经传入，使肌肉抑制最小化。

针对慢性期MET的基本治疗目的

- 降低肌肉过大的张力。
- 强化肌肉。
- 延长结缔组织。
- 增加关节的活动并增加关节的润滑。
- 恢复神经功能。

内旋肌通常是缩短和紧张的，外旋肌通常是无力的。我们首先测试内旋和外旋的关节活动度。然后，我们测试并治疗趋向于紧张的肌肉（在上交叉综合征中有描述）。在上交叉综合征的肩部肌肉中，我们通常发现胸大肌、胸小肌和肩胛下肌（内旋肌）缩短并且紧张。接着，我们会评估并加强肩袖肌中可能无力的肌肉：冈上肌，以及主要的外旋肌，如冈下肌和小圆肌。

下文的MET部分展示了可用于大多数患者的技术。在急性期，用MET#4来增加外旋，MET#7和#8来缓解胸大肌和胸小肌的高张力。会延长肌肉和筋膜的PIR MET在急性期是**禁用**的。

要记住的是，应用MET 时患者不应该感到疼痛。如果测试部位受激惹或者存在炎症，患者对抗阻力时感到轻微的不适是正常的。关于胸椎和颈椎的MET参见第四章和第五章。

盂肱关节肌肉长度和被动活动度的评估 269

1. 盂肱关节外旋活动度的评估

- **目的：**为了达到全范围的外旋，内旋肌（胸大肌、背阔肌、大圆肌和肩胛下肌）及前关节囊必须要有正常的长度（图6–22）。

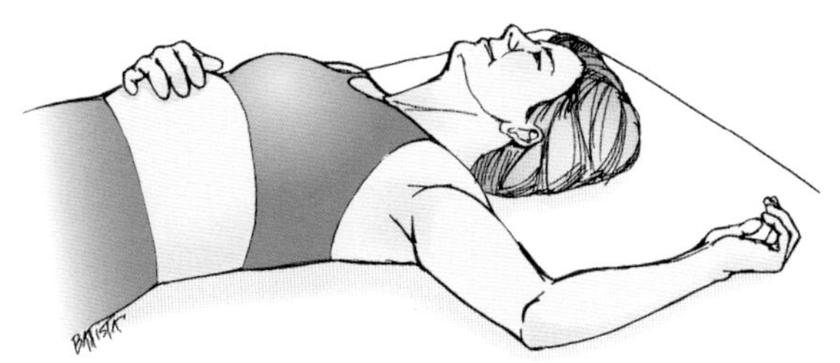

图6–22　评估盂肱关节的外旋活动度和内旋肌的长度

- **体位**：患者仰卧，屈膝，双脚放于床面，腰部平放于床面。患者双臂放于肩部水平（外展90°），在腰部不抬离床面的同时将前臂向床头方向放低。
- **观察**：正常的活动度能够允许前臂平放于床面（外旋90°）。在冻结肩时，该范围显著减小。内旋肌肉缩短时，该范围轻微减小。

2．盂肱关节内旋活动度的评估

- **目的**：为了达到全范围的内旋，外旋肌肉（小圆肌、冈下肌和三角肌后部）及后关节囊要有正常的长度。
- **体位**：患者仰卧，屈膝，双脚放于床面，腰部平放于床面。患者双臂放于肩部水平（外展90°），在腰部不抬离床面的同时将前臂向床脚方向放低。
- **固定**：向下稳定肱骨头以防止它向上移动。
- **观察**：内旋的正常范围是70°（即前臂离床面20°）。在撞击综合征、肱二头肌肌腱炎、冈上肌肌腱炎及后关节囊缩短时，该活动度会减小。

收缩–放松及等长收缩后放松技术

3．肩部内旋肌的收缩–放松及等长收缩后放松肌肉能量技术以增加外旋

- **目的**：放松内旋肌；如果内旋肌测试显示肌力不足，增加内旋肌肌力；如果在之前的测试中发现肌肉缩短，则增加肌肉的长度，来增加肩部的外旋（图6–23）。
- **体位**：患者仰卧，屈膝，双脚放于床面，腰部平放于床面。患者双臂放于肩部水平（外展90°），在腰部不抬离床面的同时，将前臂尽可能舒适地外旋靠向床面。
- **固定**：向下稳定肱骨头，以防止它向前移动。当手臂被移动至外旋时，有肩关节脱位病史的患者可能会感到恐惧。治疗师将一侧手臂外旋时，防止肱骨头向前移动很关键。
- **动作**：为了放松内旋肌，治疗师尝试在前臂远端将手臂压向外旋方向约5秒，同时让患者做对 270
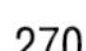
抗。放松并重复以降低肌肉的高张力。为了拉长肌肉及增加外旋，将手臂活动到更加外旋的位置，让患者对抗约5秒。重复3~5次。

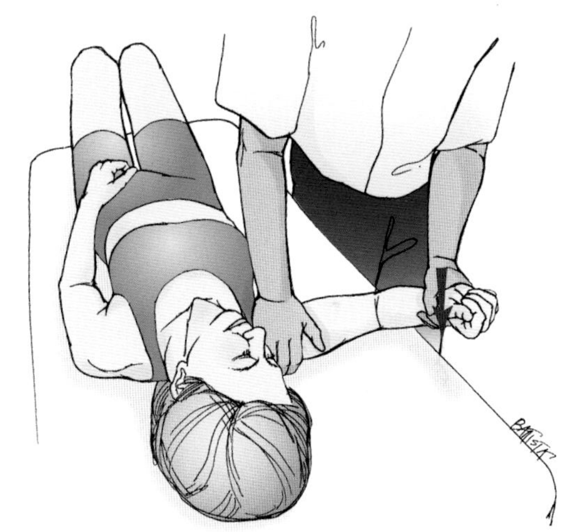

图6–23　肩部内旋肌的收缩–放松及等长收缩后放松肌肉能量技术

4．肩部外旋肌的收缩–放松及等长收缩后放松肌肉能量技术

- **目的**：放松紧张的外旋肌；如果评估显示肌力不足，则加强外旋肌的肌力；如果在之前的测试中发现肌肉长度缩短，则增加这些肌肉的长度；牵拉后关节囊；增加肩部的内旋（图6–24）。
- **体位**：患者仰卧，屈膝，双脚放于床面，腰部

平放于床面。患者双臂放于肩部水平（外展90°），在腰部不抬离床面的同时，将前臂尽可能舒适地内旋靠向床面。

- **固定**：向下稳定肱骨头以防止它向前移动。
- **动作**：治疗师尝试在前臂远端将手臂压向内旋方向约5秒，同时让患者做抗阻运动。放松并重复以降低肌肉的高张力。为了拉长肌肉，将手臂活动到更加内旋的位置，让患者对抗约5秒。重复3~5次。

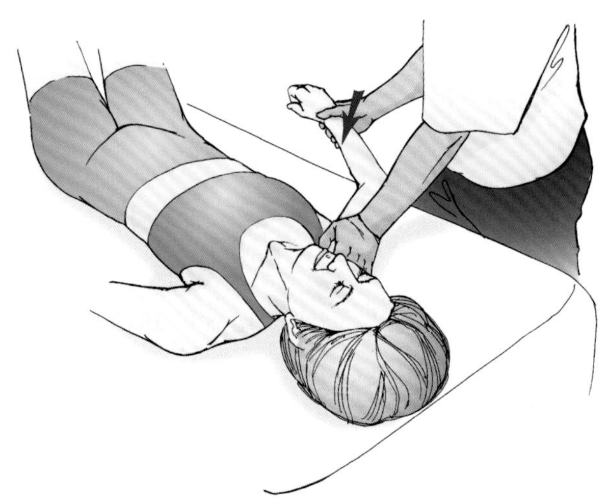

图6–24　肩部外旋肌的收缩–放松和等长收缩后放松肌肉能量技术

5．侧卧位时外旋肌的收缩–放松及交互抑制肌肉能量技术

- **目的**：目的是让患者在MET后一个允许按摩的体位，降低冈下肌、小圆肌和大圆肌的高张力（图6–25）。
- **体位**：患者侧卧。将患者的患侧手臂放于身体一侧，肘关节屈曲90°。治疗师一手放在患者肘部以稳定手臂，另一手放于患者前臂远端。
- **动作**：治疗师将患者手臂向下压5秒，患者同时进行对抗。为了加强作为内旋肌肉之一的大圆肌的参与性，治疗师向上提拉前臂远端5秒，患者同时进行对抗。重复几次这两种MET，并根据需要贯穿整个治疗过程。

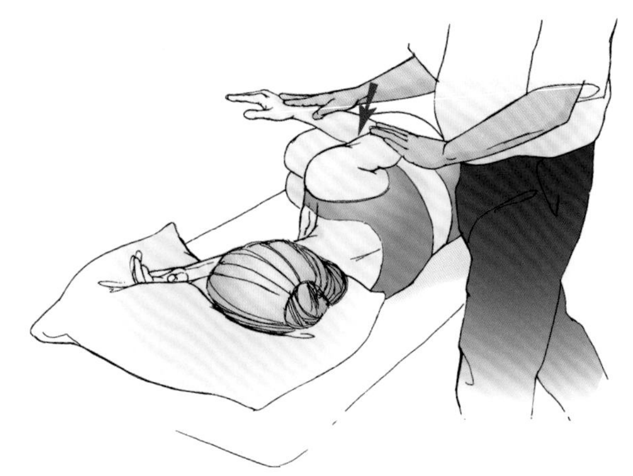

图6–25　侧卧位时外旋肌的收缩–放松和交互抑制肌肉能量技术

6．胸大肌的收缩–放松肌肉能量技术

- **目的**：目的是如果触诊时发现胸大肌紧张，用CR MET降低其高张力（图6–26）。
- **体位**：患者仰卧，屈膝，双脚放于床面。将患者手臂置于90°屈曲位。
- **动作**：扶住患者前臂远端，治疗师尝试将患者手臂拉离身体（外展）5秒，患者同时进行对抗。
患者放松，然后重复整个过程。为了交互抑制 271
胸大肌，治疗师将患者手臂压向患者身体时，让患者同时进行对抗。

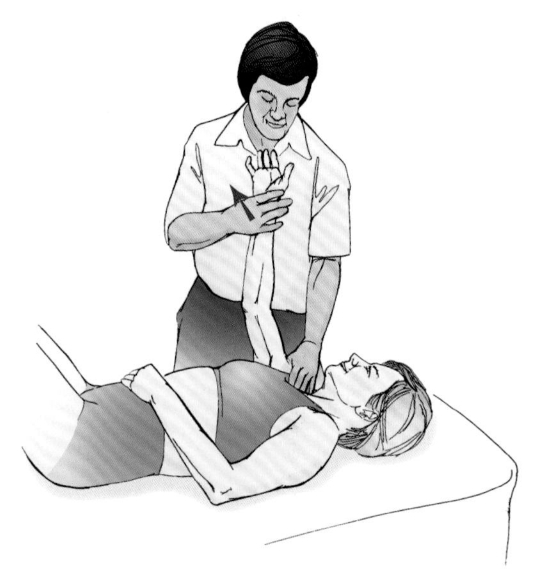

图6–26　胸大肌的收缩–放松肌肉能量技术

7. 胸大肌的等长收缩后放松肌肉能量技术

- **目的：**用PIR MET拉长胸大肌（图6–27）。

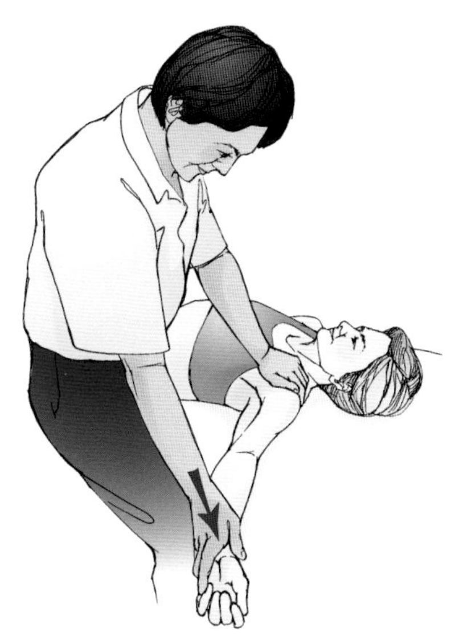

图6–27　胸大肌的等长收缩后放松肌肉能量技术

- **体位：**患者仰卧，屈膝，双脚放于床面。为了拉长上部纤维，将患者手臂外展90°；为了拉长下部纤维，将患者手臂外展135°。
- **固定：**当目标为上部纤维时，治疗师一手放于对侧的锁骨；当目标为下部纤维时，治疗师一手放于同侧的盂肱关节。
- **动作：**拉长上部纤维时，扶住患者前臂远端，缓慢地移动手臂至阻力点。治疗师将手臂压向地面，患者同时进行对抗。重复这一序列，直至患者手臂以90°外展位能垂在床边。

对于下部纤维，移动手臂过头，大约外展135°至其阻力点。治疗师将手臂压向地面，患者同时进行对抗。放松，移动手臂至新的长度，然后重复。

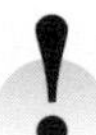

注意：如果拉伸肌肉会使患者感到麻木和刺痛，则是拉伸到了臂丛神经，需要在没有拉伸前进行CR技术。

8. 胸小肌的收缩–放松及等长收缩后放松肌肉能量技术

- **目的：**放松和拉长胸小肌（图6–28）。

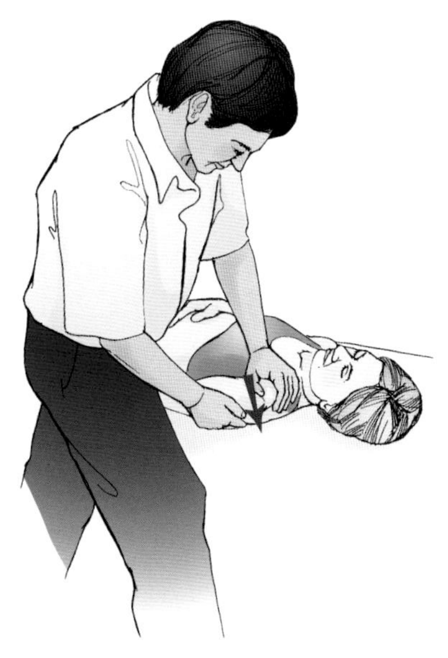

图6–28　胸小肌的收缩–放松肌肉能量技术

- **体位：**患者仰卧，屈膝，双脚放于床面。治疗
师一手掌面置于患者肱骨头上，另一手放在肱 272
骨后面。将患者肩部向前向内抬起，将胸小肌的起点和止点互相靠近。
- **动作：**治疗师下压肱骨头，试着将其压回床面，患者同时进行对抗。下压大约5秒，放松，然后重复。将肱骨头向床面移动以拉长胸小肌。当治疗师压向床面时，再次让患者进行对抗。放松，将肱骨尽可能舒服地压向床面，让患者再次进行对抗。为了在胸小肌拉长的状态下对其进行交互抑制，治疗师试图将肩胛骨抬离床面，同时患者进行对抗。

9. 冈上肌的收缩–放松肌肉能量技术

- **目的：**放松冈上肌。
- **体位：**患者仰卧，手臂放于体侧。将患者一侧手臂置于远离身体6英寸（约15.24厘米），大约15°外展位。治疗师一手放于患者前臂远端，另一手放于肩胛骨冈上窝的冈上肌肌腹。
- **动作：**治疗师将患者手臂压向患者身体，患者同时进行对抗。下压5秒，放松，然后重复。轻拍冈上窝的肌腹，并给予指令“感受肌肉的活动”，以带入肌肉的感觉意识。交互抑制技术则为当治疗师试图将患者手臂拉离身体时，患者进行对抗。

10．冈上肌的等长收缩后放松肌肉能量技术

- **目的**：延长冈上肌的结缔组织和关节囊的上部。此法**只针对慢性情况**（图6–29）。
- **体位**：患者坐位，一手放在腰部。治疗师一手扶住患者的前臂远端，另一手固定患者的躯干。
- **动作**：治疗师试着将患者的手臂从背后拉向自己，患者同时进行对抗，持续5秒。放松几秒，当患者完全放松时，将其手臂缓慢地牵拉至背部更远处。重复3~5次。也可进行CRAC MET。放松后，治疗师将患者手臂拉至对侧背部时，让患者主动够取。

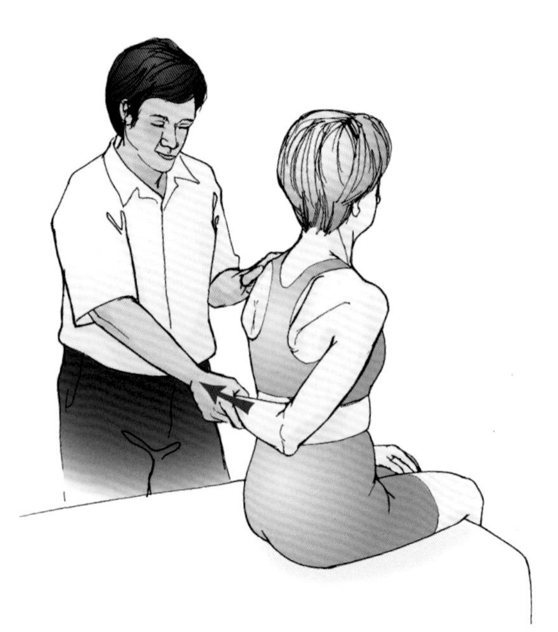

图6–29 冈上肌的等长收缩后放松肌肉能量技术

11．增加内旋的等长收缩后放松肌肉能量技术

- **目的**：增加盂肱关节内旋，以及牵拉后关节囊和肩胛下肌（图6–30）。
- **体位**：患者坐位，一手放于腰部。如果困难的话，可将手放于骶髂关节或者股骨大转子。治疗师一手扶住患者的肘部，另一手放在前臂远端。
- 273 **动作**：治疗师试着将患者前臂远端拉离腰部（即将手臂拉至更加内旋的位置），患者同时进行对抗，持续5秒钟。放松几秒，当患者完全放松后，缓慢将前臂远端拉离腰部至新的阻力点或患者开始感到疼痛时。这通常只有1英寸（约2.54厘米）。如果有疼痛，释放拉力直至患者重新感到舒适。重复3~5次。该体位也可用于提高患者手背后向上够取的能力。治疗师试着将患者放在背部的手上举，患者同时进行对抗。然后放松。当患者放松时，再次将患者的手臂上拉至下一个舒适的临界值。

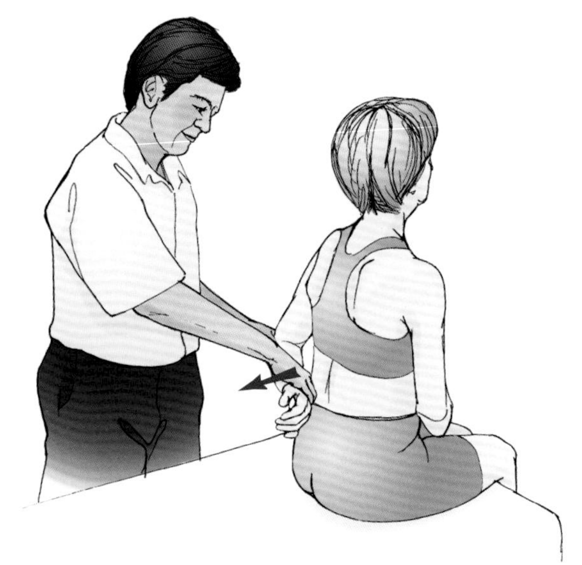

图6–30 增加内旋的等长收缩后放松肌肉能量技术

12．用于增加盂肱关节向下滑动的肌肉能量技术

- **目的**：为降低肩部肌肉的高张力，缓解疼痛，牵拉关节囊（图6–31）。
- **体位**：患者仰卧，患者手臂放于体侧。治疗师以45°朝向患者头侧站立，将患者的前臂拉向治疗师的身体，用手臂扶住患者的前臂并保持在该位置。治疗师一手放在患者腋窝处固定肩部，另一手扶住肱骨远端。
- **动作**：当患者完全放松时，治疗师用于固定的手向头部方向施压，同时治疗师旋转身体远离治疗床，轻轻地向下拉肱骨（朝向足侧）。保持30~90秒。

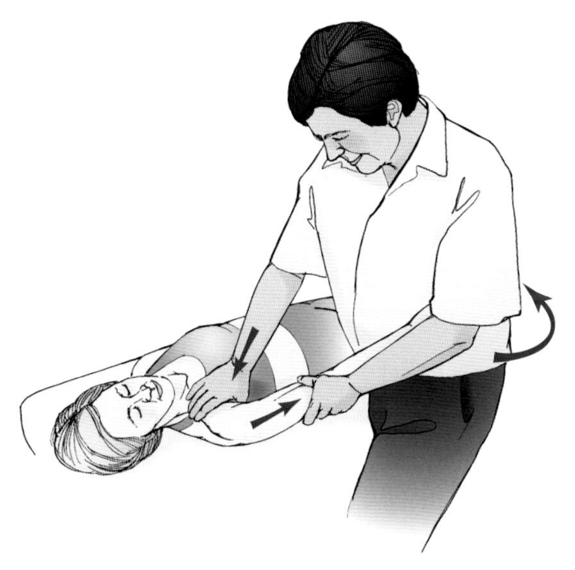

图6–31　用于增加盂肱关节向下滑动的肌肉能量技术

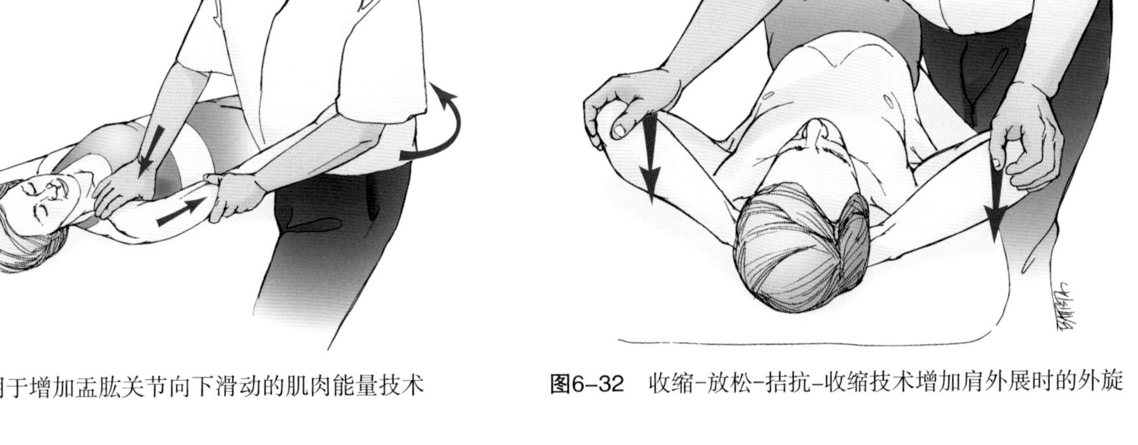

图6–32　收缩–放松–拮抗–收缩技术增加肩外展时的外旋

- **备选方法：**这种MET运动用于治疗师取坐位时。治疗师脱鞋并将脚放在患者腋下，同时扶住患者的前臂远端。治疗师向后倾以牵引患者的手臂，保持30~90秒。

肩关节活动度减小的治疗

13. 外展位拮抗肌收缩–放松以增加外旋

- **目的：**增大关节活动度和增加内旋肌、前关节囊的长度。在慢性肩关节疾病中，患者失去了完全外展及外旋肩关节的能力。这种技术用一种舒适的方式来纠正这些问题（图6–32）。
- **体位：**患者仰卧，双脚放于床面，腰部贴于床面。如果在阻力点末端，手臂不能处于舒适的休息位，则在手臂下放一个枕头。让患者手指交叉并放在头下。治疗师以45° 面向患者头侧站立，并将手掌放于患者肘部。
- **动作：**治疗师试着将患者肘部压向枕头或床面约5秒，患者同时进行对抗。放松，然后让患者将肘部向床面压至一个新的阻力点。放松，然后重复抗阻–放松–压向枕头/床面的循环5次。
- **家庭练习：**为了增大肩关节的活动度，让患者在家进行以下练习。患者应该尝试将肘部拉向枕头，保持约5秒，放松，然后重复5次。

14. 增加肩部上提的离心肌肉能量技术

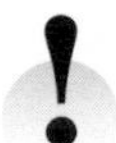

注意：这项技术不能应用于老年患者。

- **目的：**目的在于帮助松解前关节囊的粘连，因为在冻结肩中，肩部的上提是主要的活动受限方向之一（图6–33）。

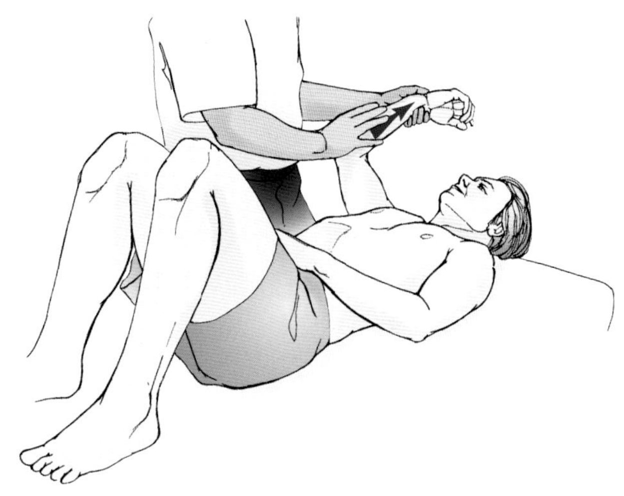

图6–33　增加肩部上提的离心肌肉能量技术

- **体位**：患者仰卧，上抬手臂至舒适的临界点。治疗师扶住患者的肱骨远端，另一手扶住患者的前臂。
- **动作**：治疗师试着用中等压力将患者手臂移动过头，患者同时进行对抗。给患者指令："在不疼痛的情况下，让我的力量压过你，可以缓慢地移动你的手臂。"缓慢移动患者手臂至无痛的临界点，保持大约10秒。放松。如果没有疼痛，让患者的手臂停留在新的临界点。如果有疼痛，往回移动一点。重复3~5次，然后让手臂休息。再重复3~5次。
- **变化形式**：离心MET运动也能增加外展活动度至大约80°。

软组织松动术

背景

关于STM临床应用的完整讨论可参见第二章。本文所描述的Hendrickson手法治疗中，STM的动作被称为波状松动术，它综合了关节松动术和STM，在每分钟50~70个循环的有节律的振动下进行，还包括快速的横向摩擦按摩（TFM），其频率为每秒2~4个循环。进行这些松动术时有特定的顺序，以达到最高效、最有效的结果。这允许治疗师"扫描"全身来判断疼痛、高张力及活动减少的部位。在完全掌握这项技术之前，"按照菜单做菜"是很重要的。以下描述的技术分为两级：Ⅰ级和Ⅱ级。Ⅰ级手法可用来治疗所有患者，从急性损伤到慢性退行性变，可促进健康，为身体带来最佳的状态。Ⅱ级手法通常是在Ⅰ级手法之后运用，主要适用于慢性疾病。以下列出了关于急性和慢性疾病的指南。

治疗师指南

急性期

治疗的主要目的是尽可能快地减轻疼痛和水肿，尽可能多地保持无痛关节活动，并使之放松。在这种治疗方法中，软组织在有节奏的循环中被压迫和去压迫，这提供了泵作用来帮助促进体液交换，减轻水肿。治疗师对急性疼痛患者应用的手法应非常轻柔，节奏慢，幅度小。没有统一的"剂量"或治疗深度。治疗的深度取决于患者疼痛的程度。如果软组织还没开始放松，用更多的MET来帮助减轻不适及水肿，降低肌肉张力。正如之前提到的，穿插使用STM和MET。记住急性期是**禁忌牵拉的**。

275

临床案例：急性

主观资料：CS为64岁男性，健康保健行政人员，来就诊时主诉急性左肩疼痛。自述疼痛始于几天前一次大强度的练习课程后，第二天醒来后就开始疼痛。他将疼痛描述为手臂中部的钝痛，但在某些特定的活动中，尤其是够取时，也可呈锐痛，手臂不能高举过头。

客观资料：检查发现手臂主动上抬至70°时受限，在肱骨近端前部引发疼痛。主动外展大约20°，引发左侧肱骨中部的点状疼痛。外旋为正常范围的1/2，疼痛在肱骨近端。Speed测试和空罐试验都为阳性，在上关节盂引发疼痛。动态触诊发现肱骨头向后滑动受限，表明肱骨头前方固定。触诊发现肱骨前面的组织紧张且有压痛。

评估：肱二头肌（长头）及冈上肌炎症，并有盂肱关节的固定。

治疗（动作）：以Ⅰ级STM手法开始治疗。肩胛下肌紧张和有压痛，限制了外旋。运用CR MET降低内旋肌的张力并允许更多的外旋。在进行Ⅰ级第二序列手法的软组织触诊时，发现胸大肌和胸小肌紧张和有压痛。对这两块肌肉都运用了RI和CR MET

（MET#7和#8）。然后，采用第三序列的手法来放松肱骨前面的肌肉。对组织进行放松后，返回到Ⅱ级第三序列划动手法，拇指放于肱二头肌长头的肌腱。触诊发现该肌腱正位于肱二头肌肌间沟的内侧缘。然后，由内向外进行肌腱的松动术使其返回肌间沟的中心位置。对冈上肌运用第四序列的手法。肌腱骨膜结合处非常疼痛。对冈上肌运用CR MET（MET#9），以帮助减少炎症，增加营养物质的交换。MET操作完成后，组织的疼痛程度降低。然后对冈上肌进行轻度的STM。接着对肱骨头进行前后向的松动术。在进行几次振动后，肱骨头有了正常的被动滑动。以对颈椎的一些软组织治疗结束。治疗后，再次让患者进行主动运动，上抬手臂达到了120°。

计划：建议1个月内每周来复诊。1周后CS来复诊，他感到疼痛显著减轻，且活动度增大。手臂上举可达大约140°。我重复了以上治疗。所有肌肉的张力显著降低。又过1周后CS来复诊，已无症状，关节具有全活动度，肌力正常。治疗师告诉患者需要治疗时再给诊所打电话，患者出院。

慢性期

慢性肩部疾病的典型检查结果是头前移、圆肩，缩短和紧张的胸小肌、胸大肌，外旋肌、下斜方肌和稳定肩胛骨的肌肉肌力不足。盂肱关节通常运动减少、前方固定，关节前部和上部的韧带和关节囊组织增厚及纤维化。一些患者表现相反：关节不稳定，肌肉肌力不足、肌肉去适应化，韧带和关节囊组织萎缩。治疗的主要目标取决于患者。对于关节活动减少的患者，治疗目标是降低肌肉的高张力，通过减轻关节周围肌肉、肌腱、韧带和关节囊组织的粘连，促进结缔组织的活动性和延展性；水化关节软骨；重新建立关节的正常活动和活动度；通过刺激本体感受器恢复正常的神经功能，并重新建立肌肉正常的激活模式。对于不稳定的患者，需要进行康复练习。我们的治疗能通过以下方面支持他们的稳定性：通过STM和MET降低肌肉的张力，强化肌力不足的肌肉，重新建立正常的肌肉激活模式，通过MET恢复本体感受器的正常功能。对于慢性肩部疾病，治疗颈部和胸部紧张的肌肉（包括紧 276
张的上斜方肌、胸锁乳突肌、枕下肌和肩胛提肌）也很重要。对于慢性期的病例，我们加大对软组织的压力，使用更强有力的关节松动术。在Ⅱ级手法中，我们增加了对更深软组织及其所附着的关节的治疗。如果发现纤维化（增厚），则使用横向摩擦手法。正如在前面"急性期"部分提到的，在MET中穿插使用软组织治疗。

临床案例：慢性

主观资料：RM为一名53岁的房地产经纪人。来诊所就诊时主诉左肩疼痛及活动受限。患者自述症状始于几个月前陪孩子打篮球时，抢球时感觉肩部被卡住了。他立刻在关节盂处感到强烈的疼痛。他去看了骨科医生，X线和MRI排除了骨折和肩袖肌撕裂，被给予抗炎药治疗，但情况没有好转。第一次就诊时，患者描述肩部上方疼痛，在某些特定的动作时为锐痛，夜间为深部钝痛，不能上举手臂过头。

客观资料：检查发现左肩上抬，主动关节活动受限，屈曲90°，外展60°，尝试内旋时，手只能够到裤子后面的口袋，并引发上部关节盂的疼痛。被动活动稍微好些。等长收缩测试表明，尽管只用非常轻的压力，空罐试验时上关节盂也会出现疼痛。患者外旋肌肌力非常弱，执行指令时略觉吃力。胸小肌非常紧张并有压痛，肱骨头前方固定。

评估：关节和肌肉（尤其是冈上肌）炎症，盂肱关节固定。

治疗：第一个治疗目标是减轻疼痛和水肿。患者仰卧，对胸小肌和胸大肌进行MET#6和#9，以及对冈上肌进行轻柔的CR MET。在进行了一系列的MET后，在很小的内旋-外旋弧度范围内被动振动手臂，以放松并分散关节的滑液。接着进行MET#3以降低内旋肌的张力。胸前的肌肉开始放松，手臂有了更大幅度的活动。进行Ⅰ级前三个序列的手法来松解肩部前面的软组织，集中在胸小肌和冈上肌。因为患者的活动度非常受限，最开始时，在非常小的弧度范围内进行非常缓慢的盂肱关节的环转松动（第三序列手法的MET#2）。当患者在活动中逐渐感到舒适，肌肉开始放松时，将肱骨头更稳固地压进关节，并进行更大弧度的运动。治疗以肱骨头前后位的松动术结束。治疗结束后测试关节活动度，患者能无痛上举手臂120° 。治疗师为患者展示了简单的牵拉练习和一个强化外旋肌肌力的练习。

计划：建议1个月内每周复诊。第二次就诊时重复以上介绍的相同的基础治疗。患者疼痛显著减轻，可以开始进行牵拉胸前和肩部软组织的治疗，并帮助患者外旋肌的被动肌力训练。第三次复诊时，患者取坐位，进行PIR MET（MET#10和#11）以拉长冈上肌及增加内旋。然后患者取仰卧位，用MET松解并拉长胸小肌和胸大肌（MET#6、#7和#8），增加肩部上举（MET#14）。因为触碰组织所引起的疼痛比之前轻得多，STM手法时进入到更深部的组织。对冈上肌和前关节囊使用更短、更快的横向摩擦揉抚手法（Ⅰ级STM第四序列，以及Ⅱ级第二序列）。第四次复诊，患者自诉完全无疼痛，睡眠好，关节活动度显著改善。检查时，肩部可无痛上举160° ，内旋手部可够到T_{10}水平。我建议再复诊4次，进行上面提到的相同的基础治疗方案。最后一次就诊时，与健侧对比，肩关节活动度只有轻微受限，等长收缩测试肌力强且无痛。患者继续进行肌力和牵拉练习。

表6-4列举了部分治疗要点。

表6-4　治疗要点

- 进行手法治疗时摇动患者的身体
- 进行手法时治疗师也要随之转移重心
- 有节奏地进行手法操作
- 手法的频率为每分钟50~70次
- 治疗师的手和全身保持放松

277 ## Ⅰ级：肩部

1. 松解前锯肌和肩胛下肌

- **解剖**：肩胛下肌（图6-34）、前锯肌、胸长神经、正中神经和尺神经（图6-7）。
- **功能障碍**：典型的肩关节功能障碍体位为肩部向前并内旋。肩胛下肌通常是缩短并紧张的，它将肱骨置于内收、内旋的位置。在头前移、驼背

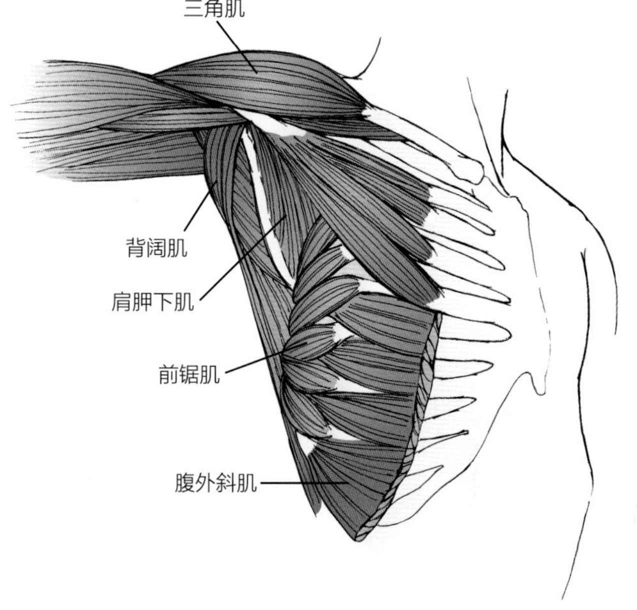

图6-34　前锯肌和肩胛下肌

的姿势中，前锯肌通常是无力的。胸长神经位于前锯肌上，肩胛下神经位于肩胛下肌上。这些神经可能被覆盖的筋膜卡压。

体位

- **治疗师体位：**站立位，45°面向患者头部或者面对治疗床。
- **患者体位：**仰卧，手臂外展并外旋至感觉舒适的临界点。如果对这个体位感到困难或者有疼痛，保持手臂在肩胛骨平面而不外旋。随着治疗中外旋角度增加，在患者手臂下面放一个枕头支撑。

揉抚手法

（1）如果肩部不能达到90°外旋，运用PIR MET增加外旋（参见之前的“肌肉能量技术”）。

（2）当患者手臂外展和外旋时，治疗师用指尖在胸廓外侧进行一系列短的挖取式手法来松解前锯肌和胸长神经（图6-35）。向腋窝后方及朝向腋窝方向进行手法治疗。涵盖整个外侧胸廓。治疗师用于支撑的手置于胸廓下部，轻压并在每一次手法时轻轻地向手法操作的方向移动。

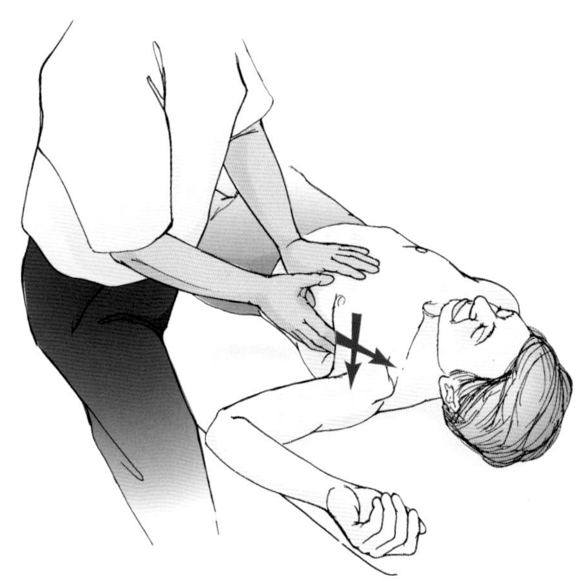

图6-35　用指尖松解前锯肌

（3）治疗师用上方的手扶住患者前臂远端，将下方手的指尖放在肩胛骨前面，当用背向揉抚动作摇动患者手臂时，朝向头部对肩胛下肌进行短的挖取手法（图6-36）。

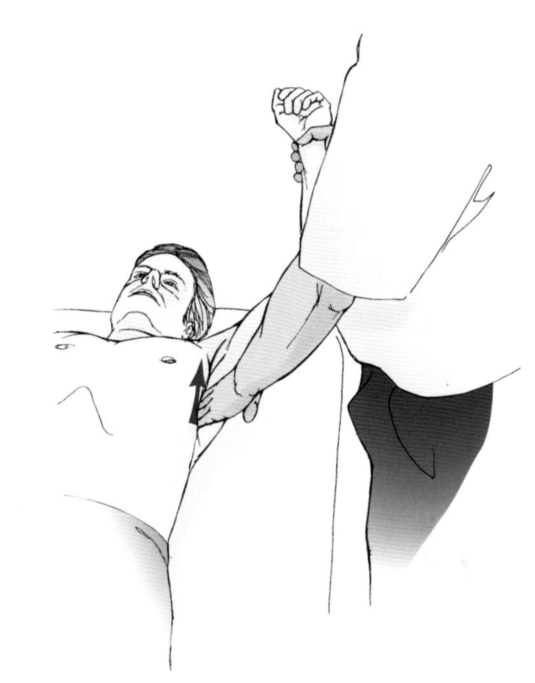

图6-36　用指尖松解肩胛下肌。当用背向揉抚动作摇动手臂时，用指尖向头部进行挖取式手法

（4）患者手臂外展和外旋，治疗师将上方手的
拇指放在肩胛骨的前面，进行短的、向头部的挖取
手法来松解肩胛下肌（图6-37）。治疗师用手抓住整 278
个肩胛骨。治疗师的指尖在下面，拇指在前面。拇
指进行揉抚手法时，手部轻轻地挤压。

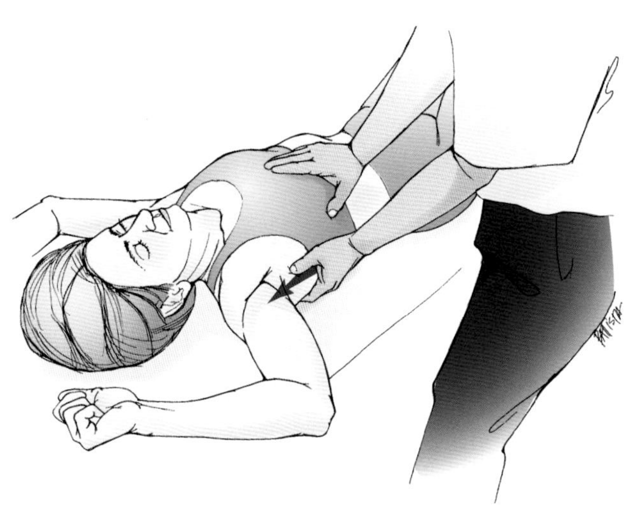

图6-37　用拇指松解肩胛下肌

2．向上滚动肩关节前部的软组织

- **解剖**：胸大肌和胸小肌，肩袖肌，关节囊，三角肌的前部和中部，喙肱肌和肱二头肌（长头和短头）（图6–38）。
- **功能障碍**：对于大多数功能障碍，胸大肌、胸小肌和三角肌前部有产生向前、向下及向内侧扭转力的倾向，因为肱骨被固定在内收和内旋的位置。这种方式表现为圆肩、头前移姿势，胸椎后凸增加，以及肱骨头的前方半脱位。胸小肌通常是紧张的，会卡住在其下走行的神经血管束。肱二头肌长头可能排列紊乱，在静息位时抵住肱二头肌肌间沟的内侧缘，导致肱二头肌肌腱炎。

体位

- **治疗师体位**：站立位。
- **患者体位**：仰卧位。

揉抚手法

（1）治疗师用上方的手扶住患者前臂远端，另一只手的指尖在胸大肌、胸小肌及三角肌前部上方

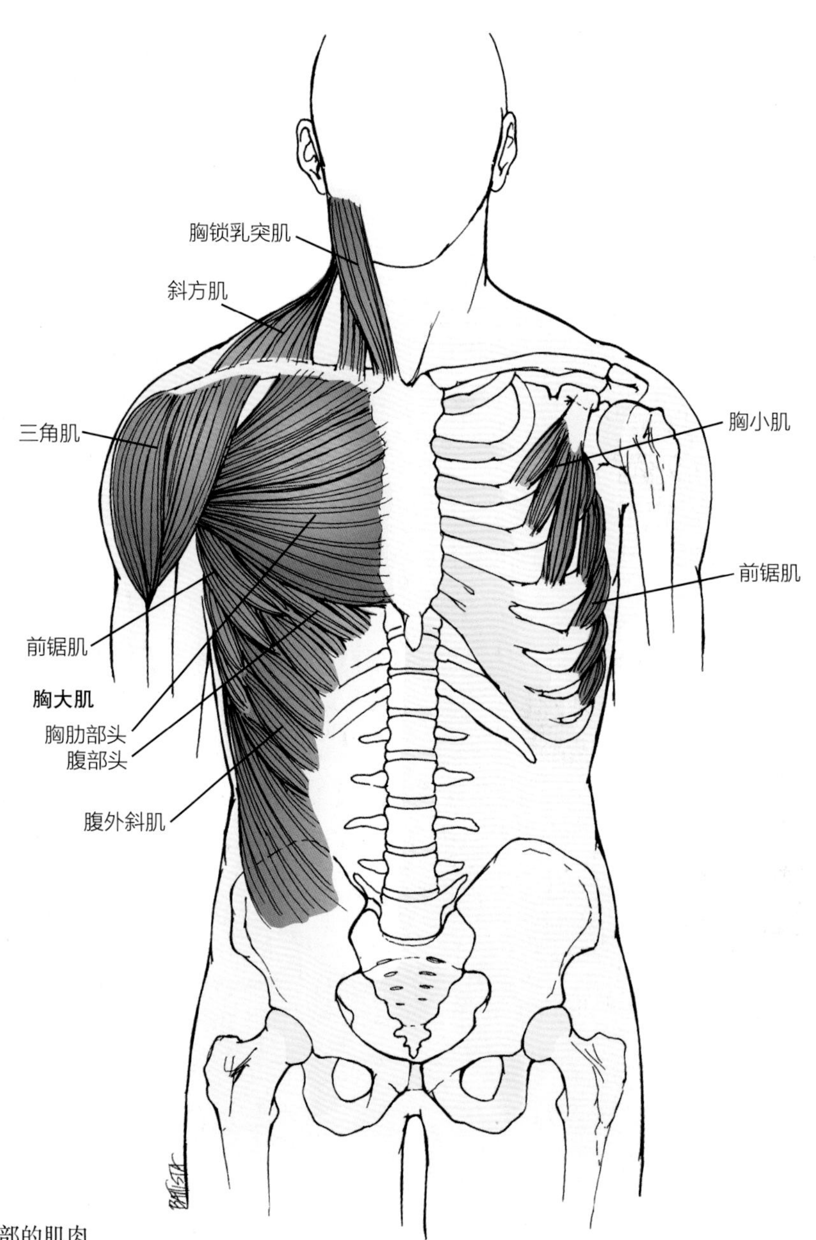

图6–38 胸前部和肩前部的肌肉

进行1英寸（约2.54厘米）的挖取式揉抚手法，并将患者手臂移动至外旋的小弧度范围内（图6–39）。治疗师将手沉入组织直至感到张力，然后用节律性的振动方式朝头部挖取式揉抚纤维，并协调手臂的运动。改变手法的角度，使力量垂直于纤维的排列。

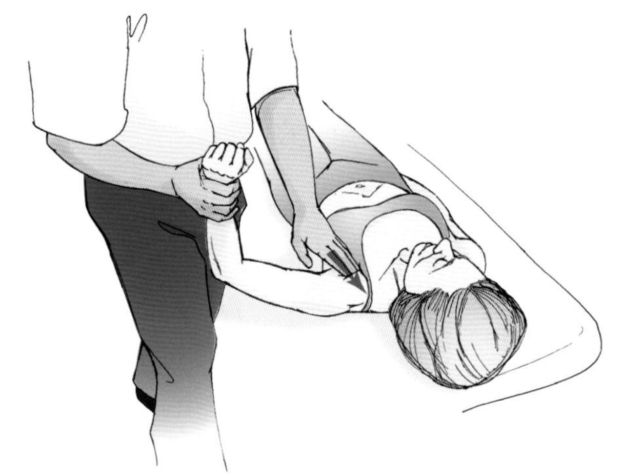

图6–39　指尖放松肩前部肌肉。用揉抚手法向上向后松解扭转组织

（2）为了将肩关节从功能障碍时的内旋体位重新设置到外旋体位，治疗师在该区域进行几次额外的手法后，进行后向揉抚类画圈的手法。当后向揉抚手法开始时，手臂轻微内收；当手法结束时，手臂外展、外旋。

（3）松解冈上肌及深部肩袖肌和关节囊的另一备选方法是交换手，治疗师用上方的手扶住三角肌，由此拇指和肱骨呈一条轴线排列（图6–40）。治疗师下方的手扶住患者的手臂，使其置于90°外展位，然后轻轻将其抬离床面使表面组织松弛。当治疗师在外旋的小弧度范围内摇动患者手臂时，治疗师用拇指朝上进行一系列的短的挖取式揉抚手法。想象在骨周围滚动这些组织，松解它们。治疗区域涵盖盂肱关节的整个前面和上面部分。

（4）以上描述的技术可用于在肌间沟内松动肱二头肌长头。治疗师将拇指放在肱二头肌肌腱的内侧，在将患者手臂锁定于外旋位时，将肌腱从内侧
279 向外侧松动。可能需要重复多次。

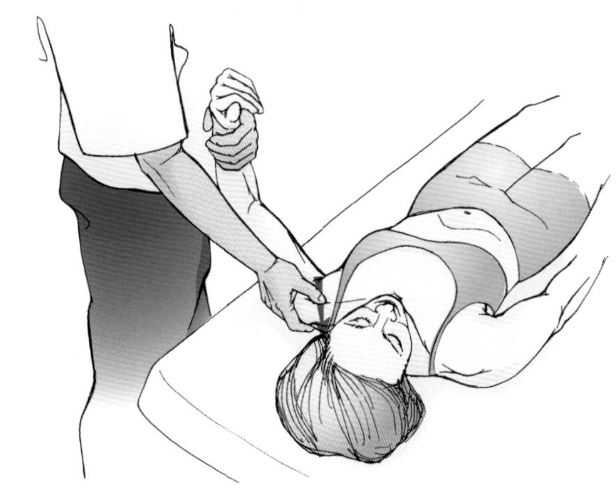

图6–40　用拇指对肩部前方的肌肉进行挖取式揉抚手法

3．松解软组织并松动盂肱关节

- **解剖**：浅层包括胸大肌，三角肌的前部和中部，喙肱肌和肱二头肌（图6–41）；深层为关节囊（图6–4）。
- **功能障碍**：功能障碍的位置为使肱骨持续处于内旋的位置。软组织交错形成异常的内部扭转力，减少了肌束之间正常的滑动。最终，盂肱关节可能形成粘连，滑液减少，丧失全范围关节活动度，导致钙质沉积。

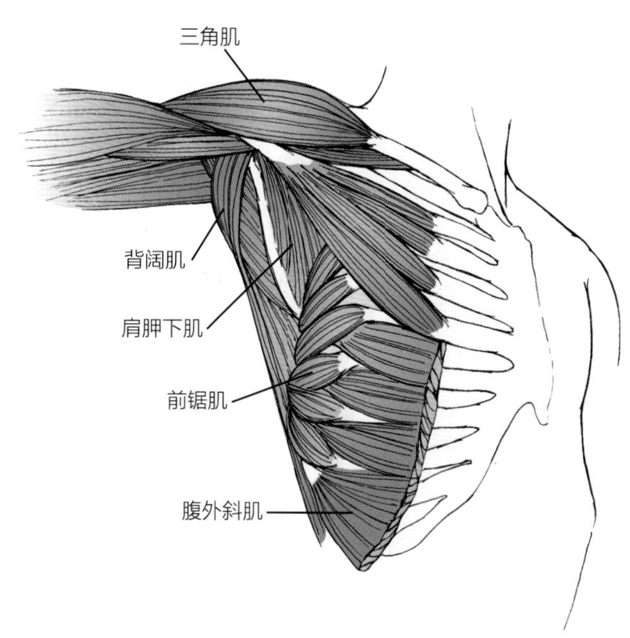

图6–41　肩部前方的肌肉

体位

- **治疗师体位：**站立位。将患者手臂放在治疗师腋下。如果患者肩部僵硬，将患者手臂放于治疗师腋部下方可能更舒适。否则，将手臂放于腋部上方更好些。如果患者手臂过重，在其肘部下方放一个枕头。
- **患者体位：**仰卧位。

280 ### 揉抚手法

（1）治疗师双手扶住肱骨近端，轻轻地将其压进关节盂窝，使浅表的组织松弛（图6–42）。在这一序列手法中，治疗师双手的整个表面都用来松解肱骨前面和中部的软组织。围绕骨向外旋转组织。双手拇指并列排列，进行短的挖取手法，涵盖从肱骨近端前部和中部至三角肌粗隆的区域。

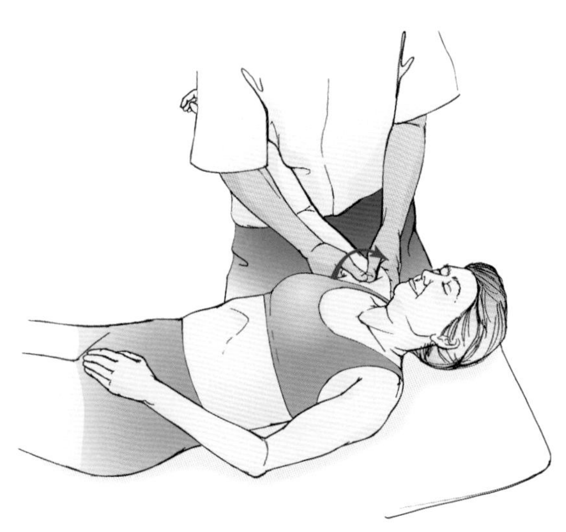

图6–42 用双手松解盂肱关节软组织内的扭转

（2）松动肩关节。进行环转运动以帮助盂肱关节恢复正常的运动特征，通过刺激滑膜微绒毛来重新水化关节。用第一个手法的方式握住患者的手臂，向上移动整个肱骨，然后向后方、下方、前方以及上方移动。在急性期以缓慢、轻柔、小幅度画圈的方式重复该动作，或者在慢性期以更加激烈、快速、大幅度画圈的方式重复该动作。如果正常的外旋活动度受限，治疗师可以在向上移动肱骨时外旋肱骨。这种手法是一种评估手段，同时也是一种治疗方法。如果患者有过度的活动或者不稳定，则轻柔地、以小幅度画圈的方式进行该运动。

4．松解冈上肌 281

- **解剖：**冈上肌和喙肩韧带（图6–43）。
- **功能障碍：**冈上肌是肩袖肌中唯一通过隧道的肌肉，因此当其存在炎症时，很容易缺氧；水肿压迫组织，会在肌腱产生瘢痕。手臂屈曲或外展时，尤其是合并内旋时，下方的肌腱会撞击肩峰。喙肱韧带与上关节囊和冈上肌肌腱融合在一起。

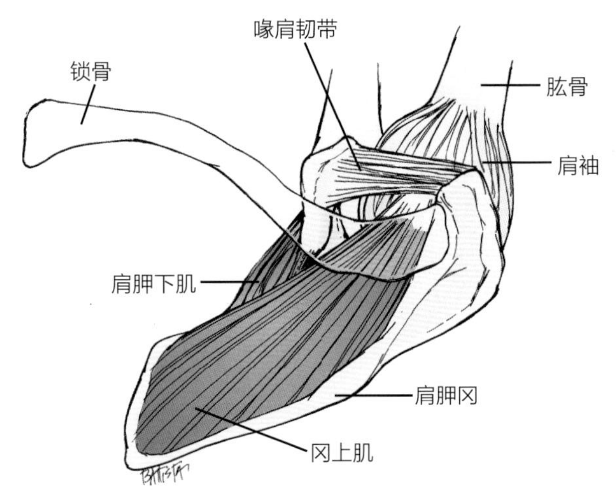

图6–43 冈上肌和喙肩韧带的上面观

体位

- **治疗师体位：**站立位。
- **患者体位：**仰卧位。

揉抚手法

（1）用一侧拇指或指尖松解冈上肌肌腹和肌腱结合处。患者屈肘，将手臂放于胸前。治疗师用下方的手抓住患者肘关节的上面，轻轻地抓住患者手臂在肩胛骨平面朝向头部及后方移动。同时，治疗师上方手的拇指或指尖在冈上窝进行1英寸（约2.54厘米）、前后向的挖取手法（图6–44）。轻轻地重置拇指的位置，将手臂拉回，重复这一系列的手法，涵盖整个冈上窝区域。如果发现增厚的、纤维化的组织，反复进行前后向的手法。

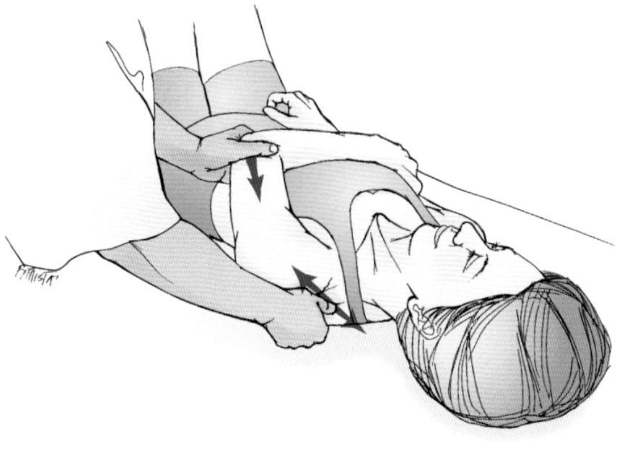

图6–44　用拇指松解冈上肌的肌腹和肌腱结合处

（2）为了定位冈上肌在大结节的附着处，首先让患者将手放于髂前上棘，使肱骨内旋。此时肌腱正好位于肩峰前外侧的下方、大结节的前上方。

（3）治疗师用上方手的拇指或指尖在冈上肌肌腱的肌腱骨膜结合处进行横向摩擦按摩（图6–45）。横向摩擦按摩手法的压力在垂直于纤维排列的来回两个方向上使用。扶住患者前臂远端，每次手法时摇动患者的手臂。当治疗师指尖向前移动时，患者的手臂向前移动；当治疗师指尖向后移动时，患者的手臂向后移动。也可进行指尖和手臂向相反方向移动的剪切手法。试着找到肌腱增厚的部位，因为这些手法只在需要时才运用。触诊肌腱时通常是有疼痛的。在相同的部位进行6~10次手法治疗，然后
282 移至下一处。每次治疗时在肌腱处治疗3~4分钟。通常需要6~8次治疗来松解纤维化。如果想更多地暴露肌腱，可水平内收患者的手臂至对侧胸部。

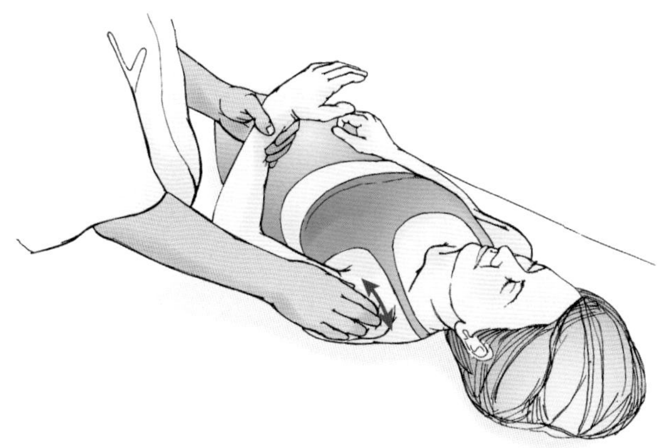

图6–45　用指尖对冈上肌的肌腱骨膜结合处进行横向摩擦按摩。每次揉抚时摇动患者的手臂，从而使治疗过程更舒适

5. 松解冈下肌、小圆肌、大圆肌和冈上肌

- **解剖：**冈下肌、冈上肌、小圆肌、大圆肌和肩胛上神经（图6–46）。
- **功能障碍：**当功能障碍时，肱骨头向上移位，这些肌肉有产生向下扭转的趋势。外旋肌肌力通常是不足的，丧失了它们在手臂上举时将肱骨下压的正常功能。在弯腰驼背等不良姿势以及稳定肩胛骨的肌肉肌力不足时，也会产生这种向下的扭转。肩胛上神经在冈下肌下方、肩胛骨上方走行。此神经一个潜在的受伤部位在肩胛冈外侧面的下方。

体位

- **治疗师体位：**站立位。
- **患者体位：**侧卧，双肘屈曲，手臂交叠一起并放松。在患者手臂间放一个枕头来帮助支持和稳定手臂。

揉抚手法

进行手法时有三条线：肩胛冈下方的肩胛骨上部，肩胛骨的中部，肩胛骨的下部。这些手法是在骨表面进行，而不是深入骨。

（1）为了在肩胛骨后方松解高张力的肌肉或者募集受抑制的肌肉，患者取侧卧位，治疗师进行CR和RI MET（图6–25）。

（2）从肩胛冈下方的肩胛骨上部开始双拇指技术进行向上的1英寸（约2.54厘米）的挖取手法（图6–47）。在椎体缘开始此系列的手法，至肱骨后方。

> **注意：**肩胛上神经在冈下肌下走行，并位于肩胛骨上。在肩胛冈最外侧的下面，此神经暴露最多。如果神经受压，会引发尖锐的放射性疼痛，可随轻柔的挖取手法得到缓解。

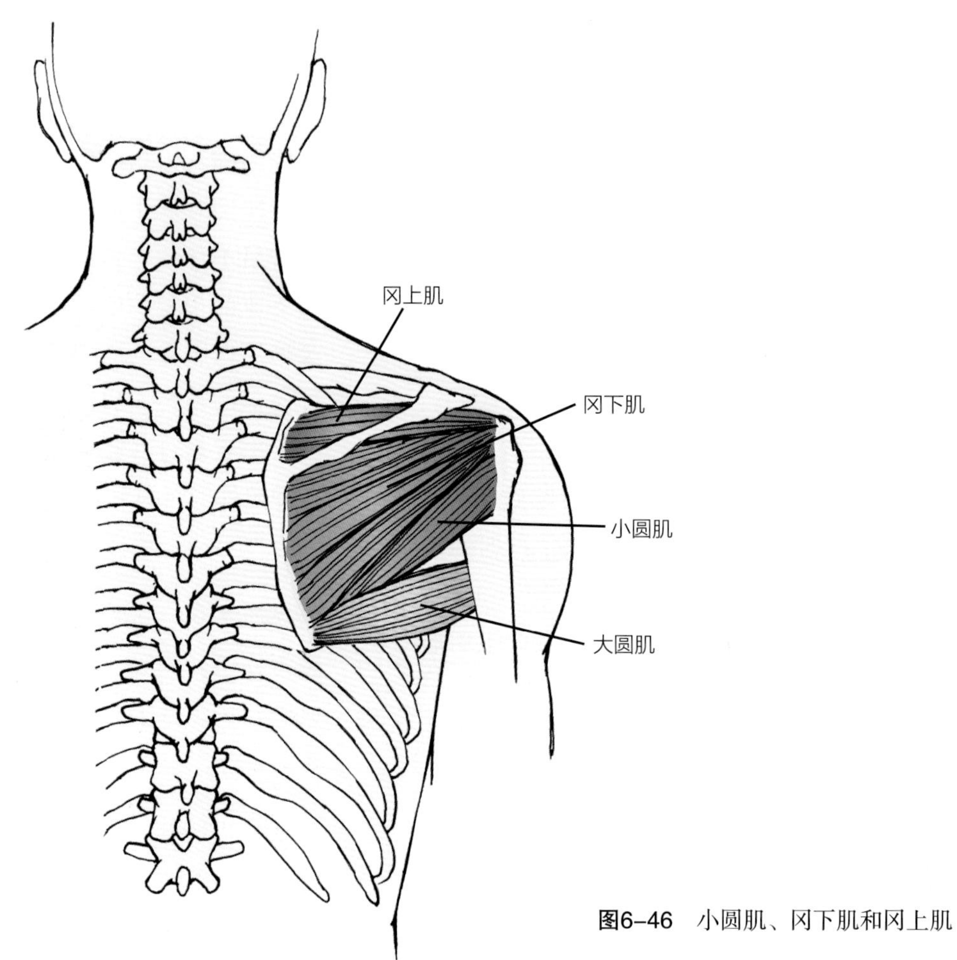

图6–46 小圆肌、冈下肌和冈上肌

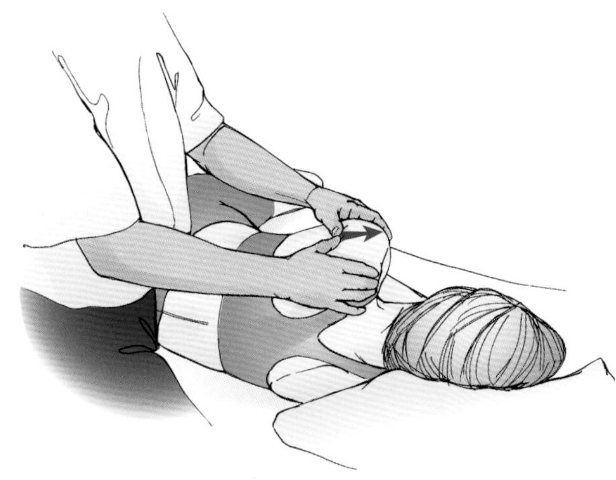

图6–47 双拇指技术松解冈下肌和小圆肌

（3）在肩胛骨中部和下部开始第二条线和第三条线的手法，至肱骨后方。

283 （4）另一种松解冈上肌的备选方法是，治疗师以45° 面向患者头侧。将患者的手臂放在治疗师的手臂下，治疗师双手放于肩胛骨的冈上窝（图6–48）。治疗师用指尖对冈上肌反复进行前后向的手法，每次手法时移动治疗师的手臂及患者的手臂，涵盖整个冈上窝的区域。

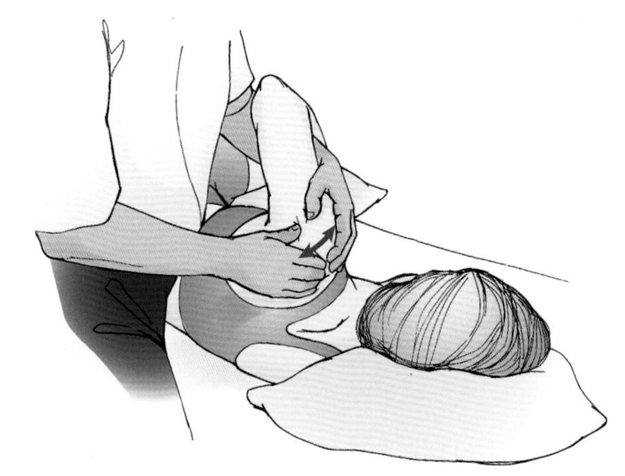

图6–48 指尖松解冈上肌的肌腹和肌腱结合处

6．俯卧位松解后部肩袖肌和三角肌后部

- **解剖**：冈上肌、冈下肌、小圆肌、三角肌后部（图6–49）。
- **功能障碍**：正如前面提到的，肩部后面的肌肉有产生向下扭转的趋势，需要进行向上的移动。当正常胸曲消失、肩胛骨后缩时，后部肩袖肌缩短。

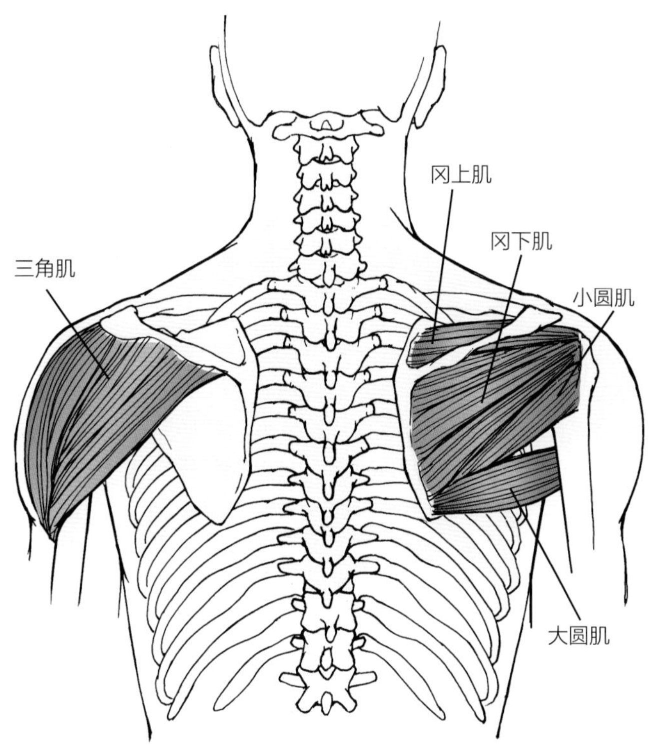

图6–49　后部肩袖肌、三角肌后部和大圆肌

体位

- **治疗师体位**：站立位。
- **患者体位**：俯卧位。

揉抚手法

治疗师将两手拇指放于肱骨近端的后方，进行一系列轻柔的挖取手法，向上滚动软组织纤维（图6–50），目的是松解骨周围的组织。这种手法可以松
284 解由于持续收缩及向下扭转而产生的粘连。治疗师双手抓住患者手臂，每次进行揉抚手法时，活动肱骨周围的所有软组织。在每次揉抚手法结束时释放压力，治疗师将手稍微移动至新的位置，进行下一次揉抚手法。手法范围包括整个肱骨后方区域。

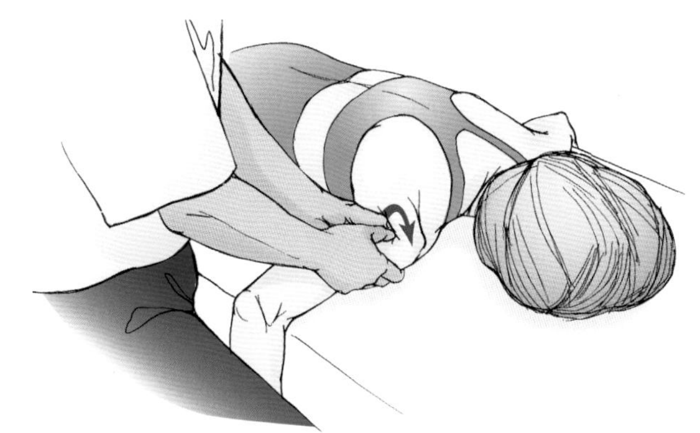

图6–50　松解肩部后方的肌肉。双手包住肩部后方的软组织并将组织向头侧转动

Ⅱ级：肩部

1．松解锁骨和喙突的肌肉附着处

- **解剖**：胸大肌、胸小肌、三角肌前部、锁骨下肌和喙肱肌，喙肩韧带、喙肱韧带、喙锁韧带和肩锁韧带（图6–51）。
- **功能障碍**：胸廓出口综合征可能由锁骨上方和下方区域增厚的筋膜及缩短的肌肉组织引起。原因包括圆肩、头前移姿势或者之前的损伤，例如跌倒时手臂伸直支撑。因为头前移姿势、圆肩或者撞击综合征，附着于喙突的韧带通常发生纤维化。

体位

- **治疗师体位**：站立位，面向要进行手法的方向。
- **患者体位**：仰卧位。

揉抚手法

（1）当治疗师用指尖围绕胸骨或锁骨时，在锁骨下方下压上方手的基底侧（图6–52）。在从内向外的平面上进行一系列短的、来回的揉抚手法。治疗师随着手法摇动自己的身体。这种手法处理了中段锁骨和胸骨的上部与后部，以松解胸锁乳突肌及颈胸部的深、浅层筋膜。治疗师将另一只手放于胸廓下部，进行手法时向后方和上方按压胸廓下部，以
使该治疗区域松弛一些。治疗师也可扶住患者的前 285
臂远端，在小弧度外展和内收的范围内用手法移动

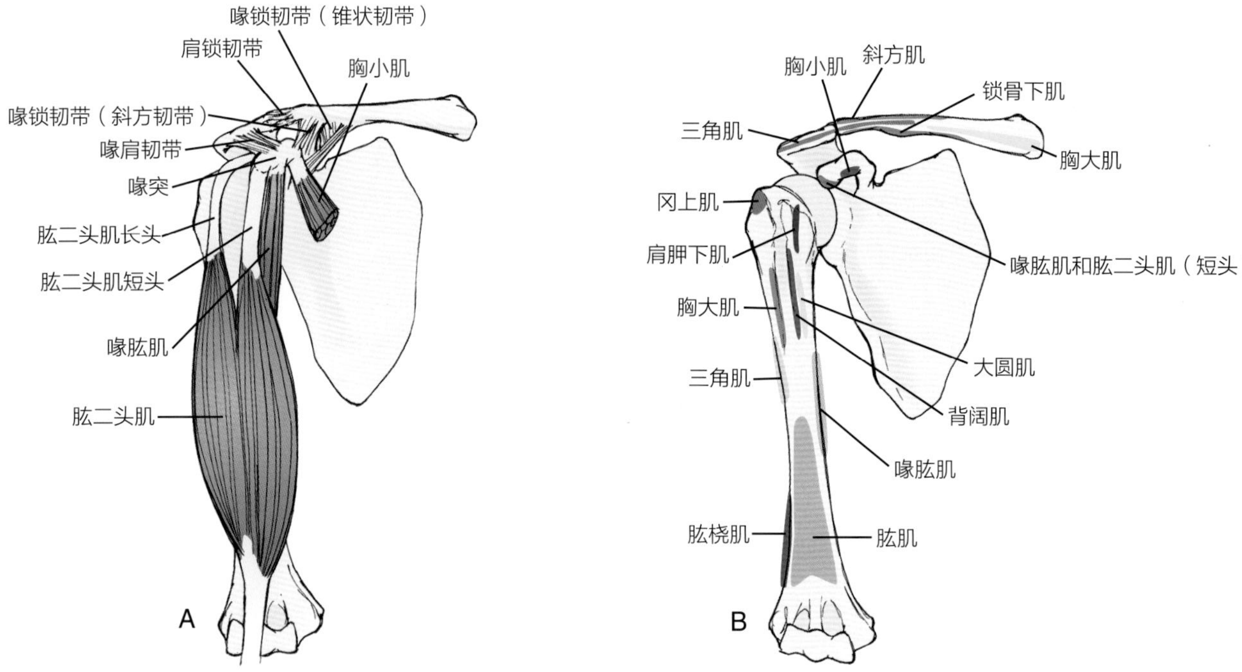

图6-51 A. 喙突的肌肉附着处；B. 肩关节复合体前方的肌肉附着处

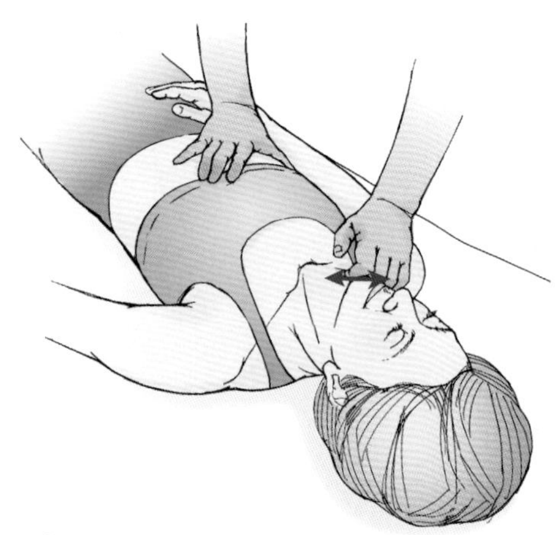

图6-52 用指尖松解锁骨的肌肉附着处

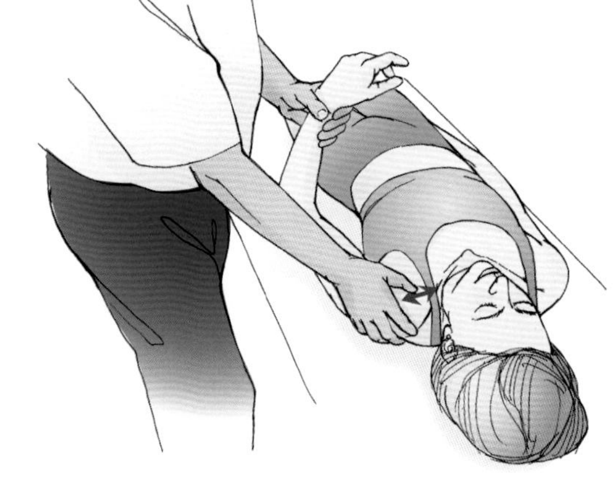

图6-53 用拇指松解喙突的下缘

手臂来帮助松动锁骨。

（2）治疗师用拇指在锁骨前方和下方从内至外的平面内进行短的、来回的手法。这种技术松解了胸大肌的锁骨部分、三角肌前部，以及锁骨下肌在锁骨下方的部分。

（3）治疗师用上方手的拇指在喙突的下缘进行来回的手法，以松解胸小肌、喙肱肌及肱二头肌短头（图6-53）。治疗师扶住患者前臂远端，外展手臂，并轻微地上举，使组织松弛。

（4）像之前的手法一样扶住患者的手臂，针对喙锁韧带和喙肩韧带，从喙突的上部开始，用拇指或指尖进行横向的手法，继续进行手法至锁骨和肩峰。移动指尖至肩锁关节，针对肩锁韧带在由前向后的平面上进行来回的手法。以和手法相同的方向摇动患者的手臂，摇动手臂的动作与手法相协调。

2. 松解肱骨前方的关节囊和肌肉的附着处

- **解剖：**肩胛下肌、肱二头肌肌间沟内的肱二头肌长头、胸大肌、大圆肌、背阔肌、肱横韧带、喙肱韧带、关节囊（图6–54）。
- **功能障碍：**附着在肱骨前面的肌肉通常缩短并紧张，从而将手臂拉至内收、内旋的位置。由于错误姿势、之前过度使用或损伤而引发的炎症所导致累积性应力使肌腱骨膜结合处及肌肉肌腱结合处纤维化。内旋肱骨时，肱二头肌长头受激惹，因为该动作迫使肌腱与肌间沟的内侧摩擦。在受伤或累积性应力作用后，前部关节囊通常增厚且纤维化，可发展至粘连性关节囊炎。

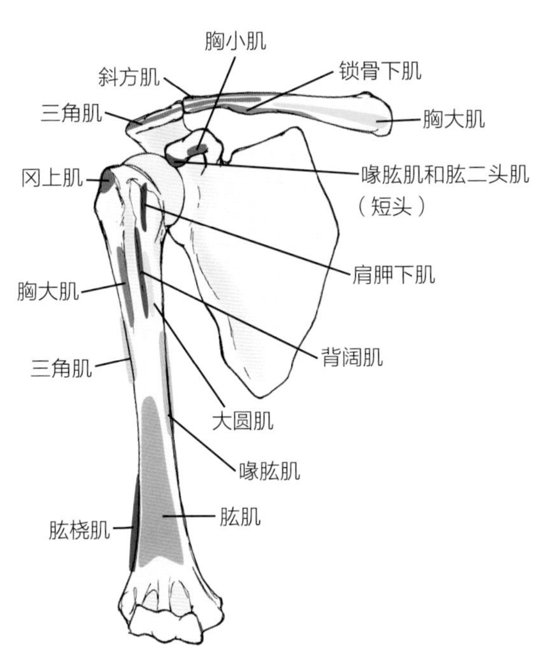

图6–54　肩关节复合体前部的肌肉附着处

体位

- **治疗师体位：**站立位。
- **患者体位：**仰卧位。

揉抚手法

（1）治疗师以45° 面向患者头侧站立，用单拇指技术在肌间沟两面自下而上（I–S）的平面内移动，以松解肱横韧带（图6–55）。每次做手法时，当治疗师摇动自己的整个身体时，也同时摇动患者的手臂。治疗师的手和拇指保持放松，拇指随手臂的动作而活动。接下来，保持拇指在肌间沟，在小弧度内旋和外旋的范围内移动患者的手臂，松解肱二头肌肌腱可能存在的任何粘连，让肌腱在治疗师的拇指下滚动。

（2）患者手臂放于体侧，肘关节屈曲90°。治疗师将拇指或者指尖置于小结节最内处的部分。治疗师可以通过试着外旋患者的前臂远端并让患者做对
抗动作来触诊肩胛下肌。在肩胛下肌宽的肌腱附着 286
处，进行一系列朝向头部大约30° 的、来回的手法。为了更完整地暴露肌腱，可增加患者手臂外旋的范围。

（3）从小结节开始，治疗师沿肱骨向远端划动拇指，找到大圆肌、背阔肌和喙肱肌的附着处。稍微将手臂抬离床面，使组织松弛。在肱骨内侧自下向上的平面内进行来回的手法，松解这些肌肉。在该技术中，揉抚手法沿着骨，而不是进入骨。每一次手法时，以与手法相同的方向摇动患者的整个手臂。

（4）用单拇指技术，在自下向上的平面内进行短的、来回的手法，以松解胸大肌在肱二头肌肌腱外侧的附着处。

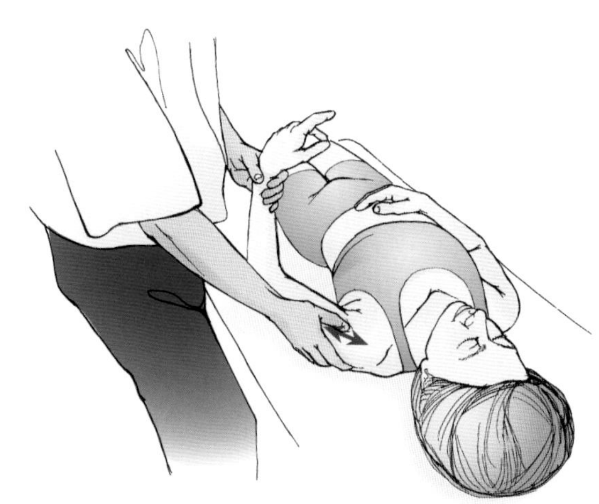

图6–55　松解肱骨前方的肌肉附着处

3. 松解肩袖肌、后关节囊、肱三头肌长头及桡神经的附着处

- **解剖**：后部肩袖肌、后关节囊、肱三头肌和桡神经的附着处（图6–56）。
- **功能障碍**：冈下肌或小圆肌受激惹或存在炎症时，肌腱骨膜结合处增厚并发生纤维化。因为这些肌肉与后关节囊交织在一起，关节囊也会增厚。增厚的后关节囊将肱骨头向前、向上拉，参与构成撞击综合征，导致内旋受限。

体位

- **治疗师体位**：站立位。
- **患者体位**：俯卧，肩关节90° 外展，前臂位于床的边缘。

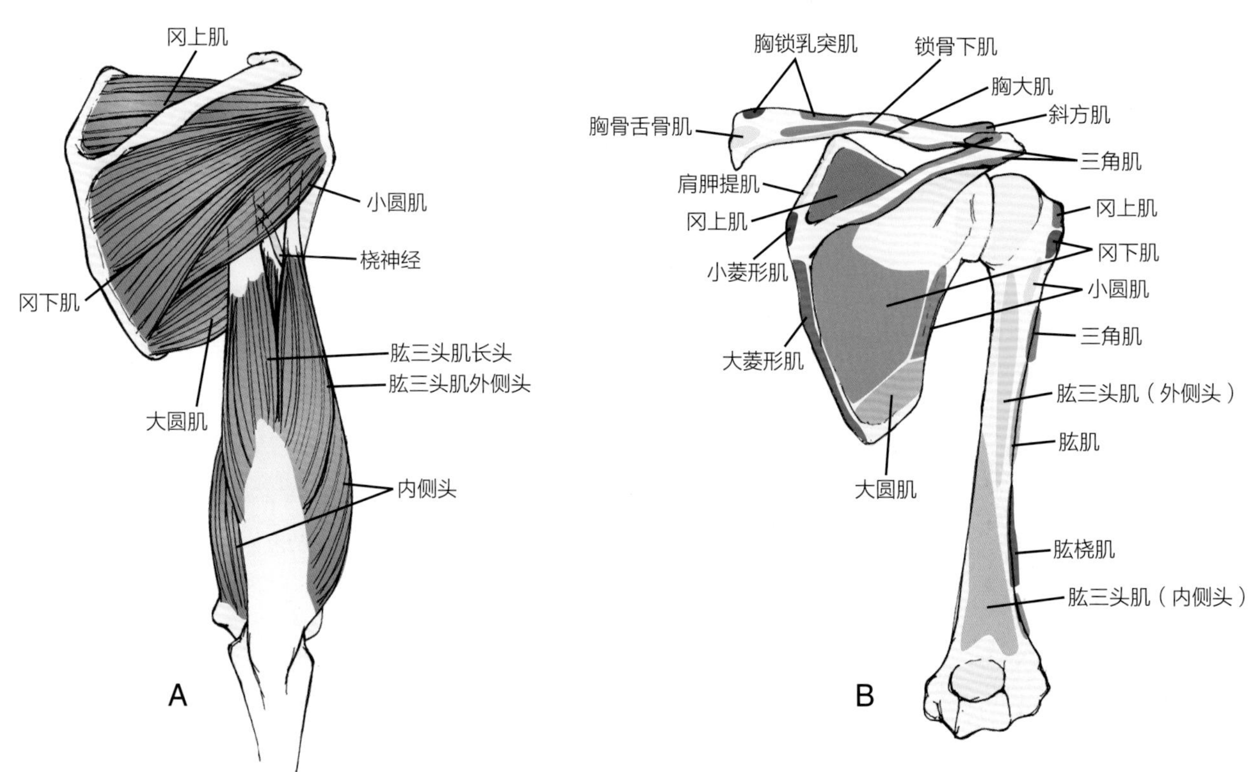

图6–56 A. 后部肩袖肌、肱三头肌和桡神经；B. 肩关节复合体后方的肌肉附着处

287 **揉抚手法**

（1）两手拇指并排，环绕肱骨近端（图6–57）。拇指垂直于肌肉进行短的、来回的、垂直于肱骨的手法，以松解关节盂后方和肱骨近端的冈下肌、小圆肌和关节囊的附着处。对关节活动过度的肩关节，治疗师用指尖固定肱骨前方，不允许肱骨头过多的前向位移，这一点很重要。

（2）为了触诊肱三头肌在盂下结节处附着的长头，治疗师一只手的指尖放于关节盂的下部，当治疗师试着下压患者肘部至屈曲位置时，患者给予抗

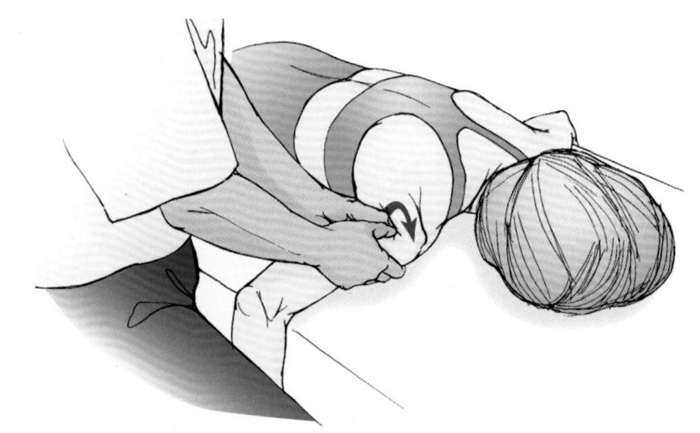

图6–57 用双拇指松解肩袖肌、后关节囊、肱三头肌和桡神经

阻运动。采用双拇指技术，在肌肉附着处进行一系列来回的横向揉抚手法。

（3）松解桡神经、肱三头肌、三角肌后部及后部肱肌在肱骨后方的附着处。运用上文中描述的第一个手法的双拇指技术（图6–56），从肱骨近端开始，进行一系列短的、挖取式、与肱骨干垂直的手法。用CR MET松解三角肌后部，让患者将手臂稍微抬离床面，治疗师轻轻向床面下压手臂时，患者做抗阻运动。

4．坐位时使肩袖肌和三角肌复位

- **解剖：**三角肌，冈上肌，冈下肌，小圆肌，肩胛下肌（图6–58）。
- **功能障碍：**盂肱关节最常见的功能障碍是肱骨头位于关节盂靠上的位置。当肱骨头持续处于这种靠上的位置时，肩袖肌有在关节上方分离并向下滚动的趋势。此技术在患者取坐位且手臂外展90° 时进行，因为这个体位是完成进食、够取等动作的功能位。

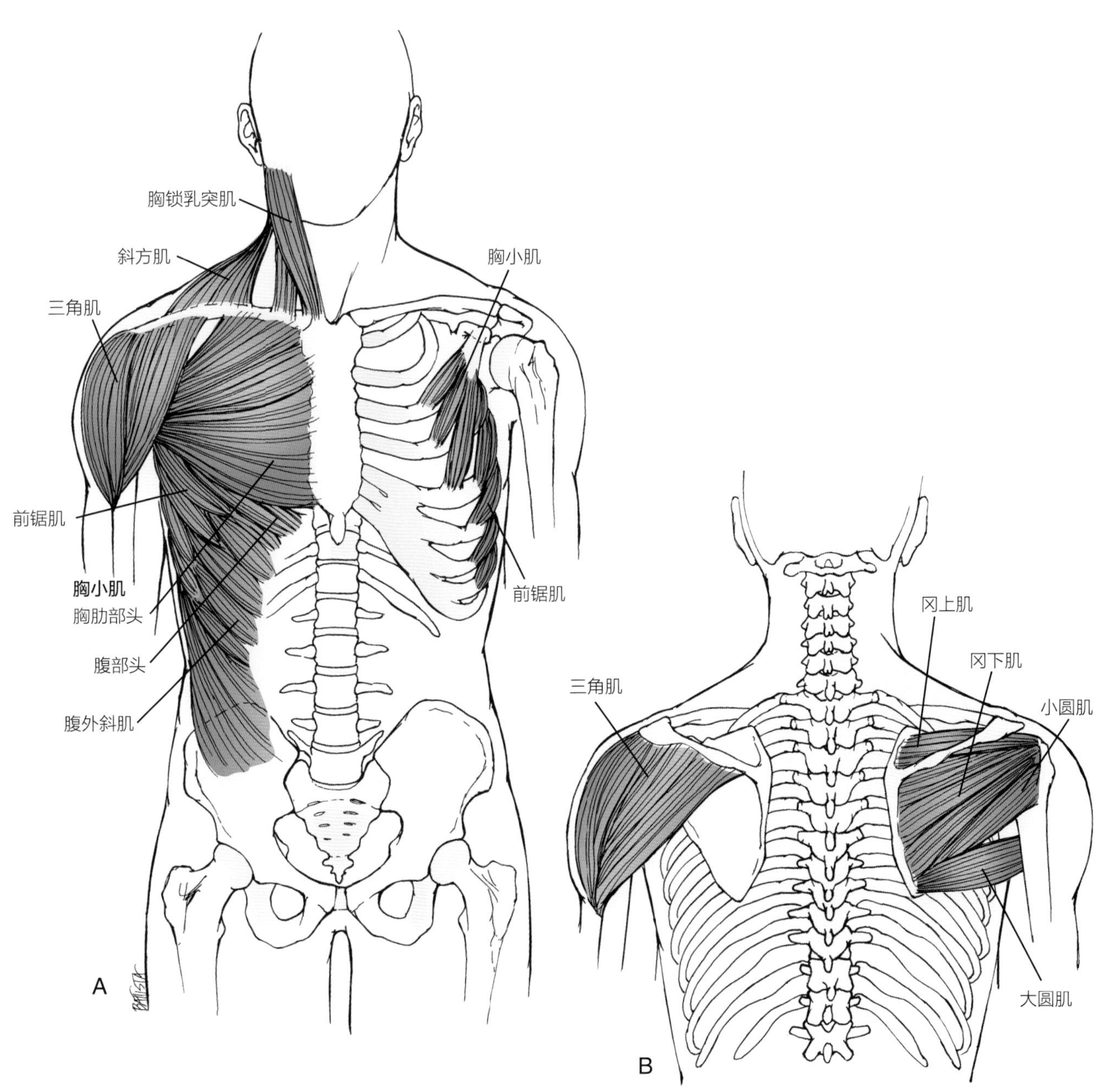

图6–58　A. 肩部前方的肌肉，B. 三角肌后部、冈上肌、冈下肌、小圆肌和大圆肌

体位

- **治疗师体位：**站立位，以45° 面向治疗床。治疗时，将前脚放在床上。如果患者很高，让患者坐在椅子上。
- **患者体位：**坐在治疗床或椅子上，距离边缘几英寸（1英寸≈2.54厘米）。

揉抚手法

这些手法通常在被动环转测试后进行。测试结果帮助治疗师决定使用以下哪一种手法。

（1）治疗师将脚放在治疗床或椅子边缘，将患者前臂放于治疗师的大腿部，肱骨位于肩胛骨平面。为了帮助重新建立正常的功能和位置，进行CR MET，特别注意受限的区域。

a. 外展：将患者手臂抬离治疗师的大腿部，当治疗师对患者肘部向下压时，让患者对抗。

b. 内收：治疗师将手放在患者肘关节下，试着将患者手臂抬离治疗师的腿部，让患者同时进行对抗。

c. 内旋：治疗师将手放在患者前臂远端下面。当治疗师试着举起患者手臂时，让患者进行对抗。

d. 外旋：首先，将患者腕关节抬离治疗师腿部几英寸（1英寸≈2.54厘米）。当治疗师试着从前臂远端向下压时，让患者同时进行对抗（图6–59）。

e. 水平屈曲或伸展：治疗师向后拉肱骨或对患者肘部向前压，患者同时进行对抗。

（2）每一种MET之后，对前方的肌肉用指尖或对后方的肌肉用拇指，对软组织进行向上及朝向盂肱关节上部中线的挖取手法（图6–59B）。目的在于朝向肩部的最高点抬起软组织。如果发现纤维化的区域，治疗师可进行更加快速的来回的手法。

（3）治疗师站在患者旁边，再次进行被动环转运动。运动应该平滑且无疼痛。否则，再次进行这一系列的MET和STM。

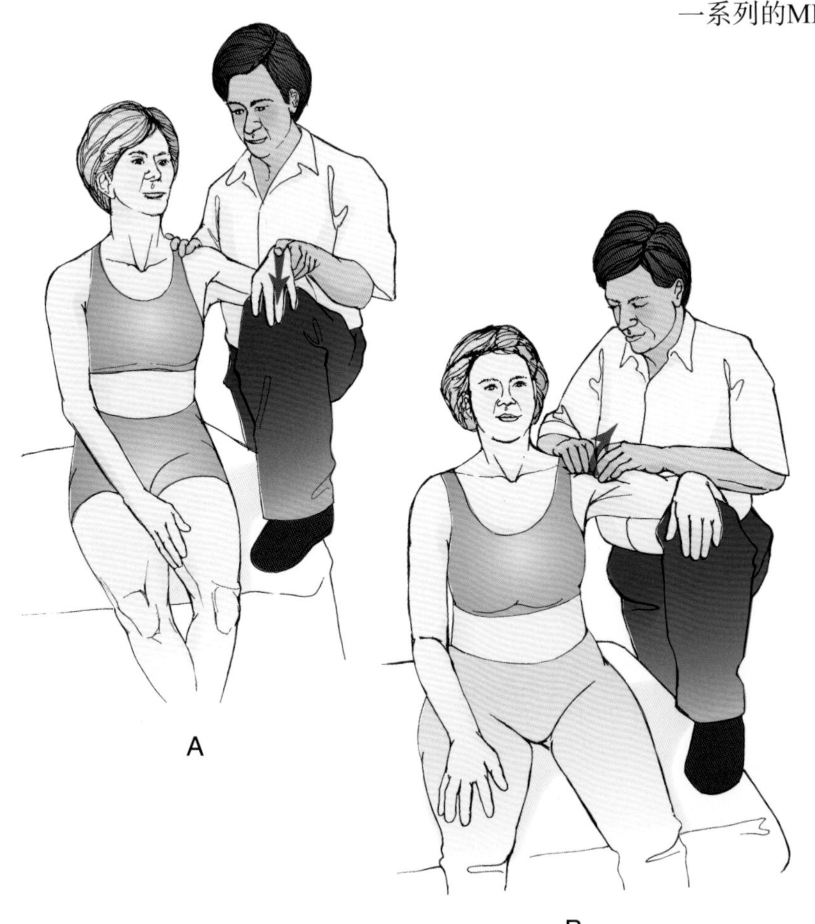

图6–59 A. 用肌肉能量技术和矫形按摩冻结盂肱关节周围紧张的肌肉；B. 接下来，用指尖或拇指向关节最上部使软组织复位

288 **5．治疗三角肌下囊**

- **解剖：**三角肌下囊位于三角肌下深部、喙肩弓的下方。在肩部活动时，尤其是在肩部外展时，它起润滑作用，分泌滑液至关节间隙（图6–60）。
- **功能障碍：**不管是急性创伤的结果，还是累积性应力（例如重复性的手臂过头运动）的结果，当滑囊存在炎症时会出现水肿。急性滑囊炎时，患者感觉肩部非常疼痛，不能上举手臂。慢性肩部功能障碍可能导致滑囊丧失水分，最终引起粘连，滑囊向下移位。

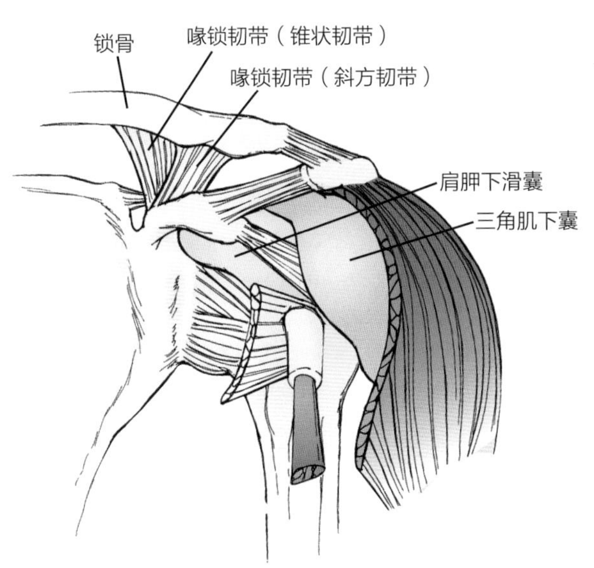

图6–60　三角肌下（肩峰下）囊

体位

- **治疗师体位：**站立位。
- **患者体位：**坐位。

揉抚手法

在患者上臂涂一些油或者润滑液，使治疗师能容易地在皮肤上滑动。治疗师一手扶住患者前臂远端，将手臂拉至产生轻微牵引力的位置（图6–61）。
290 治疗师将拇指的指腹放于患者手臂外侧肩峰远端几英寸（1英寸≈2.54厘米）处。用拇指指腹和虎口朝向肩峰进行缓慢、轻柔、连续性的手法。当到达肩峰时，牵引手臂并将手臂轻轻举起至外展位，同时用拇指轻柔地下压手臂。协调手臂的动作和手法的动作，使得当拇指从肩峰下滑囊泵出多余的滑液时，手臂正好上抬。重复几次泵的活动。然后再次开始手法，治疗师将手放在肩峰下几英寸（1英寸≈2.54厘米）处，进行另一种长的、连续性的揉抚手法。在慢性情况下，当感觉到该区域有干的、软骨性的感觉时，可加深压力，以重新水化滑囊。对于急性、肿胀的滑囊，靠近肩峰开始手法治疗，并在浅表部位移动。开始下一次手法时可稍微靠近远端一些，一次次将过多的体液向头侧挤一些。重复该手法大约10次。

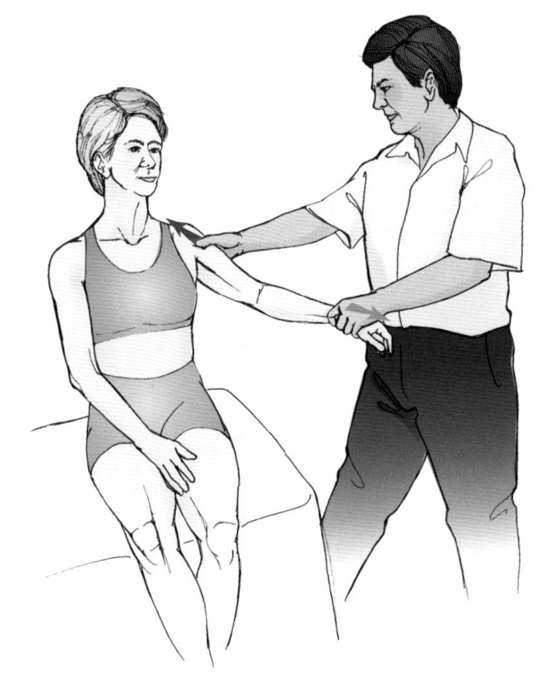

图6–61　用手的虎口对三角肌下囊进行缓慢、轻柔的揉抚

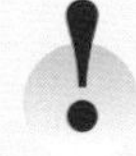

注意：对于急性滑囊炎，压力要轻柔，并且该手法不能重复超过10次。

学习指导

Ⅰ级

1. 列举出4块肩袖肌。描述它们的起点、止点及功能。
2. 列举出肩部哪些肌肉是紧张的，哪些是肌力不足的。

3. 描述胸小肌的MET和冈上肌的MET。
4. 描述三角肌前部常见的位置性功能障碍。描述改善这些功能障碍的按摩手法。
5. 分别描述冈上肌肌腱炎、冈下肌肌腱炎以及肩胛下肌肌腱炎的体征和症状。
6. 描述小圆肌和冈下肌手法治疗的方向。
7. 描述内旋肌和外旋肌的MET。
8. 列举出稳定肩胛骨的肌肉。
9. 列举出胸廓出口综合征的共同特点。
10. 当治疗肌肉紧张和肌力不足的不平衡时，必须先治疗哪块肌肉？

Ⅱ级

1. 描述怎样鉴别肩袖肌的症状和颈部神经根受激惹。
2. 描述肱二头肌肌腱炎、肩峰下滑囊炎、撞击综合征及粘连性关节囊炎的体征和症状。
3. 描述空罐试验、Speed测试，并描述阳性测试结果的意义。
4. 列举出附着于喙突的肌肉和韧带。
5. 描述肩胛骨稳定性测试。
6. 列举出附着于肱骨前方的肌肉，以及它们与肱二头肌肌间沟的关系。
7. 描述在肩关节主动外展运动时，肩部上提表明什么。
8. 描述针对冻结肩的MET。
9. 描述喙肩弓的解剖界限及弓内的内容。
10. 描述肩袖肌肌力不足的后果。

参考文献

1. Boissonnault W, Janos S. Dysfunction, evaluation, and treatment of the shoulder. In Donatelli R, Wooden M (eds): Orthopedic Physical Therapy. New York: Churchill Livingstone, 1994, pp 169–201.
2. Porterfield J, DeRosa C. Mechanical Shoulder Disorders. St. Louis: Saunders, 2004.
3. Garrick J, Webb D. Sports Injuries: Diagnosis and Management, 2nd ed. Philadelphia: WB Saunders, 1999.
4. Cailliet R. Shoulder Pain, 3rd ed. Philadelphia: FA Davis, 1991.
5. Levangie P, Norkin C. Joint Structure and Function, 3rd ed. Philadelphia: FA Davis, 2001.
6. Hertling D, Kessler R. Shoulder and Shoulder Girdle. Management of Common Musculoskeletal Disorders, 4th ed. Baltimore: Lippincott Williams & Wilkins, 2006, pp 281–355.
7. Hammer W. The Shoulder. In Hammer W (ed): Functional Soft Tissue Examination and Treatment by Manual Methods. Gaithersburg, MD: Aspen, 1999, pp 36–135.
8. Corrigan B, Maitland GD. Practical Orthopaedic Medicine. London: Butterworths, 1983.
9. Kendall F, McCreary E, Provance P, Rodgers M, Romani W. Muscles: Testing and Function, 5th ed. Baltimore: Lippincott Williams & Wilkins, 2005.
10. Janda V. Evaluation of muscular imbalance. In Liebenson C. Rehabilitation of the Spine, 2nd ed. Baltimore: Lippincott Williams & Wilkins, 2007, pp 203–225.
11. Halbach J, Tank R. The shoulder. In Gould J (ed): Orthopedic and Sports Physical Therapy. St. Louis: CV Mosby, 1990, pp 483–521.
12. Greenman PE. Principles of Manual Medicine, 2nd ed. Baltimore: Williams & Wilkins, 1996.
13. Faber K, Singleton S, Hawkins R. Rotator cuff disease: Diagnosing a common cause of shoulder pain. J Musculoskeletal Med 1998; 15: 15–25.
14. Neer OS. Impingement lesions. Clin Orthop 1983; 173: 70–77.
15. Wilk K. The Shoulder. In Malone T, McPoil T, Nitz A (eds): Orthopedic and Sports Physical Therapy, 3rd ed. St. Louis: Mosby, 1997, pp 410–458.
16. Brukner P, Khan K, Kibler WB, Murrel G. Shoulder pain. Clinical Sports Medicine, 3rd ed. Sydney: McGraw-Hill, 2006, pp 243–288.
17. Oatis CA. Kinesiology: The Mechanics and Pathomechanics of Human Movement. Philadelphia: Lippincott Williams & Wilkins, 2004.

推荐阅读

Chaitow L. Muscle Energy Techniques, 3rd ed. New York: Churchill Livingstone, 2006.

Corrigan B, Maitland GD. Practical Orthopaedic Medicine. London: Butterworths, 1983.

Cyriax J, Cyriax P. Illustrated Manual of Orthopedic Medicine. London: Butterworths, 1983.

Garrick J, Webb D. Sports Injuries, 2nd ed. Philadelphia: WB Saunders, 1999.

Greenman PE. Principles of Manual Medicine, 2nd ed. Baltimore: Williams & Wilkins, 1996.

Hoppenfeld S. Physical Examination of the Spine and Extremities. New York: Appleton-Century-Crofts, 1976.

Kendall F, McCreary E, Provance P, Rogers M, Romani W.

Muscles: Testing and Function, 5th ed. Baltimore: Williams & Wilkins, 2005.

Magee D. Orthopedic Physical Assessment, 3rd ed. Philadelphia: WB Saunders, 1997.

Levangie P, Norkin C. Joint Structure and Function, 3nd ed. Philadelphia: FA Davis, 2001.

Platzer W. Locomotor System, vol. 1, 5th ed. New York: Thieme Medical, 2004.

Reid DC. Sports Injury and Assessment. New York: Churchill Livingstone, 1992.

第七章

肘关节、前臂、腕关节和手部

肘部软组织损伤常发生在肘部外侧和 292
内侧肌肉附着处，分别称作网球肘（tennis elbow）和高尔夫球肘（golfer's elbow）[1–2]。肘部、腕部和手部的神经卡压也比较常见。人体中最常见的外周神经卡压为正中神经在腕部的卡压，称作腕管综合征[3]。尺神经也会在肘部被卡压，这种情况被称作肘管综合征[4]。上肢损伤中，腕部外伤最为常见，其次为指骨间关节损伤[5]。而对于50岁以上的人群，桡骨远端处的骨折最为常见。

293 肘部与前臂的解剖、功能和功能障碍

肘部、前臂、腕部和手部的概述

上肢骨包括**肱骨**（上臂）、**尺骨**和**桡骨**（前臂）、**腕骨**（腕部），以及**掌骨**和**指骨**（手部）。肱骨远端与尺骨和桡骨近端构成肘关节。在肱骨和尺骨之间做屈曲和伸展运动，桡骨和尺骨之间做旋前和旋后运动。腕部由8块骨组成，它们排成两排，并且有15块肌肉穿过腕部。其中9块肌肉经过后面（背侧），6块经过前面（掌侧）。手部由19块骨和19个不同的关节构成。

肘部与前臂的骨和关节

见图7-1。

肱骨

- **结构**：肱骨远端膨大，形成内上髁和外上髁。肱骨滑车和肱骨小头一起形成的肱骨髁，分别与尺骨和桡骨组成关节。在其后面有一个大的沟槽，叫作鹰嘴窝，伸肘时容纳尺骨鹰嘴。在滑车内侧是尺神经沟。桡神经走行于肱骨背面的桡神经沟内。

尺骨

- **结构**：尺骨近端有一个大的钩状结构，叫作尺骨鹰嘴，肱三头肌附着于此。前面有一个半月形的滑车切迹，与肱骨一起构成肱尺关节。尺骨的近端有一个小的曲面，叫作桡切迹，与桡骨一起构成桡尺近侧关节。

桡骨

- **结构**：桡骨近端叫作桡骨头，其上面与肱骨小头构成关节，内侧面与尺骨构成关节。桡骨承载大部分由上臂到手部的轴向应力，因此，桡骨远端膨大，与第一排腕骨组成关节。近端桡骨干内侧有桡骨粗隆，肱二头肌附着于此。

肘部和前臂的关节

- **结构**：上臂和前臂的3块骨组成肘部的3个关节
和前臂远端的1个关节。肘部的3个关节分别是 294
肱尺关节、肱桡关节和桡尺近侧关节。前臂远
端的关节是桡尺远侧关节，邻近腕关节。
    - □ **肱尺关节**由肱骨滑车和尺骨的滑车切迹两部分构成。

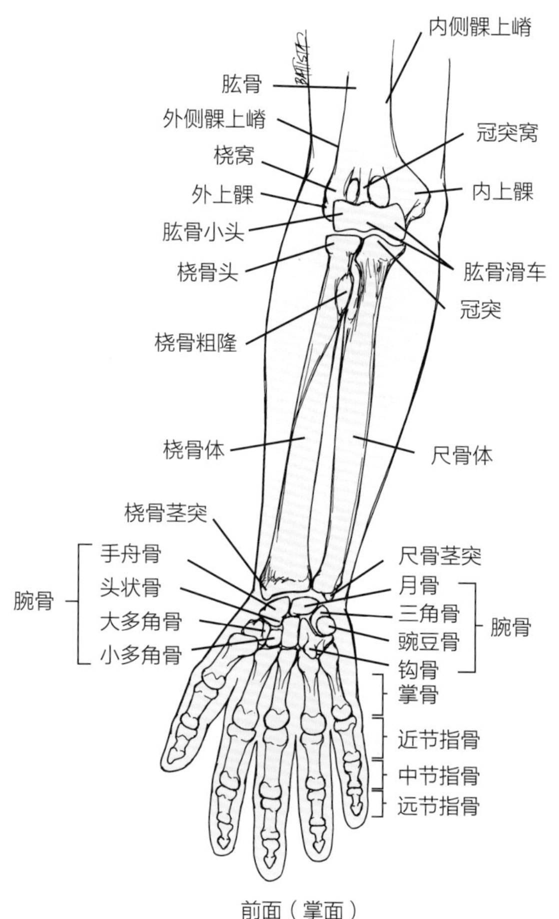

图7-1 肘部、前臂、腕部和手部的骨

- □ **肱桡关节**由肱骨小头和桡骨头两部分构成。
- □ **桡尺近侧关节**由桡骨头、尺骨的桡切迹和环状韧带三部分构成。
- □ **桡尺远侧关节** 由尺骨头和桡骨的尺切迹两部分构成。

- **功能**：屈曲和伸展发生在肱尺关节和肱桡关节。旋前和旋后涉及桡骨绕尺骨的旋转运动，发生在桡尺近侧关节和桡尺远侧关节。肘部休息位是在肘关节屈曲70° 时，闭合位是在完全伸直状态。
- **功能障碍和损伤**：肘部骨骼的功能障碍和损伤没有软组织损伤常见。人在跌倒时直接用肘或者伸出的手支撑，这种情况可能导致肘部发生创伤性关节炎和继发性关节退化。如果肘部损伤并且出现水肿，肘关节会呈稍屈曲的体位，使之有足够的空间来容纳多余的液体。如果关节被制动或者因为疼痛而活动受限，它会出现屈曲状态下的关节囊纤维化和僵硬。在进行关节被动活动测试时，屈曲会比伸展受限更为明显。关节损伤及继发性关节退化都可能造成疼痛，进而导致关节被动伸展受限，这种临床现象叫作后撞击综合征[6]。在较年轻的患者中，撞击多由邻近鹰嘴窝的鹰嘴后内侧角引起。而在较年长的患者中，撞击因肱桡关节的骨关节炎引起。
- **治疗介入**：关节活动受限的初期常运用肌肉能量技术（MET）。软组织松动术（STM）多作用于关节周围的软组织，实现松解粘连、进而扩大关节活动度的作用。应用在短而紧的肌肉组织中的等长收缩后放松肌肉能量技术（PIR MET）可能会抑制关节的正常活动度（ROM）。最后，进行关节活动以刺激软骨中的营养交换，并帮助溶解关节表面的钙沉积。

肘部和前臂的软组织

肘部和前臂的关节囊和韧带

- **结构**：肘部的关节囊薄而松弛，包绕肘部的3个关节，但是没有包绕肱骨内、外上髁。强韧的**尺侧副韧带**和**桡侧副韧带**与关节囊交织在一起，对肘部起到加固作用。
  - □ **尺侧（内侧）副韧带**常有两部分：前束从肱骨内上髁到尺骨冠突，后束从肱骨内上髁到尺骨鹰嘴。尺神经走行于纤维下方直至鹰嘴。
  - □ **桡侧（外侧）副韧带**从肱骨外上髁到环状韧带，起到加固桡骨头的作用。桡侧副韧带与浅层伸肌群交织在一起。
  - □ **桡骨环状韧带**附着于尺骨并环绕桡骨头。环状韧带内衬软骨，这样的结构可以减少在旋前和旋后时由于桡骨头的转动而产生的摩擦。
  - □ **骨间膜**与下肢的骨间膜类似，起到连接桡骨和尺骨的作用，并且加固两个骨的结合。
- **功能**：正如人体的其他关节，韧带和关节囊为肘部提供被动稳定性。这些结构还发挥着神经感觉调节的功能，并且与周围的肌肉存在反射性连接。关节囊与肱肌、肱三头肌和肘肌的筋膜交织在一起[7]。这些肌肉收缩时会对关节囊产生拉力，以此来防止关节伸展时关节囊被卡压在关节面之间。骨间膜为肌肉提供附着点，并且协助分散桡骨远端承载的轴向压缩力。
- **功能障碍与损伤**：肘关节韧带增厚通常是在累积性应力或急性损伤后发生的。肘关节损伤常导致肘部（开放位置）的肿胀和持续弯曲以减少关节囊的张力、保留更多的关节液，从而减轻疼痛[7]。被动旋后受环状韧带纤维化的限制，侧副韧带和内侧副韧带纤维化可减少被动的内侧和外侧滑动。肱三头肌的无力或持续收缩可能导致关节囊的撞击。完全被动伸展功能的丧失可能是由于前关节囊、侧支韧带或肘关节的紧短屈肌粘连所致。 295
- **治疗介入**：治疗急性损伤时，首先采用肌肉能量技术做屈伸运动来排走肘部过多的液体，降低高张状态，并减轻疼痛。肘关节被动屈伸也能帮助减轻水肿并维持关节活动度。在遭受损伤或者长时间劳损后转入慢性恢复期，韧带会因为过多的胶原沉积而逐渐纤维化并增厚。对附着在关节囊和韧带上的肱三头肌、肱肌和腕部与手部的浅层伸肌施加收缩-放松肌肉能量技术。然后进行软组织松动术，包括对韧带中部和附着点的横向摩擦按摩。这个过程能够帮助松解粘连并且重建软组织的延展性。如果韧带变得松弛并且出现肘关节不稳，就需要建议患者做相应的康复锻炼来加强关节的稳定性。

筋膜

- **结构**：上臂部位的筋膜称为**臂筋膜**，形成两个筋膜室。**前侧筋膜室**容纳肘部屈肌，**后侧筋膜室**容纳肘部伸肌。

前臂的筋膜称为前臂筋膜，形成三个筋膜室：**前侧筋膜室**容纳屈肌肌群，**后侧筋膜室**容纳伸肌肌群，**桡侧筋膜室**容纳肱桡肌（屈肘肌）和桡侧腕长伸肌、桡侧腕短伸肌（伸腕肌）。

神经

- **结构**：由颈部穿出并走行于上肢的神经束统称为**臂丛**。当臂丛延伸到锁骨下方时，会分成7个不同的神经支并继续下行进入上臂、前臂和手部。这其中我们通常谈论的是**尺神经**、**正中神经**和**桡神经**，因为这三条神经的损伤在临床上较为常见。尺神经和正中神经走行于手臂内侧肱二头肌的两个头之间的浅沟，叫作肱二头肌内侧沟。桡神经位于肱三头肌外侧头下面、肱骨后面的浅沟内。在肘部，这些神经容易被卡压的部位如下。
  - □ **尺神经**：在肱骨内上髁后面的纤维骨管（即**肘管**）处容易被卡压。这个管道由弧形纤维结构（即弓状韧带）围成，弓状韧带是尺侧腕屈肌在肱骨头和尺骨头起点处的筋膜延长部分。尺神经穿过肘管之后到达尺侧腕屈肌两个头之间的区域也容易被卡压（图7–2）。
  - □ **正中神经**：走行于肱二头肌腱膜下方，肱骨远端前内侧的纤维骨管内，并且继续下行于旋前圆肌两个头的起点之间（图7–3）。
  - □ **桡神经**：当桡神经由伸肌筋膜室走行进入屈肌筋膜室的肱肌和肱桡肌之间的区域时容易被卡压。然后桡神经走行于桡侧腕短伸肌起点的纤维下方，接着进入旋后肌两个头之间的通道，这个通道由叫作佛罗氏弓的纤维弓围成，位于肱骨外上髁远端2英寸（约5.08厘米）处（图7–4）。
- **功能**：这三条主要的神经——尺神经、正中神 296
经和桡神经的功能如下。
  - □ **尺神经**：支配前臂和手部的屈肌群，以及手部和环指、小指尺侧的皮肤感觉。
  - □ **正中神经**：支配上臂、前臂和手部的大部分屈肌群，以及腕部、手掌鱼际区、掌侧、拇指屈肌侧、示指和中指区域的皮肤感觉。
  - □ **桡神经**：支配上臂和前臂所有的伸肌，以及

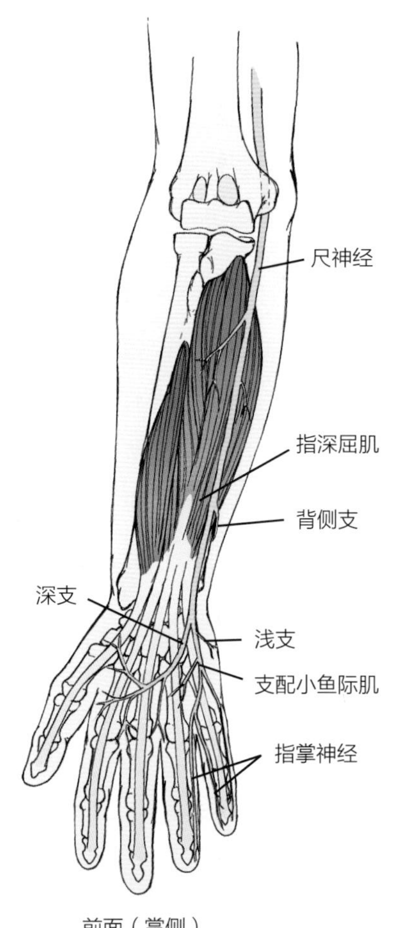

图7–2 尺神经在肘部、前臂、腕部和手部的走行

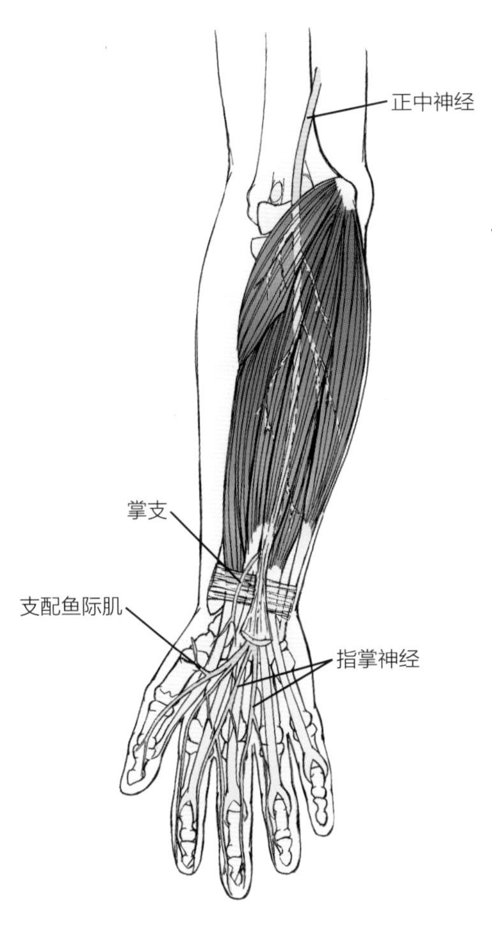

图7–3 正中神经在肘部、前臂、腕部和手部的走行

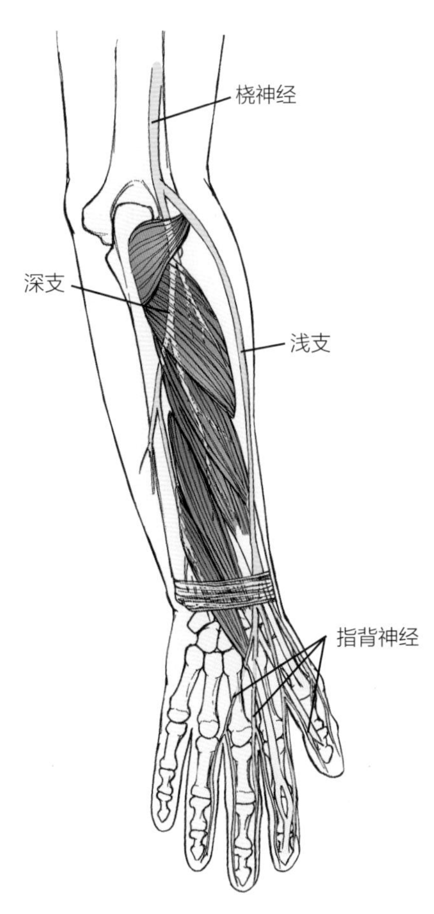

图7–4 桡神经在肘部、前臂、腕部和手部的走行

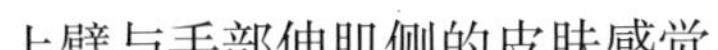

上臂与手部伸肌侧的皮肤感觉。

- **功能障碍和损伤**：肘部外伤或长时间累积性应力会造成肘部的神经损伤。反复屈肘或肘关节长时间固定在屈曲位（特别是在睡觉时容易出现）容易造成**尺神经**损伤这种临床现象叫作肘管综合征。尺神经走行于由弓状韧带围成的纤维弓内，纤维弓在伸肘时处于放松状态，而在屈肘时变得紧张[8]。**正中神经**常在腱膜下、肱二头肌的筋膜延长部位或者走行于旋前圆肌两个头之间时被卡压，尤其是反复进行旋前或旋前合并屈肘时容易被卡压[4]。这种临床现象叫作旋前圆肌综合征。**桡神经**常在进行反复旋前、伸肘和屈腕或者伸肌群过度使用时被卡压。这些神经还常在周围过度使用的肌肉持续性收缩时被卡压，因为这种情况下在附着点处或者纤维骨管内的筋膜会增厚。这种临床现象叫作桡管综合征。被卡压部位的具体解剖结构在上文“结构”部分已经做了阐述。
- **治疗介入**：对于治疗师来说，针对神经卡压的治疗首先要对围成神经通行管道的肌肉施加肌肉能量技术，降低相应肌肉的高张力，并增加周围软组织的长度和延展性。例如，当要释放肘管的压力时，首先对尺侧腕屈肌施加肌肉能量技术，因为尺侧腕屈肌及其纤维的延伸部分参与围成肘管。然后，用轻柔的手法对神经进行手法松解，沿神经纤维走向进行横向的挖取式揉抚手法。该技术能够松解神经周围的粘连，并释放神经周围筋膜的张力。深部软组织 297
松动手法，包括横向摩擦按摩手法，常用来降低围成神经通行管道的筋膜的纤维化。针对神经卡压的具体治疗方案会在“技术”部分进行阐述。

肌肉

- **结构**：控制肘部运动的肌肉包括3块屈肌和2块伸肌。屈肌是肱肌、肱二头肌和肱桡肌。伸肌是肱三头肌和肘肌。
- 前臂共有19块肌肉，其中11块肌肉为桡侧伸肌，8块肌肉为屈肌。在19块肌肉中，有6块前臂肌肉只控制腕部的运动；另外9块肌肉控制拇指和其他手指的运动，并且也是控制腕部运动的次要肌群。
  - **前侧浅层筋膜室**：包括旋前圆肌、指浅屈肌、桡侧腕屈肌、尺侧腕屈肌和经常会缺失的掌长肌（图7–5A）。
  - **前侧深层筋膜室**：包括旋前方肌、指深屈肌和拇长屈肌（图7–5B）。
  - **桡侧筋膜室**：包括肱桡肌、桡侧腕长伸肌和桡侧腕短伸肌（图7–6A）。
  - **后侧浅层筋膜室**：包括指伸肌、小指伸肌和尺侧腕伸肌（图7–6B）。
  - **后侧深肌群**：包括旋后肌、拇长展肌、拇短伸肌、拇长伸肌和示指伸肌（图7–6C）。
  - 两块肌肉参与旋前运动：旋前圆肌和旋前方肌。两块肌肉参与旋后运动：肱二头肌和旋后肌。
  - 前臂的肌肉也可以根据肌肉附着点来进行分类。肱骨远端的内、外上髁是许多参与腕部和手部运动的肌肉的附着点。
  - 一些肌肉通过屈肌总腱附着在肱骨内上髁。
这些肌肉包括桡侧腕屈肌、尺侧腕屈肌、掌 298

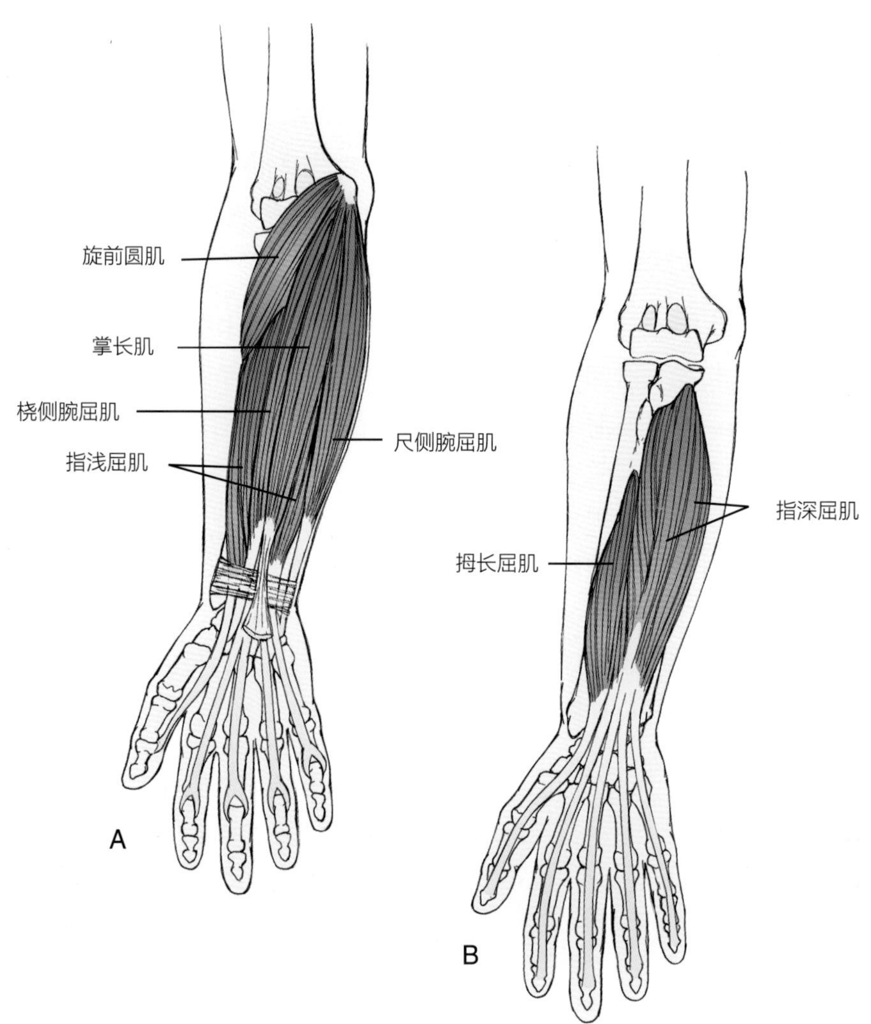

图7–5 前臂筋膜室的肌肉。A. 前侧浅层，B. 前侧深层

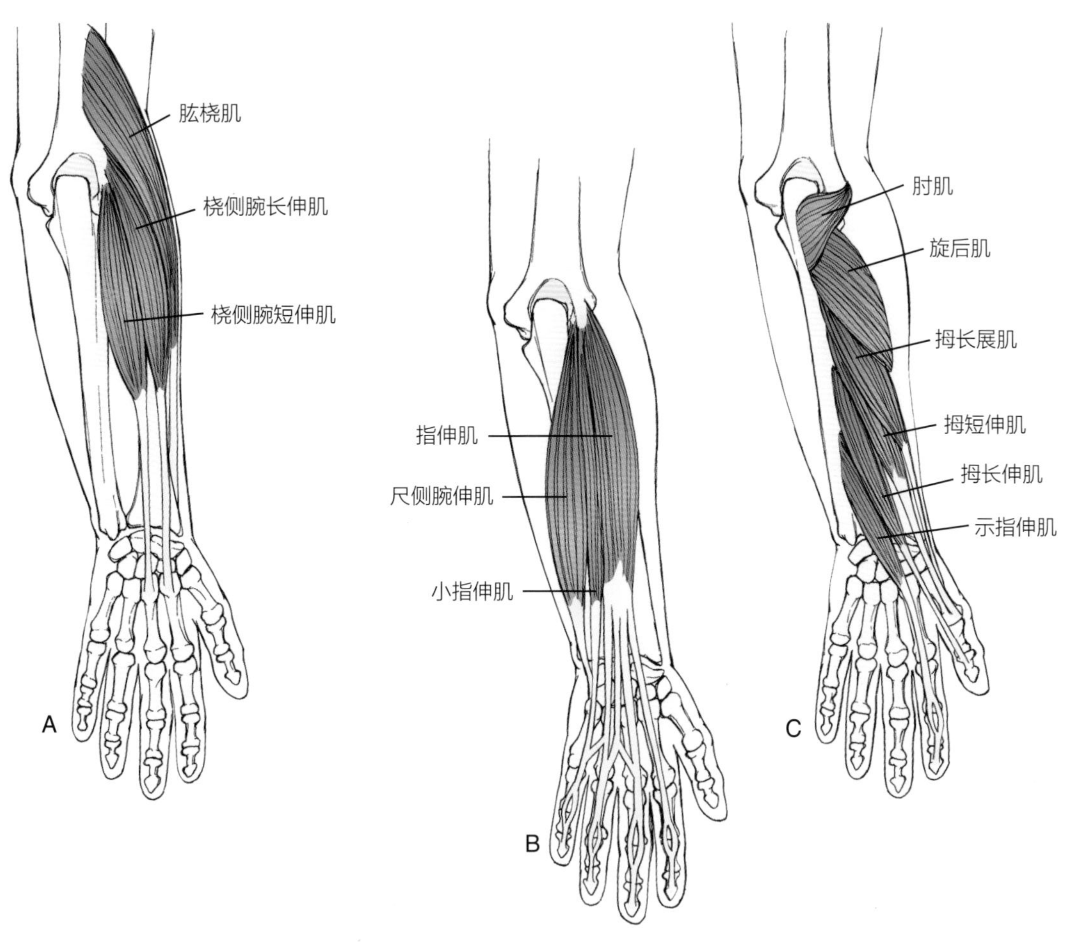

图7-6　前臂的肌肉筋膜室。A. 桡侧筋膜室；B. 后方浅层筋膜室；C. 后方深层筋膜室

长肌、指浅屈肌和指深屈肌。

- 腕部和手部的伸肌附着在肱骨外上髁，这些肌肉包括桡侧腕长伸肌、桡侧腕短伸肌、尺侧腕伸肌和指伸肌。

- **功能**：经过肘部和前臂的肌肉能够使手部在各种日常生活、娱乐和体育运动中活动自如。手部和腕部的肌肉亦能在肌肉收缩时加固肘部的关节囊，并对肘关节产生一定的压缩力。因此这些肌肉都有助于加强关节的稳定性[9]。许多控制腕部和手部运动的肌肉都附着在肱骨上，因为肱骨比前臂能为它们提供更稳固的附着点。肘部、腕部和手部的屈肌和伸肌的同步收缩能够在腕部和手部运动时保持肘部和前臂的稳定性，并且使相关肌肉保持最佳长度-张力关系，以此来使抓握力最大化。

- **功能障碍和损伤**：附着于肘部的肌肉和相关筋膜的功能障碍和损伤在临床上比较常见。**网球肘**，或称肱骨外上髁炎，是一种慢性功能障碍的急性表现形式。急性的情况是腕伸肌，尤其是桡侧腕短伸肌在肌腱骨膜结合处撕裂。慢性的状况通常是由长期反复抓握引起软组织持续疲劳，进而导致退化性功能障碍。网球运动员、音乐家、按摩治疗师和木匠都容易因为抓握运动过度而患网球肘。**高尔夫球肘**（little leaguer's elbow），或称肱骨内上髁炎，是腕屈肌和旋前圆肌在肌腱骨膜结合处的撕裂。这种情况经常由长期反复的屈腕和旋前（例如，高尔夫球运动、投掷类运动和抓握等）引起。

- **治疗介入**：针对受累的肌肉进行CR MET来降低肌肉高张力状态。行PIR MET来延长肌筋膜。再对受累肌肉的附着点进行STM技术，包括横向摩擦按摩。

299 肘部、前臂、腕部和手部肌肉的解剖

见表7-1。

表7-1 肘部、前臂、腕部和手部肌肉的解剖

肌肉	起点	止点	功能
上臂前侧筋膜室的肌肉			
肱二头肌	有两个头：短头起自喙突，长头起自关节盂上唇（盂上结节）	桡骨粗隆；肱二头肌腱膜止于前臂的筋膜内	肘关节屈曲和旋后；手臂屈曲和外展；稳定盂肱关节
肱肌	肱骨远段1/2的前侧	尺骨冠突和关节囊	肘部屈曲
上臂后侧筋膜室的肌肉			
肱三头肌	长头：关节盂下缘（盂下结节）。外侧头：肱骨头后侧上1/3。内侧头：肱骨头后侧下2/3	尺骨鹰嘴及后关节囊	肘关节伸展和辅助肩关节伸展
肘肌	肱骨外侧髁后面	尺骨近端后面和鹰嘴外侧	前臂伸展和维持肘部后方关节囊的张力
前臂前侧肌群：浅层			
旋前圆肌	两个头：肱骨侧头起于肱骨内上髁；尺骨侧头起于尺骨冠突	在桡骨中段1/3的旋前肌粗隆处	前臂旋前和肘部屈曲
指浅屈肌	肱骨侧头起于肱骨内上髁，尺骨侧头起于冠突内侧；桡骨侧头起于桡骨粗隆区	肌腱分开分别止于四根手指的中节指骨（掌面）；肌腱又在掌指关节处分开为两部分，指深屈肌的肌腱在此之间通过	屈曲各手指的近端指骨间关节；协助屈曲掌指关节和腕关节
桡侧腕屈肌	肱骨内上髁	第2和第3掌骨底（掌面）	腕部的屈曲和桡偏；少许肘部屈曲作用
掌长肌（可能会缺失）	肱骨内上髁	手部掌面一直到掌腱膜处	腕部屈曲；手部叩击
尺侧腕屈肌	肱骨侧头起于肱骨内上髁，尺骨侧头起于尺骨鹰嘴和尺骨后缘	豌豆骨与第5掌骨底；延伸到豆钩韧带和钩骨	腕部的屈曲和尺偏；少许肘部屈曲作用
前臂前侧肌群：深层			
旋前方肌	尺骨远段1/4前面	桡骨远段1/4前面	前臂旋前
指深屈肌	尺骨近段3/4和骨间膜	每个手指的远节指骨底（掌面）	远端指骨间关节的屈曲，并且协助近端指骨间关节、掌指关节和腕关节的屈曲
拇长屈肌	桡骨中段内侧	拇指远节指骨底	拇指指骨间关节的屈曲；协助腕关节的屈曲
前臂桡侧肌群			
桡侧腕短伸肌	肱骨外上髁、桡侧副韧带和环状韧带	第3掌骨底（背面）	腕关节背伸和桡偏
桡侧腕长伸肌	肱骨外侧髁上嵴远端1/3	第2掌骨底	腕关节背伸和桡偏
肱桡肌	肱骨外侧髁上嵴近端2/3	桡骨茎突外侧面	使前臂回归中立位，并在中立位屈曲肘关节
前臂后侧肌群：浅层			
指伸肌	肱骨外上髁后面、桡侧副韧带和环状韧带	4条肌腱止于第2、第3指骨底背面，肌腱扩大到第2~5指的背侧腱膜部	手指、腕关节和前臂的背伸和外展

续表

肌肉	起点	止点	功能
前臂后侧肌群：浅层			
小指伸肌	与指伸肌一起起于肱骨外上髁	第5指的背侧腱膜	第5指的伸展，并且协助手部尺偏
尺侧腕伸肌	肱骨外上髁后面	第5掌骨底（背面）	腕关节背伸，与尺侧腕屈肌一起使腕关节尺偏，使前臂伸展
前臂后侧肌群：深层			
旋后肌	肱骨外上髁、尺骨旋后肌嵴与关节囊	桡骨近段1/3外侧面	前臂旋后
拇长展肌	尺骨后面	大多角骨和第1掌骨桡侧基底部	拇指腕掌关节的伸展和外展
拇短伸肌	桡骨和尺骨的背面，拇长展肌的远端	拇指近端基底部背面	拇指掌指关节的伸展；拇指腕掌关节的伸展和外展
拇长伸肌	尺骨中段1/3后面	拇指远节指骨底（背面）	拇指指骨间关节和掌指关节的伸展；腕关节的伸展
示指伸肌	尺骨远段1/3背面	示指伸肌腱膜	示指的伸展

肘部和前臂肌肉的动作

见表7–2。

表7–2　肘部和前臂肌肉的动作

屈曲

- 肱二头肌：前臂的屈曲和旋后
- 肱肌
- 肱桡肌：在前臂旋后的位置控制前臂旋前，旋前的位置时使前臂旋后
- 旋前圆肌：前臂旋前和肘部屈曲
- 掌长肌：微弱的肘部和腕部屈曲功能
- 尺侧腕屈肌：肘部屈曲，腕部屈曲和内收
- 桡侧腕屈肌：腕部和肘部的屈曲，腕部外展和前臂旋前
- 指浅屈肌：前臂屈曲；4个手指中节指骨的屈曲

伸展

- 肱三头肌：也使手臂的伸展和内收
- 肘肌：肘部伸展时负责把滑膜从尺骨鹰嘴处拉出

旋后

- 旋后肌
- 肱二头肌

旋前

- 旋前圆肌：也使肘部屈曲
- 旋前方肌

302

腕部的解剖、功能和功能障碍

腕部的骨和关节

- **结构**：桡骨和尺骨的远端构成了**桡尺远侧关节**。腕部由排列成两排的8块腕骨构成（图7–1）。桡骨远端与腕部的手舟骨和月骨构成**远端桡腕关节**。尺骨远端与称为三角纤维软骨复合体的关节盘和近排腕骨组成关节。**腕中关节**是远排和近排腕骨构成的关节。
  - □ 近排腕骨从外到内依次为手舟骨、月骨、三角骨和豌豆骨，其中豌豆骨位于三角骨之上。
  - □ 远排腕骨从外到内依次为大多角骨、小多角骨、头状骨和钩骨。
- **功能**：桡骨承受将近80%由上臂到手部的轴向负荷。桡骨对于前臂有点类似于胫骨对于小腿的作用，胫骨也能承受足部近80%的负荷。腕部的主要功能是精确控制手部位置，为手部的运动控制和最佳力量提供有利条件。最佳力量的发生与保持对手部外在肌长度–张力关系的控制有关[9]。

桡尺远侧关节可以做旋前和旋后的运动。腕部有4种基本的运动：桡偏、尺偏、屈曲和背伸。这些运动合并在一起可以使腕部做环转运动。豌豆骨可以作为尺侧腕屈肌的籽骨。腕部在最大背伸位处于紧张状态，在稍背伸位处于放松状态。

- **功能障碍和损伤**：当摔倒时腕部和肘部伸展并用手部支撑，这种情况下腕部受到过度牵伸而容易造成FOOSH（上肢在伸展位跌倒）损伤。因为桡骨承受前臂的大部分应力，所以它的远端很容易骨折，这种骨折在临床上被称作柯莱斯骨折（Colles fracture）。FOOSH损伤常合并韧带撕裂。急性损伤或者慢性过度使用会造成腕骨呈固定状态，最常见的是月骨和手舟骨。手舟骨、头状骨和月骨的**撞击综合征**常会导致微创伤和疼痛，常与体操、瑜伽和球拍运动的反复过度前伸有关。
- **治疗介入**：腕部外伤性损伤，尤其是因为骨折而被制动，最典型的特征是有明显的活动受限。针对这种损伤，常运用MET来增加关节活动度。用PIR MET来拉长短缩的肌筋膜和相关的韧带。应用STM，包括横向摩擦按摩手法来松解粘连。接着运用关节松动术来增加腕部关节面之间的附属运动，减少钙沉积并促进关节软骨的水化。

腕部的软组织

关节囊和韧带

- **结构**：桡尺远侧关节有较强大的关节囊，并且由周围的韧带加固。腕中关节主要靠韧带来支持。这些韧带也为腕部运动提供显著的被动控制。与足部相似，腕部的腕骨分别构成一个横弓和一个呈前凹状态的纵弓。骨性的腕骨弓被致密的**屈肌支持带（腕横韧带）**覆盖，并且围成腕管，**正中神经**、拇指和其他手指的9条肌腱一起走行于**腕管**内，这9条肌腱分别是拇长屈肌肌腱、4根手指的指浅屈肌肌腱和4根手指的指深屈肌肌腱（详见后文“肌肉”）。

腕部关节囊由伸肌和屈肌支持带加固，支持带是前臂筋膜增厚的部分，也是相关韧带的延续部分。这些韧带分别是桡侧副韧带、尺侧副韧带、桡腕掌侧韧带、桡腕背侧韧带和豆钩韧带。

- **功能**：腕部韧带协助传递经过腕部和手部的应力，固定腕骨，并发挥神经感觉调节的作用。手弓由骨围成，并由屈肌支持带和腕骨间韧带
加固。掌长肌、尺侧腕屈肌和手部内在肌的收 303
缩能使掌弓抬高。尺侧腕屈肌的收缩能使近端屈肌支持带紧张。

- **功能障碍和损伤：**腕部韧带的损伤比较常见，并且通常由急性损伤引起，而累积性应力造成者比较少见。FOOSH损伤是造成腕部韧带撕裂的较常见原因，包括背侧和掌侧韧带撕裂。桡尺远侧关节的关节囊容易在损伤之后发生粘连，这会导致旋前和旋后活动受限[10]。手指屈肌的长时间劳损（如长期的敲键盘工作）会造成屈肌支持带增厚，引起腕管变窄而压迫正中神经，这种临床现象叫作**腕管综合征**（详见下文"神经"）。
- **治疗介入：**治疗腕部韧带，首先对那些与之交织的肌肉使用CR MET。腕部前侧的肌肉为腕屈肌、指屈肌和拇屈肌，腕部后侧的肌肉为腕伸肌、指伸肌和拇伸肌。这种治疗使肌肉收缩和放松，帮助愈合中的肌肉纤维重新排列，并且还能起到关节泵的功能，从而加强营养物质的代谢。然后使用STM技术，急性期进行挖取式揉抚，慢性期进行横向摩擦按摩，来松解增厚和纤维化的软组织。再运用MET增加桡尺远侧关节关节囊的延展性，增加旋前和旋后的活动度。

腕部的韧带

见表7-3。

表7-3　腕部的韧带

韧带	起点	止点
腕横韧带（远端屈肌支持带）	手舟骨和大多角骨结节	豌豆骨和钩骨钩
豆钩韧带	豌豆骨	钩骨钩
尺侧副韧带	尺骨茎突远端	三角骨和豌豆骨内侧面
桡侧副韧带	桡骨茎突远端	手舟骨的桡侧

神经

见图7-2~7-4。

- **结构：尺神经**、**正中神经**和**桡神经**从肘管穿出之后经过前臂到达腕部和手部。
  - **尺神经：**和尺侧腕屈肌伴行，到达腕部的豌豆骨桡侧，屈肌支持带顶部（前侧）。尺神经分为浅支和深支，经过豆钩韧带下方，走行于豌豆骨和钩骨钩之间的纤维骨性区域，这个区域叫作**Guyon管**[11]。其分支参与指间神经的形成（详见"手部的神经"）。
  - **正中神经：**走行于肘部旋前圆肌两个头之间，然后经过浅层屈肌和深层屈肌之间。正中神经经过由腕骨和屈肌支持带共同构成的**腕管**，并位于腕部掌面的中线附近。
  - **桡神经：**在远离肘部的同时分为浅支和深支。深支走行于浅层伸肌和深层伸肌之间，并位于拇长伸肌的下方。桡神经浅支走行于桡骨远端到拇指和示指之间的皮肤下方。
- **功能：**尺神经、正中神经和桡神经支配手部的感觉和运动。
  - **尺神经：**尺神经的肌支支配尺侧腕屈肌和指深屈肌的尺侧半，小鱼际肌、骨间肌、拇收肌和拇短屈肌深头。感觉支到达手部尺侧区域，最典型的感觉支配区域是小指指尖。
  - **正中神经：**肌支支配大部分前臂屈肌和鱼际肌。感觉支到达手掌外侧部和鱼际隆起。最典型的感觉支配区域是示指指尖。
  - **桡神经：**肌支支配所有的伸肌，感觉支支配手部背侧感觉，最典型的支配区域是拇指和示指之间的虎口区域。
- **功能障碍和损伤** 304
  - **正中神经：**正中神经在腕部受压被称为**腕管综合征**。最常见的原因是手指屈肌的过度使用，引起炎症和水肿。慢性炎症导致纤维化或者腱鞘增厚和腕横韧带增厚，造成腕管狭窄。其他的原因还包括外伤、月骨脱位、妊娠期水肿和骨关节炎。
  - **尺神经：**尺神经在经过**Guyon管**时会被卡压，Guyon管由豌豆骨和钩骨钩之间的豆钩韧带围成。尺神经也可能因为尺侧腕屈肌在豌豆骨的止点处水肿而受累。
- **治疗介入：**治疗腕管综合征，对腕部和手指屈肌应用CR MET来降低高张力，并且增加附着在这些肌肉上的手部和腕部筋膜的延展性。然后对附着在腕横韧带（屈肌支持带）上的掌长肌、尺侧腕屈肌和手部内在肌运用CR MET，来增加韧带的延展性，并帮助降低腕管的压力。接着对屈肌支持带进行轻柔的分离牵引。慢性状况时对屈肌支持带的附着点进行STM。

- 治疗尺神经时，对尺侧腕屈肌进行CR MET来松解豆钩韧带处的肌腱。然后顺着韧带纤维走向做横向的STM。接着在Guyon管处沿着神经走向做横向的挖取式揉抚。

肌肉

- **结构**：有6块肌肉的肌腱穿过腕部前侧。其中3块肌肉只控制腕部运动，它们分别是掌长肌、桡侧腕屈肌和尺侧腕屈肌。另外3块肌肉主要屈曲手指和拇指，也协助腕关节的运动，它们分别是指浅屈肌、指深屈肌和拇长屈肌。9条肌腱与正中神经一起穿过腕管，这9条肌腱分别为拇长屈肌肌腱与4个手指的指浅屈肌肌腱和指深屈肌肌腱。

9块肌肉穿过腕部背侧。其中3块是腕部的肌肉：桡侧腕短伸肌、桡侧腕长伸肌和尺侧腕伸肌。另外6块是控制手指和拇指运动并协助腕部运动的肌肉：指伸肌、示指伸肌、小指伸肌、拇长伸肌、拇短伸肌和拇长展肌。

穿过手腕的肌腱得到稳定和润滑以确保精确控制运动和平衡滑动。稳定肌腱的结构是手腕的支持带和纤维结缔组织，其将屈肌肌腱保持在手指和拇指上，称为**环状韧带**。屈肌肌腱是由手掌和手指的滑膜鞘润滑的。

功能：横穿手腕的肌肉的主要作用是为手部提供力量和稳定性并确保精细的位置运动。维持好手指和拇指外在肌的最佳长度-张力关系有助于获得手部的力量和稳定（详见下文“手部的肌肉”）[9]。

- **功能障碍和损伤**：腕部肌肉附着点处发生的肌腱炎，这种临床现象称作止点肌腱炎，比较常见的原因是外伤或者过度使用。受累的肌腱通常有桡侧腕短伸肌、桡侧腕长伸肌、尺侧腕伸肌、桡侧腕屈肌和尺侧腕屈肌。另一种常发生的功能障碍叫作**狭窄性腱鞘炎（De Quervain腱鞘炎）**，容易受累的肌肉是拇短伸肌和拇长展肌。这两块肌肉穿行于由伸肌支持带在桡骨茎突处围成的纤维骨管内。反复的抓握运动导致肌腱不断相互摩擦而经常受激惹并发生炎症。这种炎症在早期会引起水肿，在慢性期会出现纤维化。这两种情况都会造成纤维骨管狭窄，并且在肌肉运动中出现疼痛。**交叉综合征**是一种滑囊炎或者腱鞘炎，通常发生在拇长展肌和拇短伸肌穿过桡侧腕伸肌肌腱的部位。患者通常主诉腕部近端的桡骨背侧疼痛。
- **治疗介入**：对于狭窄性腱鞘炎，对受累的肌腱进行CR MET，并且进行STM，沿肌腱走向应用横向挖取式揉抚手法。在慢性状况下，如果触诊到肌腱增厚或纤维化，可以应用深层摩擦揉抚手法。对于止点肌腱炎，先应用MET来降低受累肌腱的高张力、拉长短缩的肌筋膜，并增加肌腱骨膜结合处的弹性。然后对整个肌肉进行STM技术，并在肌肉起止点做横向摩擦按摩的手法。

腕部肌肉的动作

见表7-4。

表7-4	腕部肌肉的动作
广义的腕关节是由2个关节构成的复关节：桡腕关节和腕中关节。腕关节有4种基本的运动：屈曲、伸展、桡偏（外展）和尺偏（内收）。其中在前臂有6块肌肉只参与腕部的运动。另外的9块肌肉既参与拇指和手指的运动，又能够活动腕部	
腕部	
屈曲	
■ 尺侧腕屈肌	
■ 桡侧腕屈肌	
■ 掌长肌	
伸展	
■ 尺侧腕伸肌	
■ 桡侧腕长伸肌	
■ 桡侧腕短伸肌	
桡偏（外展）和尺偏（内收）	
■ 桡侧腕长伸肌	
■ 桡侧腕短伸肌	
■ 桡侧腕屈肌	
■ 掌长肌	
尺偏（内收）	
■ 尺侧腕屈肌	
■ 尺侧腕伸肌	

305 # 手部的解剖、功能和功能障碍

手部的骨和关节

手部共由19块骨和19个关节组成（图7–1）。其中有5块掌骨，尺侧4根手指各有3节指骨，拇指有2节指骨。

腕掌关节

- **结构**：远排腕骨和掌骨底组成的关节叫作腕掌关节。第1掌骨和大多角骨组成第1腕掌关节。
- **功能**：第2、第3和第4指的腕掌关节是滑膜关节，仅有单轴的屈曲和伸展运动。其中第2和第3腕掌关节基本是不动关节，仅为手掌的叩击和抓握动作提供稳定的基底。第5（小指）腕掌关节除屈曲和伸展外，还能做少许外展和内收运动。

第1（拇指）腕掌关节也被称作掌三角关节，是一种鞍状关节，能够做多平面运动，包括屈曲、伸展、外展、内收和环转运动。这个关节是拇指能够灵活运动的关键。拇指不像其他手指一样朝向前面，而是朝向掌面，这种结构使拇指能够很容易触到其他所有的手指（称作对指运动），这对握、抓和捏等手部运动有重要的意义。

- **功能障碍和损伤**：手部关节容易发生关节炎，可以是退化性关节炎，也可能是全身系统性疾病如类风湿关节炎。遗传因素与手指和拇指的关节炎有关。骨关节炎在远端指骨间关节一般有明显的水肿，这被称作赫伯登结节（Heberden结节）；或者在近端指骨间关节出现水肿，被称作布夏尔结节（Bouchard结节）。拇指的腕掌关节是人体
306 最容易发生关节炎的关节之一。骨关节炎在远端指骨间关节要比近端指骨间关节更常见，并且在其他手指的腕掌关节很少发生[3]。

退化性关节炎与过度使用和炎症有关，会造成关节囊纤维化、滑液减少和关节软骨退化。通常的发病诱因是关节半脱位，或者关节内粘连造成关节面之间正常的滑动减少。近端指骨间关节发生水肿的主要原因是关节副韧带撕裂[12]。拇指容易发生籽骨炎，这是由于围绕在籽骨周围的韧带和关节囊发生炎症。

- **治疗介入**：手部骨关节炎的治疗措施是对手指屈肌和伸肌应用MET，通过附着在关节囊上面的肌肉来促进关节囊的运动，以达到增加关节内的润滑效果的目的。然后对拇指和其他手指应用STM技术来松解屈肌肌腱的环状韧带上的粘连，并松解屈肌的肌腱骨膜结合处的粘连。对手指和拇指的韧带做横向摩擦按摩手法，横向揉抚的手法集中作用在副韧带和掌骨横韧带。然后对关节进行关节松动术。

掌指关节

- **结构**：掌指关节是由凸面的掌骨头和凹面的指骨（手指）底组成。它们都是滑膜关节，有1个关节囊和三条韧带：掌侧韧带、腕横韧带和侧副韧带。拇指的掌指关节有2块籽骨，分别嵌入拇收肌和拇短屈肌肌腱内。
- **功能**：掌指关节有4种可能的运动：屈曲、伸展、内收和外展。籽骨能够通过增大嵌入角度来增加力臂，以及帮助分配肌肉产生的收缩力以提高掌指关节的力学性能。
- **功能障碍和损伤**：掌指关节也很容易发生急性损伤和骨关节炎。急性损伤或者长时间过度使用之后，拇指的籽骨会发生炎症，这种临床现象叫作**籽骨炎**，并且朝向掌面的方向出现错位（半脱位）。
- **治疗介入**：掌指关节的治疗和腕掌关节的治疗相似。

指骨间关节

- **结构**：指骨间关节是由相邻两个指骨的近端和远端组成的关节。这种关节都有1个关节囊、2条侧副韧带和纤维软骨掌板（详见后文“指骨间关节的关节囊和韧带”部分）。
- **功能**：指骨间关节是滑膜铰链关节，有2种运动：屈曲和伸展。朝向掌面的屈曲运动能使手掌产生抓和握的动作。
- **功能障碍和损伤**：指骨间关节的功能障碍和损伤和腕掌关节相似。
- **治疗介入**：指骨间关节功能障碍的治疗和腕掌关节相似。

手部的软组织

关节囊和韧带

临床上一般根据韧带所处的位置进行命名（图7–7）。

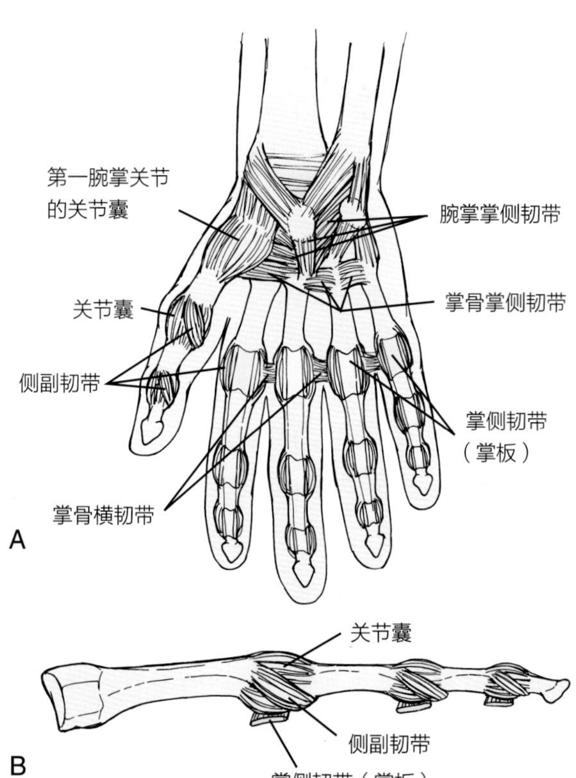

图7–7 A. 掌指关节和指骨间关节的关节囊、侧副韧带、掌骨横韧带和掌侧韧带；B. 掌指关节和指骨间关节的关节囊、侧副韧带的侧面观

腕掌关节的关节囊和韧带

- 手部所有的腕掌关节都有横韧带和纵韧带。拇
指腕掌关节的关节囊较松弛，并由桡侧、尺 307
侧、掌侧和背侧副韧带加固。在第1和第2掌骨之间有掌骨间韧带。

掌指关节的关节囊和韧带

- 掌指关节的**关节囊**与内侧副韧带和外侧副韧带、附属韧带、掌骨横韧带、掌侧韧带（掌板，是一个增厚而致密的纤维软骨板）相交织（描述如下）。
- 掌指关节的**侧副韧带**是关节旁边一条增厚的圆线，它的作用是悬挂掌侧韧带。
- **掌骨横韧带**与掌指关节的关节囊和掌侧韧带相交织。它可分为深层和浅层，两者之间有指掌侧固有神经经过。
- **掌侧韧带（掌板）**嵌入掌指关节掌面的关节囊壁内，附着在掌指关节的掌骨头和指骨近端。韧带的远端有一条软骨线，近端呈膜状，并且有一个浅沟，手指的屈肌肌腱通行于此浅沟内。掌侧韧带还与掌指关节的侧副韧带、掌骨横韧带相交织。它们随着手指一起运动，手指屈曲时向近端滑动，伸展时向远端滑动。
- 在掌指关节水平是**伸肌腱帽**，它是一个由伸肌肌腱的外侧束、骨间肌与蚓状肌纤维延长部分共同组成的宽阔、平坦的纤维板[10]。

指骨间关节的关节囊和韧带

- 指骨间关节的**关节囊**由2条侧副韧带、2条附属韧带和1条掌侧韧带加固。手指屈肌肌腱与指骨间关节的关节囊相交织。
- 指骨间关节的**侧副韧带**连接相邻的两个指骨间关节。其纤维由近端到远端的方向延续，并与指骨长轴平行。它们协助引导指骨间关节做屈曲和伸展运动。
- **掌侧韧带（掌板）**嵌入手指和拇指指骨间关节掌面的关节囊壁内。它们从近端到远端附着在指骨间关节上，并与关节囊和侧副韧带相交织；

还有一个浅沟，手指屈肌肌腱通过这个浅沟。

- 屈肌肌腱由一个纤维鞘固定，这个纤维鞘叫作**环状韧带**，功能类似于一个支持带，用于固定并引导肌腱的运动。它们附着在骨下方的掌板上，与骨一起围成一个纤维骨管。
- 功能
  - **关节囊**有纤维层和滑膜层。关节囊为关节提供被动的稳定性，引导关节运动，通过自身滑膜层的分泌来促进关节的润滑，还发挥神经感觉调节的作用。关节囊还包含机械感受器和疼痛感受器，这些感受器可以提供运动、位置、压力和疼痛的反馈信息，并且加强与周围肌肉之间的联系。
  - 指骨间关节的**侧副韧带**稳定构成关节的骨结构，并且悬吊掌侧韧带和屈肌腱鞘[13]。
  - **掌骨横韧带**使掌骨头结合在一起。
  - **掌侧韧带**能够扩大掌骨头的关节面，并且防止长屈肌腱卡压在关节内[9]。
- 功能障碍和损伤
  - 急性损伤、长时间劳损（例如长时间重复抓握动作）或者关节的退行性改变，都容易造成关节囊和侧副韧带纤维化。
  - 近端指骨间关节是手部最容易损伤的关节[11]。常见的损伤为手指挤压伤，使关节过度伸展，导致关节囊和侧副韧带损伤。指骨间关节侧副韧带的慢性微撕裂也较常见，尤其是近端指骨间关节。这种撕裂在急性期会产生水肿，并且由于关节面之间的滑动减少而造成关节退行性改变[12]。
  - 掌指关节副韧带损伤会造成粘连，从而使关节屈曲范围减小。滑雪运动容易发生拇指内侧（尺侧）副韧带损伤，拇指强力地过度伸展或者外展而损伤称作**滑雪者拇指（skier' s thumb)**。
  - 急性损伤或者退行性改变容易造成掌深横韧带增厚。韧带增厚会引起短缩，这会引起掌骨头之间结合过紧，从而造成功能障碍和掌指关节疼痛。韧带增厚还会压迫指掌侧固有神经，导致手指疼痛、麻木或者刺痛。
  - 屈肌肌腱的过度使用（例如，长期使用键 308
    盘，或者长期重复抓握的动作）会造成环状韧带增厚和短缩。这会增加屈肌肌腱的摩擦，尤其是在掌指关节处。这种反复摩擦会刺激韧带并使之发生炎症，造成潜在的纤维化风险，这会造成肌腱通过管道的狭窄而导致扳机指的发生。
  - 掌侧韧带会因为退化性关节炎增厚，也可能发生FOOSH损伤。当手部因为受伤而制动，韧带膜部会发生回缩、粘连，而导致关节屈曲受限[14]。
- **治疗介入**：对手部韧带的治疗，首先对和韧带相交织的肌肉进行MET。因为大多数受累的韧带都在掌侧，所以主要对手指和拇指的屈肌进行MET 。然后，沿着纤维走向做横向的STM手法。如果韧带增厚，可应用横向摩擦揉抚手法。如果手指处于持续屈曲位，则对韧带进行由掌侧到背侧的叩击运动来松解侧副韧带的扭转。最后，在受累韧带处活动关节，帮助恢复局部神经功能和促进韧带局部的水化。对于掌侧韧带的治疗，应用由近端到远端方向的挖取式揉抚，来减少粘连并促进韧带膜部与周围粘连部位的分离。

筋膜

- **结构**：前臂筋膜在腕部伸肌侧由伸肌支持带加强，并且继续延伸为手背筋膜。在掌面，前臂筋膜逐渐增厚并延伸为**掌侧筋膜**，掌侧筋膜与掌长肌腱膜相交织。筋膜继续延伸覆盖大鱼际和小鱼际隆起，并且与腕部屈肌支持带相交织。掌侧筋膜有深层和浅层，与其他筋膜相连通，把手掌分成不同的间室来容纳手部的肌腱。掌侧筋膜再进一步向远端延伸，并与掌骨横韧带和屈肌腱鞘相交织。
- **功能**：掌侧筋膜可以为抓握物体提供一个不容易滑落的抓握面，可固定肌腱、神经和血管，并对神经和血管提供保护[10]。

- **功能障碍**：掌侧筋膜的增厚和硬结有可能因不明原因而自发产生，这种临床状况叫作**掌腱膜挛缩（Dupuytren挛缩）**，会造成严重的手部残疾，原因是第四指和第五指肌腱的屈曲挛缩。
- **治疗介入**：对掌侧筋膜应用深层纵向或者横向的手法，能够使掌腱膜挛缩（Dupuytren挛缩）的症状得到一定程度的缓解。这种情况通常需要手术干预。

手部的神经

- **结构**：正中神经和尺神经都有末端分支，叫作**掌指神经（指间神经）**。掌指神经在掌部走行于相邻两个掌骨头中间，掌骨横韧带的深层和浅层之间。在手指和拇指，它们走行于每个手指的桡侧和尺侧，而不是在掌侧。如果在掌侧，它们易在抓握的时候被卡压到（图7–2，7–3，7–4）。
- **功能**：每条掌指神经都有感觉支伸入手指前部和两侧的皮肤，还有关节支伸入掌指关节和指骨间关节。
- **功能障碍和损伤**：指间神经可能在掌骨横韧带的浅层和深层之间被卡压到。韧带会因为损伤、过度使用或者其他疾病而增厚。在功能障碍时，手部常处于屈曲位，卡压掌骨头和指间神经。
- **治疗介入**：治疗指间神经时，可以先应用STM来松解掌骨横韧带。然后在相邻两个掌骨头之间，垂直于神经纤维的方向进行轻柔的挖取式揉抚手法。

手部的肌肉

- **结构**：手部有18块内在肌和9块外在肌（图7–8~图7–10）。每根手指都有2块外在肌和3块伸肌。拇指有4块外在肌：其中1块在掌面，其他3块在背面。手部大多数的内在肌位于2个肉垫内：拇指基底部的大鱼际和第5指骨基底部的小鱼际。除了这2个肉垫，内在肌还包括蚓状肌及背侧和掌侧骨间肌。

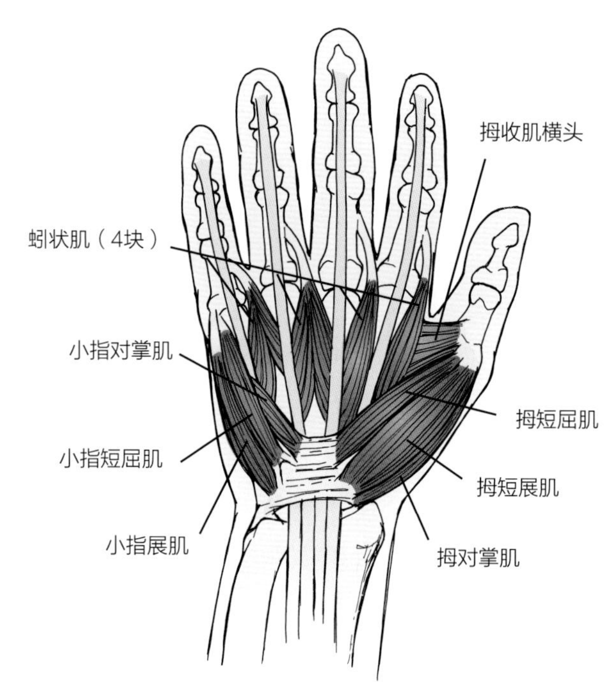

图7–8 手部的肌肉和屈肌腱

因为屈肌肌腱经过掌指关节和指骨间关节，它们走行于一个封闭、润滑的腱鞘内，有时被称作指腱鞘，在腱鞘内侧有一层滑膜，外侧是纤维层，这种结构能够使肌腱在腱鞘内自由滑动。屈肌肌腱还 309
通过斜支持带韧带和横支持带韧带与伸肌腱帽相连。环状韧带围成一个纤维骨管，把屈肌肌腱及其腱鞘限制在手指和拇指的掌骨头附近。这些韧带的功能类似于支持带，固定并引导肌腱的运动。

伸肌通过伸肌支持带下方，被限制在伸肌腱鞘内，在每个手指的背侧形成一个伸肌腱帽来取代背侧的关节囊。这个肌腱帽环绕关节周围，并附着在掌骨横韧带上。

蚓状肌和骨间肌都是手指的内在肌。它们都延伸成一个纤维板，这个纤维板也参与伸肌腱帽的构成。

- **功能**：手部的主要功能是抓握和操纵物体，要求具有很好的运动控制。强有力的抓握运动主要由外在肌控制；精细的运动，例如捏，则由内在肌控制。手指的伸展同时由伸肌和内在肌控制。蚓状肌是手部主要的感觉反馈器官。这些肌肉较人体其他的肌肉具有更多的肌梭[5]。

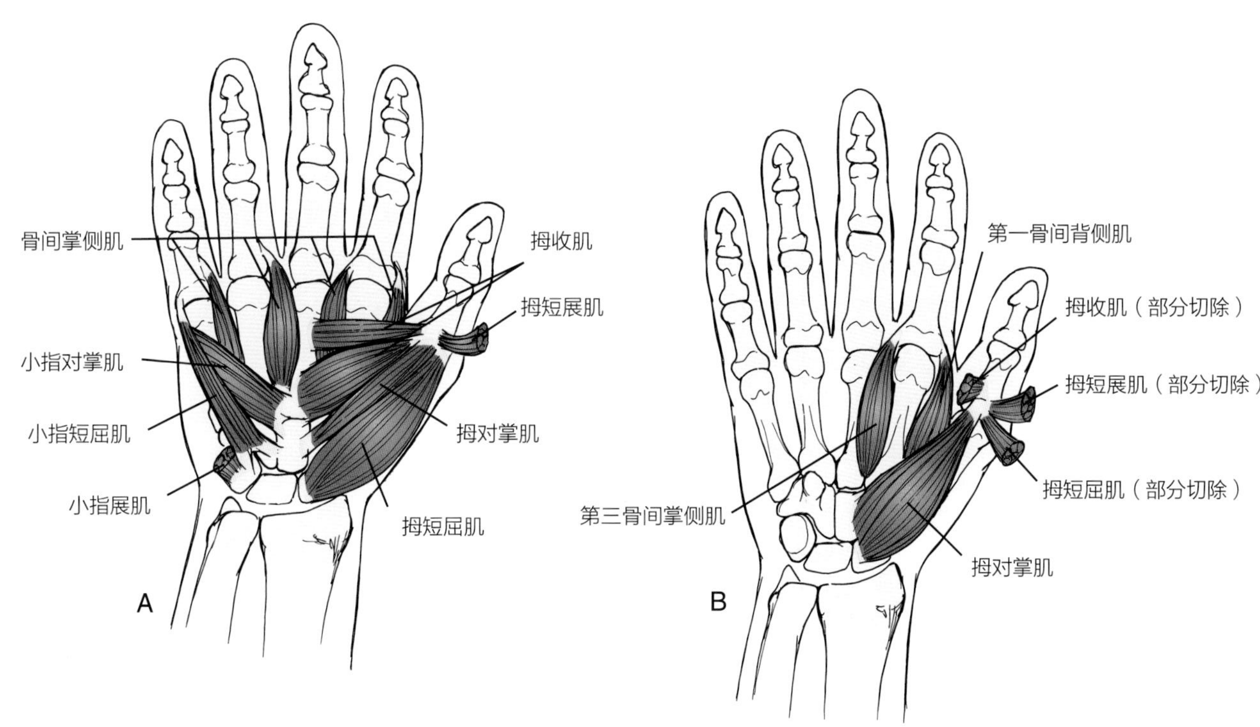

图7–9 A. 手部深层肌肉；B. 手部深层肌肉及被切去两个头的拇收肌，以暴露骨间肌下方的结构

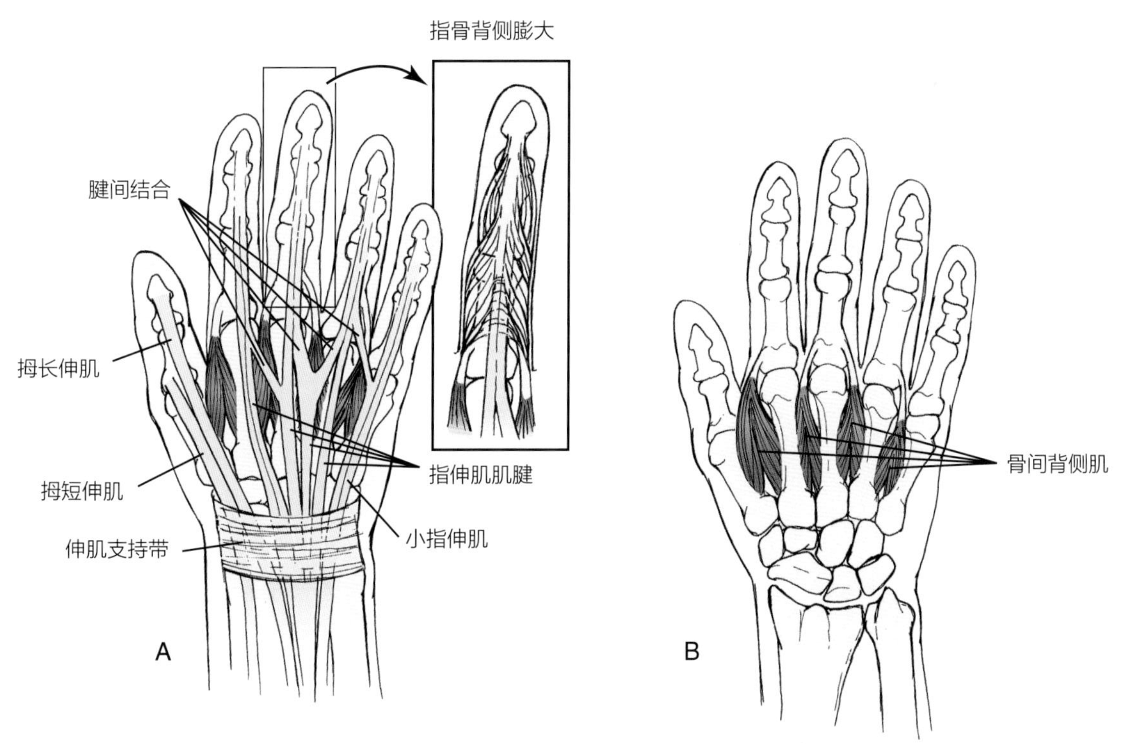

图7–10 A. 手部背侧的肌肉和肌腱；B. 手部骨间背侧肌

腕部和手部在最优位置时每块外在肌具有相同的张力，这种情况下手指和拇指发力的效率最高。该位置叫作腕部和手部的**功能位**。这种位置下，腕部处于中立位，各手指在掌指关节处适当弯曲，近端指骨间关节和远端指骨间关节也微屈。

- **功能障碍和损伤：**手部容易发生急性和慢性功
310 能障碍和损伤。伸肌肌腱在手指的末端被撕裂离开骨附着点（撕脱），这是运动员最容易遭受的闭合性损伤[5]。这种损伤还经常使手指指尖受外力的冲击，被称作**槌状指**[7]。
  - □ 慢性功能障碍通常是由于长期过度使用而造成持续的疲劳，肌肉处于持续收缩状态，并且不断产生代谢废物，造成一个封闭的酸性内环境，使氧供降低。这会使肌肉出现缺血性疼痛，即便对轻柔的压力也会感到非常敏感。
  - □ 内在肌肌力的减弱和手指伸肌的持续收缩状态会造成手指呈**爪形手**。
  - □ 手指屈肌肌腱会在腱鞘处增厚，形成一个硬结而在环状韧带处被卡压，造成**扳机指**。造成扳机指的其他原因在前面有叙述，可以由增厚的环状韧带造成。扳机指通常先从近节指骨底发生。当手指屈曲和伸展时，患者常感觉到肌腱发出“啪啪”的声音。
  - □ 长期反复的抓握运动或者急性损伤，例如FOOSH损伤，会使拇长屈肌受到激惹。
  - □ 手指反复的精细运动，例如音乐家演奏乐器，会造成手部背侧和掌侧的骨间肌和蚓状肌受到激惹。
- **治疗介入：**基本的治疗方案是先对受累的肌肉和筋膜应用CR或者PIR MET来增加软组织的延展性，帮助其恢复正常的神经功能。然后用STM配合垂直于纤维走向的挖取式揉抚手法。如果触诊到纤维化的部位，可以应用横向摩擦按摩的手法。对相关的关节应用关节松动术，来增加关节内润滑作用，恢复关节内运动，并促进关节和关节周围神经与肌肉的联系。

肘部、腕部和手部的肌肉失衡

- **容易紧张和短缩的肌肉：**旋前圆肌、尺侧腕屈肌、桡侧腕屈肌、指屈肌和构成鱼际隆起的肌肉。
- **容易肌力减退和被抑制的肌肉：**手指和腕部的伸肌、蚓状肌、骨间肌和旋后肌。

肘部、腕部和手部肌肉的位置性功能障碍

- 前臂的肌肉容易产生旋前的力。手部的肌肉产生使大鱼际肌和小鱼际肌朝向掌面中线合拢的力，并且能使手指保持在屈曲的位置。

手部的内在肌 311

见表7–5。

表7–5 手部的内在肌

肌肉	起点	止点	动作
大鱼际隆起			
拇短展肌	起自屈肌支持带，以及手舟骨与大多角骨结节处	近节指骨的桡侧和掌指关节的桡侧籽骨；拇对掌肌浅层和拇短屈肌的稍浅层和外侧（桡侧）	使拇指与掌部保持合适的角度，使拇指内旋和伸展
拇对掌肌	起自大多角骨结节和屈曲支持带，延伸到拇短展肌深层	附着在第1掌骨的整个外侧缘和掌侧	使第1掌骨穿过掌面向内侧屈曲和内旋（即对掌），外展、屈曲和旋转
拇短屈肌	浅层起自屈肌支持带和大多角骨结节，深层起自头状骨和小多角骨	拇指掌指关节的桡侧籽骨和近节指骨	拇指近节指骨的屈曲；与对掌肌一起使掌指关节屈曲并内旋

续表

肌肉	起点	止点	动作
拇收肌	横头和斜头：斜头起自头状骨和第2、第3掌骨底，横头起自第3掌骨的整个骨干	拇指掌指关节的尺侧籽骨和近节指骨	使拇指的第1指骨内收，并协助其对掌和屈曲
小鱼际隆起			
小指展肌	起自豌豆骨、尺侧腕屈肌肌腱和豆钩韧带	第5指的近节指骨基底部	使小指外展
小指屈肌	起自钩骨钩和屈肌支持带	近节指骨的尺侧基底部；被尺动脉和尺神经深支在小指展肌的起始段分开	使小指的掌指关节屈曲
小指对掌肌	起自钩骨钩和屈肌支持带，延伸到小指展肌和小指屈肌深部	第5掌骨的全部尺侧缘	使第5掌骨同时向前和向外（桡侧）运动，旋转第5掌骨使其前面在对掌运动时与拇指相对
蚓状肌（Ⅰ至Ⅳ）	起自指深屈肌肌腱的桡侧面	每个手指的伸肌腱帽的桡侧和掌指关节的关节囊	与骨间肌一起使手指掌指关节屈曲，并且使指骨间关节伸展
骨间背侧肌	4块二羽肌，都起自5块掌骨相邻的两侧	附着在近节指骨基底部和指背腱膜；第1骨间背侧肌附着在示指近节指骨的桡侧面；第2和第3骨间背侧肌附着在中指近节指骨的侧面；第4骨间背侧肌附着在环指的尺侧面	以中指为轴外展手指，屈曲掌指关节和伸展指骨间关节
骨间掌侧肌	3块只有一个头的肌肉起自第2、第4和第5掌骨的掌侧	附着在相对应指骨的伸肌腱帽	向中线方向内收手指，屈曲掌指关节和伸展指骨间关节

手部肌肉的动作

见表7–6。

表7–6　手部肌肉的动作

手部包括19块骨和19个关节。前臂的9块肌肉控制五指活动，手部还有18块内在肌。为避免混淆，将分开描述手指和拇指的运动

手指

屈曲

- 指浅屈肌
- 指深屈肌
- 小指屈肌
- 蚓状肌和骨间肌协助屈曲

伸展

- 指伸肌
- 示指伸肌
- 小指伸肌

内收

- 指长屈肌是主要的内收肌常与骨间掌侧肌一起使手指内收

外展

- 骨间背侧肌在指长伸肌的协助下使手指外展
- 小指展肌

拇指

屈曲

- 指长屈肌（外在肌）
- 拇短屈肌（内在肌）

伸展

- 拇长伸肌
- 拇短伸肌

外展

- 拇长展肌（外在肌）
- 拇短展肌（内在肌）

内收

- 拇收肌，斜头和横头

对掌

- 拇对掌肌
- 小指对掌肌

313 肘部、前臂、腕部与手部的功能障碍和损伤

肘部、前臂、腕部与手部疼痛的诱发因素

- 反复的抓握运动，例如打网球或者使用锤子，会使腕部和手指的屈肌与伸肌疲劳并且肌力减弱，容易在肘部和腕部的肌腱骨膜结合处发生急性撕裂伤。
- 反复长期使用手指屈肌，例如键盘工作，会导致肌腱炎，引起局部疼痛或者水肿，甚至疼痛和水肿同时存在，最终发展为腕管综合征。
- 反复的肘部屈曲和伸展，例如木工作业或弹奏乐器（如小提琴），会引起肘部疼痛。
- 反复的肘部伸展运动，例如投掷球类运动，会使肘部附着的肌肉受累。
- 反复的旋前和旋后（扭转力）运动。
- 关节的外伤史会造成关节囊和侧副韧带增厚，限制关节的运动，导致关节软骨退化和骨关节炎。
- 手腕处月骨的半脱位可引起腕管综合征。固定MCP或IP关节可导致退变和OA。
- 制动。
- 疲劳。

肘部、前臂、腕部和手部疼痛的鉴别诊断

能鉴别肘部、腕部和手部的疼痛是由其他疾病发展而来，而不是局部的神经肌肉损伤和功能障碍所造成的，这在临床治疗中非常重要。具体内容参照第二章的“按摩和手法治疗的禁忌证：红旗现象”中的临床指导内容，以确定患者是否具有按摩治疗的禁忌证，以及什么情况下应该转诊给临床医生。

- 肘部、腕部和手部容易发生一系列合并的症状，如疼痛、麻木和刺痛，这些症状可能由颈椎和肩部牵涉到这些区域。如第五章中所描述的，一种类型的牵涉痛可能由肌肉、韧带、关节囊、关节盘或者硬脑（脊）膜引起。这些组织受伤时会产生**骨节痛**。通常情况下，骨节痛被患者描述为一种较深的、隐匿的并且弥漫性的疼痛。第二种类型的牵涉痛叫作根性痛，是由脊神经根受激惹引起的症状。如果脊神经感觉（背侧）神经根受到激惹，可能产生锐痛、麻木或者刺痛，这些症状根据皮节较容易定位。一个皮节是指一条单独的脊神经感觉神经根所支配的皮肤区域（见第三章描述皮支的图）。如果脊神经运动神经根受到压迫，除了会有疼痛、麻木和刺痛外，还可能造成该神经根支配肌肉（肌节）的肌力下降。肘部、腕部和手部区域的肌节：C_6，腕部伸展；C_7，腕部屈曲；C_8，拇指伸展。
- 周围神经在肘部、腕部和手部的卡压也会造成一系列合并的症状，如疼痛、麻木或者肌力减退。对于周围神经卡压，对卡压神经进行手法压迫会暂时使临床症状加重。这种症状加重的情况可以作为临床治疗的指征。STM技术对治疗周围神经卡压有很好的效果。如果经过数次治疗，患者的症状没有缓解的迹象，可以将患者转诊给脊柱按摩师或者正骨师进行脊柱的评估。
- 与其他临床状况的鉴别诊断可以根据受累区域来分类。
- 如果手部抓握或者腕部屈曲、旋前或伸展等长抗阻运动使内上髁和外上髁区域的隐痛加重，可以考虑为相应肌肉在肌腱骨膜结合处的撕裂。
- 相同部位的疼痛也可能是由神经的卡压造成。外上髁炎、桡管综合征、屈肌肌腱炎和肘管综

合征具有相似的临床症状。不同于肌腱炎或者
314 肌腱骨膜结合处的撕裂，神经卡压的症状不太会被肌肉的等长抗阻运动加重。

- 前臂前面的疼痛可能是肱二头肌或者旋前圆肌肌腱炎。这两种情况都会因为肌肉的等长抗阻运动而症状加重。
- 腕部的疼痛可能由腕部屈肌和伸肌在附着处发生的肌腱炎引起。当发生肌腱炎时，触诊屈肌和伸肌时会有疼痛，并且症状会被肌肉的等长抗阻运动加重。腕部的疼痛也有可能是因为韧带的撕裂。韧带撕裂通常是由急性损伤导致。急性撕裂时肌肉的等长抗阻运动不会引起疼痛，但是被动的牵伸会使疼痛加剧。
- 拇指、示指和中指的麻木和刺痛可能由腕管综合征引起。Phalen试验（将手部背侧在胸前按压1分钟）通常呈阳性。
- 拇指或者手指的疼痛和僵硬可能是骨关节炎。骨关节炎会使关节失去正常的运动，关节囊和侧副韧带增厚并出现疼痛。

肘部、前臂、腕部与手部常见的功能障碍和损伤

肱骨外上髁炎（网球肘）/ 腕伸肌肌腱炎

- **病因**：肱骨外上髁炎，或称网球肘，被认为是一种慢性状况的急性表现。急性表现的特征是腕伸肌肌腱与骨结合部位的撕裂，尤其是在桡侧腕短伸肌处。其实是因为长期反复抓握运动导致组织疲劳，而进一步发展成慢性退行性变的临床症状。网球运动员、音乐家、按摩治疗师和木匠都可因为长期反复的抓握运动而受累。
- **症状**：逐步进展的隐痛呈隐袭性发生。症状最明显的区域通常是腕伸肌（尤其是桡侧腕短伸肌）肌腱与骨结合部，靠近外上髁前侧的区域。患者也会感觉到经过桡骨头上面的肌腱疼痛，或者在桡骨头远端距伸肌肌腱与骨结合处数厘米的区域疼痛。这种隐痛会发展为强烈的疼痛，并逐步进展到前臂后侧，再到腕部和手部。
- **体征**：患者在进行抓握运动和腕伸抗阻运动时会感觉到疼痛加重，并且在肘部伸展的同时进行中指的抗阻伸展运动，也会感到疼痛。腕部被动屈曲并且前臂旋前也会产生疼痛，因为桡侧腕短伸肌被拉伸越过近侧桡骨头上方，使肌肉更容易受到损伤。
- **治疗**：对于**急性**伸肌肌腱炎（网球肘），应用MET#4和#5来减轻水肿和减轻疼痛，并降低肌肉张力和敏感度。然后重点对桡侧腕短伸肌应用Ⅰ级第三序列轻柔的STM揉抚手法。再对症状区域进行触诊，看是否有高张力和疼痛，如果有的话，应用MET和STM技术。对**慢性**伸肌肌腱病，在伸肌的肌肉肌腱结合处和肌腱骨膜结合处应用Ⅰ级第二序列和Ⅱ级第一序列手法来松解粘连。最后对肘部进行Ⅱ级第六序列的关节松动手法，帮助关节恢复正常的运动，并且恢复正常的神经调节功能。

内上髁炎（高尔夫球肘）/腕屈肌肌腱炎

- **病因**：长期反复的腕部屈曲和旋前运动（如打高尔夫球、投掷运动和抓握运动）会导致内上髁炎。计算机工作人员、按摩治疗师、木匠、高尔夫球运动员和网球运动员都容易患此病。
- **症状**：内上髁炎的症状主要是肘内侧旋前圆肌肌腱骨膜结合处的疼痛，还有桡侧腕屈肌在肱骨内上髁前面的疼痛，还可能出现内上髁远端的屈肌肌肉肌腱结合处的疼痛。通常情况下，很少会发生牵涉痛，但是容易造成尺神经的卡压。
- **体征**：当肘部保持在伸展和旋后位时进行腕部屈曲抗阻的运动患者会感到疼痛。累及旋前圆肌时，也可能在旋前抗阻的时候出现疼痛。
- **治疗**：对于**急性**屈肌肌腱炎，对腕屈肌、手指屈肌和旋前肌应用MET手法（MET#7、#8和#9），帮助减轻水肿和疼痛，并降低肌肉张力和敏感度。然后重点对屈肌和旋前肌应用Ⅰ级第三序列轻柔的STM揉抚手法。再对症状区域进行触诊，

看是否有高张力和疼痛。如果有的话，应用MET和STM技术。对于**慢性**屈肌肌腱病，对腕屈肌、手指屈肌和旋前肌应用PIR MET（MET#7、#8和#9）。在屈肌的肌肉肌腱结合处和肌腱骨膜结合
315 处应用Ⅰ级第一序列和Ⅱ级第二序列手法来松解粘连。最后对肘部进行Ⅱ级第六序列的关节松动手法，帮助关节恢复正常的运动，并且恢复正常的神经调节功能。

肘管综合征（尺神经在肘部的卡压）

- **病因**：长期反复的腕部屈曲会造成肘管狭窄，或者肘部持续屈曲挛缩（通常情况下是在睡觉时发生），这些均会导致肘管综合征。尺神经会在以下几个区域被卡压：肩胛下肌的筋膜（见第六章）、上臂远端1/3内侧和肘管内。尺神经还可能在尺侧腕屈肌两个头之间或者Guyon管处被卡压（见“腕部的解剖、功能和功能障碍”）。
- **症状**：患者会感到第四和第五手指处疼痛、刺痛和麻木；还有可能感到肘内侧隐痛，这种隐痛可以延伸到前臂。
- **体征**：肘管综合征的体征包括手部内在肌的肌力减退和小鱼际肌的废用，因为这些肌肉都由尺神经支配。用手指按压内上髁后面的尺神经，或肘关节被动屈曲位维持1分钟，或者在腕部保持尺偏的同时进行屈曲抗阻运动，这些运动都会造成尺神经的卡压症状。
- **治疗**：如上文描述的那样，对腕屈肌、手指屈肌和旋前肌进行治疗。对尺侧腕屈肌应用CR MET（MET#8），以减轻水肿和疼痛，并且降低肌肉的高张力。对于慢性情况，应用PIR MET（MET#8）来增加围成肘管的筋膜结构的长度和延展性。然后再对肘管的纤维弓（弓状韧带）应用STM的Ⅱ级第二序列手法。再沿神经纤维方向做横向的轻柔挖取式揉抚手法来松解尺神经。

腕管综合征

- **病因**：腕管综合征通常由正中神经被卡压引起，造成血液循环减少，因此供氧能力下降。造成这种临床状况的原因包括手指屈肌的过度使用（例如键盘工作、建筑工种和按摩治疗），会造成腱鞘的炎症和水肿，再进一步发展为屈肌肌腱和腕横韧带的纤维化和增厚。外伤史或者慢性微损伤、月骨半脱位、妊娠期水肿和骨关节炎也都有可能导致腕管综合征。
- **症状**：患者会感觉到前三根手指隐匿地出现麻木和刺痛。症状在夜晚加重或者从早上开始恶化，手部的活动会使症状减轻。疼痛也可能由腕部放射到肘部。
- **体征**：将手部背侧在胸前按压1分钟（Phalen试验）会产生腕管综合征的症状。如果是由屈肌肌腱炎引起的腕管综合征，则手指屈曲抗阻运动会加重症状。
- **治疗**：重复上文描述的针对屈肌肌腱炎的治疗方案。为增加腕横韧带（屈肌支持带）的延展性，对附着在上面的肌肉（掌长肌、大鱼际肌、小鱼际肌和尺侧腕屈肌）应用CR MET。然后应用Ⅱ级第四序列的揉抚手法，这种治疗同时适用于急性和慢性腕管综合征。

腕部韧带撕裂

- **病因**：最常见的原因是FOOSH损伤。
- **症状**：疼痛通常局限在损伤部位局部。最容易受累的韧带是背侧月头韧带和掌侧桡月韧带[3]。
- **体征**：如果被动屈曲腕部时，腕部背侧出现疼痛，提示月头韧带受损。若腕部伸展支撑身体时出现疼痛，有可能是因为背侧月头韧带受损、掌侧桡月韧带受损或者腕骨活动受限。
- **治疗**：治疗**急性**韧带损伤的首要目标是尽快减轻疼痛、水肿和肌肉僵直状态。针对掌侧韧带，对腕屈肌和手指屈肌应用交互抑制（RI）MET#8和#9；针对背侧韧带，对腕伸肌应用 MET#5和#6。因为肌肉和韧带相交织，所以MET会产生轻柔的抽吸作用，这可以减轻水肿，也会降低肌肉的痉挛。再应用轻柔的STM揉抚手法，包括Ⅰ

316 级第四、第五序列的手法和Ⅱ级第三、第四序列的手法，来帮助韧带恢复轻柔的运动，进而促进组织修复和防止粘连的发生。最后对腕部进行轻柔的关节松动术（Ⅱ级第六序列手法）。针对**慢性**损伤的治疗目标是减少韧带的粘连、减少肌肉的保护性紧张和促进正常的关节运动。应用Ⅰ级手法仔细去发现存在受限和高张力的区域。应用CR MET降低过度的紧张，并应用PIR MET来拉伸短缩的肌肉。使用Ⅱ级揉抚手法，尤其是第三和第四序列。找到发生纤维化的区域，在该区域应用来回的摩擦揉抚手法。韧带的完全愈合往往需要6周到1年的时间。

拇长展肌和拇短伸肌腱鞘炎（de Quervain腱鞘炎）

- **病因：**这两条肌腱在同一个腱鞘内，长期反复的抓握运动会造成两条肌腱间摩擦增加，刺激内衬的滑膜，从而导致炎症和水肿。这种刺激和炎症在急性期会造成水肿，在慢性期造成纤维化。两种情况都会使腱鞘管道变窄，所以在相应肌肉收缩运动时产生疼痛。
- **症状：**腱鞘炎的症状通常隐匿地出现于解剖学"鼻烟壶"位置，这个位置在手舟骨上面，另外一端被数个肌腱包绕：拇长展肌肌腱、拇短伸肌肌腱和拇长伸肌肌腱。另外一个可能的症状是前臂远端外侧疼痛，尤其是在进行抓握运动时。
- **体征：**有两个常用的试验。第一个试验中，拇指抗阻伸展和抗阻外展时疼痛加重。第二个试验是让患者屈曲拇指，其他手指一起将拇指包起来，然后腕部尺偏（Finkelstein试验）。如果"鼻烟壶"位置产生疼痛，提示试验阳性。
- **治疗：**对肱桡肌（MET#4）、拇长展肌和拇短伸肌应用MET。（参照Kendall及其同事[15]关于如何进行"肌肉测试"和如何对这些肌肉应用MET的描述。）沿着肌腱纤维的走向做横向的STM（Ⅱ级第三序列，第三种揉抚手法）。对于急性情况，MET和STM的手法要很轻柔。对于慢性情况，如果触诊到纤维结构增厚，可以应用深层摩擦揉抚手法。

拇指和手指关节的骨关节炎

- **病因：**遗传因素可能与手指和拇指骨关节炎的发生有关。退化性关节炎与过度使用和炎症的发生有关，会导致关节囊纤维化、滑液减少和关节软骨退化。常见的发病诱因有关节半脱位或者关节面之间正常的滑动减少。
- **症状：**拇指的骨关节炎会导致拇指的基底部疼痛，在拇指活动时疼痛会加重，尤其是进行抓握时。经常会有弹响和肌力减退。随着退化的程度加剧，拇指会发展为内收畸形。对于手指，随着骨关节炎的程度加剧，受累的关节会出现疼痛和关节活动度减小。
- **体征：**拇指的骨关节炎患者，在拇指被动外展时会感到疼痛，以及在拇指的第一腕掌关节运动时会有疼痛和弹响。手指的骨关节炎患者会感觉到疼痛，掌指关节、近端指骨间关节和远端指骨间关节的屈曲活动受限，还会有关节囊和韧带增厚的感觉。
- **治疗：**对手部关节炎的治疗包括两个部分。第一部分，应该对颈部和肩部进行广泛的处理，来促进手部血液循环和神经调节功能，并执行全部的MET方案，腕部和手部的Ⅰ级与Ⅱ级手法。第二部分，专注于对受累关节的治疗，对受累关节的屈肌和伸肌应用MET；对受累关节附近的肌肉附着点、韧带和关节囊应用STM技术；然后对关节进行关节松动术。对手指屈肌和伸肌应用MET能够增加关节囊的紧张度，进而促进关节内润滑作用，因为这些肌肉附着在关节囊上，肌肉的运动会对关节囊造成影响。对侧副韧带和关节囊应用STM技术，以帮助松解粘连，并刺激滑膜分泌，进而增加关节内的润滑作用（Ⅰ级第六序列手法和Ⅱ级第五序列手法）。最后应用关节松动术，来帮助恢复关节面之间正常的滑动，并且刺激增加关节内的润滑作用。

不常见的功能障碍和损伤

肘部肱二头肌肌腱炎

- **病因**：长期反复的投掷类运动和旋前与旋后交替运动容易造成肘部肱二头肌肌腱炎。
- 317 **症状**：疼痛是肱二头肌肌腱炎最典型的症状，通常局限在两个位置：肘窝中间的肌肉肌腱结合处下段，肘部皱褶的近端；或者桡骨粗隆和尺骨之间的肌肉骨膜结合处的下段。
- **体征**：当患者前臂旋后或者抗阻旋后的同时进行抗阻屈肘的运动时，患者会感觉到疼痛。
- **治疗**：对在上文提到的两个肱二头肌痛点应用MET（MET#1），并配合Ⅱ级第二序列STM揉抚手法。

肘部肱三头肌肌腱炎

- **病因**：反复长期的肘部伸展，例如打网球时反手击球，或者长期反复的或者过度用力的上臂支撑动作，如倒立体操，会引起肘部肱三头肌肌腱炎。
- **症状**：肘部肱三头肌肌腱炎的主要症状是在肘部鹰嘴的肌腱骨膜结合处疼痛。
- **体征**：患者在进行肘部抗阻伸展时感觉到疼痛。
- **治疗**：对肱三头肌应用MET（MET#1），在肘部鹰嘴的肌腱骨膜结合处应用STM技术。

正中神经在肘部的卡压

- **病因**：长期反复的旋前或旋后和肘部屈曲会导致正中神经在肘部的卡压。正中神经会在肱骨远端前内侧面的纤维骨管、肱二头肌腱膜下方（腱膜纤维化）或者旋前圆肌起点的两个头之间（旋前圆肌综合征）受到卡压。
- **症状**：与腕管综合征相似，正中神经在肘部受到卡压的症状包括前三根手指的麻木和刺痛。
- **体征**：当肘部最大角度旋前或者用手指按压远端肱骨的前内侧面时，症状会加重。如果卡压非常严重，患者会感觉到拇指和示指的捏力下降，这种临床现象叫作弗罗芒征（Froment's sign）。
- **治疗**：对肱二头肌和旋前肌应用MET（MET#1和#7）来降低肌肉的高张力，并增加相连结缔组织的长度和延展性。沿神经纤维走向对神经进行轻柔的横向挖取式揉抚手法，以手法松解神经。

桡管综合征（桡神经在肘部的卡压）

- **病因**：长期反复的旋前、肘部伸展和腕部屈曲（拧的动作）或者伸肌的过度使用会造成桡管综合征。这种状况常见于音乐家、网球和高尔夫球运动员及按摩治疗师。正中神经容易在肱骨远端前外侧面被卡压，有3个最常见的位置：当神经经过肱肌和肱桡肌之间时；当神经经过桡侧腕短伸肌起点纤维下方时；当神经进入距外上髁远端约5厘米的旋后肌管，到达叫作Frohse弓的纤维弧下方时[16]。
- **症状**：桡神经卡压的症状是外上髁和前臂近端后侧出现深层的钝痛和感觉异常，也可能发生伸肌肌力减退。
- **体征**：当患者前臂抗阻旋后或者肘部被动伸展和旋前、腕部屈曲时，疼痛加重，也可能出现抓握力下降。
- **治疗**：对腕部和手指的伸肌（MET#5和#6）、旋后肌（MET#7）和肱桡肌（MET#4）应用MET。沿神经纤维走向进行轻柔的横向挖取式揉抚手法以完成对神经的手法松解。

桡侧腕短伸肌和桡侧腕长伸肌肌腱炎

- **病因**：长期反复的腕部伸展会导致桡侧腕短伸肌和桡侧腕长伸肌肌腱炎。
- **症状**：主要症状是定位清晰的疼痛，或者手部背侧较模糊的深层隐痛。常见的位置是第二掌骨底的肌腱骨膜结合处（桡侧腕长伸肌肌腱炎），或者第三掌骨底的肌腱骨膜结合处（桡侧腕短伸肌肌腱炎）。
- **体征**：当腕部保持桡偏时抗阻伸展，患者会感觉到疼痛。

- **治疗：**对于**急性**情况，对桡侧腕短伸肌和桡侧腕长伸肌应用CR和RI MET（MET#5）来减轻水肿和疼痛，并做轻柔的刺激手法来促进纤维重新排列。沿着整个肌肉走向做轻柔的STM手法
318 （Ⅰ级第二、第三序列手法）。对于**慢性**情况，对腕部伸肌应用PIR MET（MET#5）来拉长肌筋膜，并松解粘连。对肌腱骨膜结合处应用STM技术（Ⅱ级第三序列手法）。对腕关节进行关节松动术来防止关节僵硬，并帮助关节内的水化（Ⅱ级第六序列手法）。

尺侧腕伸肌肌腱炎

- **病因：**网球运动和球拍类运动，以及过度的键盘工作都是尺侧腕伸肌肌腱炎的常见原因。
- **症状：**主要症状是尺骨茎突、尺骨与三角骨之间或者第五掌骨底的局部疼痛或较模糊的深层隐痛。
- **体征：**当患者做腕部抗阻尺偏或者腕部伸展时出现疼痛。
- **治疗：**对于**急性**情况，对尺侧腕伸肌应用轻柔的CR或RI MET，这种技术除了要求腕部尺偏外，与MET#5描述的一样。沿着整个肌肉走向做STM手法来降低肌肉的高张力，并促进营养物质的交换。对于**慢性**情况，应用PIR MET（MET#5）来拉长肌筋膜，并且对其附着点做前后的揉抚手法（Ⅱ级第三序列手法）。

尺侧腕屈肌肌腱炎

- **病因：**反复腕部屈曲运动，例如过度的键盘工作或者按摩治疗，都会导致尺侧腕屈肌肌腱炎。
- **症状：**尺侧腕屈肌肌腱炎的主要症状是豌豆骨（掌面）上的肌腱骨膜结合处、第五掌骨底的局部疼痛或模糊的隐痛。
- **体征：**当腕部保持尺偏的同时做腕部抗阻屈曲的动作时，患者会感觉到疼痛加重。
- **治疗：**对**急性**情况，对尺侧腕屈肌应用轻柔的CR或RI MET（MET#8）和STM技术（Ⅰ级第一和第三序列手法）。对于**慢性**情况，应用PIR MET#8来拉长肌筋膜，并对肘部和腕部的附着点应用STM技术（Ⅰ级第一序列手法和Ⅱ级第二序列手法）。

桡侧腕屈肌肌腱炎

- **病因：**长期反复的腕部屈曲导致桡侧腕屈肌肌腱炎的发生。
- **症状：**桡侧腕屈肌肌腱炎的主要症状是局部疼痛，或者在第二掌骨底掌面肌腱与骨嵌入部位的隐痛，可放射至肘部。
- **体征：**当腕部保持桡偏的同时做腕部抗阻屈曲的动作时，患者会感觉到疼痛加重。
- **治疗：**对于**急性**情况，对桡侧腕屈肌应用CR或RI MET（MET#8）和STM技术（Ⅰ级第一和第三序列手法）。对于**慢性**情况，应用PIR MET#8来拉长肌筋膜，并对肘部和腕部的附着点应用STM技术（Ⅰ级第一序列手法和Ⅱ级第二序列手法）。

腕部尺神经卡压（手握把麻痹）

- **病因：**小鱼际肌长时间受压和FOOSH损伤都可能造成尺神经在腕部的卡压。尺神经经过Guyon管，Guyon管是由豆钩韧带在豌豆骨和钩骨钩之间围成，神经可能在管道内受到卡压，也有可能因为尺侧腕屈肌在其止于豌豆骨的部位水肿而受累。
- **症状：**如果是尺神经浅支被卡压，主要的症状是环指和小指麻木和刺痛；如果是深支受卡压，则会在手部掌侧出现较深层的隐痛。
- **体征：**用手指按压豌豆骨附近的尺神经，会使症状加重。
- **治疗：**对尺侧腕屈肌应用MET（MET#8），来降低豆钩韧带的张力。再对韧带应用STM技术，然后沿着神经在管道内的走向，垂直于神经做轻柔的挖取式揉抚手法（Ⅱ级第四序列和第五序列

揉抚手法）。

拇长屈肌肌腱炎

- **病因：** 长期反复的抓握运动，例如球拍类运动，会导致拇长屈肌肌腱炎。
- **症状：** 拇长屈肌肌腱炎的主要症状是深层的隐痛，位置通常是在大鱼际肌肌腱向第一掌骨延伸的部位，或者在远节指骨掌面基底部肌腱骨膜结合处。
- **体征：** 当拇指指骨间关节做抗阻屈曲运动时患者感觉到疼痛加重。
- **治疗：** 对拇长屈肌应用MET（MET#3），并且在
319 肌腹、肌肉肌腱结合处和肌肉在大鱼际肌处的附着点应用STM技术（Ⅰ级第五序列手法，Ⅱ级第五序列手法）。

骨间背侧肌肌腱炎和骨间掌侧肌肌腱炎

- **病因：** 手指反复的精细运动，例如音乐家弹奏乐器，会导致骨间背侧肌肌腱炎和骨间掌侧肌肌腱炎。
- **症状：** 骨间背侧肌肌腱炎和骨间掌侧肌肌腱炎的主要症状是相邻两个掌骨干之间的区域疼痛。
- **体征：** 当手指进行抗阻外展（背侧）或者内收（掌侧）运动时患者感到疼痛。
- **治疗：** 对骨间肌应用MET，即抗阻外展和内收。在邻两个掌骨干之间的区域应用STM技术（Ⅰ级第四、第六序列手法）。

手指和拇指的狭窄性腱鞘炎（扳机指）

- **病因：** 长期反复的用力抓握导致屈肌腱鞘（环状韧带）增厚和（或）肌腱上形成硬结。遗传因素也可能是一个原因。
- **症状：** 手指和拇指狭窄性腱鞘炎的主要症状是手指屈曲僵硬，需要被动地进行手指伸展，或者当手指伸展时伴随弹响。
- **体征：** 上文描述的手指弹响是手指和拇指狭窄性腱鞘炎的典型体征。
- **治疗：** 手法治疗师的治疗对该病没有太大帮助，但是手法治疗能够降低症状的程度和频率。对拇指和手指的屈肌肌腱应用MET（MET#1和#9）。对肌腱、受累的腱鞘和固定肌腱与骨的环状韧带做横向的揉抚手法（Ⅰ级第六序列手法和Ⅱ级第五序列手法）。

指掌侧固有神经的受压性神经病变

- **病因：** 指间神经可能在腕横韧带的浅层和深层之间受到卡压。损伤或者长期反复的抓握运动会造成韧带增厚。手部会出现屈曲僵硬，同时压迫掌骨头和神经。
- **症状：** 指掌侧固有神经受压性神经病变的主要症状是一根或多根手指出现烧灼样疼痛，并且伴随感觉过敏或感觉减退，还会有手指冰冷。
- **体征：** 患者会在相邻掌骨之间掌面的虎口区域感觉到急性疼痛。当手指过伸时，这些区域的疼痛会加重。
- **治疗：** 应用MET#8和#9 来降低腕部和手指屈肌的张力，因为肌纤维与腕横韧带相交织。然后在掌骨头之间做垂直于神经方向的轻柔的挖取式揉抚手法（Ⅰ级第六序列手法）。

肘部、腕部和手部的评估

背景

肘部疼痛通常是在外上髁和内上髁局部，并且总是提示附着在这些部位的肌肉发生了肌腱炎。可利用等长收缩和对肌肉的被动牵伸，通过观察是否产生疼痛来达到检查的目的。C_6~C_7神经根受激惹也会在肘部产生神经症状。这种疼痛是比较深层的疼痛，抓握运动时加重，甚至在休息的时候也会出现疼痛。检查结果通常包括腕部伸肌和屈肌的无痛性肌力减弱，遇到这种情况要转诊给脊柱按摩师或者正骨师。

腕部的疼痛可能源自急性外伤和慢性劳损。FOOSH损伤会使韧带撕裂，桡骨远端骨折（一种比较常见的损伤）也会使韧带扭伤。腕部的疼痛还常与慢性过度使用有关，例如零售店员、木匠和按摩治疗师容易患肌腱炎。无论是急性损伤还是慢性劳损，都有可能导致神经症状或者腕管综合征。这两种情况相对来说比较容易检查。

320 手部疼痛和残疾患者是治疗师在日常工作中最常遇到的类型之一。拇指是人体中最容易患骨关节炎的关节之一，并且会造成严重的残疾。手指也很容易患退化性关节炎和类风湿关节炎。C_6~C_8神经根受累会有麻木和刺痛的症状，并放射至手部。这种放射的症状会导致无痛性肌力减弱，不像受累肌肉与肌腱在等长收缩时的那种疼痛。

对肘部、腕部和手部疼痛患者的病史询问

- **什么时候疼痛?**
  - □ 肘部、腕部和手部的局部问题总是包括运动时局部疼痛，但要注意一些特殊的情况。例如，腕管综合征和肘管综合征也会在夜间出现局部的麻木和刺痛。来自颈部的牵涉痛总是与肢体的运动无关。要特别注意某些患者同时具有局部的和放射的症状。

肘部

视诊

- **体位**：为了能观察到皮肤的情况，患者必须适当暴露检查部位。患者站在治疗师面前，呈解剖学姿势（即两臂置于身体两侧，掌心朝前）。
- **观察**：注意观察患者颈部和肩部的姿势，同时也要观察肘部，并与对侧对比。持续性的颈部偏移提示有颈部的问题。要注意所有的发红、发热、水肿、瘢痕，或者肘部的其他异常情况。通常情况下，前臂相对于上臂会有10°~15°向外侧的偏移。异常的偏移可能提示有外伤史。

主动运动

屈曲和伸展

- **体位**：患者面对治疗师站立。
- **动作**：治疗师嘱患者跟着自己活动。首先，上臂外展90°，肘部伸展并保持手掌向上（图7–11）。然后，把手指放在同侧肩部来比较两侧肘部的主动屈曲运动（图7–12）。
- **观察**：正常的肘部伸展角度是0°（即完全伸直），妇女和儿童也可能会有一些过伸的角度。如果患者肘部不能完全伸直，则提示有肘关节的问题。肘部屈曲的正常角度是140°~160°。

旋前和旋后（图7–13）

- **体位**：患者面对治疗师站立，肘部屈曲90°并贴近身体，同时保持拇指向上（即保持前臂中立位）。
- **动作**：嘱患者将两侧手掌掌面完全转向下，再完全转向上。

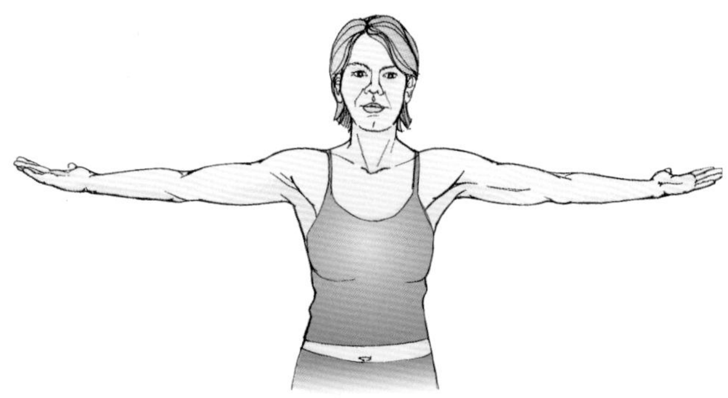

图7-11 在患者的上臂外展到90°时，可以更好地观察肘部的主动伸展运动

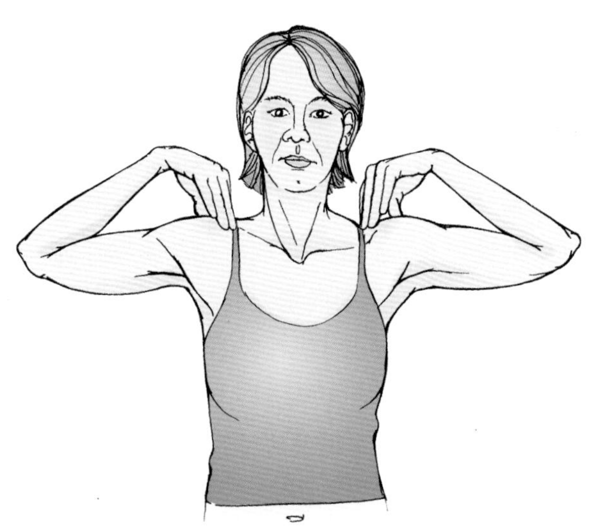

图7-12 当患者尝试将手指置于同侧肩上时，能够观察到肘部的主动屈曲运动

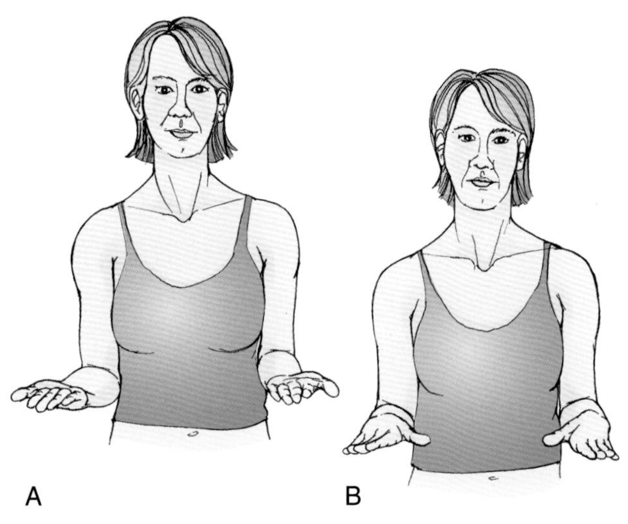

图7-13 A. 主动旋后；B. 主动旋前运动，并保持拇指外展，因为这样更容易测量肘关节活动度

- **观察**：不能完全旋后提示桡尺近侧或远侧关节 321
僵硬、前臂屈肌短缩或者骨关节炎。

被动和抗阻运动

屈曲、伸展、旋前和旋后

- **体位**：患者取坐位。
- **动作**：将一只手放在患者肘部，另一只手放在患者前臂远端，使关节处于一个无痛并且张力最低的位置。如果患者没有疼痛，对关节施加尽可能大的压力来测试关节的末端感觉。
- **观察**：肘部被动屈曲的最大角度约为160°。通常情况下为软组织性末端感觉。如果关节活动度减小并且关节出现厚的、皮革般粗糙的末端感觉，提示有关节囊的纤维化发生。肘部关节囊的病变常表现为肘关节屈曲挛缩，这是关节炎的早期征象。如果出现关节活动度减小和骨性末端感觉，则提示已经发展为关节炎。损伤之后的长期制动会造成肘关节伸展挛缩，通常是因为关节对前部关节囊短缩状态的适应。肘部伸展时的糊状末端感觉往往是因为关节水肿。前臂不能完全旋后提示桡尺近侧和远侧关节僵硬、前臂屈肌短缩或者骨关节炎。

针对肱骨外上髁炎的试验

- **体位**：患者取坐位。
- **动作**：有两个测试外上髁炎常用的试验。第一个试验是患者肘部伸展，前臂旋前。治疗师将肘部被动屈曲和尺偏（图7-14A）。另一个针对外上髁炎的试验是患者肘部和腕部伸展，前臂旋前。当治疗师尝试将患者腕部被动屈曲时，嘱患者用力对抗这种运动（图7-14B）。
- **观察**：第一个试验是对伸肌总腱施加最大的牵伸力。第二个试验是使腕伸肌最大限度地等长收缩。当患者有外上髁炎时，这两个试验都可以引起外上髁疼痛。其中第一个试验的操作方法也被用于PIR MET，来拉长发生慢性短缩的伸肌肌腱。

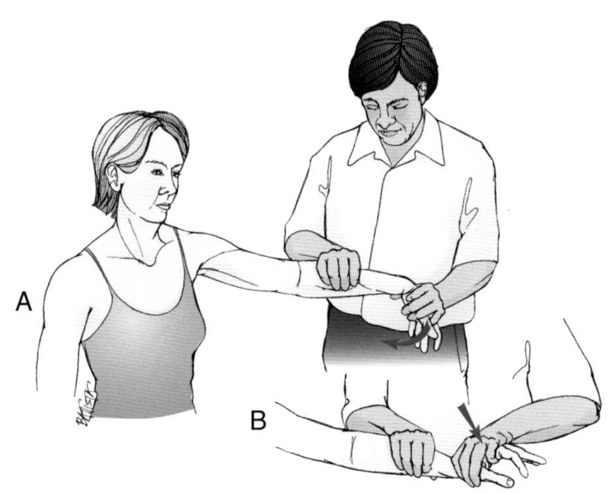

图7-14　A. 测试外上髁炎的一个试验，患者肘部伸展，前臂旋前，治疗师将患者肘部被动屈曲和尺偏；B. 另一个针对外上髁炎的试验，当治疗师尝试将患者腕部被动屈曲时，嘱患者用力对抗这种运动

针对内上髁炎的试验

- **体位**：患者取坐位。
- **动作**：有两个测试内上髁炎常用的试验。第一个试验是患者肘部伸展，前臂旋后。治疗师将肘部被动伸展（图7-15A）。另一个针对内上髁炎的试验是患者肘部和腕部伸展，前臂旋后。当治疗师尝试将患者腕部被动伸展时，嘱患者用力对抗这种运动（图7-15B）。

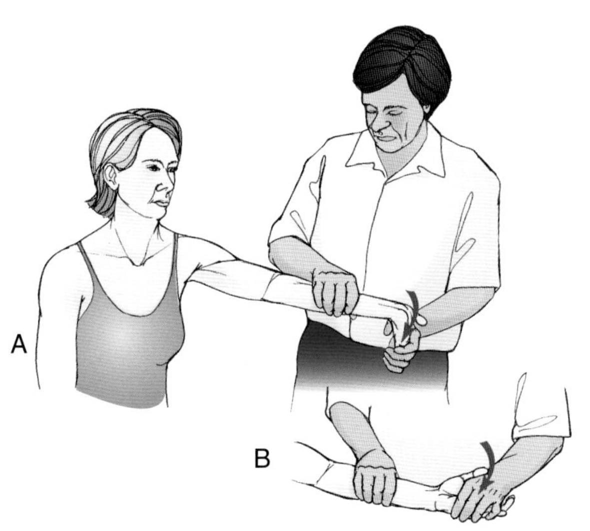

图7-15　A. 测试内上髁炎的一个试验，患者肘部伸展，治疗师将患者肘部被动伸展；B. 另一个针对外上髁炎的试验，当治疗师尝试将患者腕部被动伸展时，嘱患者用力对抗这种运动

- **观察**：第一个试验是对屈肌和旋前肌总腱施加最大的牵伸力。第二个试验是使腕屈肌最大限度地等长收缩。当患者有内上髁炎时，这两个试验都可以引起内上髁疼痛。其中第一个试验的操作方法也被用于PIR MET，来拉长发生慢性短缩的屈肌肌腱。

腕部 322

主动运动

屈曲

- **体位**：患者取坐位，治疗师嘱患者跟着自己运动。
- **动作**：请患者把两侧手部背面合拢放在胸前，此时前臂保持与地面平行（图7-16）。
- **观察**：注意观察两侧手部是否对称地相互接触，双侧前臂是否在同一个水平。当一侧手背不能触及另一侧手背，或者患侧肘部抬高，都提示有屈曲活动受限。

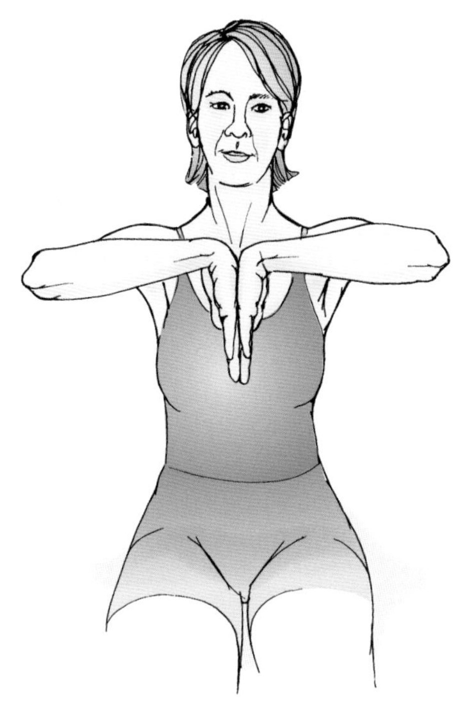

图7-16　腕部主动屈曲测试。嘱患者把两侧手部背面合拢放在胸前，这样更容易将两侧的运动做对比。如果将这种动作保持1分钟，就是Phalen试验，用来测试腕管综合征

腕管综合征试验（Phalen试验）

- **体位**：如上文描述的姿势坚持1分钟，或者直到拇指、示指和中指感觉到麻木或刺痛。这项测试叫作Phalen试验，用于测试正中神经是否在腕管部位受到卡压。
- **观察**：当患者进行该测试时，是否感觉到拇指、示指和中指的麻木和刺痛产生或者加重。

伸展

- **体位**：患者取坐位，治疗师嘱患者跟着自己运动。
- **动作**：嘱患者把两手掌面合拢放在胸前（祈祷的姿势），此时前臂保持与地面平行（图7–17）。

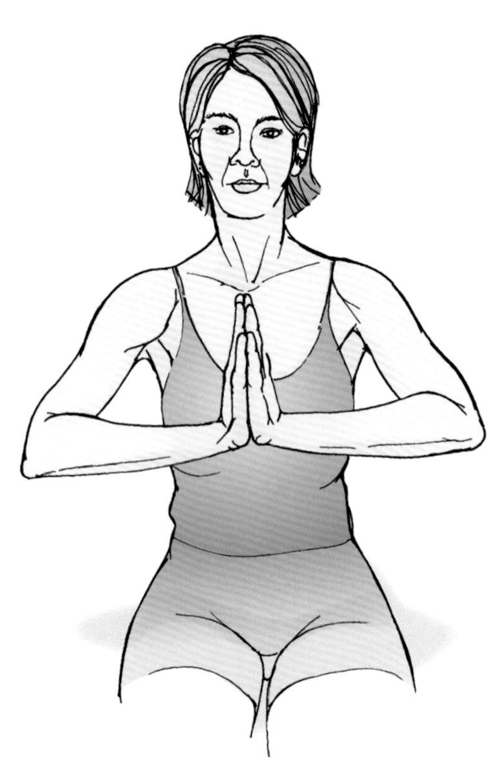

图7–17　腕部主动运动测试，两侧对比

- **观察**：注意观察两侧前臂是否在同一水平上。如果一侧肘部低于对侧，则提示该侧伸展活动受限。正常的活动度为60°~70°。因为腕部伸展位是腕部闭合位，所以这项测试只是针对掌面的关节囊和韧带，受限发生于关节损伤和功能障碍时。

腕部的功能筛查试验

- **体位**：患者取坐位。
- **动作**：嘱患者将手部放置在床上并放松，尝试将整个身体斜靠向腕部处于伸展位的那一侧。
- **观察**：腕部背侧尖锐的局部疼痛常提示有关节的损伤，可能是腕骨僵硬或者半脱位，也可能是关节炎。阳性的结果也可能提示关节扭伤。 323
如果不能够进行这个活动，也可能是因为发生了骨折。

被动运动测试：注意观察关节活动度和末端感觉

屈曲、伸展、桡偏和尺偏

- **体位**：患者取坐位。
- **动作**：治疗师用一只手固定患者的前臂，用另一只手握住患者手部，然后将患者腕部做以上四个方向的被动运动。需要注意的是，当进行桡偏或者尺偏的运动时，腕部应该处于屈曲和伸展的中立位。
- **观察**
    - □ 被动屈曲测试手部的背侧韧带和关节囊。
    - □ 被动伸展测试关节囊和手部掌侧的韧带，因为腕部伸展位为腕关节的闭合位，所以关节损伤和功能障碍时多发生被动伸展受限。
    - □ 被动桡偏测试尺侧副韧带。
    - □ 被动尺偏测试桡侧副韧带。

手部

对手部的视诊

- **体位**：如果患者主诉腕部或者手部的问题，让患者取坐位并且将两只手分别放在同侧的大腿上。对比观察两侧手部的水肿、瘢痕及温度差等情况。
- **观察**：注意观察掌指关节、近端指骨间关节或者远端指骨间关节有无硬结和水肿，能够提示是否有骨关节炎。如果有一个或者数个关节有以上症状，则提示可能有骨关节炎。如果多个关节（尤其是掌指关节）存在水肿，常常是双侧受累，这时候通常考虑是类风湿关节炎。类风湿关节炎患者的手指还经常会有异常的尺偏。

拇指的运动

- 在解剖学姿势中，拇指的外展是指拇指朝向垂直于掌面方向（远离掌面）的运动，内收是指朝向掌面（接近掌面）的运动，伸展是指拇指平行于掌面向外侧（远离掌面）运动，屈曲是指拇指平行于掌面向内侧（接近掌面）运动，对指运动是指拇指触及小指基底部的动作。

主动运动测试

屈曲、伸展、内收、外展和对指运动

- **体位：**患者取坐位，两只手置于分别同侧的大腿上，治疗师嘱患者跟着自己运动。
- **动作：**为了更好地做两侧对比，嘱患者两侧手部同时做下列运动：屈曲、伸展、内收、外展和对指。
- **观察：**如果患者的第一腕掌关节有关节囊炎和骨关节炎，做外展和伸展运动时会感觉到疼痛。

外展

- **体位：**患者取坐位。嘱患者将上臂向前伸，同时将前臂旋后，两手并拢，保持掌面向上。
- **动作：**嘱患者最大范围外展双手拇指，比较双侧的运动。
- **观察：**拇指外展运动的测试在临床上有比较重要的意义。拇指损伤或者关节炎会造成拇指外展、伸展和对指运动的活动度减小。

324 针对拇指的腱鞘炎测试（Finkelstein试验）

- **体位：**患者取坐位。嘱患者将拇指向掌面屈曲，并用其他手指包绕拇指。
- **动作：**嘱患者将手腕固定在尺偏的位置（图7–18）。
- **观察：**桡骨茎突部位、解剖学"鼻烟壶"部位的疼痛，或者两个部位都有疼痛，提示拇短伸肌和拇长展肌的腱鞘炎。

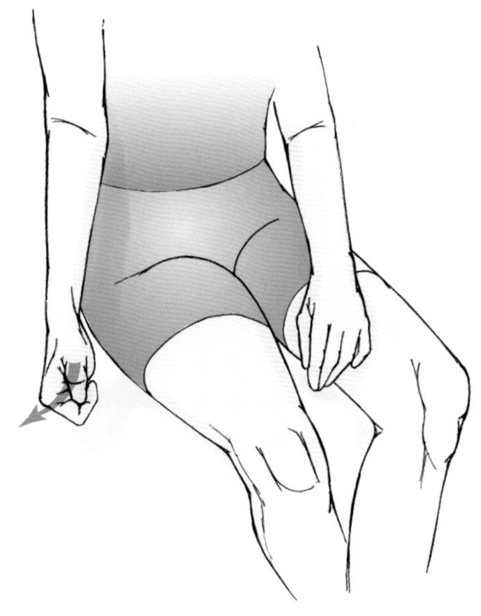

图7–18 Finkelstein试验，用来排除拇短伸肌和拇长展肌的狭窄性腱鞘炎

被动运动测试

外展和伸展

- **体位：**患者取坐位，治疗师坐在患者旁边。
- **动作：**治疗师固定患者的手部，轻轻地把拇指拉向外展的位置，然后再将拇指伸展。常先在不痛的一侧做此测试。
- **观察：**拇指的外展和伸展运动会牵拉关节囊前部，所以当第一腕掌关节患有关节囊炎、关节炎及其他关节病变时，做这两个动作会出现疼痛。外伤会导致拇指被动外展角度增大和继发性尺侧副韧带功能不全，滑雪者比较容易遭受这种损伤。

针对拇指骨关节炎的测试

- **体位：**患者取坐位。治疗师坐在患者旁边。治疗师的一只手的拇指置于患者"鼻烟壶"远端，示指置于拇指对侧的鱼际处，用另一只手的拇指和示指握住患者拇指腕掌关节稍下方。
- **动作：**治疗师用另外一只手握住患者拇指上部，轻轻地旋转拇指（图7–19）。
- **观察：**出现疼痛和弹响提示第一腕掌关节骨关节炎。与髌骨研磨试验类似，这项测试也可以

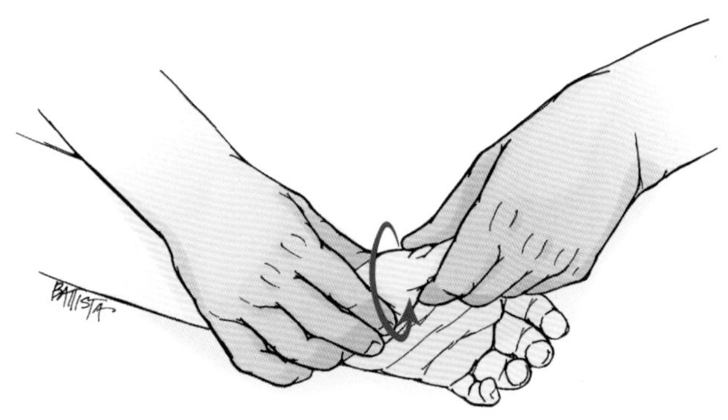

图7-19 为测试第一腕掌关节的功能，治疗师用一只手的拇指和示指握住患者的拇指，然后轻轻地旋转患者的拇指

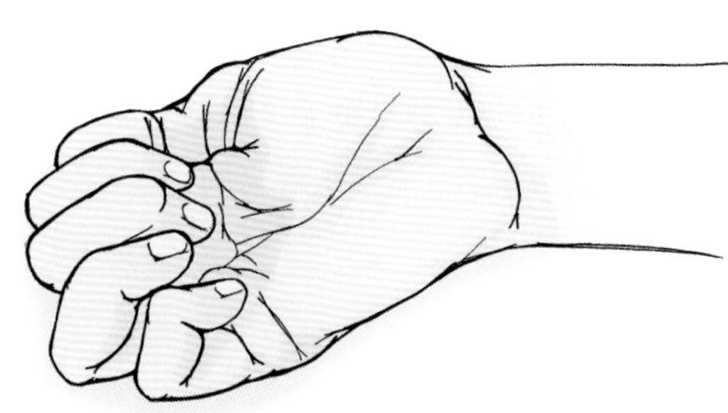

图7-20 手指主动屈曲测试。注意观察环指是否能够触及掌面

用作治疗的手法。轻轻地运动腕掌关节，来清除沉积的钙质与骨赘。注意这项治疗在一次治疗中不能做太多，并且要在患者感觉舒适的基础上进行。

手指的运动

主动运动测试

屈曲和伸展

- **体位**：患者取坐位。
- **动作**：首先嘱患者握拳，并尝试将手指指尖尽量触及掌远纹（图7-20）。然后嘱患者将手指完全伸直。
- **观察**：如果患者不能将手指指尖触及掌面，要注意观察指尖与掌面的距离，然后等治疗结束之后再进行评估，看距离是否有减小。关节囊纤维化、蚓状肌炎或者骨关节炎常导致手指不能完
325 全屈曲。在第二个运动过程中，注意观察手指是否能够伸展超过中立位，因为这是手指伸展的正常角度。

被动运动测试

掌指关节、近端指骨间关节和远端指骨间关节的屈曲

- **体位**：患者取坐位。
- **动作**：治疗师同时被动屈曲患者的掌指关节、近端指骨间关节和远端指骨间关节。
- **观察**：当患者有关节囊纤维化和退行性关节病时，被动屈曲会受限[13]。如果掌指关节的被动屈曲活动受限，应用**Bunnel-Littler试验**来鉴别这种受限是紧张的蚓状肌和骨间肌还是紧张的关节囊造成的。当治疗师将近端指骨间关节被动屈曲时，应该将掌指关节固定在稍伸展的位置。如果近端指骨间关节屈曲存在困难，则将掌指关节运动到稍屈曲的位置，因为这样可以使内在肌放松。如果这时候近端指骨间关节仍然很紧，那就说明是关节囊的原因造成活动受限。

技术

技术应用指南

第二章对治疗指南有详细的描述。本书关于治疗方法部分的描述中，我们有两个基本假设。第一个假设是某个区域内某个具体结构的损伤或者功能障碍会导致整个区域对这种损伤的代偿，还会影响另外一些区域。例如，腕管综合征并不是一种封闭的腕部疾病，而是受头前移姿势、圆肩及上臂和前臂的牵伸等的影响。所以对于治疗师来说，熟练掌握每一章对不同身体部位的评估和治疗方案，这非常重要。

第二个假设是一个区域的局部某种组织受损或者功能障碍，还影响这个区域其他的组织。例如，拇指肌腱炎不仅仅是肌腱的损伤，还有肌腹、拇指关节、韧带和关节囊的损伤。对于治疗师来说，不仅要有效地治疗拇指肌腱炎，还要能够准确地评估和治疗肘部、腕部和手部周围的肌肉、肌腱、韧带及关节。

“肘部、前臂、腕部与手部常见的功能障碍和损伤”中描述的治疗方案只针对某个特定的临床问题而推荐的特定治疗方案。但在临床治疗的场景中要时刻牢记，要有全局的思维，将人体作为一个整体去评估和治疗，而不是只考虑一个具体的身体部位。我们将会在这部分中，针对这个区域的每个结构，介绍三种治疗技术：肌肉能量技术（MET）、软组织松动术（STM）和关节松动术。这三种治疗技术可以被应用于肘部、腕部和手部的各种疼痛，但是治疗的剂量根据疾病的不同时期而有很大不同。例如，对于急性期的技术要求缓慢的运动和使用轻柔的力；而对于慢性期的技术则要求大幅度的松动。每次治疗同时也是一次对疼痛、敏感性、高张性、无力和运动减弱或者亢进等临床症状的再评估。我们在治疗时，要时刻牢记治疗我们所发现的问题的治疗逻辑。切记，我们治疗的最终目标是治愈身体、心理和情绪。手法要尽量轻柔，如抚摸般滋养，要在患者的舒适范围内进行操作，这样患者才会真正以放松的心态主动地投入到治疗当中。

急性期的治疗目的

- 促进液体的循环，减轻水肿，增加供氧和营养物质，促进废物排泄。
- 尽可能维持无痛的关节活动，防止粘连，保持关节软骨的完整性，因为关节软骨的营养依赖于关节运动的挤压。
- 提供力学刺激，帮助正在愈合的纤维重新排 326
列，同时刺激细胞合成。
- 提供神经传入，最大限度地降低肌肉抑制的发生，另外还有助于维持正常的本体感觉功能。

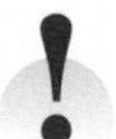

注意：牵伸在急性期是**禁忌**的。

慢性期的治疗目的

- 松解粘连，改善肌筋膜的延展性、长度和形态。
- 消除关节周围韧带和关节囊的纤维化。
- 促进关节软骨的再水化，改善关节的运动能力和活动度。
- 消除短缩和紧张肌肉的高张性，加强无力的肌肉，重新建立功能障碍肌肉的正常激活模式。
- 通过提高感觉意识和本体感觉来改善神经调节功能。

临床范例将会在“软组织松动术”部分之后进行描述。

肌肉能量技术

肌肉能量技术的治疗目标

关于MET的临床应用已在第二章中进行了详细的描述。出于教学目的，下面关于MET的描述被编排成一个部分。但在临床环境中，MET和STM技术相互交叉应用。MET被用来评估和治疗。一块健康的肌肉或者一个肌群做等长抗阻收缩时是有力且无痛的。当肌肉或者其相关的关节有缺血或者炎症时，应用MET会造成疼痛。当发生肌肉抑制或者神经卡压时，相关的肌肉会出现肌力下降和疼痛。在治疗时，对于不同的临床问题选择应用不同类型的MET。例如，当治疗师通过触诊发现尺侧腕屈肌存在紧张和疼痛时，应用CR MET来降低肌肉的高张性和疼痛。如果尺侧腕屈肌在主动收缩时产生疼痛，则选择RI MET，以诱导神经放松。如果手指伸肌肌力减退且被抑制，首先缓解指屈肌的紧张程度，然后应用CR MET来刺激指伸肌收缩，并增强其肌力。

MET对肘部、腕部和手部急性疼痛非常有效，但是治疗过程中的力要非常轻柔，不能产生额外的疼痛。尽早让肘部、腕部和手指的屈肌与伸肌进行轻柔、无痛的收缩-放松运动，能够通过关节泵的作用来减轻水肿，促进供氧和营养物质吸收，也可以帮助清除代谢废物。

急性期应用MET的基本治疗目的

- 提供相对温和的关节泵的作用以减轻痛苦和肿胀，促进组织氧合，并去除代谢废物。
- 减少肌肉痉挛。
- 提供神经传入以减少肌肉的抑制作用。

慢性期应用MET的基本治疗目的

- 降低过高的肌肉张力。
- 增强肌肉力量。
- 拉长结缔组织。
- 增强关节活动能力，加强关节内润滑作用。
- 改善神经调节功能。

以下介绍的MET普遍适用于大部分患者。对于急性期，应用MET#1、#2和#3 。对于慢性期，我们的治疗目标是在进行肌力训练之前，改善肌肉的紧张程度。切记，屈肌和旋前肌是比较容易短缩和紧张的肌群，而伸肌和旋后肌是比较容易出现肌力下降的肌群。还有一点非常重要，要注意肘部、腕部和手部的肌肉力量下降经常是由颈部神经根受到激惹、损伤或者功能障碍所导致的。PIR MET能够拉长肌肉和筋膜，常被应用于慢性期，但却是急性期的**禁忌**手法。切记MET不应该产生疼痛。如果所治疗的部位受到激惹或者存在炎症，当患者尝试抗阻运动时患者会感觉到轻度的不适。关于MET在颈部和肩部的应用，见第五章和第六章。

肌肉能量技术在肘部、腕部和手部急性疼痛中的应用 327

1. 收缩-放松肌肉能量技术（CR MET）在急性肘部疼痛中的应用

- **目的**：治疗目的是使肘部的屈肌和伸肌肌群进行收缩-放松运动，产生类似于水泵的作用，将代谢废物和水肿组织的多余液体从损伤部位泵出，促进营养物质交换，帮助正在愈合的纤维重新排列。

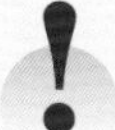

注意：这项技术只适合在无痛的情况下进行，并且手法要非常轻柔，甚至所施加的压力要以克（g）为单位。

- **体位**：患者取仰卧位，肘部屈曲90° ，前臂旋后。治疗师一只手抓握患者前臂远端，另一只手固定在患者上臂前侧（图7-21）。
- **动作**：当治疗师缓慢并轻柔地将肘部屈曲时，嘱患者对抗，坚持大约5秒，然后休息数秒；然

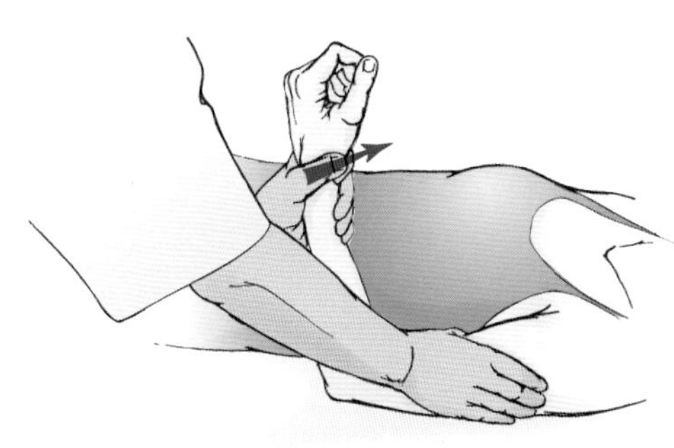

图7–21　CR MET治疗急性肘部疼痛

后治疗师缓慢并轻柔地将患者肘部伸展，嘱患者对抗；然后再休息。如此循环重复数次。

2. 收缩–放松肌肉能量技术（CR MET）在急性腕部疼痛中的应用

- **目的：**治疗目的是使腕部的屈肌和伸肌肌群进行收缩–放松运动，产生类似于水泵的作用，将代谢废物和水肿组织中多余的液体从损伤部位泵出，促进营养物质交换，帮助正在愈合的纤维重新排列。

> **注意：**这项技术只适合在无痛的情况下进行，并且手法要非常轻柔，甚至所施加的压力要以克（g）为单位。

- **体位：**患者取仰卧位，上臂置于床上，前臂旋前并稍抬高，肘部稍屈曲，腕部和手部在功能位（即腕部稍伸展，掌指关节和指骨间关节微屈）。治疗师一只手固定患者的前臂近端，另一只手放在患者的腕部背侧（顶部）（图7–22）。
- **动作：**治疗师缓慢并轻柔地推动腕部背侧做屈曲运动，嘱患者对抗，坚持大约5秒。然后休息数秒。然后治疗师将一只手置于患者掌部，缓慢并轻柔地推动掌面做伸展运动，嘱患者对抗；然后再休息。如此循环重复数次。

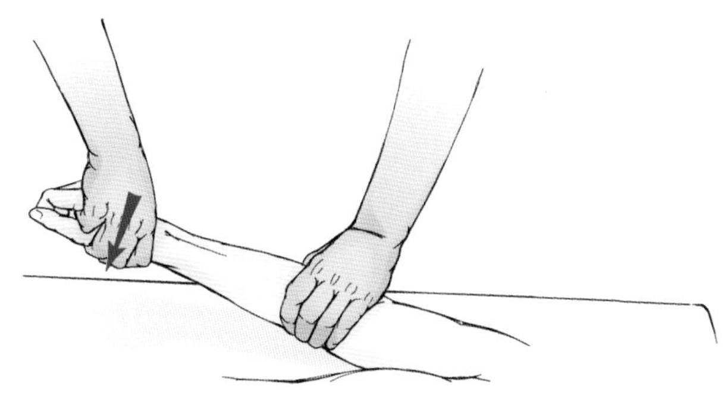

图7–22　CR MET治疗急性腕部疼痛

3. 收缩–放松肌肉能量技术（CR MET）在急性手指和拇指疼痛中的应用

- **目的：**治疗目的是使手指和拇指的屈肌与伸肌肌群做收缩–放松运动，产生类似于水泵的作用，将代谢废物和水肿组织中多余的液体从损伤部位泵出，促进营养物质交换，帮助正在愈合的纤维重新排列。

> **注意：**这项技术只适合在无痛的情况下进行，并且手法要非常轻柔，甚至所施加的压力要以克（g）为单位。

- **体位：**患者取仰卧位，上臂置于床上，前臂旋前并稍抬高，肘部稍屈曲，腕部和手部在功能位（即腕部稍伸展，掌指关节和指骨间关节微屈）。治疗师一只手固定患者前臂近端。对于手指的治疗，另一只手置于手指背侧。对于拇指的治疗，将患者的手部朝向身体，另一只手置于拇指背侧。
- **动作：**对于手指的治疗，治疗师缓慢并轻柔地 328
推动手指指尖做屈曲运动，嘱患者对抗，坚持大约5秒（图7–23A）；然后休息数秒。然后治疗师将一只手的指尖置于患者手指的掌面，缓慢并轻柔地推动手指向上做伸展运动，嘱患者对抗（图7–23B）；然后再休息。如此循环重复

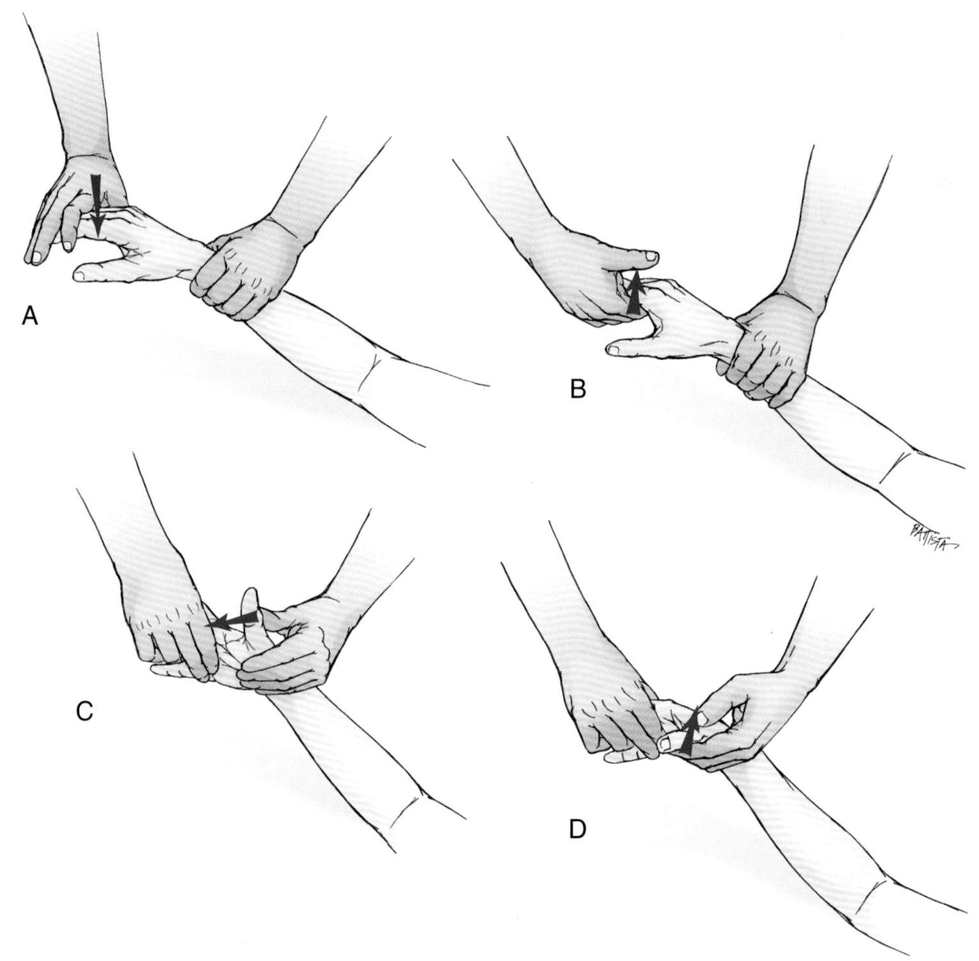

图7–23 A. CR MET治疗急性手指伸展疼痛；B. CR MET治疗急性手指屈曲疼痛；C. CR MET治疗急性拇指伸展疼痛；D. CR MET治疗急性拇指屈曲疼痛

数次。对于拇指的治疗，治疗师缓慢并轻柔地推动拇指背侧做屈曲运动，嘱患者对抗，坚持大约5秒（图7–23C）；然后休息数秒。然后将一只手的指尖置于患者拇指的掌面，缓慢并轻柔地推动拇指向上做伸展运动，嘱患者对抗（图7–23D）；然后再休息。如此循环重复数次。

肌肉能量技术对肘部、前臂、腕部和手部肌肉的治疗

4. 收缩–放松肌肉能量技术（CR MET）对肱桡肌肌腱炎的治疗

- **目的**：治疗目的是降低肌肉的高张性，或者增加肌力，促进肌肉的感知功能。这块肌肉比较容易短缩和紧张，进而造成桡神经的卡压。
- **体位**：患者取仰卧位，肘部稍屈曲，前臂呈中立位（即患者的手掌面对自己的身体）。治疗师一只手置于患者前臂远端（图7–24）。

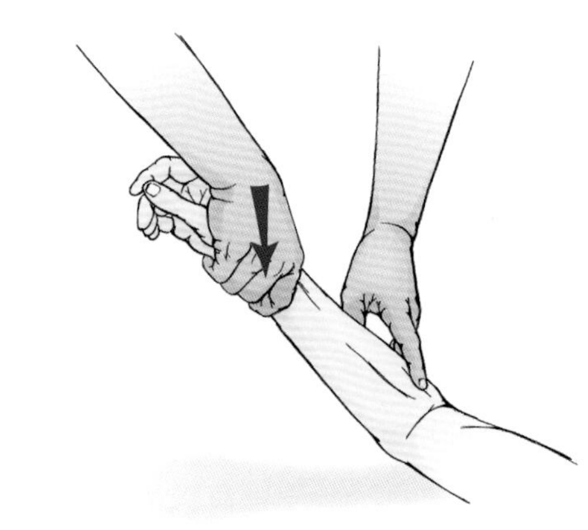

图7–24 CR MET治疗肱桡肌肌腱炎

- **动作：** 治疗师尝试将患者肘部伸展，嘱患者对
329 抗，坚持大约5秒；休息。如此循环重复数次。治疗师轻敲肌腹来刺激肌肉感知功能的恢复。

5. 针对桡侧腕短伸肌和桡侧腕长伸肌的收缩–放松肌肉能量技术（CR MET）和等长收缩后放松肌肉能量技术（PIR MET）

- **目的：** 治疗目的是降低肌肉的高张性，增强肌肉力量，提高肌肉感知功能，拉长肌肉的肌筋膜。当患有外上髁炎（网球肘）时，这些肌肉会受累，这些肌肉受C_6神经根肌支的支配。
- **体位：** 患者仰卧，肘部伸展，前臂旋前并稍抬离床面，腕部稍伸展，手部处于功能位。治疗师一只手置于患者手部背侧。
- **动作：** 对于急性外上髁炎的治疗，首先从轻柔的肘部屈曲抗阻开始。当症状基本消失时，可以将肘部向更大的伸展角度移动，并增加对关节施加的力。应用CR MET时，治疗师尝试将患者腕部推向屈曲位，嘱患者对抗（图7–25A），坚持大约5秒；休息。如此循环重复数次。应用PIR MET时，将腕部运动到更大的屈曲角度，治疗师尝试将患者腕部向屈曲位推动，嘱患者对抗（图7–25B）；休息。重复CR–拉长的循环过程数次。

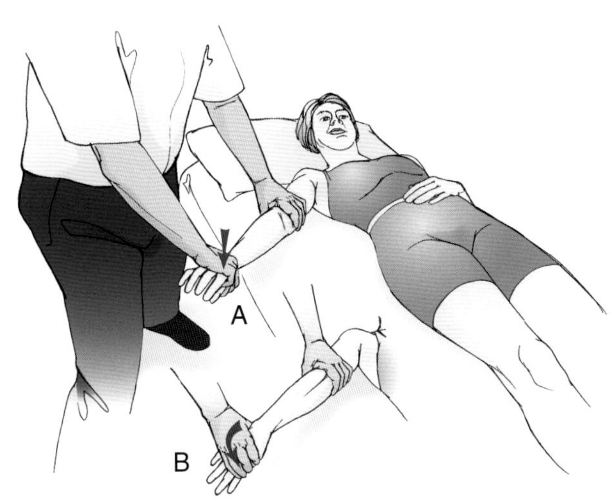

图7–25 A. CR MET治疗桡侧腕短伸肌和桡侧腕长伸肌；B. PIR MET 治疗桡侧腕短伸肌和桡侧腕长伸肌

- **观察：** 这些肌肉的疼痛和肌力减退可能是因为C_6神经根病变。肘部外侧的疼痛是因为外上髁炎。

6. 针对指伸肌、示指伸肌和小指伸肌的收缩–放松肌肉能量技术（CR MET）

- **目的：** 治疗目的是降低肌肉的高张性，增强肌肉力量，提高肌肉感知功能，拉长肌肉的肌筋膜。当患有外上髁炎（网球肘）和手指骨关节炎时，指伸肌也会受累，这是因为伸肌腱帽与关节囊相交织。
- **体位：** 患者仰卧，肘部伸展，前臂旋前并稍抬离床面，腕部稍伸展，手指伸直位。治疗师一只手置于患者手部背侧（图7–26）。

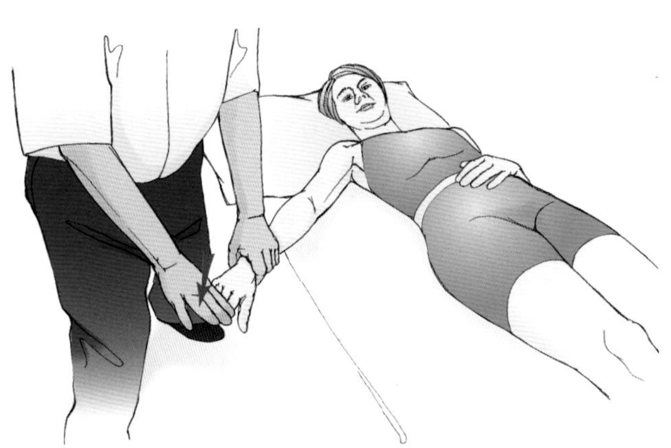

图7–26 针对指伸肌、示指伸肌和小指伸肌的CR MET

- **动作：** 治疗师尝试将患者手指背侧推向屈曲位，嘱患者对抗，坚持大约5秒；休息。如此重复数次。
- **观察：** 这些肌肉的疼痛和肌力减退可能是因为C_7神经根病变。

7. 针对旋前圆肌和旋后肌的收缩–放松肌肉能量技术（CR MET）和等长收缩后放松肌肉能量技术（PIR MET），以促进旋前和旋后运动

- **目的：** 治疗目的是降低肌肉的高张性，增强肌肉力量，提高肌肉感知功能，拉长肌肉的肌筋膜。这些肌肉比较容易短缩和紧张，进而造成

正中神经和桡神经的卡压。

330 ■ **体位**：患者仰卧，肘部稍伸展，前臂呈中立位（即患者的手掌面对自己的身体）。嘱患者避免手指屈曲（即患者不要握拳）。当治疗旋前肌时，治疗师将一只手的掌面置于患者前臂远端；当治疗旋后肌时，治疗师将一只手的掌面置于伸肌表面（图7-27）。

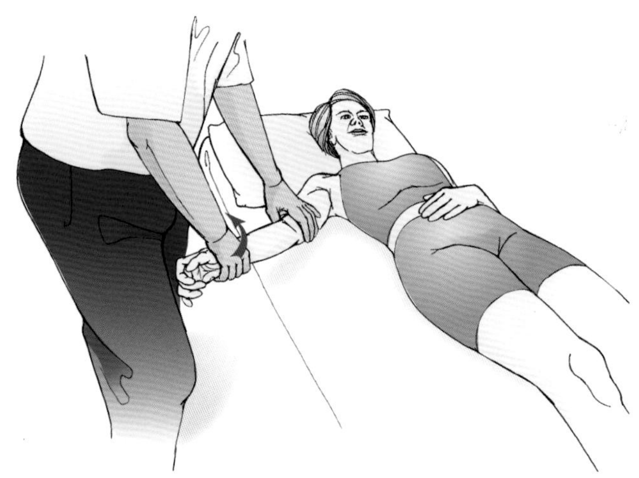

图7-27 针对旋前圆肌的CR和PIR MET

■ **动作**：CR MET应用于旋前肌时，治疗师尝试将患者前臂转向旋后位，嘱患者对抗，坚持大约5秒；休息。如此循环重复数次。应用PIR MET时，将腕部运动到更大的旋后角度，治疗师尝试将患者前臂转向更大的旋后角度，并嘱患者对抗；休息。重复CR-拉长的循环过程数次。CR MET应用于旋后肌时，治疗师尝试将患者前臂转向旋前位，嘱患者对抗，坚持大约5秒；休息。如此循环重复数次。应用PIR MET时，将腕部转动到更大的旋前角度，治疗师尝试将患者前臂转向更大的旋前角度，嘱患者对抗；休息。重复CR-拉长的循环过程数次。

8. 针对桡侧腕屈肌和尺侧腕屈肌的收缩-放松肌肉能量技术（CR MET）

■ **目的**：治疗目的是降低肌肉的高张性，增强肌肉力量，提高肌肉感知功能，拉长肌肉的肌筋膜。尺侧腕屈肌比较容易短缩和紧张，尤其是过多地用电脑工作，容易造成尺神经的卡压（肘管综合征）。

■ **体位**：患者仰卧，肘部屈曲，前臂旋后，腕部稍屈曲，并保持手指放松（防止指屈肌的代偿）。对于桡侧腕屈肌的治疗，治疗师将一只手置于患者大鱼际肌处。对于桡尺侧腕屈肌的治疗，治疗师将一只手置于患者小鱼际肌处。

■ **动作**：对于桡侧腕屈肌的治疗，治疗师将患者腕部向桡侧（拇指侧）屈曲，治疗师尝试将患者腕部推向尺侧（小指侧）伸展位，嘱患者对抗，坚持大约5秒（图7-28A）；休息。如此循环重复数次。对于尺侧腕屈肌的治疗，治疗师将患者腕部向尺侧屈曲，治疗师尝试将患者腕部推向桡侧（拇指侧）伸展位，嘱患者对抗（图7-28B）。对尺侧腕屈肌进行MET操作时，治疗师也通常坐在治疗床旁，此时患者的肘部屈曲。嘱患者将小指向肘部内侧屈曲，治疗师尝试将患者手部拉向伸展位，嘱患者对抗。

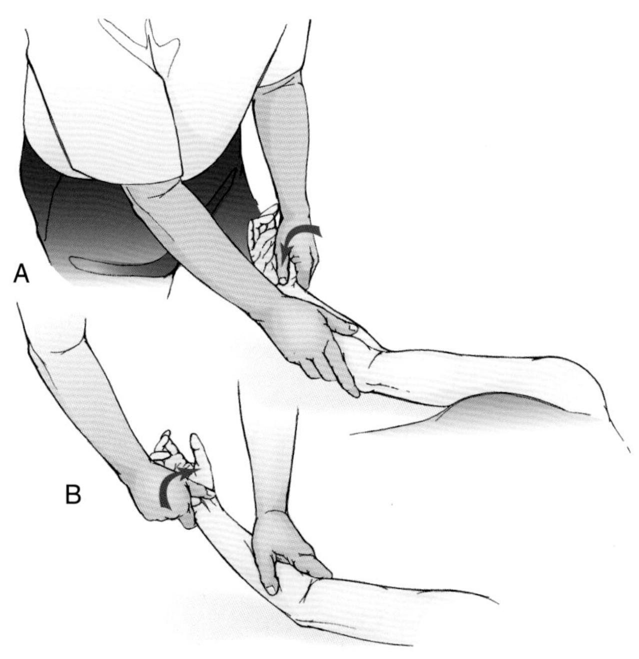

图7-28 A. CR MET治疗桡侧腕屈肌；B. CR MET 治疗尺侧腕屈肌

- **观察：** 这些肌肉无痛性肌力减退可能是因为C_7神经根病变。肘部内侧的疼痛提示内上髁炎。

9．针对指浅屈肌和指深屈肌的收缩-放松肌肉能量技术（CR MET）和等长收缩后放松肌肉能量技术（PIR MET）

- **目的：** 治疗目的是降低肌肉的高张性，增强肌肉力量，提高肌肉感知功能，拉长肌肉的肌筋膜。这些屈肌比较容易短缩和紧张。MET用来治疗扳机指和骨关节炎，因为这些屈肌与关节囊交织。
331 - **体位：** 患者仰卧，肘部伸展，前臂旋后，腕部置于治疗床边缘。治疗师将一只手的手指置于患者手指掌侧，然后用另外一只手固定患者前臂近端。
- **动作：** 应用CR MET时，治疗师尝试将患者的手指推向伸展位，嘱患者对抗（图7-29A）；休息。如此循环重复数次。应用PIR MET时，在前面的放松步骤之后，将患者的手指置于更大的伸展角度，治疗师尝试将患者的手指推向更大的伸展角度，嘱患者对抗（图7-29B）。

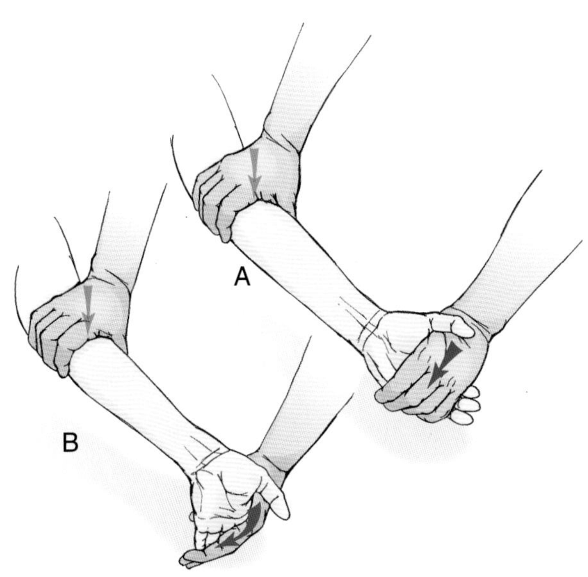

图7-29 A. CR MET应用于指浅屈肌和指深屈肌；B. PIR MET 应用于指浅屈肌和指深屈肌

肌肉能量技术（MET）对慢性腕部活动减少的治疗

10．肌肉能量技术（MET）对慢性腕关节活动度减小的治疗

- **目的：** 腕部外伤容易造成活动度受限，例如桡骨远端的柯莱斯骨折。这时MET更多地专注于增加关节的活动，而不是增加肌肉的长度。
- **体位：** 患者取仰卧位，肘部屈曲90°。为增加伸展的角度，治疗师将一只手置于患者手部掌侧，并将患者腕部被动运动到伸展运动的末端，且维持在患者感觉舒适的位置。为增加屈曲的角度，治疗师将一只手置于患者手部背侧，并将患者腕部被动运动到屈曲运动的末端，且维持在患者感觉舒适的位置。
- **动作：** 为增加伸展的角度，治疗师将患者腕部被动运动到伸展运动的末端，维持在患者感觉舒适的位置。治疗师尝试将患者的腕部推向更大的伸展角度，嘱患者对抗（图7-30）。然后放松。当患者放松下来时，治疗师再将腕部进一步推向更大的伸展角度。重复CR-拉长的循环过程数次。当要增加屈曲的角度时，治疗师尝试将患者腕部推向屈曲位，嘱患者对抗，坚持大约5秒；然后放松。当患者放松下来时，治疗师

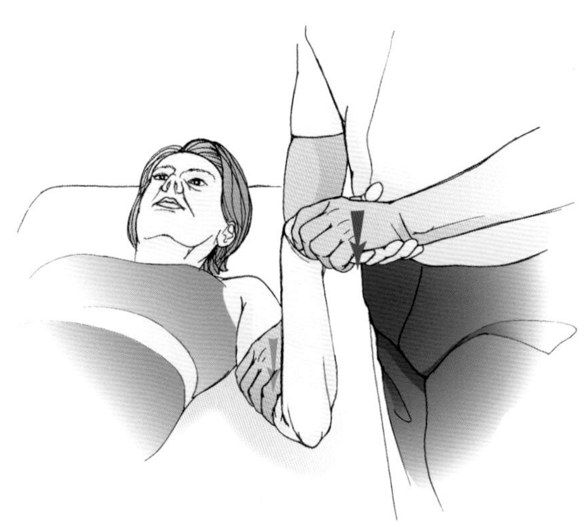

图7-30 用于增大腕部伸展活动度的MET

再将腕部进一步推向更大的屈曲角度。重复CR–拉长的循环过程数次。

软组织松动术

背景

本书的第二章已经对STM技术在临床上的应用做了详细的介绍。如前文介绍的Hendrickson手法治疗一样，STM的动作也被称为波状松动术，并且是关节松动和软组织松动合并在一起的手法，以每分钟50~70个循环的频率进行有节奏的振荡。但是横向摩擦按摩手法除外，这种手法的频率是每秒4个循环。这些松动的手法按照一定的顺序实施，这样才能产生最大的疗效。这样还能使治疗师对身体进行一个整体的筛查，会发现哪个部位过度敏感或有高张力和运动减少等异常情况。即便对于一名经验丰富的治疗师，这个顺序也非常重要。以下将要描述的技术分为两个层级：Ⅰ级和Ⅱ级。Ⅰ级揉抚手法可以被应用于每一位患者，包括急性损伤和慢性退化患者。其主要目的是改善健康，以及使整个身体更好地运转。Ⅱ级揉抚手法通常在Ⅰ级手法之后应用，并且只适用于慢性的状况。对于急性和慢性状况的治疗指南描述如下。

治疗师指南 332

急性损伤

对于急性情况，最主要的治疗目标是尽早减轻疼痛和水肿，尽可能维持关节无痛的活动度，并且使受损部位放松。这种治疗方法会对软组织进行有节律的压迫和放松，所以会提供一个类似于泵的作用，帮助促进液体交换并减轻水肿。如果对急性疼痛的患者应用揉抚手法，切记手法要非常轻柔，频率要很低，并且幅度也要很小。没有统一的治疗“剂量”或者治疗深度。治疗深度取决于患者疼痛的程度。如果软组织不能放松下来，可以利用MET来帮助降低不适感，并减轻水肿，降低肌肉过高的张力。正如前面提到的那样，将STM技术和MET配合使用。切记，对于急性情况**牵伸是禁忌的**。

临床案例：急性

主观资料：KK今年48岁，是两个孩子的妈妈，她因为左侧腕部和手部急性疼痛来我处就诊。她说早上稍早的时候打网球时不慎摔倒，摔倒时用左手支撑身体。当她走进治疗室时，她因为剧烈的疼痛而将患侧手抱在胸前。据她描述，疼痛位于腕部和前臂远端，并且当拇指向任何一个方向运动时都会在拇指基底部感觉到剧烈的疼痛。

客观资料：通过观察，她的皮肤正常，并没有发红。触诊发现广泛的皮温增高，但是没有明显特别热的点。腕部主动屈曲活动受限，并且运动时在大鱼际处出现疼痛。腕部主动伸展角度只有正常的50%，并且运动过程中在背侧腕横纹处出现疼痛。拇指在各个方向上的运动都严重受限。被动活动受限，并且出现疼痛。等长收缩测试时，拇指外展时出现剧烈的疼痛，并且在拇指基底部也出现疼痛。触诊还发现肌肉有严重的痉挛，并且大鱼际肌存在压痛。

评估：肌肉痉挛，大鱼际肌存在压痛，拇指被动滑动消失。

治疗（动作）：首先对腕部和拇指应用RI和CR MET（MET#2和#3）。治疗刚开始的时候，使拇指外展和伸展的力要非常轻柔，甚至只相当于几克的重量，并且不能产生疼痛。MET应用于其他方向的运动时，用于水肿、疼痛和大鱼际肌的压痛。最终，她在做外展和伸展运动时，甚至能对抗中等强度的阻力。然后应用Ⅰ级STM技术，尤其是应用第三和第四序列的揉抚手法来使炎症消散，并且改善受损区域的供氧。进行揉抚时，治疗师发现拇指后侧关节囊和侧副韧带的压痛非常明显。所以治疗师进行了Ⅱ级第三、第四和第五序列的揉抚手法，非常缓慢、轻柔地松动软组织。在进行揉抚手法的同时，我缓慢、轻柔地活动拇指来引导拇指正常地运动。治疗结束之前，我又对肘部和腕部做了轻柔的关节松动术（Ⅱ级第六序列手法）。治疗结束时，她的腕部和拇指的活动度在无痛的情况下达到正常活动度的75%。我向患者介绍了抗炎药的使用方法，并指导其在家如何进行腕部和拇指的主动和被动运动训练。

计划：嘱咐患者数天后来复诊。KK在5天之后前来复诊，主诉疼痛已经完全消失，但是拇指还有活动受限，当她尝试进行强力的抓握时还会有疼痛。经过检查发现，患者会在拇指主动和被动运动的末端感觉到不舒服。进行等长收缩测试时，拇指外展和伸展有轻度的疼痛，并且在拇指基底部也出现疼痛。我再次进行了上文描述的治疗。为了减轻拇指后侧关节囊和侧副韧带的疼痛，我将治疗集中在“鼻烟壶”区域。大鱼际肌的压痛和痉挛有大幅度的改善。KK在1周后又来复诊，症状已经完全消失，关节活动度和肌肉力量都已经恢复正常。治疗师告诉患者，如果以后需要的话可以电话预约做进一步治疗。至此她的主动护理阶段就结束了。

333 **慢性损伤**

检查时，肘部、腕部和手部比较常见的慢性病变是屈肌和旋前肌的短缩与紧张，以及伸肌和旋后肌的肌力减退。肘部、腕部和手指都容易发生屈曲受限。慢性软组织损伤的类型多是退行性变，而非炎症，并且总是伴有关节内运动减少或者退化性关节炎。关节周围的软组织（关节囊和韧带）会增厚和发生纤维化，也有可能发生萎缩，这些情况都可以引起关节的功能障碍。退化性变的关节常导致神经调节功能丧失，进而使运动控制出现问题。慢性疼痛的患者常有头前移和圆肩的异常姿势，这种肌肉失衡的状态称为上交叉综合征。拇指关节运动受限，因增厚并发生纤维化的韧带和关节囊而发生掌侧固定。治疗的主要目标要根据患者的具体情况而定。如果患者因为软组织增厚和纤维化和肌肉紧张而运动受限，治疗的目标就是降低肌肉的高张性，通过松解关节周围肌肉、肌腱、韧带和关节囊部位的粘连来改善关节运动，并提高结缔组织的延展性，促进关节软骨的水化，使关节恢复正常的运动模式和活动度，并且通过刺激本体感受器与重建肌肉正常的激活模式来恢复正常的神经调节功能。有关节不稳的患者需要运动康复，治疗可以通过降低肌肉过高的张力来提高稳定性，对存在肌力下降的肌肉应用MET，帮助其重建正常的激活模式，并恢复正常的本体感觉功能。对于肘部、腕部和手部的慢性损伤，对颈部和胸部的治疗也特别重要。颈部原因造成的神经激惹、损伤或者功能障碍，会导致肘部、腕部和手部的疼痛和感觉异常，还会造成上肢肌肉的紧张或者肌力减退。对于慢性损伤，我们常对软组织应用更大的压力，并对关节应用不同种类的松动手法。在Ⅱ级手法中，如果检查发现有纤维化的发生（增厚），那么针对深层软组织和肌肉附着点应用横向摩擦按摩手法。就像我们在前面“急性损伤”中描述的那样，将STM技术和MET配合使用。

临床案例：慢性损伤

主观资料：RK今年65岁，女性，身高1.57米，体重约52.2千克，职业是行政助理，近期来我处就诊，主诉左侧腕部疼痛。10周前她因为摔倒时用腕部撑地而造成腕部骨折，当时被诊断为柯莱斯骨折，也就是桡骨远端骨折，做了内固定手术，术后被建议做物理治疗，但是因为治疗过程中疼痛加重而没有坚持去做。她来就诊的时候，腕部任何方向的运动都会引起疼痛和烧灼感，特定运动时呈一种尖锐的疼痛。

客观资料：首先对腕部进行主动ROM检查，屈曲与伸展、旋后与旋前和桡偏与尺偏的角度约为2°。被动运动的活动度比主动的活动度稍大，关节活动刚开始的感觉为关节囊样感觉，到达运动末端时为骨样感觉。关节面之间由前向后（A–P）的滑动严重受限。等长收缩测试提示腕部和手指伸肌、桡偏和尺偏肌群，以及旋前肌和旋后肌都有肌力减退和疼痛。抓握力测试，左侧约为16千克，右侧约为32千克。患者为右利手。触诊显示，腕部背侧有组织的增厚和纤维化。当触碰到骨折部位时，患者会感觉到很不舒服。

评估：腕部ROM严重降低，关节内运动（附属运动）丧失，左手肌力下降明显，左侧腕部软组织有纤维化的发生。

治疗（动作）：首要治疗目标是减轻腕部疼痛和增大腕关节的活动度。治疗时患者取仰卧位，肘部屈曲90°。对腕部屈肌和伸肌应用CR MET，促进桡偏和尺偏，以及旋前和旋后（MET#7~#10）。操作的手法比较轻柔。我还指导患者回家之后如何自己进行这样的训练。然后我对桡腕关节、腕中关节和腕掌关节应用STM技术，使用挖取式揉抚手法（Ⅱ级第三和第四序列的手法）。患者骨折部位的压痛非常明显，但是她能够很好地适应较轻的手法。接着，我进行了关节松动术，来促进关节软骨的再水化， 334
并促进关节内运动（Ⅱ级第六序列手法）。

计划：我建议患者先做4次治疗，第四次治疗结束之后再进行评估。PK在一周之后再来就诊，她说第一次的治疗没有加重她的症状。经过检查，腕部伸展角度稍增大。我按照上文描述的治疗步骤进行了第二次的治疗，但是应用MET和STM技术时，操作手法较第一次重一些。第三次来就诊时，患者感觉疼痛稍有缓解。关节在各个方向的主动ROM已经接近10°。我对她应用了MET、STM技术、横向摩擦按摩手法和关节松动术。STM技术集中在骨折部位的软组织。经过6次治疗之后，患者的疼痛已经减轻了50%，并且已经开始在日常生活中应用患肢。她在6个月当中来治疗了12次。在最后一次治疗后，她说疼痛已经完全缓解，并且手部和腕部的功能也已恢复正常。除了屈曲和旋后两个方向的运动较正常活动度还差25%左右，其他关节ROM都已恢复正常。抓握力左侧为27千克左右，右侧为32千克左右。至此患者的治疗结束，我叮嘱她回家以后自己坚持运动训练。

表7–7列举了一些治疗要点。

表7–7	治疗要点

- 当做揉抚手法时，同时摇动患者的身体
- 当做揉抚手法时，要转移身体的重心
- 有节律地应用揉抚手法
- 以每分钟50~70个循环的频率进行揉抚
- 治疗时治疗师的手部和整个身体都要放松

Ⅰ级：肘部、前臂、腕部和手部

1. 前臂屈肌和旋前肌的放松

- **解剖：**腕部和手指的屈肌和伸肌，前臂的旋前肌（图7–31）。

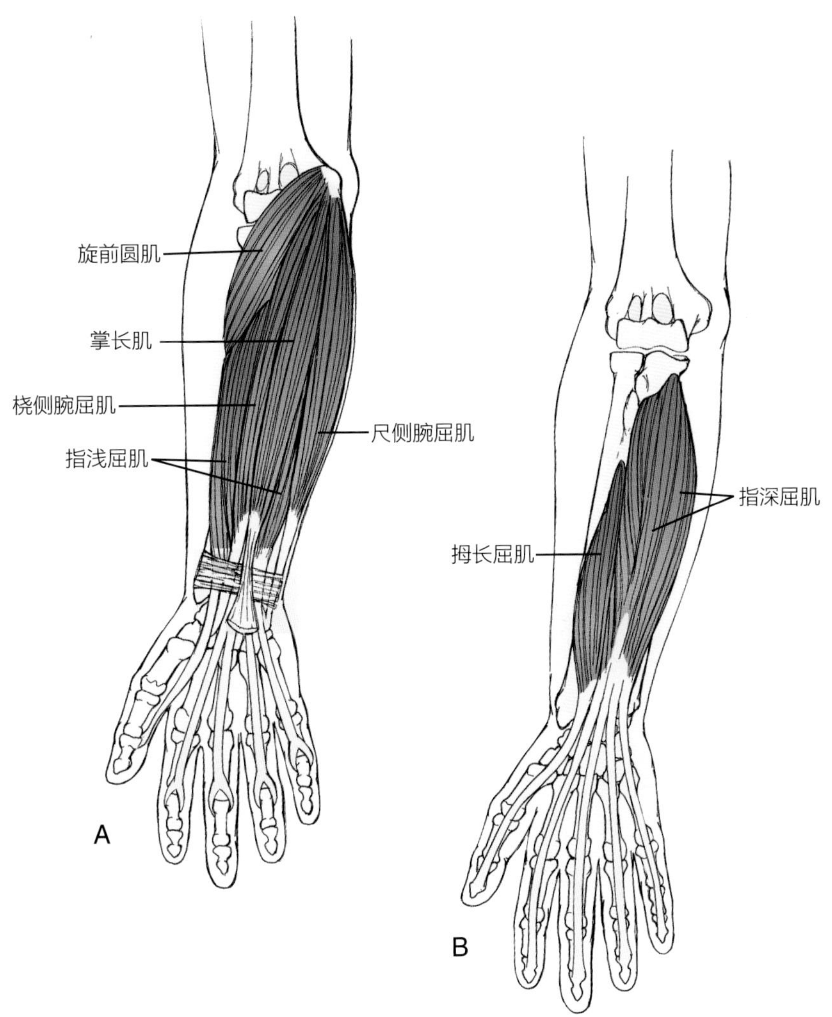

图7–31　前臂的肌肉。A. 前侧浅层；B. 前侧深层

- **功能障碍**：腕部和手指的屈肌既容易发生急性损伤，又容易发生慢性功能障碍。腕部或者手指反复屈曲的运动（如高尔夫球或者网球）、抓握运动（如园艺、按摩治疗或者木工工作）及长期使用电脑工作容易造成内上髁附着点的疼痛，或者肌肉肌腱结合处远端数厘米的部位疼痛。慢性过度使用会造成软组织疲劳，导致微损伤。屈肌更容易发生紧张和短缩。肌肉周围的筋膜（肌外膜）和肌束周围的筋膜（肌束膜）发生纤维化，从而导致软组织运动受限。

体位

- **治疗师体位**：站立位。
- **患者体位**：仰卧位。

肌肉能量技术

为降低软组织的高张性和不适感，对旋前肌（MET#7）和腕部与手指的屈肌应用MET（MET#8和#9）。

揉抚手法

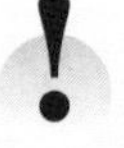

注意：前两个揉抚手法在一些急性情况（例如水肿、组织发热）和萎缩组织禁忌。

（1）治疗的首要目的是拉长浅筋膜。从腕部开始一直持续到肘部，用空拳进行一系列长距离、持续性的揉抚手法（图7–32）。使用少量护肤液来防止组织过热。保持腕部中立位，手部用力要轻柔。从患者前臂旋后位开始，对患者前臂的整个屈肌区域重复这样的手法，然后对肱骨的屈肌（包括肱二头肌、肱肌和肱桡肌）表面也做揉抚的手法。重复这样的手法数次，直到感觉软组织已经放松下来。

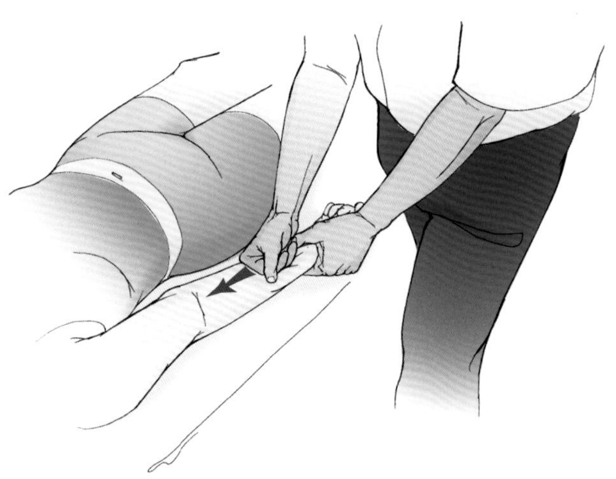

图7–32　用空拳揉抚手法牵伸前臂筋膜

（2）用单拇指或者双拇指的手法，在前臂中段到肘部之间应用较短的挖取式揉抚手法，这种手法要覆盖整个屈肌表面（图7–33）。当进行揉抚手法时，治疗师的拇指稍屈曲，去轻轻地挤压患者的前臂。这样做能使治疗师的拇指的关节保持张开，并将力分散到整个手部。注意不要将上臂推向关节窝，这会造成肩部被压迫。这种揉抚手法能够松解覆盖在每块肌肉上面的筋膜，并且帮助分离相邻的肌肉，从而保证每块肌肉都能够独立而自由地滑动。

336 （3）对于急性期症状，使患者肘部屈曲来放松前臂的肌肉，然后治疗师用其指尖在由内向外（M–L）的平面上做轻柔的横向挖取式揉抚手法（图7–34）。治疗要覆盖到全部的屈肌、桡侧肌群和伸肌表面，并筛查是否有高张力和存在组织压痛。

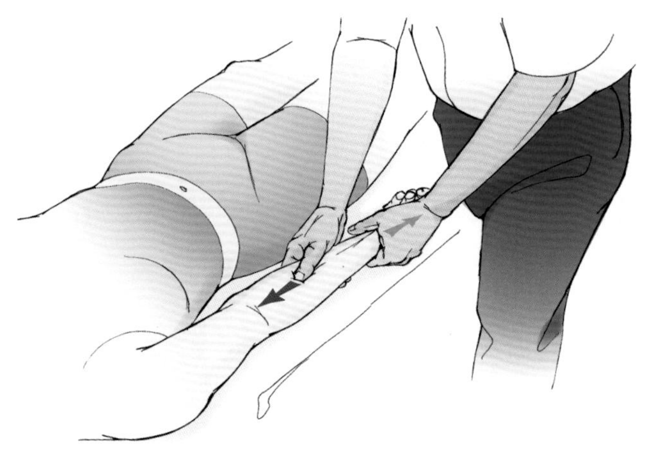

图7–33　用拇指来松解前臂的肌肉

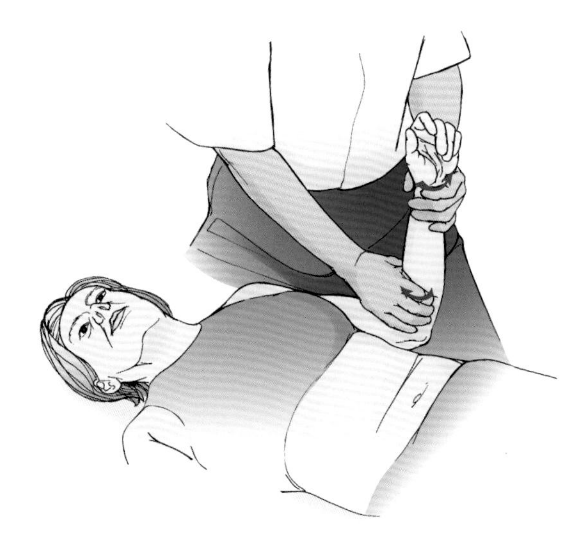

图7–34　对于急性期症状，用手指指尖轻柔地松解前臂的肌肉

2. 对腕部和手指伸肌持续性收缩的治疗

- **解剖：**腕部和手指的伸肌，肱桡肌（图7–35）。
- **功能障碍：**网球肘时，腕部和手指的伸肌容易受累，尤其是桡侧腕短伸肌和桡侧腕长伸肌。这些伸肌都容易发展成为伸肌肌腱炎，这是一种肌腱慢性的退行性疾病。如果肌肉出现持 337
续收缩状态，那么覆盖在这些肌肉上面的肌外膜、肌束膜和肌肉纤维本身都有可能产生粘连。伸肌肌群更容易发生肌力减退。肌肉紧张常常伴随着肌力减退的发生，并且极易发生疲劳。长久持续收缩状态还会导致代谢产生的酸

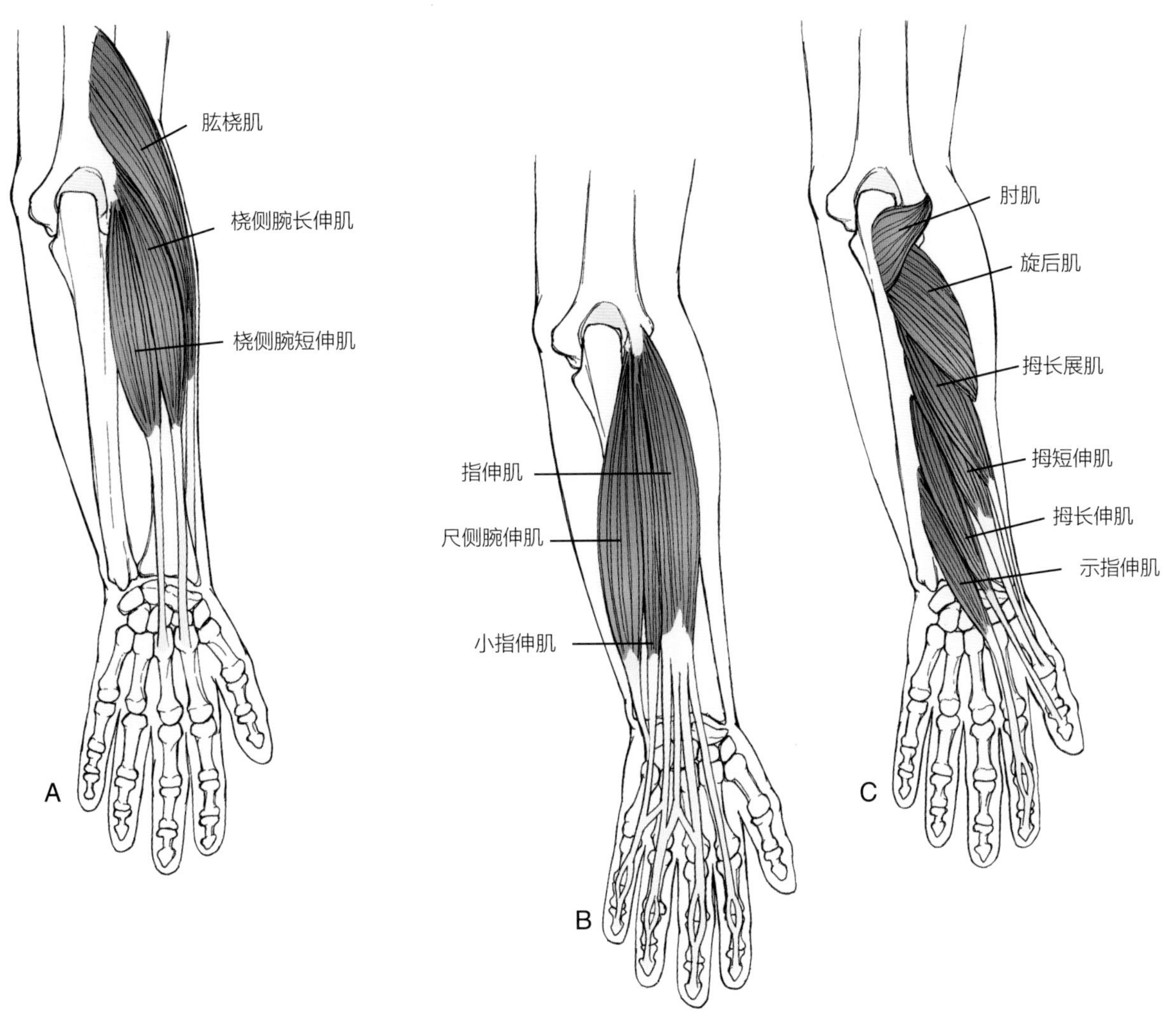

图7–35　后侧和桡侧的肌肉。A. 桡侧；B. 后侧浅层；C. 后侧深层

性废物堆积，并且降低供氧，导致缺血性疼痛。

体位

- **治疗师体位：**站立位。
- **患者体位：**仰卧位。

肌肉能量技术

对肱桡肌和腕部与手指的伸肌（MET#4、#5和#6）应用MET，以降低该区域中软组织的高张性和不适感。

揉抚手法

（1）对伸肌和桡侧面应用与第一序列相同的两种揉抚手法。使患者前臂旋前，然后治疗师用空拳从腕部开始，应用一系列较长的持续性揉抚手法，一直到肘部。

（2）用单拇指或者双拇指的手法，在前臂中段到肘部之间应用较短的挖取式揉抚手法，这种手法要覆盖到整个伸肌表面。治疗师手部的位置见图7–33，并且应用于伸肌和桡侧面。这种揉抚手法能够松解覆盖在腕部和手部伸肌上面的筋膜，并且帮助分离相邻的肌肉。

（3）当对肱桡肌进行松解时，将患者前臂置于中立位（即患者拇指朝向天花板）。从桡骨茎突开始，应用单拇指或者双拇指的手法，进行纵向的挖取式揉抚，直至肘部以上的髁上嵴（图7–36）。

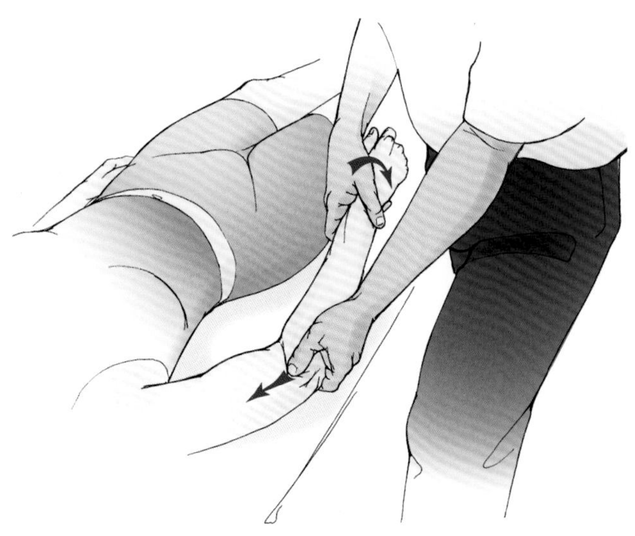

图7-36　用拇指来松解肱桡肌。当治疗师对肱桡肌应用揉抚手法时，使患者的肘部伸展

在髁上嵴应用纵向和横向的挖取式揉抚手法。如果用单拇指的手法，开始的时候患者肘部屈曲，当治疗师开始揉抚时，逐渐将患者肘部由屈曲位移动到伸展位，因为这会使相应的筋膜逐渐被拉紧。

（4）对于急性期损伤，患者屈肘使肌肉放松，然后应用轻柔的横向挖取式揉抚，治疗师的体位见图7-34。

3. 松解屈肌和伸肌上的扭转

- **解剖**：腕部、手指和拇指的屈肌、伸肌（图7-35A、7-35B、7-37A、7-37B），以及桡神经浅支（图7-4）。
- **功能障碍**：肌肉持续性收缩会发生扭转。腹侧（前侧）持续的张力会导致腕部旋前；背侧过多的张力则会导致腕部旋后。通常情况下，屈肌和旋前肌容易紧张和短缩，而伸肌容易发生肌

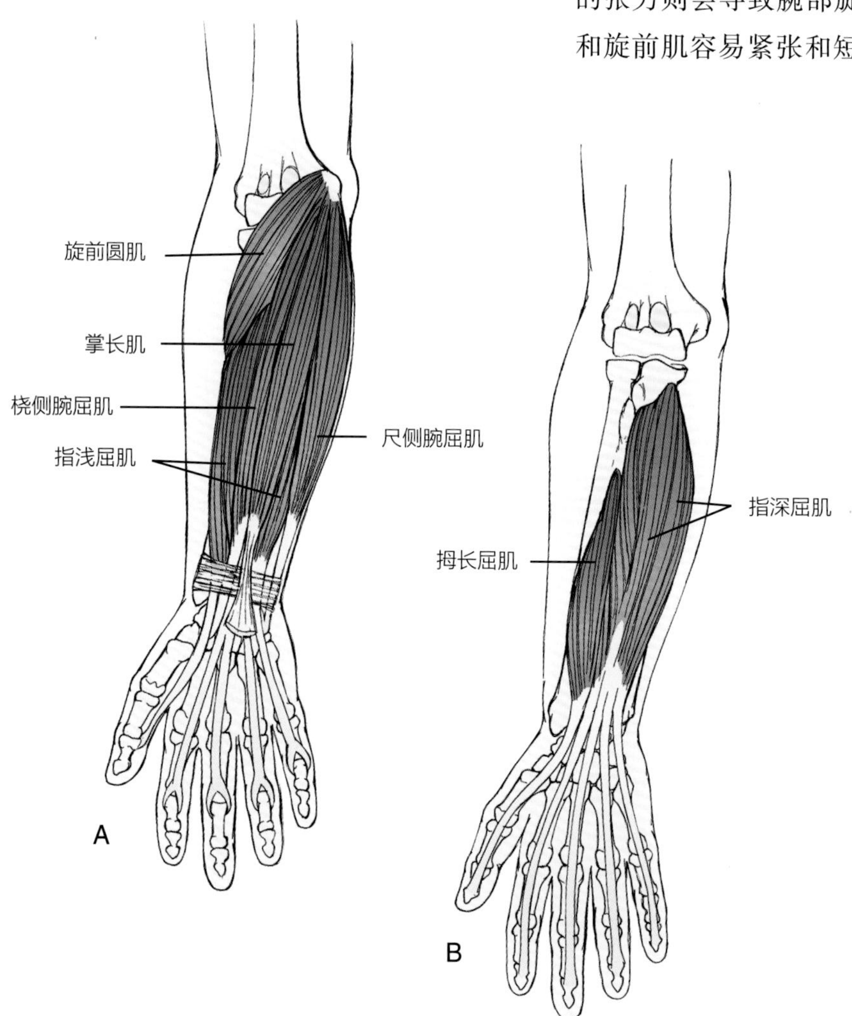

图7-37　前臂的肌肉。A. 前侧浅层；B. 前侧深层

力减退。桡神经的浅支容易在前臂远端的筋膜处受到卡压。拇短伸肌和拇长展肌与桡侧腕长伸肌和桡侧腕短伸肌交叉的部位是一个容易发生损伤（叫作**交叉综合征**）的区域。应用横向揉抚手法来消除肌束与纤维之间的粘连。其中一个治疗目的是拓宽纤维，促进组织再水化，提高深层软组织的活动性。

体位

- **治疗师体位**：前三个揉抚手法采取站立位，第四个揉抚手法采取坐位。
- **患者体位**：患者取仰卧位，并使肘部稍屈曲；或者取坐位。

肌肉能量技术

应用MET#7以降低旋前肌和旋后肌的高张性和压痛，并增加旋前和旋后的关节活动度。

揉抚手法

（1）应用这些揉抚手法的目的是松解前臂肌肉上的扭转。如果治疗师在患者的右侧，用其右手抓握患者的前臂远端，然后将左手拇指置于患者的外上髁（图7–38）。治疗师将左侧拇指朝向掌侧屈曲，应用短的挖取式揉抚手法。每次揉抚时，都要将患
338 者的前臂旋前，并以每秒1~2个循环的振动频率进行。重复这种治疗，覆盖整个前臂的背侧面和桡侧面。手法要轻柔，要让患者感觉舒适。

当治疗师对桡骨远端1/3背侧和外侧面进行揉抚时，目的是松解桡神经浅支和交叉综合征的病变部位。

（2）治疗师改变手部的位置，使右手置于内上髁的屈肌–旋前肌起点位置。左手置于患者的前臂外侧远端（图7–39）。用一只手将患者前臂旋后的同时，另一只手拇指从内上髁处开始做短促的挖取式揉抚，这种手法逐步延伸到对整个屈肌区域，然后再沿旋前圆肌方向一直到其桡骨中段的附着处。 339

（3）当患者的前臂十分粗大时，可以用另外一种方法。治疗师坐在治疗床上，将患者前臂置于治疗师的大腿上（图7–40）。用双拇指或者支撑的拇指将屈肌向外侧滚动。对于伸肌的治疗，将患者前臂旋前并置于床上，治疗师面向治疗床，并用双拇指或者支撑的拇指进行振动式的、挖取式揉抚，从而将伸肌和桡侧肌肉滚向内侧。

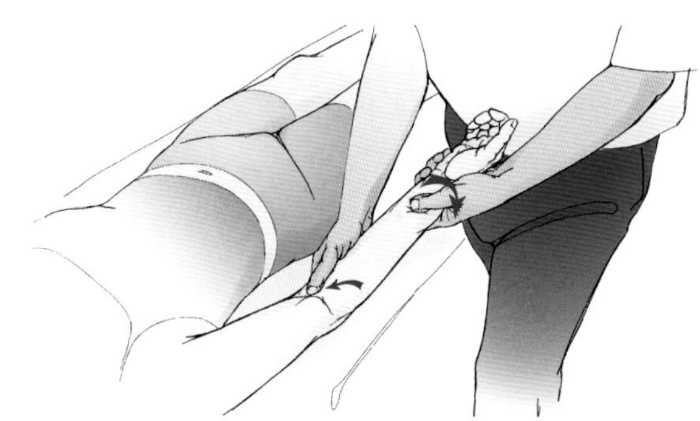

图7–39 把前臂旋后的同时，将屈肌向内侧滚动

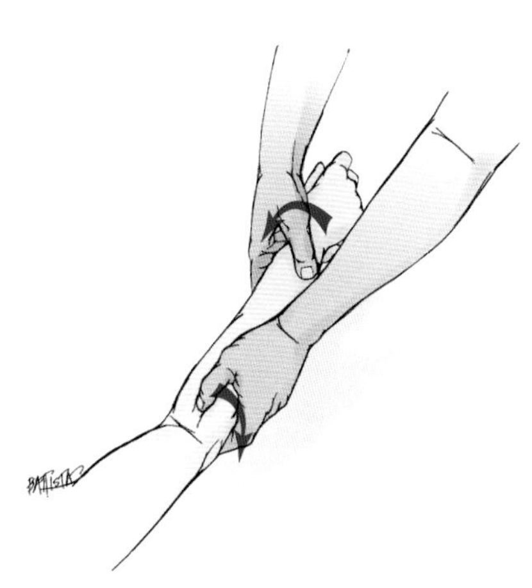

图7–38 把前臂旋前的同时，将伸肌向外侧滚动

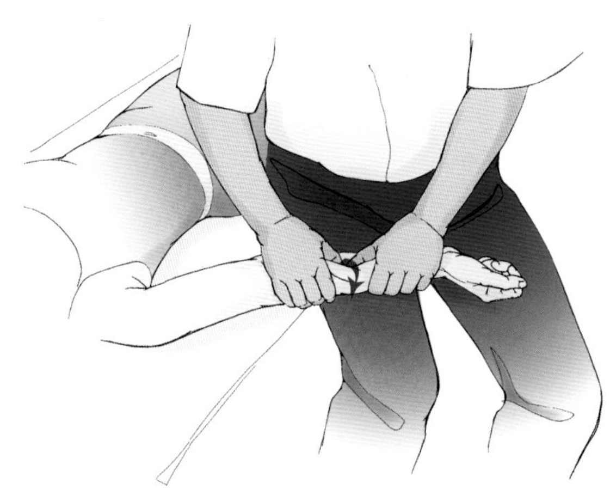

图7–40 用双拇指松解前臂屈肌

4．松解腕部和手指的背侧及拇指周围

- **解剖**：伸肌支持带；骨间背侧肌；拇收肌；掌骨横韧带；伸肌腱膜（腱帽），其中包括伸肌肌腱、掌指关节和指骨间关节外侧的蚓状肌和骨间肌扩张的筋膜（图7–41）。
- **功能障碍**：FOOSH损伤后，由于韧带和关节囊组织的粘连，腕部背侧是增厚粘连的部位。由于损伤、过度使用或退化引起的炎症，伸肌腱膜增厚并黏附在掌指关节的骨上。拇指处于内收和屈曲位，从而缩短了拇收肌、第一骨间背侧肌和掌骨间韧带。

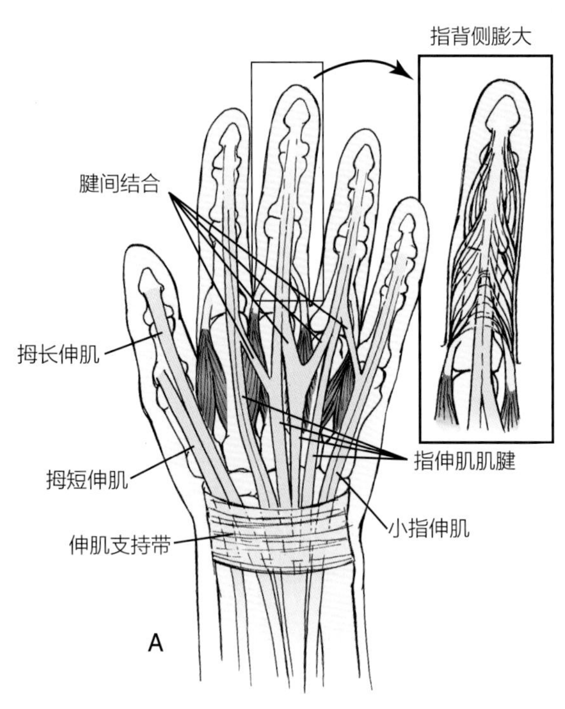

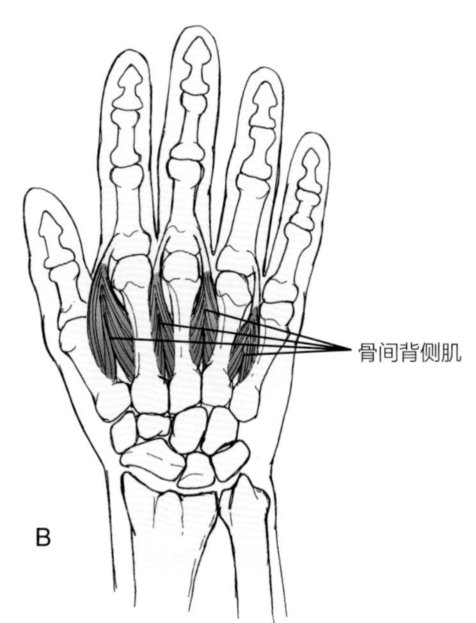

图7–41　A. 手部背侧的肌肉和肌腱；B. 骨间背侧肌

体位

- **治疗师体位**：站立位，或坐在床上或椅子上。
- **患者体位**：仰卧位。

肌肉能量技术

对腕部和手部的伸肌应用 MET（MET5和#6）。用非常轻的收缩–放松MET来治疗急性情况，应用等长收缩后放松MET来治疗慢性疾病。治疗师可通过让患者将拇指和示指对捏，当治疗师试图把它们分开时嘱患者对抗，从而完成拇收肌的肌肉能量技术。

揉抚手法

（1）用拇指轻柔地在掌骨之间进行1英寸（约2.54厘米）长的挖取式揉抚，以松解骨间背侧肌（图7–42）。用手掌支撑患者的手，指尖放在患者的掌骨之间，这样就可以有效地把掌骨分开。继续在掌指关节之间进行揉抚。

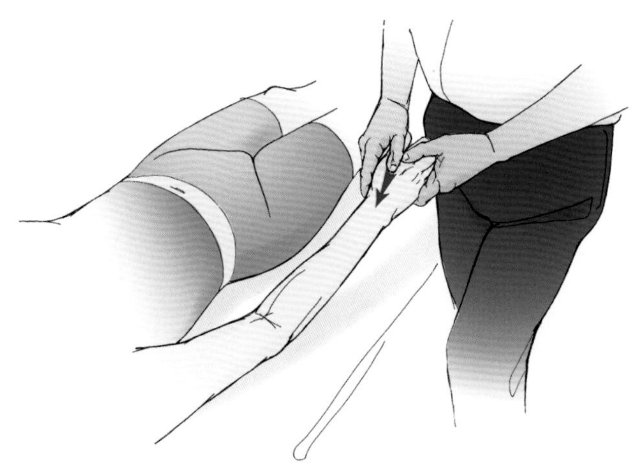

图7–42　单拇指在掌骨之间松解骨间背侧肌

（2）用拇指或指尖在掌指关节两侧及每根手指和拇指的两侧进行背侧向掌侧的反复按摩，用来松解伸肌腱膜、蚓状肌和骨间肌。然后对每根手指的背侧在由内向外的平面上进行揉抚，来松解伸肌腱膜（图7–43）。

（3）治疗师坐在床上，把患者的手放置在治疗师屈曲的大腿上。在中段肌腹、拇示指中间，最后在示指轴上，在这三个区域由近端向远端沿着拇指轴向，做一连串短的按压滑动（图7–44）。该手法可以松解第一骨间背侧肌、拇收肌和掌骨间韧带。用示指对正在治疗的肌肉施加一个反作用力。也可以改为一种剪切按压手法，即正在操作的手指向一个方向移动，下面的手指则向相反的方向移动。

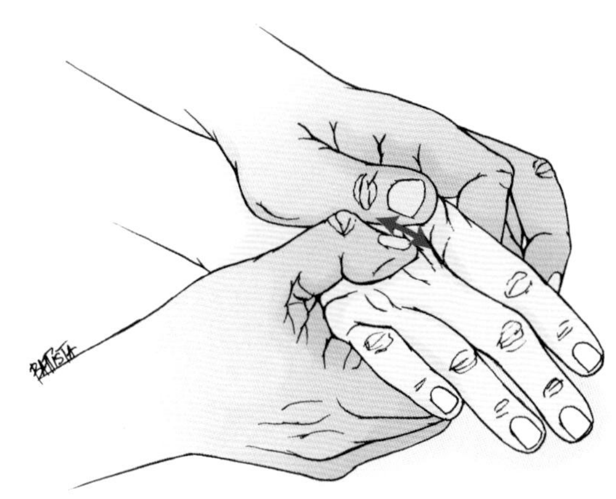

图7–43　拇指或指尖在掌指关节两侧及每根手指和拇指的两侧进行背侧向掌侧的反复按摩，用来松解伸肌腱膜、蚓状肌和骨间肌

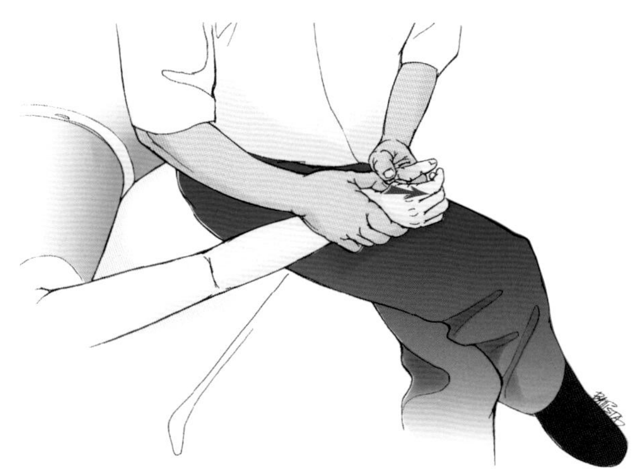

图7–44　单拇指技术在第一骨间背侧肌、拇内收肌和掌骨间韧带的纵向按摩

（4）接下来，以横向揉抚手法来松解上文所描述的相同区域。在拇指的背内侧表面，垂直于骨干
开始一连串短的挖取式揉抚，把组织从骨上“分离”。 340

（5）现在面向治疗床站立，膝关节屈曲。把患者的手放置于治疗师的大腿上，沿着示指背外侧面做一连串短的挖取式揉抚。向拇指方向做软组织和骨分离的动作（图7–45）。

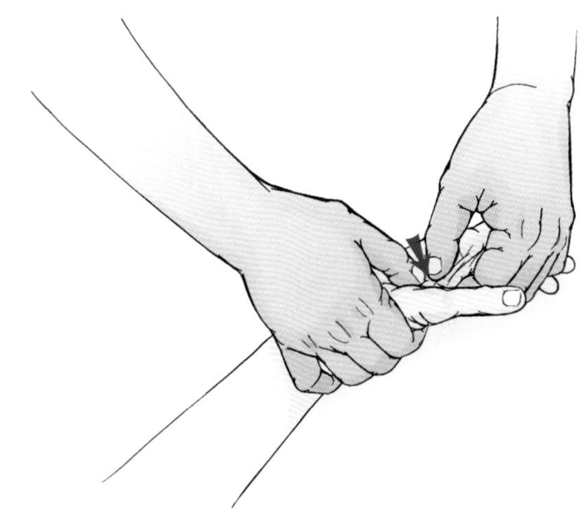

图7–45　双拇指松解第一骨间背侧肌

5．松解大鱼际和小鱼际的肌肉隆起

- **解剖**：大鱼际肌包括拇短展肌、拇短屈肌（浅头和深头）、拇收肌（横头和斜头）、拇对掌肌，
小鱼际肌包括小指展肌、小指短屈肌、小指对 341
掌肌、掌腱膜和拇指的籽骨（图7–46）。
- **功能障碍**：受伤后或因退化或关节炎，手会呈持续屈曲状态而形成慢性功能障碍。这使大鱼际肌向内侧扭转，使小鱼际肌向外侧扭转，从而将这些肌肉折叠到手掌中心。在跌倒或反复的抓握动作之后，拇指的籽骨炎会加重。籽骨倾向于向手掌方向偏移，需要将其向外侧移动。

体位

- **治疗师体位**：站立位，或坐在床上或椅子上，将患者的手放在治疗师的大腿上。
- **患者体位**：仰卧位。

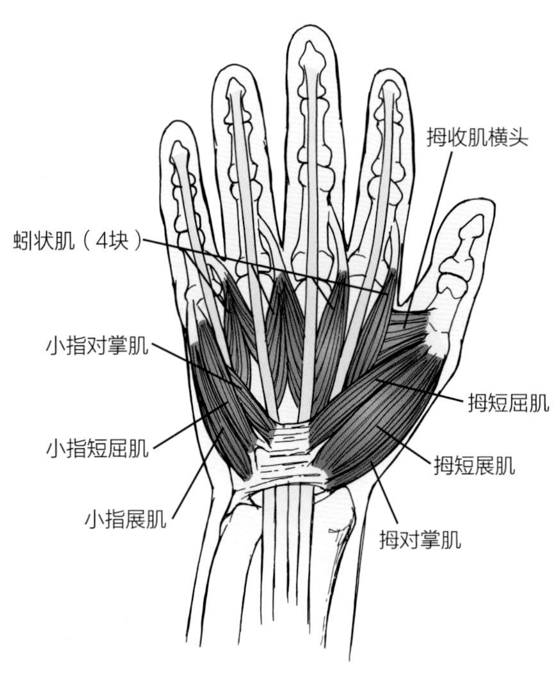

图7–46 手部的肌肉和屈肌腱

（2）治疗师坐在床上，把患者的手放在治疗师的 342
大腿上，掌心向上。用双拇指手法，在大鱼际隆起处做由内向外的短的挖取式揉抚（图7–48）。从大鱼际最外侧近端的拇对掌肌和拇短展肌开始，直至掌指关节。在靠近手掌的部位，对拇短展肌的纤维和拇屈肌的浅头进行由内向外短的挖取式揉抚，直至掌指关节。将指尖放在拇指的背侧来帮助揉抚。治疗师的身体随着每一次手法而晃动，并向外旋转患者的拇指。

（3）坐在椅子上，以45° 朝向患者头侧来松解小鱼际隆起。把患者的手放在治疗师的大腿上，掌心向上。用双拇指手法，从外侧到内侧做短的挖取式揉抚来滚按肌肉（图7–49）。从豌豆骨开始，用拇指对小指展肌、小指屈肌和小指对掌肌进行揉抚，揉抚至第五掌指关节。

肌肉能量技术

治疗师可以对鱼际隆起做MET，其具体方法在对急性拇指疼痛的MET（MET#3）部分做了描述。让患者做小指抗阻屈曲和对掌动作时，小鱼际就会被松解。

揉抚手法

（1）松解掌腱膜时，治疗师将拇指放在手掌的中线上，手指放在患者手背上。用拇指做一系列缓慢、伸展的动作，使骨间掌侧肌从手掌中线向两侧分离。重复多次，覆盖整个手掌（图7–47）。

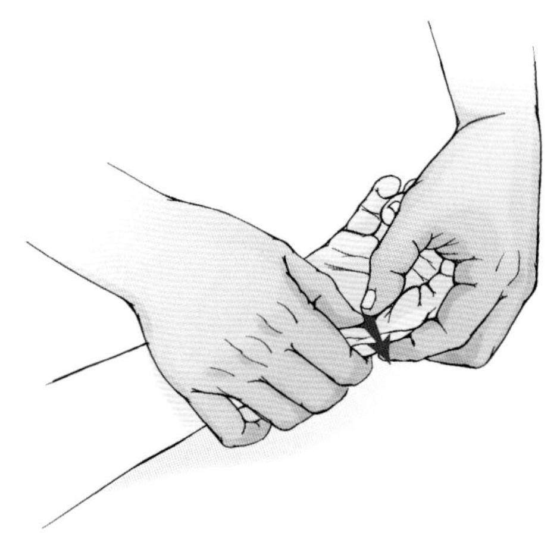

图7–48 用双拇指技术对大鱼际隆起进行挖取式揉抚

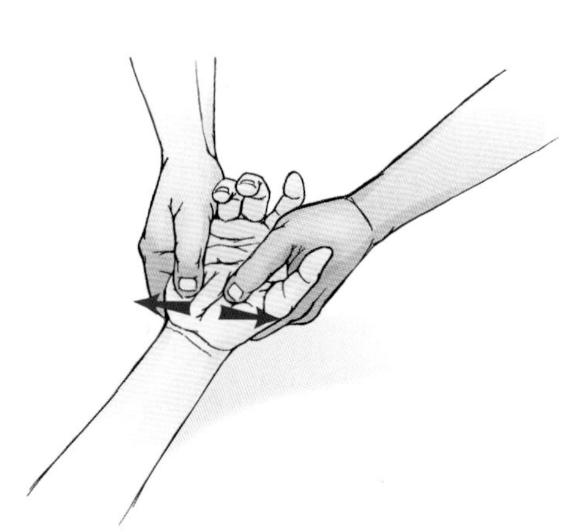

图7–47 双拇指松解骨间掌侧肌

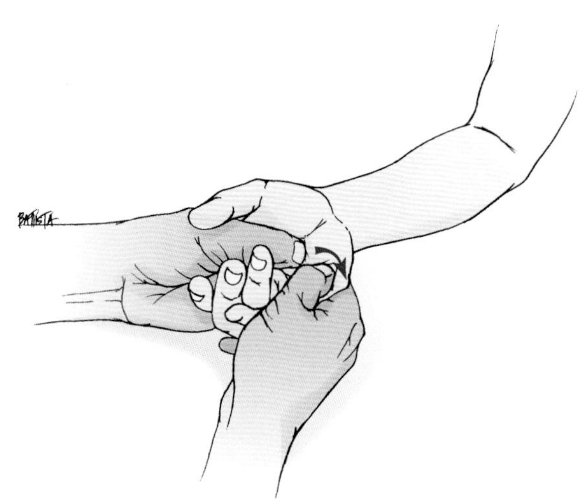

图7–49 用双拇指技术对小鱼际隆起进行挖取式揉抚

6. 松解手指的掌面

- **解剖：** 指浅屈肌和指深屈肌，蚓状肌，骨间掌侧肌和骨间背侧肌，关节囊，内、外侧副韧带，环状韧带，掌骨横韧带，掌侧韧带（图7–50）。
- **功能障碍：** 手指的屈肌往往会因过度使用或损伤而缩短或发生纤维化，使手指保持在持续屈曲的状态。手指滑膜鞘被纤维鞘包裹，并通过环状韧带和十字韧带固定在骨上。在受伤或过度使用后，腱鞘可以形成粘连，使滑膜失去水分。屈肌肌腱也可以在环状韧带中正常滑动时被抑制，称为“扳机指”。关节囊和侧副韧带因过度使用、损伤或关节炎引起的炎症而变得纤维化和缩短，且关节一直处于屈曲状态。侧副韧带功能障碍时的位置是“下降”形成一个向前（向手掌）的扭转，掌指关节或指骨间关节固定在一个持续屈曲的位置上。如果关节维持持续屈曲的状态，掌侧韧带的膜部可形成粘连。指掌侧神经由正常时位于手指两侧，变为位于手指掌侧（手指下方），或在掌骨韧带的浅层和深层之间被卡压。

体位

- **治疗师体位：** 朝向患者头侧站立，膝关节屈曲并放在床上，把患者的手放在治疗师的大腿上；或者坐在椅子上或床上，把患者的手放在治疗师的大腿上。
- **患者体位：** 仰卧位。

肌肉能量技术

进行针对手指屈肌的MET（MET#9）。

揉抚手法

（1）在两个方向上松解指浅屈肌和指深屈肌肌腱。首先，使用单拇指或双拇指手法，在由内向外的平面上垂直于肌腱走行做短的来回揉抚。从手的底部 343
开始，一直到每根手指的指尖和拇指指尖（图7–51）。接下来，沿着屈肌肌腱在从近端到远端的平面上进行一系列来回揉抚，以松解屈肌腱鞘和环状韧带。把

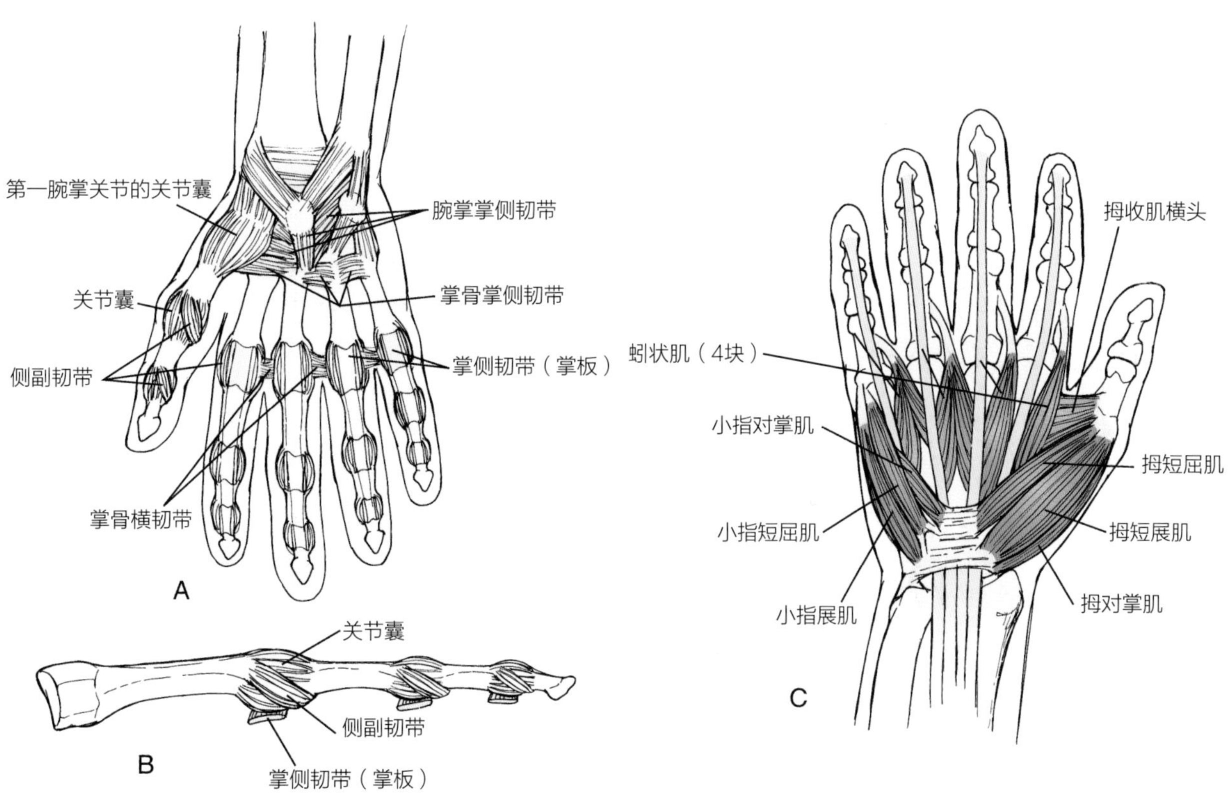

图7–50 A. 掌指关节和指骨间关节的关节囊、侧副韧带、掌骨横韧带和掌侧韧带；B. 掌指关节和指骨间关节的关节囊、侧副韧带的侧面观；C. 手部的肌肉和屈肌腱

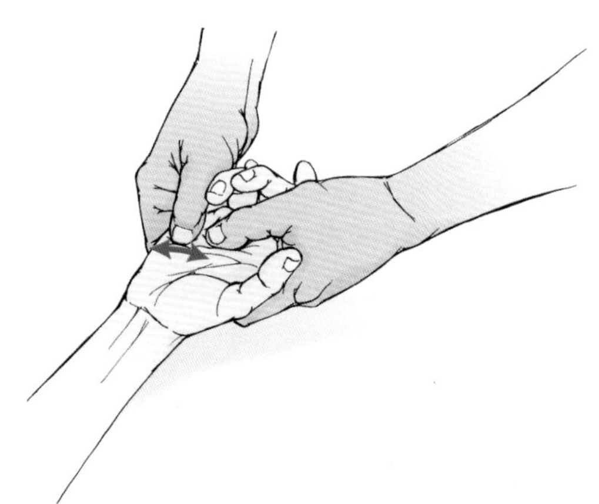

图7–51 单拇指技术对屈肌肌腱进行横向揉抚

注意力集中在掌指关节和指骨间关节（图7–52）。

（2）在两个方向上用揉抚手法松解蚓状肌和骨
344 间肌。首先，治疗师用拇指指尖在从远端到近端的平面上，在指屈肌肌腱桡侧和掌骨之间做一系列短的来回揉抚（图7–52）。治疗师的指尖放在患者的手背来稳定操作。其次，在内外向和前后向的平面上完成一系列的揉抚，来松解掌指关节的掌侧面，目的是消除纤维化和伸展掌骨，从而使关节有更大的活动性。

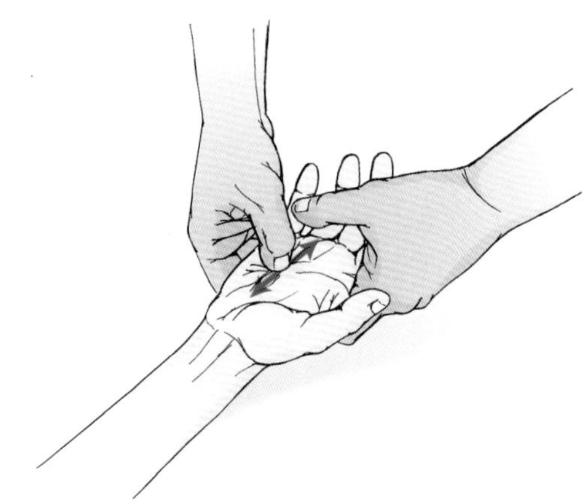

图7–52 用单拇指松解蚓状肌和骨间掌侧肌

（3）通过在第二到第五掌骨头两侧由近端向远端进行短的来回揉抚来松解掌骨横韧带（图7–53)。松解指掌侧神经时，在掌骨头之间内外向的平面上进行柔和的来回揉抚，并在每根手指上从中线向外揉抚。指掌侧神经偶尔会向手指的中线发生错位和移动，从位于手指一侧的正常位置偏离（图7–53）。

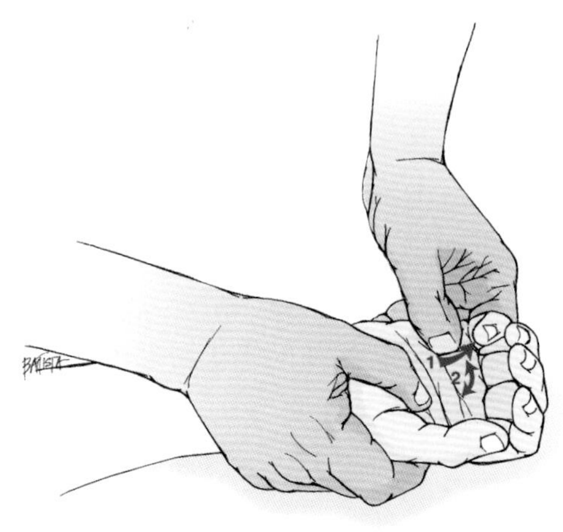

图7–53 单拇指手法由近端向远端对掌骨横韧带做短的来回揉抚，以及在内外向平面上做轻柔的挖取式揉抚

（4）为松解掌指关节的关节囊和侧副韧带，用单拇指或双拇指的方法在每根手指和拇指指骨间关节节的内侧和外侧的骨干上做短距离的来回横向揉抚（图7–54）。

（5）为了使内、外侧副韧带的位置恢复正常，转动患者的手，让其以手掌放在治疗师的大腿上。将治疗师的示指放在指骨间关节的内侧或外侧。从指骨间关节屈曲位开始，当治疗师伸展患者的手指时，将韧带由掌侧拉向背侧（图7–54）。

（6）为了松解掌板膜部的粘连，首先将治疗师示

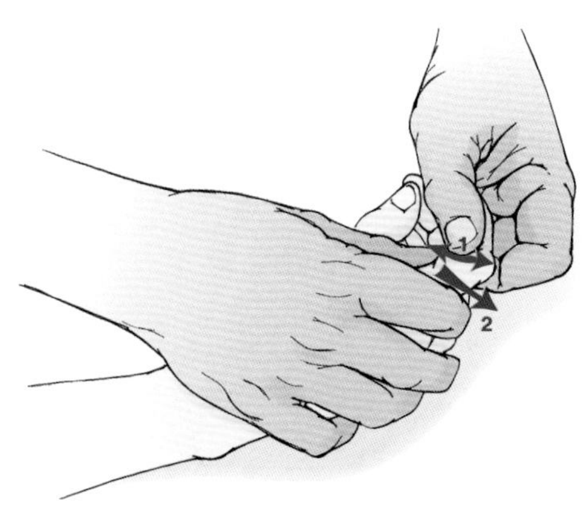

图7–54 单拇指手法。（1）在侧副韧带和关节囊进行一系列来回横向揉抚；（2）当伸展患者的手指时，从背部提起副韧带

指的外侧部放在患者手指的屈肌表面，在指骨间关节或掌指关节屈曲的同时，将示指靠近指骨间关节或掌指关节。当伸展手指时，在由近端到远端的方向上做挖取式揉抚，以牵引组织。并重复多次（图7–55）。

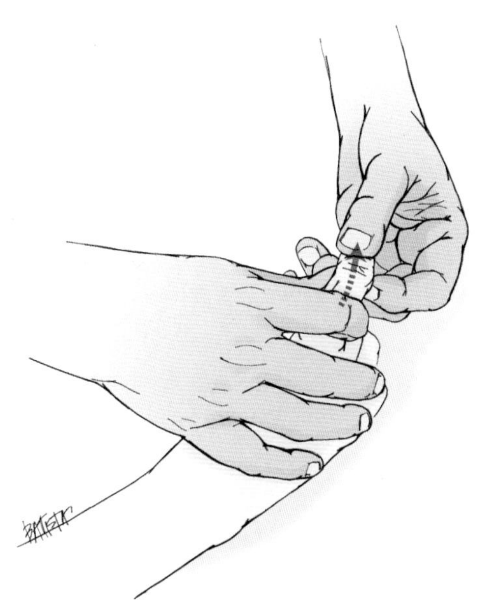

图7–55 为了松解掌侧韧带膜部的粘连，当指骨间关节屈曲时，治疗师用示指的外侧部分按压屈肌近端表面。当治疗师伸展手指时，示指向远端揉抚，以牵引组织

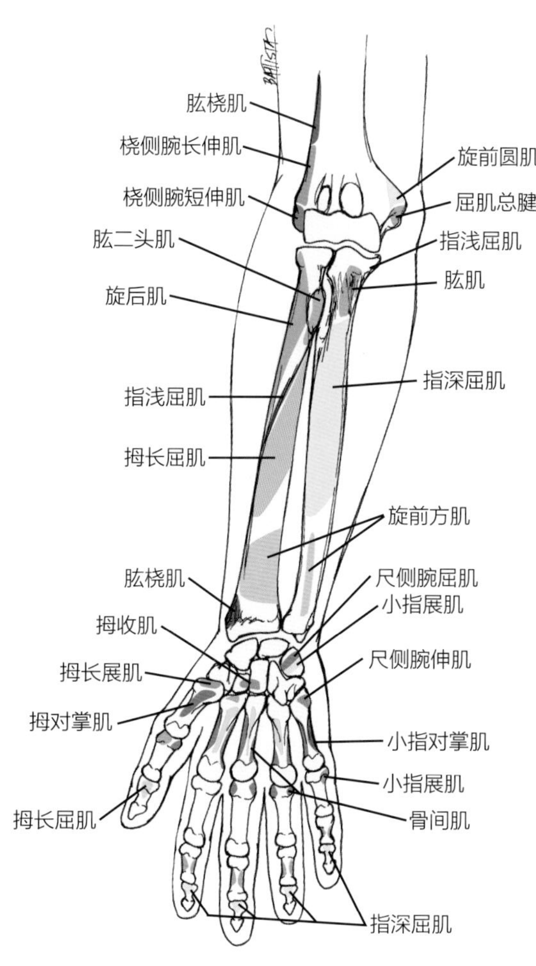

图7–56 前臂、腕部和手部前侧的肌肉附着处

II级：肘部、腕部和手部

1. 松解外上髁的肌肉附着处和桡神经

- **解剖**：腕部和手部的伸肌，肱桡肌，旋后肌，桡神经（图7–56）。
- 345 **功能障碍**：外上髁是网球肘的病变位置，网球肘是由于腕部和手部伸肌（尤其是桡侧腕短伸肌）肌腱起点的过度使用或急性拉伤。桡管综合征是由于桡神经在肘部被卡压。

体位

- **治疗师体位**：站立位。
- **患者体位**：仰卧位。

肌肉能量技术

针对腕部和手指的伸肌（MET#5和#6）、旋后肌（MET#7）和肱桡肌（MET#4）进行MET操作。

揉抚手法

（1）治疗师用自己的右腋夹住患者的右臂，双手握住患者的手臂。治疗师将双手拇指放在患者上臂外侧的远端1/3。用双拇指手法在肱骨远端进行一系列短的后外侧挖取式揉抚手法（图7–57）。此手法有两个目的：一是松解穿过肱肌和肱桡肌的桡神经，二是松解附着在髁上嵴的肱桡肌和桡侧腕长伸肌。在肱二头肌外侧开始，轻轻向内推肱二头肌， 346
使组织相接触。患者的肘关节处于中度屈曲位，在揉抚时可以将肘关节进一步屈曲。每一次手法时轻微地增加肱骨的外旋角度。

（2）用一只手握住患者的前臂远端，用单拇指手法来松解肱骨外上髁上的桡侧腕短伸肌和伸肌总腱的附着点（图7–58）。接下来，用屈曲的示指来回

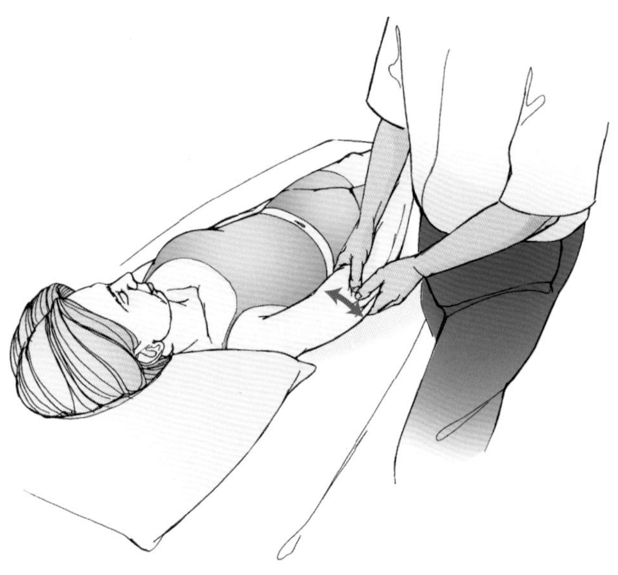

图7–57　双拇指松解肱骨外上髁的肌肉附着处，并松解桡神经

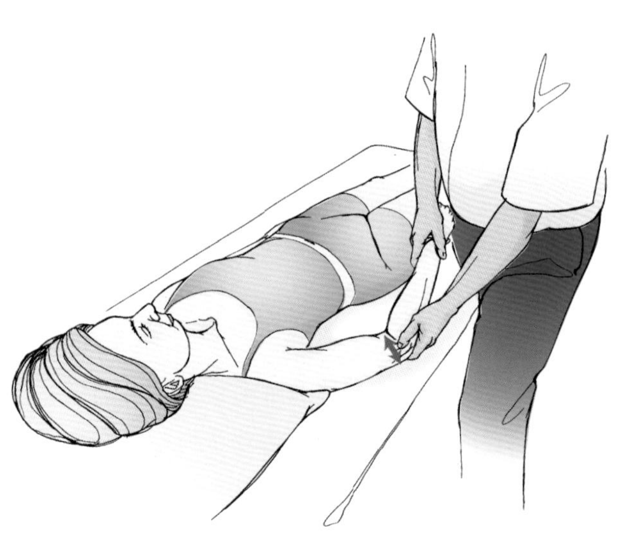

图7–58　单拇指松解肱骨外上髁的肌肉附着处，并松解桡神经

揉抚以松解肱骨外上髁后面的桡侧副韧带和关节囊。

（3）使用上述单拇指手法松解外上髁远端的桡神经。在肱骨外上髁远端和内侧桡神经穿过桡侧腕短伸肌的纤维起点处，在内外向平面上，做一系列轻柔的横向挖取式揉抚。治疗师使用示指触摸到旋后肌管时，穿过后肌肌肉的桡骨头后外侧部松解肌肉。

2. 松解肱骨内上髁的肌肉附着处和尺神经、正中神经

- **解剖：**旋前圆肌，桡侧腕屈肌，尺侧腕屈肌，指浅屈肌和指深屈肌，拇长屈肌，掌长肌，肱二头肌（图7–59），尺神经和正中神经（图7–2和7–3）。

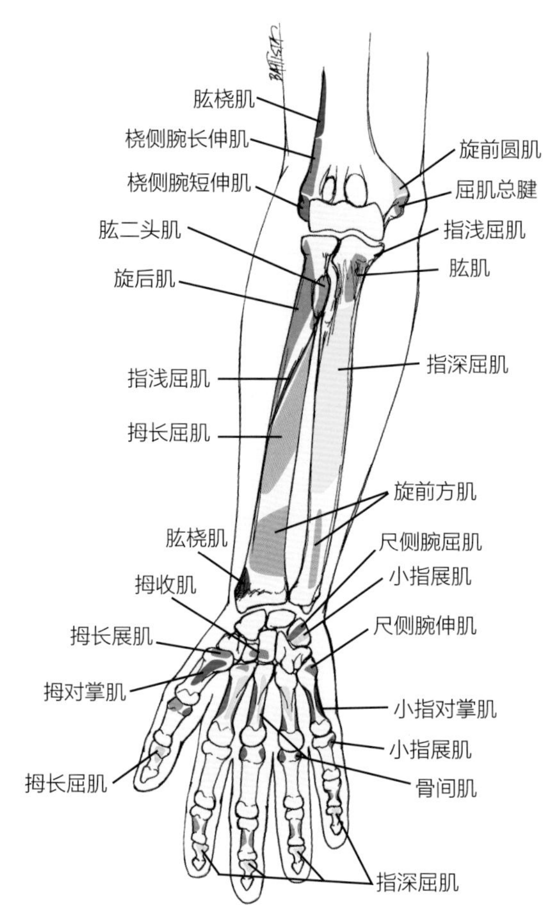

图7–59　前臂、腕部和手部前侧的肌肉附着处

- **功能障碍：**肱骨内上髁是高尔夫球肘的病变部 347
位。高尔夫球肘是旋前圆肌和屈肌总腱的肌腱骨膜结合处，以及腕部和手指屈肌的肌肉肌腱结合处的拉伤。屈肌和旋前圆肌通常是短而紧的。尺神经和正中神经可在肘部被卡压。

体位

- **治疗师体位：**站立位。
- **患者体位：**仰卧位或者坐位。

肌肉能量技术

对旋前肌、腕部和手指的屈肌（MET#7、#8、#9）和肱二头肌（MET#1）进行MET操作。

揉抚手法

（1）治疗师将拇指放在肱二头肌肌腱的位置来松解桡骨粗隆上的肱二头肌附着处。拇指按在肌腱上，治疗师以小弧度旋前或内旋及旋后或外旋摆动前臂或手臂，从而为肌腱提供横向摩擦力（图7–60）。几次摆动后，将拇指移动到不同的位置。

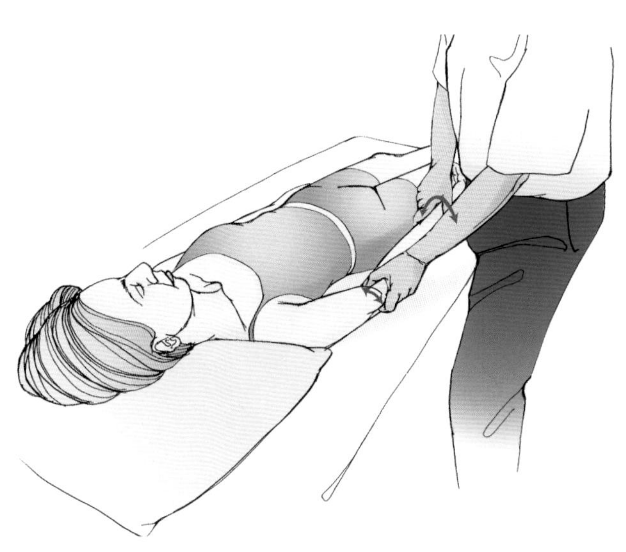

图7–60　在桡骨近端松解肱二头肌的附着处

（2）为了松解拇长屈肌、指浅屈肌、指深屈肌的附着处，将患者的肘关节屈曲90°，使患者的腕部和手指放松，从而放松肌肉。面对治疗床，将患者的前臂保持中立位，当治疗师的支撑手将患者的前臂向外旋转时，治疗师用指尖在内外向平面上对桡骨和尺骨进行深度的反复揉抚（图7–61）。

（3）在两个位置上松解尺神经。第一步，如前所述，将患者的手臂放到治疗师的腋下。首先，用指尖对肱骨远端内侧在内外向平面上做由后向前的挖取手法，在这里尺神经穿过屈肌总腱扩张的纤维（称为肘管）。接下来，为了松解穿过尺侧腕屈肌的尺骨头和肱骨头的尺神经，转向面朝床脚，并将患者的肘关节屈曲到90°（图7–62）。一只手握住患者

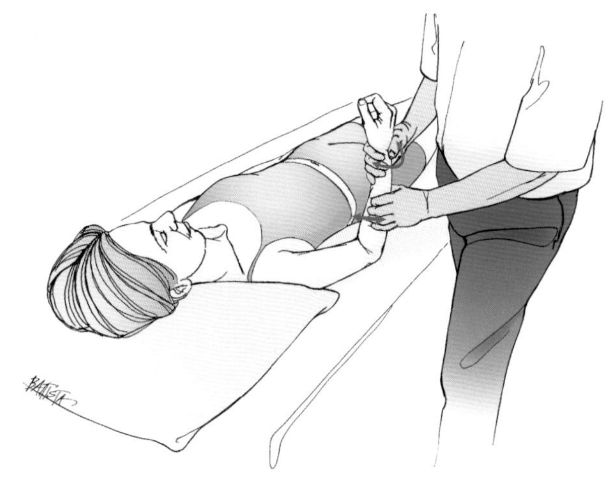

图7–61　指尖松解前臂屈肌表面。当指尖对软组织进行来回挖取式揉抚时，支撑手将前臂旋前和旋后

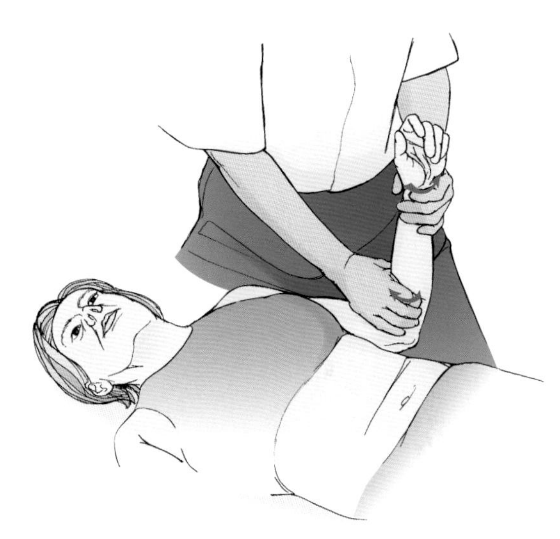

图7–62　指尖松解前臂近端的尺神经

前臂远端，当前臂旋前时用治疗师上方手的指尖在肱骨内上髁远端做由后向前、由内向外、两横指宽的挖取式揉抚手法。

（4）在两个位置上松解正中神经。首先，松解 348
肱骨远端的前正中部，内侧至肱二头肌肌腱。治疗师把身体转向床头。保持患者的肘关节屈曲到90°。以短弧内旋和外旋患者的手臂，同时用指尖垂直于上臂远端轻柔地做挖取式揉抚手法。然后，垂直于前臂用指尖做轻柔的挖取式揉抚，来松解在旋前圆肌的两个头之间的神经，先迅速向内上髁远端，再向肌肉的中部（图7–61）。

3. 松解腕部背侧的伸肌附着点和韧带

- **解剖：**桡侧腕长伸肌，桡侧腕短伸肌，拇长伸肌、拇短伸肌，拇长展肌，尺侧腕伸肌，桡侧副韧带、尺侧副韧带，腕部背侧韧带，肱桡肌（图7–63）。

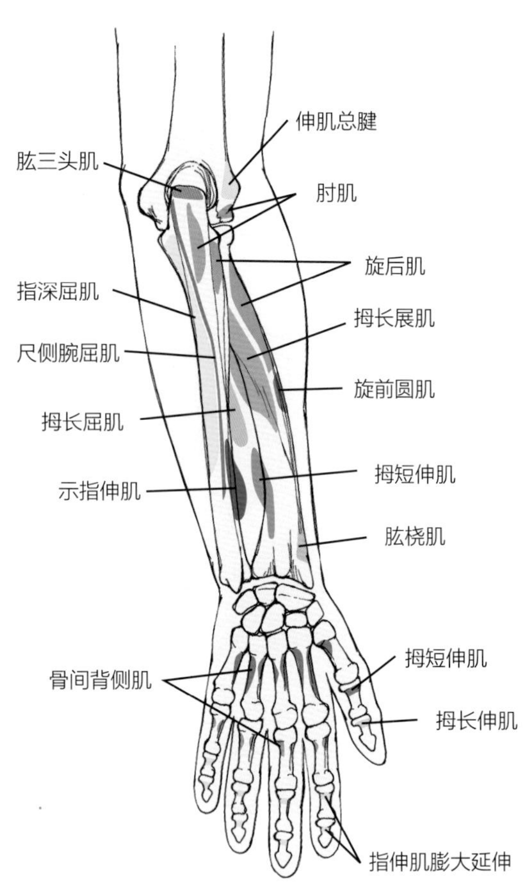

图7–63 前臂、腕部和手部后侧的肌肉附着处

- **功能障碍：**由于过度使用或损伤，肌腱骨膜结合处会变得纤维化。在FOOSH（上肢在伸展位跌倒）损伤后，腕部背侧的韧带会缩短和发生纤维化，从而诱发腕关节炎。桡骨远端外侧和拇指底部是狭窄性腱鞘炎时潜在的致残部位。

体位

- **治疗师体位：**治疗师面向患者头侧站立，对患者的手部和腕部进行揉抚；或取坐位。
- **患者体位：**仰卧位。

肌肉能量技术

对腕部和手部的伸肌进行MET#5和MET#6的操作。为松解拇展肌和拇短伸肌的附着处，把拇指放在一个舒适的外展位或伸展位，治疗师按压在患者的拇指背面使拇指内收和屈曲的同时，嘱患者对抗。

揉抚手法

（1）从第二和第三掌骨底开始，用双拇指或单拇指手法，在内外向平面上来回揉抚，以松解桡侧腕长伸肌、桡侧腕短伸肌和下面的腕关节背侧韧带（图7–64）。治疗师做这些揉抚时，摆动患者的前臂以促进桡骨和尺骨之间的滑动。

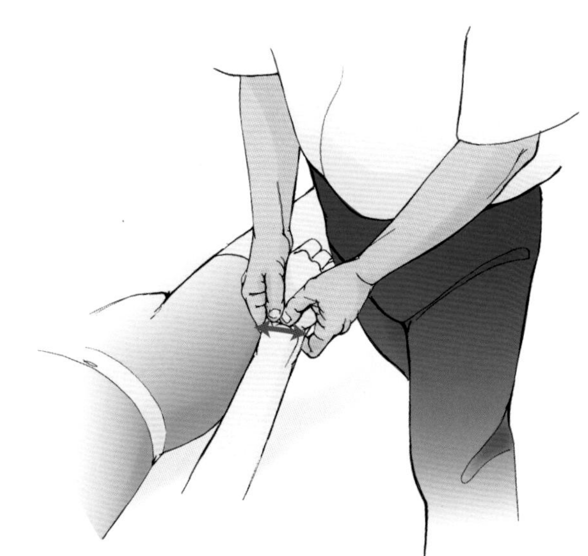

图7–64 双拇指松解腕部的伸肌附着处

（2）在内外向平面上，从尺骨茎突到第五掌骨底做短的反复揉抚，以松解尺侧腕伸肌和尺侧副韧带。操作范围包括腕部背侧和内侧。治疗师在做这些手法时以短弧式的桡骨和尺骨滑动来摆动手腕。
用示指在尺骨茎突和豌豆骨之间的前后向平面上反 349
复揉抚，以松解尺侧副韧带。

（3）在解剖鼻烟壶的位置，用单拇指、双拇指手法或者指尖手法，垂直于桡骨体做轻柔的来回揉抚。转动患者的手腕使其保持中立位，从桡骨茎突外侧面到第一掌骨底进行一系列的揉抚（图7–65），以松解拇短伸肌和拇长展肌（腱鞘炎的潜在部位）、肱桡肌的附着处和桡侧副韧带。在桡骨背侧结节（Lister结节）处开始另一系列的手法，以松解拇长伸肌（该肌围绕着桡骨背侧结节），并延续到拇指背侧的远端部分。

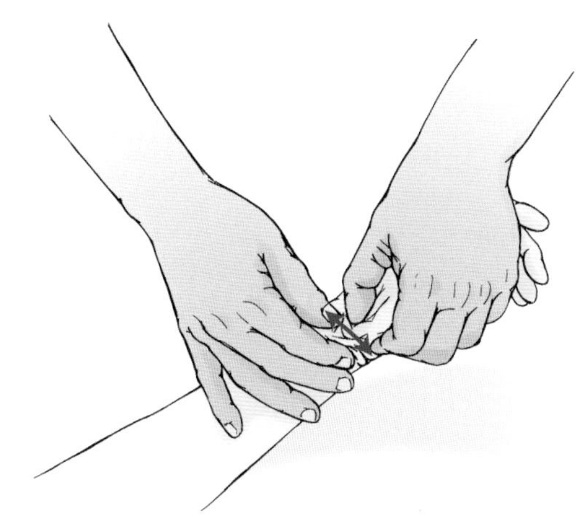

图7-65 双拇指松解拇短伸肌和拇长展肌

4．松解腕部的屈肌止点及腕部的正中神经和尺神经

- **解剖**：桡侧腕屈肌，尺侧腕屈肌，正中神经和尺神经，屈肌支持带，尺侧副韧带，豆钩韧带（图7-66）。
- **功能障碍**：腕部的屈肌在腕部的止点会增厚，
350 这是肌肉在抓握、握持和键盘工作时过度劳累的结果。这可能会导致腕管综合征，造成正中神经在腕部受压。屈肌支持带在腕管上方形成“盖”，并会由于手指屈肌受刺激或炎症而增厚。尺神经可能会在Guyon管内被卡压。豆钩韧带在Guyon管上形成“盖”，因尺侧腕屈肌的损伤或过度使用而增厚。

体位

- **治疗师体位**：站立位。
- **患者体位**：仰卧位。

肌肉能量技术

治疗师可以对腕屈肌做MET（MET#8）。对大鱼

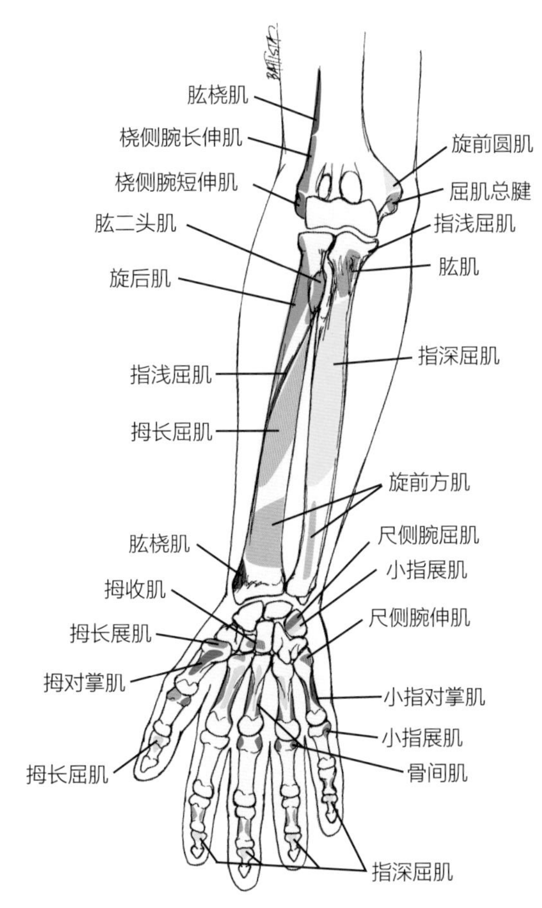

图7-66 前臂、腕部和手部前侧的肌肉附着处

际肌和小鱼际肌（这些肌肉与屈肌支持带相连），将它们向掌心折叠，治疗师试图将它们分开时嘱患者对抗。

揉抚手法

（1）用双拇指手法，从桡骨远端掌侧面到第二和第三掌骨底，在内外向平面上进行一系列来回揉抚（图7-67），以松解桡侧腕屈肌、屈肌支持带的外侧和大鱼际的底部。治疗师做这些手法的同时，在桡侧和尺侧滑动以轻柔弧线摆动手腕。

（2）用双拇指手法，从尺骨茎突到豌豆骨和第五掌骨，在内外向平面上做一系列的来回揉抚，以松解尺侧腕屈肌和屈肌支持带的内侧部分（图7-68）。治疗师在做这些揉抚时，在桡侧和尺侧偏移以轻柔弧线摆动手腕。为了松解尺侧副韧带，治疗师将示指置于尺骨茎突内侧远端，当治疗师将腕部

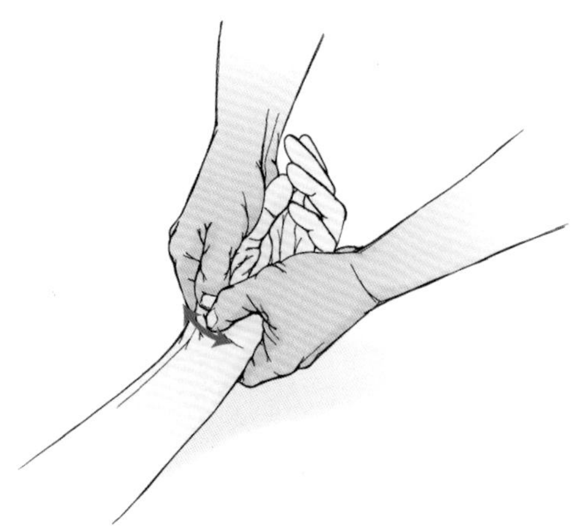

图7-67　双拇指松解桡侧腕屈肌的附着处、屈肌支持带的外侧部分和掌外侧垫基底部的肌肉附着处

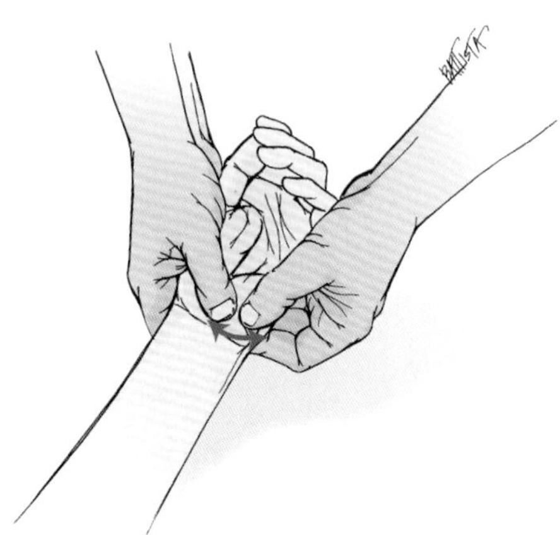

图7-68　双拇指松解尺侧腕屈肌和屈肌支持带的内侧部分

旋前和旋后来剪切组织时，在前后向来回揉抚。

（3）在急性条件下为松解腕管，用肌筋膜固定技术来伸展屈肌支持带。治疗师将拇指放在大鱼际和小鱼际隆起的基底部（图7-69），从中线施加一个轻柔的扩展力，保持约1分钟，由此可延长屈肌支持带。

351 （4）在亚急性和慢性腕管综合征时，在从下向上的平面上对腕横韧带的两个附着处做来回揉抚：豌豆骨和钩骨钩的外侧，舟骨结节和大多角骨的内侧（图7-70）。

（5）用单拇指手法，在豌豆骨和钩骨钩之间，从下向上做来回揉抚，以松解豆钩韧带（图7-71）。接下来，在这两个骨性标志之间的内外向平面上，用轻柔的来回揉抚来松解豆钩韧带下方、穿行于Guyon管内的尺神经。

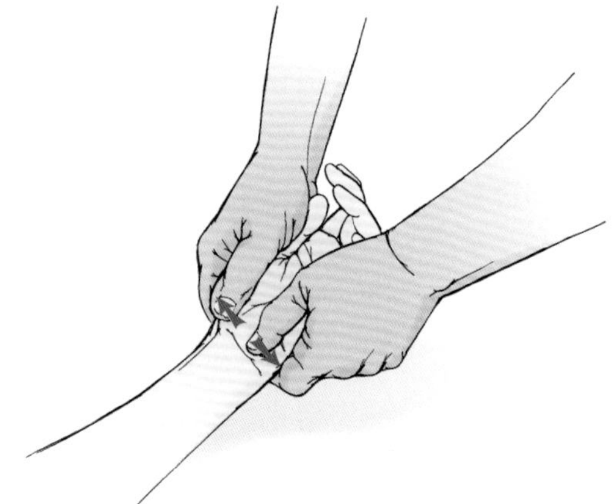

图7-69　对于腕管综合征的急性症状，用肌筋膜固定技术来伸展屈肌支持带

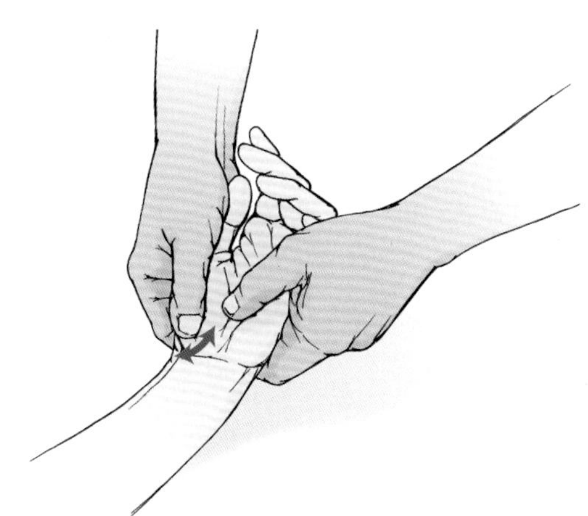

图7-70　单拇指松解屈肌支持带在舟骨结节和大多角骨处的附着点

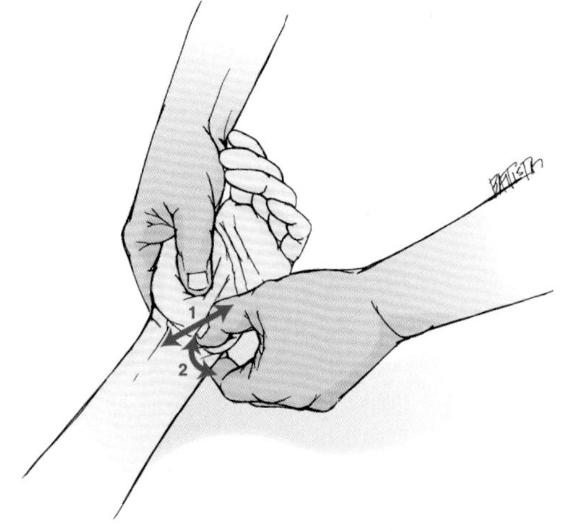

图7-71　1. 松解豆钩韧带；2. 松解穿过Guyon管的尺神经

352

5. 松解拇指的关节囊、韧带和拇指松动术

- **解剖**：拇短屈肌；拇长屈肌；拇指的关节囊；拇长屈肌；拇短屈肌的深头；第一腕掌关节；腕掌掌侧韧带和腕掌背侧韧带，两者可强化关节囊；拇指的籽骨（图7–72）。

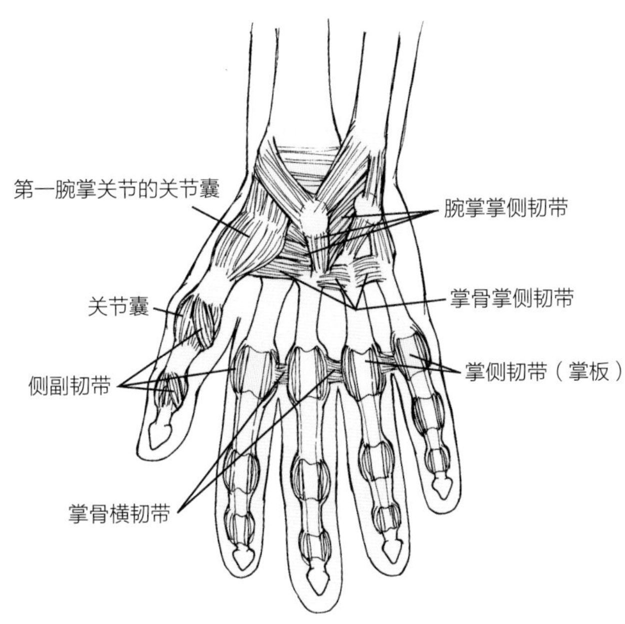

图7–72　掌指关节和指骨间关节的关节囊、侧副韧带、掌骨深横韧带和掌侧韧带

- **功能障碍**：拇指的腕掌关节是人体中最常发生关节炎的关节之一。关节囊的增厚减少了关节面的正常滑动。这些退行性改变可能会导致大鱼际的疼痛。

体位

- **治疗师体位**：坐位或站立位。
- **患者体位**：仰卧位，掌心向上。

肌肉能量技术

为拇指的肌肉做MET（MET#3），以帮助增加囊组织的延展性。

揉抚手法

（1）坐在床上，把患者的手放在治疗师的大腿上，掌心向上。用单拇指或双拇指手法由内向外对鱼际肌做挖取式揉抚，然后对掌内侧垫在内外向平面上做来回揉抚，以松解拇短屈肌深头、拇长屈肌肌腱、掌侧关节囊和掌侧韧带（图7–73）。覆盖整个大鱼际，直到从肌肉深入到骨骼均没有疼痛，这可能要花很多时间。

（2）治疗师取站立位，把屈曲的膝关节放在床上。将患者的手放在治疗师的大腿上，前臂保持中立位，即患者的拇指朝向天花板。用单拇指或双拇指手法，在第一腕掌关节的关节囊的背侧，内外向地来回揉抚（图7–74）。当做这些手法时，通过将患者的前臂旋前、旋后来摆动前臂。

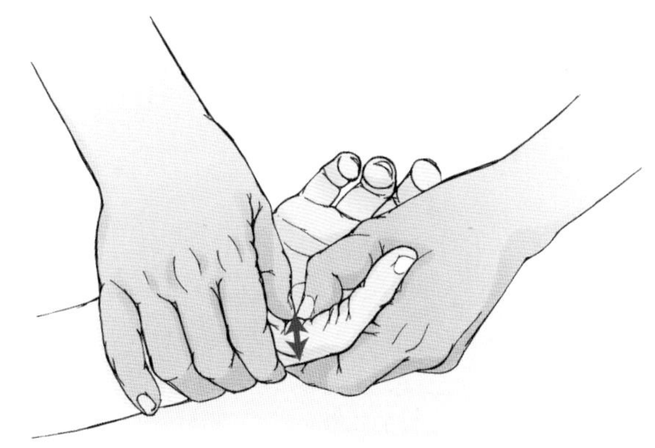

图7–73　双拇指松解最深层的鱼际肌和前面的关节囊

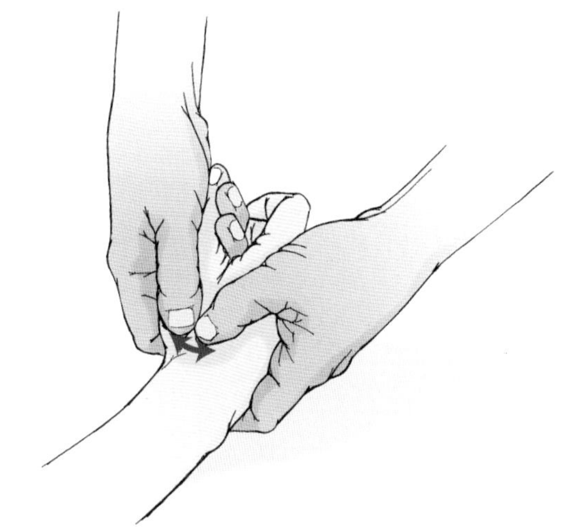

图7–74　松解第一腕掌关节背面的关节囊

（3）为了对第一腕掌关节做关节松动，治疗师将屈曲的膝关节放在床上，然后将患者的手放在大腿上。治疗师的拇指位于鼻烟壶最远端部，在第一腕掌关节处握住患者的拇指，并把治疗师的示指放在拇指对面的大鱼际上。用另一只手握住患者拇指的指骨体，轻轻地转动拇指（图7–19）。在患者的舒适范围内操作。在进行这项松动术时，患者应该完全放松。如果关节有炎症，听到一些捻发音是很正常的。每次只做几分钟。这项关节松动术可帮助溶解关节表面的钙针状物，以及关节边缘较大的骨赘上的小沉积物。

（4）为了使籽骨的位置恢复正常，治疗师把上方手的示指屈曲并放在掌指关节掌面的内侧。用之前的揉抚旋转拇指，当拇指向手掌移动时，轻轻地将手指按压在患者拇指的内侧，当治疗师把患者的拇指从手掌移开时，将示指横向拉起，使籽骨移动。

6. 肘部、腕部、掌骨和指骨的关节松动

- **解剖**：肘关节、腕关节及手部的关节（图7–1）。
- **功能障碍**：骨之间的关节内运动（附属运动）的丧失可能是由慢性肌肉紧张、过度使用或损伤导致的。这种关节的正常滑动受限会极大地影响关节活动度。由于这种运动的丧失，关节囊和韧带增厚，会导致关节退化。当关节运动丧失时，关节周围软组织的感觉神经（机械感受器）刺激周围肌肉产生反射，从而导致无力（抑制）或持续收缩，这叫作关节运动反射。治疗的目的是帮助恢复正常的关节运动和肌肉功能。

体位

- **治疗师体位**：站立位或坐位。
- **患者体位**：坐位。

肌肉能量技术

肌肉能量技术可用来增加被松动的关节周围软组织的延展性。由于肌筋膜与关节囊交织在一起，肌肉能量技术是一种有效的治疗方法，可以使关节
353 升温，刺激润滑，并对阻止关节正常滑动的筋膜受限进行松解。

揉抚手法

（1）为了给肘关节做松动，治疗师握住患者的肘关节，将屈曲的示指放在内上髁、外上髁和鹰嘴之间，把拇指放在肘窝前部（图7–75）。把患者手臂的远端夹在腋下。首先将患者的肘关节稍微屈曲，在向上和向外侧摆动肘关节的同时，治疗师对关节间隙增加外侧和内侧示指的压力，从而松动肘关节。把肘放下，使之朝着患者的身体，多次重复这些动作，使关节囊的功能和关节表面恢复正常。然后让患者向后倾斜来增加一些牵引力，然后轻轻将肘部充分伸展。

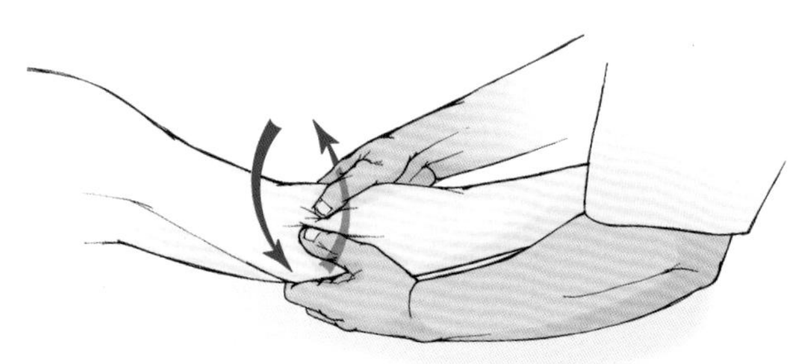

图7–75 肘关节松动术

（2）为了从关节空隙中松解潜在的钙质沉积，将患者的肘部充分伸展，用手挤压关节，在内外向滑移中来回摆动关节。

（3）为了给腕关节做松动，将患者的前臂旋前。治疗师把自己的手环绕在患者腕部，即一只手握住患者前臂远端，另一只手的示指和虎口区环绕在患者腕部。轻轻地在相反的方向上摆动双手，来做前后向的滑动（图7–76）。

（4）要在掌骨做前后向的滑动，用拇指背侧表面和下方的指尖抓住相邻的掌骨，在相反的方向上剪切掌骨，进行短的摆动式揉抚（图7–77）。

（5）为了做掌指关节、近端指骨间关节和远端指骨间关节的揉抚滑动，要固定住关节的近端部位。治疗师用拇指和示指抓住远端部分，用短的摆

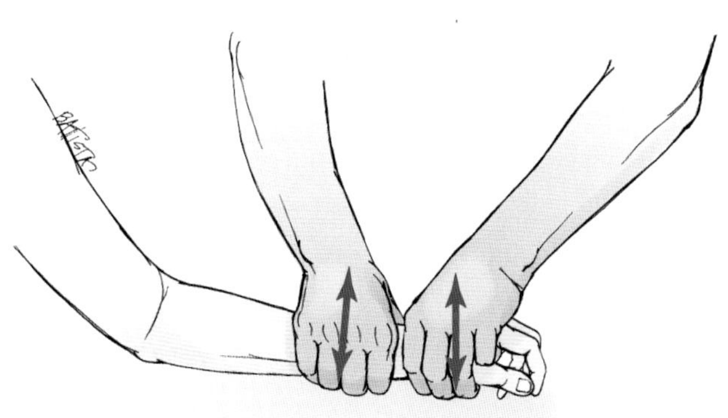

图7–76 腕关节的松动。手朝相反的方向移动

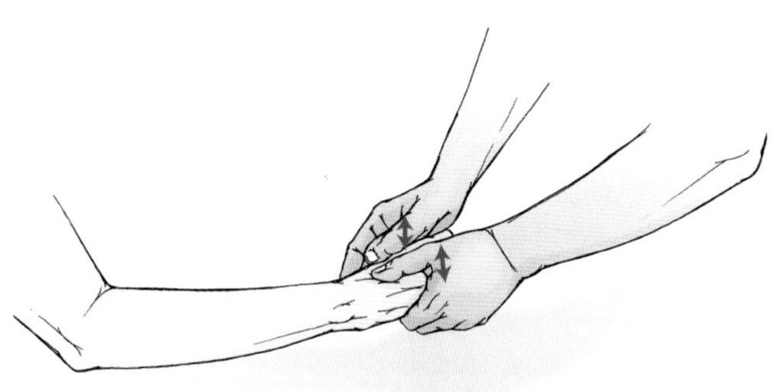

图7–77 掌骨的前后向滑动。向相反的方向移动相邻的掌骨

动手法，在关节的远端部分滑动（图7–78）。

（6）为了让患者对手指进行自我护理，指导患者将整个手环绕在一根手指上，将手掌面朝下，然后将手内外来回移动，使指骨间关节侧屈。这有助于清理关节的外侧边缘，这是钙质沉积的好发部位。

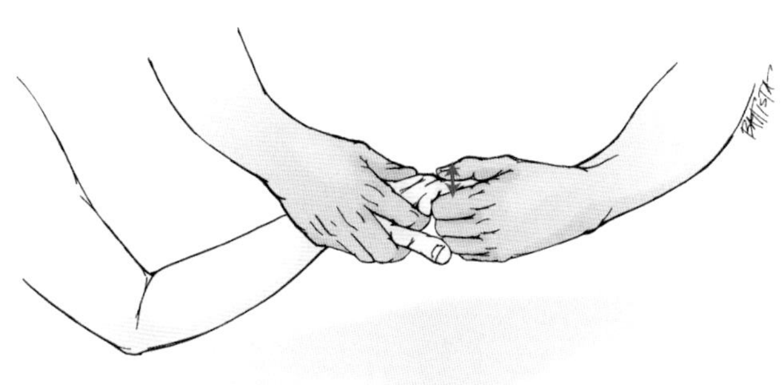

图7–78 掌指关节、近端指骨间关节和远端指骨间关节的前后向滑动

学习指导 354

I 级

1. 描述腕部和手部的“功能位”。
2. 列出在大鱼际和小鱼际处的肌肉名称。
3. 描述以下肌肉的起点和止点：尺侧腕屈肌，桡侧腕短伸肌，旋前圆肌，尺侧腕伸肌。
4. 描述肘部、腕部和手部七种常见的功能障碍和损伤的症状与体征。
5. 描述针对肘部、腕部和手部急性疼痛的肌肉能量技术。
6. 描述韧带损伤的治疗方案。
7. 描述松解大鱼际隆起和小鱼际隆起的揉抚方向。
8. 列出前臂5个筋膜室的肌肉。
9. 描述松解手指侧副韧带的揉抚方向。
10. 如果患者在尝试做肌肉能量技术时出现无痛性肌力减弱，请描述其意义。

II 级

1. 描述自我护理手指时的松动方向。
2. 列出大鱼际隆起和小鱼际隆起的肌肉起点和止点。
3. 描述肘部、腕部和手部不太常见的损伤和功能障碍的体征与症状。
4. 描述肘关节处正中神经、桡神经、尺神经的常见卡压部位。
5. 描述腕关节的狭窄性腱鞘炎涉及的两块肌肉，并描述其治疗方案。
6. 描述腕横韧带的附着点，以及急性和慢性腕管综合征的治疗方案。
7. 描述正中神经和尺神经在腕部的常见卡压部位。
8. 描述针对肘部、腕部和手部肌肉的肌肉能量技术。
9. 描述肘关节、腕关节和手的松动术。
10. 描述手部退行性关节炎的治疗方案。

参考文献

1. Parkes J. Common injuries about the elbow in sports. In Scott WN, Nisonson B, Nicholas J (eds): Principles of Sports Medicine. Baltimore: Williams & Wilkins, 1984, pp 140–155.
2. Garrick J, Webb D. Sports Injuries, 2nd ed. Philadelphia: WB Saunders, 1999.
3. Szabo R, Madison M. Carpal tunnel syndrome. Orthop Clin North Am 1992; 23:103–109.
4. Hertling D, Kessler R. Management of Common Musculoskeletal Disorders, 4th ed. Baltimore: Lippincott Williams & Wilkins, 2006.
5. Wadsworth C. The wrist and hand. In Malone T, McPoil T, Nitz A (eds): Orthopedic and Sports Physical Therapy. St. Louis: Mosby, 1997, pp 327–378.
6. Brukner P, Khan K, Kibler WB, Murrel G. Clinical Sports Medicine, 3rd ed. Sydney: McGraw-Hill, 2006.
7. Reid DC. Sports Injury and Assessment. New York: Churchill Livingstone, 1992.
8. Frick H, Leonhardt H, Starck D. Human Anatomy, vol. 1. New York: Thieme Medical, 1991.
9. Levangie P, Norkin C. Joint Structure and Function, 3rd ed. Philadelphia: FA Davis, 2001, pp 226–250.
10. Oatis CA. Kinesiology: The Mechanics and Pathomechanics of Human Movement. Philadelphia: Lippincott Williams & Wilkins, 2004.
11. Pecina M, Krmpotic-Nemainic J, Markiewitz A. Tunnel Syndromes. Boca Raton, FL: CRC Press, 1991.
12. McRae R. Clinical Orthopedic Examination, 2nd ed. Edinburgh: Churchill Livingstone, 1983.
13. Posner M. Wrist injuries. In Scott WN, Nisonson B, Nicholas J (eds): Principles of Sports Medicine. Baltimore: Williams & Wilkins, 1984, pp 156–177.
14. Cailliet R. Hand Pain and Impairment, 4th ed. Philadelphia: FA Davis, 1994.
15. Kendall F, McCreary E, Provance P, Rodgers M, Romani W. Muscles: Testing and Function, 5th ed. Baltimore: Lippincott Williams & Wilkins, 2005.
16. Hammer W. Functional Soft Tissue Examination and Treatment by Manual Methods, 2nd ed. Gaithersburg, MD: Aspen, 1999.

推荐阅读

Cailliet R. Hand Pain and Impairment, 4th ed. Philadelphia: FA Davis, 1994.

Corrigan B, Maitland GD. Practical Orthopaedic Medicine. London: Butterworths, 1983.

Cyriax J, Cyriax P. Illustrated Manual of Orthopedic Medicine. London: Butterworths, 1983.

Garrick J, Webb D. Sports Injuries, 2nd ed. Philadelphia: WB Saunders, 1999.

Greenman PE. Principles of Manual Medicine, 3rd ed. Baltimore: Lippincott Williams & Wilkins, 2003.

Hammer W. Functional Soft Tissue Examination and Treatment by Manual Methods, 2nd ed. Gaithersburg: Aspen, 1999.

Hertling D, Kessler R. Management of Common Musculoskeletal Disorders, 4th ed. Baltimore: Lippincott Williams & Wilkins, 2006.

Hoppenfeld S. Physical Examination of the Spine and Extremities. New York: Appleton-Century-Crofts, 1976.

Levangie P, Norkin C. Joint Structure and Function, 3rd ed. Philadelphia: FA Davis, 2001.

Magee D. Orthopedic Physical Assessment, 3rd ed. Philadelphia: WB Saunders, 1997.

Platzer W. Locomotor System, vol 1, 5th ed. New York: Thieme Medical, 2004.

Wadsworth C. The wrist and hand. In Malone T, McPoil T, Nitz A (eds): Orthopedic and Sports Physical Therapy. St. Louis: Mosby, 1997, pp 327–378.

第八章

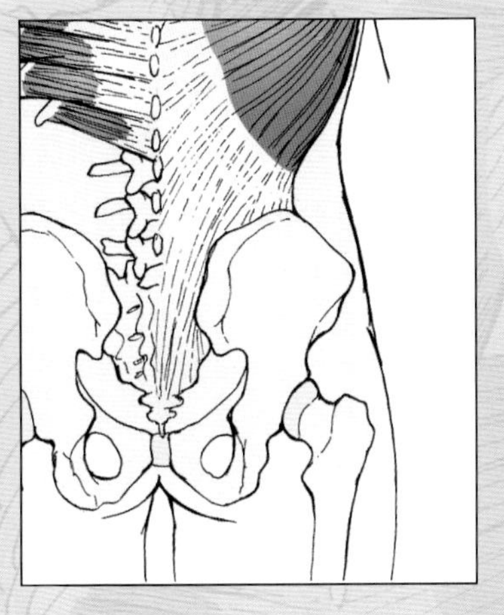

髋关节

髋关节的功能障碍、损伤和退行性改变 355
在各个年龄段都很常见[1]，髋关节疼痛则是导致儿童和老人步态异常的首要原因。由于行走是维持身体健康最基本的活动，故恢复正常步态就成为治疗的主要目标之一。退行性改变比外伤更容易对髋关节造成影响，这种变性在老年人中较为常见，但在年轻运动员或演员中也并不少见。髋关节骨关节炎会比其他关节的骨关节炎导致的残疾更严重[2]。

356

髋关节的解剖、功能和功能障碍

概述

髋关节由股骨头和髋骨上的深窝——髋臼结合而成（图8–1）。髋骨也叫无名骨，由髂骨、坐骨、耻骨（图8–1）3块骨融合而成。骨盆由2块髋骨、骶骨和尾骨组成。22块肌肉及致密的关节囊、数条韧带和滑囊环绕髋关节。

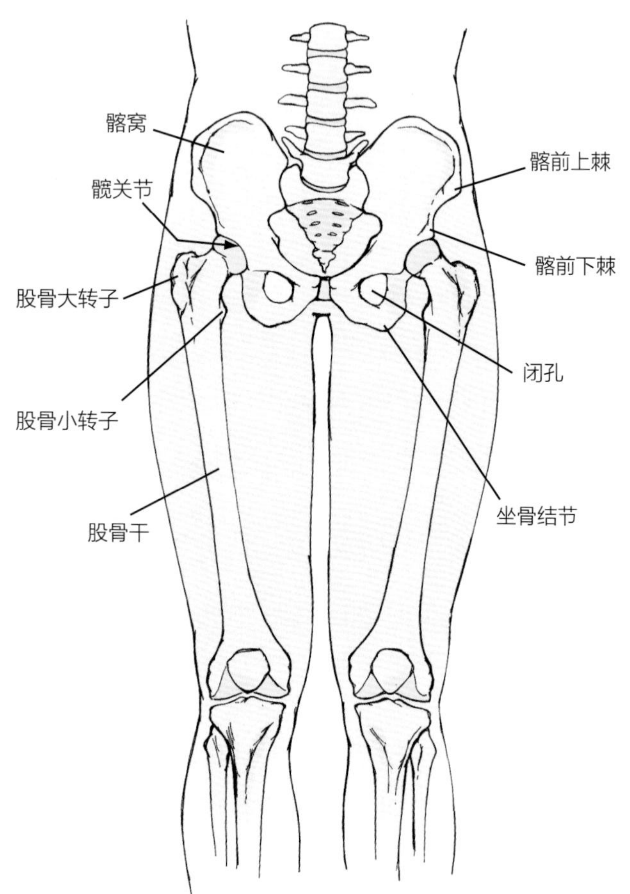

图8–1 髋关节的骨性标志

髋关节的骨和关节

髋骨和髋臼

- 髋臼呈深杯子状，位于骨盆髋骨的外侧面，与股骨头对接。髋臼形成一个半球，但外唇不连续，因为下方有一个叫作髋臼切迹的深切迹。髋臼横韧带穿过此间隙，使髋臼边缘完整。同肩关节一样，有一纤维软骨环称为**髋臼唇**，用于加深关节窝。髋臼面向侧方、前方和下方。

股骨头

- **结构**：股骨是人体中最长且最强壮的骨（图8–1）。股骨头是股骨向近端的延伸，嵌入髋臼内。它形成约2/3的球体，除了中心的股骨头凹，其余部分完全由关节软骨覆盖。股骨头的主要血供方式是囊内供血（即在关节囊和骨之间）。此外还有神经纤维，包括软骨下骨的疼痛感受器，后者与关节囊和韧带中的机械感受器有潜在的联系[3]。
- **功能**：股骨头支撑躯干的重量，并将从地面到腿的所有反作用力向上传递。当一个人单腿支撑或在行走的支撑相时，股骨头可承受多达300%的体重。当跳跃和提重物时，这个力量可达到600%的体重。
- **功能障碍和损伤**：如果由于急性肿胀或慢性紧缩引起囊内压力增加，可能会导致股骨头血供减少，称为股骨头缺血性坏死，并诱发关节退行性变[2]。

股骨颈与股骨干

- **结构**：股骨颈连接股骨头和股骨干。股骨还有两个重要的骨性突起：大转子和小转子，作为肌肉的附着点。

- **功能：**站立位，髋臼和股骨颈都朝向前方。股骨颈决定了股骨头嵌入骨盆的角度。有两个重要的角度决定了髋关节的功能。
  - 357 **倾斜角：**股骨颈与股骨干的夹角，成年人通常约为125°。
  - **扭转角：**扭转角描述了股骨颈和股骨髁之间相对旋转（扭转）的角度。股骨颈轴线和股骨髁连线形成的角度通常约为向前15°。
- **功能障碍和损伤：**生长发育会导致股骨颈和股骨干之间的角度发生变化。这些变化改变了髋关节的活动度（ROM）和功能。
  - 倾斜角增大被称为**髋外翻**，而减小则被称为**髋内翻**。
  - 扭转角增大称为**髋前倾**，患者倾向于以内八字步态行走。当患者仰卧躺在治疗床上时，髋前倾可能会使该侧足竖直向上或出现轻微的内八字，而不是正常的15°外旋。患者会出现髋关节内旋增加，外旋减少。
  - 扭转角减小称为**髋后倾**，患者出现外八字步态。当患者仰卧在治疗床上时，髋后倾会使该侧足过度外旋。患者会出现髋关节外旋增加，内旋减少。
  - 股骨颈骨细胞的流失被称为**骨质减少**，常见于老年人，此情况下该部位常发生骨折。
- **治疗介入：**评估髋关节时要确定患者是否存在髋内旋减少，这一点非常重要。内旋活动度的减小与关节囊粘连有关，并易使髋关节发生退变。在评估过程中需两侧对比，因为患者可能有正常的髋前倾，而不是内旋减少。当髋后倾时，两侧髋关节会出现无痛性内旋活动度逐渐减小的现象。当老年患者出现髋关节疼痛时应特别注意，绝对不要大力松动他们的髋关节，因为有骨质减少导致股骨颈骨折的潜在风险。

股骨大转子

- **结构：**大转子是位于股骨外侧股骨颈和股骨干交界处的骨性突起。
- **功能：**它是髋关节外展肌及外旋肌的肌肉附着点。

股骨小转子

- **结构：**小转子是位于股骨后内侧股骨颈和股骨干交界处的骨性突起。
- **功能：**当髂肌和腰大肌融合在一根肌腱上时的肌肉附着点。

髋关节

- **结构：**髋关节是由髋臼和股骨头连接形成的滑膜关节、球窝关节，髋臼和股骨头上由关节软骨包覆。髋关节位于腹股沟韧带下方约2.5厘米，大约在髂前上棘和耻骨联合连线的中点（图8–2）。

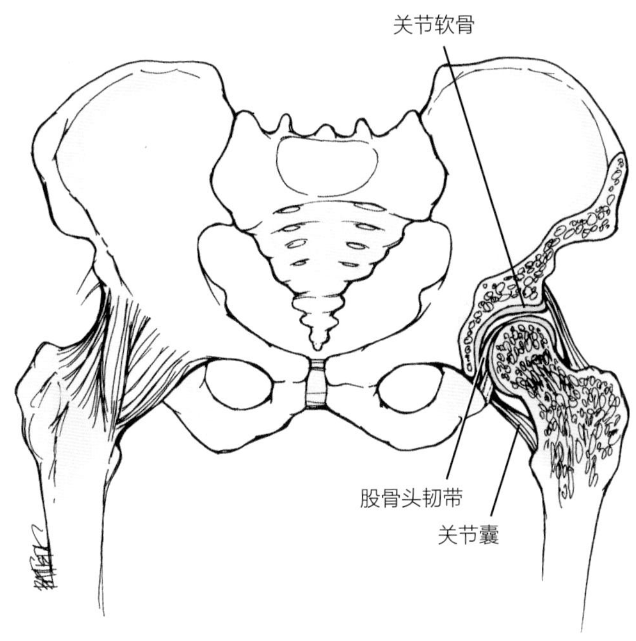

图8–2　髋关节。2/3的股骨头位于髋骨的髋臼窝内

- **功能：**髋关节的主要功能是承重、行走，并使躯干稳定在下肢上。它有6种运动：屈曲、伸展、外展、内收、内旋和外旋。关节的闭合位是伸展、内旋位，开放位是屈曲、外旋、外展位。髋关节是稳定的，因为2/3的股骨头在髋臼

内。这与肩部的盂肱关节不同，盂肱关节的骨与骨之间几乎没有接触。髋关节的这种稳定性优于灵活性，与肩关节相比，髋关节的活动度有限。

358 - **功能障碍和损伤**：髋关节的急性损伤可由运动、机动车事故引起，或从自行车、滑雪板或马背上摔下，或其他日常生活事件导致。老年人由于老年性骨质疏松，跌倒可导致股骨颈骨折，需手术处理。如果髋关节的急性损伤处理不当，在原发性损伤多年后易发生退行性关节炎。其功能障碍和损伤通常表现为疼痛、活动受限和步态异常。当出现疼痛时，疼痛常位于髋关节深部和腹股沟区，即髂前上棘（ASIS）和耻骨之间连线的中点。疼痛可以牵涉到大转子、大腿前部和膝部。髋关节功能障碍的典型体位是：股骨头被固定在靠前的位置，且向后滑动受限。这常源于屈髋肌的持续紧张和伸髋肌的肌力减弱。
- **治疗介入**：急性损伤常用肌肉能量技术（MET）、关节松动术和软组织松动术（STM）进行治疗，目的是减轻肿胀、疼痛和肌肉保护性紧张，并尽可能多地维持无痛范围内的关节活动度。对已经存在关节炎或处于关节炎前期的髋关节，评估结果通常为被动内旋、屈曲和内收时活动度受限，软骨退化时会有僵硬的末端感觉，关节囊纤维化时会有囊性的末端感觉。这种关节退变的主要治疗方式是增加关节活动度，尤其是增加髋内旋的活动度。关节活动度的增加可通过肌肉能量技术（MET）达到。此外，同样重要的是平衡骨盆区域的肌肉长度和力量，因为这种不平衡会导致关节力线异常，这种异常即使再小却持续一生，将导致关节磨损和撕裂。髋关节向后滑动受限时，应给予前后（A–P）方向的关节松动。

髋关节的软组织结构

股骨头韧带

- **结构**：股骨头韧带（圆韧带）从髋臼切迹的非关节部分延伸到股骨头凹（图8–2）。
- **功能**：此韧带形成一圆韧带动脉套管，圆韧带动脉为股骨头提供营养。韧带也被滑膜包裹着，因此它会在髋关节运动时向关节覆盖一层滑膜。Lauren Berry描述这种结构为“灯芯（wick）”，当韧带刷过髋臼时会有滑液从滑膜渗出。
- **功能障碍和损伤**：股骨头韧带是一个为髋关节提供润滑和营养的装置。无论髋关节还是其他关节，运动减少都将最终导致关节干燥，所以要通过运动刺激滑膜以产生和释放滑液。由于大多数患者不能全范围地活动他们的髋关节，所以关节周围的软骨容易变干。
- **治疗介入**：治疗的一个目的是通过松动髋关节，使股骨头韧带扫到髋臼。波状松动术的节律性振荡能刺激滑液分泌，并将其分散到股骨头和髋臼的软骨表面。

关节囊及囊韧带

- **结构**：关节囊是一种结缔组织套管，其在近端包绕于髋臼唇的外圈，远端包绕股骨颈。它厚实且坚固，随着在股骨处的缠绕而呈螺旋形走向。它在伸展时收紧，如直立时伴髋内旋的姿势；在屈曲和外旋时松弛，如跷二郎腿的姿势；除了在髋关节周围缠绕的囊套外，还有根据其骨骼附着点命名的、以螺旋形围绕关节的三条关节囊韧带（图8–3和8–4）。 359
  - **髂股韧带**：它呈倒“V”形，向前和向内盘绕，近端附着于髂前下棘下方，远端附着于股骨转子间线下方。它加固了关节囊的前侧，在髋关节伸展时（如直立时）绷紧。它是人体中最坚固的韧带[3]。
  - **耻股韧带**：附着于耻骨上支和转子间线，强化了关节囊的内侧，在髋关节外展合并伸展时变得紧绷。
  - **坐股韧带**：从髋臼缘到大转子的内缘，呈螺旋形走向，它加固了关节囊的后侧，当髋关节屈曲合并内旋时变得紧绷，并且当髋关节

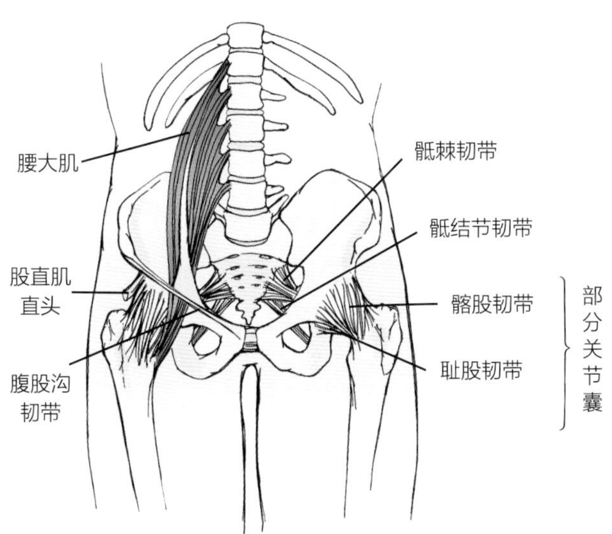

图8–3　髋关节的前面观，显示关节囊（包括髂股韧带、耻股韧带和股直肌直头）

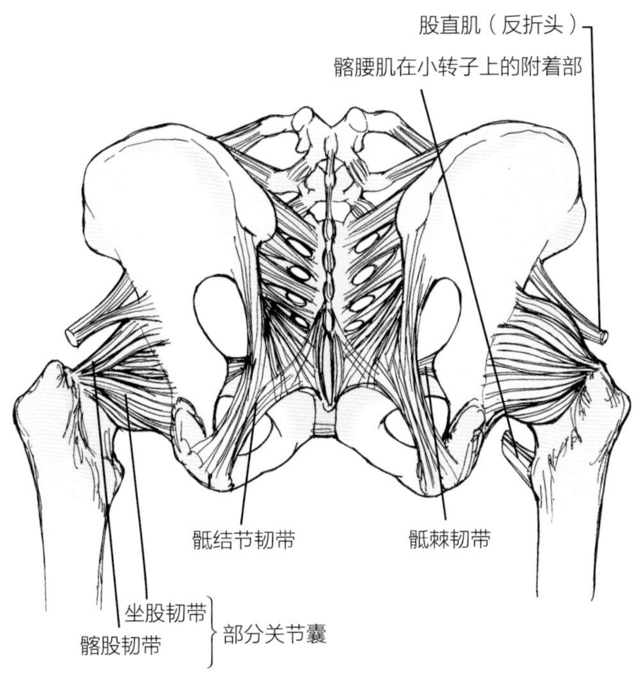

图8–4　髋关节后侧的关节囊和韧带。图中反映了股直肌的反折头与关节囊后部相交织

屈曲时限制内收[4]。

- **功能：**在站立和移动时关节囊和关节囊韧带增加了关节的被动稳定性。关节囊的内层衬有滑膜，通过关节活动将滑液分泌到关节内。关节囊和囊韧带提供关于髋关节位置、运动、平衡和协调的机械感受器信息。和所有滑膜关节一样，关节囊和韧带与周围肌肉之间有反射性连接。
- **功能障碍和损伤：**关节囊和韧带的损伤常见于外伤或反复的微损伤。炎症和关节囊肿胀导致疼痛，使活动受限。髋关节处于更加屈曲、开放的位置，但持续的屈曲可能导致屈髋肌（尤其是髂腰肌）挛缩，以及关节囊和韧带的粘连。最终，这种短缩导致关节退变，这种退变的首要表现之一是关节囊增厚，可通过髋被动内旋受限及疼痛来评估。关节囊后部和坐股韧带增厚和缩短，牵拉关节而使之呈外旋位。如果关节处在更加开放的位置（即屈曲、外展和外旋位），失去内旋的能力，则关节运动学（活动相关）和关节静态学（姿势相关）的反射在退变关节中是异常的[3]。这妨碍了正常的活动、协调、平衡和姿势，使得关节更脆弱，更易受到进一步的伤害。
- **治疗介入：**通过收缩-放松肌肉能量技术治疗急性关节囊肿胀。肌肉收缩导致关节囊和韧带变紧和扭曲，肌肉放松则导致关节囊和韧带的展开。这种关节囊的变紧和放松理论上会使肿胀的关节将多余的液体泵出，刺激关节正常地分泌滑液。对关节囊和韧带增厚的治疗主要集中在应用肌肉能量技术来增加内旋活动度，然后应用肌肉能量技术以增加屈曲和内收。因为耻骨肌、股直肌和臀小肌与关节囊交织在一起，所以放松这3块肌肉是非常关键的。

髋臼唇

- **结构和功能：**髋臼唇是围绕髋臼的纤维软骨环，它的作用是加深髋臼和稳定髋关节[4]。
- **功能障碍和损伤：**髋臼唇可因外伤和反复的微损伤而发生挫伤、磨损或撕裂。摔倒时一侧髋关节着地，骑行、舞蹈或练武术时反复屈髋，或在骨盆失衡情况下负重都可能会损伤髋臼唇。髋关节不稳定（表现为活动度过大）是另一个刺激髋臼唇的原因，不稳定的原因可能与之前的损伤或功能失调有关。

- **治疗介入**：治疗的目标是促进关节活动度正常化，并通过平衡肌肉的功能来稳定关节。被动活动评估用于确定关节的活动度。肌肉能量技
360 术可用于评估肌肉力量，并通过降低高张力肌肉的紧张度和强化被抑制的肌肉来纠正肌肉功能的不平衡。

滑囊

- **结构和功能**：滑囊是一个内衬滑膜、充满滑液的囊，起减少摩擦的作用。在髋关节周围的许多滑囊中，只有髂耻囊和转子滑囊这两个滑囊与临床关系较大（图8–5）。

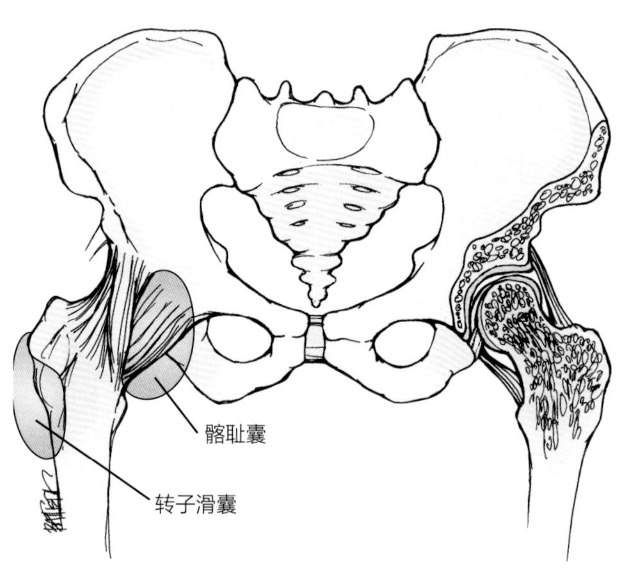

图8–5 髂耻囊和转子滑囊

  - **髂耻囊**：髂耻囊位于髂腰肌和髋关节上方的关节囊之间。髋关节的滑膜腔通常向前连接到髂耻囊。
  - **转子滑囊**：转子滑囊位于臀大肌和股骨大转子之间。

- **功能障碍和损伤**：与所有的滑囊一样，有两种可能的功能障碍和损伤。第一，外伤或累积的、反复的挤压会使滑囊发生炎症和肿胀。第二，滑囊可以发生粘连和变得干燥，使滑液分泌减少。髂耻囊可因髋关节过度屈曲或髋关节退变后关节囊挛缩而受激惹。转子滑囊可因摔倒时一侧髋部着地或反复的挤压（如跑步、打网球或骑行）而受激惹。Lauren Berry提出，髋关节滑囊的位置性功能障碍是其向下移位。
- **治疗介入**：滑囊需要被向上揉抚，无论是急性滑囊炎时缓慢、温和地揉抚以挤出过多的滑液，还是更深入地向上揉抚以松解粘连、刺激滑膜的分泌而为滑囊补充滑液。转子滑囊常因髂胫束（iliotibial band，ITB）挛缩和阔筋膜张肌紧张的摩擦而受激惹，治疗方法是延长髂胫束和强化臀中肌。

神经

- **股神经**是经过腰大肌的腰丛的分支，通过**股三角**进入大腿的前侧，位于髂腰肌的内侧。股三角是指由缝匠肌、长收肌和腹股沟韧带之间的区域。股神经支配大腿前侧的肌肉（图8–6）。
- **股外侧皮神经**经由腹股沟韧带下方到达大腿，离髂前上棘内侧约半英寸（约1.27厘米），支配大腿外侧的皮肤（图8–6）。
- **生殖股神经**是腰丛的一个分支，穿过腰大肌的肌腹并沿着腰大肌的内侧缘向下。它支配男性的阴囊、女性的阴唇及股三角上方的皮肤（图8–6）。
- **闭孔神经**为腰丛的分支，于耻骨肌下穿至大腿内侧，再进入内收肌群之间。它支配从大腿内侧至膝关节内侧的皮肤（图8–7）。
- **坐骨神经**穿过髋关节后侧，支配大腿后侧肌群，并通过后侧的胫神经和腓神经支配小腿和足部的肌肉（图8–8）。
- **功能障碍和损伤**：这些神经可被持续收缩的肌肉压迫，也可因既往的炎症、损伤所致的粘连而被卡压，或因骨盆不平衡而被过度牵拉。有关神经根受激惹和损伤的内容，请参阅第三章。
- **治疗介入**：软组织松动术（STM）可以有效地缓解这些神经的周围性压迫和卡压。这些技术在技术部分会进行详细的描述。

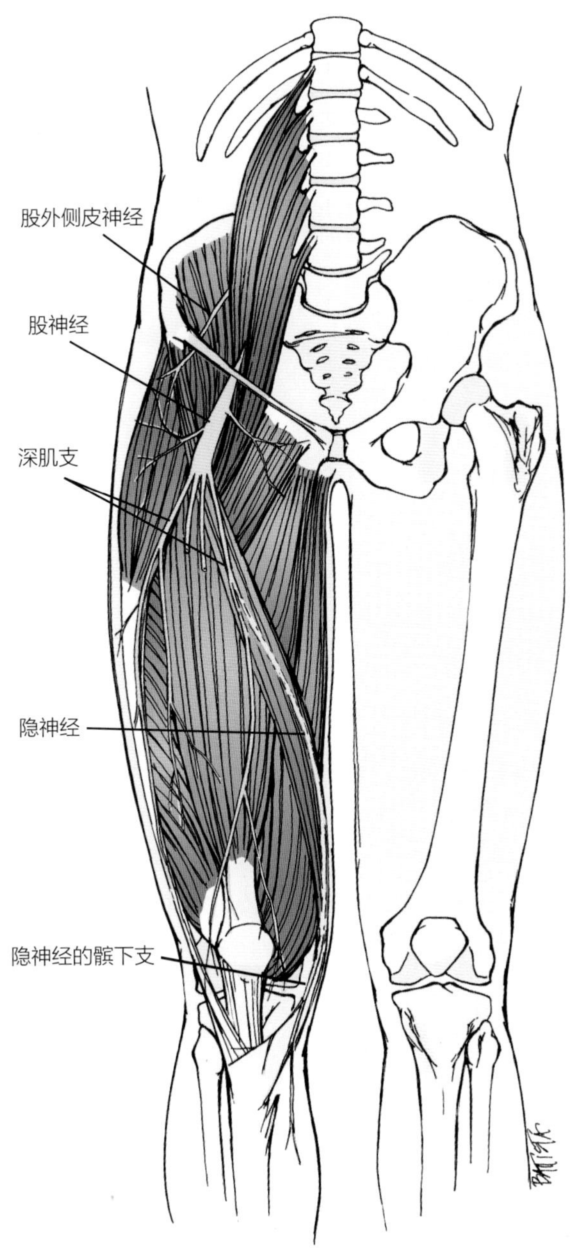

图8–6　股神经和股外侧皮神经

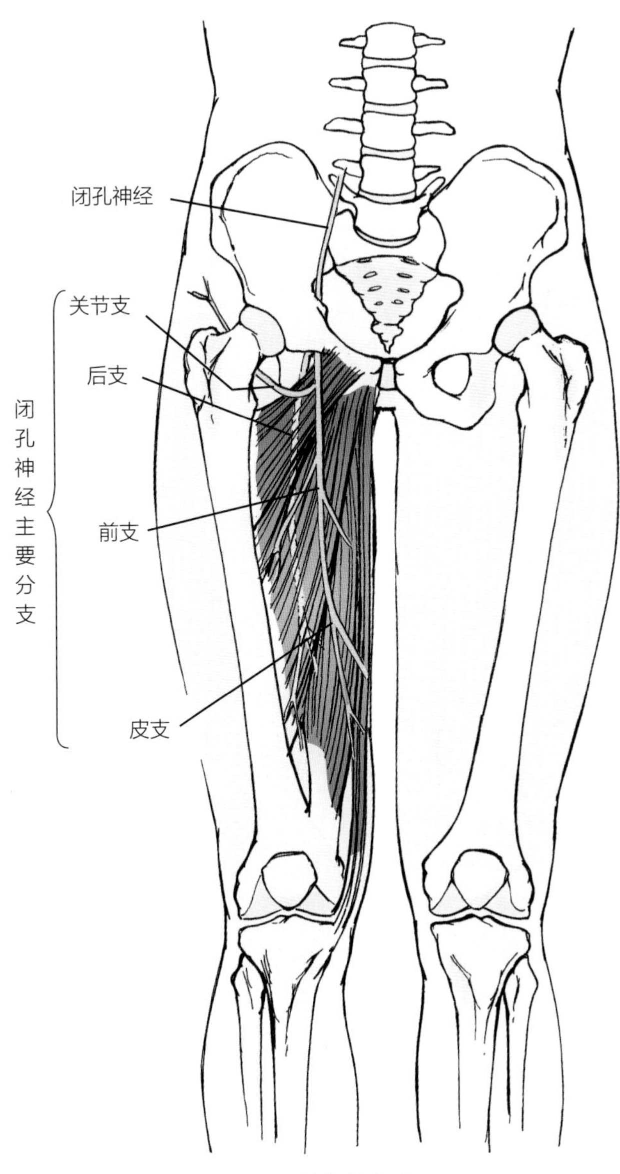

图8–7　闭孔神经及其在大腿前侧的分支

肌肉

- **结构**：有22块肌肉围绕着髋关节，这些肌肉可以分为6群。
  - **屈肌群**：髂肌、腰大肌、股直肌、阔筋膜张肌和缝匠肌。
  - 361 **伸肌群**：臀大肌、半膜肌、半腱肌和股二头肌。
  - **外展肌群**：阔筋膜张肌、臀中肌和臀小肌。
  - **内收肌群**：股薄肌、耻骨肌、大收肌、长收肌和短收肌。
  - **外旋肌群**：梨状肌，闭孔内肌和闭孔外肌，上孖肌和下孖肌，股方肌。
  - **内旋肌群**：臀中肌（前束纤维）、臀小肌和阔筋膜张肌。
- **功能**：髋周肌群的主要功能是提供拉力以控制关节运动，稳定髋关节，同时也为腰骶部和膝关节提供运动和稳定性。
  - **屈肌群**：髂腰肌是腰骶椎非常重要的稳定肌，但是髂腰肌的持续收缩会增加脊柱和椎间盘的压力，激惹这些组织。

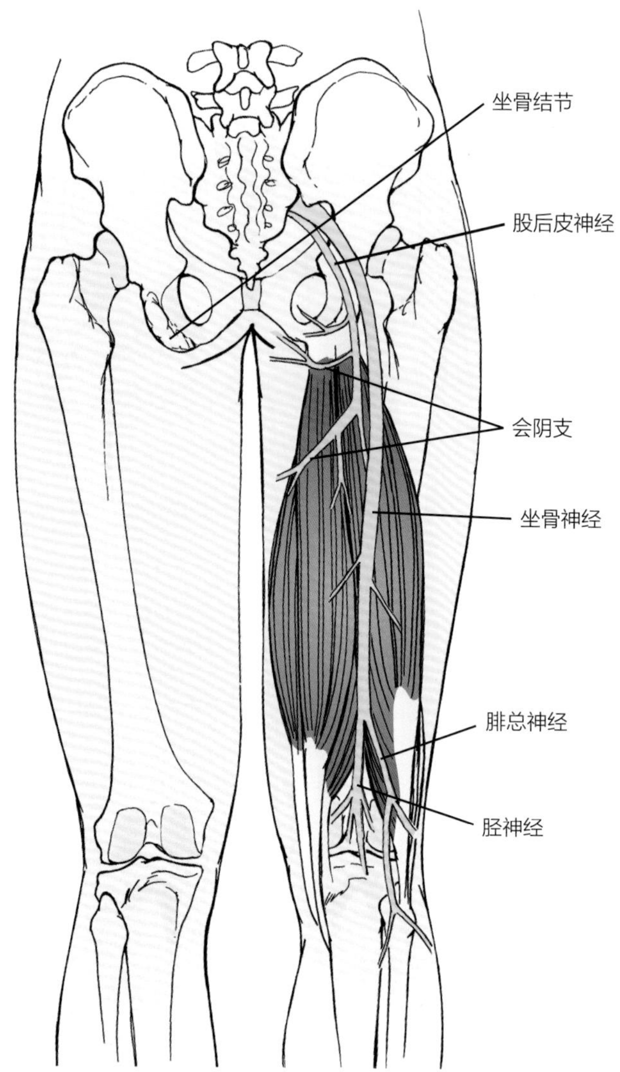

图8-8 坐骨神经在大腿后侧的分布

- **伸肌群**：髋关节的伸肌群除了在正常的步行中发挥很重要的作用外，在从椅子上站起和坐下及上下楼梯时也发挥着重要的作用。
- **外展肌群**：髋关节的外展肌群在正常的步态中不可或缺，因为在步行过程中单腿支撑时，外展肌群可防止骨盆过度下降。臀小肌止于髋关节的关节囊，这样可以在外展时保护关节囊，减少撞击和损伤[4]。
- 362 **内收肌群**：步行时同样需要内收肌的协同作用，内收肌群的主要功能是在步行过程中体重由一侧下肢转移到另一侧下肢时稳定骨盆。
- **外旋肌群**：外旋肌群的主要功能是在步行周期中的支撑相时，将股骨头稳定在髋臼中。它们还具有类似于肩袖的精细姿势控制功能。
- **内旋肌群**：内旋肌群的主要功能同样是在步行周期中的支撑相，当骨盆旋转时固定股骨。

- **功能障碍和损伤**：髋部最常受损的肌肉为双关节肌，特别是股直肌和股二头肌。双关节肌容易损伤的原因是它们一个主要的功能是做离心收缩，即肌肉被拉长时收缩。在做离心收缩时肌肉容易发生损伤。股直肌必须做离心收缩来使髋关节和膝关节减速，同样地，在足跟着地时，腘绳肌通过离心收缩来控制膝关节的完全伸展。对一些习惯久坐的患者（如办公室人员、长时间驾驶的司机、久坐的老人）来说，屈髋肌容易发生短缩[4]。如果一个人的腰椎柔韧性好的话，短缩的髂腰肌会使腰曲增大（脊柱前凸）；如果患者的腰椎较僵硬的话，短缩的髂腰肌会使躯干前倾。肌肉功能障碍主要分为两大类：肌肉失衡和位置性功能障碍。肌肉失衡是指一些肌肉无力，而其他肌肉短缩、紧张的一种情况。Janda和他的同事[6]把髋关节和腰-骨盆区域的肌肉失衡命名为**下交叉综合征**。肌肉失衡会影响运动模式，异常的运动模式会持续增加关节的压力。

髋部的肌肉失衡（下交叉综合征）

- **倾向于紧张和缩短的肌肉**：髂腰肌、梨状肌、股直肌、阔筋膜张肌、内收肌、外旋肌、腰方肌、髂胫束和腘绳肌。
- **倾向于无力和被抑制的肌肉**：股四头肌（股直肌除外），尤其是股内侧斜肌；腹肌；臀大肌、臀中肌和臀小肌。

髋部肌肉的位置性功能障碍

- 腰大肌有和内收肌群一起向内侧扭转的倾向。
- 耻骨肌、股直肌、缝匠肌和阔筋膜张肌均有向内侧扭转的倾向。
- 臀大肌、臀中肌、梨状肌及其他的外旋肌群均有向下扭转的倾向。

髋部肌肉的解剖

见表8-1。

表8-1 髋部肌肉的解剖

肌肉	起点	止点	动作	功能障碍
屈肌（图8-9）				
腰大肌	腰椎的横突、椎体及其椎间盘；腰大肌与膈肌相互交织；腰丛穿过腰大肌浅层和深层	从腹股沟韧带后方和关节囊前方穿过，止于几乎汇聚所有髂肌肌纤维的韧带的外侧，并附着于股骨小转子和关节囊	屈曲髋关节，相对于下肢屈曲躯干，侧屈腰椎，稳定腰椎，辅助外旋和外展髋关节	如果单侧腰大肌收缩或缩短，躯干向前屈曲并向同侧屈曲。双侧腰大肌收缩时，如果腰椎柔韧性较好，则腰曲增大；如果脊椎僵硬，则会使腰曲变平，躯干前倾。由于腰大肌附着于椎间盘，腰大肌收缩会加重腰痛和椎间盘突出。髋关节屈曲挛缩常发生于久坐的人群，如文员和久坐不动的老人[4]
腰小肌	在腰大肌前侧，起于T_{12}~L_1椎体和椎间盘两侧	附着于髂耻隆起和髂耻弓（腹股沟韧带筋膜扩张的部分）上，约50%的人不存在腰小肌		
髂肌	一块三角形的薄肌肉，起于髂窝上2/3、髂嵴内唇、骶髂关节前方、髂腰韧带和骶骨外表面	大多数肌纤维汇聚于腰大肌肌腱外侧并止于股骨小转子和前关节囊	相对于下肢屈曲躯干；屈曲髋关节，外旋髋关节	髂肌发生功能障碍的模式和腰大肌相同。髂腰肌紧张会造成屈髋肌肌力下降，比如在上楼梯的时候。髂腰肌常形成向内侧的扭转
阔筋膜张肌	髂嵴外唇前方，髂前上棘外侧面	止于附着在胫骨外侧髁上的两层髂胫束	屈曲、外展、内旋髋关节；伸展、外旋膝关节；作为骨盆的稳定结构	阔筋膜张肌肌力弱导致O形腿的姿势；而阔筋膜张肌短缩会导致膝外翻和骨盆前倾。双侧膝关节前方和外侧的疼痛可与阔筋膜张肌紧张有关，称髂胫束摩擦综合征，是过紧的阔筋膜张肌或髂胫束摩擦股骨外侧髁导致的。阔筋膜张肌紧张还会将髌骨拉向外侧，造成髌骨运动轨迹异常
股直肌（其他股四头肌见第九章）	起自两个肌腱头：一个发自髂前下棘的直头，另一个发自髋臼窝上方凹槽和髋关节纤维囊的反折头	止于一个宽且厚的腱膜和附着于髌骨上表面的扁平肌腱；股四头肌肌腱的表层和中心部分	帮助屈曲髋关节和伸直膝关节；因为在屈膝时肌肉被延长，故可以更加有效地屈髋	股直肌和其他股四头肌功能障碍见第九章
缝匠肌	一块狭窄的带状肌肉，是人体最长的肌肉，起于髂前上棘的内侧	止于薄且平的肌腱，此腱向前弯曲进入股薄肌前方的宽大腱膜和胫骨内侧面的半腱肌	屈曲、外旋、外展髋关节；屈曲膝关节	缝匠肌肌力减弱会降低膝关节的动态稳定性。该肌肉紧张和过度使用会造成鹅足腱滑囊炎
内收肌（图8-10）				
耻骨肌	这块方形、扁平的肌肉发自位于髂耻隆起和耻骨结节之间的耻骨上支上的耻骨肌线	附着在股骨后面的耻骨肌线上；同时也与关节囊相交织	屈曲和内收髋关节	耻骨肌容易短缩和紧张，会随着髋关节屈曲挛缩和退变而增厚
长收肌	3块内收肌之中最前面的一块；起自髂嵴和耻骨联合之间（即耻骨结节）前方的扁平肌腱	扩展成宽厚的肌腹止于位于股内侧肌、短收肌和大收肌之间，股骨后侧中1/3的股骨粗线	内收和屈曲髋关节。功能是在身体重心从一侧向另一侧转移时稳定骨盆	长收肌易发生向内的扭转。常见于踢或做快速爆发运动时发生损伤
短收肌	在耻骨肌和长收肌后方。沿耻骨体和耻骨下支发出	附着于股骨后侧的一条直线上，该直线起自股骨小转子，止于耻骨肌和大收肌之间股骨粗线	内收髋关节；辅助屈曲和内旋髋关节	短收肌容易短缩和紧张
大收肌	一块巨大的三角形肌肉，发自坐骨结节外侧缘下部、坐骨支和相邻的耻骨支	耻骨部肌肉附着于臀肌粗隆的内侧缘，从耻骨支发出的肌肉附着于股骨粗线，从坐骨结节发出的肌肉附着于收肌结节	强有力的髋部内收肌；下部肌肉可后伸、内旋髋关节；也作为内侧髌骨的动态稳定结构，因为股内侧斜肌止于大收肌肌腱[7]	随着肌肉的持续短缩，髋内收肌会引起骨盆倾斜，使短缩的一侧骨盆升高

续表

肌肉	起点	止点	动作	功能障碍
内收肌（图8-10）				
股薄肌	内收肌群的最浅层，起自耻骨下方内侧缘的一块薄腱膜、耻骨下支及邻近的坐骨结节	附着于内侧髁下方、胫骨近端内侧面，即半腱肌前方	在膝关节伸展时，内收髋关节；屈曲和内旋膝关节	股薄肌、缝匠肌和半腱肌构成了一个共同的腱性组织，称鹅足腱，它为膝关节对抗旋转和外翻应力提供了动态稳定性[4]。该肌肉肌力弱会增加膝关节的不稳定性
臀区（图8-11）				
臀大肌	最大和最有力的肌肉，是人体最突出的特征，能使躯干保持直立；起自髂骨后线、骶骨后面、尾骨和骶结节韧带	止于一块厚的腱板，该腱板附着于阔筋膜张肌的髂胫束；下部深层肌纤维附着于股骨上的臀肌粗隆	伸髋肌和强有力的髋外旋肌；下部肌纤维帮助内收，上部肌纤维帮助外展；帮助躯干在股骨上保持平衡；通过髂胫束平衡膝关节	肌力容易变弱，在屈髋肌（尤其是髂腰肌）持续挛缩时被抑制，会导致腘绳肌的过度使用
臀中肌	宽且厚的肌肉，起自髂骨外表面，位于前、后臀线之间	肌纤维汇聚于一块坚韧、扁平的肌腱，附着于大转子外表面上部	主要的髋外展肌；前部肌纤维内旋髋关节和帮助屈髋；后部肌纤维外旋髋关节和帮助伸髋	肌力弱会导致骨盆倾斜，使肌力弱的一侧骨盆升高；如果短缩，挛缩一侧的骨盆降低。外展肌的短缩和紧张与髋关节退化有关，因为髋关节会趋向于外展、屈曲的开放位，使外展肌缩短
臀小肌	在臀中肌的深部，起自髂骨外侧面，在髂前上棘和坐骨大切迹之间	附着于大转子和髋关节囊的前上部分	同臀中肌的作用一样，外展髋关节；臀小肌的前部肌纤维内旋髋关节；两者都可作为屈髋肌	肌肉紧张造成髋关节外展和内旋；在站立位会有骨盆倾斜，短缩的一侧骨盆降低，伴股骨内旋
深层髋外旋肌（图8-11）				
梨状肌	坐骨大切迹和骶结节韧带骨盆面之间的骶骨前部	通过坐骨大孔穿过骨盆，止于一个圆形肌腱并附着于大转子后上缘；通常和闭孔内肌和孖肌融合成共同的肌腱	髋关节伸展位时，外旋髋关节；髋关节屈曲时，外展髋关节	梨状肌缩短和紧张常见于久坐不动者，因为它替代了无力的臀中肌[1]。持续的短缩会压迫坐骨神经，导致大腿疼痛、麻木和刺痛
股方肌	坐骨结节外侧缘近端	附着于股骨后部，向下延伸至转子间嵴	所有这些肌肉不仅仅是髋关节的外旋肌，还作为保持精细姿势控制的肌群（与肩袖肌类似），并且在步行支撑相将股骨头在髋臼窝内拉紧以稳定髋关节[1]	易短缩和紧张，会造成站立时的外八姿势
闭孔内肌	闭孔膜的内侧面或骨盆面和闭孔边缘，耻骨下支和坐骨；通过坐骨小切迹穿出骨盆	在坐骨棘和坐骨结节之间，肌纤维在坐骨沟槽面上弯曲成直角，水平穿过髋关节囊，并与孖肌附着部相结合，止于大转子后侧的内上方		Lauren Berry报道，在腰-骨盆区功能障碍和损伤时，闭孔内肌会出现一个异常向下的扭转。此扭转牵拉悬挂坐骨神经的筋膜，从而激惹神经，导致大腿和小腿出现坐骨神经的牵涉痛
上孖肌	坐骨棘上部	在闭孔内肌上方并附着于大转子内侧面		外旋肌的肌力接近内旋肌肌力的3倍；如果外旋肌无力，就会导致股骨内旋、足旋前和膝外翻的“锁膝”姿势；如果外旋肌短缩，就会造成股骨外旋和站立时足外八字[8]
下孖肌	坐骨结节下部	在闭孔内肌下方并附着于大转子内侧面		
闭孔外肌	一块覆盖在骨盆前壁外表面的扁平、三角形肌肉，起自闭孔周围的骨	股骨转子窝		

续表

肌肉	起点	止点	动作	功能障碍
腘绳肌（图8-12）				
股二头肌（长头）	坐骨结节（与骶结节韧带相交织）	长头和短头相交织并附着于腓骨头、胫骨外侧髁和外侧副韧带	屈曲膝关节，后伸髋关节（短头除外）；膝关节唯一的外旋肌	腘绳肌无力会导致骨盆前倾和腰椎前凸增加；双侧短缩导致骨盆后倾和腰曲减小；内侧腘绳肌无力会导致膝外翻的“锁膝”姿势和股骨外旋 腘绳肌无力也会增加膝关节的不稳定性，特别是在前交叉韧带损伤后，因为腘绳肌可以主动阻止胫骨相对于股骨向前滑动。腘绳肌紧张会阻碍膝关节完全伸展
股二头肌（短头）	股骨外侧唇的中1/3			
半腱肌	起于坐骨结节，与股二头肌长头相交织	胫骨粗隆的内侧缘；和缝匠肌、股薄肌共同组成鹅足腱	后伸髋关节，屈曲膝关节，在膝关节屈曲位时内旋膝关节	
半膜肌	坐骨结节	肌腱附着于三处：一是胫骨后内侧角；二是腘肌筋膜；三是进入关节囊后部，作为腘斜韧带附着于内侧半月板	后伸髋关节，屈曲、内旋膝关节；在膝关节屈曲时，把半月板向后拉	

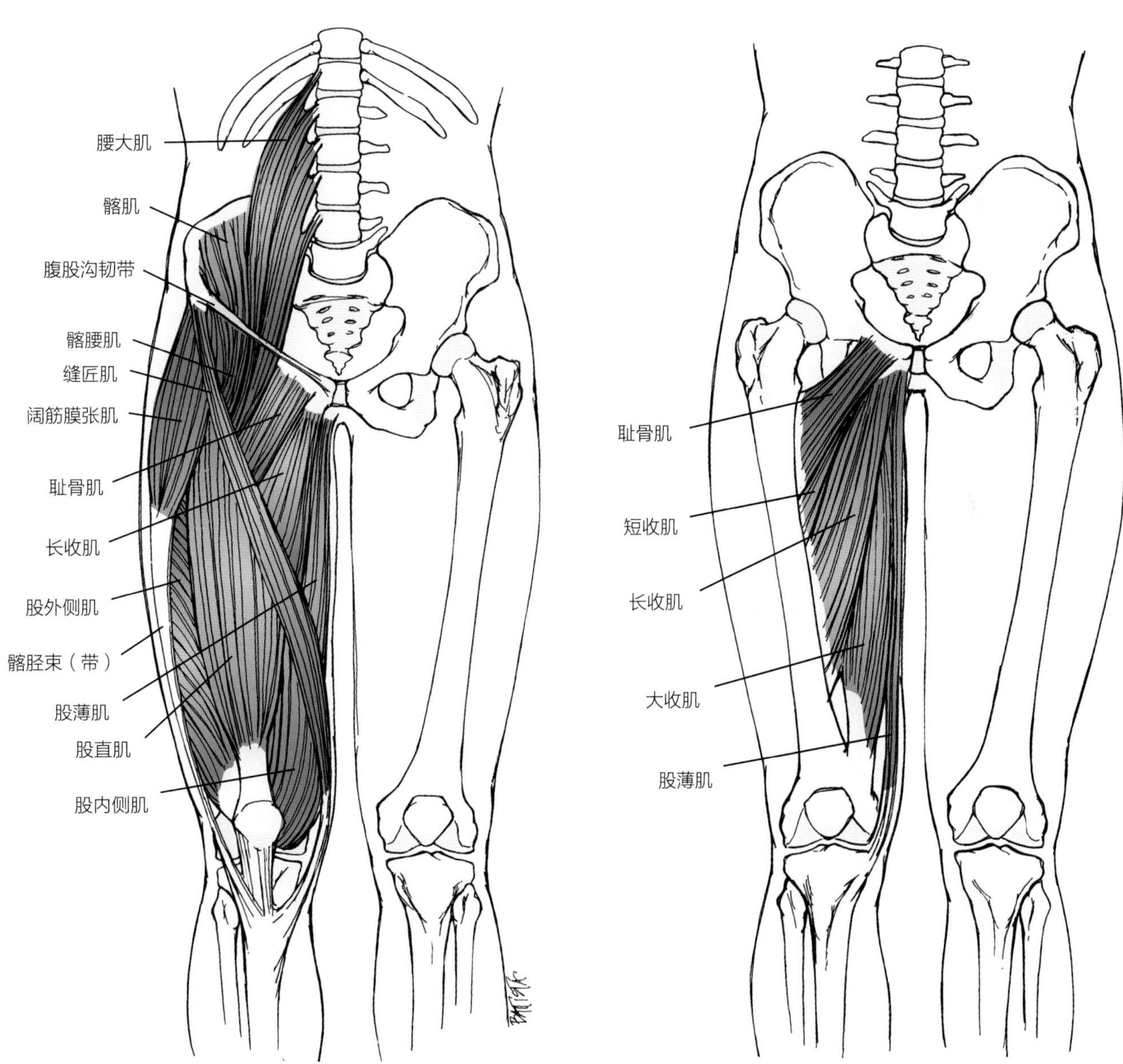

图8-9 大腿前部的浅层肌肉

图8-10 大腿前部的内收肌群和深层的肌肉

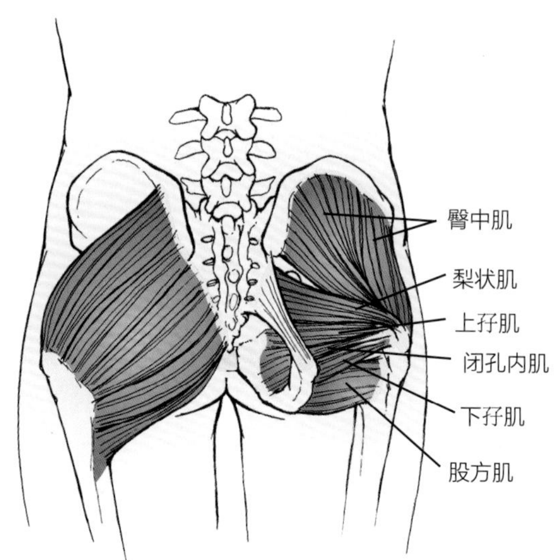

图8-11 臀肌和深层旋髋肌

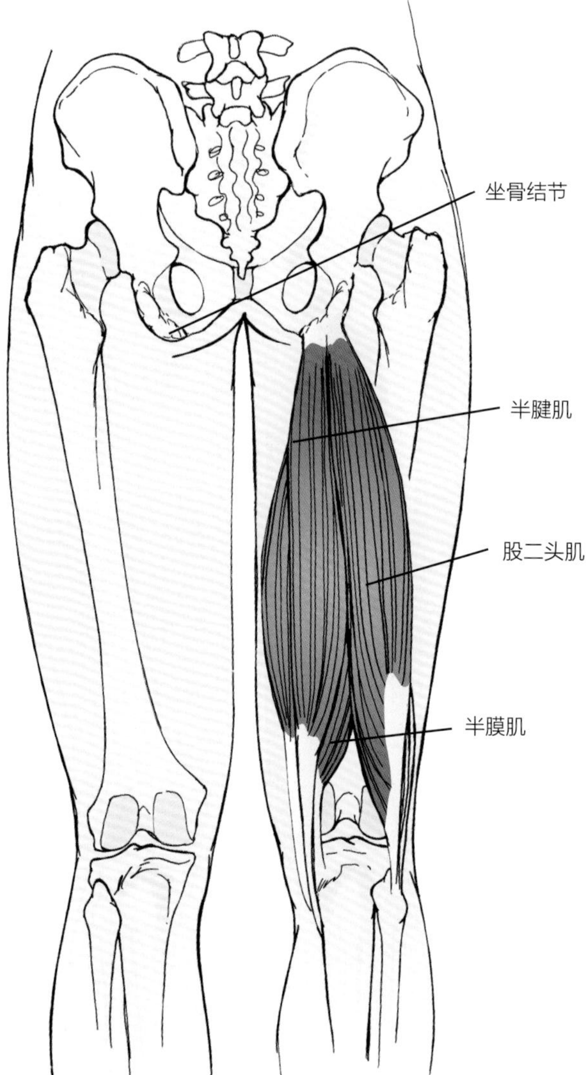

图8-12 髋后部和大腿后部的肌肉

髋部肌肉的动作

见表8-2。

表8-2 髋部肌肉的动作

屈曲

- 腰大肌：也外旋髋关节并帮助屈曲躯干
- 髂肌：屈曲、外旋髋关节
- 阔筋膜张肌：屈曲、外展、内旋髋关节
- 股直肌：屈曲髋关节，伸展膝关节
- 缝匠肌：屈曲、外展、外旋髋关节，屈曲、内旋膝关节
- 耻骨肌：也内收髋关节

伸展

- 臀大肌：也外旋髋关节；下部纤维内收髋关节，上部纤维外展髋关节
- 臀中肌（后部肌肉）：前部纤维帮助屈曲和内旋髋关节，强有力的髋外展肌
- 臀小肌（后部肌肉）：和臀中肌相同
- 半膜肌：也内旋髋关节，屈曲、内旋膝关节
- 半腱肌：也内旋髋关节，屈曲、内旋膝关节
- 股二头肌：也屈曲、外旋膝关节
- 梨状肌：主要作为髋外旋肌

外展

- 臀中肌
- 梨状肌
- 阔筋膜张肌
- 闭孔内肌
- 臀大肌
- 臀小肌

内收

- 大收肌：也屈曲髋关节，下部纤维可内旋髋关节
- 长收肌：也屈曲、外旋髋关节
- 短收肌：也屈曲、外旋髋关节
- 臀大肌：也伸展髋关节
- 股薄肌：也内旋髋关节，屈曲膝关节
- 耻骨肌：也屈曲髋关节

外旋（在维持精细姿势控制的作用方面与肩袖肌类似）

- 臀大肌
- 股方肌：也内收髋关节
- 闭孔内肌
- 臀中肌和臀小肌：后部纤维
- 髂腰肌
- 闭孔外肌
- 所有的内收肌
- 股二头肌：也伸展髋关节
- 梨状肌：也外展髋关节

内旋

- 臀小肌：前部纤维
- 臀中肌：前部纤维
- 阔筋膜张肌
- 股薄肌：也内收、屈曲髋关节，屈曲膝关节
- 大收肌（止于收肌结节的部分）
- 半腱肌和半膜肌：也伸展髋关节

371 髋关节的功能障碍和损伤

髋关节疼痛的诱发因素

- 髋关节疼痛的主要原因是各种因素导致的关节囊增厚，这些因素包括先前的外伤、双腿不等长、骨盆不对称（骨盆倾斜）、慢性腰部功能障碍及疼痛、慢性骶髂关节功能障碍及疼痛、肌肉力量不平衡、髋关节前倾、肌肉疲劳、肥胖及久坐的生活习惯。
- 双腿不等长导致骨盆不在同一水平高度，表现为一侧髂骨较另一侧高。较高一侧的髂骨在上抬时会伴随轻微的向前旋转，挤压该侧的髋关节。这种挤压易导致长腿一侧的髋关节出现关节病[9]。这种高低髋同样会导致步态异常，会进一步使关节压力分布不一致，最终产生关节的退行性改变。
- 慢性腰部功能障碍及疼痛、慢性骶髂关节功能障碍及疼痛均会导致髋关节周围结构的代偿，使软骨承受不均匀的体重分布，最终导致软骨损伤。
- 髋关节前倾会导致髋关节趋向于闭合位，这会导致关节内压力增加，并使关节囊处于紧张的位置。
- 肌肉力量不平衡会导致关节的异常运动，这种异常运动使关节软骨承受的压力不平衡。紧张的肌肉会使关节的挤压负荷增加，这种高度紧张的肌肉更加容易发生疲劳，从而更易被拉伤。

髋关节疼痛的鉴别诊断

- 我们必须要意识到，在极少的情况下，髋关节疼痛代表着一种病理情况。参见第二章中的“按摩和手法治疗的禁忌证：红旗现象”，以了解按摩治疗的禁忌证和何时应将患者转诊。髋关节疼痛同样会由髋关节以外的其他结构引起，最为常见的是由腰椎引起。因此对髋关节疼痛的患者，需要做详细的腰椎检查。假设髋关节疼痛不是病理性的，就可以根据其包含的结构确定病变的组织。
- 急性肌筋膜疼痛的性质是尖锐的、局限性疼痛，并伴有红、肿、热。在CR MET治疗时，等长收缩会使疼痛加剧，而休息后疼痛好转。肌筋膜性疼痛表现为肌肉附着点或肌肉肌腱结合处疼痛。臀中肌肌腱炎好发于大转子周围；内收肌拉伤好发于腹股沟；股直肌性疼痛向上可至髂前下棘、中腹部，向下可至髌腱附着点；腘绳肌疼痛可至坐骨结节、大腿中部、髌腱附着点；髂腰肌疼痛表现为腹股沟区疼痛。
- 髋关节滑囊炎表现为弥漫性疼痛、灼烧感，或两者同时存在。在大转子滑囊炎患者中，运动或侧卧位压于大转子上均会使疼痛加剧。滑囊肿胀会引起被动活动末端的空虚感（即患者会在组织紧张前感到疼痛）。
- 髋关节关节囊炎表现为腹股沟区深处的弥漫性酸痛及僵硬。这种疼痛于坐位及上楼梯时加重，并伴有晨僵。髋关节关节囊炎最初的体征为髋关节被动内旋时疼痛减轻。牢记髋关节关节囊炎是骨关节炎（髋关节退化）的先兆。
- 髋关节炎是髋关节的一种炎症，髋关节关节病是关节的一种退化表现。髋关节炎及关节病表现为从腹股沟、大转子、臀部、大腿前部一直到膝关节的深部疼痛。在早期，患者仅在活动时出现疼痛。随着病情的进展，即使在休息时患者也会出现类似于牙痛的疼痛。在做髋关节被动内旋和屈曲时活动受限，并且伴有硬的末端感觉，这不同于慢性滑囊短缩时皮革样、增厚、坚韧的末端感觉。

- 整个髋关节区域都是周围神经卡压的常见部位。疼痛通常为灼烧感，或麻木感和刺痛，或两者均有。因为外周神经覆盖的区域比较大，因此此类疼痛更弥漫。
- 神经根性疼痛常表现为大腿前部、侧部和后部疼痛。神经根性疼痛是一种尖锐性疼痛。

372 髋关节常见的功能障碍和损伤

臀中肌肌腱炎

- **病因**：骨盆不对称会使髂骨较高的一侧髋关节的外展肌变得紧张。跑步、舞蹈、网球运动都会使臀中肌变得紧张。
- **症状**：疼痛会局限在大转子和髂窝上部，并会放射到大腿外侧和后侧。髋关节活动，尤其是爬楼梯、长时间行走及跑步时会引起疼痛。
- **体征**：髋关节做外展抗阻会诱发疼痛，臀中肌肌腱做最大被动内收牵伸时也会出现疼痛。臀中肌通常表现为无力，髂胫束张力增大，主要是为了代偿无力的臀中肌。
- **部位**：臀中肌肌腱炎好发于大转子外侧的肌腱骨膜结合处和肌腱肌肉结合处。这会使肌腹中的肌束容易发生向下的扭转。
- **治疗**：在**急性**期，用非常小的力对臀中肌进行CR和RI MET（MET#8）操作。这种情况下如果还是出现疼痛，则在大腿下放置一枕头，并让患者尝试将腿抬离枕头来激活其外展肌，然后再将腿放下使患者激活其内收肌。如果患者可以耐受这种治疗，在使用MET时逐渐增加压力，重复此动作以激活更多的肌肉。使用Ⅰ级第一序列手法，以轻微的压力和缓慢的节律操作。在进行揉抚时，通过触诊组织以检查其张力。如果仍存在高张状态和压痛，则使用更多的MET。在**慢性**期，首先以MET#8降低张力。臀中肌通常会表现为无力，但同时也会表现为紧张，一种紧张性无力模式。以MET#9放松和拉长内收肌群，因为过于紧张的内收肌群会抑制外展肌群。接下来使用STM技术，尤其是Ⅱ级第一序列手法，以松解肌肉中的纤维化，尤其是在肌肉附着点。由于关节功能障碍会抑制正常肌肉功能，需要检查髋关节被动活动度，尤其是髋关节的内外旋和前后向的滑动。如果髋关节丧失正常的关节活动，可行MET和关节松动术。

内收肌肌腱炎或腹股沟拉伤

- **病因**：一种典型的功能障碍模式是内收肌群短缩、紧张伴外展肌群无力。这种模式通常伴随着髋关节前倾、膝外翻和骨盆不对称。内收肌群的持续收缩会使肌肉疲劳并容易受伤，尤其是长收肌表现更为明显。内收肌拉伤是一种常见的运动损伤，常为急性，疼痛部位明确[10]。
- **症状**：疼痛会集中于腹股沟及大腿深部。
- **体征**：内收肌肌腱炎或者腹股沟拉伤的体征是在髋关节内收抗阻、髋关节充分被动外展及触诊时会诱发疼痛。
- **部位**：腹股沟拉伤和内收肌肌腱炎发生于耻骨前部的肌腱骨膜结合处和其远端几厘米处的肌腹肌腱结合处。同时内收肌的肌束会向内、向后扭转。
- **治疗**：在**急性**期，用非常小的压力对内收肌群应用CR和RI MET（MET#2）。使用Ⅰ级第二和第四序列手法，以轻柔压力和缓慢的节律操作。在进行这些揉抚手法操作时，通过触诊组织以检查其张力。如果仍存在高张状态和压痛，则使用更多的MET。如果患者可以接受治疗的舒适度，则让患者侧卧，以MET#7降低内收肌群的张力。在**慢性**期，首先实施同急性期相同的STM和MET来降低张力。由于内收肌群通常表现为短缩和紧张，实施MET#9以拉长内收肌群。然后，使用STM技术（Ⅱ级第二序列手法）松解股骨后侧的内收肌附着点。重要的是，我们必须治疗患者主诉疼痛的全部区域及另一侧肢体以减轻代偿可能带来的损伤。用Ⅱ级第四和第五序列手法以放松该区域的附着点。

股四头肌肌腱炎（股直肌肌腱炎为最常见的类型）

- **病因：**股直肌损伤最为常见。踢足球、跑步、跳远均会使股直肌受到牵拉。由于股直肌是跨双关节肌，并且常使用离心收缩来控制髋关节和膝关节的运动，所以容易损伤[11]。损伤后股直肌会有短缩和紧张。
- **症状：**疼痛好发于髂前下棘，大约在髂前上棘
373（ASIS）下方3英寸（约7.62厘米）；肌肉的肌腹中部；髌腱附着点（髌骨的上极或下极）。
- **体征：**抗阻伸髋、伸膝（即患者仰卧位做直腿抬高）时出现疼痛，膝关节被动屈曲超过120°（患者俯卧位）时出现疼痛，以上均为股直肌肌腱炎的典型体征。
- **部位：**股直肌肌腱炎好发于髂前下棘的肌腱骨膜结合处、髋臼的上方反折头的止点处及髌骨周围。
- **治疗：**在**急性**期，对股四头肌进行CR和RI MET（MET#3）。使用Ⅰ级第四和第五序列手法，以轻柔的压力和缓慢的节律操作。在进行这些手法操作时，通过触诊组织以检查其张力。如果仍存在高张状态和压痛，则使用更多的MET进行处理。如果患者可以接受治疗的舒适度，则以MET#5来放松腘绳肌。在**慢性**期，首先实施同急性期相同的STM和MET来降低张力。由于股直肌通常表现为短缩和紧张，实施第九章中的PIR MET#6技术以拉长股四头肌，特别是股直肌。然后，使用STM技术（Ⅱ级第五序列手法）去松解肌肉的附着点。重要的是，我们必须治疗患者主诉疼痛的全部区域，以及处理另一侧肢体以减轻代偿可能带来的损伤。

腘绳肌肌腱炎

- **病因：**在大部分人中，腘绳肌变得缩短和紧张主要有两个原因。第一，我们习惯于久坐，而久坐会导致腘绳肌和髂腰肌缩短。缩短的髂腰肌会抑制臀大肌的活动，因此腘绳肌就要代偿性承担更多的收缩负荷。长时间的超负荷收缩会导致肌肉疲劳。第二，在足跟着地时，腘绳肌需要离心收缩来控制膝关节完全伸展，这种离心收缩会导致腘绳肌容易受伤。因此，膝关节过伸运动，如跑步、跳远、球类运动易致腘绳肌的损伤，其中股二头肌损伤最为常见[7]。
- **症状：**疼痛好发于三个部位：坐骨结节，腘绳肌肌腹处，膝关节后侧（较为少见）。
- **体征：**膝关节抗阻屈曲可诱发疼痛，在髋关节抗阻伸展时也有可能出现疼痛，直腿抬高试验阳性是腘绳肌肌腱炎的一个体征。
- **部位：**腘绳肌肌腱炎好发于坐骨结节的肌腱骨膜结合处、大腿后侧多个肌肉肌腱结合处及膝关节后侧的肌腱骨膜结合处。
- **治疗：**在**急性**期，对腘绳肌应用CR和RI MET（MET#3）。使用Ⅰ级第二和第三序列手法，以轻柔的压力和缓慢的节律进行操作。当进行这些手法操作时，通过触诊组织以检查其张力。如果仍存在高张状态和压痛，则使用更多的MET进行处理。在**慢性**期，首先实施与急性期相同的STM和MET来降低张力。由于腘绳肌通常表现为短缩和紧张，实施CRAC MET#10来延长腘绳肌，同时实施MET#9来延长内收肌。然后，使用STM技术（Ⅰ级第二、第三序列和Ⅱ级第二序列手法）去松解腘绳肌和髋内收肌附着点的纤维化。

髂腰肌肌腱炎

- **病因：**和腘绳肌一样，髂腰肌容易短而紧。主要原因是髋关节反复的屈曲运动，如爬楼梯、踢足球、跳舞和踢腿，均会使肌肉疲劳并紧张。长时间坐位同样会导致髂腰肌的缩短。
- **症状：**疼痛集中于腹股沟区，疼痛部位较为模糊，尤其在髋关节屈曲时会出现疼痛。

- **体征**：髋关节抗阻屈曲会诱发疼痛，在髋关节被动屈曲、垂直于腹股沟韧带做内收动作时，在腹股沟韧带的正下方产生疼痛，这些均为髂腰肌肌腱炎的体征。
- **部位**：髂腰肌肌腱炎好发于髂腰肌在小转子处的附着点及肌腹处，尤其是腹股沟韧带处。
- **治疗**：针对**急性**损伤的处理的主要目的是减轻疼痛、消除肿胀和降低肌肉痉挛。用轻柔的压力对髂腰肌应用CR和RI MET（参照第三章的MET#6和MET#7）。使用STM Ⅰ级第七序列手法（见第三章），以轻柔的压力和缓慢的节律进行操作。在进行这些揉抚手法操作时，通过触诊组织以检查其张力，如果仍存在高张状态和压痛，则使用更多的MET进行处理。在**慢性**期，首先实施与急性期相同的STM和MET来降低张力。由于髂腰肌通常表现为短缩和紧张，实施第三章中的PIR MET#8来放松髂腰肌。然后，使用第三章中的STM技术（Ⅰ级第七序列和Ⅱ
374 级第四序列手法）去松解髂腰肌肌腹的粘连和小转子处的止点的纤维化。评估髋关节的活动度，包括前后向的滑动。实施MET以使关节活动度正常，实施关节松动术（前后向滑动）以恢复正常的关节附属运动。

大转子滑囊炎

- **病因**：常见原因为摔倒时一侧髋关节着地；反复的髋关节环转动作，如骑自行车；或者由髋关节的病理学改变及腰骶损伤或功能障碍导致阔筋膜张肌、髂胫束和臀大肌的持续收缩。
- **症状**：患者通常会有弥漫性的深部疼痛，以及股骨大转子周围的烧灼感的急性发作史。这种疼痛可能漫及大腿外侧面，并在夜间患侧卧位及爬楼梯时加剧。
- **体征**：抗阻外展和抗阻伸展均会诱发弥漫性疼痛。在屈髋时被动内收髋关节同样会诱发疼痛。存在炎症的滑囊会有触痛。
- **部位**：大转子滑囊炎好发于大转子后外侧，并向下至大腿外侧。
- **治疗**：**急性**期，以极其轻柔的手法排出滑囊内过多的液体（Ⅰ级，第六序列）。一旦肿胀减退，以轻柔的压力针对阔筋膜张肌使用收缩-放松（CR）和交互抑制（RI）（MET#7），针对臀大肌使用CR和RI MET（MET#6）。如有必要，重复Ⅰ级第六序列手法，将滑囊内的液体排除干净。一般需要6周来处理急性滑囊炎。**慢性**期，首先针对阔筋膜张肌和臀大肌实施MET#6和#7的技术操作，同时针对髂胫束使用MET中的交互抑制技术（MET#12）。使用Ⅰ级第六序列手法，逐渐增加手法的深度。如果感觉周围组织存在纤维化，则按压至最大深度以松解粘连，并帮助滑囊再水化。

髂耻滑囊炎

- **病因**：常见病因为反复的髋关节屈曲，如爬楼梯、跳舞、武术表演，或者长时间保持髋关节屈曲位，如久坐，均会压迫滑囊上方的髂腰肌。
- **症状**：患者会感觉腹股沟及大腿前侧的弥漫性深部疼痛。
- **体征**：在髋关节屈曲位被动内收髋关节以压迫滑囊，会在腹股沟区阻力点之前引出空虚的末端感觉或疼痛；充分地被动伸展髋关节也会诱发疼痛。
- **部位**：髂耻囊位于腰大肌和关节囊之间。
- **治疗**：在**急性**期，针对髂腰肌实施十分柔和的MET（第三章中的MET#6和#7），帮助泵出过多的滑液。采用徒手治疗（Ⅱ级第三序列手法）排出滑囊内过多的液体。**慢性**期，重复急性期的治疗，不过要加大手法操作的深度。

髋关节囊炎（滑膜炎）

- **病因**：常见病因为外伤、反复的髋关节屈曲（如爬楼梯、徒步）或在跳舞和球类运动中过度使用屈髋肌，这些会造成髋关节囊的炎症，并导致急性关节囊炎（滑膜炎）。如果急性期没有接受正确的处理，就会导致囊内纤维变性，限制髋关节活动，最终导致髋关节退行性改变。

- **症状**：患者会产生短时间、一过性的疼痛和僵硬，随着活动增加而加重，通常疼痛部位在腹股沟区，但偶尔也发生在大腿前侧及膝关节前侧。
- **体征**：髋关节内旋受限最为严重，伴随屈曲和内收受限。急性滑膜炎时，会有空虚的末端感觉；慢性期时，会有皮革样坚韧的末端感觉伴随关节活动度减小。
- **部位**：好发于髋臼和转子之间的关节囊内。
- **治疗**：**急性**滑膜炎的首要治疗目标是减轻肿胀，这样有助于减轻疼痛和缓解肌肉痉挛。在髋关节屈曲90° 下轻柔地实施MET#1，然后在屈曲-伸展平面内实施更多的MET（第三章中的MET#6和#7）。然后，在髋关节内旋和外旋时实施MET#14来收缩-放松关节囊。MET有助于通过滑液的排出来增加关节活动度。然后实施MET，即轻柔地被动屈曲-伸展及内外旋髋关节，这将有益于减轻关节肿胀。

髋关节退行性病变（骨关节炎）

- **原因**：髋关节退行性病变及骨关节炎意味着软骨的磨损、纤维化、脱水，以及关节囊的缩短。脱水和纤维化会减少股骨头的血供，因为股骨头动
375 脉穿过关节囊。患者通常为中老年人，通常有外伤史或跌倒史。骨关节炎通常由长期累积的压力引起，如双腿长度不对称导致骨盆倾斜。髂骨高的一侧骨盆轻微向前旋转，挤压同侧髋关节。同时下肢较长的一侧呈现轻微的髋关节内收，对同侧髋关节形成压力。慢性背痛常导致步态异常，以及由于步行时重心转移不均匀产生的其他问题。髋关节前倾及久坐习惯同样会影响髋关节。久坐习惯会导致髋关节的关节囊前方缩短，可使关节活动减少。髋关节的退化和老化没有必然联系[2]，健康老年人的髋关节也应该具备髋关节的全范围活动度。
- **症状**：起病隐匿，疼痛由腹股沟开始，可延伸到大转子、臀部内侧和大腿前面。放射到膝关节是髋关节骨关节炎的典型症状。患者常主诉晨僵或久坐之后关节僵硬，大步行走会诱发疼痛。
- **体征**：髋关节内旋受限最明显，同时伴有屈曲受限。内旋活动受限的典型表现是活动至末端时感觉疼痛。如果软骨严重丧失，被动屈曲和内旋时关节运动的末端感觉是硬的（骨性抵抗感）。臀中肌和臀大肌表现为无力，臀大肌会有迟发性代偿（详见MET#6）。梨状肌、内收肌和髂腰肌均表现为缩短和紧张。
- **治疗**：维持和重塑关节囊的正常长度至关重要，原因是短缩的关节囊会减少股骨头的血供，并使关节囊的退化加剧。实施MET#14和被动伸展来增加髋关节内旋和伸展角度，进而增加关节囊的长度。如果患者有**急性**髋关节疼痛，遵循前文关于关节囊炎（滑膜炎）的治疗方案。在**慢性**期，主要目的是识别短缩和紧张的肌肉、纤维化的组织、无力的肌肉，评估关节活动度和关节附属运动。髂腰肌、股直肌、阔筋膜张肌、内收肌和腘绳肌通常发生短缩和紧张，需要首先处理。而臀中肌和臀大肌常表现为无力，则需要对其加强力量训练。由于髋关节常被固定在偏前的位置，所以需要做前后向的滑动以重塑正常关节附属运动。为了降低髋关节周围紧张肌肉的张力和加强无力的肌群，至关重要的是以MET牵伸关节囊，增加髋关节内旋、屈曲、内收角度。

弹响髋综合征

- **病因**：通常有三种解释。①在髋关节由屈曲到伸展的过程中，髂胫束在大转子处反复摩擦而发生弹响。②髂腰肌肌腱在髂耻隆起处发生弹响。③髂股韧带反复摩擦股骨头而发生弹响[11]。
- **症状**：患者主诉在髋关节前侧或外侧有弹响和疼痛。
- **体征**：膝关节伸直时，大腿上抬至床面水平时，髋关节发生弹响。

- **治疗：**以上三种髋关节弹响的病因基本都是慢性的。治疗包括使用PIR MET降低相关肌肉的肌张力，同时牵伸髂胫束（MET#11和#12）、髂腰肌（MET#6~8）和前侧关节囊（使用MET增加伸展）。对阔筋膜张肌和髂胫束实施STM（Ⅰ级第六序列手法）；对髂腰肌实施STM（Ⅰ级第七序列手法，详见第三章）；对前侧关节囊实施STM（Ⅱ级第五序列手法）。

股外侧皮神经卡压

- **病因：**妊娠、肥胖及髋关节反复屈曲（如爬楼梯和徒步）均会卡压大腿股外侧皮神经。
- **症状：**患者主诉大腿前外侧至膝关节以上的烧灼痛，可伴随麻木和刺痛。
- **体征：**髋关节被动伸展时疼痛加剧是股外侧皮神经卡压的体征。
- **部位：**股外侧皮神经的卡压部位通常在腹股沟韧带下，髂前上棘内侧大约1.3厘米，在由髂筋膜和腹股沟韧带形成的纤维骨管内。
- **治疗：**垂直于神经走向，由内向外、由浅及深（深至腹股沟韧带）松解该神经（Ⅱ级第三序列手法）。

闭孔神经卡压

- **病因：**髋关节内收肌的过度使用，如骑马；或对
376 内收肌的直接压力，如骑自行车；会激惹这一区域，导致纤维化和周围神经卡压。
- **症状：**患者主诉大腿内侧面的烧灼痛，可伴麻木和刺痛。
- **体征：**被动内收髋关节时疼痛加剧是闭孔神经卡压的体征。
- **部位：**闭孔神经卡压部位为腰大肌内侧，腹股沟韧带上方，耻骨远端的耻骨肌和长收肌之间。
- **治疗：**为了减轻神经卡压，在上面描述的部位实施STM中的Ⅱ级第三、第四序列手法。

股神经卡压

- **病因：**腰大肌的持续高张力是股神经卡压的常见病因。不像大多数神经沿着肌肉走行，腰丛是股神经的起始端，股神经在腰大肌之间穿行。
- **症状：**患者主诉大腿前面疼痛、麻木和刺痛。
- **体征：**被动伸展髋关节时疼痛加剧是股神经卡压的体征。
- **部位：**股神经卡压部位在腹股沟韧带的上方，通常会出现腰大肌收缩的现象。
- **治疗：**实施Ⅰ级第七序列手法（见第三章）来放松髂腰肌。在上述提到的易卡压的部位实施Ⅱ级第三、第四序列STM手法，垂直于神经走行，由内向外松解神经。根据不同的目的，此方法同样可以用来松解腰大肌。

坐骨神经卡压

- **病因：**最常见的病因是梨状肌、闭孔内肌和股二头肌收缩导致的卡压。臀区的任何炎症均会引起疏松的不规则结缔组织纤维化，这种纤维化会阻碍坐骨神经在臀区内穿行。
- **症状：**臀区弥漫性疼痛，大腿后侧的疼痛、麻木和刺痛，但较少放射到小腿和足部。
- **体征：**直腿抬高试验弱阳性，当直腿抬高至大约70°时出现弥漫性疼痛、麻木和刺痛。当椎间盘突出压迫神经根时，做直腿抬高试验时疼痛为尖锐、定位准确的，且直腿抬高一般不超过70°。
- **部位：**坐骨神经卡压常发生在以下几个部位。
    - 梨状肌。
    - 坐骨大切迹。
    - 坐骨结节的外上方，被闭孔内肌向下的扭转牵拉压迫。
    - 股二头肌附着点下方的大转子和坐骨结节之间。
    - 大收肌和股二头肌短头之间的粘连处。
- **治疗：**坐骨神经炎可以由除了上述以外的很多因素引起，包括椎间盘突出和严重病理变化。参照

第三章中关于治疗椎间盘突出的指导原则，以及第二章中关于按摩疗法的禁忌证的内容。上文中描述的坐骨神经卡压部位对按摩治疗师的操作来说均是安全的。可实施CR和PIR MET操作，针对不同的肌群采用不同的MET：梨状肌（见第三章中的MET#4和#5），髋关节外旋肌（MET#4），内收肌（MET#9），腘绳肌（MET#10）。对常见的卡压部位实施STM技术操作，即第三章中的Ⅰ级第一、第二和第三序列手法，以及本章中的Ⅱ级第一序列治疗技术。

377 髋关节的评估

背景

按摩治疗师评估的主要目的之一是区分关节囊缩短和关节退变与肌肉功能障碍和损伤。这一目的主要是通过评估被动关节活动度来完成的。本部分将对此进行讨论。第二个目标是评估影响髋关节的肌肉的长度、力量和正确的肌肉激活顺序。第三个目标是在急性损伤后准确评估软组织。第二个和第三个目标主要在“肌肉能量技术”部分讨论。

髋关节疼痛患者的病史询问

- 哪里疼痛？（要求患者将手放在其疼痛的区域。）
  - 对髋关节和腹股沟疼痛患者进行病史采集的主要目的是定位解剖区域[10]。患者通常存在肌腱炎、滑囊炎或肌肉拉伤。如果疼痛很难定位，通常来自关节或是来自腰骶椎的牵涉痛。髋关节本身的问题将会在腹股沟区或髂前上棘和耻骨联合的中间部分被感觉到。随着病情恶化，疼痛会辐射到大腿前侧和膝关节。因为膝关节和髋关节的神经有相同的胚胎起源，一个关节的功能障碍可能引起其他关节的疼痛。大转子和大腿外侧的疼痛可能来自髋关节或腰骶部，以及臀中肌肌腱炎或股骨大转子滑囊炎。臀部疼痛可能是由梨状肌、臀中肌肌腱炎或者骶髂关节或腰椎的功能障碍导致的。当被要求定位髋关节的问题时，患者经常会指向骶髂关节。疼痛局限于骶髂关节表明该关节有问题。
- 您有背部问题的病史吗？
  - 髋关节疼痛通常来自腰骶椎。骨盆不对称会导致背部和髋关节的问题，是因为这些关节的异常应力。通过主动和被动关节活动度研究来区分这两种情况。通常情况下，如果一位患者的腰骶椎有全范围且无痛的主动和被动关节活动度，并且可以完成全范围且无痛的直腿抬高试验（见第三章），该区域的问题不是转诊的指征。

观察

步态

当患者在治疗室内行走时，观察患者的步态。可能有髋关节问题的征象包括跛行；保护承重，膝关节屈曲以帮助吸收负重的震动，步幅更短，行走时髋关节僵硬，或将重心从一条腿转移到另一条腿时，躯干从一侧向另一侧倾斜。

姿势

- **体位**：患者处于站立位，面对治疗师。

- **动作**：治疗师将手放在髂嵴上，以确定它们是否是水平的。
- **观察**：不水平的骨盆称为骨盆倾斜。骨盆倾斜可能是由双腿不等长、肌肉失衡、骶髂关节或腰椎功能障碍或退行性变，或脊柱侧凸引起的。（见第三章中关于姿势评估的进一步讨论。）

特伦德伦堡试验（臀中肌试验）

- **目的**：评估臀中肌的平衡性、稳定性和力量。
- **体位**：嘱患者背对治疗师站立并且靠近墙面，以为其需要援助时提供支撑。
- **动作**：要求患者单腿站立（先从健侧腿开始）。
- **观察**：正常情况下，抬腿侧骨盆应该上升，因为站立腿的臀中肌会将髋关节向下拉。如果站
378 立腿一侧的臀中肌无力，站立腿一侧的骨盆就会上升。这被称为特伦德伦堡征（图8–13）。

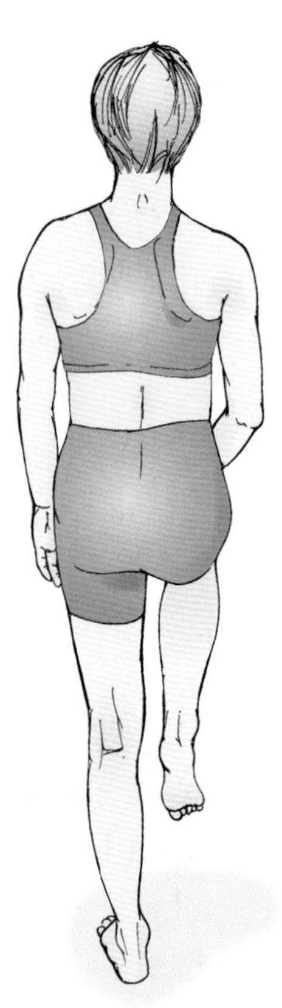

图8–13　特伦德伦堡试验（臀中肌试验）。当对侧腿被抬起时，站立腿一侧的髋关节应低于对侧。若站立腿一侧的髋关节抬高，表明该侧臀中肌无力

如果测试结果为阴性，让患者闭上眼睛重复测试。此时测试的是平衡功能和本体感受器的完整性。如果患者的平衡功能受损，每天单腿站立10~30秒是一个很好的本体感受器再教育的锻炼方法。

主动运动

观察关节的活动度。询问患者运动时是否疼痛。

伸展

详见MET#6中的髋关节伸展测试。

屈曲

- **体位**：嘱患者面对治疗师站立。
- **动作**：让患者慢慢原地踏步，大腿尽量靠近胸部。要求患者在做这个动作时身体不要向后倾斜。
- **观察**：这是一个对髋关节问题和髂腰肌肌腱炎的很好的筛选试验。正常的角度为110°~120°。关节受累时，屈曲受限。患有肌腱炎时，这个运动可以引起腹股沟疼痛。

外展

- **体位**：嘱患者面对治疗师站立。
- **动作**：患者将一条腿向外侧运动到舒适的限制位，外展髋关节。指导患者保持躯干直立，脚朝向前方，而不是在运动时外旋。
- **观察**：患者站立位外展的评估比其仰卧位外展的评估要更准确。如果髋关节有功能障碍，那么当患者试图抬起髋关节时，患者的躯干倾向于弯曲到相反的一侧，从而造成错误的读数。正常范围是30°~50°。无痛的且不能执行这一运动可能表明臀中肌无力或髋关节退行性病变。关节退变时，该运动通常会引起腹股沟疼痛。大转子的疼痛可能提示转子滑囊炎，臀部疼痛可能提示臀中肌肌腱炎。

外旋

- **体位：**嘱患者俯卧，一侧膝关节屈曲到90°。
- **动作：**治疗师把手放在患者的骶骨上，以确保它不动，并让患者将屈曲的腿移向中线。
- **观察：**正常范围是40°~60°，总是要对比两侧。髋后倾者两侧外旋的角度会增大，且两侧内旋受限相等。

内旋

- **体位：**嘱患者俯卧，一侧膝关节屈曲到90°。
- **动作：**治疗师把手放在患者的骶骨上，以确保它不动，让患者把屈曲的腿从中线移走。
- **观察：**关节活动度通常为30°~40°。与所有主动
379 和被动测试一样，比较两侧。髋前倾者两侧内旋的角度会增大，且两侧外旋受限相等。内旋受限是髋关节退行性病变的关键评估结果之一。

被动运动

总是从“好的一侧”（即健侧）开始。当运动开始产生疼痛时，患者要告知治疗师。如果出现疼痛，询问疼痛的位置及性质或其他不适感的性质。如果在患者运动中施压过度，要注意患者的关节活动度和末端感觉。

伸展

- **体位：**患者俯卧，膝关节充分屈曲。治疗师用手稳定患者的骶骨，然后把另一只手放在患者大腿远端的下方。
- **动作：**慢慢地将患者的髋关节抬高，直到出现疼痛或组织紧张。保持腿在中立位；在伸展过程中不要使之外展（图8–14）。
- **观察：**正常的关节活动度是10°~15°。这个运动涉及髂腰肌和前侧关节囊的伸展。紧张的髂腰肌有肌张力的末端感觉，紧张的关节囊有厚的、皮革样的末端感觉。这个运动通常在髋关节退行性病变时出现受限。这也是股神经牵拉试验。如果在大腿前部有疼痛、麻木或刺痛的症状，在髂腰肌或者L_2、L_3或L_4神经根处可能有周围神经卡压。如果神经牵拉试验阳性，执行数次肌肉能量技术和手法治疗来放松髂腰肌，并释放股神经的压迫。如果没有明显的改善，请将患者转诊给脊柱按摩师或正骨师。

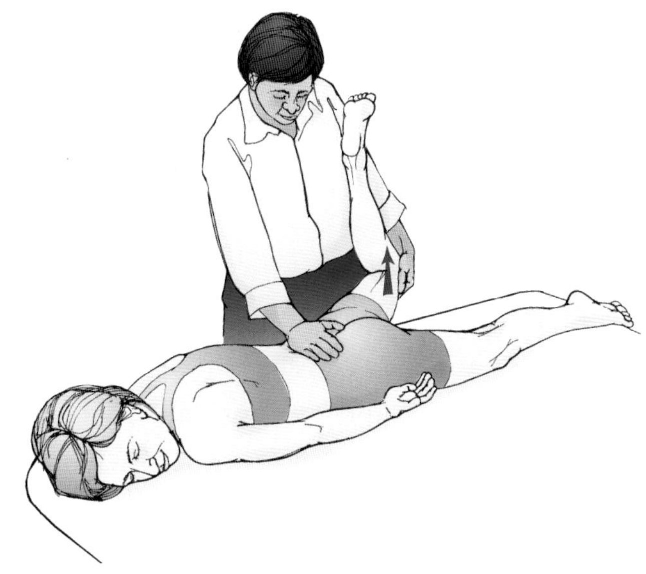

图8–14　被动伸展

- **肌肉能量技术以增加伸展：**这个体位也被用作等长收缩后放松的肌肉能量技术，以增加髋关节伸展并牵伸髂腰肌和前侧关节囊。当试图将髋关节牵拉到更大的伸展位时，让患者与治疗师对抗。放松几秒钟。慢慢地把髋关节移动到一个新的伸展位。再让患者与治疗师对抗，然后放松，并将髋关节移动到更加伸展的位置。重复这个循环3~5次。

屈曲

- **体位：**患者仰卧。患者的髋关节和膝关节屈曲，脚放在治疗床上。治疗师一只手放在患者的膝关节下方，另一只手放在髂嵴的外侧。
- **动作：**用下方的手将患者的大腿向胸部移动，直到感觉到骨盆的移动。一旦治疗师感受到骨盆移动，髋关节即处于屈曲范围的末端。
- **观察：**大腿的正常运动方式是垂直于胸部的，

与骨盆的运动无关。正常的角度大约为140°。大腿不正常的运动模式是当治疗师将它移向胸部时，大腿外展、外旋（即关节的打开位置），并且骨盆随着大腿运动。这种不正常的模式结合关节活动度受限通常表明耻股韧带缩短且纤维化和髋关节退行性病变。在活动度末端的腹股沟疼痛表明腰大肌肌腱炎。腹股沟区疼痛并伴有空虚的末端感觉表明髂耻滑囊炎。如果活动度是正常的，请注意对侧的腿是否从床上抬起。这表明伸展腿一侧的髂腰肌短而紧。单侧被动屈髋以确定伸展腿一侧腰大肌是否紧张，这被称为**托马斯试验**。

外展

- **体位**：为了便于比较，同时测试两侧髋关节。
380 患者仰卧，髋关节屈曲并外展，脚掌并拢在治疗床中央。
- **动作**：如果这个体位是舒适的，让患者在这个体位使双腿放松。如果髋关节不能在这个体位舒适地休息，要求患者指出疼痛的位置并描述它的性质。如果患者能舒适地在这个体位休息，把手放在患者的膝关节上，慢慢地将膝关节压向床面，使髋关节外展。
- **观察**：比较膝关节的高度以确定髋关节外展的活动度。这是一个快速筛查试验，可以轻松地比较两侧。腹股沟的不适或疼痛可能意味着长收肌的拉伤。髋关节后方疼痛可能为后关节囊撞击。一侧运动丧失伴关节囊样末端感官提示关节囊纤维化和可能出现的髋关节退化。被动内旋不足可证实髋关节退行性病变。

> **注意**：全髋关节置换术后的患者髋关节被动屈曲不应超过90°，或不要到达内收或内外旋的活动度末端。

内收

- **体位**：患者仰卧，屈曲膝关节并把双脚放在治疗床上。治疗师将一只手放在最靠近自己的髂前上棘上，以稳定骨盆。另一只手放在患者的膝关节下方。
- **动作**：充分屈曲髋关节，然后通过将大腿压向对侧肩部而使髋关节内收，与腹股沟韧带成90°（图8–15）。

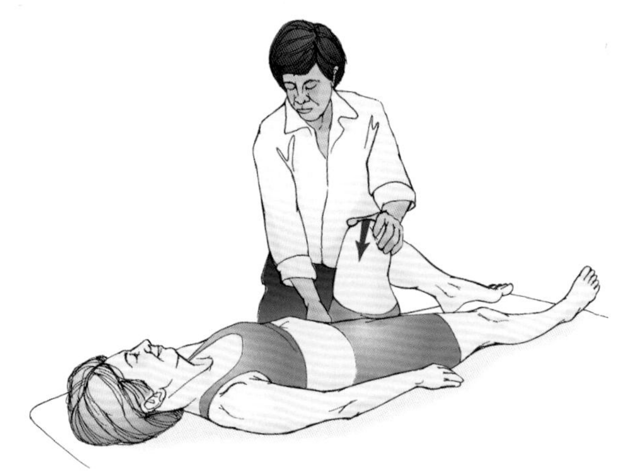

图8–15 髋关节被动内收。最好是将髋关节垂直于腹股沟韧带压向内收位

- **观察**：屈曲压迫髂腰肌、髂股韧带和髂耻囊，并牵伸梨状肌。随着组织牵拉，腹股沟出现疼痛表明髂腰肌张力高；腹股沟疼痛伴运动受限和关节囊样末端感觉表明髂股韧带纤维化；腹股沟疼痛伴空虚的末端感觉表明髂耻滑囊炎。臀部疼痛可能表明梨状肌缩短。

内旋或外旋

- **体位**：患者仰卧，髋关节和膝关节屈曲90°，不伴有髋关节外展和内收。治疗师一只手握住患者的脚踝，另一只手放在膝关节的外侧。
- **动作**：稳定膝关节，慢慢朝治疗师的方向牵拉脚踝，使髋关节内旋，然后把患者的腿从治疗师身旁移开，以使髋关节外旋（图8–16）。
- **观察**：外旋角度应该比内旋角度大10°~20°。比较两侧。如果患者髋后倾，两侧就会过度外旋。如果患者髋前倾，两侧就会过度内旋。一
侧内旋减少，在活动度末端引起腹股沟疼痛， 381

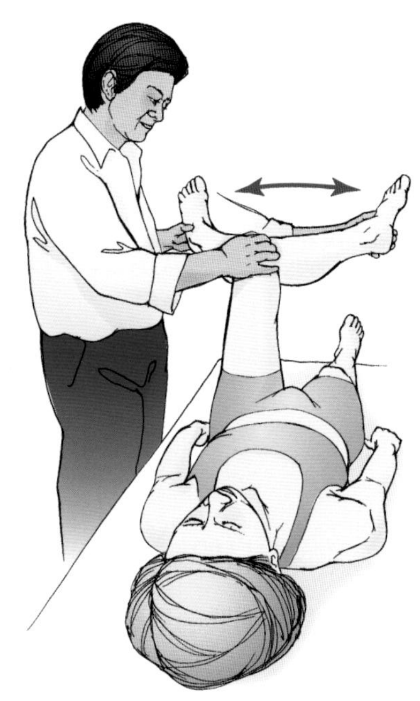

图8-16 被动内旋和外旋。这是髋关节最重要的评估之一。内旋是关节囊炎、关节囊纤维化及关节面退化时最先受限的运动。这三种疾病的不同之处在于其末端感觉

通常是髋关节退行性病变或提示韧带或关节囊纤维化。关节退化有坚硬的或关节囊样的末端感觉，并伴有关节活动度减小。韧带或关节囊缩短时有关节囊样的、皮革样的末端感觉。髋关节的关节囊模式是指内旋和外展减少。

髋关节松动术

- **目的：**这种松动术是用于评估股骨头在髋臼中运动的受限制情况，并诱导前向后的滑动（图8-17）。通常股骨向前方固定，是因为屈髋肌持续紧张而伸肌无力。这里所展示的松动是为了教学目的，但在治疗时，它通常是在髂腰肌、股直肌、阔筋膜张肌等肌肉能量技术及Ⅰ级揉抚手法后进行。

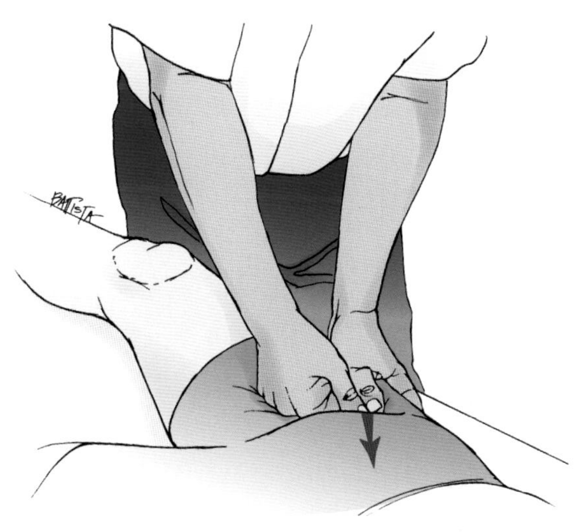

图8-17 髋关节前向后的松动

- **体位：**患者仰卧。将治疗师的双手放在患者的腹股沟韧带下，在髂前上棘与耻骨联合（身体中线）中间。
- **动作：**以轻快的振荡脉冲将股骨近端轻轻地推向后方。重复数次。
- **观察：**典型的股骨头运动受限和位置性功能障碍是前方固定。向后松动股骨头有助于恢复其正常的位置和运动。和健侧及其他健康的髋关节做比较，以感受什么是正常的感觉。

触诊

- 大部分的软组织触诊是在揉抚操作中进行的。每一次触诊时，治疗师需要去感受软组织的温度、质地、压痛和色泽。要注意的是，除了肌肉或滑囊刺激可引起腹股沟压痛外，腹股沟也是一个非常脆弱的区域。要敏感地接近这个区域。

技术

技术应用指南

对治疗指南的全面讨论可以参见第二章。在本书描述的治疗方法中，我们提出了两个基本假设。第一个假设是局部的疼痛或功能障碍影响整个区域，因此我们评估和治疗整个区域，而不是局部疼痛。例如，一个退化的髋关节不是一个孤立的状态，通常会影响膝关节和背部，以及髋关节和腰骶部的肌肉。第二个假设是局限于一种组织的疼痛和功能障碍会影响该区域的许多其他组织。例如，髂腰肌肌腱炎通常不仅仅涉及髂腰肌和肌腱，也涉及髋关节的韧带和关节囊，还涉及髋关节的对线和运
382 动。本文所述的治疗方法通过以下三种技术以涉及该区域的所有结构：肌肉能量技术（MET）、软组织松动术（STM）和关节松动术。这些技术可以适用于每一种类型的髋关节疼痛，但该技术的“剂量”变化很大，对急性疾病采用缓慢的运动和轻柔的压力，对慢性疾病使用更强的压力和更深的松动幅度。治疗的各个方面也是对疼痛、压痛、过度紧张、无力及运动过少或运动过多的评估。我们的治疗哲学是当我们发现问题后就要去解决这个问题。请记住，治疗的目的是医治身体、心灵和情绪。治疗师保持手法轻柔，并只在患者感到舒适的范围内工作，使其在治疗时可以完全放松。

治疗急性疾病的目的如下

- 刺激液体流动以减轻水肿，增加氧合和营养，清除废物。
- 帮助维持尽可能多的无痛的关节运动，以防止粘连和维持软骨的健康，软骨依赖于运动来获取营养。
- 提供机械刺激，帮助愈合纤维对线并刺激细胞合成。
- 提供神经系统的输入，以尽量减少肌肉抑制和帮助维持本体感觉功能。

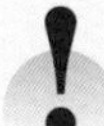

注意： 急性疾病中，禁忌牵伸。

治疗慢性疾病的目的如下

- 松解粘连，恢复肌筋膜的柔韧性、长度及对线。
- 消除关节周围韧带和囊性组织的纤维化。
- 使软骨再水化，恢复关节的运动和关节活动度。
- 消除短缩和紧张的肌肉过高的张力，加强无力肌肉的力量，并使功能障碍的肌肉重建正常的激活模式。
- 通过提高感觉意识和本体感觉来恢复神经功能。

临床案例将在“软组织松动术”之后进行描述。

肌肉能量技术

肌肉能量技术的治疗目标

第二章对肌肉能量技术的临床应用进行了深入探讨。下文所述的肌肉能量技术被组织成一个部分，以用于教学。在临床环境中，肌肉能量技术和软组织松动技术被穿插在整个治疗过程中。肌肉能量技术用于评估和治疗。健康的肌肉或肌群在等长收缩时是强壮并且无痛的。如果肌肉或与之相关的关节出现缺血或炎症，肌肉能量技术会导致疼痛。如果肌肉被抑制或神经受损，肌肉会变得无力和无痛。在治疗期间，肌肉能量技术是根据需要使用的。例如，当治疗师发现梨状肌僵硬并且存在压痛时，使用收缩-放松肌肉能量技术以降低其张力并减轻其压痛。如果梨状肌在收缩时有疼痛，使用RI肌肉能量技术，以促进梨状肌的神经放松。如果伸髋肌无力和受

抑制，首先要放松使髋关节屈曲的肌肉，然后使用收缩-放松肌肉能量技术来恢复和加强伸髋肌的力量。对髋关节使用肌肉能量技术的主要目的是延长已经缩短的关节囊（MET#14），这可以帮助预防关节退化。

肌肉能量技术对存在急性疼痛的髋关节疾病非常有效，但施加的压力必须非常轻，以免引起疼痛。膝关节屈肌和伸肌的轻柔、无痛的收缩和松弛起到了泵作用，可以减轻肿胀，促进氧气和营养的流动，以及清除废物。

肌肉能量技术对急性疾病的基本治疗目的

- 提供一个温和的泵作用，以减轻疼痛和肿胀，促进组织的氧合，并清除废物。
- 减少肌肉痉挛。
- 提供神经系统的输入，以尽量减少肌肉抑制。

肌肉能量技术对慢性疾病的基本治疗目的

- 降低过高的肌张力。
- 加强肌力。
- 延长结缔组织。
- 383 增加关节运动，增加对关节的润滑。
- 恢复神经功能。

髋关节的屈肌和内收肌肉通常是短而紧的，而髋关节的伸肌和外展肌通常是无力的。髋关节的肌肉中，髂腰肌（详见第三章）、内收肌、股直肌、耻骨肌、阔筋膜张肌及腘绳肌通常都是短而紧的肌肉。接下来，测试臀中肌的激活模式，如果测试结果为臀中肌无力，可以加强该肌肉。肌肉能量技术治疗髋关节退化的效果非常显著，具体为MET#14“增加髋关节内旋和外旋的肌肉能量技术”。

下面讲述的肌肉能量技术是针对大多数患者使用的技术。在急性疾病中，用MET#1来减轻关节肿胀和疼痛。MET#9、#12和#13仅针对慢性疾病，因为它们涉及增加肌筋膜的长度。切记在急性疾病中牵伸是**禁忌**的。

肌肉能量技术不应导致疼痛。如果治疗区域受激惹或存在炎症，患者在对抗按压时产生的适当不适是正常的。参考第三章和第九章中肌肉能量技术对腰椎及膝关节的治疗，其直接影响到髋关节。

治疗急性髋关节疼痛的肌肉能量技术

1. 治疗急性髋关节疼痛的收缩-放松肌肉能量技术

- **目的**：急性髋关节疼痛时，屈髋肌最常受累。使用收缩-放松肌肉能量技术来帮助降低屈肌过高的张力，并帮助关节减压。
- **体位**：患者仰卧，髋关节屈曲，双脚放在治疗床上。治疗师双手抓住患者大腿远端。
- **动作**：当治疗师向下拉大腿以牵引髋关节时，嘱患者与治疗师对抗，牵引约5秒。放松，然后重复3~5次。几个循环过后，患者处于放松状态，向足侧拉大腿30~90秒。重复几次（图8-18）。

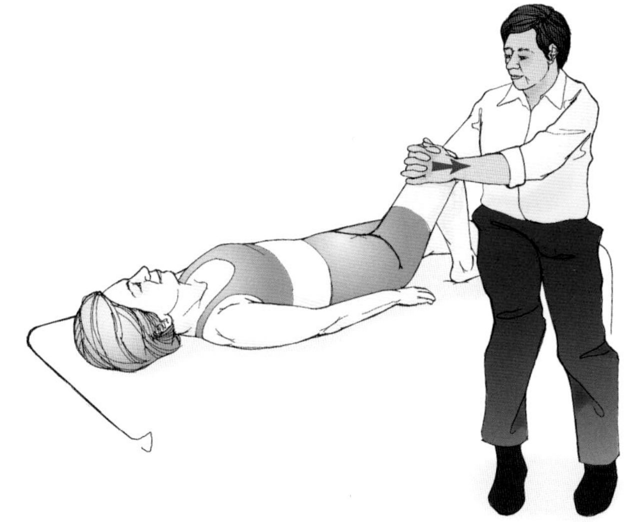

图8-18　针对急性髋关节疼痛进行CR MET和髋关节牵引

针对过度紧张的肌肉的肌肉能量技术

2. 耻骨肌和内收肌的收缩-放松及等长收缩后放松肌肉能量技术

- **目的**：其目的是进行收缩-放松和等长收缩后放松肌肉能量技术来降低内收肌和耻骨肌的张力

并延长它们的长度。这些肌肉易被拉伤，导致外展受限。

- **体位**：患者仰卧，患侧髋关节屈曲、外旋，并外展到限制位。如果这个体位有疼痛，治疗师将膝关节屈曲放在床上，并将患者的腿放在治疗师的大腿上，或者在患者外展的大腿下面垫一个枕头。
- **动作**：治疗师将一只手放在患者大腿远端，另一只手放在对侧的髂前上棘上，当治疗师向外侧按压膝关节以使髋关节更加外展时，嘱患者与治疗师对抗，坚持大约5秒。让患者放松，然后慢慢移动髋关节到更加外展的位置来延长内收肌和耻骨肌。重复数次（图8-19）。

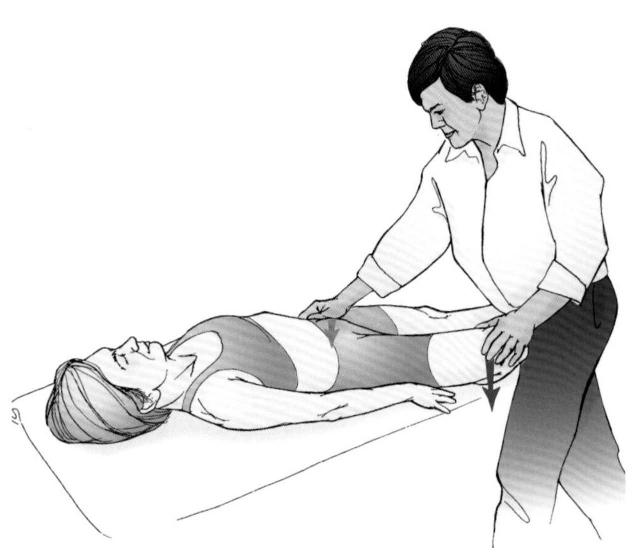

图8-19　耻骨肌和内收肌的收缩-放松及等长收缩后放松肌肉能量技术

384 **3. 股直肌的收缩-放松肌肉能量技术**

- **目的**：使短而紧的股直肌放松。由于股直肌与关节囊相交织，它的紧张会导致关节活动受限。
- **体位**：患者仰卧，髋关节和膝关节屈曲90°。
- **动作**：治疗师一只手放在患者小腿远端，另一只手放在患者的膝关节上。当治疗师试图把患者的腿压向治疗床时，嘱患者与治疗师对抗。放松几秒。然后将患者的脚拉离床面时，嘱患者与治疗师对抗。这会使腘绳肌收缩，从而交互抑制股四头肌。重复几次（图8-20）。

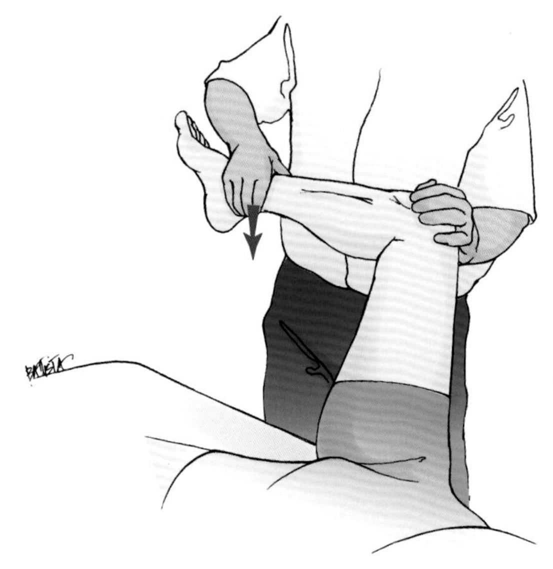

图8-20　股直肌的收缩-放松肌肉能量技术

4. 内旋肌和外旋肌的等长收缩后放松肌肉能量技术

- **目的**：如果评估确定髋关节内旋和外旋减少，那么需要放松内旋肌和外旋肌。肌张力过高是造成髋关节旋转受限的一个原因。
- **体位**：患者俯卧，一侧膝关节屈曲。治疗师握住患者的小腿远端，另一只手放在患者的骶骨上以稳定骨盆，防止其产生旋转。
- **动作**：放松外旋肌时，治疗师向外侧移动患者的腿，使髋关节内旋到其限制位。当向外拉患者的脚踝时，嘱患者与治疗师对抗，维持大约5秒。让患者放松；然后将患者的腿向外侧移动到一个新的限制位。放松并重复。放松内旋肌时，治疗师向内侧移动患者的腿，使髋关节外旋。当将患者的腿向对侧腿的方向（即向更外旋的位置）移动时，嘱患者与治疗师对抗。让患者放松；然后将患者的腿向内侧移动到一个新的限制位。放松并重复（图8-21）。

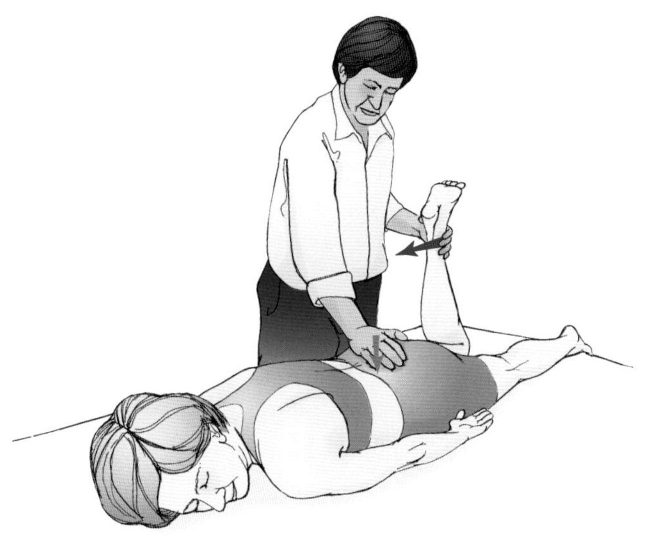

图8–21　内旋肌和外旋肌的等长收缩后放松肌肉能量技术

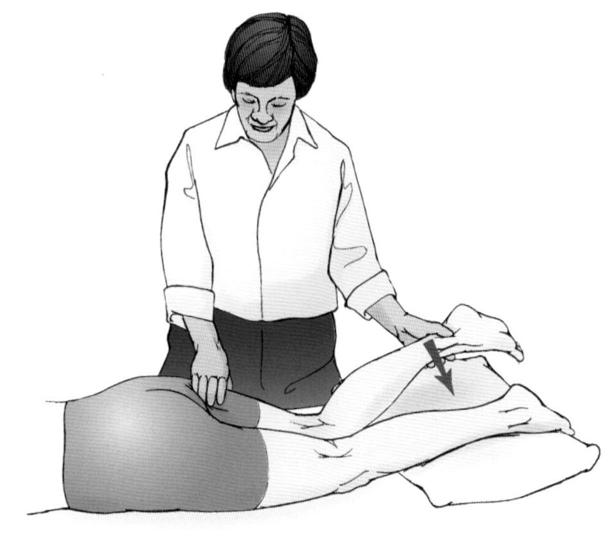

图8–22　腘绳肌的收缩-放松肌肉能量技术

5. 腘绳肌的收缩–放松肌肉能量技术

- **目的**：腘绳肌的肌张力通常较高，收缩-放松肌肉能量技术的目的在于降低腘绳肌的肌张力。收缩-放松肌肉能量技术结合按摩技术是降低肌张力的一个简单方法。
- **体位**：患者俯卧，双脚放在一个枕头上。轻轻地将一只脚抬离枕头。治疗师一只手放在腘绳肌上作为感官提示，另一只手放在足跟的后面。
- **动作**：当试图通过向枕头方向按压脚以伸展膝关节时，嘱患者与治疗师对抗，持续大约5秒。然后让患者把脚放在枕头上放松。为了交互抑制腘绳肌，当将患者的脚拉离枕头时，嘱患者与治疗师对抗，持续大约5秒。放松并重复（图8–22）。

6. 髋关节伸展的肌肉激活模式评估

- **目的**：这项测试的目的是评估臀大肌是否以适
385 当的顺序收缩，以及是否有足够的力量伸展髋关节。收缩顺序为腘绳肌和臀大肌，对侧腰椎旁肌，以及同侧椎旁肌[5]。如果臀大肌没有足够的力量，那么髋关节伸展时躯干将旋转。由于臀大肌通常是无力的肌肉，腘绳肌成为主导肌，在髋部伸展时使股骨头被迫向前，压向前关节囊[12]。治疗师监测臀大肌是否与腘绳肌一起激活，以及是否在椎旁肌之前激活。如果没有按照正确的顺序收缩，治疗师需要指导患者正确的动作顺序，鼓励患者在家进行髋关节伸展的锻炼。
- **体位**：患者俯卧。治疗师一手放在患者腘绳肌上，另一只手放在臀大肌上（图8–23）。

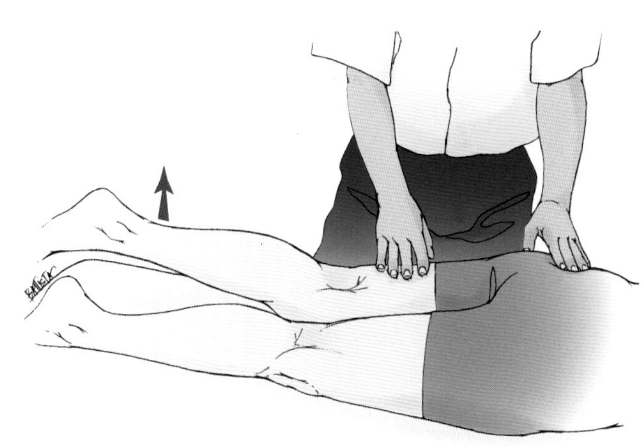

图8–23　髋关节伸展的肌肉激活模式评估

- **动作**：患者慢慢地将一条腿抬离床面以伸展髋关节（仅大约10°）。感受腘绳肌和臀大肌以确定臀大肌是否与腘绳肌同时收缩。观察腰椎旁肌以确定其是否在臀大肌收缩前收缩。如果椎旁肌在臀大肌前收缩，指导患者要先收缩臀大肌和腘绳肌，再收缩椎旁肌。如果臀大肌无力，参考第三章中的臀大肌等张收缩训练。

7. 侧卧位内收肌的收缩–放松肌肉能量技术

- **目的**：内收肌通常张力较高，此技术的目的是降低较高的肌张力。这个体位是放松内收肌并进行按摩的简单方式。
- **体位**：患者侧卧在床边，位于上方的髋关节和膝关节屈曲放置在枕头上，下方的腿伸直放在床上。
- **动作**：患者将下方伸直的腿抬离床面5秒。确保患者的脚与床面平行并避免躯干旋转。当治疗师将患者的腿轻轻地压向床面时，嘱患者与治疗师对抗。然后让患者的腿放回到床面上休息几秒钟。当试图将患者的腿抬离床面时，嘱患者与治疗师对抗。放松并重复几次，然后在另一侧进行（图8–24）。
- **体位**：患者取侧卧位，躯干不要前后旋转。紧贴治疗床的下肢屈曲约90°。治疗师站在患者后方。
- **动作**：为了评估髋外展，让患者缓慢外展髋关节。对臀中肌使用收缩–放松肌肉能量技术时，髋关节轻度伸展和外旋位时外展约35°。将患者的腿放在治疗师屈曲的肘关节上，治疗师的手放在患者膝关节上方。让患者将腿从治疗师的前臂上缓慢抬起。另外的体位是一只手放在踝关节附近，另一只手放在臀中肌和阔筋膜张肌上。当朝治疗床方向（朝髋内收方向）往下压时让患者对抗。对臀小肌使用收缩–放松肌肉能量技术时，髋关节处于中立位（即足和治疗床平行）且没有外旋。在使用交互抑制技术时，让患者伸直腿，并在治疗师尝试将患者的腿从治疗床上抬起时，嘱患者对抗（图8–25）。

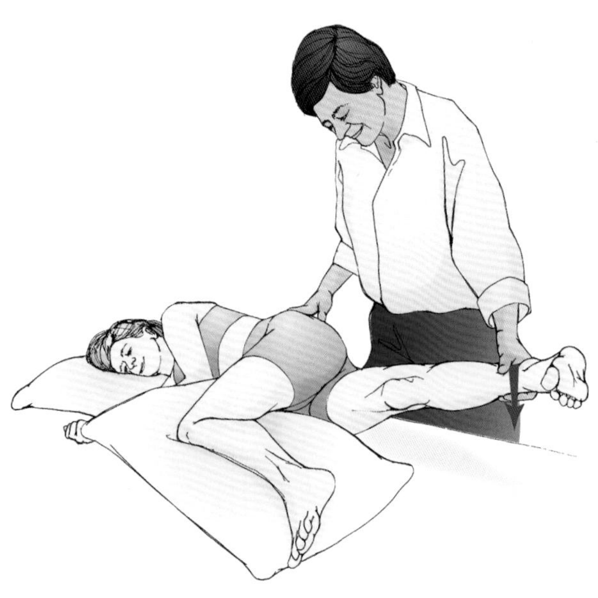

图8–24 内收肌的收缩–放松肌肉能量技术（侧卧位）

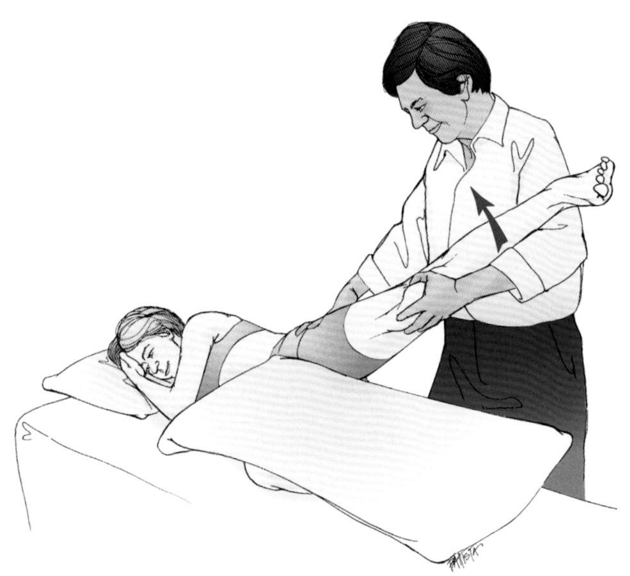

图8–25 臀中肌的收缩–放松肌肉能量技术及肌肉激活模式评估

386 **功能测试和肌肉能量技术**

8. 臀中肌和臀小肌的肌肉激活模式评估和收缩–放松肌肉能量技术

- **目的**：臀中肌的肌力通常比较弱，髋关节外展时，阔筋膜张肌先收缩以起到代偿作用，导致髋关节屈曲和内旋或躯干向后旋转，从而使阔筋膜张肌更有效地工作。目的是评估臀中肌的激活模式，以及增强臀中肌的肌力。
- **观察**：臀中肌的典型特点是肌力弱。为了代偿肌力弱，患者将会用更强的屈肌来替代，但会引起躯干旋转。观察两点非常重要：①异常的激活模式，即阔筋膜张肌先收缩，引起髋关节屈曲和内旋。②躯干是否后旋，从而使阔筋膜张肌屈曲髋关节来代偿臀中肌。如果治疗师发现两者中的任何一种模式，让患者将腿放在枕头上，并尝试将腿从枕头上提起而缓慢地外展髋关节，从而教育患者正确使用臀中肌的方法。

9. 内侧腘绳肌和髋内收肌的长度评估和等长收缩后放松肌肉能量技术

- **目的：**内侧腘绳肌和内收肌通常是短而紧的，此方法的目的在于评估它们的长度及增加它们的长度。
- **体位：**患者取仰卧位，将支撑腿的足跟放到治疗床的边缘来稳定身体。
- **动作：**治疗师外展患者的腿，并在治疗床和被测试的腿之间移动身体。保持膝关节伸直和足中立位，治疗师通过移动自己的身体而让患者的腿外展到阻力点。当治疗师尝试将患者的腿进一步外展时嘱患者对抗，以此完成等长收缩后放松技术，此过程持续约5秒。让患者放松几秒；然后慢慢外展髋关节到新的阻力点。放松并重复数次，然后治疗对侧（图8–26）。

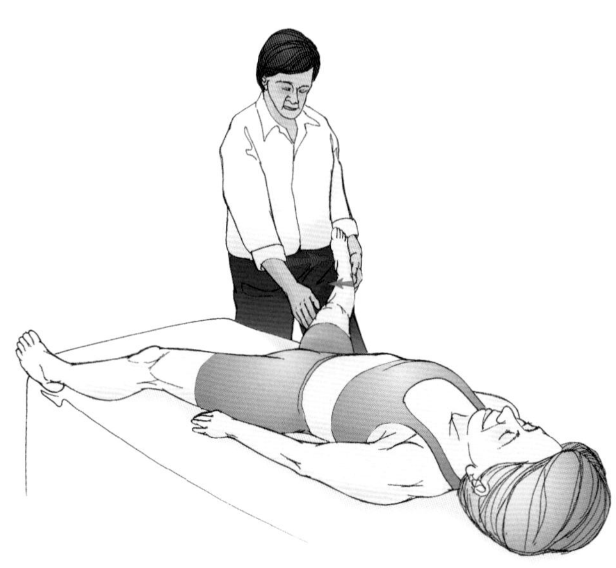

图8–26　对内侧腘绳肌和内收肌进行等长收缩后放松肌肉能量技术和长度评估

- **观察：**正常的髋关节外展角度大约为45°。髋关节在治疗床边缘外展须接近25°。

10. 腘绳肌的长度评估和收缩–放松–拮抗–收缩肌肉能量技术

- **目的：**腘绳肌的典型特点是短缩和紧张。因为腘绳肌与骶结节韧带和臀筋膜交织在一起，所以腘绳肌紧张会阻止腰骶部的活动。收缩–放松–拮抗–收缩（CRAC）技术的主要目的是拉长腘绳肌。此方法仅用于慢性期。
- **体位：**患者取仰卧位。治疗师将患者的踝部放 387
到自己的肩上，同时将手放在患者的膝关节上方以保持膝关节伸直。
- **动作：**为了评估腘绳肌的长度，使用改良的直腿抬高试验，通过缓慢抬起患者的腿以达到阻力点。当治疗师尝试将肩上的腿向患者头侧抬起时，嘱患者向下压腿以对抗，由此完成CRAC肌肉能量技术，此过程持续约5秒。让患者放松几秒钟之后，让患者主动地向头侧抬起下肢，同时保持膝关节伸直。让患者放松。重复此过程数次，然后治疗对侧下肢（图8–27）。
- **观察：**正常的腘绳肌长度应该允许髋关节屈曲约70° 同时对侧下肢放在治疗床上。当对侧膝关节屈曲时，髋关节屈曲活动度约90°。

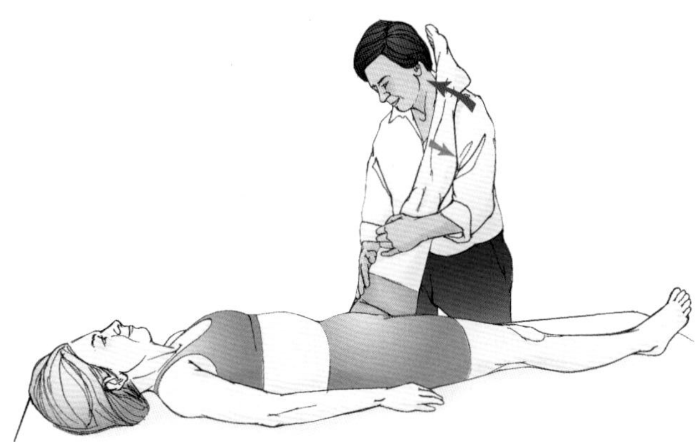

图8–27　腘绳肌的收缩–放松–拮抗–收缩肌肉能量技术和长度评估

11. 阔筋膜张肌的收缩–放松和离心肌肉能量技术

- **目的：**阔筋膜张肌通常会紧张和短缩。目的是降低肌张力和拉长筋膜。收缩-放松和离心收缩肌肉能量技术是完成此目标的有效方法。

- **体位**：患者取仰卧位。握住患者踝关节上方，协助患者屈曲髋关节45°，同时轻度外展和内旋。当肌肉收缩时，治疗师的另一只手放在阔筋膜张肌上方，以给予感官提示。
- **动作**：在急性期使用收缩-放松技术时，当治疗师按压髋关节使其后伸和内收时，嘱患者对抗。放松并重复。在慢性期使用离心MET时，让患者继续提供阻力，但同时指示患者“让我慢慢移动你的腿”，然后将腿慢慢地移向对侧的腿。使用交互抑制技术时，让患者保持双足并拢并紧贴治疗床，当治疗师尝试向屈曲和外展方向抬起时，嘱患者对抗（图8-28）。另一种交互抑制是让患者的腿保持在初始的屈曲和外展位，当治疗师尝试抬起腿以更大幅度地屈曲和外展时，让患者对抗。

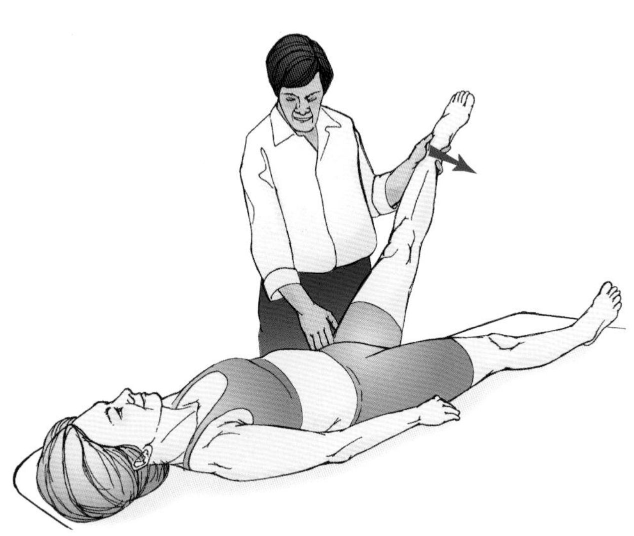

图8-28　阔筋膜张肌的收缩-放松和离心肌肉能量技术

388 12. 慢性疾病时阔筋膜张肌、髂胫束和腰方肌的等长收缩后放松肌肉能量技术

- **目的**：目的是放松阔筋膜张肌和髂胫束。阔筋膜张肌通常缩短而紧张，髂胫束通常增厚和发生纤维化，导致膝外翻和髌骨轨迹异常。
- **体位**：患者仰卧，并将双足放到治疗床边缘。治疗左侧时，将患者的右膝屈曲，并将右足放在左膝外侧的治疗床上。将左下肢向右侧牵伸，直到感到软组织紧张。将治疗师的大腿紧靠患者左踝外侧。右手放在患者右侧膝关节上，并向患者的左侧按压，治疗师的左手放在患者左下肢的远端。
- **动作**：当治疗师用腿将患者的左腿向其右侧按压时，让患者对抗，维持约5秒。让患者放松几秒钟，然后慢慢地将腿压向患者的右侧，至一个新的阻力点。放松，重复几次。在另一侧使用此技术（图8-29）。

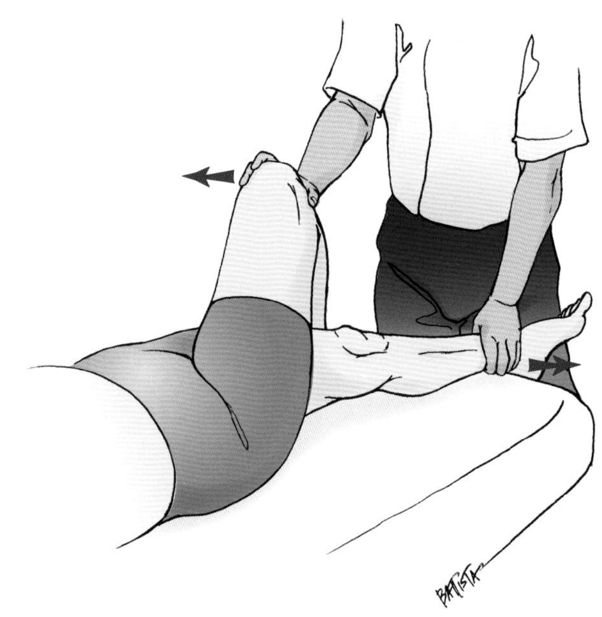

图8-29　对阔筋膜张肌、髂胫束和腰方肌应用等长收缩后放松肌肉能量技术

13. 耻骨肌、内收肌和增加髋关节外展的收缩-放松-拮抗-收缩肌肉能量技术

- **目的**：为了放松缩短的内收肌，因为髋关节退行性病变时内收肌通常会紧张，导致髋关节外展受限。
- **体位**：患者仰卧，双髋屈曲、外旋和外展到舒适的范围极限，双足放在治疗床的中线上，同时足底相对。让患者的腰部紧贴治疗床，防止过度前凸。因为髋关节功能障碍或退行性变时外展能力更加受限，在使用肌肉能量技术前，将健侧髋关节和活动受限的一侧髋关节摆放在相同的外展角度。

- **动作：**治疗师将双手放在大腿的远端，当朝治疗床方向按压膝关节时，让患者对抗大约5秒。放松几秒后，让患者收缩臀部肌肉（臀肌和外旋肌），使膝关节更加贴近治疗床。一般情况下，这个动作仅能使膝关节向下运动约2.5厘米。让患者放松，再重复几次（图8-30）。

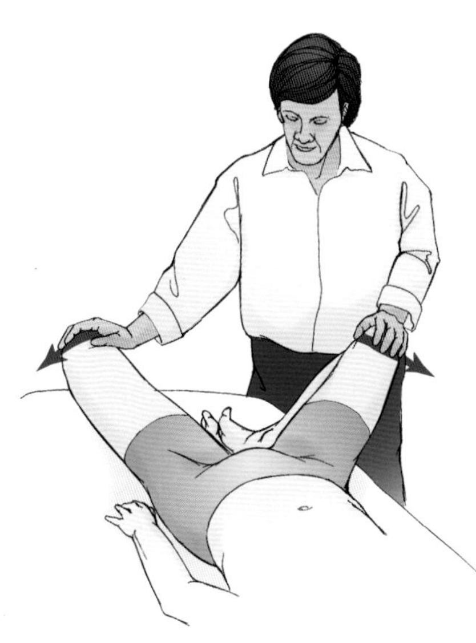

图8-30 耻骨肌、内收肌和增加髋关节外展的收缩-放松-拮抗-收缩肌肉能量技术

关节囊炎和髋关节退行性病变的肌肉能量技术

14. 增加髋关节内旋和外旋的肌肉能量技术

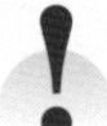

注意：全髋关节置换术后禁止使用此方法。

389 - **目的：**主要的目的是通过牵伸关节囊和刺激关节腔内滑液的分泌，帮助恢复髋关节的内旋。关节囊炎和退变（关节炎）时，内旋活动最先受累。此技术对轻、中度髋关节退变患者的功能恢复非常有效。如有指征，此MET还可恢复外旋活动。

- **体位：**患者取仰卧位。将患侧髋关节和膝关节分别屈曲90°。禁止髋关节内收或外展。将一只手放在膝关节的外侧，另一只手握住踝关节近端。
- **动作：**将下肢向外侧移动至髋关节内旋的舒适极限。当治疗师在踝关节处向外侧拉动以试图进一步增加髋内旋时嘱患者对抗，并按压膝关节使之稳定。让患者放松。几秒钟后，将腿慢慢地向外侧移动到一个新的阻力点或疼痛点，以增加髋关节的内旋。重复3~5次（图8-31）。3~5个收缩-放松的循环后，在内旋-外旋的小弧度内轻轻振动髋关节以清除关节内的滑液。把髋关节摆放到内旋阻力点处，然后重复使用收缩-放松-牵伸治疗数分钟。为了增加髋关节外旋，重复使用上述相同的技术。将患者的腿移向外旋受限的阻力点，当治疗师在踝关节处将髋关节移动到更大的外旋位时，让患者对抗。

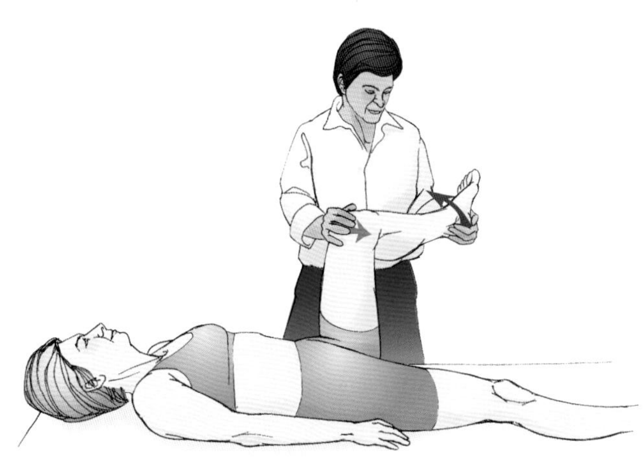

图8-31 增加髋关节内旋ROM肌肉能量技术

15. 牵伸关节囊前部和增加髋关节伸展的肌肉能量技术

- **目的：**为了延长慢性髋关节囊疾病和关节退变时挛缩的髋关节囊前部。
- **体位：**患者的体位和评估髋关节被动伸展时的体位相同。假设两个姿势中的任意一个：把一只手放在患者大腿远端的下方；或者治疗师大腿屈曲放在治疗床上，再将患者的大腿放在治疗师大腿上。

- **动作**：将患者的大腿抬到被动伸展的极限（图8-14）。当治疗师试图将大腿进一步抬离治疗床时，让患者对抗。然后让患者放松。再把患者的大腿进一步抬离治疗床。如果治疗师屈曲大腿在治疗床上，将大腿在患者的大腿下方向头侧移动，使患者的髋关节进一步伸展。重复几次。

软组织松动术

背景

关于软组织松动术的临床应用的深入讨论可见第二章。在本书所描述的Hendrickson手法治疗中，软组织松动术的动作被称为波状松动术，是关节松动术与STM相结合的、有节奏的振动，其频率为每分钟50~70次，轻快的横向摩擦按摩（TFM）除外，其频率为每秒2~4次。目前已发现这些操作手法以一个特定的先后顺序进行时能达到最有效的结果。这允许治疗师“扫描”（全面检查）身体以确定压痛、高肌张力和活动性降低的部位。重要的是要“照食谱做饭”，直到治疗师已经掌握了这项技术。下面描述的技术分为两个序列：Ⅰ级和Ⅱ级。Ⅰ级揉抚手法是为每一位患者设计的，从急性损伤到慢性退变，以促进健康和使身体达到最佳状态。Ⅱ级揉抚手法通常用于Ⅰ级揉抚手法之后，专门治疗慢性期疾病。急性和慢性疾病的治疗指南如下。

治疗师指南

急性期

主要的治疗目的是尽可能地减轻疼痛和肿胀，尽可能地在无痛范围内维持关节活动度和诱导放松。在这种治疗方法中，软组织被节律性地按压和放松。这提供了泵的作用，有助于促进液体交换， 390
减轻肿胀。揉抚手法用于急性期疼痛的患者时需要轻柔地触摸，节奏要非常慢，幅度要小。没有统一的“剂量”或治疗深度。治疗深度取决于患者的疼痛程度。如果软组织没有开始放松，使用更多的肌肉能量技术以帮助减轻不适、肿胀和过度的肌肉紧张。如前面所述，将软组织松动术与肌肉能量技术穿插使用。切记急性期**禁忌牵伸**。

临床案例：急性期

主观资料：CS是一名51岁的女性办公室职员，她来到我的办公室时主诉急性髋关节和腹股沟疼痛。她说疼痛大约在1周前开始。她说没有具体的外伤史，但她在1个月前再次开始跑步。她将症状描述为一种严重的疼痛和灼痛，在髋部前方（她指向髂前上棘）更为严重，同时灼痛扩散到大腿前部。她说疼痛让她彻夜难眠。

客观资料：查体时发现两侧髂骨不等高，右髂嵴最高点高于左侧。主动腰椎活动无疼痛且活动度正常。主动屈髋诱发髋部前方疼痛。髋关节主动伸展和外展无力。被动活动充分且无疼痛。触诊发现阔筋膜张肌和髂腰肌存在痉挛和压痛。动态触诊时发现股骨头后向滑动受限，表明股骨头前方固定。在髂前上棘上方触诊时发现股外侧皮神经出口处筋膜组织纤维化。手指按压该区域可诱发大腿前方轻微疼痛。

评估：阔筋膜张肌和髂腰肌痉挛和压痛，股骨头前方固定，以及股外侧皮神经卡压。

治疗（动作）：开始治疗时，患者取仰卧位。将收缩-放松和交互抑制MET应用于阔筋膜张肌（MET#11）和髂腰肌（第三章中的MET#6和#7），以降低组织的高张力，减轻肌肉的缺血性充血和肿胀。用关节松动术配合软组织松动术轻轻地调动髋关节，使关节活动正常，并诱发周围肌肉产生反射性放松。患者取侧卧位，使用MET#8对臀中肌进行募集（加强）。指导患者如何在家做这些运动。对其他的臀肌和腰肌用软组织松动术（Ⅰ级，腰骶椎）治疗。治疗完对侧后让患者仰卧。对右髋进行轻柔的前后向滑动。经过多次振动后，髋关节有正常的被动滑动。接下来放松股外侧皮神经（Ⅱ级第三序列）。尽管大腿前方有轻微的刺痛感，但治疗过程是完全舒适的。我让患者在治疗室里走来走去。她说疼痛完全消失了，髋关节的主动运动也没有产生疼痛。

计划：我建议1个月内每周治疗一次。CS 1周后来到我的诊室，并表示她一直感到疼痛明显减轻。然而她说当她再次开始跑步时，轻微的疼痛再次出现。她描述到她必须用脚尖朝里跑以避免膝关节疼痛，这是她在第一次就诊时没有提到的一段病史。触诊和长度测试时发现髂胫束很紧。阔筋膜张肌和髂腰肌的肌张力轻度增高，髋关节轻度前方固定。我再次使用第一次治疗时的方法，并增加了等长收缩后放松技术以治疗髂胫束（MET#12）。我使用了增强臀中肌的运动治疗。CS 1周后回到我的办公室，表示即使跑步时也没有症状。我建议她在1个月内做一次随访，以确保她的髋关节功能维持正常。

391 **慢性期**

慢性髋关节疾病的典型体格检查结果有髋内旋减小、屈髋肌（股直肌、髂腰肌、阔筋膜张肌和髂胫束）紧张，以及伸肌（臀大肌）和外展肌（臀中肌）肌力弱。髋关节的典型特点是关节活动减少、前方固定，以及增厚和纤维化的韧带和关节囊组织限制了髋关节的屈曲、外展和内旋。一些患者的表现则相反：关节不稳；肌力弱，肌肉废用性萎缩；韧带和关节囊组织萎缩。治疗的主要目标取决于患者。对于关节活动减少的患者，治疗目标主要是降低肌肉的肌张力；通过松解关节周围的肌肉、肌腱、韧带和关节囊组织的粘连，增加结缔组织的活动性和伸展性；关节软骨的再水化；恢复正常的关节内运动和关节活动度；通过刺激本体感受器和重新建立正常的肌肉激活模式，恢复正常的神经功能。关节不稳的患者需要运动康复训练。我们的治疗主要通过使用软组织松动术和肌肉能量技术来降低紧张的肌肉的肌张力，锻炼肌力弱的肌肉，重新建立正常的肌肉激活模式，以及使用肌肉能量技术来恢复本体感受器的功能，从而加强关节的稳定性。对于慢性髋关节疾病，治疗腰骶部的紧张非常重要。对软组织按压时，我们使用更强的压力，并对关节使用更有力的关节松动术。在Ⅱ级手法中，如果发现纤维化（增厚），我们增加了深层组织按摩和横向摩擦揉抚。如同上述的急性期治疗，将软组织治疗与肌肉能量技术穿插使用。

临床案例：慢性期

主观资料：KP是一名48岁男性，身高约175厘米，体重68千克，是一名心理治疗师。他来到我的办公室时主诉右侧腹股沟疼痛。他描述疼痛是一种弥漫性的深部疼痛，在远足后可能会加剧为中度锐痛。他说疼痛在他来就诊前几周就开始了，没有任何特别的事件。他的病史包括大约10年前的一次小车祸。他说他的腹股沟之前没有任何症状，否认有腰痛史及髋部或腰部受伤的病史。

客观资料：查体时发现两侧骨盆不等高，右髂骨最高点高于左侧。除了髋关节内旋外，其他方向的主动关节活动是全范围和无痛的。被动关节活动测试显示大约50%的髋内旋丧失，同时诱发腹股沟压痛和关节囊样末端感觉，以及髋关节前后向滑动丧失。长度测试显示髂腰肌、股直肌和阔筋膜张肌缩短，但使用收缩-放松肌肉能量技术治疗时无痛。臀中肌等长收缩时肌力弱。触诊发现腹股沟韧带下方的屈髋肌附着点处有增厚和纤维化的组织。

评估：关节囊纤维化，屈髋肌张力过高，臀中肌无力，髋关节内旋减小，髋关节前方固定。

治疗：治疗的目标是减轻疼痛，降低过高的肌张力，改善关节内运动和关节活动度以恢复关节无痛的功能。治疗开始时，用收缩-放松肌肉能量技术治疗髂腰肌（第三章中的MET#6和#7）、股直肌（MET#3）和阔筋膜张肌（MET#11）。MET#8用于帮助募集臀中肌。然后对上述每一块肌肉使用软组织松动术，集中使用Ⅰ级第四、第五序列和Ⅱ级第五序列手法，以松解粘连并恢复组织的延展性。MET#14用于增加髋关节内旋和刺激滑液的分泌。Ⅰ级和Ⅱ级关节松动术是进行髋关节内外旋的节律性振动，通过髋臼将股骨头扫过，来分散新分泌的滑液。然后对髋关节使用轻柔的前后向关节松动。患者取侧卧位，用肌肉能量技术和软组织松动术放松腰部肌群。肌肉能量技术、软组织松动术和关节松动术在非受累侧使用。触诊并放松紧张且疼痛的屈髋肌和腰部竖脊肌。

计划：我建议每周1次，治疗1个月。1周后KP在随访时说腹股沟疼痛有所减轻，并且更局限于“皱褶”处，即腹股沟韧带下方的区域。他指向髂前上棘。检查显示髋关节被动内旋略有增加。用收缩-放松肌肉能量技术治疗股直肌、阔筋膜张肌和短收肌（MET#2）。让患者坐在治疗床的一端，用等长收缩后放松肌肉能量技术治疗髂腰肌和股直肌（第三章中的MET#8）。患者回到仰卧位，用等长收缩后放松 392
肌肉能量技术治疗长收肌（MET#9）。MET#14重复循环使用约10次，用于增加髋关节内旋。我再次进行了第一次治疗时对髋关节和腰椎使用的软组织松动术。KP在1周后随访时说疼痛稍微好转。体格检查时发现髋关节被动内旋大约增加50%。我再次使用和第一次治疗方法相同的肌肉能量技术、关节松动术和软组织松动术。

在他第四次随访时，体格检查发现髋关节内旋仍只改善了50%。我再次使用了上述的治疗方法。我建议他增加2次治疗，每周1次。他第六次随访时说，他进行了一次徒步旅行，没有任何不适。体格检查发现髋关节内旋活动度正常。患者决定再安排两次额外的治疗。他的关节活动度维持正常且没有疼痛。患者的治疗至此结束。我鼓励其在大约3个月后进行随访，以评估他的关节活动度是否维持正常。

表8-3列出了一些治疗要点。

表8-3 治疗要点

- 进行揉抚手法时摇动患者的身体
- 进行揉抚手法时灵活改变治疗的负重
- 有节律地进行揉抚手法
- 揉抚手法的频率为50~70转/分
- 保持双手和全身放松

Ⅰ级：髋部

1. 臀中肌和臀小肌的放松

- **解剖**：臀中肌和臀小肌（图8-32）。
- **功能障碍**：臀大肌倾向于肌力弱，通常最好的治疗方法是肌肉能量技术。臀中肌、臀小肌易于紧张而肌力弱。如果测试显示它们明显无力，先用肌肉能量技术治疗内收肌群，因为臀中肌短而紧，可能抑制臀中肌。损伤或持续过度使用后附着点通常发生纤维化。臀肌的位置性功能障碍形成向下的扭转。

体位

- **治疗师体位**：站立，面向揉抚的方向。
- **患者体位**：侧卧，胎儿位。

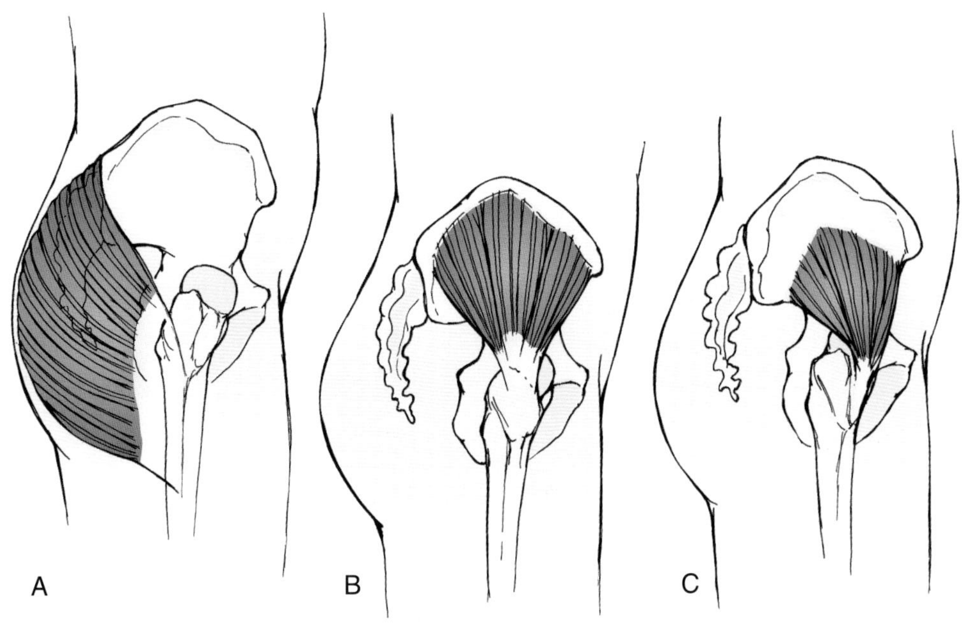

图8–32 A. 臀大肌；B. 臀中肌；C. 臀小肌

肌肉能量技术

作为一种辅助触诊方式，将手指放在髂窝外侧上部，并用收缩–放松技术治疗臀中肌（MET#8）。此肌肉能量技术同时可以降低软组织过高的张力和不适。

揉抚手法

在第三章中已经描述过放松臀肌的方法（Ⅰ级，第一序列）。在这里提出的揉抚手法是治疗师放松臀肌的另外一种方法。在这一序列手法中，我们从肌肉的起点到止点放松肌肉。由于附着点通常比肌腹的压痛更明显，所以此手法通常不在急性期应用。使用垂直于肌纤维的短距离揉抚手法来放松臀肌。越靠近附着点，揉抚的距离越短，力度越轻柔。用双拇指、支撑的拇指或握拳时的第五掌指关节进行操作。

（1）让患者处于胎儿位。使用一系列短距离、挖取式，以约2.5厘米为节段的揉抚，垂直于肌纤维，从臀中肌内侧到外侧（图8–33）。从附着于髂嵴下方的肌肉最上部开始揉抚直到股骨大转子外侧顶部的臀中肌止点。接下来对臀中肌的揉抚紧靠上一次的揉抚路线，从髂嵴到股骨大转子。覆盖整块肌肉。如果臀中肌的肌张力仍较高，使用收缩–放松技术治疗臀中肌和内收肌，然后再使用揉抚的方法。

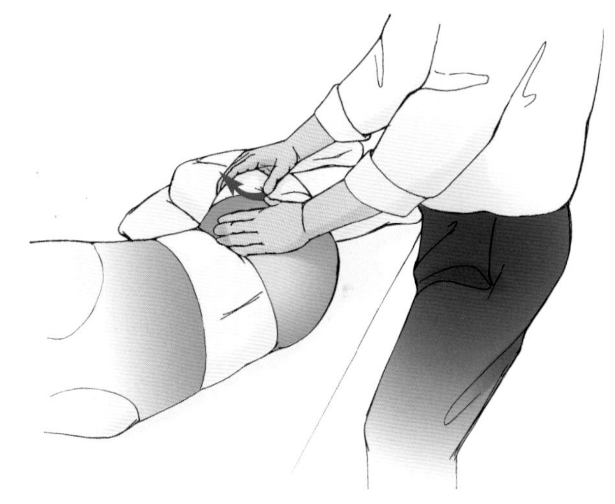

图8–33 双拇指放松臀中肌和臀小肌

（2）当治疗师让患者将下肢置于中立位（即脚与地面平行）并外展时，触诊臀小肌在股骨大转子上端前面的附着点。

（3）为了放松臀小肌，在髂前上棘后方的髂骨表面开始使用一系列由内侧向外侧的揉抚，并持续 393
到股骨大转子的前–上表面。由于臀小肌位于臀中肌下面（臀小肌止点除外），治疗师需要将力渗透臀中肌来治疗臀小肌。

2. 内收肌群的放松

- **解剖**：大收肌、短收肌和长收肌（图8–34）。
- **功能障碍**：内收肌群通常变得紧张而短缩，通常维持向内侧的扭转，从而导致髋前倾和膝外翻。

体位

- **治疗师体位**：站立位，面向治疗床，或面向患者头侧站立；或站在伸直腿的对侧，以向后移动大腿内侧。
- **患者体位**：侧卧位，放在治疗床上的下肢伸直，上方的下肢屈曲并放置在枕头上；让患者的躯干保持中立位，无向前的旋转。

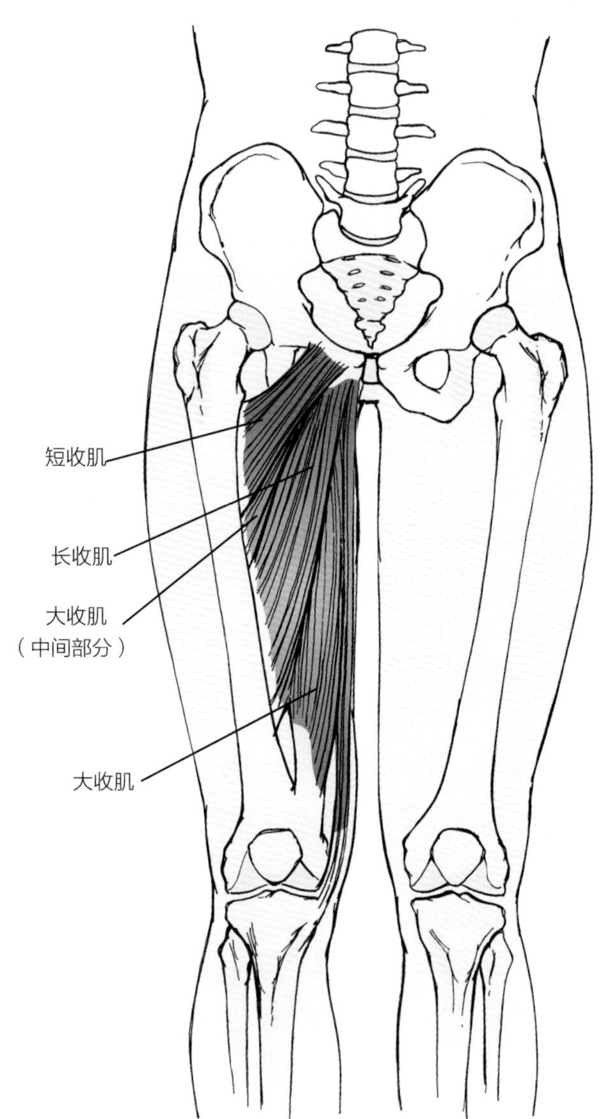

图8–34　内收肌群

肌肉能量技术

可以使用肌肉能量技术治疗内收肌群（MET#7），以降低过高的肌张力和软组织的不适。在慢性期使用MET#9来拉长内收肌群。

揉抚手法

使用这些揉抚手法的目的是将内侧大腿的“中线分离”，即将大腿内侧后半部的软组织向后移动，将大腿内侧前半部分的组织向前方推。我们使用指尖和拇指支撑技术。

（1）45° 面向患者头侧，治疗师将双手环绕在耻骨数厘米以下的大腿上，双拇指放在大腿内侧中线上（图8–35）。在大腿内侧后部使用短距离、挖取式的前后向揉抚。在上一次揉抚的下方紧接着开始
另一次揉抚，并延续到股骨内侧髁上表面的骨性突 394
起（即收肌结节）。

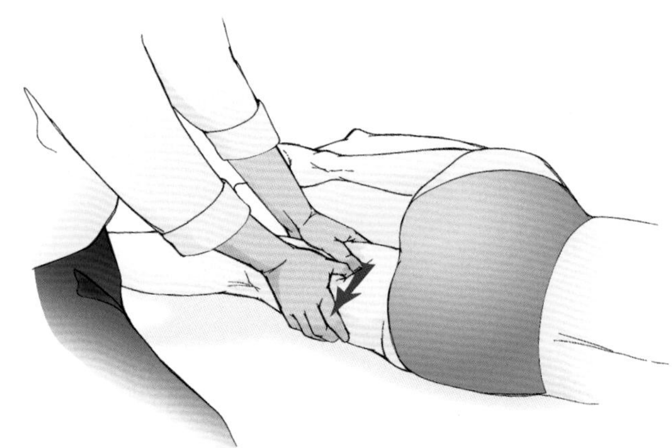

图8–35　放松内收肌群。双手环绕大腿内侧，使后部组织更向后，前部组织更向前

（2）放松大腿内侧前部时，在大腿前部的软组织上使用一系列从后到前的短距离、挖取式揉抚（图8–36）。从大腿近端到膝关节上端进行揉抚。

（3）放松大腿内侧后部的另一种方法是治疗师站到治疗床的对侧。让患者紧靠治疗师，从而使治疗师可以舒适地接触到患者。面向治疗床，使用前面描述过的支撑拇指技术，在内侧大腿后部软组织上从前向后进行揉抚。

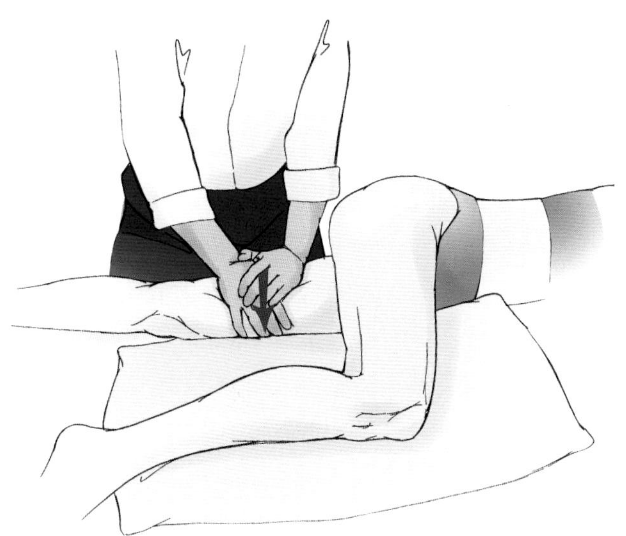

图8-36 为放松大腿内侧的前部，治疗师面向治疗床，用拇指支撑技术把软组织向前移动

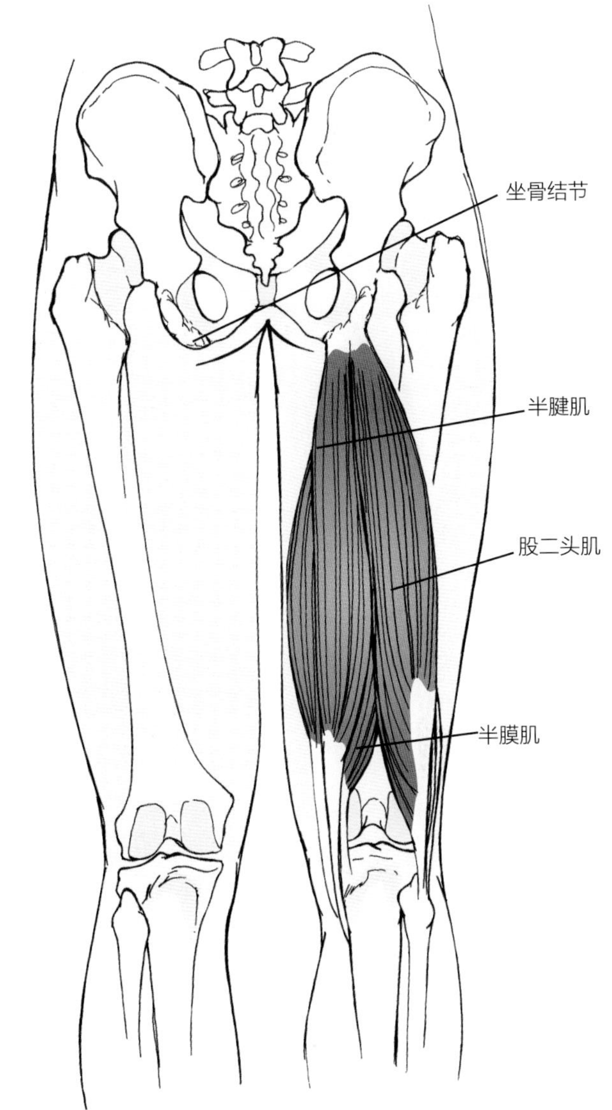

图8-37 腘绳肌，包括半膜肌、半腱肌和股二头肌

3. 腘绳肌的放松

- **解剖：**半膜肌、半腱肌和股二头肌长头（图8-37）。
- **功能障碍：**在慢性刺激或损伤时，坐骨结节和膝关节的附着点处容易增厚和发生纤维化。腘绳肌的易于紧张而短缩，并在慢性张力下拉向中线。腘绳肌持续性收缩可以对抗骨盆前倾。

体位

- **治疗师体位：**站立位，面向头侧；或面向治疗床使用另一种方法。
- **患者体位：**俯卧位，枕头放在脚踝下方。

395 **肌肉能量技术**

在腘绳肌上使用肌肉能量技术（MET#5），以降低软组织过高的张力和不适。慢性期使用MET#10，以拉长腘绳肌。

揉抚手法

我们的目的是“分离中线”来放松由慢性张力导致的扭转。使用双拇指或拇指支撑技术。

（1）45° 面向头侧，将拇指放在坐骨结节远端数厘米处的大腿中线上，手的摆放位置如图8-35所示。对软组织使用大范围的、由内侧向外侧的挖取式揉抚。沿着股二头肌到其腓骨上的附着点进行整个大腿后侧的揉抚。

（2）从中线处使用由外向内的揉抚以放松半膜肌和半腱肌。从坐骨结节下方数厘米处开始，并延伸到膝关节。

（3）另外一种放松内侧腘绳肌和大腿内侧的体位是治疗师面向治疗床（图8-36）。将拇指放在最靠近治疗师的大腿的坐骨结节下方的中线上。使用拇指支撑技术，进行一系列向内侧的挖取式揉抚，从坐骨结节下方开始，一直延伸到膝关节。

（4）放松股二头肌和大腿外侧的另一种体位是面向治疗床站在对侧（图8-38）。将拇指放在大腿中线上。使用拇指支撑向外侧揉抚，从坐骨结节开始，并延伸到膝关节外侧。

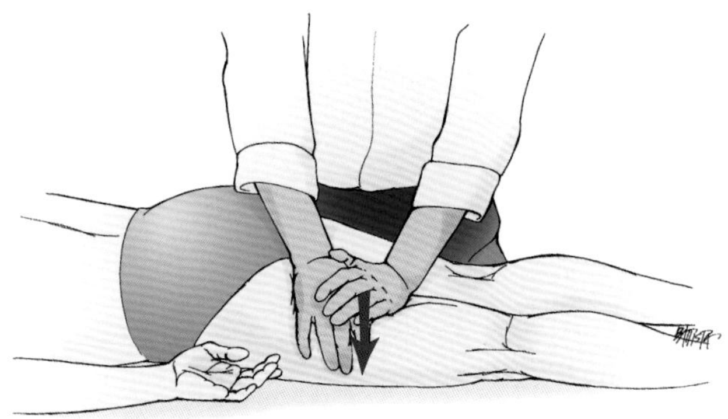

图8–38 放松大腿后外侧的另外一种方法是用拇指支撑技术向外推软组织

（5）为放松坐骨结节上的腘绳肌附着处，45°面向头侧，使用拇指支撑或指尖支撑技术在触诊到增厚的软组织上进行来回揉抚（图8–39）。在坐骨结节及其远端“清理骨”。

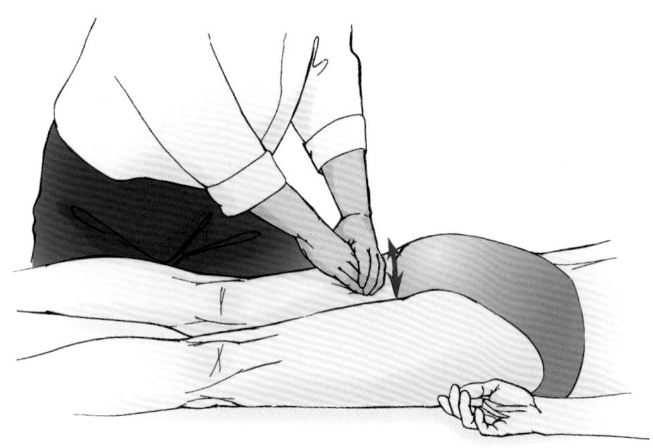

图8–39 用支撑的指尖在腘绳肌附着于坐骨结节处来回揉抚

4．松解大腿的扭转并放松股四头肌和内收肌群

- **解剖**：髂腰肌，大收肌、长收肌和短收肌，股四头肌，耻骨肌，缝匠肌（图8–40）。
- **功能障碍**：软组织易于环绕中线向内侧扭转。
396 这种转动是由常见的身体姿势性功能障碍（“坍塌”）对重力的反应所致。足塌陷（扁平足）、踝旋前和双膝靠拢（膝外翻）导致大腿的软组织内旋。如果治疗的患者有髋关节后倾或者其髋关节保持外旋，治疗师需要使用相反方向的揉抚以解除大腿扭转，同时使用等长收缩后放松技术来放松外旋肌群。

体位

- **治疗师体位**：站立位，面向患者，下方腿的膝关节屈曲并放在治疗床上。
- **患者体位**：仰卧位；开始揉抚时让下肢伸直，或者在膝关节下方放一个枕头，然后让髋关节和膝关节更大幅度地屈曲，以便于放松深层肌肉。

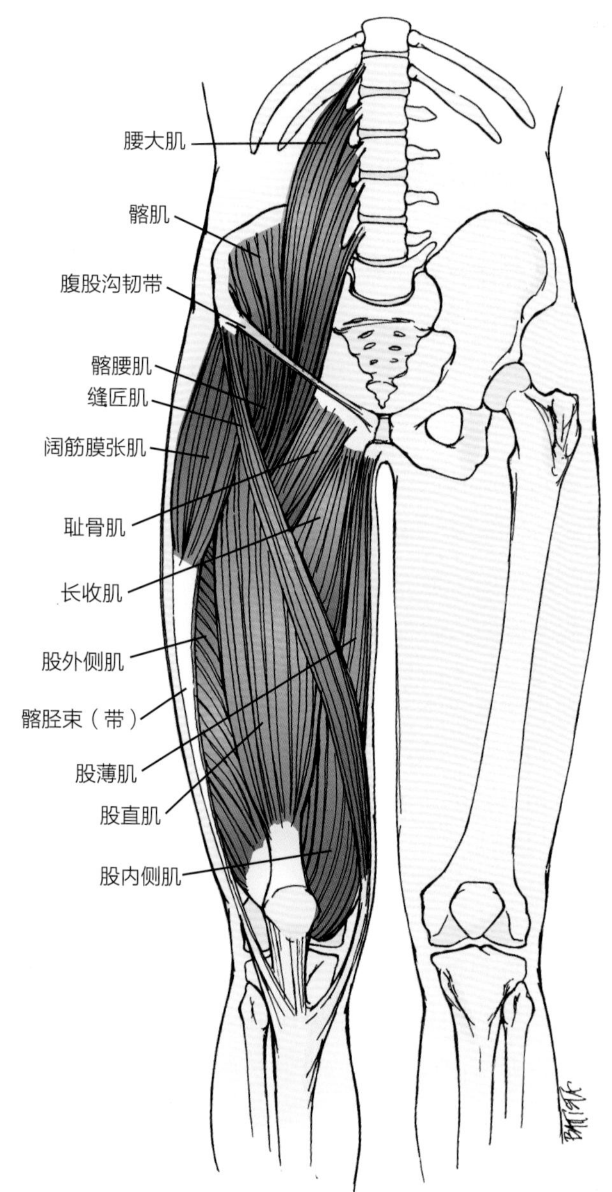

图8–40 大腿前侧和内侧的肌肉

肌肉能量技术

使用肌肉能量技术治疗股四头肌（MET#3）和内收肌群（MET#2），以降低软组织过高的张力和不适。

揉抚手法

这一系列的揉抚有助于达到三个主要目的：解除大腿软组织的扭转，使特定肌肉在内外方向上复位，使用来回揉抚来松解粘连。

（1）让患者腿伸直或在膝关节下方放一个枕头，双手环绕在大腿近端，对右腿沿逆时针方向进行大范围的揉抚来解除右侧股骨周围肌肉的扭转，对左腿则沿顺时针方向进行（图8–41）。从腹股沟韧带数厘米下方开始，揉抚到髌骨上方数厘米处，涉及整条大腿。当揉抚接近腹股沟韧带时，使用拇指支撑，或内侧手使用指尖和拇指靠近的技术，以避免对生殖器和会阴区造成不适的按压（图8–42）。

（2）通过让患者的髋关节外展、外旋，将大腿和小腿放在床上，从而让髋关节处于“4”字位。如果患者感觉不舒服，在患者的大腿和治疗床之间放一个枕头。在大腿内侧中线开始使用拇指支撑技术，并对内收肌群使用一系列内外向和后前向的挖
397 取式揉抚（图8–43）。让治疗师的大腿紧靠患者膝关节下方的胫骨，并在揉抚时向头侧按压。揉抚包括整个大腿内侧。

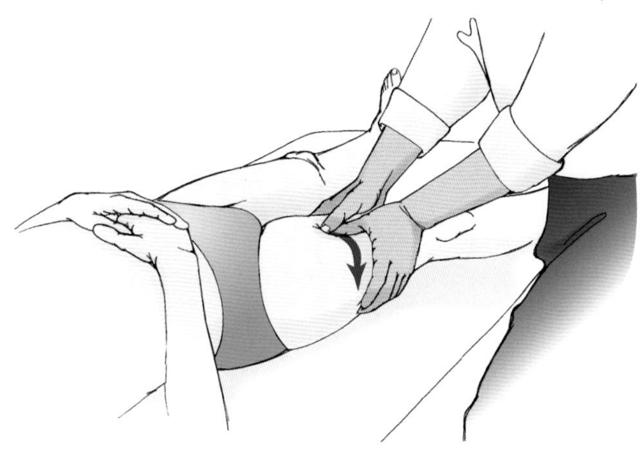

图8–41　大腿前侧肌肉的松解

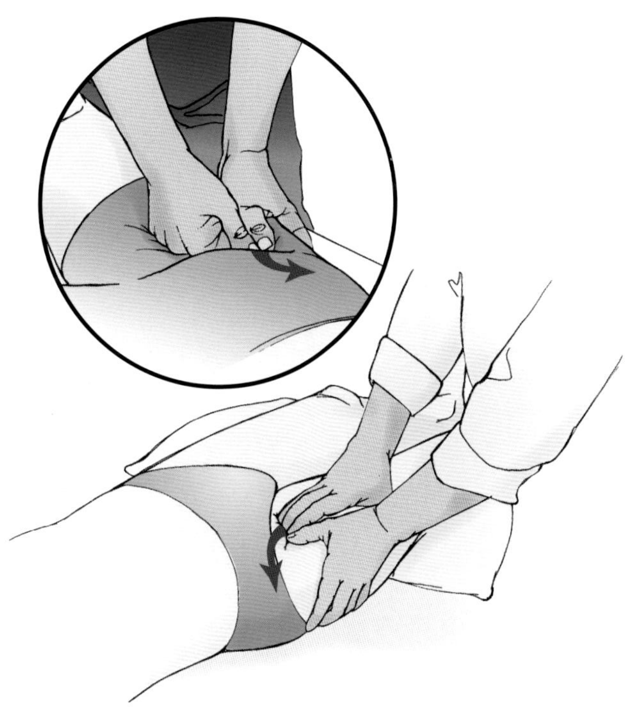

图8–42　用拇指和指尖在腹股沟韧带下方的软组织上做内外挖取式揉抚

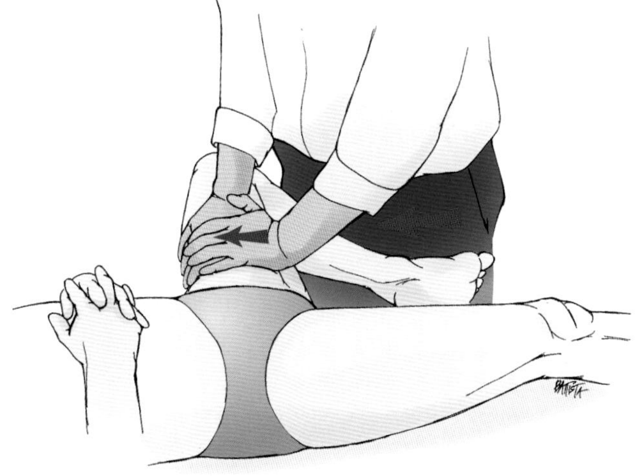

图8–43　“4”字位放松内收肌群。每次揉抚时，治疗师用身体摇动患者的髋关节并使之屈曲

5. 腹股沟韧带下方软组织的放松技术

■ **解剖**：从内侧到外侧依次为耻骨肌、髂腰肌、股直肌和缝匠肌（图8–44）。

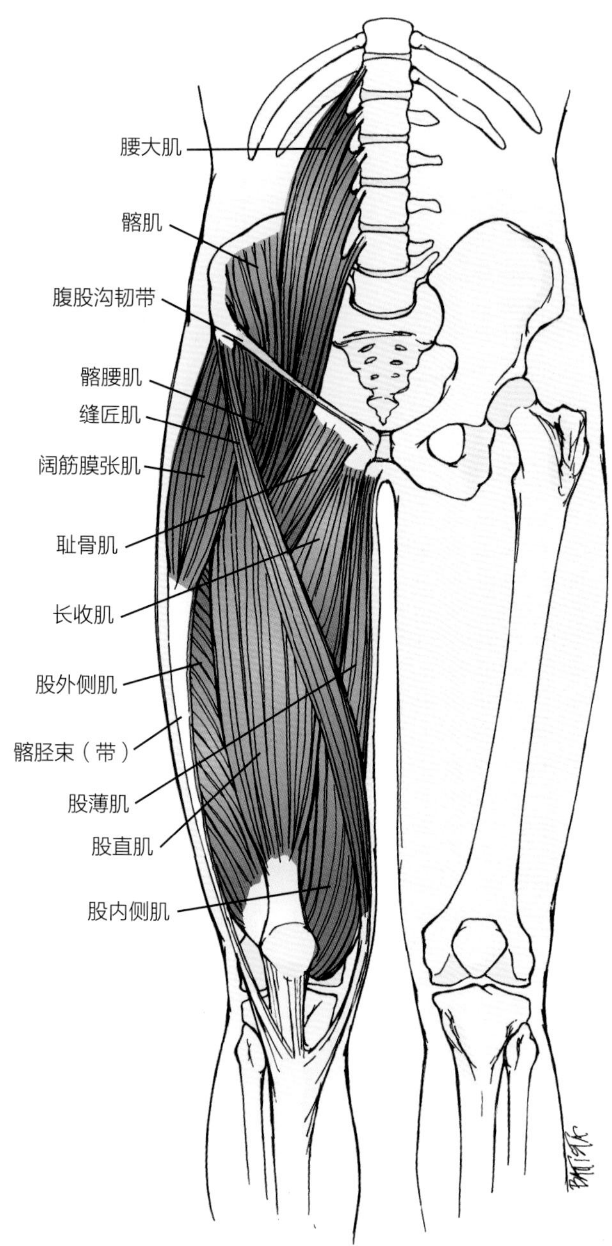

图8-44 缝匠肌、股直肌、髂腰肌和耻骨肌

- **功能障碍**：髋关节前部的肌肉附着处、韧带和关节囊组织由于反复应力（如久坐或先前受伤）而易于增厚和发生纤维化。屈髋肌变短和紧张，从而将股骨向前拉，刺激髋关节前方的软组织，导致纤维化改变。

体位

- **治疗师体位**：站立位，45°面向头侧。
- **患者体位**：仰卧位。

肌肉能量技术

治疗师可以使用肌肉能量技术治疗耻骨肌（MET#2）、股直肌（MET#3）和髂腰肌（第三章中的MET#6），以降低软组织过高的张力和不适。

揉抚手法

治疗师将指尖放在腹股沟韧带下方，大致为髂前上棘和耻骨联合连线中点处，找到股动脉搏动（图 398
8-6）。治疗时记住这一位置，因为永远不要直接强力按压在动脉上。

（1）放松腹股沟韧带下方的肌肉肌腱结合处时，将患者屈曲的膝关节放在治疗师的大腿上。用指尖、拇指支撑或指尖紧靠拇指技术进行短距离、内外向的挖取式揉抚（图8-42）。揉抚从髂前上棘下方开始，逐渐向内侧移动，至长收肌。如果组织存在纤维化，来回进行内外向的揉抚。

（2）接下来，治疗师用自己上方手的指尖在腹股沟韧带下方使用短距离、内外向的挖取式揉抚（图8-45）。治疗师下方的手握住膝关节，在每次揉抚时小幅度地环形摇动小腿。逆时针方向活动右侧髋关节，顺时针活动左侧髋关节。揉抚包括腹股沟韧带下方的整个区域。

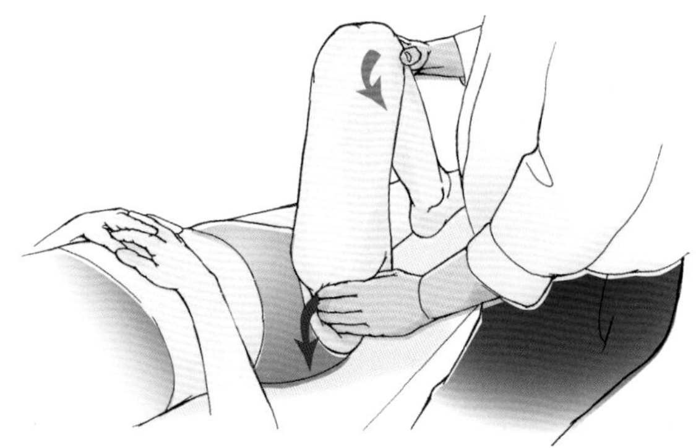

图8-45 用指尖放松腹股沟韧带下方的软组织。每次揉抚时，向揉抚的方向摇动大腿

6. 放松阔筋膜张肌、髂胫束和转子滑囊

- **解剖**：阔筋膜张肌，股外侧肌，髂胫束（图8-46）和转子滑囊（图8-5）。

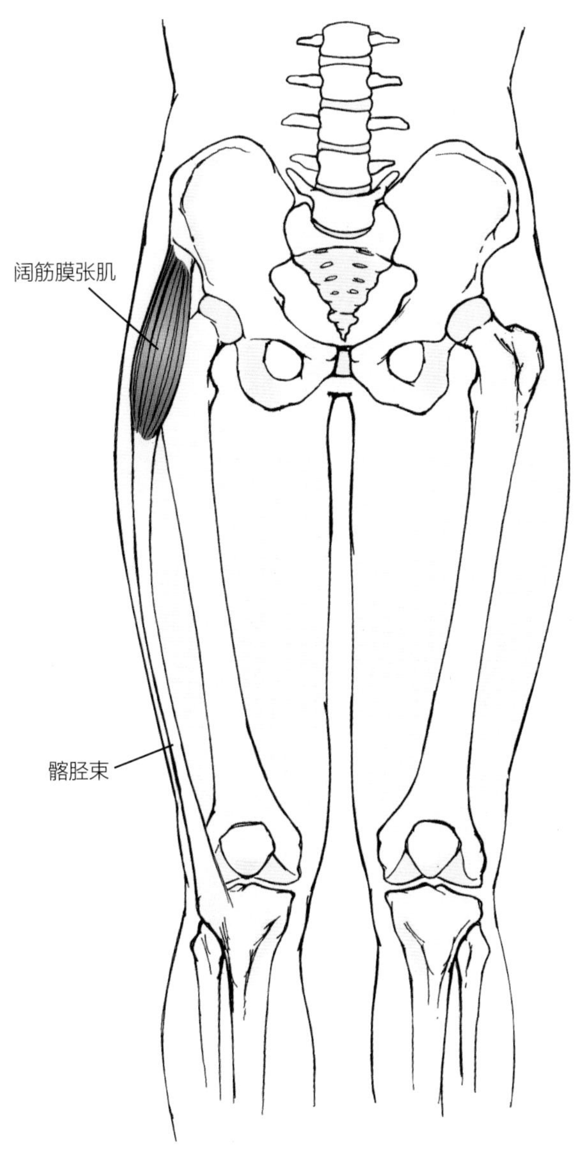

图8–46 大腿外侧的阔筋膜张肌和髂胫束

- **功能障碍**：阔筋膜张肌前面和阔筋膜前束易于
399 向前扭转，因此必须向后复位。这是“弹响髋综合征”的原因之一。如果阔筋膜张肌持续收缩，阔筋膜张肌的肌腹会缩短和紧张，将导致髂胫束紧张，进一步导致其增厚和发生纤维化。在急性期发生肿胀，慢性期则发生粘连。

体位

- **治疗师体位**：站立位，面向头侧。
- **患者体位**：仰卧位或侧卧位。

肌肉能量技术

治疗师可以使用肌肉能量技术治疗阔筋膜张肌（MET#11）和髂胫束（MET#12），以降低软组织过高的张力和不适。

揉抚手法

（1）治疗师用拇指、指尖或将指尖紧靠拇指，对位于髂前上棘和股骨大转子之间的阔筋膜张肌和阔筋膜带进行轻柔的、短距离的向后揉抚（图8–47）。如果该区域存在纤维化，每次揉抚时将下肢转向外旋位。对纤维化较少的组织，当上方的手向外后方向剪切揉抚时，下方手握住膝关节远端并向内侧摇动下肢。

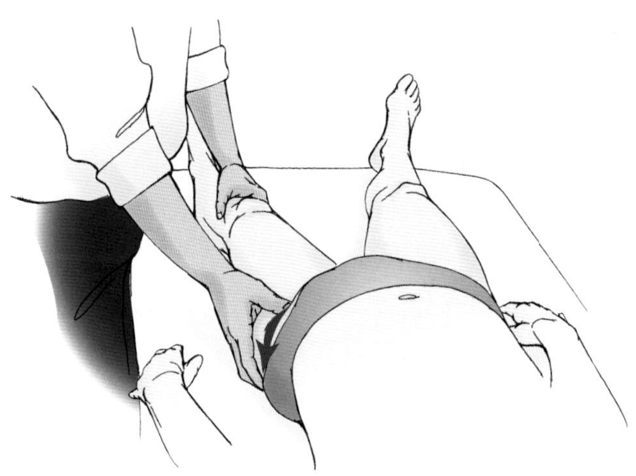

图8–47 由前向后转动阔筋膜张肌和髂胫束的前部

（2）另一种方法是让患者的髋关节屈曲90°，治疗师下方的手在膝关节处握住下肢（图8–45）。治疗师用自己上方的手的指尖或拇指在阔筋膜张肌和髂胫束上进行内外向和前后向的挖取式揉抚。每次揉抚时将下肢向外转动。

（3）如果髂胫束发生纤维化，让患者取侧卧胎儿位，治疗师站在治疗床的一侧，面向患者身体的正前方（图8–48）。用双拇指技术对上方腿的膝关节上方数厘米处的髂胫束使用一系列前后向的挖取式揉抚。

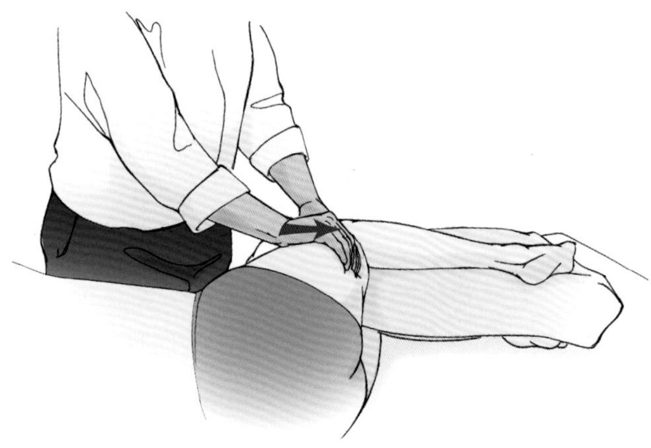

图8–48 放松髂胫束的另一种体位。用双拇指或支撑拇指技术从前向后对髂胫束进行揉抚

（4）为了帮助转子滑囊恢复正常，治疗师按照上一个手法时的体位面向患者的下肢。在患者大腿外侧涂一些润肤乳。用一只手或双手拇指和示指之间的虎口，从股骨大转子下方数厘米处，用非常轻柔的压力对股骨外后方进行连续向上的揉抚（图8–49）。揉抚至大转子上方。对于急性滑囊炎，这些揉抚必须极其轻柔。先从滑囊上方开始缓慢进行约2.5厘米的揉抚，使滑液流出，继续向远端使用约2.5厘米的揉抚。

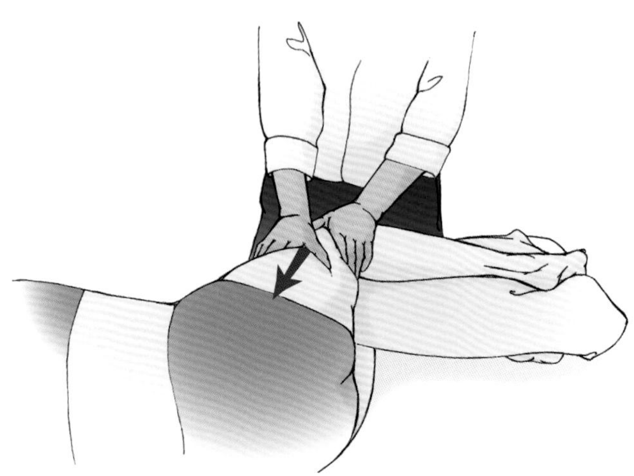

图8–49 为了放松转子滑囊，用拇指和示指之间的虎口，沿着股骨干缓慢向上揉抚

Ⅱ级：髋部

1. 放松坐骨大切迹处的坐骨神经

- **解剖**：骶棘韧带的上缘和坐骨的内侧缘形成坐骨切迹。坐骨神经在坐骨大切迹处穿过骨盆。坐骨神经穿过坐骨切迹时呈厚的丝带状，但穿过后即呈更圆的形状（图8–50）。

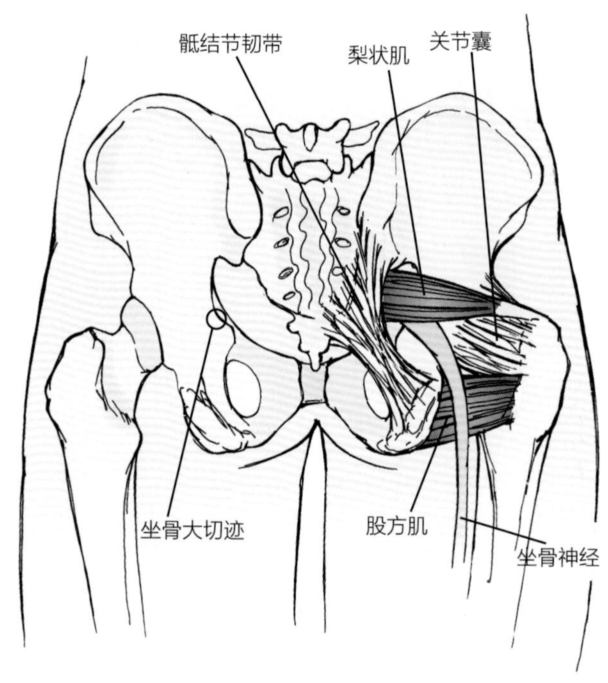

图8–50 从坐骨大切迹穿出的坐骨神经

- **功能障碍**：持续的髋关节屈曲姿势使坐骨神经在坐骨大切迹处变紧。髋关节旋转肌群肌张力过高也可能导致卡压综合征。

体位

- **治疗师体位**：站立位。
- **患者体位**：胎儿位侧卧；为了使臀部表浅的软组织更加放松，可在两膝之间放置枕头。

肌肉能量技术

治疗师可以使用肌肉能量技术治疗梨状肌（第三章中的MET#4）、臀中肌和臀小肌（MET#8），以及髋关节的内旋肌和外旋肌（MET#4），以降低软组织过高的张力和不适。

揉抚手法

在以下两条线的交叉点处触诊坐骨切迹最低点：一条线自下向上经过髂后上棘的稍外侧，另一条线由内向外水平经过股骨大转子的最高点。

> **注意：** 如果患者直腿抬高试验结果为阳性，不要使用这些揉抚手法。这种揉抚手法适用于大腿的慢性、轻度、弥漫性的麻木和刺痛。

（1）在坐骨大切迹处朝外上方（朝向肩部）使用一系列深层、上提的揉抚来放松坐骨神经（图8–51）。如果臀部有受伤史或者神经既往存在炎症，坐骨切迹处可能会有纤维化的感觉。如果神经被卡压，在治疗时患者会感到腿部向下传导的轻微刺痛，这是正常的现象。如果疼痛向脊柱放射，则不要继续治疗，因为这可能提示神经根的问题，如椎间盘的炎症。在坐骨大切迹的整个区域只做1分钟左右的揉抚。

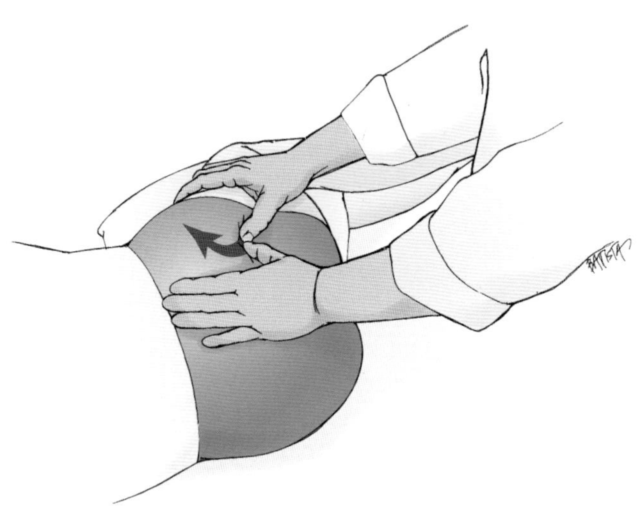

图8–51　在坐骨大切迹处用双拇指放松坐骨神经

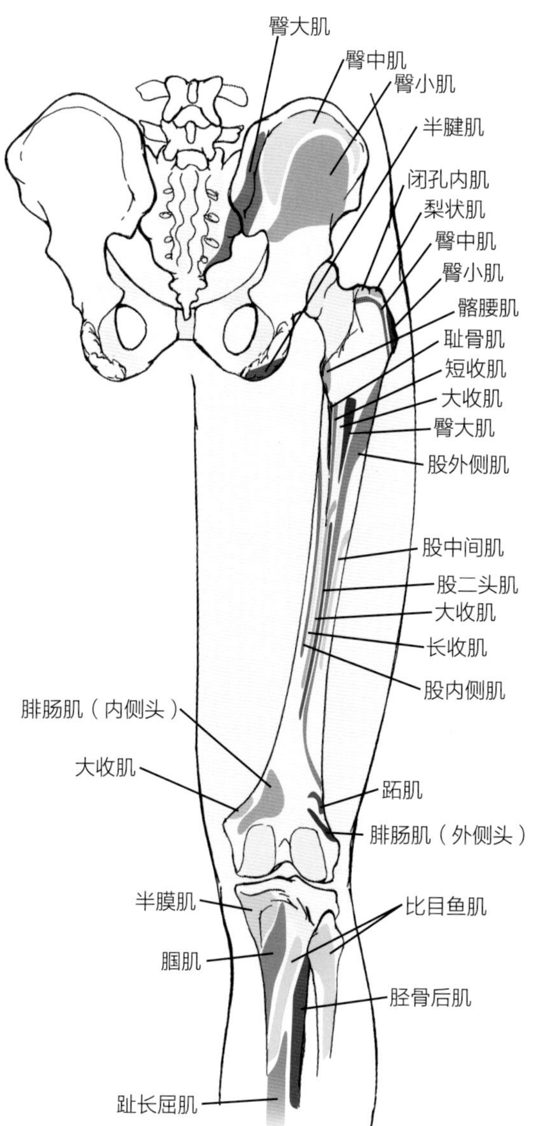

图8–52　髋骨、股骨和膝关节后部的肌肉附着点

（2）在坐骨结节外上部进行一系列从下向上、深层的、上提的揉抚。感觉骨上厚的粘连，这可能会牵拉坐骨神经。治疗师需要穿透深层的外旋肌群来“清扫骨”。

2. 放松股骨后内侧的肌肉附着点和关节囊后部

- **解剖：** 股外侧肌、长收肌、臀大肌、耻骨肌、大收肌、股内侧肌（图8–52），以及关节囊后部。
- **功能障碍：** 附着点通常会发生纤维化。这种纤维化会抑制肌筋膜正常的延展，阻碍肌肉正常
401 的功能。关节囊后部可能会缩短，将髋关节牵拉到持续的外旋位。大腿后侧的肌肉如果为了对抗骨盆前倾（前凸增加）而持续离心收缩，则会增厚。

体位

- **治疗师体位：** 站立位。
- **患者体位：** 俯卧位；为了放松腘绳肌，将枕头放在患者脚踝下，或将治疗师的膝关节屈曲并放在治疗床上，同时将患者的小腿放到治疗师的大腿上。

肌肉能量技术

使用肌肉能量技术治疗腘绳肌（MET#5）和内收

肌群（MET#2和#9），以降低软组织过高的张力和不适。

揉抚手法

沿着整个股骨干在三条线上向下进行短距离的挖取式揉抚；将指尖叠在拇指上或指尖与指尖互叠进行轻快的横向揉抚。治疗师保持双手放松，在冠状面内来回摇动指尖，使肌纤维远离，这样就可以触摸到骨。

（1）为了放松关节囊后部，让患者俯卧，并在脚踝下方放一个枕头。45° 面向头侧，将双拇指或将指尖靠近拇指放在股骨大转子外侧缘的内侧约5厘米处。在矢状面内来回揉抚大转子的后面。向内侧移动5.1~7.6厘米后继续揉抚。

（2）为在股骨后表面的外侧放松股外侧肌和股中间肌，将治疗师的膝关节屈曲并放在治疗床上，将患者的小腿放在治疗师的大腿上（图8–53）。从股骨大转子下方开始治疗，将指尖叠在拇指上或将指尖叠在指尖上，在冠状面上进行约2.5厘米的来回揉抚。向下揉抚膝关节上方的整个股骨。（膝关节的治疗技术将在第九章中进行讨论）

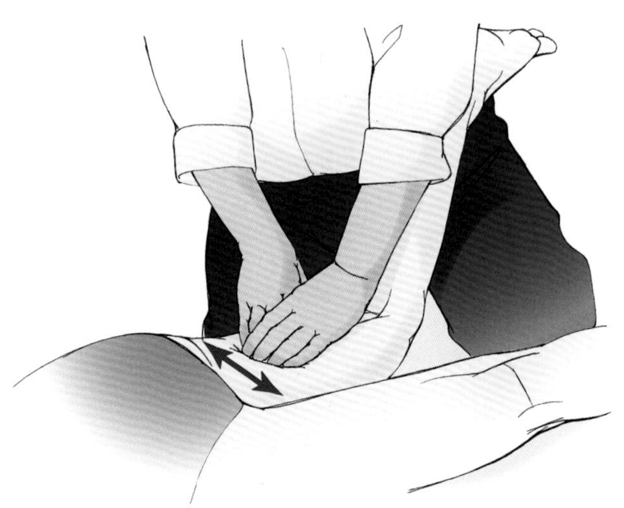

图8–53 俯卧位下放松股骨后内侧的肌肉附着点

（3）在股骨大转子下方、股骨后部的中线开始第二条线上的揉抚。在股二头肌、大收肌和臀大肌的附着点上进行约2.5厘米的来回揉抚。

（4）于臀纹下方开始治疗，以放松股骨后方最内侧的第三条线上的耻骨肌、股内侧肌和长收肌。

（5）为了放松股骨内侧的肌肉附着点，让患者 402
侧卧，下方的腿伸直，上方的腿屈曲并放在枕头上（图8–36）。面向治疗床站立或45° 面向头侧站立。使用上文描述的手的摆放位置，在冠状面上对股骨近端到膝关节上方来回揉抚。

3. 放松髋关节前方、腹股沟韧带上方的神经

- **解剖**：股神经、生殖股神经、股外侧皮神经、闭孔神经（图8–54）和髂耻囊（图8–5）。

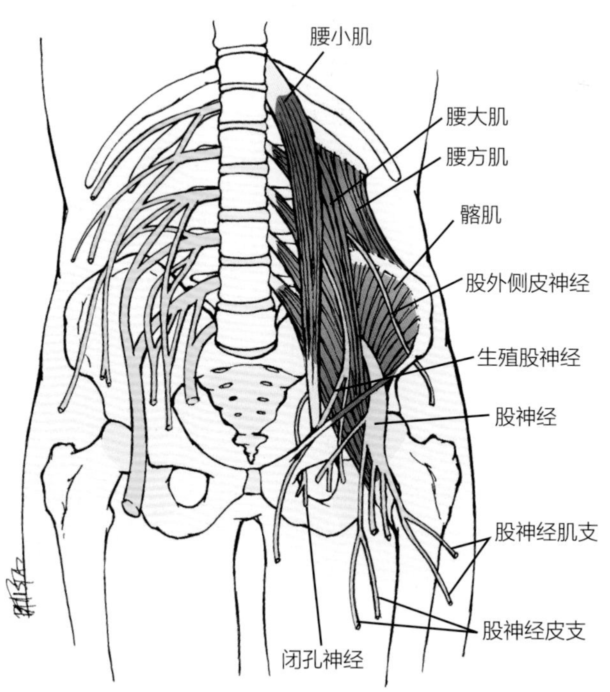

图8–54 髋部前方的神经

- **功能障碍**：持续的腰大肌挛缩或髂肌筋膜的纤维化可以压迫股神经、股外侧皮神经、生殖股神经和闭孔神经，从而导致骨盆前、内侧区域麻木、刺痛和疼痛。持续性挛缩也会引起神经在筋膜穿过处发生粘连。

体位

- **治疗师体位**：站立位，下方腿的膝关节屈曲放在治疗床上，然后把患者屈曲的膝关节放在治疗师的大腿上。
- **患者体位**：仰卧位，髋关节屈曲并稍外展。

肌肉能量技术

治疗师可以使用肌肉能量技术治疗髂腰肌（第三章中的MET#6），以降低软组织过高的张力和不适。

揉抚手法

（1）为了放松与腹股沟韧带相交织的筋膜，45°面向头侧站立。用一只手或双手的指尖沿着腹股沟韧带的上缘，先从前到后，再在内外平面上进行来回地揉抚。

（2）为了放松腹股沟韧带上方的闭孔神经，45°面向头侧站立，在身体中线处的腹股沟韧带上方将一只手的指尖放在另一只手的指尖上（图8–55）。将手轻轻地放到患者的腹部并使用一系列短距离、内外向的挖取式揉抚。为了放松生殖股神经，治疗师将手向外侧移动约2.5厘米，保持手靠近患者腹股沟韧带，并在腰大肌内侧使用另外一系列的内外向的挖取式揉抚。

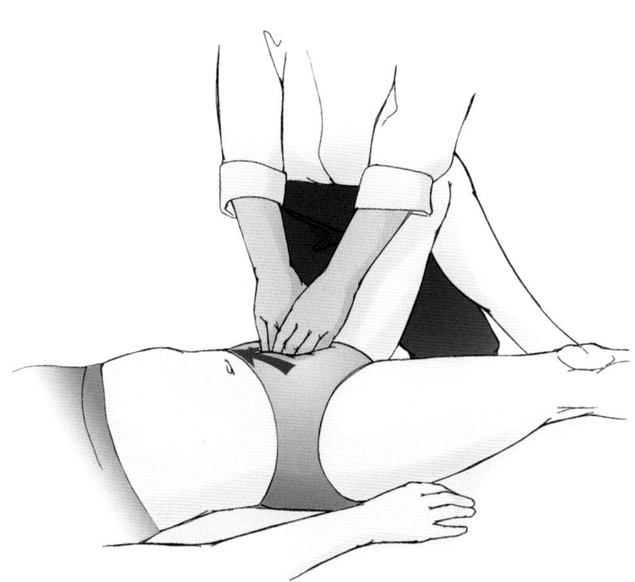

图8–55　放松闭孔神经、生殖股神经和股神经

（3）股神经位于髂肌和腰大肌之间的沟内，大约在髂前上棘和耻骨联合连线中点的腹股沟韧带上方。治疗师将指尖放在髂前上棘与耻骨联合连线中点的腹股沟韧带上方，并使用一系列内外向的挖取式揉抚来放松股神经。

（4）通过使用内外向短距离的挖取式揉抚来放松腹股沟韧带位于髂前上棘的附着点稍上方的股外侧皮神经（图8–56）。治疗师屈曲指尖并让它们沿着骨的轮廓揉抚。

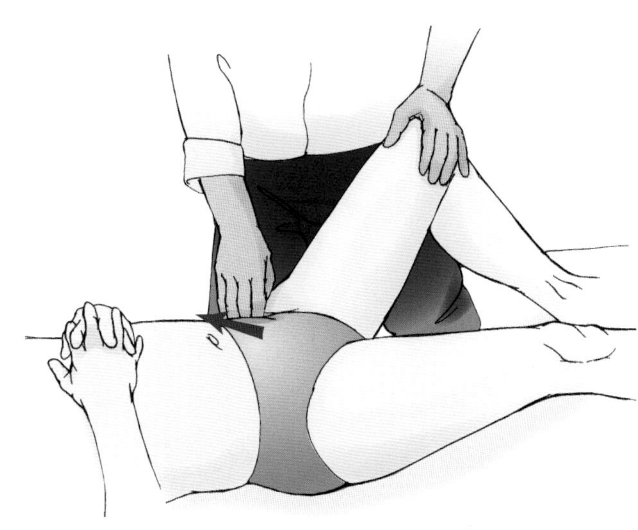

图8–56　放松股外侧皮神经。在髂前上棘处屈曲指尖，然后做内外向的揉抚手法

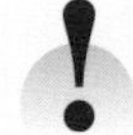

注意： 以上4种揉抚手法同样可以在髋关节屈曲90°时进行。一只手由内向外地揉抚，另一只手环转髋关节，如图8–45所示。

（5）髂耻囊：将拇指平行于腹股沟韧带置于其 403
下方几厘米处。在进行一系列向上揉抚的同时，轻轻地将髋关节推向对侧的肩部方向。

（6）为了放松腹股沟淋巴管，首先在大腿近端涂一些润肤乳。让下肢伸直，从大腿上部到腹股沟韧带使用一系列轻柔的、长距离而连续的揉抚。当治疗师的手位于腹股沟韧带下方时，最后以一个轻柔的揉抚结束操作。

4. 放松耻骨支和坐骨支上的肌肉附着点

- **解剖：** 从下向上依次为大收肌、股薄肌、短收肌、长收肌、耻骨肌和闭孔神经（图8–57）。
- **功能障碍：** 肌肉肌腱结合处和肌腱骨膜结合处

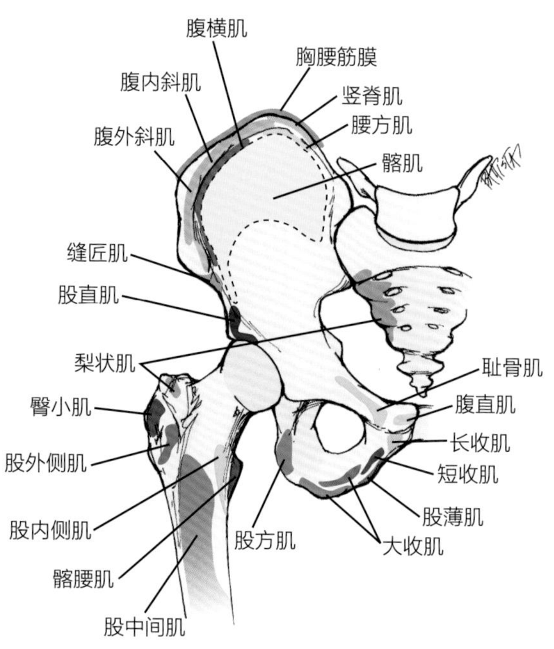

图8–57 耻骨支和坐骨支上的肌肉附着点

是常见的受伤部位。这些部位在过度使用或损伤后通常发生纤维化。闭孔神经可能在内收肌群（尤其是耻骨肌、长收肌）扩张的肌纤维处受到卡压。

体位

- **治疗师体位**：站立位，下方的膝关节屈曲并放在治疗床上。
- **患者体位**：仰卧，髋关节屈曲、外展，膝关节屈曲并放在治疗师的大腿上或枕头上；每次揉抚时摇动整个下肢。

肌肉能量技术

治疗师可以使用肌肉能量技术治疗内收肌群（MET#2和#9），以降低软组织过高的张力和不适。

揉抚手法

为了协助触诊，让患者的髋关节外展和屈曲。长收肌通常在大腿内侧变得突出。如果它没有变得突出，当治疗师按压膝关节以进一步外展髋关节时让患者对抗，使长收肌变得突出。耻骨肌紧贴于长收肌外侧，短收肌的附着点位于长收肌下方。屈曲膝关节可使位于短收肌内侧的股薄肌更突出。为了触诊股薄肌，当治疗师触摸耻骨支时让患者将其足跟放到治疗床上。大收肌的附着点在坐骨支的最下部，股薄肌附着点的下方。

（1）将治疗师的膝关节屈曲并放在治疗床上，将患者的小腿放在治疗师的大腿上（图8–58）。治疗师用前臂接触患者的大腿使之稳定，将立起的指尖放在耻骨上支的长收肌的附着点处。治疗师在长收肌上来回使用短距离揉抚的同时，摇动自己的身体。

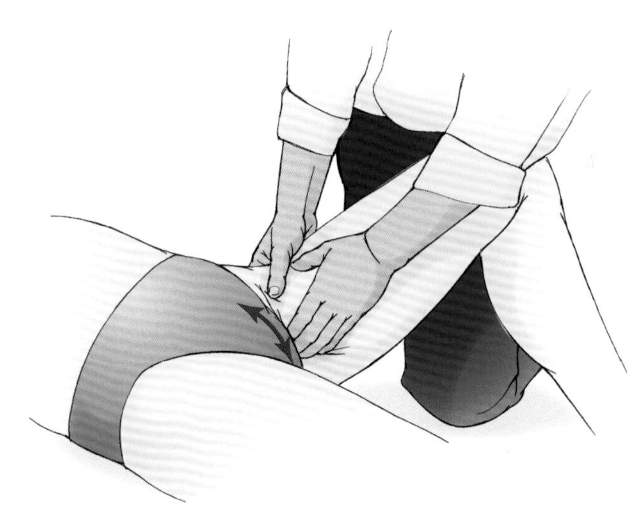

图8–58 放松长收肌的附着点

（2）使用上面描述的技术，在耻骨下支上、长收肌附着处的下方，来放松股薄肌和短收肌。

（3）为了放松起自耻骨下支下部和坐骨结节的大收肌，用指尖或立起的指尖来回使用短距离的揉抚。

（4）为了放松耻骨上支的耻骨肌附着处，治疗师将指尖放在长收肌近端的外侧。在耻骨上支内侧 404
的整个区域内，在冠状面上来回进行短距离的揉抚。

（5）闭孔神经在耻骨肌下进入大腿。为了放松闭孔神经，通过耻骨肌在冠状面上来回进行一系列的揉抚。然后在长收肌的内侧和长收肌的下方进行来回揉抚，以放松闭孔神经的分支。只有当患者感到大腿内侧麻木、刺痛或烧灼时才进行这种揉抚。

5. 放松股骨前内侧和关节囊前方的肌肉附着点

- **解剖**：股骨近端从内侧到外侧依次为髂腰肌、

股中间肌、股外侧肌和臀小肌；髂骨前部从内侧到外侧依次为缝匠肌、股直肌（图8–59）。

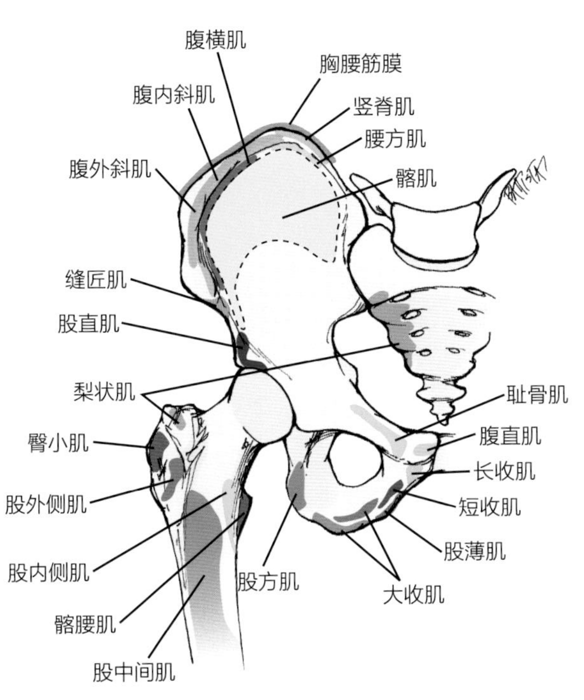

图8–59 耻骨支和坐骨支上的肌肉附着点

- **功能障碍：**由于慢性过度使用、姿势不对称，或背痛或急性损伤后持续的髋关节屈曲，肌肉附着点会增厚。股直肌的反折头和臀小肌与关节囊相交织。由于关节囊内有大量的本体感受器，这些肌肉和关节囊损伤可导致协调与平衡问题。

体位

- **治疗师体位：**站立位。
- **患者体位：**为了作用于股骨小转子、关节囊和肌肉附着点，患者取屈髋、屈膝仰卧位。也可以在髋关节屈曲约90° 时，使用以下第一至第五种揉抚手法。如图8–45所示，一只手使用由内向外的揉抚，另一只手环转髋关节或内外向地摇动髋关节。

肌肉能量技术

治疗师可以使用肌肉能量技术治疗髂腰肌（第三章中的MET#6）和股四头肌（MET#3），以降低软组织过高的张力和不适。

揉抚手法

（1）为了放松缝匠肌在髂前上棘上的附着点，用指尖、叠指尖或双拇指技术进行短距离、来回的揉抚（图8–60）。将手移动到缝匠肌的后外侧，使用 405
相同的来回揉抚来放松阔筋膜张肌。

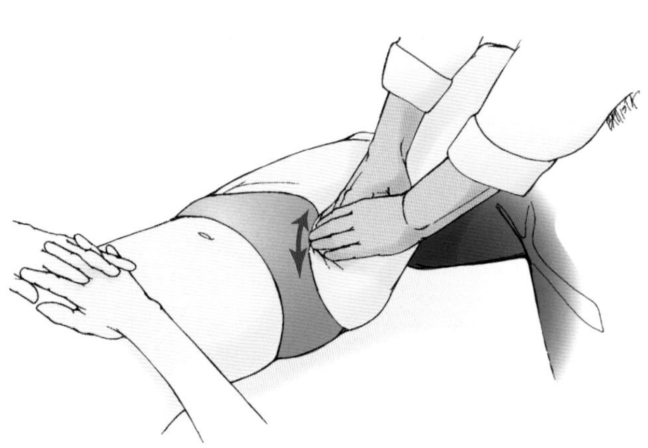

图8–60 交叠立起指尖，从髂前上棘处放松缝匠肌，从髂前下棘处放松股直肌

（2）使用上面所描述的手位，从髂前下棘开始放松股直肌。髂前下棘位于距髂前上棘内侧及下方分别为2.5厘米处。

（3）放松附着于腹股沟韧带下方的股骨小转子处的髂腰肌（图8–61）。将患者的大腿屈曲、外展，并将其放在治疗师的大腿上，通过一只手握住长收肌，另一只手握住缝匠肌和股直肌，以此来定位髂腰肌。腰大肌位于治疗师的双手之间。股骨小转子位于股骨干的内后部，与股骨大转子连线向下成45° 。从腹股沟韧带下方到股骨小转子，用指尖在内外方向上进行一系列的来回揉抚。揉抚时摇动治疗师的整个身体。为了不触及脉搏，揉抚时要小心。股动脉通常位于髂腰肌内侧。

（4）为了放松关节囊前部，让髋关节屈曲约90° 。用一只手握住膝关节，将上方手的指尖放在上一步揉抚的下方。向下按压软组织，透过股直肌到达股骨。当治疗师用指尖在内外方向上来回揉抚

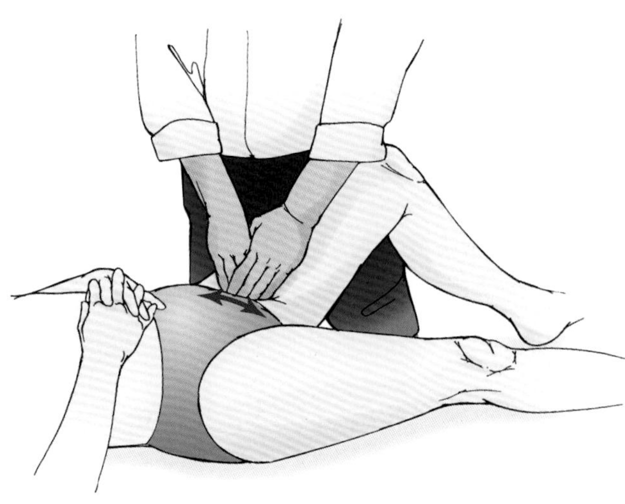

图8-61 在小转子处放松髂腰肌的附着点

时，在内外方向上来回摇动大腿。覆盖髂前下棘和转子间线之间的区域，即股骨大转子内侧和小转子之间的区域。

（5）伸直下肢。用指尖技术放松附着于股骨大转子前上部的臀小肌和股骨大转子内侧远端的股外侧肌。当治疗师揉抚时可以摇动患者的小腿或向相反的方向揉抚。

（6）为了放松股骨干前部的股中间肌，用手指指尖、叠指或双拇指进行一系列内外方向上的来回揉抚，一直揉抚至膝关节。

学习指导

Ⅰ级

1. 描述下述肌肉的起止点和动作：腰大肌、臀中肌、长收肌、腘绳肌、阔筋膜张肌和股直肌。
2. 描述臀中肌、内收肌群、股四头肌、腘绳肌和髂腰肌肌腱炎的体征和症状。
3. 描述腰大肌、阔筋膜张肌和内收肌群的位置性功能障碍，并描述矫正手法的揉抚方向。
4. 描述治疗髋关节急性疼痛的肌肉能量技术和增加髋关节内旋的肌肉能量技术。
5. 描述在髋关节囊炎和关节炎时首先丧失的活动。
6. 描述针对下列肌肉的肌肉能量技术：臀大肌，臀中肌和臀小肌；髋关节内旋肌群和外旋肌群；腘绳肌；内收肌群；阔筋膜张肌。
7. 描述下（骨盆）交叉综合征时哪些肌肉通常紧张和短缩，哪些肌肉通常无力。
8. 描述髋关节囊炎和关节炎的症状。
9. 描述髋关节前倾和后倾，以及髋关节活动度在两种不同情况下所受到的影响。
10. 描述转子滑囊炎、髂耻囊炎、股外侧皮神经卡压和股神经卡压的体征和症状。

Ⅱ级

1. 描述耻骨肌、缝匠肌和股薄肌的起止点。
2. 描述在臀区治疗坐骨神经时的揉抚方向。
3. 列举坐骨神经在髋部被卡压的三个常见部位。
4. 描述髂腰肌肌腱炎、髂耻囊炎和股神经卡压的症状上的区别。
5. 描述髋关节的正常活动度。
6. 描述髋臼唇的解剖、功能、功能障碍和损伤。
7. 列出耻骨支和坐骨支上附着的肌肉。
8. 描述闭孔神经、股神经和股外侧皮神经的卡压部位及松解卡压的揉抚方向。
9. 列出导致髋关节疼痛的3个原因。  406
10. 描述特伦德伦堡试验，并描述阳性体征。

参考文献

1. Beattie P. The hip. In Malone T, McPoil T, Nitz A (eds): Orthopedic and Sports Physical Therapy, 3rd ed. St. Louis: Mosby, 1997, pp 459–508.
2. Hertling D, Kessler R. Hip. In Hertling D, Kessler R (eds): Management of Common Musculoskeletal Disorders, 4th ed. Baltimore: Lippincott Williams & Wilkins, 2006, pp 441–486.
3. Grieve G. The hip. Physiotherapy 1983;69:196–204.
4. Oatis CA. Kinesiology: The Mechanics and Pathomechanics of Human Movement. Philadelphia: Lippincott Williams & Wilkins, 2004.
5. Norris CM. The hip. In Norris CM (ed): Sports Injuries: Diagnosis and Management for Physiotherapists. Oxford: Butterworth-Heinemann, 1993, pp 160–163.
6. Janda V, Frank C, Liebenson C. Evaluation of muscular imbalance. In Liebenson C (ed): Rehabilitation of the Spine, 2nd ed. Baltimore: Lippincott Williams & Wilkins, 2007, pp 203–225.
7. Garaci MC. Rehabilitation of the hip, pelvis, and thigh.

In Kibler WB, Herring SA, Press JM (eds): Functional Rehabilitation of Sports and Musculoskeletal Injuries. Gaithersburg, MD: Aspen, 1998, pp 216–243.
8. Kendall F, McCreary E, Provance P, Rodgers M, Romani W. Muscles: Testing and Function, 5th ed. Baltimore: Lippincott Williams & Wilkins, 2005.
9. Grofton JP. Studies in osteoarthritis of the hip: Part IV. Biomechanics and clinical considerations. CMAJ 1971;104:1007–1011.
10. Brukner P, Khan K. Clinical Sports Medicine, 3rd ed. Sydney: McGraw-Hill, 2006.
11. Hammer W. The hip. In Hammer W (ed): Functional Soft Tissue Examination and Treatment by Manual Methods. Gaithersburg, MD: Aspen, 1999.
12. Sahrmann S. Diagnosis and Treatment of Movement Impairment Syndromes. St. Louis: Mosby, 2002.

推荐阅读

Chaitow L. Muscle Energy Techniques, 3rd ed. New York: Churchill Livingstone, 2006.

Corrigan B, Maitland GD. Practical Orthopaedic Medicine. London: Butterworths, 1983.

Cyriax J, Cyriax P. Illustrated Manual of Orthopedic Medicine. London: Butterworths, 1983.

Garrick J, Webb D. Sports Injuries, 2nd ed. Philadelphia: WB Saunders, 1999.

Greenman PE. Principles of Manual Medicine, 2nd ed. Baltimore: Williams & Wilkins, 1996.

Hertling D, Kessler R. Management of Common Musculoskeletal Disorders, 4th ed. Baltimore: Lippincott Williams & Wilkins, 2006.

Hoppenfeld S. Physical Examination of the Spine and Extremities. New York: Appleton-Century-Crofts, 1976.

Kendall F, McCreary E, Provance P, Rodgers M, Romani W. Muscles: Testing and Function, 5th ed. Baltimore: Lippincott Williams & Wilkins, 2005.

Levangie P, Norkin C. Joint Structure and Function, 3rd ed. Philadelphia: FA Davis, 2001.

Magee D. Orthopedic Physical Assessment, 3rd ed. Philadelphia: WB Saunders, 1997.

Platzer W. Locomotor System, vol. 1, 5th ed. New York: Thieme Medical, 2004.

Reid DC. Sports Injury and Assessment. New York: Churchill Livingstone, 1992.

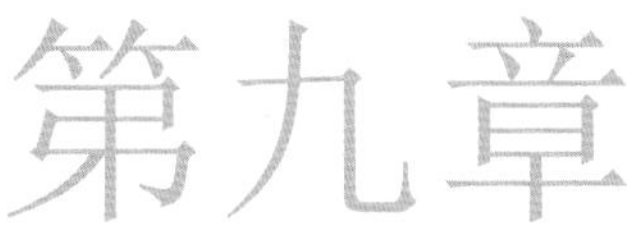

第九章

膝关节

膝关节是人体最容易受损的关节之一，在因膝关节问题而就诊的患者中，几乎50%患者的病因与运动相关[1]。急性损伤通常会影响韧带及膝关节内部的纤维软骨板（即半月板）。膝关节还包括髌骨及股骨之间的关节，而髌股关节功能障碍是运动员最常见的过度使用所导致的损伤之一[2]。慢性膝关节疼痛通常由关节退化引起，这是老年人常见的主诉，也是造成残疾的重要原因。 407

408 膝关节的解剖、功能和功能障碍

概述

膝关节由两个独立的关节构成：**胫股关节**和**髌股关节**（图9–1）。胫股关节由股骨远端和胫骨近端构成。髌股关节是由髌骨及股骨构成的。膝关节是一个滑液关节，由两块**半月板**、**髌骨**、**关节囊**以及大量的**韧带**、**滑囊**和**神经**构成，并被**肌肉**包绕。

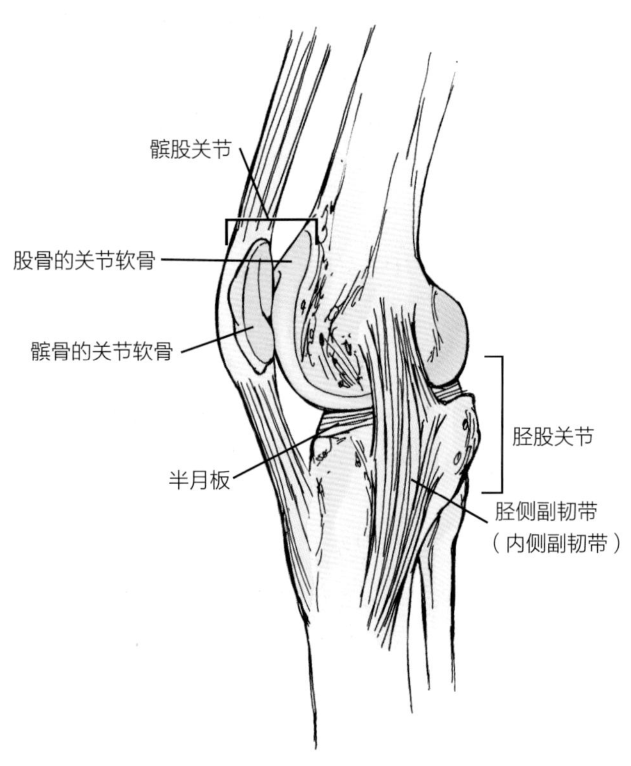

图9–1 膝关节由两个关节构成。胫股关节由股骨远端和胫骨近端构成，髌股关节是髌骨和股骨构成的关节

膝关节

股骨

- **结构**：股骨远端有两个被覆软骨的膨大——**内侧髁**及**外侧髁**。膝关节的前面为髌面（滑车沟），髌骨在其上滑动。股骨外侧髁的前面比内侧髁向前延伸得更远，以避免髌骨的脱位[3]。内外侧髁的侧方延伸隆起被称为上髁。在内上髁的上方有一个小的骨性隆起，称为收肌结节，大收肌附着在上面。
- **功能**：股骨的远端起到作为负重骨面及为软组织提供附着点的作用。
- **功能障碍和损伤**：在关于膝关节的描述之后进行讨论。

胫骨

- **结构**：胫骨近端包括与股骨相关节的胫骨平台，内侧髁和外侧髁，髁间隆起及胫骨粗隆。股骨**内侧髁**和**外侧髁**有两个由软骨覆盖的关节面。在这些关节面之间有两个十字韧带附着的骨性突起，即**髁间隆起**。胫骨的前面是股四头肌附着的骨性突起，即**胫骨结节**。
- **功能**：胫骨近端起到作为负荷结构及为软组织提供附着点的作用。

膝关节（胫股关节）

- **结构**：股骨远端和胫骨近端形成胫股关节（图9–1）。腓骨不属于膝关节的一部分，我们将在第十章中再讨论。膝关节是人体最大的关节，由人体中最大的两块骨构成。膝关节是一个滑膜关节，有两个纤维软骨半月板。膝关节还包含一块**髌下脂肪垫**，是覆盖两侧髌下韧带的脂肪层。
- **功能**：膝关节通常被认为是一个改良的铰链式关节，因为除了屈曲和伸展的主要动作之外，
膝关节还有旋转的能力。同样，它还具有一定 409
角度的内收和外展。胫股关节的主要运动呈螺

旋形（也就是说，胫骨相对于股骨是缠绕与解开缠绕的关系）。膝关节最放松的位置是轻微的屈曲，此时关节囊、股四头肌和腘绳肌是最松弛的。膝关节伸展时处于闭合位。

- **功能障碍和损伤**：膝关节的急性损伤通常涉及软组织。具体的软组织结构的功能障碍和损伤分别在后文中讨论。膝关节的慢性疾病通常包括错位（见后文）、屈曲及伸展的完全丧失，以及胫骨外旋受限。胫骨和股骨的关节软骨是退化及进一步导致骨关节炎的常见部位，导致这种退化的原因可能是特定的创伤或累积性应力。严重的膝关节损伤与软骨下骨的水肿相关。这种损伤被称为骨挫伤，在MRI检查中可检出[4]。它提示关节软骨的严重损伤，并将表现为疼痛、肿胀和延迟愈合。
- **治疗介入**：膝关节骨关节炎最初表现为屈曲活动的受限。在关节炎的早期，被动屈曲的活动度会减少，并有关节囊样末端感觉，代表着关节囊的纤维化及增厚。晚期的骨关节炎在被动屈曲时出现疼痛受限及骨性末端感觉，伸展活动完全丧失。肌肉能量技术（MET）通常被用于增加屈曲角度，水化关节，增加关节囊的长度，并平衡作用于膝关节的肌力。因为胫股关节屈曲会引起胫骨的内旋，伸展会引起胫骨外旋，MET的作用就是使这些运动正常化。软组织松动术主要用于解除关节囊及膝关节周围软组织的纤维化。

髌骨及髌股关节

- **结构**：髌骨（俗称膝盖骨）是人体中最大的籽骨。**籽骨**是一种覆盖在软骨面的骨头，其末端连接肌腱组织。髌骨的背面中间有一个嵴，将髌骨分为外侧面及内侧面。髌骨的第三个面是位于髌骨最内侧的面。这一表面被透明软骨覆盖，与股骨远端的髌面（滑车沟）构成了**髌股关节**。这是人体中最厚的一块软骨[5]。
- **功能**：髌骨的功能是保护膝关节，帮助分散股四头肌肌腱的压力，防止肌腱纤维直接撞击股骨的关节软骨；使股四头肌变长，从而增加杠杆作用，产生更大的肌力。在膝关节的屈伸过程中，髌骨在股骨上滑动。在正常情况下，髌骨必须有足够的灵活性以适应在膝关节不同位置下的收缩力，并且它需要足够稳定以确保关节软骨面没有过度地受压。在膝关节伸展过程中，髌骨是被设计为在股骨中间沟内向上运动的。髌骨的运动轨迹是由股外侧肌和股内侧斜肌决定的。在正常情况下，站立位时髌骨应该面向正前方[6]。
- **功能障碍和损伤**：髌股关节常有两种功能障碍：被严重挤压，以及髌骨在髁间沟内过于向外侧移动。两种情况都造成软骨的磨损，导致炎症及关节的退化。
    - 髌股关节由于膝关节的过度屈曲而被挤压，这是由腘绳肌、腓肠肌及髂胫束的持续性张力或者关节囊挛缩引起的。这种压力在爬楼梯或者从椅子上站起时会急剧增加。
    - 如果髌骨在滑车沟内被向外牵拉，被称为髌骨轨迹异常。有两种可能存在的原因：①由髋关节前倾、胫骨外旋及踝关节旋前引起的膝外翻。②股内侧斜肌的无力和股外侧肌、外侧支持带及阔筋膜张肌的过度发育。股内侧斜肌的无力有两个原因。第一个原因是早期的膝关节损伤，当膝关节损伤后，膝关节通常会难以完全伸展，因为肿胀会导致膝关节产生一定的屈曲。因为股内侧斜肌主要在伸展的最后15° 中起作用，末端运动的缺失会导致股内侧斜肌的萎缩。第二个原因是膝关节的关节运动反射。任何对关节的刺激均会产生神经抑制，从而导致股内侧斜肌无力。
- **治疗介入**：肌肉能量技术被用于降低阔筋膜张 410
肌、髂胫束、腘绳肌及腓肠肌的过度张力，并增强股内侧斜肌及内收肌群的肌力。软组织松动术被用来减少髌骨周边及下面组织的纤维化。

膝关节的对线

- **结构：**股骨干的中轴线与膝关节的中轴线形成一个约10° 的夹角，被称为膝关节外翻角或者Q角（quadriceps angle）。这是因为股骨头和髋关节在股骨干的内侧。机械轴是从髋关节中心穿过膝关节中心，再到踝关节中心的正常力线[7]。由于骨盆较宽，女性的Q角比男性的大。Q角的增大会导致作用于髌骨侧方的力量增大及髌骨轨迹异常的风险增加[3]。
- **功能障碍：**正常外翻角的增大被称为**膝外翻**（X形腿），并且引起膝关节外侧（包括髌骨外侧）的压力增大，以及对内侧的张力。它有可能是髂胫束紧张、股骨前倾及足旋前引起的。**膝内翻**或称弓形腿，是正常外翻角度的减小，可造成膝关节内侧受压及外侧的张力。
- **治疗介入：**评估膝关节的对线是比较复杂的，其中包含了对髋关节、足部、腰-骨盆区域，以及膝关节自身结构的评估与治疗。对于按摩治疗师来说，其目的是运用肌肉能量技术去降低肌肉的张力及增加肌力。所有患有慢性膝关节疼痛或者膝关节对线异常的患者都需要由脊柱按摩师、物理治疗师、正骨师或者足踝专家做健康评估。

膝关节的软组织结构

半月板

- **结构：**膝关节包含**内侧半月板**和**外侧半月板**。半月板是“C”字形的纤维软骨盘。它们是楔形的，且外侧边缘比内侧边缘更厚。两个半月板都紧密附着在胫骨平台中部被称为髁间结节的骨性突起处。它们同时也附着在胫骨外围被称为**冠状韧带**的关节囊扩展结构上。半月板还附着于股四头肌扩张的筋膜上。当股四头肌收缩时，半月板被向前牵拉[5]。
  - **内侧半月板**的活动性比外侧半月板小很多，因为它比较牢固地附着于胫骨平台上。它与膝关节内侧副韧带、冠状韧带、关节囊及前交叉韧带相互交织在一起。它也附着于半膜肌，在膝关节屈曲的过程中半膜肌将半月板向后拉[5]。
  - **外侧半月板**的活动性比内侧半月板大得多，相对不易受到损伤。外侧半月板附着于后交叉韧带、关节囊、冠状韧带及腘肌上，但是并不附着于外侧副韧带上。在膝关节屈曲过程中，腘肌协助将半月板向后牵拉[6]。
- **功能：**膝关节内侧半月板和外侧半月板构成了股骨髁的关节窝，增加了非对称凹面胫骨平台及非对称凸面股骨髁关节的稳定性。它们起到增加润滑、营养关节及减少摩擦的作用。半月板是作为缓冲器而存在的承重组织。它们帮助承受高达50%的负荷，这种负荷在膝关节屈曲时增大。半月板也在本体感觉中起作用[8]。半月板的前部是可以移动的。随着膝关节的伸展，半月板向前滑动；随着膝关节的屈曲，半月板被向后拉。
- **功能障碍和损伤：**与所有纤维软骨一样，半月板易受持续压力和急性创伤的影响。急性损伤通常包括负重膝关节的扭转动作；对膝关节侧方的冲击力，被称为创伤性外翻应力；以及膝关节完全屈曲合并外旋。软骨损伤的程度由挫伤到完全的撕裂而差别较大。急性撕裂会导致半月板的磨损，碎片最终会脱落。这些碎片会导致膝关节交锁，因为这些碎片会阻止股骨与胫骨的相对滑动。在老年人的膝关节中，因为软骨脆弱和发生退化，极小的外伤即会导致小的撕裂。半月板的任何损伤都会增加关节软骨的承重，并且增加关节炎的发生风险。内侧半月板因为移动的幅度比 411
较小，其受伤的可能性比外侧半月板大。
- **治疗介入：**损伤导致肿胀和潜在的半脱位。评估会显示主动和被动伸展角度的减小。Lauren Berry表示，如果半月板内撕裂的组织相连，没有完全分离，那么其自我修复的可能性就会增加。因为半月板的外侧1/3有血液供应，所以这个区域的损伤能够愈合[4]。在本章所描述的治疗方案中，Lauren Berry提出的松动术对半月板的位置恢复正常化有显著的效果，从而能促进其愈合。

关节囊

- **结构**：关节囊包绕在胫股关节及髌股关节周围（图9–2）。它附着于髌骨上方两横指宽的股骨处和胫骨近端。关节囊的前部可分为浅层和深层。浅层关节囊比较宽且松弛，在前方及两侧都比较薄，它被股四头肌的筋膜扩张部分所加强，后者被称为**髌骨支持带**。髌骨支持带有几处增厚的部位，被称为**髌股韧带**及**髌胫韧带**[5]。支持带的深层由两部分组成：①从内上髁和外上髁至髌骨横向增厚的一部分深层结构。②**半月板胫骨韧带**，也被称为**冠状韧带**，其作用是将半月板稳定在胫骨平台上。后部的关节囊被半膜肌、腘肌、腓肠肌的腱性扩张所加强。腘斜韧带（半膜肌的扩展部分）与腘弓状韧带（关节囊后壁增厚部分）相互交织。20%~60%的人中，其膝关节髌上内侧部分的关节囊内滑膜会增厚或者折叠，即形成皱襞。如果滑膜受刺激、增厚或者发生纤维化，它会撞击到股骨内侧髁的内侧边缘。

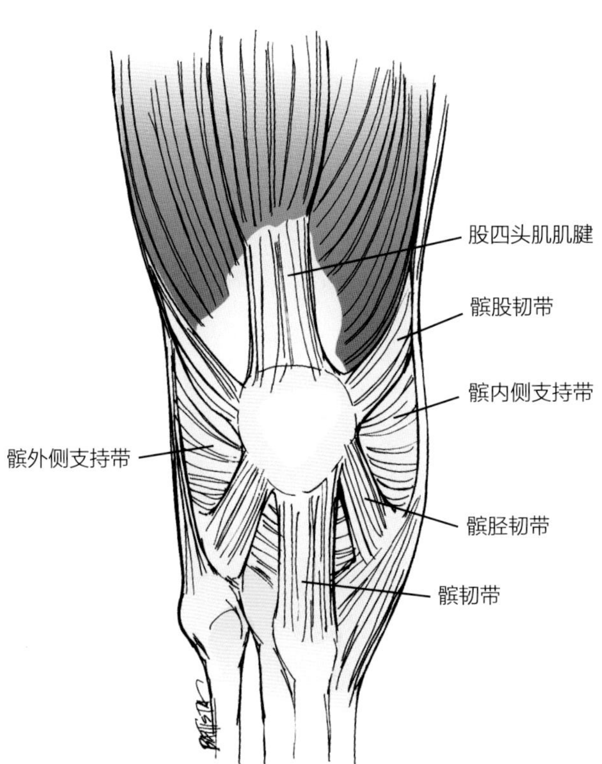

图9–2 膝关节前面观，显示髌骨支持带。关节囊的表层结构与支持带互相交织。髌骨支持带有明显的增厚，被称为髌股韧带及髌胫韧带

- **功能**：关节囊会维持关节及半月板的稳定性，并对关节面起到润滑作用，还具备感觉神经的作用[6]。当股四头肌、半膜肌及腘肌收缩时，张力会通过构成关节囊的韧带而作用于半月板。
- **功能障碍和损伤**：关节囊的功能障碍和损伤会影响结缔组织、肌肉及神经。损伤、反复的压力及手术会导致滑膜炎。当膝关节发生炎症时，膝关节会呈轻微的屈曲位，关节囊会变松弛并可以容纳更多的液体。长期炎症导致的结果是关节囊挛缩，膝关节的骨与关节囊之间发生粘连，膝关节的关节活动度减小。膝关节会丧失约20° 的伸展角度，屈曲角度只能到90° ~100° 。由于正常情况下滑液只能在关节活动过程中分泌，关节会变得僵硬及脱水。屈曲受限会导致关节的神经功能障碍，机械感受器的感觉传入减少，导致关节运动反射。关节运动反射通常抑制（减弱）股四头肌（特别是股内侧斜肌），并使腘绳肌（特别是股二头肌）及髂胫束紧张。这些肌肉的不平衡会导致关节的功能障碍及潜在的退化。关节囊还会出现滑膜皱襞综合征，这是由反复压力（比如跑步或者蛙泳）及创伤刺激滑膜引起的。这些刺激会导致膝关节前内侧疼痛、弹响及僵硬[6]。关节 412 囊和相关的韧带会因为受损而变得松弛，失去稳定的功能，导致关节活动过度和潜在的炎症，以及关节运动反射引起的肌肉抑制，进而导致早期关节退化。
- **治疗介入**：因为膝关节全范围的伸展对于正常的步态是至关重要的。膝关节屈曲活动的减少会影响很多日常生活活动，而治疗师的主要治疗目的是使关节活动度正常化。这种正常化是通过收缩–放松肌肉能量技术（CR MET）实现

的。收缩–放松循环可泵出关节内多余的液体，降低肌肉的高张力，并且帮助恢复神经与肌肉的正常联系。对于慢性的关节囊增厚，治疗师的治疗目的是增加关节囊的延展性，并为关节补充水分。运用MET增加膝关节的屈曲，并运用STM技术减少腘绳肌、股四头肌、髂胫束、腓肠肌和腘肌的持续的过度活动。滑膜皱襞综合征可以通过MET和STM技术治疗。如果关节囊和韧带过于松弛，患者需要运动康复锻炼。

髌下脂肪垫

- **结构**：髌下脂肪垫是位于髌腱下方及两侧的少量脂肪。在屈曲的过程中，脂肪垫被拉至膝关节的内部。在膝关节伸展过程中，脂肪垫向前移动并使髌韧带两侧凸起。脂肪垫的背面内衬滑膜。
- **功能**：脂肪垫的作用是在膝关节屈伸的过程中贴在股骨髁上，使液体润滑膝关节。
- **功能障碍和损伤**：脂肪垫的碰撞会因为髌骨及股骨髁的直接撞击而发生，但是更多的情况与反复的及不受控制的过度伸展有关[4]。患者的疼痛部位通常会在髌骨的下方，特别是在膝关节伸展时。
- **治疗介入**：针对腘绳肌的MET和关节松动术会减少脂肪垫的压力。

韧带

- **结构**：根据功能将支持结构分为**静态稳定结构**和**动态稳定结构**。静态稳定结构主要是表浅的筋膜（被称为小腿筋膜）关节囊及韧带。动态稳定结构主要是肌肉和它们的筋膜扩张部。

如前所述，许多关节囊增厚的部分也可以被归类为韧带。根据位置的不同，韧带的位置可以被分为前侧、后侧、内侧、外侧及内部。**前侧韧带**包括髌韧带（髌下腱），这是股四头肌附着于胫骨粗隆的韧带组织；内侧和外侧髌股韧带及髌胫韧带，它们是连接髌骨及胫骨的股内侧肌和股外侧肌的增厚、扩张的股四头肌腱膜；内侧和外侧半月板髌骨韧带，这是股四头肌筋膜增厚的部分，当股四头肌收缩时，股四头肌筋膜给半月板施加张力，将半月板向前拉；以及内侧和外侧冠状韧带（半月板胫骨韧带）。**后侧韧带**包括后腘斜韧带及腘弓状韧带。内侧韧带是内侧副韧带。**外侧韧带**是外侧副韧带。**内部韧带**包括前交叉韧带和后交叉韧带。

- 内侧髌股及髌胫韧带（髌内侧支持带）（图9–3）

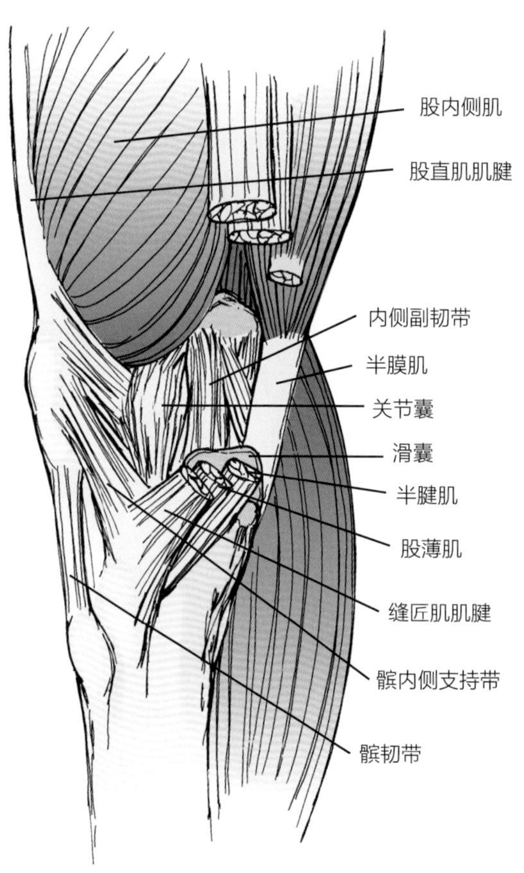

图9–3 膝关节内侧，显示韧带、关节囊、支持带、交织的肌腱及鹅足囊

  - **起点**：这些韧带来自于髌骨支持带的增厚部 413
分。表层纤维来自于股内侧斜肌，深层纤维起自股骨内上髁的收肌结节。
  - **止点**：内侧髌股韧带及内侧髌胫韧带止于内侧髌骨的上部及胫骨粗隆。
- 外侧髌股韧带及外侧髌胫韧带（髌外侧支持带）（图9–4）

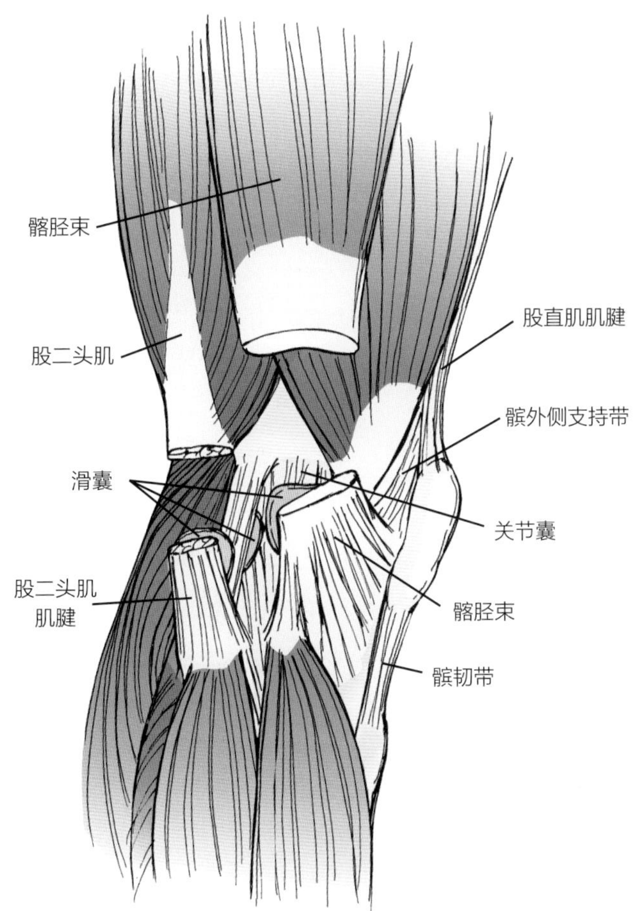

图9–4 膝关节外侧，显示韧带、关节囊、支持带、交织的肌腱，以及髂胫束和股二头肌下的滑囊

- **起点**：股外侧肌的表层肌纤维，一部分来自于股直肌，深层肌纤维起于股骨外上髁。髂胫束的纤维止于此支持带并对它有加固作用。
- **止点**：外侧髌股韧带及髌胫韧带止于外侧髌骨的上部并继续延伸至胫骨粗隆。

- 内侧和外侧半月板髌骨韧带
  - **起点**：起自髌骨内外缘的股四头肌扩展增厚部分（支持带）。
  - **止点**：止于半月板的前1/3。
- 后腘斜韧带（图9–5）
  - **起点**：半膜肌的腱性扩张及后侧关节囊的增厚部分。
  - **止点**：后腘斜韧带附着于胫骨内侧髁的后侧、半月板内侧及后侧关节囊。在膝关节屈曲时，半膜肌将内侧半月板向后拉。
- 腘弓状韧带（图9–5）
  - **起点**：起于腓骨头的后侧，通常被认为是后侧关节囊的增厚部分。
  - **止点**：腘弓状韧带附着于腘肌筋膜、股骨外上髁、关节囊后外侧及外侧半月板。
- 内侧副韧带（图9–3）
  - **起点**：一条扁平的三角形韧带，与关节囊的纤维膜及内侧半月板融合在一起。它起自股骨内侧髁上面的收肌结节，并有表层及深层的纤维。
  - **止点**：内侧副韧带止于胫骨内侧，距关节线约10厘米。
- 外侧副韧带（图9–4）
  - **起点**：是一条圆形的条索状结构，起于股骨外上髁，既没有与关节囊相连，也没有附着于外侧半月板。
  - **止点**：外侧副韧带止于腓骨头，在股二头肌肌腱下方穿行。
- 冠状韧带（半月板胫骨韧带）（图9–6）
  - 冠状韧带是起于半月板、止于胫骨的关节囊的深层和下面部分。这个关节囊的深部组织将内侧半月板和外侧半月板的边缘与胫骨结合在一起。
- 前交叉韧带（图9–6）
  - **起点**：前交叉韧带起于胫骨平台的前侧。
  - **止点**：前交叉韧带止于股骨外侧髁的内部。它的作用主要是限制胫骨的向前滑动及胫骨的内旋。
- 后交叉韧带（图9–6） 414
  - **起点**：后交叉韧带起于股骨内侧髁的外侧面。
  - **止点**：后交叉韧带止于胫骨平台的后侧，主要的作用是限制胫骨向后滑动及胫骨的内旋。
- **功能**：膝关节韧带对关节运动的控制多于人体的其他任何一个关节[5]。这些韧带非常致密，脱位的情况非常少。与其他滑膜关节一样，膝关节的韧带发挥着重要的感觉神经的功能。膝关节的韧带可提供重要的信息，包括膝关节的

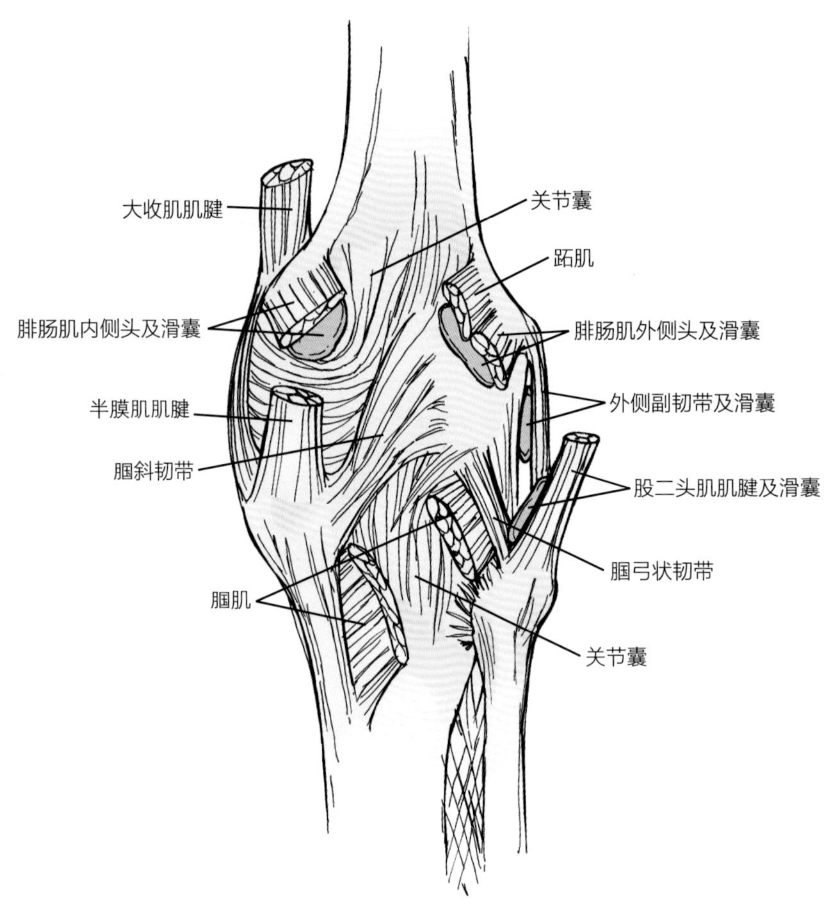

图 9–5 膝关节后侧的关节囊、韧带、滑囊和肌肉

位置、运动、压力及疼痛，并且与周围的肌肉有反射联系。前交叉韧带阻止胫骨的过度向前滑动。后交叉韧带阻止胫骨的过度向后滑动。内侧副韧带从侧面固定膝关节，并且防止它内侧“开口”。外侧副韧带防止膝关节外侧“开口”。交叉韧带及侧副韧带为膝关节提供基本的稳定性。

- **功能障碍和损伤：**膝关节的韧带是人体结构中最常受损的结构。特别是对运动员来说，最常见的急性损伤是前交叉韧带的损伤，通常伴有半月板的损伤[4]。韧带损伤分为1~3级。Lauren Berry发现，在膝关节损伤后，会发生肿胀，并且侧副韧带会发生向后方的错位或者位置性功能障碍。膝关节在损伤后会保持一种持续的屈曲状态，因为这样膝关节可以容纳更多的液体。如果膝关节保持较长时间的屈曲状态，那

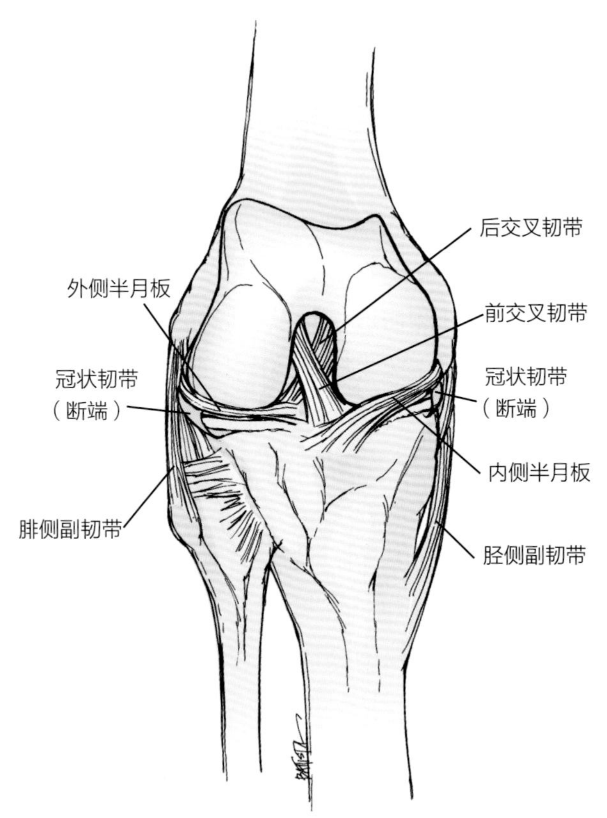

图9–6 膝关节的内部结构，显示前交叉韧带、后交叉韧带、内侧半月板、外侧半月板和冠状韧带（深部关节囊的一部分）

么侧副韧带就会发生粘连，使其出现后方错位。如前所述，在半月板受损后，膝关节也会保持持续的屈曲状态。如果患者受伤时能听到“咔嚓”声，那通常意味着前交叉韧带损伤或断裂。对于受伤的组织来说，肿胀的程度和发生方式是寻找受损结构的重要线索。如果淤青和肿胀在受伤后的1～2小时出现，那通常是前交叉韧带或后交叉韧带损伤。如果肿胀在几个小
415 时后或者次日出现，那意味着轻中度的韧带损伤、关节囊炎症或者半月板损伤。韧带（特别是前交叉韧带）的损伤会导致关节过度或异常的活动，从而使关节过早地退化[3]。

- **治疗介入：**侧副韧带需要被由后向前地提拉。其他韧带不存在位置性功能障碍，需要被横向放松。与关节囊一样，韧带的损伤及功能障碍有两种可能的结果。在其中一种情况下，韧带变得松弛，导致关节不稳、炎症和关节退化。这些韧带需要通过运动康复进行治疗。在另一种情况下，韧带会变得致密及纤维化，关节活动度减小，导致关节退化。如果韧带在外侧，我们需要运用STM消除纤维化并给组织补充水分，运用肌肉能量技术使神经功能恢复正常。

滑囊

- **结构：**滑囊是一种内衬滑膜的囊，里面充满了滑液（图9–2~9–5）。膝关节区域有超过24个滑囊。有3个滑囊是关节囊内的隐窝，构成了髌上囊，即半膜肌囊及腓肠肌囊。滑囊也存在于膝关节的肌肉（包括股二头肌、半膜肌、髂胫束及鹅足腱）下（见下文）。
- **功能：**滑囊的作用是增加润滑，减少摩擦。
- **功能障碍和损伤：**在临床上常见的损伤区域有3个：膝关节前侧的滑囊，包括髌前滑囊、髌下滑囊、髌上滑囊；膝关节内侧的鹅足囊；以及位于膝关节后侧的半膜肌囊和腓肠肌内侧囊。膝关节后侧肿胀通常被称为贝克囊肿（腘窝囊肿），是指在腓肠肌两个头之间的慢性肿胀。这通常与半月板损伤或者退化相关。膝关节前侧的滑囊比较容易因为直接撞击及久跪而受损，通常称为髌前滑囊炎。髂胫束及鹅足腱下方的滑囊会因为摩擦力过大（例如跑步）而发生炎症。
- **治疗介入：**滑囊可以通过手法治疗消除肿胀。治疗包括轻柔、缓慢、大范围的向心性按摩。主动和被动的膝关节屈伸同样可以通过泵的作用，将液体从关节排出以减轻肿胀。

神经

- **结构：**膝关节主要由**胫神经**、**腓总神经**及**隐神经**支配（图9–7、9–8）。坐骨神经在大腿后侧远端1/3处分为胫神经和腓总神经。胫神经穿行于膝关节后侧的腘窝中心，腓总神经穿行于股二头肌和腓肠肌外侧头之间的腓骨头后侧（图10–3）。隐神经是股神经的终末支，并分出髌下支，在膝关节内侧浅层、缝匠肌与股薄肌的肌腱之间穿行。
- **功能：**胫神经及腓总神经有关节支、肌支及皮 416
支（腓肠神经）。隐神经是皮神经，主要支配髌骨前、小腿内侧和足内侧缘的皮肤。
- **功能障碍和损伤：**由于肌肉收缩引起的摩擦，腓总神经和隐神经容易发生炎症。过度的跑步或者跳跃会使肌肉产生有力的屈曲，挤压神经。腓总神经易受外伤，因为它位于腓骨颈的位置。在足球运动中，跌倒或者撞击等直接损伤会使神经受损。该神经受刺激会引起局部锐痛、麻木或者刺痛，从腓骨头处开始，沿着小腿外侧放射到足背。隐神经受刺激会造成膝关节前侧和内侧疼痛、麻木及刺痛。
- **治疗介入：**对周围神经的治疗包括对神经的横向按摩，主要是指轻柔的挖取式揉抚，而不是轻快的摩擦按摩。

肌肉 417

- **结构：**活动膝关节的肌肉位于大腿及小腿。活动膝关节的大腿肌肉分为前侧及后侧肌群。**前**

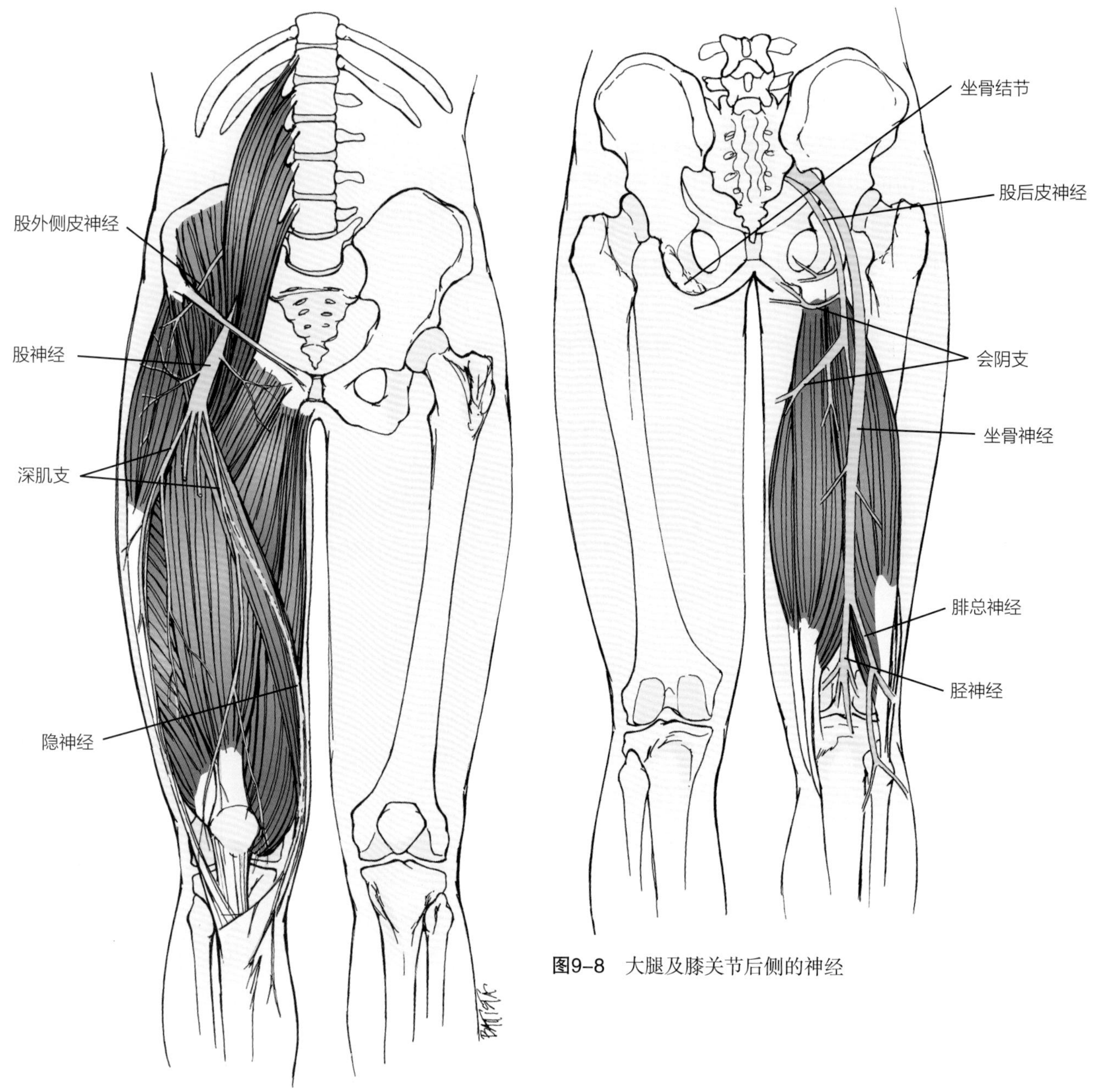

图9–7 大腿及膝关节前侧及内侧的神经

图9–8 大腿及膝关节后侧的神经

侧肌群伸展膝关节，包括缝匠肌及股四头肌的四块肌肉，分别是股直肌、股外侧肌、股中间肌及股内侧肌（图9–9）。**后侧肌群**主要屈曲膝关节，并使胫骨内外旋，包括腘绳肌（股二头肌、半腱肌、半膜肌）、腘肌及腓肠肌（图9–9）。这些肌肉也可以按照位置分入内侧和外侧筋膜室。内侧筋膜室包括构成鹅足肌群的腓肠肌内侧头，缝匠肌、股薄肌及半腱肌的肌腱；半膜肌；以及来源于股内侧肌的股四头肌支持带（图9–9）。**鹅足肌群**是前侧、内侧、后侧最长的肌群，并且像三脚架一样去稳定膝关节。**外侧筋膜室**包括髂胫束、股二头肌、腘肌及来源于股外侧肌的股四头肌扩张部分（图9–10）。

功能：膝关节的肌肉及筋膜扩张部分是膝关节的**动态稳定结构**。重要的是要牢记，人体是一个张拉整体结构，是肌肉（张力结构）而不是 418

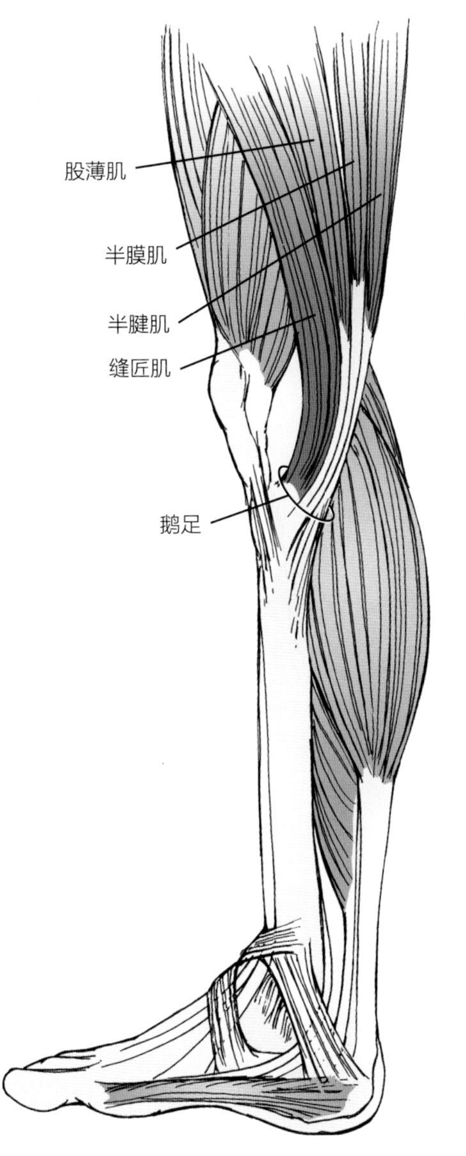

图9–9 膝关节内侧的肌肉及筋膜。缝匠肌、股薄肌和半腱肌的肌腱在止点处相互交织构成了鹅足

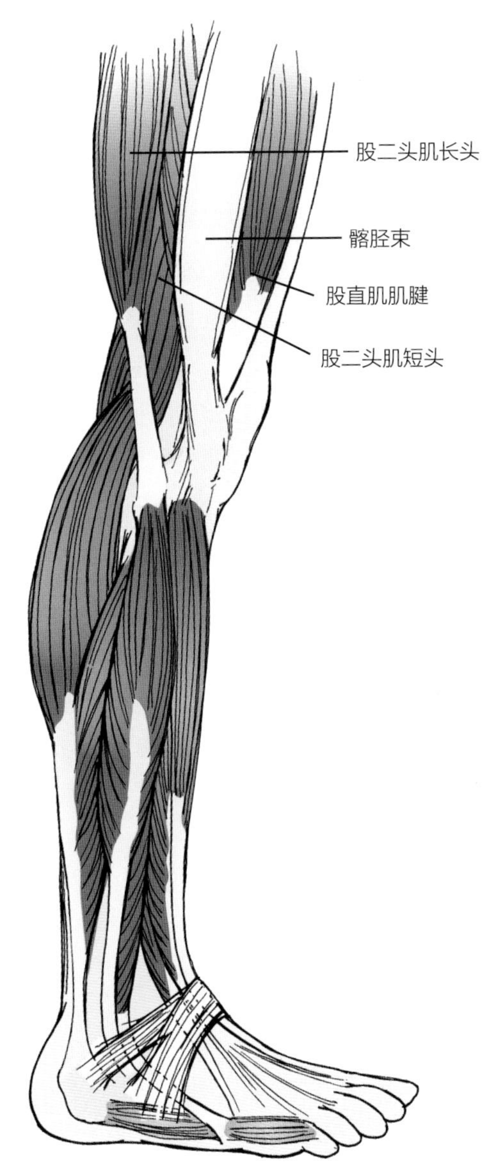

图9–10 膝关节外侧的肌肉及筋膜

骨（压力结构）使身体保持直立状态。这是研究膝关节时所需要的关键信息。肌肉可以通过提升作用减轻体重对骨的压力，从而给膝关节减压。如果肌肉无力，身体的重量会全部压到骨上，从而导致疼痛和退化加速。维持包绕在膝关节周围的肌肉（包括股四头肌及腘绳肌）的力量是至关重要的，特别是在膝关节退化或受损后，因为这些肌肉被反射抑制，需要通过反复的运动去对抗。这些肌肉也通过与关节囊相交织以增加膝关节的动态稳定性。肌肉收缩使关节囊紧缩，从而提高膝关节的稳定性。在膝关节前侧，股四头肌通过股四头肌的筋膜扩张形成的内外侧支持带来加强关节囊。在膝关节外侧，关节囊通过髂胫束加强。在内侧，关节囊通过鹅足腱（半腱肌、股薄肌及缝匠肌）加强。后外侧是通过股二头肌加强。后侧的动态稳定性主要通过腓肠肌及腘肌来提供。跨过两个关节的腘绳肌不只是引起膝关节屈曲，而且可以旋转胫骨及骨盆。附着于内侧半月板的半膜肌在膝关节屈曲时使半月板回缩。附着于

外侧半月板的腘肌在膝关节屈曲时使半月板向后运动。

- **功能障碍和损伤**：肌肉损伤有两类，为急性损伤和累积性的应力。同髋关节一样，膝关节最常受损的肌肉是双关节肌肉，特别是股直肌和外侧腘绳肌（即股二头肌）。这些肌肉的一个主要功能是离心收缩（即肌肉变长的时候收缩），在这个过程中肌肉更易受损。股直肌需要进行离心收缩以使膝关节及髋关节减速，在足跟着地、膝关节完全伸展时腘绳肌进行离心收缩[9]。髂胫束经常因为与股骨外侧髁反复的摩擦而受损。这种情况被称为髂胫束摩擦综合征。另外一种常见的疾病是膝关节内侧鹅足腱的肌腱炎。肌肉的功能障碍分为两类：肌肉失衡和位置性功能障碍。肌肉失衡描述的是有些肌肉无力，而其他肌肉短缩且紧张。肌肉失衡改变了运动模式，从而给关节系统施加了一个持续的压力。位置性功能障碍描述的是肌肉错位而形成异常的扭转。

膝关节肌肉失衡

- **趋向于短缩和紧张的肌肉**：髂腰肌、阔筋膜张肌、髂胫束、股直肌、腰方肌、耻骨肌、股薄肌、内收肌群、腘绳肌（股二头肌多于半腱肌及半膜肌），比目鱼肌和腓肠肌（踝关节跖屈），梨状肌和其他髋关节外旋肌。
- **趋向于肌力减弱（被抑制）的肌肉**：臀大肌；髋关节外展肌群（臀小肌及臀中肌）；髋关节内旋肌群；股外侧肌、股中间肌，尤其是股内侧斜肌；踝关节背屈肌群，尤其是胫骨前肌。
    - 内收肌群通常发生短缩和紧张，然而它们会因为紧张–无力现象而肌力弱，肌肉处于习惯性的短缩位时是无力的（见第二章）。股内侧斜肌附着在大收肌上，大收肌是一块非常重要的肌肉，当股内侧斜肌收缩时，内收肌群会提供一个稳定的基底。

膝关节肌肉的位置性功能障碍

- 股薄肌、缝匠肌和半腱肌（鹅足腱）附着在胫骨上，往往与内侧副韧带一起向后扭转。
- 在膝关节处的髂胫束趋向于与外侧副韧带一起向后扭转。
- 腘绳肌、腓肠肌及比目鱼肌趋向于缩短和向中线滚动。

下肢典型的位置性功能障碍是膝外翻畸形，伴股骨内旋、胫骨外旋、踝关节旋前，以及股骨上髌骨向外侧的移位。这是一个塌陷的姿势，过度的重力会对身体造成伤害。

膝关节肌肉的解剖

膝关节肌肉的解剖见表9–1。

膝关节肌肉的动作

膝关节肌肉的动作见表9–2。

表9-1　膝关节肌肉的解剖

肌肉	起点	止点	动作	功能障碍
股四头肌				
股直肌（股四头肌中唯一跨越两个关节的肌肉）	有两个肌腱头：直头起自髂前下棘，反折头起自髋臼上方的浅沟和髋关节的纤维囊	止于一条宽厚的腱膜和扁平的肌腱，附着于髌骨的上表面；股四头肌肌腱的中央、表浅部分	伸展膝关节，辅助屈曲和外展髋关节	股直肌通常变得紧张和短缩，使骨盆前倾。股直肌及其他屈髋肌紧张会抑制臀大肌
股外侧肌	起自大转子的外侧面和股骨粗线的外侧唇	股四头肌肌腱，形成附着于髌骨外侧极和胫骨粗隆的髌骨外侧支持带	伸展膝关节。股直肌和股外侧肌会给髌骨施加一个侧面的拉力	股外侧肌通常会变得无力，被腘绳肌的紧张所抑制。股四头肌无力会明确预示着膝关节前侧疼痛的发生。这种无力会导致爬楼梯及站起来和坐下有困难[11]。股外侧肌紧张增加了外侧髌骨对股骨的压力
股中间肌	股骨的前外侧面	股四头肌肌腱。覆盖着附着于膝关节关节囊的膝关节肌肉	伸展膝关节	
股内侧肌	股骨粗线内侧面和转子间线 股内侧斜肌起自大收肌的肌腱	股四头肌肌腱形成髌内侧支持带，由两部分组成：股内侧长肌和股内侧斜肌。股内侧长肌的肌纤维垂直走行，股内侧斜肌的肌纤维几乎水平走行，两者都附着在髌骨内侧缘	伸展膝关节，在伸展过程中稳定髌骨	股内侧斜肌是唯一、主要的髌骨内侧的动态稳定肌。该肌易变得无力，在膝关节伸展的最后阶段，会导致髌骨向外侧移位，称为髌骨轨迹异常
腘肌	起于股骨外侧髁的后面和外侧半月板，在腓肠肌外侧头下面穿行而过	附着在胫骨近端后内侧缘	当脚不固定（开链运动）时，使膝关节屈曲，并相对于股骨内旋胫骨。在闭链运动中，相对于胫骨外旋股骨。在膝关节屈曲时协助外侧半月板向后运动	腘肌无力时，在膝关节屈曲过程中会抑制半月板向后滑动，在膝关节伸展的最后阶段（末端伸展）会抑制胫骨的外旋

注：在第八章中也有关于腘绳肌、缝匠肌、股薄肌的介绍，在第十章中也有关于腓肠肌和跖肌的介绍

表9-2　膝关节肌肉的动作

12块肌肉参与膝关节的屈伸和腿部的旋转

屈曲

- 半膜肌
- 半腱肌
- 股二头肌
- 股薄肌
- 缝匠肌
- 腘肌：也使小腿内旋
- 腓肠肌：也使踝关节跖屈
- 跖肌：也使踝关节跖屈

伸展

- 股直肌
- 股内侧肌
- 股中间肌
- 股外侧肌

小腿旋转

内旋	外旋
半膜肌	股二头肌
股薄肌	
腘肌	
半腱肌	
缝匠肌	

420 膝关节的功能障碍和损伤

膝关节疼痛的诱发因素

- 双腿不等长。
- 髌骨位置异常。
- 动态和静态稳定结构减弱引起的不稳定。
- 肌肉失衡［屈肌（包括腘绳肌、髂胫束和腓肠肌）紧张，伸肌（特别是股内侧斜肌）无力］。
- 步态异常，如外八字步态。
- 软组织纤维化（粘连），特别是在关节囊或外侧支持带处。
- 对线异常，包括X形腿（膝外翻）、O形腿（膝内翻）或膝关节过伸（膝反屈）。
- 股骨前倾。
- 胫骨向内扭转。
- 踝关节旋前或不稳定。
- 足部僵硬或者平足的减震能力下降[10]。
- 制动，手术。
- 运动的变化。变化超过10%的运动方式会造成更大伤害[12]。
- 疲劳。膝关节受伤大多发生在一天的尾声，在表演的尾声，在滑雪运动尾声，等等。
- 陈旧性损伤。

膝关节疼痛的鉴别诊断

- 认识到膝关节疼痛主要来自于膝关节结构而不是神经肌肉骨骼系统是很重要的。参见第二章中的“按摩和手法治疗的禁忌证：红旗现象”，以了解按摩的禁忌证和何时转诊是必要的。假
421 设膝关节疼痛不是病理因素引起的，鉴别诊断可以通过涉及的结构进行分类。
- 膝关节受到L_3~S_2神经支配，膝关节疼痛可能因为腰骶部神经根受刺激而产生。通常疼痛表现为膝关节前内侧的剧烈疼痛、麻木或刺痛。直腿抬高试验或髋关节被动伸展会因为神经根受牵拉而疼痛加重（详见第三章和第八章中相应的试验。）
- 髋关节和膝关节有共同的支配神经，膝关节的疼痛可能为髋关节疼痛的牵涉痛。髋关节疼痛、被动屈曲和内旋活动度减小，提示髋关节骨关节炎，也称为退行性关节病。
- 肌筋膜疼痛急性发作的表现是尖锐的局部疼痛，常伴有红、肿、热。在运用CR MET时，等长收缩会使其加重，最好休息。
- 急性膝关节疼痛通常是由创伤引起的。最常受损的结构是前交叉韧带、内侧副韧带及内侧半月板。如果严重受损，膝部会立刻出现肿胀。如果伤势较轻，则肿胀会在6~12小时内发生[6]。疼痛通常局限于膝关节内侧，患者无法完全伸展膝关节。
- 慢性疼痛通常提示骨关节炎，由软骨退化引起。在这种情况下，中老年人会主诉膝关节僵硬及弥漫性疼痛。除了受伤以外，最常见的疼痛部位是膝关节前侧，通常是由于髌股关节紊乱引起的。这种疼痛的产生是由于久坐或下楼梯。在慢性膝关节功能障碍时，膝关节会弯曲或不受控制，提示关节不稳。这种不稳定是由于韧带松弛、肌肉受抑制或半月板撕裂引起的。
- 许多老年患者表示，他们被告知他们的膝关节疼痛是由衰老引起的。而事实是，绝大多数患者的疼痛只发生在一侧膝关节，而显然另外一侧的膝关节也在退化。疼痛通常是由陈旧性损伤及累积性的应力导致功能障碍而引起。功能障碍通常是由肌肉失衡引起，导致膝关节对线

异常和功能不平衡；或由关节囊纤维化和增厚引起，从而导致正常的润滑和营养减少；或由关节面的正常活动度减小或关节内运动丧失引起。骨盆、足和踝关节的正常对线是健康的膝关节必不可少的因素。

膝关节功能障碍和损伤的常见类型

前交叉韧带扭伤

- **病因**：前交叉韧带损伤通常由膝关节过伸时内翻或外翻应力，或足部固定时膝关节受到直接撞击引起；或在篮球、滑雪运动中，足部固定的同时，身体向前推进引起。
- **症状**：膝前疼痛和肿胀是前交叉韧带损伤的症状。慢性前交叉韧带损伤时，患者会感觉膝关节无力。
- **体征**：前抽屉试验阳性提示前交叉韧带损伤。
- **部位**：前交叉韧带损伤发生在膝关节内前交叉韧带在胫骨和股骨上的附着点。
- **治疗**：**急性**损伤时，轻柔地使用无痛MET#1来协助屈伸膝关节，减轻膝关节的疼痛和肿胀，并有助于防止肌肉抑制。它对维持膝关节屈肌和伸肌之间功能的平衡起到了重要作用，因为通常腘绳肌和髂胫束趋于缩短，股四头肌（股直肌除外）趋于减弱。治疗通常集中在髂胫束的放松和股内侧斜肌的加强。轻柔地操作Ⅰ级STM来保持营养充足和氧气的循环，促进细胞合成。**慢性**的前交叉韧带损伤会导致膝关节不稳。患者需要将运动康复作为主要治疗方法。手法治疗的重点是放松那些会抑制无力肌肉的紧张肌肉，松解阻止膝关节正常活动的增厚的纤维组织。通过MET为髋关节和膝关节做综合评估和治疗，找出无力的肌肉和短缩的筋膜。运用CR MET去恢复受抑制的肌肉，运用相同等级的PIR MET去牵伸短缩的组织。运用Ⅰ级和Ⅱ级STM来确定软组织受限的区域并松解软组织。

内侧副韧带扭伤

- **病因**：最常见的损伤机制是足部固定时膝关节外侧受到撞击。内侧副韧带是应对外翻应力的主要稳定结构。
- **症状**：内侧副韧带扭伤是身体中最常见的韧带 422
疾病。它通常伴有陈旧性损伤，导致膝关节内侧或后内侧局部疼痛。慢性内侧副韧带损伤的患者可能会在运动时出现韧带疼痛或无力。
- **体征**：膝关节屈曲30° 时膝关节外翻试验出现疼痛是内侧副韧带扭伤的症状。
- **部位**：内侧副韧带扭伤通常发生在三个部位。韧带可在股骨或胫骨处的止点或韧带中点发生撕裂。这些撕裂导致关节粘连或韧带与股骨及胫骨粘连。
- **治疗**：对于内侧副韧带急性和慢性扭伤的治疗，类似于上面描述的前交叉韧带扭伤的治疗。主要的区别是内侧副韧带治疗允许对韧带施加直接压力，而不像前交叉韧带，它位于关节内深处。对于内侧副韧带的**急性**损伤，轻柔地对韧带施加Ⅰ级第二序列和Ⅱ级第一序列的横向手法。这可以防止韧带与骨及邻近软组织的粘连，并有助于形成新的胶原纤维[6]。随着韧带的愈合，可以应用更大的压力。温和、无痛苦、横向的揉抚有助于纤维的愈合。在**慢性**损伤中，内侧副韧带区域增粗、发生纤维化或萎缩。对于增厚组织，使用Ⅱ级第一序列横向按摩会减少内侧副韧带粘连。重要的是用Ⅰ级和Ⅱ级手法来检查受损区域，以识别张力过高的部位和粘连部位，并治疗相关部位。挛缩的韧带需要运动康复。

内侧半月板损伤

- **病因**：在腿部负重情况下持续扭转是半月板损伤的一种常见原因。
- **症状**：急性损伤引起“膝关节某处”突发剧烈疼痛及关节无力，伴关节肿胀。如果是慢性损伤，患者通常会主诉膝关节交锁、膝关节疼痛性弹响、膝关节内被抓住的感觉或膝关节的无力。

- **体征：**关节线压痛；正常膝关节运动丧失，通常表现为失去全范围的屈曲或伸展；McMurray试验阳性；被动伸展末端受限；以及不能充分主动伸展膝关节。股内侧斜肌萎缩和慢性轻度肿胀是典型的症状。
- **治疗：**对**急性**损伤，需要轻柔地运用MET#1来收缩屈肌和伸肌，以减轻疼痛和肿胀，有助于防止肌肉抑制。屈伸程度的减小意味着损伤程度加重。严重受伤时，出现膝关节完全屈曲状态，此时伴随疼痛感丧失，肢体末端感觉空虚，被动伸展受限、疼痛，末端感觉弹性阻滞。**慢性**损伤时的肌肉失衡表现类似于慢性前交叉韧带损伤。运用MET来松解短而紧绷的肌肉和萎缩的肌肉。通常情况下，膝关节已经失去正常的滑动，半月板固定在前方。运用Ⅰ级和Ⅱ级STM，集中在内侧和前侧关节线。运用Ⅱ级第五序列无痛的膝关节“8”字松动术。

外侧副韧带扭伤

- **病因：**通常膝关节内侧受到撞击会导致外侧副韧带扭伤，比内侧副韧带损伤少见得多。
- **症状：**外侧副韧带扭伤通常涉及陈旧性外伤，导致膝关节外侧局部疼痛。慢性外侧副韧带扭伤患者可能会在运动过程中感受到疼痛或韧带无力。
- **体征：**膝关节30° 屈曲内翻应力试验中，韧带疼痛是外侧副韧带扭伤的体征。外侧副韧带损伤需要与股二头肌损伤相鉴别，后者在膝关节抗阻屈曲时会出现疼痛。
- **部位：**外侧副韧带扭伤通常发生在股骨和腓骨的附着点或关节线。
- **治疗：**急性和慢性外侧副韧带的治疗与上述前交叉韧带扭伤的治疗几乎是一样的。对**急性**损伤，轻柔地运用Ⅰ级第二序列及Ⅱ级第一序列的横向手法放松韧带。随着韧带的愈合，可以应用更深的压力。对于急性损伤，轻柔、无痛的横向按摩可以帮助促进正在愈合的纤维重新对线。在**慢性**疾病中，外侧副韧带的区域会发生纤维化、增厚或萎缩。对于增厚的组织，使用Ⅱ级第一序列的横向摩擦按摩以减少粘连。使用Ⅰ级和Ⅱ级序列手法来确认紧张及粘连的区域并治疗所发现的问题是非常重要的。

后交叉韧带扭伤

- **病因：**后交叉韧带扭伤可以因为蛙泳中蹬腿的姿势、对屈曲膝关节的直接击打、过度的屈曲 423
或过度的伸展损伤引起。
- **症状：**患者感觉膝关节周围疼痛和肿胀。慢性后交叉韧带损伤中，患者会感到膝关节无力。
- **体征：**胫骨后沉试验阳性提示后交叉韧带扭伤。
- **部位：**后交叉韧带扭伤通常发生在膝关节内胫骨或股骨上的附着点。
- **治疗：**参见前文关于前交叉韧带扭伤的治疗。

冠状韧带（半月板胫骨韧带）扭伤

- **病因：**反复扭曲，如打网球、舞蹈或长时间下坡步行，可引起冠状韧带扭伤。韧带通常附着于胫骨平台前内侧，在膝关节屈曲时限制半月板向后移动。
- **症状：**患者会感觉到胫骨平台内侧疼痛。冠状韧带外侧出现问题是罕见的。
- **体征：**胫骨平台内侧触诊疼痛，或前抽屉试验中膝关节完全被动屈曲时或被动外旋时疼痛，是冠状韧带扭伤的标志。
- **治疗：**参见前交叉韧带损伤中所描述的治疗方案。运用Ⅱ级第一序列手法横向按摩韧带，并对胫骨平台施加一个向下的力。

关节囊纤维化

- **病因：**任何炎症情况，包括创伤、手术或固定均可能导致关节囊纤维化。炎症也可能是由于慢性刺激引起的慢性炎症环境，其症状不明显，即肿胀不明显，也不发热。由特定的创伤或手术导致的炎症，其体征通常是红、肿、热。

- **症状：**患者在用力后感觉髌骨上部两侧疼痛。膝关节感觉僵硬，尤其是在患者久坐之后。
- **体征：**触诊时可发现，上述部位增厚、压痛。ROM会有20° 的伸展受限，屈曲角度在100° 左右受限，并有关节囊样末端感觉。
- **治疗：**这种慢性疾病的治疗目标是降低膝关节周围的肌肉张力，延长关节囊的长度，使胫股关节和髌股关节的ROM正常化。运用MET延长关节囊及增加膝关节屈曲（MET#8）。对支持带和关节囊运用Ⅰ级和Ⅱ级STM，从而扩展纤维并且有助于松解关节囊内部和骨骼之间的粘连。

股四头肌肌腱炎和髌腱炎（髌腱病）

- **病因：**髌骨上方的股四头肌肌腱受刺激被称为股四头肌肌腱炎，而髌腱受刺激被称为髌腱炎。如前所述，最近的研究发现，肌腱的慢性疼痛代表胶原蛋白变性，而不是慢性炎症[4]。当前的文献倾向使用术语“肌腱病”而不是“慢性肌腱炎”。反复或过度的跳跃、跑步、跳舞或徒步旅行都能引起股四头肌肌腱炎和髌腱炎（髌腱病变）。
- **症状：**患者在运动后感觉膝关节前面疼痛。这种疼痛局限于以下三个常见部位之一：髌腱（弹跳者膝关节）、髌骨上部的肌腱骨膜止点处或髌外侧支持带。
- **体征：**膝关节抗阻伸展疼痛和膝关节全范围的被动屈曲时的潜在疼痛是髌腱炎（髌腱病变）的体征。
- **治疗：急性**期治疗的主要目的是减轻疼痛、肿胀和肌肉痉挛。运用CR和RI MET给股四头肌施加一个较小的力（MET#1或MET#3，髋关节）。用轻柔的力量和缓慢的节奏运用Ⅰ级第一序列及第四序列的STM揉抚。当治疗师进行揉抚时，患者髌腱仍然敏感，则运用更多的MET，以减轻压痛和肌腱的过度紧张。对于**慢性**情况，需要评估股直肌的长度（Ely试验）。因为股直肌通常发生短缩和紧张，运用PIR MET#6来延长股直肌。下一步，运用STM的Ⅰ级第四序列手法，以松解肌腱在髌骨及胫骨粗隆附着处的粘连。横向摩擦按摩可能需要操作3~4分钟，每周1次，4~6周能解除粘连。对髌股关节和胫股关节进行关节松动术（Ⅱ级，第五序列），有助于关节功能的正常化。

膝关节腘绳肌肌腱炎（肌腱病） 424

- **病因：**腘绳肌肌腱炎（肌腱病）在跑步者中很常见，并且与踝关节旋前和髋关节前倾有关。当足跟着地、膝关节完全伸直时，腘绳肌会进行离心收缩，导致其容易损伤。
- **症状：**股二头肌损伤时，患者会感觉膝关节后外侧在腓骨头的肌腱骨膜止点处疼痛。半膜肌损伤时，患者感觉膝关节后内侧疼痛。
- **体征：**膝关节腘绳肌肌腱炎时，患者会表现出以下症状。股二头肌肌腱损伤时，当腿部外旋、膝关节抗阻屈曲时会诱发疼痛。当半膜肌受累时，腿部内旋时膝关节抗阻屈曲会诱发疼痛。
- **治疗：急性**损伤时，对腘绳肌运用CR和RI MET以减轻疼痛、肿胀、肌肉痉挛（MET#5，髋关节）。以轻柔的压力和缓慢的频率运用Ⅰ级第五序列的STM。治疗时，如果腘绳肌仍然张力较高且存在压痛，在患处穿插使用MET缓解肌肉痉挛和压痛。对于**慢性**病，需要评估腘绳肌的长度（MET#10，髋关节）。因为腘绳肌通常短而紧，运用髋关节的收缩–放松–拮抗–收缩（CRAC）MET#10和PIR MET#5拉伸腘绳肌，并增加附着在膝关节下面的肌腱的延展性。接下来，运用髋关节的Ⅰ级第三序列STM和膝关节的Ⅰ级第五序列手法，松解腘绳肌肌腹处的粘连和附着在膝后的肌腱的粘连。对髌股关节和胫股关节进行Ⅱ级第五序列的关节松动，有助于关节功能的正常化。

膝关节的骨关节炎（退行性关节病）

- **病因：**膝关节退化或膝关节的骨关节炎意味着

关节软骨已经退化。关节囊纤维化、脱水和挛缩通常发生在膝关节退化之前。膝关节的骨关节炎的病因是异常力学机制导致的累积性应力，如膝外翻或膝内翻、下肢不等长或肥胖，同时也可能是特殊的创伤，如跌倒时膝关节着地或前交叉韧带、内侧副韧带或半月板的损伤。

- **症状**：早期的症状表现为活动增加时钝痛加重，久坐及晨起出现膝关节僵硬。随着关节继续退化，患者会感到疼痛加剧，特别是内侧，即使在休息时也会出现，坐位时更明显。如果膝关节存在炎症，疼痛会影响患者睡眠。
- **体征**：关节囊被动屈曲活动的减少伴关节囊样或僵硬的末端感觉是膝关节炎的征象。
- **治疗**：最关键的是恢复关节囊的正常长度，因为关节囊的内层是营养和润滑的来源。关节囊挛缩会诱发关节退化。运用MET6#牵伸股直肌，同时运用MET#8延长关节囊。如果患者的膝关节存在**急性**炎症并伴有膝关节退化，早期的治疗目标是运用CR和RI MET#1进行屈伸活动以减轻疼痛和肿胀。同时对短而紧的肌肉运用MET，包括前文关于关节囊炎及滑膜炎的治疗方案。针对**慢性**疾病，目的是确定短而紧的肌肉、纤维组织和薄弱的肌肉，以恢复膝关节的活动度和关节内运动。除了短而紧的关节囊，腘绳肌、股直肌、髂胫束、内收肌群和腓肠肌也是比较短和紧的，需要优先治疗。股内侧斜肌、臀中肌和臀大肌通常较弱，需要加强锻炼以增加肌力。膝关节通常活动性减小，需要进行关节松动以恢复正常的关节内运动（Ⅱ级第五序列）。

滑膜皱襞综合征

- **病因**：皱襞是滑膜内衬的多余部分，人群中20%~60%的人存在皱襞[6]。膝关节前内侧持续的反复应力，如长时间跑步或骑自行车，会引起摩擦刺激而造成皱襞增厚和纤维化。
- **症状**：患者有膝关节前内侧疼痛，并伴有髌骨内侧偶尔的响声。
- **体征**：在髌骨内侧有一个类似条索状的结构，在髌骨上能触及，同时在膝关节主动伸展时会出现跳跃和移动是滑膜皱襞综合征的体征。
- **治疗**：针对滑膜皱襞的**急性**炎症，早期的治疗目标是减轻肿胀和疼痛，以及降低膝关节前侧的肌张力。运用CR和RI MET#1以轻轻地收缩和放松膝关节的屈肌和伸肌，以减轻肿胀。然后轻柔地运用Ⅰ级第一至第四序列STM，通过降 425
压和加压循环来减轻肿胀。对于**慢性**炎症，运用上面描述的治疗来帮助降低过高的肌张力，并放松位于皱襞表面的髌骨支持带。接下来，对腘绳肌运用PIR MET（MET#5），对股四头肌运用PIR MET（MET#6）以延长肌筋膜，减轻膝前负荷。最后，进行Ⅱ级第三序列STM技术以松解皱襞上的纤维化及滑膜皱襞和骨之间的粘连。

腘肌肌腱炎（肌腱病）

- **病因**：腘肌肌腱炎（肌腱病）通常与踝关节过度旋前、跑步过度或长时间徒步旅行相关。
- **症状**：患者通常在膝关节后面深部肌腱附着处感到疼痛，尤其是在行走、下坡跑或者盘腿坐之后。然而，疼痛更有可能扩散到膝关节后侧肌腹或胫骨内侧。疼痛也可能发生于膝后腘肌–弓状韧带复合体[4]。
- **体征**：胫骨抗阻内旋时疼痛和膝关节被动屈曲时膝关节后面疼痛是腘肌肌腱炎（肌腱病）的体征。慢性肌腱病会表现为如果肌腱附着处短而厚，胫骨外旋减少，或者肌腱修复不良导致腘肌萎缩，进而引起胫骨过度旋转。
- **治疗**：**急性**损伤时，对腘肌运用CR和RI MET以减轻疼痛、肿胀和肌肉痉挛（MET#7）。以轻微的压力和缓慢的频率运用Ⅰ级第五序列和Ⅱ级第四序列STM。完成了这种治疗后，如果腘肌仍然张力较高且存在压痛，穿插使用MET。

在治疗**慢性**疾病时，需要评估腘肌的长度（MET#4）。因为腘肌有可能出现短而紧张或长而萎缩的情况，评估将决定治疗。当胫骨过度旋转时，患者需要进行腘肌的抗阻训练（来加强胫骨的内旋和膝关节的屈曲，增加后侧韧带和关节囊的密度）。如果评估认定胫骨外旋减少，则运用 PIR MET#7来牵伸腘肌，增加膝后腘肌–弓状韧带复合体的延展性。接下来，进行Ⅰ级第五序列和Ⅱ级第四序列的STM以松解粘连。对髌股关节和胫股关节运用关节松动术（Ⅱ级第五序列）来帮助使关节功能正常化。

髂胫束摩擦综合征

- **病因：**髂胫束起自臀大肌和阔筋膜张肌。髂胫束在膝关节屈曲时被阔筋膜张肌拉向前方，在膝关节伸展时被臀大肌拉向后方。膝关节反复屈伸引起对髂胫束与股骨外侧髁的摩擦，这种情况在骑自行车者中和跑步者中是常见的。这种综合征与髋关节外展肌群和屈肌群无力及足旋前有关[4]。
- **症状：**患者一般会在膝关节外侧的股骨外上髁处感到疼痛。
- **体征：**当患者的膝关节从屈曲90° 向屈曲30° 伸展时股骨外上髁处会出现疼痛。
- **治疗：急性**损伤时对阔筋膜张肌运用CR和RI MET（MET#11，髋关节）以减轻肿胀及疼痛，通过降低阔筋膜张肌的肌张力来降低髂胫束的张力。运用髋关节的Ⅰ级第六序列STM以降低髂胫束近端部分的张力，并运用Ⅰ级第三序列手法帮助调整膝关节处的纤维对线并减轻肿胀。完成这一治疗后，如果髂胫束仍然存在压痛，在揉抚的过程中穿插使用MET治疗。**慢性**情况下，因为髂胫束通常是短而紧的，对髂胫束运用 PIR MET（MET#12，髋关节），以拉伸髂胫束并提高其在膝关节外侧附着处的延展性。然后，运用Ⅱ级第二序列STM来松解髂胫束和外侧髌骨、股骨远端、胫骨之间的粘连。

滑囊炎

- **病因：**肌肉的反复收缩会刺激肌肉下的滑囊，引起肿胀和疼痛。髌前囊会因为长时间地跪着或对膝前的直接撞击而出现炎症。关节肿胀会引起半膜肌囊和腓肠肌囊的肿胀。如果肿胀是慢性的，滑囊会因为疼痛而运动减少，进而脱水发展成粘连。
- **症状：**患者会出现局部肿胀、搏动性疼痛和烧灼痛。通常会出现在膝关节的三个部位（详见体征）。
- **体征：**在出现滑囊炎时，特定的受累部位体征有特异性。
    - **髌前滑囊炎（“女仆膝”）：**髌骨表面出现肿胀。
    - **鹅足滑囊炎：**位于胫侧副韧带和股薄肌、缝 426
      匠肌、半腱肌止点之间，关节线内侧下方约5厘米处会出现肿胀。
    - **腓肠肌滑囊炎（贝克囊肿）：**膝关节后侧出现肿胀；位于腓肠肌内侧头和半膜肌肌腱之间，在膝关节伸展时最明显。
- **治疗：**滑囊炎对淋巴按摩较敏感。在急性和慢性情况下，运用MET减轻受累滑囊的肌肉肿胀和高张力。在**急性**情况下，运用非常缓慢、轻柔、广泛、连续的向心性揉抚。从滑囊的近端开始，向头侧挤压液体。对髌前囊及髌上囊运用Ⅰ级第一序列手法，对鹅足囊运用Ⅰ级第五序列手法，对腓肠肌囊运用Ⅱ级第一序列手法。**慢性**情况下，对涉及的肌肉运用PIR MET以增加了滑囊上方组织的延展性。接下来，运用与前文描述一样的手法。如果感到滑囊肿胀，用较轻的压力。如果滑囊区域增厚且发生纤维化，可以应用更大的压力以帮助刺激滑囊，使其恢复液体流动。

髌骨轨迹异常（髌股关节功能障碍）

- **病因：**股骨内旋（前倾）；胫骨外旋；旋前；过度的膝外翻；股内侧斜肌无力（降低内侧稳定性）

和髂胫束的挛缩造成弓弦效应，将髌骨向外拉。髌骨被向外侧拉伸会造成髌外侧支持带的增厚及对髌内支持带过度的拉伸。髌外侧支持带的过度拉伸会造成髌骨内侧疼痛而髌骨外侧增厚、受限。

- **症状：**患者会逐渐感到膝关节前内侧的疼痛和髌骨后面的疼痛，特别是在久坐及下楼梯时，并有可能伴有爆裂声及杂音（捻发音）。
- **体征：**膝关节抗阻伸展时髌骨后方疼痛，当进行下蹲试验时压缩髌骨疼痛，股内侧斜肌和内收肌群无力，股二头肌和髂胫束挛缩，以及触诊到髌外侧支持带纤维化，这些均是髌骨轨迹异常的体征。
- **治疗：急性**损伤时，运用CR和RI MET#1收缩膝关节的屈肌群和伸肌群，以减轻膝关节的疼痛和肿胀。接下来，轻柔地运用CR和RI MET，作用于阔筋膜张肌（MET#11，髋关节）和腘绳肌，通过降低阔筋膜张肌和股二头肌的张力来降低髂胫束的张力。运用Ⅰ级第一至第四序列STM以减轻紧张和肿胀，并有助于重新调整大腿远端和膝关节前侧、内侧、外侧的肌纤维。当运用手法时，如果该区域仍然存在压痛感，在手法中穿插使用MET。对于**慢性**疾病，加强股内侧斜肌和内收肌群非常重要，因为内侧肌肉系统的无力会使髂胫束和股二头肌紧张，而将髌骨拉向外侧。然而，必须先松解紧张和短缩的肌肉，因为它们对它们的拮抗肌有抑制作用。因为髂胫束通常是短而紧的，对髂胫束运用PIR MET（MET#12，髋关节）以延长髂胫束，提高附着于膝关节外侧的组织的延展性。接下来的治疗中，对腘绳肌运用CRAC MET（MET#10，髋关节）。因为股内侧斜肌附着于大收肌，运用MET#7（髋关节）使内收肌群恢复正常。最后，运用Ⅱ级第二序列STM，用于松解髂胫束与髌骨外侧、股骨远端和胫骨之间的粘连。为加强股内侧斜肌的肌力，指导患者仰卧位下进行腿部外旋时的直腿抬高练习，以此作为家庭训练。

髌骨软化症（髌股关节炎）

- **病因：**髌骨软化症通常因为跌倒时膝关节以屈曲位着地，产生炎症，释放可使髌骨的透明软骨软化的酶，伴随着纤维基质的松动和随之而来的钙沉积。炎症导致髌骨支持带（股四头肌扩张部）纤维化，这会增加髌股关节的负荷。这种情况常导致髌股关节炎。腘绳肌和腓肠肌的持续紧张将膝关节向前屈曲，增加关节的负荷，这也是一个促发因素。
- **症状：**患者会感到髌骨下面深层的疼痛，尤其是上下楼梯或久坐后。
- **体征：**将髌骨向股骨持续按压会导致疼痛，称为髌骨研磨试验阳性。
- **治疗：**为了缓解作用于髌骨的持续张力，首先应松解腘绳肌和腓肠肌。对腘绳肌运用MET#5（髋关节）以降低过高的张力，并运用CRAC MET#10（髋关节）；对腓肠肌运用CRAC MET#3。运用PIR MET#5以松解腘绳肌在膝关节后侧的附着点。下一步，执行Ⅰ级第一至第五序列和Ⅱ级第一至第 427
四序列的软组织松动，以减少髌骨和膝后的软组织粘连。最后进行髌骨松动（Ⅱ级第五序列，第一个手法）。

隐神经卡压

- **病因：**过度的膝关节伸展及内收肌群的收缩。
- **症状：**患者感到膝关节内侧和前侧疼痛。
- **体征：**用手指按压收肌管时，膝关节内侧疼痛；收肌管受压时，膝关节内侧有放射性疼痛并直达脚踝。
- **治疗：**执行Ⅰ级第一序列STM手法，横向松动大腿内侧和膝关节处的神经。

膝关节的评估

膝关节疼痛患者的病史询问

- 您最近受过伤吗？
  - 如果最近受过伤，需让患者描述该损伤。患者感觉是猛击还是撕裂？有没有肿胀发生？如果有，肿胀是受伤之后多久发生的？
- 走路疼痛吗？
  - 患者残疾的程度简单来讲是取决于患者行走的能力。患者可以走多远？患者能步行上下山或上下楼梯吗？
- 请描述疼痛或残疾的具体情况，并且指出疼痛或僵硬的区域。
  - 治疗师的首要任务是辨别患者是急性疾病还是慢性疾病。处理急性疾病时，治疗师的目的是减轻肌肉痉挛，增加关节活动度，并在肌肉可能被抑制的情况下，刺激正常的肌肉激活。对于患有慢性膝关节疼痛或僵硬的患者，治疗师的目标是恢复正确的对线和肌肉功能，以减少对膝关节的累积性应力。仔细观察骨盆、髋部、膝关节、踝关节和足的对线，并评估髂胫束、腘绳肌、内收肌群和腓肠肌的长度，以及股内侧斜肌、阔筋膜张肌和外展肌群的力量。

观察和视诊

步态

- 观察患者在治疗室内行走的过程。在足趾离地阶段出现跛行及无法伸直膝关节表明膝关节有问题。走路时膝关节外翻还是内翻？注意踝关节是旋前的还是旋后的，以及足是内翻的还是外翻的。

对线（只针对慢性疾病）

- **体位：**患者处于站立位，面对治疗师，将膝关节及踝关节尽可能地靠在一起。
- **动作：**首先观察膝关节的对线，包括两侧膝关节之间的距离及髌面（图9–11）。治疗师把拇指和示指放在髌骨的两侧，以帮助确定它所面对的方向。然后，要求患者收紧股四头肌以抬起髌骨，观察大腿远端内侧部分股内侧斜肌是否收缩，以及收缩时是否在髌骨上极的上部和内侧形成凸起。

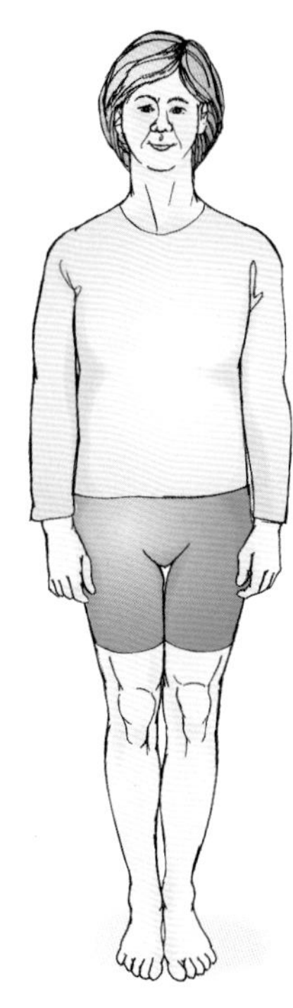

图9–11 通过让患者并拢双脚来观察膝关节的对线。髌骨应指向正前方

- **观察：**如果患者双侧的膝关节有接触而踝关节没有接触，那么为膝外翻（锁膝）。如果患者的踝关节有接触并且膝关节的关节线之间的距离大于两根手指的宽度，那么为膝内翻（弓形腿）。髌

面主要是由股骨的旋转决定的。随着踝关节和膝关节尽可能地靠近，髌骨会朝向前面。股骨前倾时，股骨会向内旋转，髌骨则朝向内侧（髌骨“斜视”）。股内侧斜肌萎缩通常发生在膝关节损伤或慢性膝关节功能障碍之后，是由刺激引起关节运动反射而导致的。此外，萎缩也会因损伤后一段时间的全范围伸展受限而发生。股内侧斜肌是膝关节末端伸展的关键肌肉，因此它通常会在膝关节受伤后萎缩。

428 观察肿胀

- **体位：** 患者取坐位，膝关节放在治疗床的边缘之外。
- **动作：** 观察肿胀。
- **观察：** 检查因肿胀而消失的前内侧关节线上的正常凹度。

主动运动

伸展

- **体位：** 患者取坐位，膝关节放在治疗床的边缘之外。
- **动作：** 嘱患者从屈曲90° 的位置开始伸展膝关节（图9–12）。将手放在髌骨上重复伸展膝关节。
- **观察：** 观察并感觉髌骨是怎样移动的。通常，髌骨是直向上移动的，直到伸展位末端，它会被轻微地拉向外侧。在膝关节伸展早期出现向外侧的偏移表明髌骨轨迹异常。膝前区出现捻发音或疼痛表明髌股关节退化。如果患者的膝关节从屈曲位到伸展位的移动过程中出现髌骨跳跃，表明可能存在髌内侧滑膜皱襞。全范围伸展的丧失经常表明为半月板的损伤。

下蹲试验（只针对慢性疾病）

- **体位：** 患者取站立位，一只手支撑在治疗床上。
- **动作：** 嘱患者下蹲，蹲到舒适范围的极限，然后再次站起来。要求患者保持两脚分开，与肩同宽（图9–13）。
- **观察：** 观察关节活动度，并询问患者是否有疼痛。这个过程是对慢性膝关节疼痛和僵硬的快速筛查试验。通常，髌骨后面疼痛、有捻发音提示髌股关节功能障碍，活动度减小及疼痛提示胫股关节的问题。

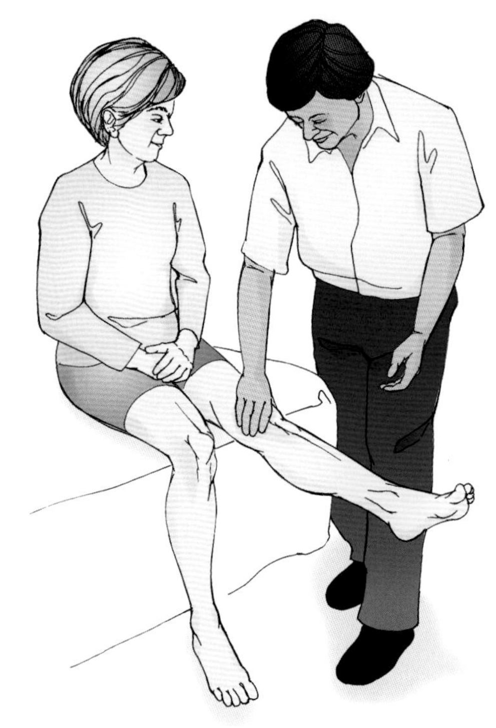

图9–12 主动伸展。首先观察髌骨的运动。接下来，将一手放在患者的髌骨上，嘱患者重复伸膝。感受髌骨的杂音（捻发音）及髌骨的运动是否流畅

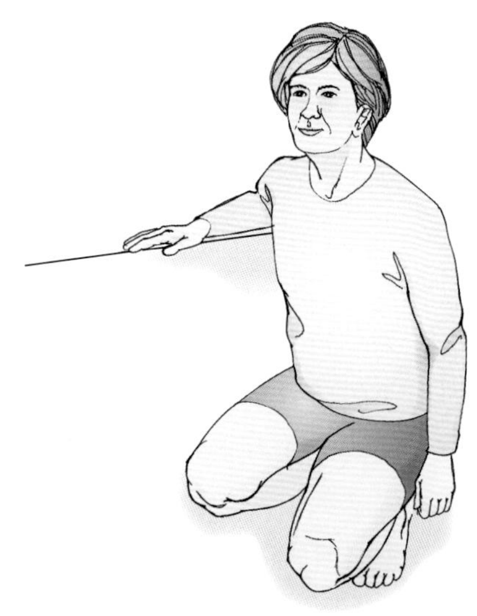

图9–13 下蹲试验，只针对慢性疾病

屈曲

- **体位**：患者取仰卧位。如果是急性疾病，需在膝关节下垫枕头。
- **动作**：嘱患者朝向胸部抬起大腿，将足跟尽力拉向臀部（图9–14）。

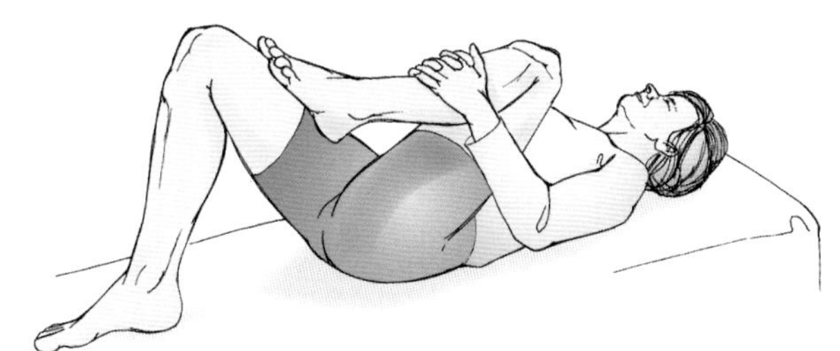

图9–14 主动屈曲。测量急性损伤时膝关节的活动度

429 - **观察**：正常的关节活动度大约为140°。在急性或慢性膝关节疾病中，膝关节屈曲活动度会减小。在急性期，活动度减小是由肿胀导致的；在慢性期，活动度减小是由关节囊纤维化或软骨退化引起的关节间隙丧失导致的。

被动运动

屈曲

- **体位**：患者取仰卧位。如果是急性疾病，需在膝关节下方垫枕头。
- **动作**：首先，将患者膝关节屈曲，一只脚放在治疗床上。接下来，治疗师一只手放置在患者的膝关节上，另一只手握住小腿远端，慢慢地将髋关节屈曲到90°，髋关节保持中立位，不要使髋关节内旋或外旋。慢慢地施压至屈曲的舒适极限。如果患者没有疼痛，治疗师可以进一步施压来评估患者的末端感觉（图9–15）。
- **观察**：加压下，足跟应该触到臀部。在囊性纤维化（皮质末端感觉）和关节退化（硬端感觉）中，屈曲是首先受到影响的运动。急性膝关节疾病时，被动屈曲疼痛且受限。半月板或交叉韧带损伤会伴有大面积的水肿，被动屈曲会有一种空虚感，即在治疗师感受到组织张力之前患者就会有疼痛感。股四头肌有一种组织拉伸的末端感觉。

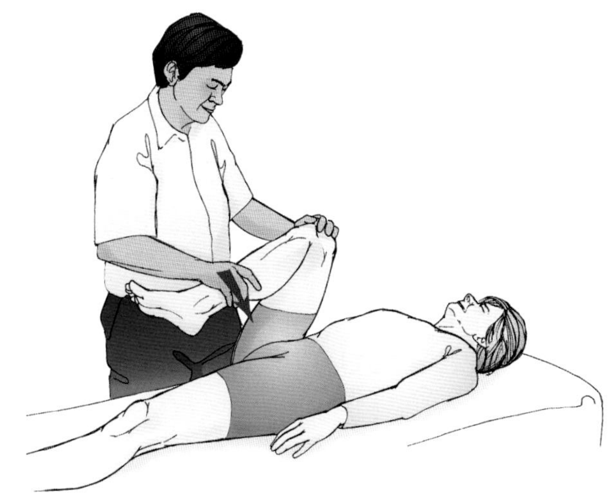

图9–15 被动屈曲。目的是评估关节活动度及末端感觉（被动关节活动度末端的阻力特征）

伸展

- **体位**：患者取仰卧位。
- **动作**：进行被动屈曲（图9–15），然后将上面的手移动至膝关节下方，慢慢地伸展膝关节。如果可以实现全范围无痛的伸展，那么屈曲膝关节大约10°，然后让膝关节伸展最后的10°（图9–16）。

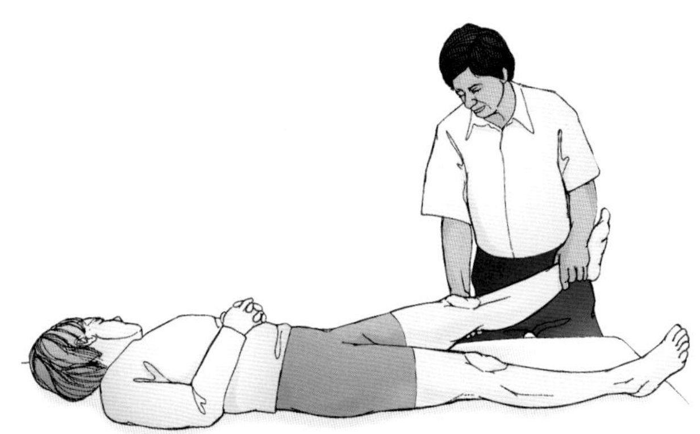

图9–16 被动伸展。被动伸展受限伴疼痛及弹跳样的末端感觉通常表明为半月板的损伤

430 ■ **观察**：通常，膝关节在全范围被动伸展时有一种坚固的、骨质的末端感觉。尽管急性膝关节疾病都会导致全范围伸展活动度减小，但是被动伸展活动度减小是半月板损伤时的关键发现。在半月板损伤中，被动伸展末期的末端感觉被描述为“弹性板块”。这意味着膝关节会反射性地“弹跳”到轻度屈曲位而不能完全伸展。当患侧膝关节伸展的角度大于健侧膝关节时，过度伸展表明前交叉韧带或后交叉韧带有撕裂。图9–16中的体位也可以被用于一种肌肉能量技术来增加末端伸展的角度。当治疗师试图抬起患者的足跟以使膝关节进一步伸展时，治疗师要求患者对抗。然后放松并重复。

McMurray试验

■ **目的**：评估内侧半月板（图9–17）。

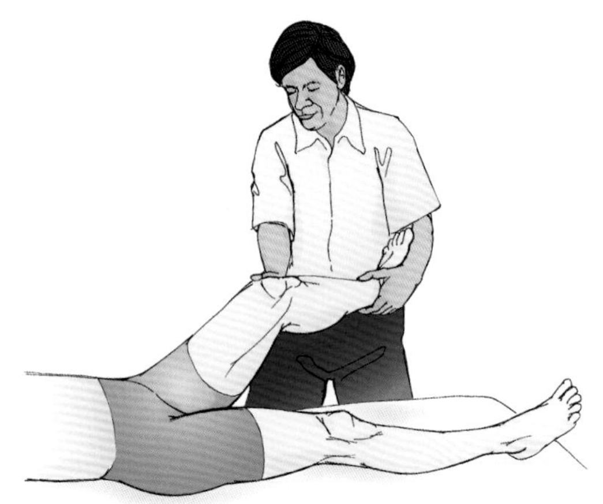

图9–17　McMurray试验评估内侧半月板

■ **体位**：患者取仰卧位。

■ **动作**：将一只手放在膝关节上，另一只手握住小腿远端，慢慢地、尽可能地使膝关节屈曲。当向外旋转足和胫骨并伸展膝关节时，在膝关节上施加由外侧向内侧的压力（外翻压力）。

■ **观察**：这是对内侧半月板损伤的筛查试验。当患者半月板损伤时，由于疼痛或沿关节线产生敲击声或咔嗒声，患者的膝关节可能无法全范围伸展。

内翻和外翻应力试验

■ **目的**：评估内侧副韧带和外侧副韧带（图9–18）。

■ **体位**：患者处于仰卧位。有两个体位可用于评估内侧副韧带和外侧副韧带，一个是屈曲位，一个是伸展位。首先，将膝关节摆放至20°~30°的屈曲位，并将患者的腿放在治疗师的腋下，双手放在患者的膝关节上。第二个体位是将患者的腿完全伸展。不要使股骨内旋或外旋。

■ **动作**：评估内侧副韧带时，尝试通过旋转治疗师的身体和用上面的手按压膝关节外侧，从而向外拉动小腿。同样的动作在膝关节完全伸展位上进行，患者的腿放在操作者的腋下或床面上。评估外侧副韧带时，治疗师向与刚才相反的方向旋转身体，并且按压膝关节内侧。对比两侧。

■ **观察**：膝关节内侧疼痛通常表明内侧副韧带损伤，膝关节外侧疼痛表明外侧副韧带损伤。与未受伤侧的膝关节相比，关节间隙增加表明可能有韧带撕裂。在完全伸展时，膝关节应该没有间隙。在外翻应力试验中，膝关节伸展时出现向外侧的移动表明内侧副韧带和关节囊有更严重的损伤。

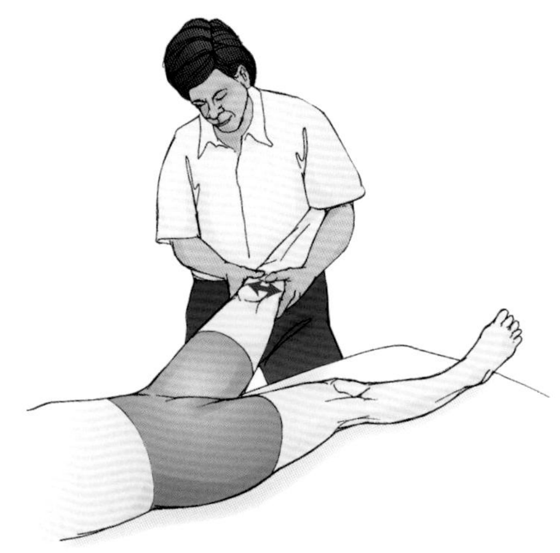

图9–18　内翻和外翻应力试验评估内侧副韧带和外侧副韧带

后沉征

■ **目的**：评估后交叉韧带的完整性。

- **体位**：患者取仰卧位，髋关节和膝关节屈曲，双脚放在治疗床上。
- **动作**：从侧面观察胫骨是否相对于股骨向后下落。对比两侧。
- **观察**：通常，胫骨在股骨髁稍前方。如果胫骨下
431 沉至股骨的后方，提示后交叉韧带有损伤。在进行下文即将描述的前抽屉试验之前做这个测试是非常重要的，因为如果胫骨向后下沉，可能会得到一个假阳性的前抽屉测试结果。

前抽屉试验

- **目的**：评估前交叉韧带（图9–19）。

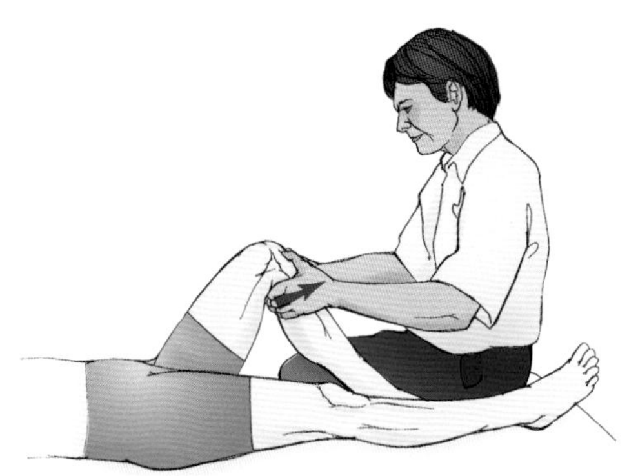

图9–19 前抽屉试验评估前交叉韧带的完整性

- **体位**：患者取仰卧位，双脚放于床上，髋关节屈曲45°，膝关节屈曲90°，胫骨处于中立位（即脚指向正前方）。治疗师坐在治疗床上，面向患者头侧。
- **动作**：治疗师轻轻地坐在患者脚尖以稳定双脚。双手环绕胫骨近端，拇指放在髌下腱两侧。治疗师手指可以感觉到腘绳肌是否处于放松状态，腘绳肌的放松对于这个试验的准确性是非常有必要的。向前方牵拉胫骨，重复几次。
- **观察**：比较两侧。正常的前交叉韧带表现为一种坚固的、绷紧的末端感觉，而不是柔软的、平缓的末端感觉。与未受伤的膝关节相比，胫骨相对于股骨的运动增加，表明前交叉韧带可能有撕裂。

髌骨外侧牵拉试验

- **目的**：评估髌骨轨迹异常。
- **体位**：患者取仰卧位，膝关节伸展。
- **动作**：嘱患者收缩股四头肌。
- **观察**：通常情况下，髌骨在股四头肌收缩的最初阶段朝着头部方向（向上）运动，或同等比例地向上和向外移动。髌骨主要向外侧移动表明髌股关节功能障碍，通常是股内侧斜肌无力。一个简单而有效的训练股内侧斜肌的方法是让患者练习直腿抬高并外旋股骨的动作。在患者抬腿之前，首先让其收紧股四头肌。重复至患者感觉疲劳。与此同时，阔筋膜张肌和髂胫束的放松也非常重要，因为它们通常都短缩而紧张。

浮髌试验

- **目的**：评估髌骨支持带的粘连。
- **体位**：患者取仰卧位，膝关节伸展。
- **动作**：治疗师用拇指和示指捏住髌骨，向内侧和外侧移动髌骨，然后向近端和远端移动髌骨（图9–20）。

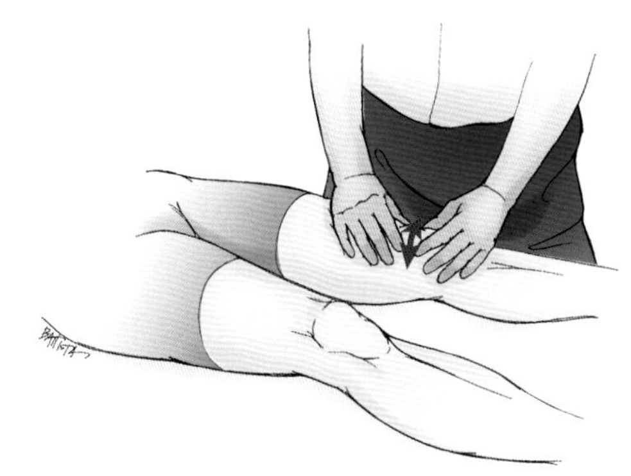

图9–20 浮髌试验。髌骨滑动受损是临床中普遍的发现，并且是支持带粘连的特征

- **观察**：从内侧到外侧，髌骨应该移动1/2的宽度；检查移动距离是增加还是减少。注意要小心地向外侧推髌骨。有半脱位或脱位病史的患者会出现恐惧感，因为几乎所有的脱位都是在外侧方向上的。

髌骨研磨试验

- **目的**：评估髌股关节的钙沉积。
- **体位**：患者取仰卧位，膝关节伸展。
- **动作**：腿保持中立位，股骨不内旋或外旋。治疗师用上方手的拇指和示指来稳定髌骨，并将下方手的手掌放在髌骨上。将髌骨压向股骨，并多次上下移动髌骨来感受钙沉积（图9–21）。
432 - **观察**：捻发音（研磨噪声）或疼痛表明髌股关节退化，也称作髌骨软化症。

触诊

大部分软组织触诊是在揉抚过程中完成。每一次揉抚时，治疗师需要去感受软组织的温度、质地、压痛和色泽。在开始软组织松动之前，需要去感受热度，将双手放在两侧膝关节相同的位置来比较两侧的温度。热表明有炎症，这需要在触诊时尽可能减小对关节的压力。

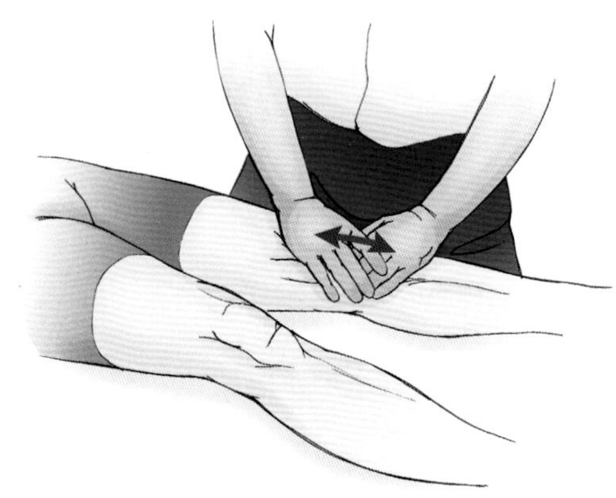

图9–21 髌骨研磨试验

技术

技术应用指南

在第二章中可以找到关于治疗指南的详细讨论。在本书所描述的治疗方法中，我们做了两个基本假设。首先，假设一个局部区域的疼痛或功能障碍影响整个区域，所以我们评估和治疗整个区域，而不是局部疼痛。例如，膝关节的骨关节炎不是一个单独的状态，而通常会影响髋关节和腰部，以及大腿和腰骶区的肌肉。第二个假设是，在一个组织中的局部疼痛和功能障碍会影响该区域的许多其他组织。例如，髂胫束摩擦综合征不仅仅涉及髂胫束下方的筋膜扩张部分，也涉及外侧副韧带、髌外侧支持带及外侧关节囊。此外，它还对内侧膝关节的肌肉及髌股关节的对线和运动有抑制作用。本书所述的涉及所有区域结构的治疗方法主要通过以下三种技术来完成：肌肉能量技术（MET）、软组织松动术（STM）和关节松动术。这些技术可以适用于每一种类型的膝关节疼痛，但该技术的“剂量”变化很大，对急性疾病采用缓慢的运动和轻柔的压力，对慢性疾病使用更强的压力和更深的松动幅度。治疗的各个方面也是对疼痛、压痛、过度紧张、无力及运动过小或运动过大的评估。治疗方针是当我们发现问题后就要去解决这个问题。请记住，治疗的目标是医治身体、心灵和情绪。保持手法柔和、力度适当，并只在患者感到舒适的极限范围内工作，使其在治疗时可以完全放松。

治疗急性疾病的目的

- 刺激液体流动，以减轻水肿，增加氧合和营养，清除废物。
- 帮助维持尽可能多的无痛的关节运动，以防止粘连和维持软骨的健康，这依赖于通过运动所获取的营养。
- 提供机械刺激，帮助愈合纤维对线和刺激细胞合成。

- 提供神经系统的输入，以尽量减少肌肉抑制，帮助维持本体感觉功能。

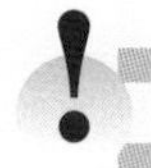

注意：急性疾病中，牵伸是**禁忌的**。

治疗慢性疾病的目的

- 消除粘连，恢复柔韧性、长度及肌筋膜对线。
- 433 消除关节周围韧带和关节囊组织的纤维化。
- 使软骨再水化，使关节恢复运动和关节活动度。
- 消除短缩和紧张的肌肉过高的张力，加强无力的肌肉的力量，并使功能障碍的肌肉重建正常的激活模式。
- 通过提高感觉意识和本体感觉来恢复神经功能。在“软组织松动术”之后会介绍临床案例。

肌肉能量技术

肌肉能量技术的治疗目标

在第二章中可以找到关于肌肉能量技术临床应用的深入探讨。下文所述的肌肉能量技术被组织成一个部分，是出于教学目的。在临床环境中，肌肉能量技术和软组织松动技术被穿插在整个治疗过程中。肌肉能量技术用于评估和治疗。一块健康的肌肉或健康的肌群在等长收缩时是强壮并且无痛的。如果肌肉或与之相关的关节中出现缺血或炎症，肌肉能量技术会产生疼痛。如果肌肉被抑制或神经受损，肌肉会变得无力和无痛。在治疗期间，肌肉能量技术是根据需要使用的。例如，当发现股二头肌紧张并且存在压痛，使用收缩–放松肌肉能量技术以降低过高的张力并减轻压痛。如果股二头肌在收缩时疼痛，使用交互抑制肌肉能量技术，收缩股直肌，促进股二头肌内的神经松弛。如果膝关节的伸肌无力和受抑制，首先要放松膝关节的屈肌，然后使用收缩–放松肌肉能量技术来恢复和加强膝关节的伸肌。

肌肉能量技术对急性膝关节疼痛是非常有效的，但施加的压力必须非常轻，以免引起疼痛。膝关节屈肌和伸肌的轻柔、无痛的收缩和松弛起到了泵的作用，可以减轻肿胀，促进氧气和营养物质的流动，清除废物，并改善无痛关节活动度。

肌肉能量技术对急性疾病的基本治疗目的

- 提供一个温和的泵作用，以减轻疼痛和肿胀，促进组织的氧合，并清除废物。
- 减轻肌肉痉挛。
- 提供神经系统的输入，以尽量减少肌肉抑制。
- 帮助维持尽可能多的无痛的关节运动。

肌肉能量技术对慢性疾病的基本治疗目的

- 降低过度的肌张力。
- 加强肌肉。
- 延长结缔组织。
- 增加关节运动，增加对关节的润滑。
- 恢复神经功能。

腘绳肌、股直肌、髂胫束、腓肠肌和内收肌群通常是短而紧的，而股四头肌（股直肌除外）和外展肌群通常是无力的。参考第八章中对内收肌群、阔筋膜张肌、髂胫束的肌肉能量技术，对股直肌的可替代的肌肉能量技术，以及慢性疾病时用于加强腘绳肌的收缩–放松–拮抗–收缩的肌肉能量技术。

下面讲述的肌肉能量技术是针对大多数患者使用的技术。在急性疾病中，用MET#1来减轻关节肿胀和疼痛。MET#6和#7仅针对慢性疾病，因为它们涉及延长筋膜的长度。切记在急性疾病中牵伸是**禁忌的**。

肌肉能量技术不应导致疼痛的产生。如果治疗区域受激惹或有炎症，患者在对抗按压时产生的适当不适是正常的。参考第八章中对髋关节的肌肉能量技术，其直接影响到膝关节。

治疗急性疼痛的肌肉能量技术

1. 治疗急性膝关节损伤的收缩–放松肌肉能量技术

- **目的：**主要目的是减轻疼痛和肿胀，增加关节活动度。

- **体位**：患者取仰卧位。治疗师一只手放在患者的膝关节下方，另一只手放在患者的踝关节处。
- **动作**：慢慢地屈曲膝关节到舒适的极限。如果患者的疼痛过于严重以至于不能使脚抬离床面，在患者的膝关节下方垫一个枕头。当使用较轻的压力试图屈曲患者膝关节时，嘱患者对抗。让患者放松，然后当使用较轻的压力试图伸展患者的膝关节时，嘱患者对抗。交替着进行抗阻屈曲和抗阻伸展，做几个循环。经过几次循环后，通过膝
434 关节小弧度地屈曲和伸展来缓慢地抽吸，以泵出膝关节内多余的液体。然后慢慢地将患者的膝关节移动到更大的屈曲位，直到遇到下一个阻力点。记住，在这个过程中患者不应有疼痛感。多次重复这个过程（图9–22）。

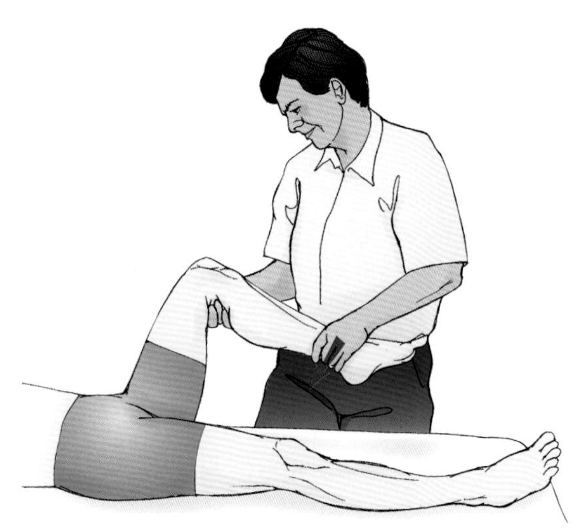

图9–22 收缩–放松肌肉能量技术治疗急性膝关节损伤

对过度紧张的肌肉的长度评估和肌肉能量技术

2. 腓肠肌的长度评估

- **目的**：腓肠肌通常是短而紧的。绷紧的腓肠肌会妨碍踝关节正常地背屈，并且会使跟腱和足底筋膜受损。
- **体位**：患者取仰卧位，膝关节伸展。治疗师一只手放在患者的膝关节上以保持膝关节伸展，另一只手放在足底。
- **动作**：朝患者头部方向牵拉其足底（图9–23）。
- **观察**：这些肌肉的正常长度允许足背屈达到90°（即垂直于腿部）。

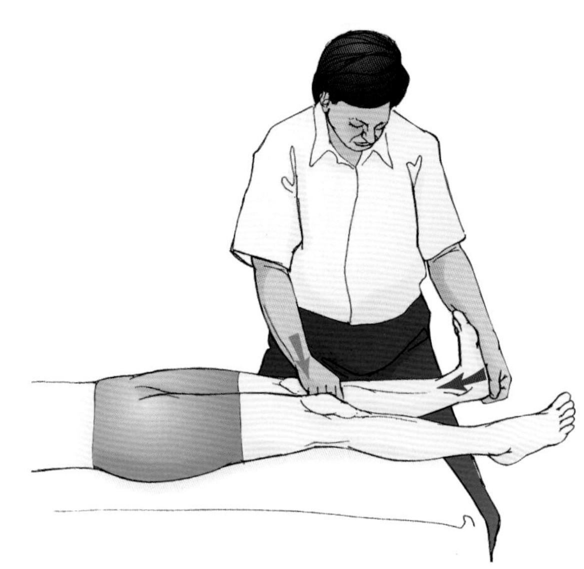

图9–23 腓肠肌的长度评估

3. 腓肠肌的收缩–放松–拮抗–收缩肌肉能量技术

- **目的**：因为这块肌肉通常是短而紧的，我们经常想要拉长它。这种肌肉能量技术对慢性踝关节疾病患者改善踝背屈也是非常重要的。
- **体位**：患者取仰卧位，膝关节伸展。一只手放在患者膝关节的上方，另一只手握住患者的足跟，且前臂放在患者的足底。
- **动作**：让患者把足放置于背屈位，在这个位置放松，然后当进一步使患者足背屈时，嘱患者对抗，维持5秒。让患者放松，然后继续向头部方向移动患者的脚。重复收缩–放松–拮抗–收缩循环几次。在另一侧重复（图9–23）。

4. 评估胫骨旋转及增加胫骨旋转的肌肉能量技术

- **目的**：胫骨通常在膝关节伸展的最后阶段外旋，并在膝关节屈曲时内旋。这项评估和肌肉能量技术确保正常的胫骨旋转。

- **体位：**患者取仰卧位，髋关节和膝关节屈曲90°。治疗师一只手放在患者的膝关节上来稳定股骨，另一只手握住患者的脚。踝背屈，使脚固定在踝关节上。
- **动作：**缓慢地将脚移动至内旋和外旋的限制位（图9–24）。膝关节屈曲90°时允许约15°内旋和约30°外旋。比较两侧。

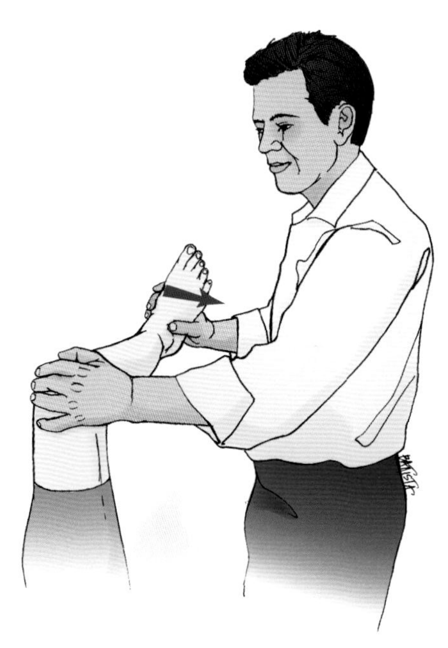

图9–24　胫骨旋转的评估和肌肉能量技术

- **观察：**如果外旋受限，在治疗师试图使足（和胫骨）进一步外旋时，让患者对抗。放松，然后使胫骨到达一个新的外旋位。重复这个过程3~5次。
  - **变化：**为帮助分离腘肌，进行MET#7。腘肌是膝关节重要的内旋肌，短而紧的腘肌会阻碍胫骨进行全范围的外旋。

435 ### 5. 腘绳肌远端附着点的等长收缩后放松肌肉能量技术

- **目的：**这个体位不同于第八章中肌肉能量技术所示的体位，因为它强调腘绳肌在其膝关节后侧的附着点处的收缩。
- **体位：**患者取仰卧位。
- **动作：**髋关节屈曲90°，缓慢被动地伸展膝关节至阻力点。让患者对抗治疗师使其伸膝的力量（推脚踝处大约5秒）。放松几秒钟，当患者放松下来，被动伸膝至新的阻力点。重复几次收缩–放松–拉长循环（图9–25）。

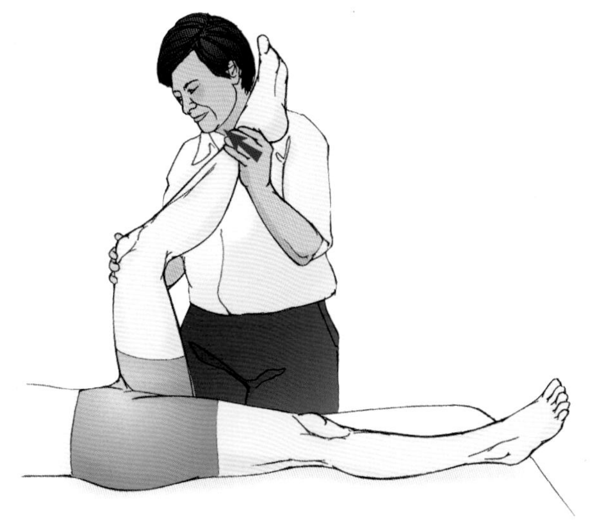

图9–25　腘绳肌远端附着点的等长收缩后放松肌肉能量技术

- **观察：**正常情况下，在髋关节屈曲90°时，膝关节伸展的活动度大约为70°。

6. 针对股直肌的肌肉长度评估（Ely测试）与等长收缩后放松肌肉能量技术

- **目的：**评估股直肌的长度；若治疗师对足踝加压使足跟靠近臀部，则会增加肌肉长度。
- **体位：**患者取俯卧位。治疗师一只手放在患者的骶骨用于固定，另一只手放在踝关节。
- **动作：**不要使髋关节内外旋转或外展、内收。若患者有重度脊柱前凸或者腰部不适，在患者腹部放置一个枕头以屈曲腰椎。将足部向臀部按压以屈曲患者的膝关节，直到感觉到阻力点。若此时足跟未触及臀部，让患者对抗治疗师使其屈膝的力量。让患者放松，当其放松下来，屈曲其膝关节至新的被动屈曲受限位。重复此循环几次（图9–26）。

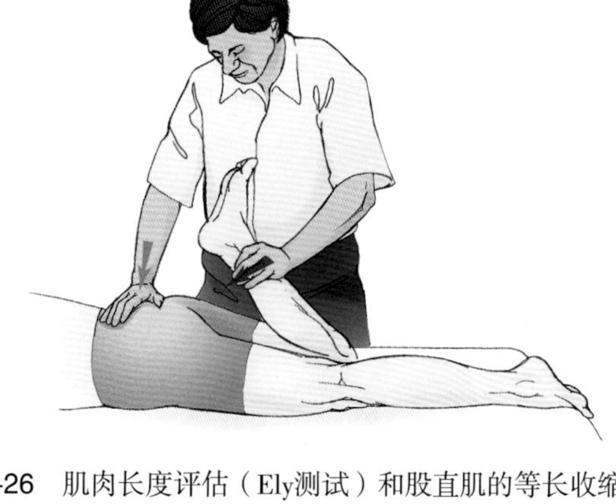

图9-26 肌肉长度评估（Ely测试）和股直肌的等长收缩后放松肌肉能量技术

7. 腘肌的收缩-放松（CR）和等长收缩后放松（PIR）

- **目的**：募集受抑制或萎缩的腘肌，或延长短缩和紧张的肌肉，帮助恢复胫骨的外旋。正常的伸膝需要胫骨10° ~15° 的外旋。腘肌是胫骨内旋的主要主动肌。短缩、紧张的腘肌或短缩的后内侧关节囊都会导致胫骨外旋的减少。抗阻内旋会帮助降低腘肌过高的张力，增加胫骨外
436 旋。CR MET帮助加强无力或萎缩的肌肉。
- **体位**：患者取俯卧位，膝关节屈曲大约20° 。一只手放在膝后固定，另一只手放在内侧足弓。
- **动作**：为放松腘肌，首先，踝关节背屈以将脚固定在踝关节上，然后将脚尖指向另一条腿，从而内旋胫骨再向对侧腿倾斜。当治疗师试图通过向外侧牵拉患者的足部，从而外旋胫骨时，让患者对抗。让患者放松。重复此循环几次（图9-27）。另一个有效放松腘肌的方法是患者取俯卧位。膝关节90° 屈曲位，外旋胫骨，当治疗师试图通过牵拉患者的踝部从而使膝关节伸展时，让患者对抗。膝关节后侧疼痛是一个腘肌受累的体征[4]。

针对慢性囊性纤维化和膝关节活动减少的肌肉能量技术

8. 增加膝关节屈曲的肌肉能量技术

- **目的**：慢性屈曲活动度缺失是囊性纤维化或软骨退化的信号。
- **体位**：患者取仰卧位。治疗师一只手放在膝关节上，另一只手放在小腿远端。
- **动作**：举起患者的腿至膝关节屈曲的舒适极限。当治疗师尝试使其膝关节进一步屈曲时，嘱患者对抗。放松，当患者放松后，进一步屈曲其膝关节。重复此循环数次（图9-28）。
- **观察**：当应用此肌肉能量技术时，确保患者的髋关节处于中立位（换言之，无内旋、外旋、外展、内收）。

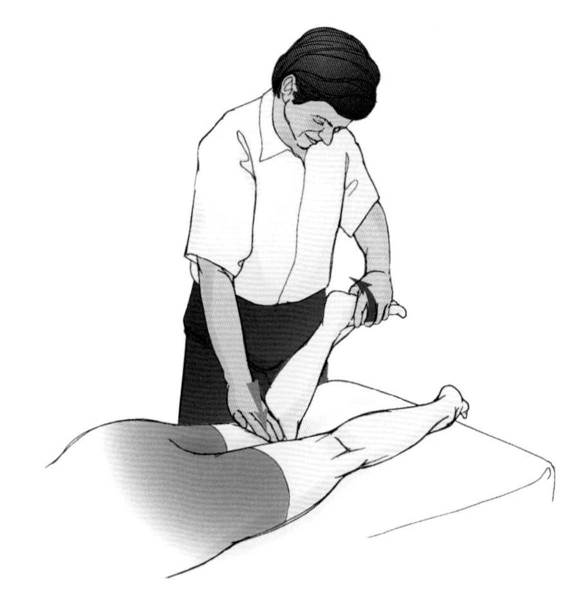

图9-27 腘肌的PIR MET，以增加胫骨的外旋

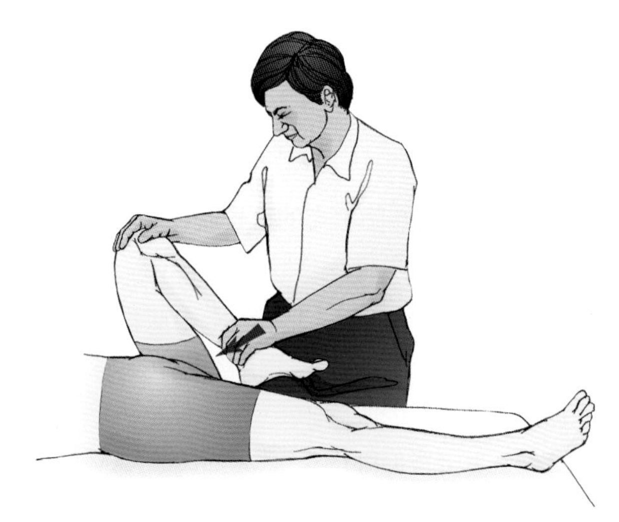

图9-28 增加膝关节屈曲的肌肉能量技术

软组织松动术

背景

在第二章中可以查阅到关于STM临床应用的详细讨论。在本书所述的Hendrickson手法治疗中，STM的动作被称为波状松动术，并且是关节松动术与软组织松动术的联合，后者以每分钟50~70个循环为频率进行节律性振动。若是轻快的横向摩擦按摩，则为每秒2~4个循环。这些松动是以特定的顺序进行的，已被证实最为有效和高效。这使治疗师能够检查身体以确定压痛点、高张力区、活动度小的区域。在掌握这项技术之前，请务必“照食谱做饭”。下文所描述的技术分为两个序列：Ⅰ级和Ⅱ级。Ⅰ级适用于每个患者，不论急性损伤还是慢性退化，目的在于强身健体。Ⅱ级通常在Ⅰ级之后应用，适用于慢性症状。治疗急性和慢性疾病的指南如下。

治疗师指南 437

急性

主要的治疗目的在于尽快缓解疼痛和肿胀，尽可能地维持无痛的关节活动，以及引导患者身心放松。在此治疗方法中，软组织被节律性地受压和减压。这提供了一个改善组织液回流的泵作用，以消除肿胀。应用在急性疼痛患者身上的力应该非常轻柔，并以较慢的节律和小幅度进行。没有特定的剂量或者深度。治疗的深度是基于患者疼痛的程度。若软组织没有放松下来，使用更多的肌肉能量技术来减轻不适、肿胀及过高的肌张力。如前文所述，在STM中穿插使用MET。记住，**牵伸技术**在急性症状中是**禁用的**。

临床案例：急性

主观资料：SM是一名58岁的律师，主诉急性右膝疼痛。1周前他在湿滑的路上远足后出现疼痛，膝关节肿胀并难以承重。所描述的疼痛是隐痛，夜间和从椅子上站起时疼痛加剧。

客观资料：检查提示有轻微跛行。膝关节轻微肿胀，并维持在轻度屈曲位。膝关节主动屈伸受限，并在前侧关节处诱发疼痛。被动活动度受限，屈伸时疼痛，膝关节屈曲末端感觉空虚，膝关节伸展末端感觉回弹。触诊提示膝关节周围的软组织水肿、皮温高，腘绳肌、髂胫束、腓肠肌有压痛和痉挛。McMurray试验阳性，提示内侧半月板受累。前抽屉试验右侧较左侧的滑动范围更大，提示前交叉韧带受累。

评估：膝关节疼痛、肿胀，屈伸活动度减小，肌肉痉挛和有触痛。

治疗（动作）：患者仰卧。应用CR MET和RI MET#1来收缩伸肌和屈肌，以减轻肿胀和疼痛，防止肌肉受抑制。将肌肉能量技术应用于腘绳肌（MET#5，髋关节）、阔筋膜张肌（MET#11，髋关节）和腓肠肌（MET#3），以降低高张力和获得更大的膝关节伸展活动度。在MET之后，对膝关节在舒适的屈伸范围内进行松动。我用轻柔的压力和缓慢的节律进行了Ⅰ级STM。最后运用改良的“8”字膝关节松动术（Ⅱ级第五序列，第二个手法）。我将前臂放在膝关节后侧，并在无痛的屈曲范围内轻柔地前后晃动。患者在行走中感觉好多了，并可以进一步伸展膝关节。

计划：我建议1个月内每周治疗一次。SM在1周后复诊，表示疼痛减轻。检查发现与第一次就诊时情况相似。被动屈伸活动度轻微增加，软组织肿胀稍微减轻。在触诊时，内侧关节线处存在触痛。我重复了之前的治疗。腓肠肌和内侧腘绳肌紧张且存在触痛，所以我对这些肌肉应用了CR MET。第三次和第四次治疗时患者的病情改善很多。患者感觉逐渐恢复，并且夜间不会再痛醒。我能够对腘绳肌、腘肌和腓肠肌应用无痛的PIR MET来获得更大的膝关节伸展活动度。“8”字关节松动术的运用可获得更好的关节活动度。在第四次治疗时，我最终可以达到膝关节伸展的末端。患者步态正常，无跛行，活动度正常。我建议他2周后回访，以确保膝关节获得全部且无痛的活动度。

438 **慢性**

慢性膝关节疾病患者的典型检查结果有屈曲活动度减小；紧张的股直肌、腘绳肌、内收肌群、阔筋膜张肌和髂胫束；其他股四头肌（特别是股内侧斜肌）和外展肌群（包括臀中肌）无力。膝关节活动度小，厚的、纤维化的韧带和关节囊组织使屈曲受限。髌骨通常向外侧固定，肥厚的纤维组织将其固定在股骨的外侧髌骨沟。一些患者的表现则相反：关节不稳定，肌肉的松弛和无力，韧带及囊组织萎缩。主要的治疗目标由患者的情况决定。对于活动度减小的患者，治疗目标是降低肌肉的高张力；通过溶解关节周围的肌肉、肌腱、韧带和囊组织中的粘连来提高结缔组织的活动性和延展性；关节软骨的再水化；重建正常的关节内运动，获得正常的活动度；通过刺激本体感受器和肌肉正常的激活模式来恢复正常的神经功能。不稳定的患者需要运动疗法进行康复。通过应用STM和MET降低紧张肌肉的张力，增强无力的肌肉，重建正常的激活模式，以及应用MET来使本体感受器康复，从而支持其稳定性。对于慢性症状，我们在软组织上用更强的压力，对关节应用更强的关节松动术。在Ⅱ级序列手法中，我们加入更深层的软组织手法，并作用在附着点上。若是发现纤维变性（增厚），则应用横向摩擦手法。如上文“急性”中提到的，在软组织手法中穿插使用MET。

临床案例：慢性

主观资料：HG是一位22岁、身高约173厘米、体重约68千克的女大学生，主诉左膝慢性疼痛伴有轻微肿胀。疼痛为隐性钝痛，上楼梯时加重，休息时缓解。13岁之后她曾有过几次髌骨脱位。早年她是一名专业跳水运动员，但因频繁的髌骨脱位而退役。8个月前，她做了一个胫骨结节向内转移的手术。她接受了一个运动教练的物理治疗和按摩治疗。

客观资料：检查显示左膝较右膝的内旋程度更甚，左踝内旋。主动活动和被动屈曲感觉疼痛且受限于正常活动度的75%。髌骨外侧牵拉试验显示其股内侧斜肌的募集不充分，提示股内侧斜肌无力。由外向内的髌骨滑动幅度减小。触诊显示腘绳肌（尤其是股二头肌）和髂胫束的远端附着处紧张。髌外侧支持带、内侧冠状韧带、内侧关节囊和髌骨下面的组织增厚和发生纤维化。

评估：肌力失衡，髌外侧支持带、关节囊和韧带纤维变性，髌股关节固定。

治疗：我建议她每周治疗1次，共4次。目标是减轻疼痛，松解高张力的肌肉，改善关节内运动和活动度，从而恢复关节无痛的功能。患者仰卧位下开始治疗，应用CR MET和RI MET（MET#1）来减轻肿胀和改善屈曲功能。应用腘绳肌的MET（MET#5）、阔筋膜张肌和髂胫束的MET（MET#11和#12，髋关节）来减少对膝关节和髌骨向外侧的拉力，增加外侧和后侧软组织的延展性。应用股四头肌的CR MET（MET#3，髋关节）来缓解高张力，并增加股四头肌在髌骨附着处的延展性。应用股直肌的PIR MET（MET#6）来牵伸股直肌。应用Ⅰ级STM，尤其是Ⅰ级第四序列手法来降低过高的张力，松解大腿远端和膝关节软组织的粘连。然后我集中对外侧支持带、内侧冠状韧带、内侧关节囊、髌骨后关节面应用Ⅱ级STM和关节松动术，并对髌骨进行关节松动术，以及VMO的等张收缩练习。

计划：我建议HG1个月内每周都来治疗。她在一周后治疗时表示，治疗之后膝关节摸上去有点酸，但是感觉症状轻微好转。检查结果显示膝关节屈曲角度及髌骨活动度轻微增加。髌骨外极软组织触感较前稍薄。我先重复了第一次的治疗。在第二阶段，我着重应用PIR MET（MET#12，髋关节）以
拉长髂胫束，并应用CRAC MET（MET#10，髋关 439
节）以牵伸腘绳肌。我着重对髌外侧支持带和冠状韧带应用STM。

HG又进行了2次治疗，每周1次。第四次治疗时她表示正在逐渐好转。检查显示纤维变性减少，髌骨外侧牵拉试验显示出的髌骨活动轨迹好转。我建议她再做2次治疗，并采取相同的MET和STM治疗。

在第五次治疗之后，她表示感觉好多了。触诊发现纤维变性明显消减，髌骨活动轨迹正常。HG已经回归跳水并且仅偶有轻微的疼痛。检查结果显示膝关节已经恢复正常的活动度，髌骨能够正常滑动，软组织仅有正常的术后纤维变性。

表9–3列出了一些治疗要点。

表9–3 治疗要点

- 在进行揉抚时要摇晃患者的身体
- 在治疗过程中操作者要转移重心
- 治疗过程中的揉抚手法要有节奏
- 揉抚的频率为每分钟50~70次
- 保持操作者的手和全身放松

Ⅰ级：膝关节

1. 横向松解大腿远端

- **解剖**：股薄肌、缝匠肌、大收肌、隐神经，股内侧肌、股中间肌和股外侧肌的股四头肌扩展部分，股直肌的髌上肌腱、髌前滑囊、髌上囊（图9–29）。
- **功能障碍**：股四头肌的筋膜扩展部分会因为之前膝关节损伤导致的炎症，或因为承重功能异常（例如踝旋前、膝外翻）造成累积性应力而导致的慢性刺激而发生纤维化。隐神经容易在大腿内侧远端1/3处的收肌管处被卡压。如第八章中所述，若患者骨盆后倾，操作者需要反转方向，将大腿从外旋位向内旋转。

体位

- **治疗师体位**：站立位，45° 面向患者头侧，或面向治疗床。
- **患者体位**：仰卧；若患者有急性膝关节损伤，在膝关节下放置一个枕头。

肌肉能量技术 440

对股四头肌（MET#3，髋关节）、股直肌（MET #6）和内收肌群（MET#9，髋关节）使用MET来降低软组织过高的张力并缓解软组织的不适。

揉抚手法

（1）45° 面向患者头侧，股骨中立位或10° ~15° 轻微外旋。双手握住大腿远端1/3处（图9–30）。两个拇指放在大腿前侧，其余手指分别放在大腿内外两侧。从内向外做短的挖取式揉抚来松解骨周围的全部软组织。快速进行约2.5厘米的揉抚手法来松解大腿软组织中的粘连。治疗过程中要固定股骨，不要外旋。治疗师可以用大腿支撑其股骨以防止旋

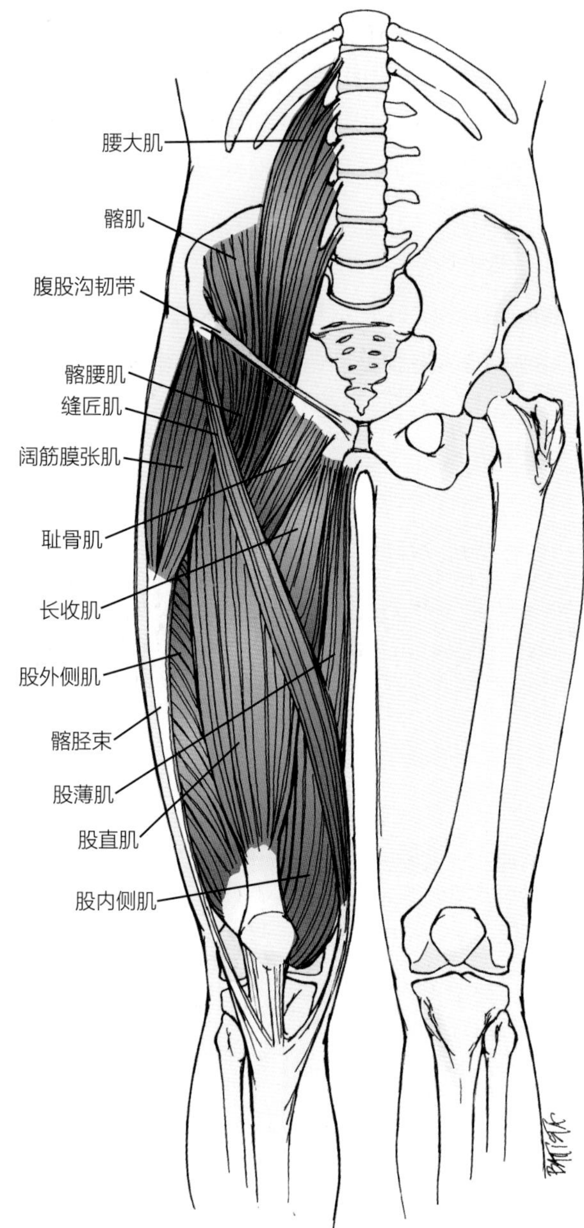

图9-29 大腿和膝关节前侧的肌肉和筋膜

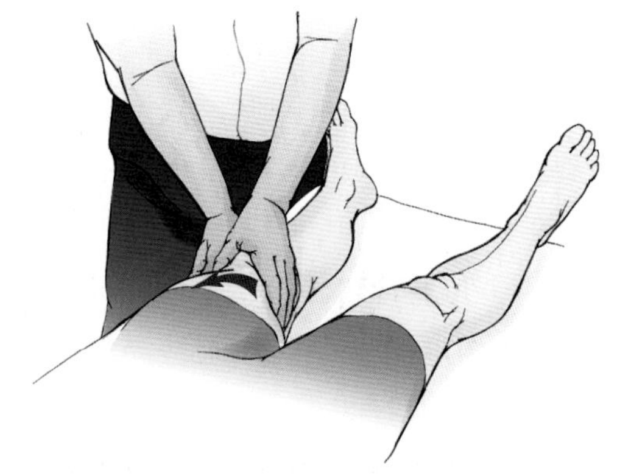

图9-30 由内向外横向松解大腿远端骨周围的软组织

转。治疗覆盖整个大腿远端，直至髌骨。

（2）手放在同样的位置，这次的重点为用双手的指尖松解大腿内外侧。使用两种揉抚手法：①约2.5厘米的挖取式揉抚，放在大腿内侧的指尖向前抬，放在大腿外侧的指尖向后做挖取式揉抚。②双手向相反方向快速地前后向来回揉抚。覆盖大腿远端1/3至髌骨上缘，以放松隐神经、股内侧肌、股四头肌的内侧扩展部分、髂胫束、股外侧肌和股四头肌外侧扩展部分。

（3）应用双拇指技术，对股直肌的髌上肌腱和其下面的股中间肌在内外向平面上进行快速的来回揉抚（图9-31）。从髌上约15厘米处开始，至髌骨上极。

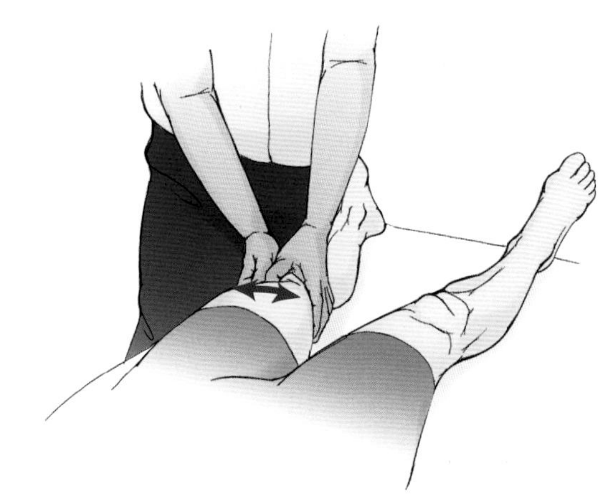

图9-31 放松髌上肌腱的双拇指技术

（4）若膝关节肿胀，如图9-30所示用手包绕大腿远端。挤压大腿，轻而缓慢地将手向前移动几英寸（1英寸≈2.54厘米），使髌上囊充满关节液，扩张前关节囊。把手放在髌骨上重复操作几次，以同样的动作来将液体分散于髌前囊中。

2. 后前向提起内侧软组织

- **解剖**：股内侧肌和鹅足腱，后者由前向后依次为缝匠肌、股薄肌和半腱肌（图9-32）。
- **功能障碍**：软组织倾向于向后移位，因此需要被向前提起。在大多数的膝关节损伤和功能障碍中，膝关节不能完全伸展，因此会使软组织持续地位于相对关节靠后的位置。粘连就会由此在肌肉中或者软组织和骨之间产生。

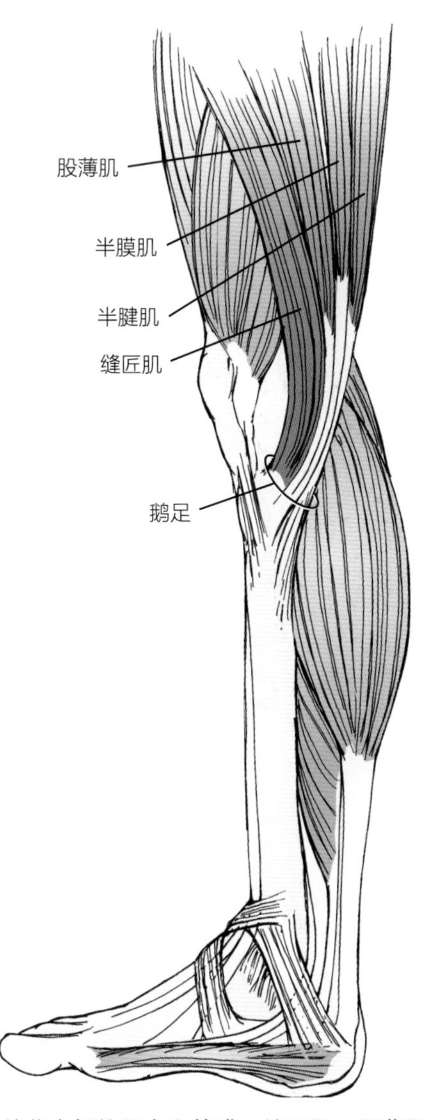

图9–32 膝关节内侧的肌肉和筋膜。缝匠肌、股薄肌、半腱肌肌腱在止点处相互交织形成鹅足

体位

- **治疗师体位**：站立位，垂直面对治疗床。
- **患者体位**：仰卧位，膝关节伸展。急性损伤时，在膝关节下放置一个枕头。

肌肉能量技术

对股四头肌（MET#3，髋关节）和内收肌（MET#9，髋关节）使用MET来减少软组织的高渗性并缓解软组织的不适。

揉抚手法

首要目的是由后向前地重置软组织，第二是松解任何可能由损伤或者使用过度导致的粘连。膝关节内侧由前向后分为三条线。从髌上数英寸（1英寸≈2.54厘米）处的大腿远端开始揉抚，直至胫骨近 441
端。第二条线在第一条线后方约2.5厘米，第三条线在第二条线向后约2.5厘米，三条线覆盖了整个膝关节内侧。

（1）用双手指尖在第一条线上对股内侧肌和内侧支持带由后向前进行大范围的、大约2.5厘米的挖取式揉抚（图9–33）。从大腿远端开始，至胫骨近端。利用双拇指固定腿部以防止股骨外旋过多。

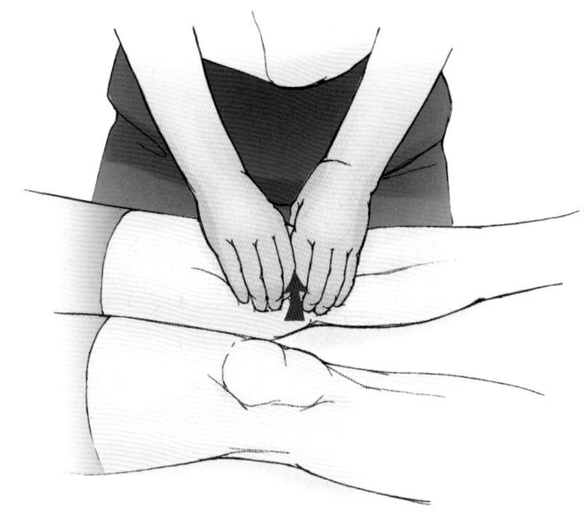

图9–33 后向前提起膝关节内侧的软组织

（2）在第二条线上应用相同的手法，作用于缝匠肌。起始位置相同，直至膝关节近端。

（3）在第三条线上应用相同的手法，作用于股薄肌、半腱肌与半膜肌。

（4）另一种放松此区域的方法是将治疗师上方腿的膝关节屈曲并放在治疗床上，然后将患者的腿放在治疗师的大腿上（图9–34）。用下面的手握住患者的踝部，伸直其膝关节的同时另一只手提起软组织。

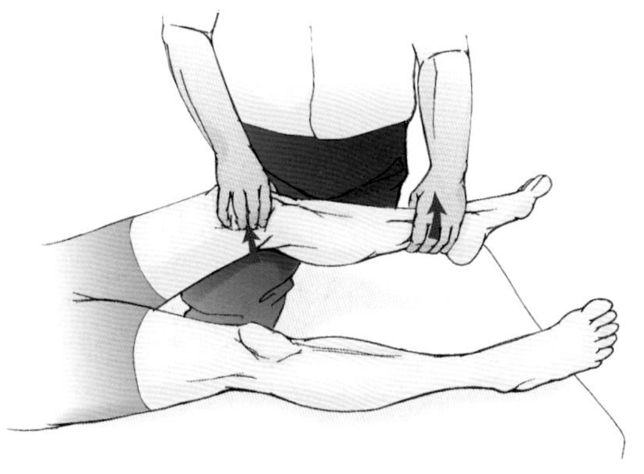

图9–34 用一只手的指尖向前提起软组织，每一次手法时另一只手提拉一次膝关节，使其伸展

3. 后前向提起外侧软组织

- **解剖**：髂胫束，股外侧肌，髌外侧支持带，股二头肌（图9–35）。
- 442 **功能障碍**：在之前手法治疗中提到过，膝关节的软组织有向后移位的倾向。髂胫束往往是紧的，外侧支持带增厚，使髌骨固定在股骨外侧，造成髌骨轨迹异常。这种症状可能由膝关节损伤导致，因为股内侧斜肌被抑制，股外侧肌和髂胫束缩短、变紧；或是因为重力分布不均（例如膝外翻、踝关节旋前）导致的长期牵拉。

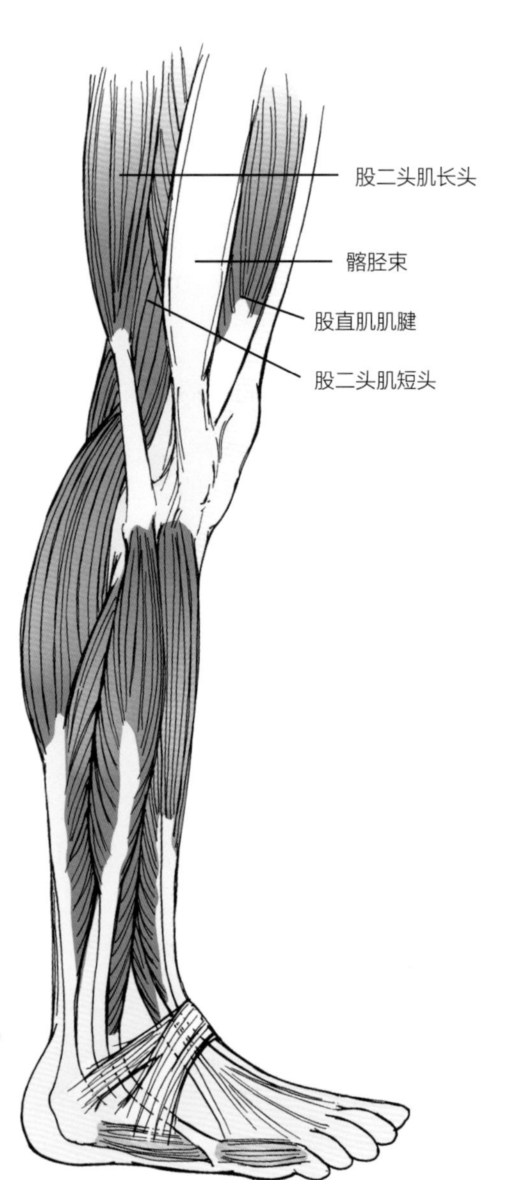

图9–35 膝关节外侧的肌肉和筋膜

体位

- **治疗师体位**：站立位，面向治疗床。
- **患者体位**：仰卧位；在急性损伤时膝关节下放置枕头。

肌肉能量技术

对股四头肌（MET#3，髋关节）、阔筋膜张肌和髂胫束（MET#11和#12，髋关节）、腘绳肌（MET#10，髋关节；MET#5，膝关节）应用MET来降低高张力并缓解软组织不适。

揉抚手法

用三条线将外侧膝关节由前向后分开。第一条线紧邻髌骨外侧，由大腿远端、髌骨上方数厘米处，延伸至腓骨近端。若大腿处于外旋位，将其旋转至中立位，用双手掌根固定，使其处于中立位。此手法将软组织相对骨移动，而不是内外旋大腿或小腿。

（1）面对治疗床，用双拇指沿着第一条线对股外侧肌和髌外侧支持带进行后前向短的挖取式揉抚手法（图9–36）。

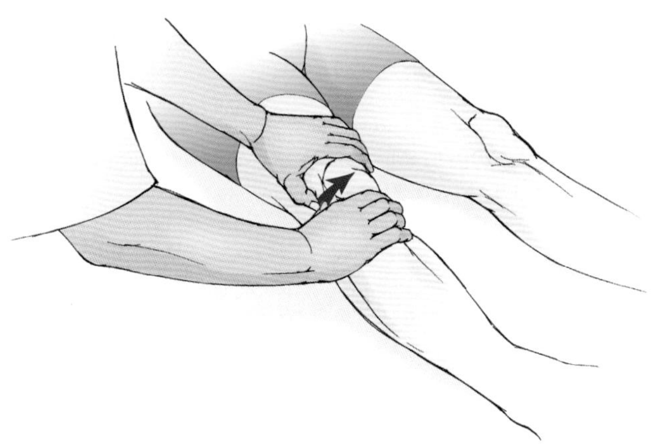

图9–36 向前提起外侧软组织的双拇指技术

（2）第一条线后方1英寸（约2.54厘米）处为第二条线，从股骨外侧髁处沿着这条线放松髂胫束和髂胫束到髌骨之间的筋膜，直至小腿近端。用宽约1英寸（约2.54厘米）的挖取式揉抚手法至越来越宽的横向挖取式揉抚手法，向下接近骨头。

（3）第三条线是股二头肌，与之前的手法相同从胫骨远端至腓骨头。

（4）另一种放松此区域的方法是将治疗师上方腿的膝关节屈曲并放在治疗床上，然后将患者的腿放在治疗师的大腿上（图9–37）。用下面的手握住患者的
443 踝部，伸直其膝关节，同时另一只手提起软组织。

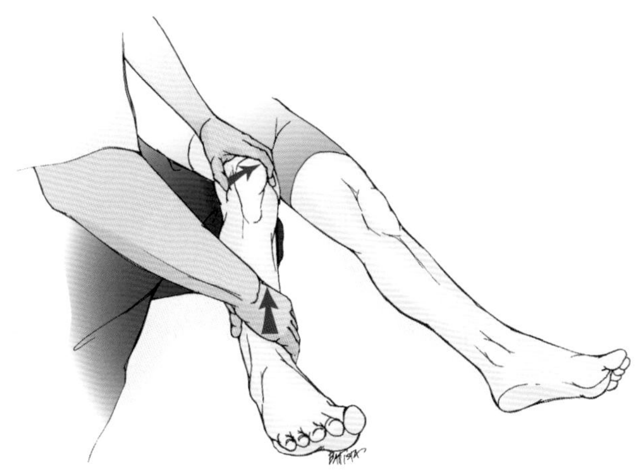

图9–37 为了机械性辅助软组织重新排列，用一只手的拇指提起软组织，随着每一次手法，另一只手提起膝关节以使其伸展

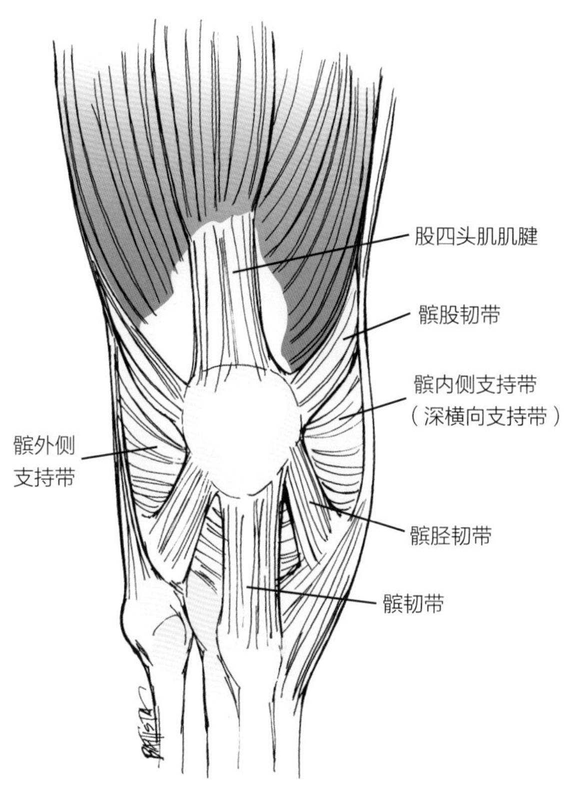

图9–38 前侧膝关节，显示髌骨支持带。浅部关节囊与支持带相交织，且髌股韧带和髌腓韧带有明显的增厚

4. 髌骨支持带的放松

- **解剖**：髌骨支持带是股四头肌筋膜的扩展部分和浅部关节囊的增厚部分，主要附着在髌骨上下缘的4个点。若以12点方向表示指向头部，那么这4个点大约在2点、4点、8点和10点方向。支持带也附着在髌底。髂胫束与髌外侧支持带交织在一起（图9–38）。
- **功能障碍**：股四头肌的筋膜扩展部分经常会在其髌骨上的附着处产生纤维变性，从而限制髌骨的正常滑动，增加髌股关节的压力。通常情况下，外侧支持带过厚。

体位

- **治疗师体位**：站立位。
- **患者体位**：仰卧位；若膝关节受损，在其下放一个枕头。

肌肉能量技术

对股四头肌（MET#3，髋关节）、股直肌（MET#6）、内收肌群（MET#9，髋关节），以及阔筋膜张肌和髂胫束（MET#11和#12，髋关节）应用MET，以降低过高的张力，并缓解软组织不适。

揉抚手法

（1）为放松髌骨内侧的上部，面对治疗床，用下面的手固定髌骨。用上面手的指尖在髌骨内侧上部做来回滑动（图9–39）。交换固定手和治疗手来放松髌骨内侧的下部。用拇指来回滑动髌骨来放松外侧髌骨，此时用指尖来固定内侧髌骨。

（2）用剪切的动作来松解深部组织的粘连。与 444
上一步的站位和手的位置一样。放松内侧组织时，用指尖牵拉内侧组织，同时用拇指推髌骨。放松外侧支持带时，交换手，用指尖朝向治疗师牵拉髌骨，用拇指对外侧支持带向内挖。用反复振动来重复这个手法。**这个手法仅针对慢性症状。**

（3）治疗师面对患者头侧，用一只手的指尖固定内侧髌骨来放松外侧髌底（图9–40）。轻微将其向外移动，用另一只手的指尖在髌骨边缘和其底面进

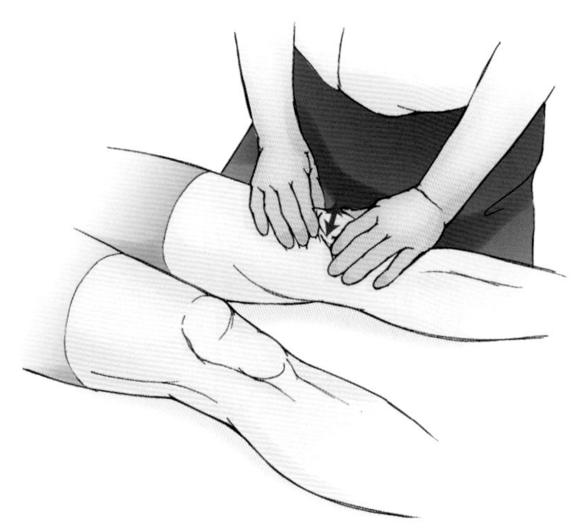

图9-39 用指尖进行来回的横向揉抚以放松髌骨支持带的上部

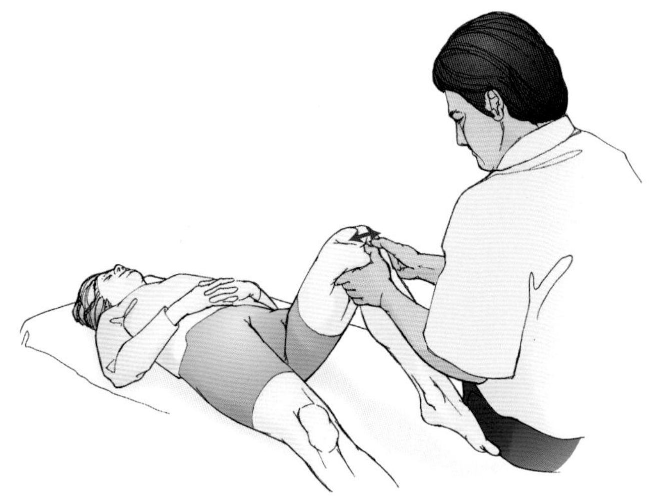

图9-41 用双拇指技术横向放松髌下肌腱

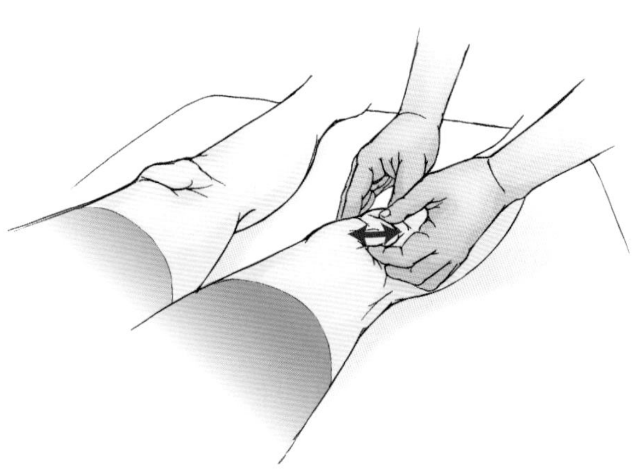

图9-40 指尖在外侧髌底来回滑动

行上下快速揉抚。

（4）放松内上部髌底时，治疗师将身体转向正对治疗床，用上方的手向内推髌骨，用下方的手的指尖对髌骨内缘和内侧髌底进行快速的上下来回揉抚。

（5）用指尖或单拇指、双拇指技术对髌下肌腱进行内外向的横向揉抚（图9-41）。若膝关节有损伤、疼痛或者半脱位史，屈曲膝关节；如果腿部位于伸展位，则固定髌骨。肌腱内外侧缘最常受损。

5. 放松腓肠肌、腘绳肌、腘肌和腘窝处滑囊

解剖：股二头肌、半膜肌、半腱肌（图9-42）、
445 腘肌和腓肠肌内侧囊（图9-5）。

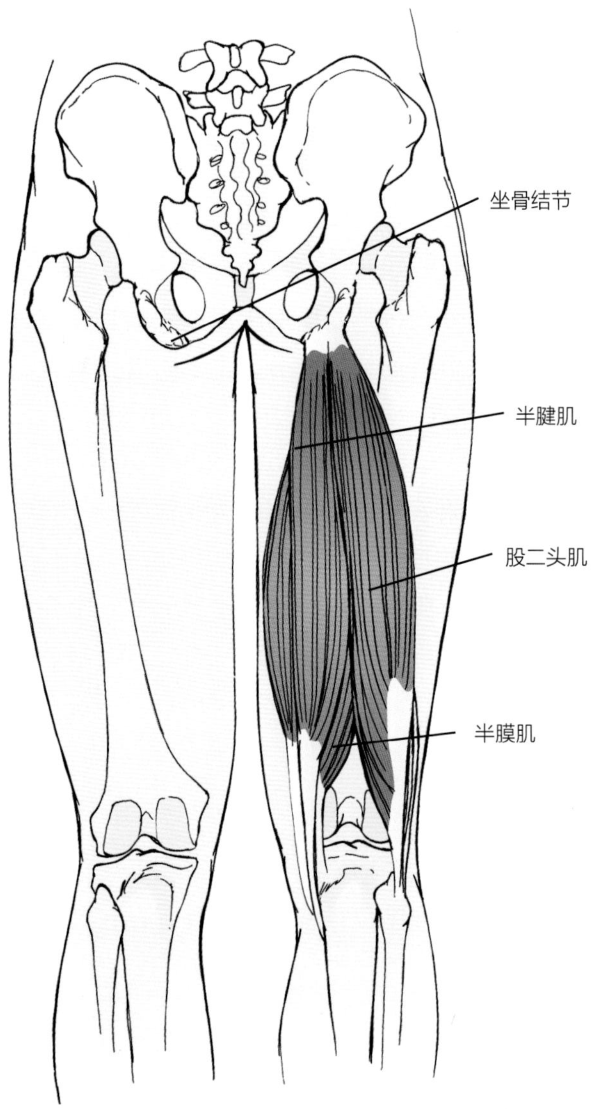

图9-42 膝关节和大腿后侧，显示腘绳肌

- **功能障碍**：屈膝肌通常紧缩，抑制股四头肌。肌腱附着点通常因过度使用和损伤而增厚和发生纤维化。损伤或退化导致的持续的屈曲会使腘绳肌和腓肠肌肌腱短缩和增厚。半膜肌囊和腓肠肌内侧囊均与关节腔相通，经常会在膝关节损伤后发生肿胀。

体位

- **治疗师体位**：站立位，面向头侧。
- **患者体位**：俯卧位，踝下放置一个枕头，或将治疗师的大腿放置在患者小腿下方，从而使膝关节轻微屈曲。

肌肉能量技术

对腘绳肌（MET#10，髋关节；MET#5，膝关节）、腘肌（MET#7）和腓肠肌（MET#3）使用MET来降低高张力，并缓解软组织不适。

揉抚手法

（1）面对患者头部，治疗师将自己的膝关节屈曲并放置在床上（图9-43）。屈曲患者的膝关节，并将其胫骨放在治疗师的大腿上。用双拇指技术向外揉股二头肌，向内揉半腱肌和半膜肌。当拇指接近附着点时，组织从肌肉过渡到肌腱，触之有绳状感。膝关节后外侧角的肱二头肌内侧通常较软。目的是松解肌腱中的纤维化。手法要柔软，并且快而短。

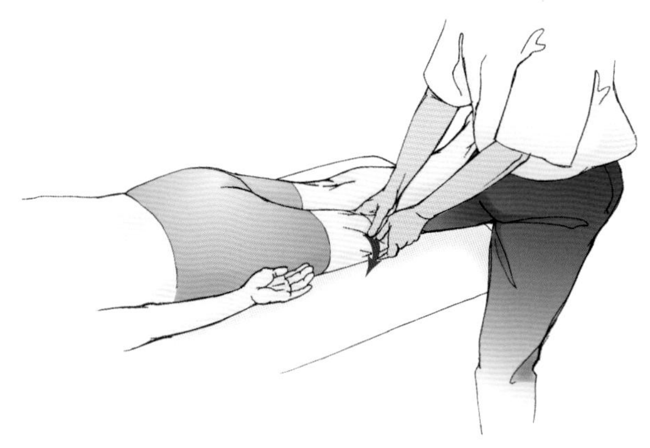

图9-43 用双拇指技术由内向外揉股二头肌

（2）一种可替换的治疗方法：面对治疗床站立，屈曲患者的膝关节至90°（图9-44）。一只手的指尖

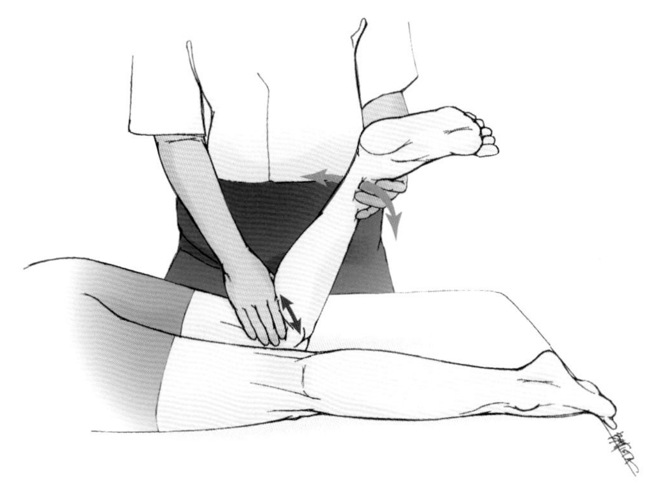

图9-44 有利于腘绳肌远端放松的技术。在一只手的指尖或拇指放松肌腱时，另一只手向内、向外摇晃小腿

放在内侧肌腱上，另一只手握住患者的小腿远端或足部。向治疗师身体的近侧和远侧横向晃动患者的小腿，用治疗手按摩肌腱。可以用指尖来完成剪切的动作（方向与小腿相同或相反）。再在外侧肌腱用拇指完成与第一种手法相同的动作。

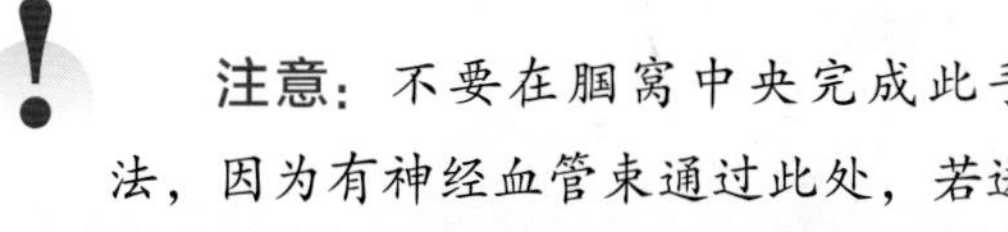

注意：不要在腘窝中央完成此手法，因为有神经血管束通过此处，若进行深层手法，会有青肿出现。

（3）为放松腘窝处的滑囊和淋巴系统，在患者踝部放置一个枕头。在膝关节后侧涂一些润滑油或乳液。45°面向头部。用手包绕膝关节下部，在腘窝中线用平行拇指技术，向头侧进行一系列长距离、缓慢、持续性的揉抚（图9-45）。

Ⅱ级：膝关节

1. 放松鹅足囊、冠状韧带和内侧副韧带

- **解剖**：冠状韧带，是关节囊下部的深层，该关节囊附着于胫骨和半月板（图9-46）；内侧副韧 446
带（图9-1）；鹅足囊（图9-3）。
- **功能障碍**：膝关节损伤经常损伤到冠状韧带和内侧副韧带。冠状韧带的纤维变性会导致局部

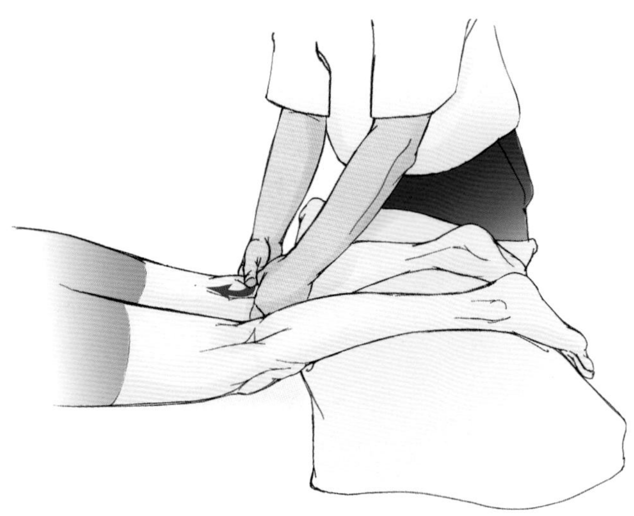

图9–45 拇指指腹按摩膝关节后侧的滑囊

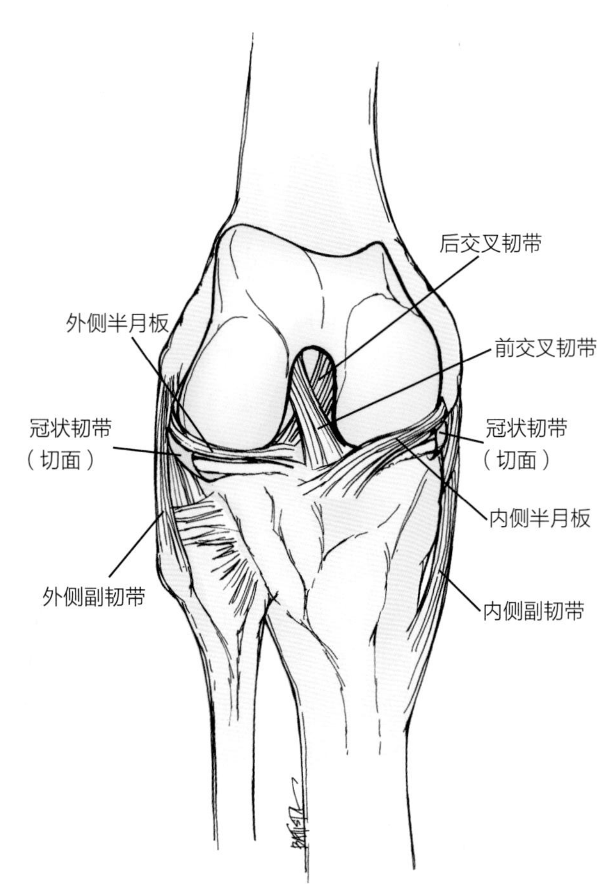

图9–46 膝关节前侧观，显示冠状韧带

疼痛，通常位于内侧关节线，并且在膝关节屈曲时限制正常的半月板活动。在损伤后期的慢性阶段，内侧副韧带会增厚和纤维变性，或者松弛和薄弱。深层横向按摩只能用于增厚的韧带。松弛韧带的康复是通过锻炼。在急性损伤或过度使用导致的损伤后，鹅足囊会发生肿胀，伴持续膝外翻姿势或足旋前。

体位

- **治疗师体位：**站立位，正对治疗部位。
- **患者体位：**仰卧位。

肌肉能量技术

对股四头肌（MET#3，髋关节）、股直肌（MET#6）和内收肌群（MET#9，髋关节）使用MET来降低高张力，并缓解软组织的不适。

揉抚手法

（1）为放松冠状韧带内面，将膝关节屈曲，足部放在床上（图9–47）。将足部向外侧旋转，使胫骨轻微外旋，并暴露胫骨平台的内侧。用单拇指技术首先在胫骨平台上按压，然后在内外向平面上轻轻地来回移动，以揉抚韧带的附着点。从髌腱到内侧副韧带将整个区域覆盖。为了放松冠状韧带的侧面部分，通过将足部向内转动来内旋胫骨，并重复胫骨平台外侧的治疗手法。

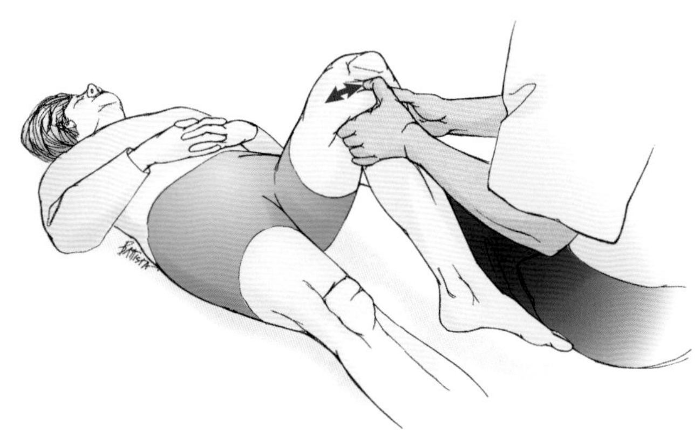

图9–47 放松内侧冠状韧带的单拇指技术

（2）治疗师将膝关节屈曲并放在床上，将患者的腿部放松地放在治疗师的大腿上。内侧副韧带附着在股骨内侧髁，收肌结节下方，关节线下5~10厘

447 米的胫骨上。用指尖从近端点到远端附着处做后前向短的来回揉抚（图9–48）。

（3）将患者的腿再次放到床上。在内侧膝关节上涂一些润肤乳，并用示指指腹在鹅足囊上轻轻地向上做长的、持续性的揉抚（图9–49）。从小腿内侧胫骨粗隆水平开始，揉抚至大腿远端。

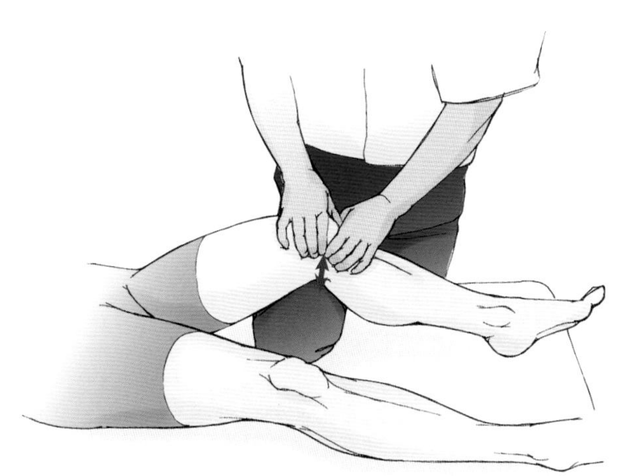

图9–48 用指尖在内侧副韧带上做横向揉抚

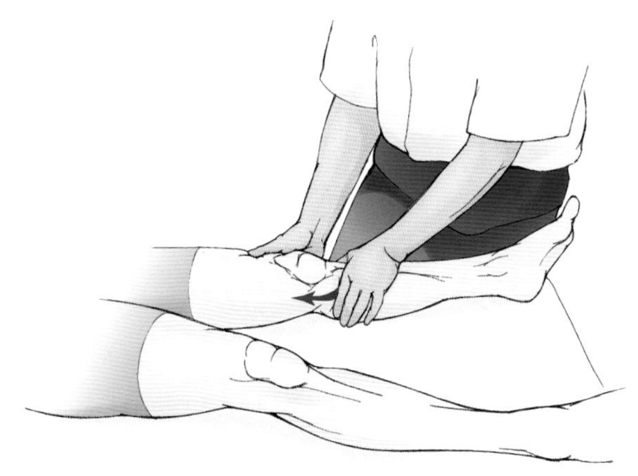

图9–49 用手指的平面向头侧按摩鹅足囊

2. 放松膝关节外侧附着的软组织

- **解剖：**髂胫束，外侧关节囊（图9–50），外侧副韧带。
- **功能障碍：**损伤后或过度使用造成附着点增厚。这一系列的手法用于放松深层关节囊及软组织与骨外膜的连接处。

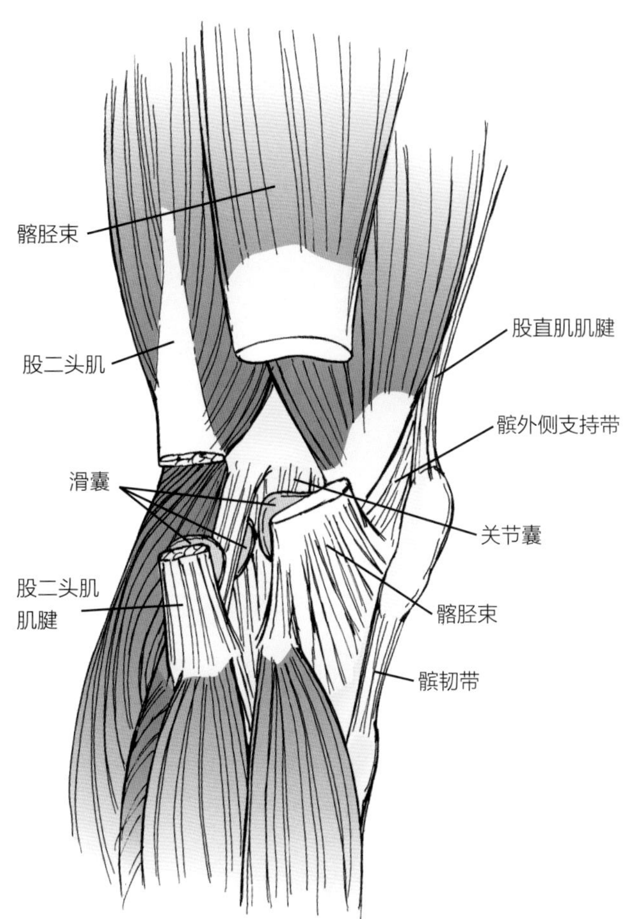

图9–50 外侧膝关节，显示韧带、关节囊、支持带、相互交织的肌腱和髂胫束下方的滑囊，以及股二头肌

体位

- **治疗师体位：**站立位。
- **患者体位：**仰卧位，膝关节伸展。

肌肉能量技术

对阔筋膜张肌和髂胫束使用CR和PIR MET（MET#11和#12，髋关节）来降低高张力，并减轻组织压痛。

揉抚手法

（1）放松髂胫束在股骨和胫骨的附着处。髂胫束止于股骨髁上结节、胫骨外侧结节（Gerdy's tubercle）、髌骨和髌腱。为了帮助触诊，治疗师将指尖放在膝关节外侧，大约为髌骨外侧两指宽处。随着膝关节的伸展，患者将腿轻轻地从床上抬起。感受髂胫束变得紧张。用双拇指或指尖从股骨外侧髁

448 至外侧胫骨做前后来回的深层揉抚（图9–51）。若在此处感觉到纤维变性，应用快速的横向摩擦手法。

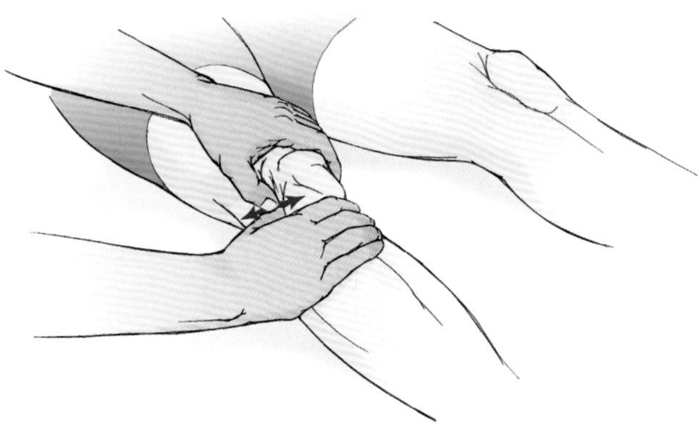

图9–51 双拇指技术横向手法放松髂胫束在股骨和胫骨上的附着处

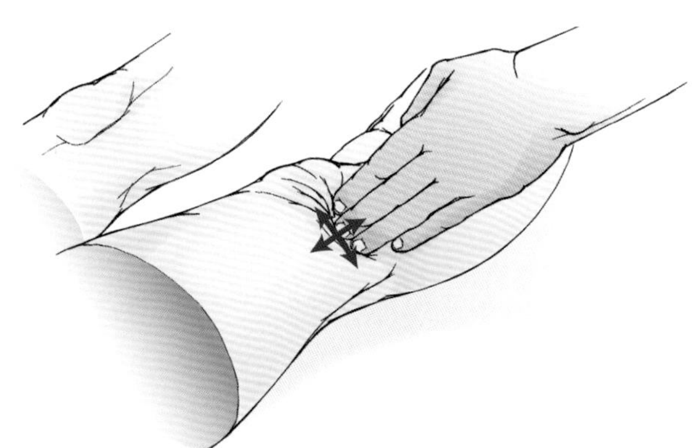

图9–52 用指尖放松髌外侧支持带和腓骨与髌骨外极之间的髂胫束

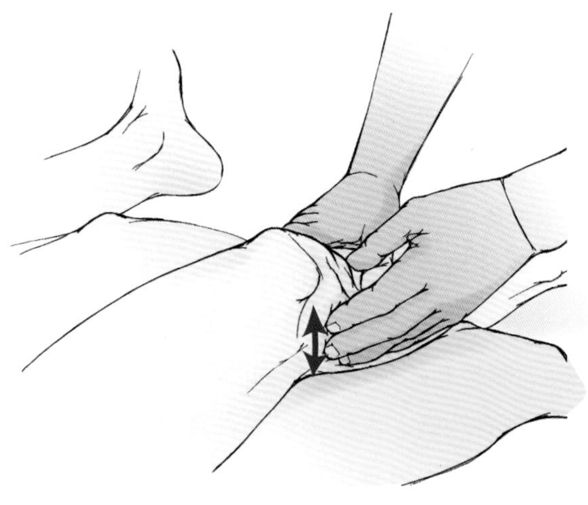

图9–53 用指尖横向放松外侧副韧带

（2）45° 面向头侧，使用双拇指或指尖技术放松髂胫束延伸的筋膜及其下方的髌外侧支持带（图9–52）。由于支持带和髂胫束处于不同的角度，因此在前后向和上下平面上进行这些揉抚。感受厚实或纤维状的组织。覆盖髂胫束和髌骨外侧之间的整个区域。

（3）首先将膝关节放置在“4”字位（膝关节屈曲，髋部外展和外旋）来触诊外侧副韧带。该韧带在关节线上摸上去感觉是一条绷紧的索带。把腿放回床上，把枕头放在膝下。使用指尖或双拇指技术，垂直于其纤维走向，从股骨的外上髁到腓骨头来回进行深层揉抚（图9–53）。如果感觉到纤维化的组织，应用轻快的横向摩擦手法。

3. 放松前侧关节囊

- **解剖**：膝关节的关节囊附着在髌骨上方约两横指处的股骨上，以及胫骨近端。它有几处从内上髁、外上髁到髌骨的深层横向增厚。在20%~60%的人中，关节囊的滑膜在膝关节的髌骨内上方具有增厚或折叠（称为**皱襞**）（图9–54）。
- **功能障碍**：关节囊由于过度使用或受伤而增厚。在临床上关节囊的内侧比外侧更常受累。皱襞的慢性刺激导致纤维性增厚，产生粘连，导致撞击股骨内侧髁的内侧缘，称为滑膜皱襞综合征。关节囊与骨膜或关节囊内部的粘连会减少其润滑，降低正常延展性。这会导致机械性的和神经感觉的功能障碍。深部横向增厚部分通常在损伤后或退化而导致增厚和纤维化。

体位

- **治疗师体位**：站立位，45° 面向头侧。
- **患者体位**：仰卧位，膝下放置一个枕头。

肌肉能量技术

对股四头肌（MET#3，髋关节）、股直肌（MET#6）和内收肌群（MET#9，髋关节）应用肌肉能量技术，来降低高张力，并缓解软组织不适。

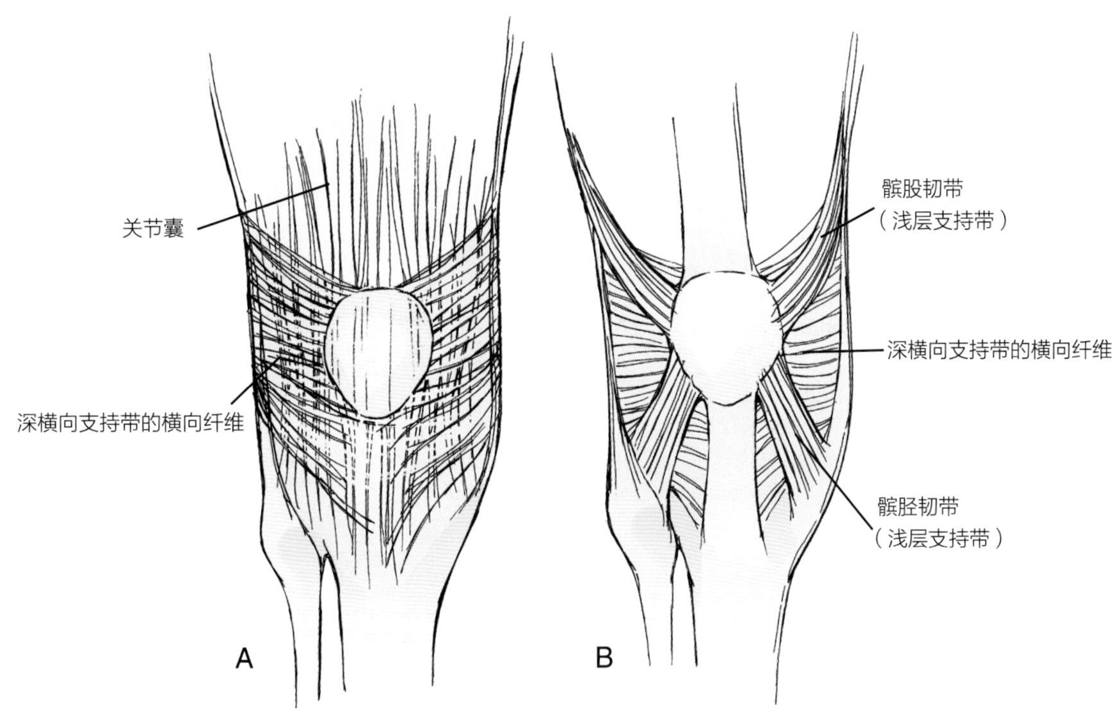

图9–54　A. 关节囊前侧和深横向支持带的横向纤维；B. 髌股韧带和髌胫韧带是不同的浅横向支持带

揉抚手法

（1）放松内侧关节囊时，首先用一只手稳定外
449 侧膝关节。使用指尖在髌骨内侧的股骨内侧髁上进行深层的来回揉抚（图9–55）。该过程有助于溶解关节囊中的纤维化。覆盖髌骨内侧缘和股骨内侧髁之间的整个区域。使用垂直于股骨干的手法，针对深横向支持带则使用上下揉抚的手法，而对关节囊则使用随意的手法，因为关节囊在所有方向上相互交织。与健侧膝关节相比，感受有无增厚，增厚可能表明关节囊纤维化。治疗师可能会在内侧关节囊处触诊到一种条索状结构，这种结构是一种皱襞。治疗目的是横向按摩皱襞，并清理下面的骨或关节囊其他部分的任何潜在的纤维化粘连。

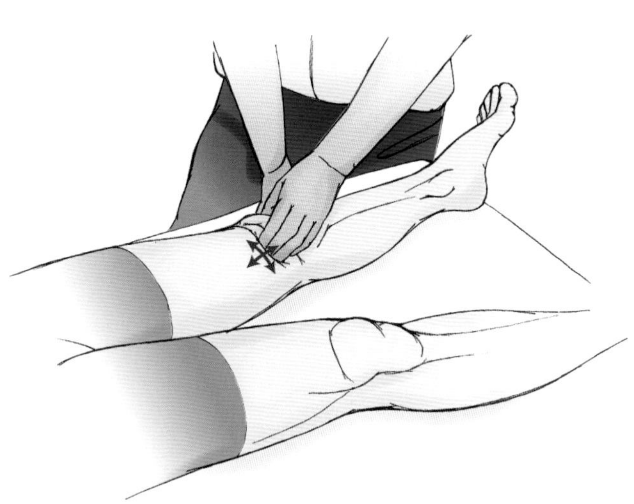

图9–55　用指尖放松关节囊前侧

（2）用上述相同的手法对股骨外侧髁进行揉抚，来放松膝关节的外侧关节囊。覆盖髌骨外侧和髂胫束之间的整个区域。

（3）在胫骨平台正下方的胫骨上放松关节囊的附着处。在髌下肌腱的两侧进行。用指尖在骨上进行深层的来回揉抚。骨应该摸起来顺畅而光滑。**这些手法只适用于慢性症状。**

4. 放松膝关节后侧的附着处

- **解剖：**股骨内侧为腓肠肌内侧头（图9–56），股骨外侧为跖肌、腓肠肌外侧头和腘肌，胫骨后侧为半膜肌和腘肌，腓骨后侧为比目鱼肌（图10–7）。

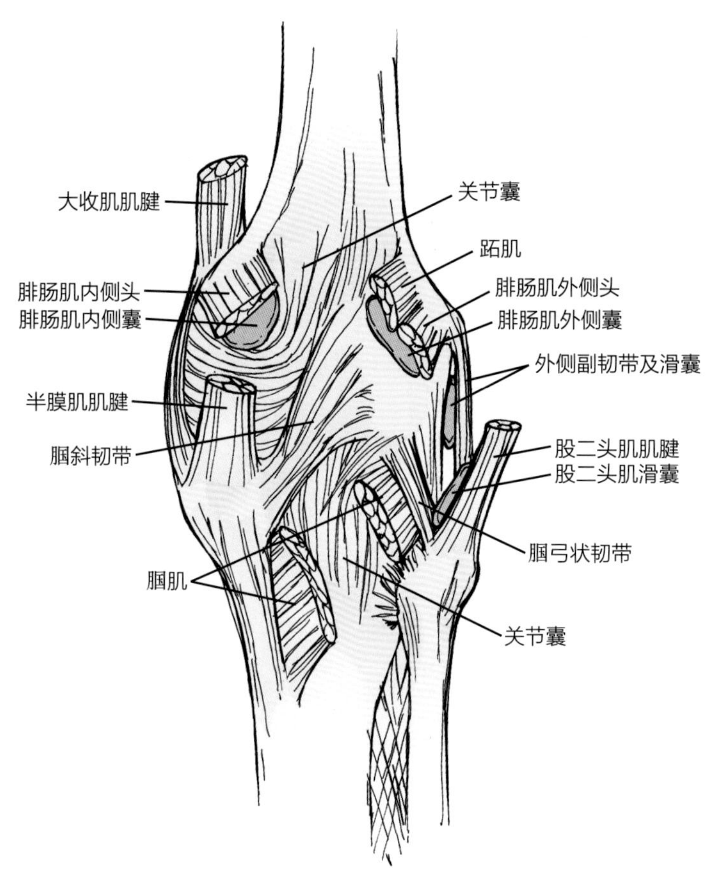

图9-56　膝关节后侧的关节囊、韧带、滑囊和肌肉

- **功能障碍**：半膜肌附着在内侧半月板上，其持续收缩会导致内侧半月板的位置性功能障碍。腘肌附着于外侧半月板，持续的张力会导致外侧半月板的位置性功能障碍。后部附着点在膝关节的过度牵伸损伤中经常被拉伤，或者由于膝关节的韧带或软骨损伤后的持续收缩而缩短。

体位

- **治疗师体位**：45° 面向头侧。
- **患者体位**：俯卧位，将其胫骨放在治疗师的大腿上。

450 **肌肉能量技术**

对腘绳肌（MET#10，髋关节；MET#5，膝关节）、腘肌（MET#7）、腓肠肌（MET#3）使用MET来降低高张力，并缓解软组织不适。

揉抚手法

（1）45° 面向头侧站立，从股骨外侧放松跖肌、腓肠肌外侧头和腘肌。治疗师将下方腿的膝关节屈曲并放在治疗床上，将患者的胫骨放在治疗师的大腿上。使用双拇指技术，用双手包绕股骨远端（图9-57）。通过向外侧移动小腿来使股骨内旋，并将拇指放在股二头肌肌腱的内侧。向外侧和深层按压，直到拇指位于股骨外侧髁后表面的区域。在内外向平面上来回进行小幅度的揉抚时，将患者的整

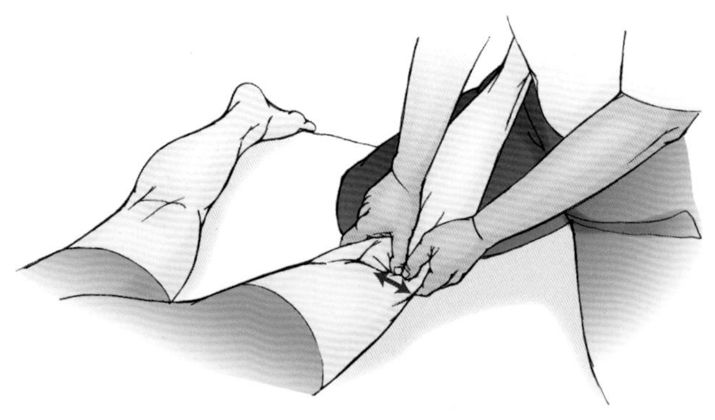

图9-57　放松膝关节后外侧附着点的双拇指手法

条小腿向内侧和外侧摇摆。触摸这些附着点是很困难的，除非对这些部位已经做了大量的准备。接下来，从外侧股骨到内侧胫骨对腘肌进行一系列上下揉抚。注意，治疗师不要在触诊到动脉脉搏的地方进行手法治疗。

（2）用上述同样的手法放松股骨和胫骨后侧偏内侧的部分（图9–58）。首先，通过向内侧移动小腿来使股骨外旋，并将拇指放在半膜肌和半腱肌肌腱的外侧。向内侧深度按压直至拇指触及腓肠肌，
451 向其位于股骨内侧髁后表面上的附着点移动。接下来，将患者的腿内旋及外旋，并在内外向平面上做短的来回揉抚。揉抚至胫骨近端的内侧，以放松半膜肌和腘肌的附着处。

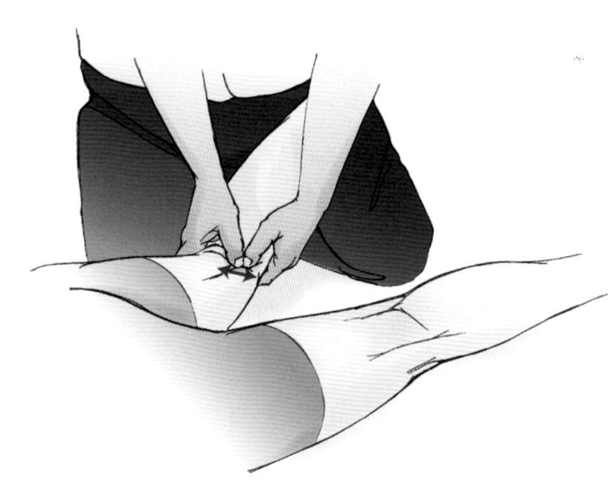

图9–58　放松膝关节后内侧附着点的双拇指手法

5. 松动膝关节

- **解剖：**髌股关节和胫股关节（图9–59），以及内侧半月板和外侧半月板（图9–6）。
- **功能障碍：**通常，关节腔内存在轻微的负压，其随着关节牵引而进一步降低[13]。半月板的前部在伸展时向前移动，在屈曲时向后移动。通常情况下，半月板固定在前面，使膝关节难以完全伸展。Lauren Berry 认为，膝关节压力的降低会使半月板被略微拉向关节内部，并有助于使其位置正常化。“8”字松动后将有助于妥善容纳软骨。这是非常有效的松动术。髌骨可以因急性损伤或慢性刺激而形成粗糙的表面。炎症侵蚀软骨表面，使其不光滑，愈合形成粗糙的表面。半月板易发生粘连、错位、磨损和撕裂，这阻碍了它们的正常滑动特性。

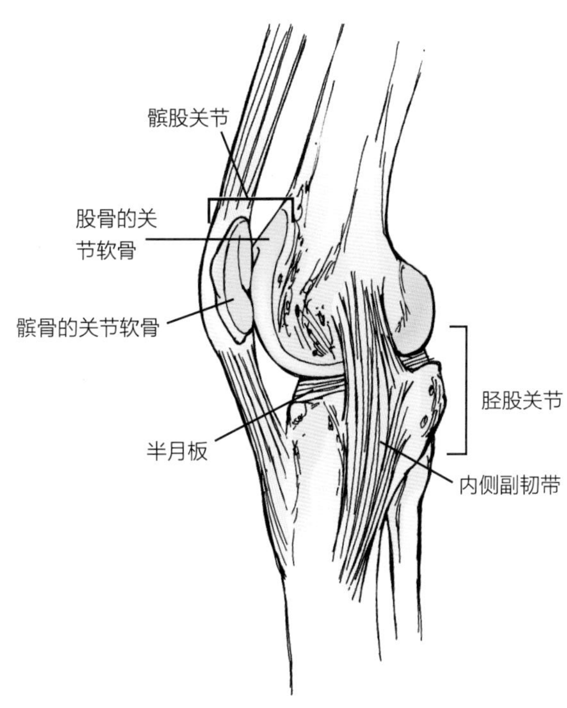

图9–59　膝关节由两个关节组成。股骨远端和胫骨近端构成的关节称为胫股关节。股骨和髌骨构成的关节称为髌股关节

体位

- **治疗师体位：**站立位。
- **患者体位：**仰卧位。

肌肉能量技术

对股四头肌（MET#3，髋关节）、阔筋膜张肌和髂胫束（MET#11和#12，髋关节），内收肌群（MET#9，髋关节）及腘绳肌（MET#10，髋关节；MET#5，膝关节）应用MET来降低高张力和获得更好的关节活动度。

揉抚手法

（1）治疗师把上方的手掌放在髌骨上，下方的手稳定髌骨的下方（图9–60）。将髌骨轻轻推入关节，并在所有运动平面上进行来回振动来进行松动。如果听到或感觉到尖锐的研磨，则每次研磨不
得超过1分钟，因为治疗过多会刺激关节。这种温和 452

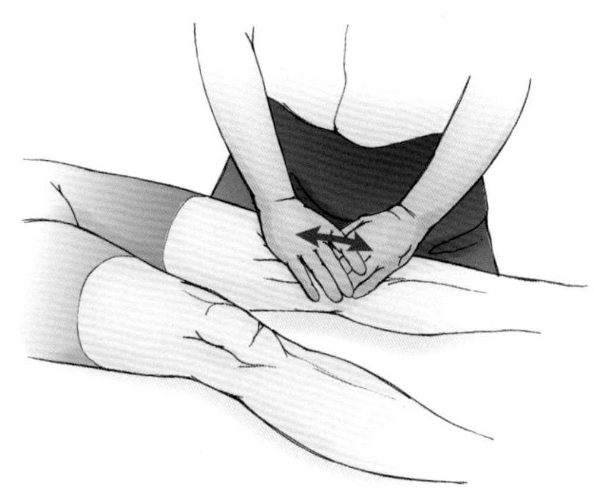

图9-60 髌股关节松动术

的研磨有助于消除骨赘，减轻关节的疼痛和功能障碍。低调的研磨声提示为钙化颗粒（圆形）。治疗的目的不是清除这些突起，而是非常小心地在其周围清理。这种技术可以安全地进行大约1分钟。

（2）将患者的髋关节屈曲约90°，治疗师将前臂置于患者的腘窝（图9-61），以帮助恢复半月板的功能。用另一只手握住患者的小腿远端，轻轻按压膝关节以进行被动屈曲，直到感觉到疼痛或组织张力。如果没有疼痛就进一步施压。这会使关节分离。这种被动屈曲应该是无痛的。如果关节疼痛，通过将位于腘窝处的前臂拉向治疗师，使胫骨离开股骨而分开关节，而不是按压膝关节使之屈曲。接下来进行“8”字松动术。把患者小腿放在治疗师的腋下，把大腿放在治疗师的身旁。将拇指放在关节线的髌腱两侧，指尖握住膝盖后面（图9-62）。使膝关节做圆周运动，首先向上和向外，同时拇指

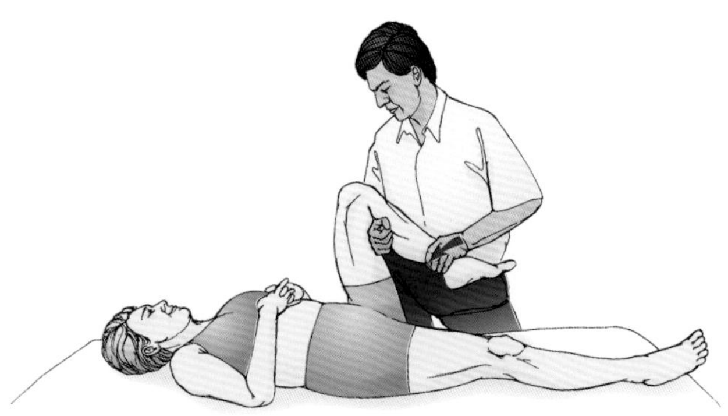

图9-61 前臂放在腘窝时被动屈曲膝关节可减小关节腔内的压力，并将半月板拉向休息位

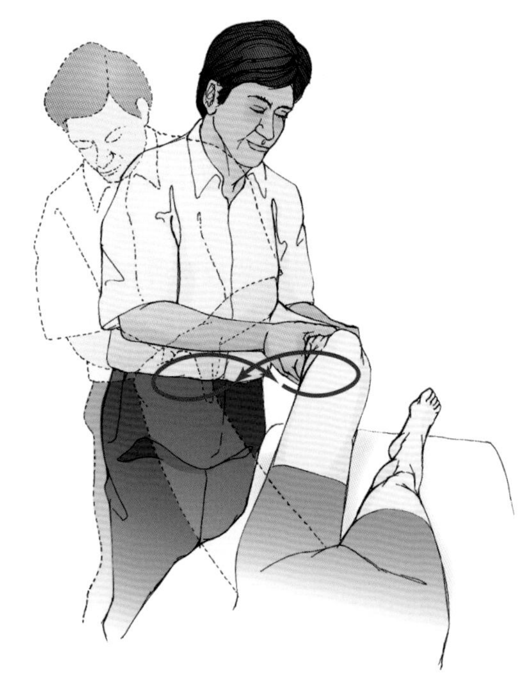

图9-62 膝关节“8”字松动术

在外侧加压。然后带动膝关节向后、向下来回到中心，通过身体后倾来牵拉膝关节。在内侧重复圆周运动和牵引。在内侧和外侧画圆圈（“8”字），循环数次，使每个圆周运动逐渐缩小，并伸展膝关节。结束时，膝关节放在治疗床上完全伸展并外旋约15°。将拇指和示指之间的虎口区放在患者膝关节间隙处，在治疗师轻轻地将膝关节伸展时向后压。

学习指导

I 级

1. 描述针对急性膝关节疾病的MET。
2. 描述膝外翻及引起膝外翻的三个因素。
3. 描述内侧半月板比外侧半月板更常受伤的原因。
4. 描述内侧副韧带扭伤、外侧副韧带扭伤、冠状韧带扭伤、关节囊纤维化和膝关节炎的体征和症状。
5. 描述手法放松膝关节内侧和外侧软组织的揉抚方向，并解释使用该方法的原因。
6. 列出4个诱发膝关节疼痛的因素。
7. 描述冠状韧带的结构和功能，以及放松它的揉

抚方向。

8. 列出哪些膝关节肌肉倾向于紧张，哪些肌肉倾向于无力。

9. 描述髌内侧支持带和髌外侧支持带及其附着处。

10. 描述韧带损伤的两种可能的结果和对按摩治疗师的意义。

Ⅱ级

1. 描述治疗腘肌、股四头肌和腘绳肌下方附着处的MET。

2. 描述腘肌肌腱炎、髌骨软化症和半月板损伤的体征和症状。

3. 列出膝关节内外侧所放松的结构。

4. 列出附着在股骨后部和胫腓骨的膝关节结构。

5. 描述膝关节受伤后经常发生萎缩的肌肉并解释原因。

453 6. 描述“8”字松动膝关节的目的。

7. 描述髌骨轨迹异常并列出两个原因。

8. 描述放松关节囊的手法方向。

9. 描述半月板损伤时的评估结果。

10. 描述评估髌骨轨迹异常的试验。

参考文献

1. Garrick J, Webb D. Sports Injuries, 2nd ed. Philadelphia: WB Saunders, 1999.
2. Shelbourne KD, Rask B, Hunt S. Knee injuries. In Schenck R (ed): Athletic Training and Sports Medicine, 3rd ed. Rosemont, IL: American Academy of Orthopedic Surgeons, 1999, pp 435–488.
3. Oatis CA. Kinesiology: The Mechanics and Pathomechanics of Human Movement. Philadelphia: Lippincott Williams & Wilkins, 2004.
4. Brukner P, Khan K, Kibler WB, Murrel G. Clinical Sports Medicine, 3rd ed. Sydney: McGraw-Hill, 2006.
5. Wallace L, Mangine R, Malone T. The knee. In Malone T, McPoil T, Nitz A (eds): Orthopedic and Sports Physical Therapy. St. Louis: Mosby, 1997, pp 295–325.
6. Hertling D, Kessler R. Knee. In Hertling D, Kessler R (eds): Management of Common Musculoskeletal Disorders, 4th ed. Baltimore: Lippincott Williams & Wilkins, 2006, pp 487–557.
7. Levangie P, Norkin C. The knee complex. In Joint Structure and Function, 3rd ed. Philadelphia: FA Davis, 2001, pp 326–366.
8. Frick H, Leonhardt H, Starck D. Human Anatomy, vol. 1. New York: Thieme Medical, 1991.
9. Press J, Young J. Rehabilitation of the patellofemoral pain syndrome. In Kibler WB, Herring SA, Press JM (eds): Functional Rehabilitation of Sports and Musculoskeletal Injuries. Gaithersburg, MD: Aspen, 1998, pp 254–264.
10. Richards D, Kibler WB. Rehabilitation of knee injuries. In Kibler WB, Herring SA, Press JM (eds): Functional Rehabilitation of Sports and Musculoskeletal Injuries. Gaithersburg, MD: Aspen, 1998, pp 244–253.
11. Kendall F, McCreary E, Provance P, Rogers M, Romani W. Muscles: Testing and Function, 5th ed. Baltimore: Lippincott Williams & Wilkins, 2005.
12. Henning C, Lynch M, Glick K. Physical examination of the knee. In Nicholas J, Hershman E (eds): The Lower Extremity and Spine in Sports Medicine. St. Louis: Mosby, 1986, pp 765–800.
13. Grieve G. Common Vertebral Joint Problems. Edinburgh: Churchill Livingstone, 1981.

推荐阅读

Corrigan B, Maitland GD. Practical Orthopaedic Medicine. London: Butterworths, 1983.

Cyriax J, Cyriax P. Illustrated Manual of Orthopedic Medicine. London: Butterworths, 1983.

Hammer W. Functional Soft Tissue Examination and Treatment by Manual Methods, 2nd ed. Gaithersburg, MD: Aspen, 1999.

Hertling D, Kessler R. Knee. In Hertling D, Kessler R (eds): Management of Common Musculoskeletal Disorders, 4th ed. Baltimore: Lippincott Williams & Wilkins, 2006, pp 487–557.

Hoppenfeld S. Physical Examination of the Spine and Extremities. New York: Appleton-Century-Crofts, 1976.

Kendall F, McCreary E, Provance P, Rogers M, Romani W. Muscles: Testing and Function, 5th ed. Baltimore: Lippincott Williams & Wilkins, 2005.

Levangie P, Norkin C. The knee complex: In Joint Structure and Function, 3rd ed. Philadelphia: FA Davis, 2001, pp 326–366.

Magee D. Orthopedic Physical Assessment, 3rd ed. Philadelphia: WB Saunders, 1997.

Reid DC. Sports Injury and Assessment. New York: Churchill Livingstone, 1992.

Wallace L, Mangine R, Malone T. The knee. In Malone T, McPoil T, Nitz A (eds): Orthopedic and Sports Physical Therapy. St. Louis: Mosby, 1997, pp 295–325.

第十章

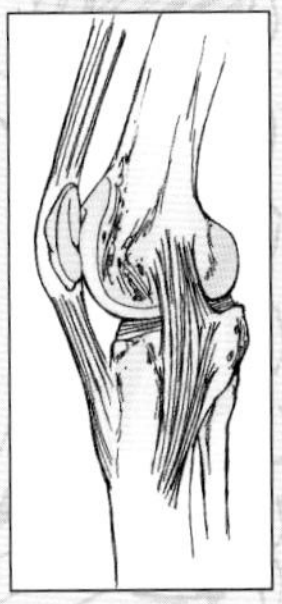

小腿、踝和足

小腿是运动员中最常受损的组织中排名 454

第四的部位。这些损伤大部分与腓肠肌和跟腱的拉伤相关[1]。跟腱是因下肢过度使用而损伤的最常见的部位，也是整个人体中最常断裂的腱性组织[2]。踝关节扭伤应该是在运动中最常见的损伤，大概也是人体中最常见的韧带损伤[3]。足的退化性问题比急性损伤更容易发生。大多数足部疼痛的情况都源于软组织[4]。踝和足的功能对膝关节、髋关节和脊柱有显著的影响，而下肢的很多功能障碍均会导致足的错位。

455

小腿、踝、足的概述

小腿是膝关节和踝关节之间的结构。小腿的骨包括**胫骨**和**腓骨**，胫骨和腓骨的远端分别叫作内踝和外踝，分别和距骨组成踝关节的一部分。小腿的12块肌肉参与足部和踝关节的运动，其中3块肌肉参与膝关节的屈曲。足部包括26块骨、30个关节和20块足内在肌。足的背面叫作**足背**，底面叫作**足底**。足向地面屈曲叫作足踝屈曲或者**跖屈**，当足背和踝关节向小腿前面运动时叫作足踝伸展或者**背屈**。

小腿的解剖、功能和功能障碍

小腿的骨和关节

见图10–1。

胫骨

- **结构**：胫骨是一块连接着股骨远端和踝关节的强壮的三棱柱形骨。它尖锐的前缘近端有一个隆起叫作**胫骨粗隆**，上面有股四头肌肌腱附着。胫骨的近端部分在第九章“膝关节”中讨论。胫骨远端内侧有一个膨大的部位叫作内踝，胫骨的下端与距骨相连，这一部分在下面的踝关节中进行讨论。胫骨从近端到远端的横向螺旋扭曲叫作**胫骨扭转**，正常时约为15°的外旋。
- **功能**：胫骨几乎支撑着从大腿到足部的所有重量，就像上文提到的，只有胫骨和股骨在膝关节处相关节，胫骨又是踝关节的主要承重面。胫骨后肌肌腱走行在胫骨远端内侧的肌间沟内。
- **功能障碍和损伤**：胫骨扭转的外旋角度增加与髌骨轨迹异常及Q角增大有关（详见第九章）。胫骨扭转的内旋角度的增加与足的内八字姿势有关[5]。

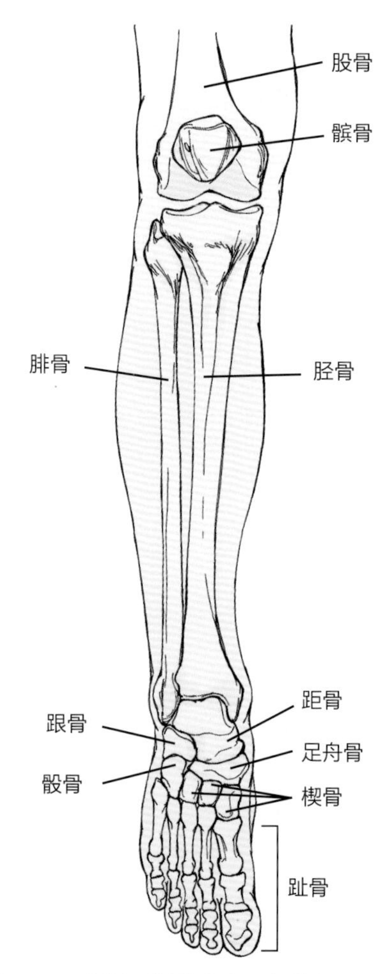

图10–1 小腿、踝关节和足部的骨

456 ## 腓骨

- **结构：**腓骨是一块薄骨，由一个三棱柱形的骨干和近端与远端结构构成。远端外侧面的膨大叫作外踝，并与距骨相关节，构成踝关节的一部分。外踝后侧有腓肠肌肌腱沟。
- **功能：**腓骨是足和踝的肌肉附着部位，并构成了踝关节。腓骨前侧是足伸肌群的附着点，外侧是腓骨肌的附着点，后侧是足屈肌群的附着点，它支撑着人体约1/6的静态体重[6]。

胫腓关节

- **结构：**胫骨和腓骨构成了3个关节，前两个是**近端**和**远端胫腓关节**，第三个是一个**纤维连结**，是由连接着第一个和第二个关节的小腿**骨间膜**组成的。近端胫腓关节是滑膜关节，包括关节囊和腓骨头的前后韧带。远端胫腓关节是纤维连结，没有滑膜层，由胫腓前后韧带支撑。一条坚韧的小腿骨间膜加固了这两个关节。
- **功能：**虽然幅度很小，但是在近端和远端胫腓关节之间仍有一些相对运动。当足背屈时，远端胫腓关节稍微变宽来容纳距骨，而近端腓骨相应地向上滑动。小腿骨间膜连接着两块骨，并为肌肉提供了很广泛的附着区域。不像前臂的桡骨和尺骨能使前臂旋前和旋后，由于小腿骨间膜十分致密，胫骨和腓骨不能完成类似的运动。
- **功能障碍和损伤：**胫骨和腓骨远端是经常发生骨折的部位。腓侧副韧带断裂通常发生在滑雪者中，胫骨的疲劳骨折或应力骨折会由于过度或不寻常的应力（如长跑）而发生。患者通常伴有跛行，在骨折处会有压痛和发红，通常局限在一个直径小于3.8厘米的区域内[1]。骨折后韧带、支持带、筋膜会增厚，最终导致胫腓关节背屈受限。腓骨在近端关节失去了正常的滑动特性。
- **治疗介入：**背屈运动的丧失通常是因为踝关节扭伤或骨折，或因为腰骶神经根受刺激引起背屈肌无力。因为完全背屈是正常步态最基本的条件，关节活动度的减小导致踝关节退行性病变，以及膝关节、髋关节不能充分伸展。运用肌肉能量技术来放松腓肠肌和比目鱼肌，用软组织松动术来松解前韧带和关节囊组织，并运用关节松动术来恢复正常的关节内运动和完全的背屈。

小腿的软组织结构

筋膜和支持带

见图10–2。

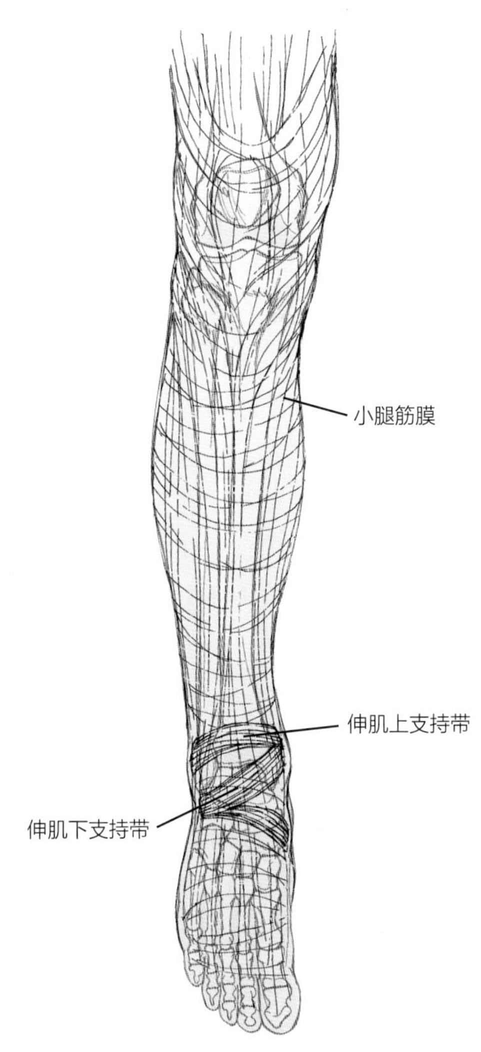

图10–2 小腿、踝关节、足的筋膜，以及伸肌上支持带和伸肌下支持带

- 457 **结构**：小腿上的筋膜叫作**小腿筋膜**，是大腿的阔筋膜的延续，它和胫骨内侧面的骨膜紧密相连。其前侧和外侧部分很致密，几乎不具有延展性。而后侧部分是松弛和放松的。小腿深筋膜形成了3个**肌间隔**。除了胫骨和腓骨之间的骨间膜外，还有4个容纳肌肉的筋膜室，这些肌肉主要与足、踝的运动相关。**前侧筋膜室**容纳伸肌群，**外侧筋膜室**容纳足外翻肌，**后侧浅层筋膜室**和**后侧深层筋膜室**容纳屈肌群。筋膜横向增厚形成**支持带**。支持带像一条带子一样，阻止其下的肌肉和肌腱在收缩过程中脱离骨。
  - 在小腿远端前侧是**伸肌上支持带**和**伸肌下支持带**。浅层筋膜可稳定使足背屈的肌腱，包括胫骨前肌、䟢长伸肌、趾长伸肌。
  - 内踝和跟骨之间是**屈肌支持带**，包括浅层筋膜和深层筋膜。深层筋膜可稳定使足跖屈的肌腱，包括胫骨后肌、䟢长屈肌、趾长屈肌。屈肌支持带的浅层筋膜和深层筋膜之间的区域叫作**跗管**，内有支配足底的**胫后神经**。
  - 踝关节外侧的筋膜扩展部分叫作**腓骨肌上支持带**和**腓骨肌下支持带**，使腓骨长肌和腓骨短肌稳固。
- **功能**：前侧和外侧筋膜室的筋膜很致密，用于承载体重的液体静压。筋膜室将肌群分开，起到润滑作用以减少摩擦，并引导肌肉收缩。在筋膜室中的这些肌肉彼此相对滑动并相对于筋膜外膜滑动。筋膜室内还有小腿主要的动脉和神经，在剧烈运动时，通过小腿的血流量可能增加20倍[6]。
  - **功能障碍和损伤**：许多因素容易引起筋膜张力的变化。小腿长度不等、肌肉失衡和旋前是3个常见的原因[7]。当小腿旋前时，后侧筋膜室内的肌肉（腓肠肌、比目鱼肌、胫骨后肌、䟢长屈肌、趾长屈肌）处在一个被拉长和无力的位置，使它们容易受伤[8]。小腿筋膜损伤被不同的学者描述成不同的名称。损伤的基本分类包括急性和慢性间室综合征和胫骨骨膜炎。
    - **急性筋膜室综合征**是一种罕见的临床急症，是由骨折、肌肉撕裂、过度的肌肉收缩导致的快速肿胀、静脉淤血、缺血（缺氧）。由于小腿前侧和外侧筋膜密集，所以肿胀会压迫动脉、静脉和神经，阻断足部的供血和感觉。
    - **慢性筋膜室综合征**：描述的是肌肉缺血性疼痛，可由静态或动态应力引起。静态应力的一个例子是一个一天中的大部分时间需要站立的职业。动态应力通常是由运动诱发的。在慢性情况下，反复性的筋膜应力引起炎症，最终导致浅层和深层筋膜增厚和肌肉结缔组织纤维化。纤维化限制了肌肉的正常伸展，增厚的筋膜限制了肌肉在筋膜室内的正常滑动，造成缺血和疼痛。
    - **胫骨骨膜炎**是一种肌腱和骨膜的撕裂，此处骨膜与肌筋膜交织在一起，叫作肌腱骨膜结合处。这是一种慢性疾病的急性发作。筋膜过度的应力通常是剧烈的运动（例如跑步）导致累积性应力的结果。胫骨骨膜炎很好地描述了它们的解剖位置。前外侧胫骨骨膜炎累及前侧筋膜室的肌肉。典型的后内侧胫骨骨膜炎累及比目鱼肌和胫骨后肌。
- **治疗介入**：运用肌肉能量技术来降低筋膜室内肌肉的肌张力，运用软组织松动术来牵伸浅层和深层筋膜并松解肌腱骨膜结合处的纤维。运用等长收缩后放松（PIR）肌肉能量技术来牵伸短缩的肌肉及其筋膜。运用收缩-放松技术中的等长收缩来识别无力的肌肉，并用肌肉能量技术来强化肌肉，或推荐患者进行运动康复。急性筋膜室综合征患者表现为小腿极度疼痛和足部冰冷。要把患者送到急诊室，因为足部的血 458
  供丧失会造成足部永久性的损伤。

神经

见图10–3和10–4。

- **结构**：小腿的主要支配神经是坐骨神经的分支。它们是**腓浅神经**、**腓深神经**、**胫神经**、**隐神经**和**腓肠神经**。腓浅神经和腓深神经沿着腓骨长肌穿过一个位于腓骨头远端的弓形组织或开口[6]。在穿过近端小腿比目鱼肌的纤维弓时，胫神经成为胫后神经。它经过内侧踝后，成为足底内侧和外侧神经。隐神经是股神经的终末分支，在大腿内侧和膝关节内侧时走行表浅。腓肠神经是胫神经和腓神经分支构成的皮神经。
- **功能**：腓深神经支配着前侧筋膜室的肌肉，以及分布于第一和第二足趾之间的足背皮肤。腓浅神经支配外侧筋膜室，以及大部分足背的感觉。胫后神经支配着后侧深层筋膜室，以及足底的感觉。隐神经支配小腿内侧和足内侧的感觉。腓肠神经支配在小腿后外侧远端1/3的感觉。
- **功能障碍和损伤**：神经可能在小腿、踝关节、足部被卡压，腓总神经可以卡压在腓骨头远端，接近4~5英寸（1英寸≈2.54厘米）到近端外踝。胫
后神经可以在经过小腿近端的比目鱼肌下方和跗
管时被卡压。腓肠神经可以在踝关节外侧近端被 459
卡压。隐神经可以在大腿内侧被卡压。
- **治疗介入**：治疗小腿的神经时，可以运用温和的横向挖取式揉抚来降低附着在筋膜上的神经的张力，同时松解可限制神经正常滑动特性的粘连。

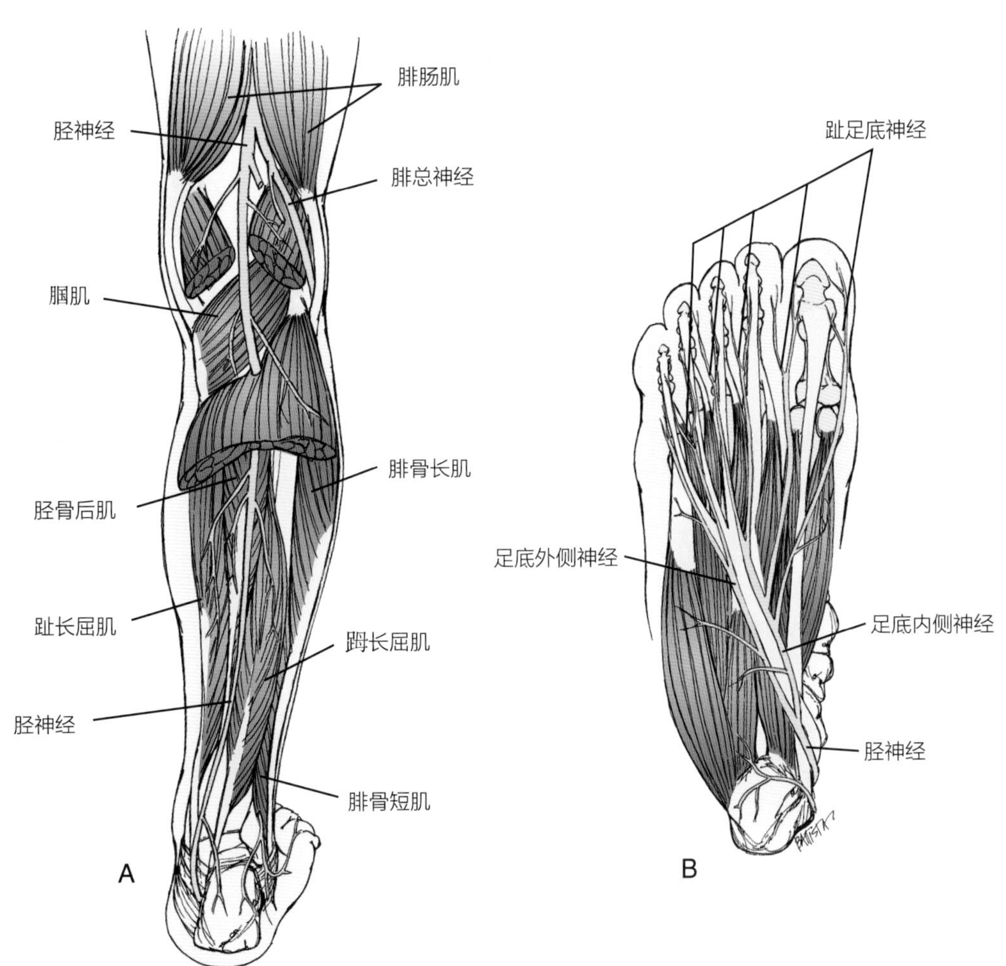

图10–3　A. 胫神经及其支配的肌肉；B. 胫神经延伸至足底时分为足底内侧神经和足底外侧神经

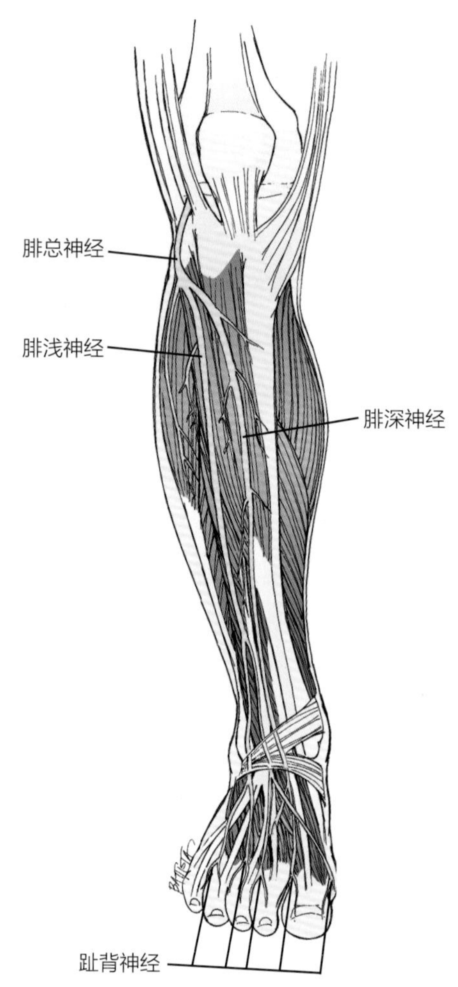

图10–4 腓总神经、腓浅神经和腓深神经

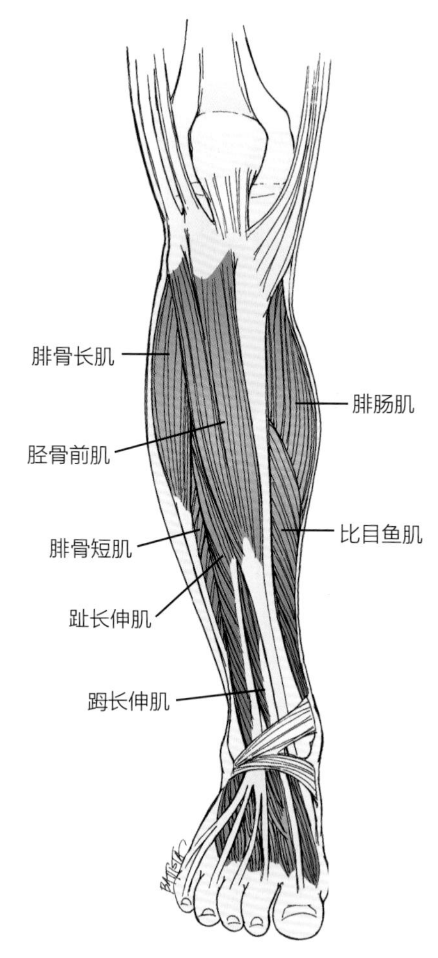

图10–5 小腿前侧筋膜室的肌肉，包括胫骨前肌、趾长伸肌和踇长伸肌

肌肉

- **结构**：小腿的肌肉大致是通过位置来归类。踝关节和足部的伸肌（背屈肌）位于小腿前侧。外翻肌在小腿外侧（图10–5和9–10）。踝关节和足部的屈肌（跖屈肌）在小腿后侧，肌腱走行于内侧踝关节周围（图10–6、10–7和9–9）。小腿的肌肉也根据**筋膜室**分类。4个筋膜室——前侧、外侧、后侧浅层、后侧深层筋膜室，包含了12块肌肉，除了腘肌以外，所有肌肉都附着在足部的骨上。
  - **前侧筋膜室**容纳踝关节和足部的伸肌（背屈肌），包括胫骨前肌、踇长伸肌、趾长伸肌和第三腓骨肌（延伸到第五趾的趾长伸肌的变体）。腓浅神经和腓深神经支配前侧筋膜室。
  - **外侧筋膜室**容纳踝关节和足部的外翻肌，包括腓骨长肌和腓骨短肌。腓深神经和腓浅神经也支配着这个筋膜室。
  - **后侧浅层筋膜室**容纳腓肠肌的两个头、比目鱼肌和跖肌。浅层和深层筋膜室容纳足部和踝关节的屈肌（跖屈肌），由胫神经支配。比目鱼肌和腓肠肌组成了跟腱，是使踝关节跖屈的主要肌肉（图10–6）。 460
  - **后侧深层筋膜室**容纳腘肌、踇长屈肌、趾长屈肌、胫骨后肌（图10–7），由胫神经支配。
- **功能**：腓肠肌和比目鱼肌在放松站立的姿势下必须要维持一定程度的收缩来防止身体向前倾倒，因为重心在踝关节的前方[4]。跟腱是人体中最强健的肌腱，且在行走的每一步中发挥作用。小腿的肌肉为膝关节、踝关节、足部提供动态支撑，并负责平衡、协调、良好的姿势控制、身体的移

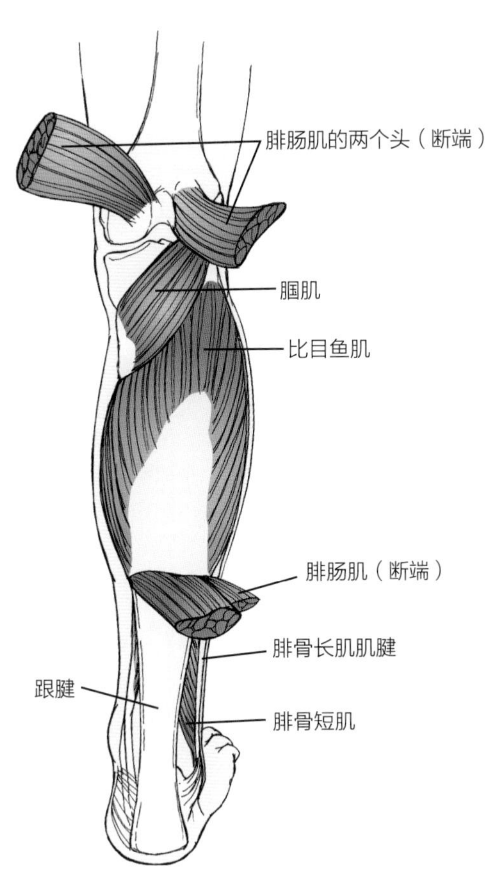

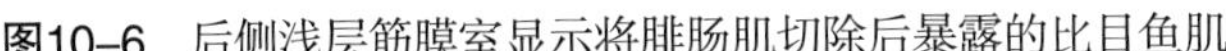
图10–6 后侧浅层筋膜室显示将腓肠肌切除后暴露的比目鱼肌

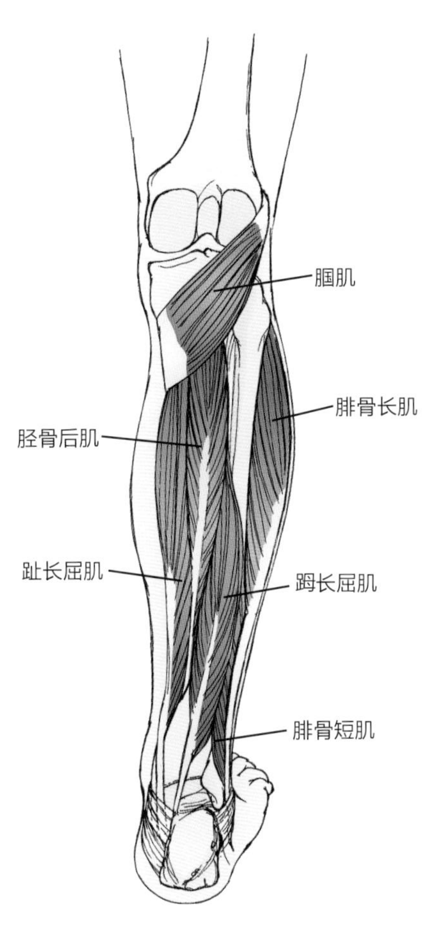

图10–7 后侧深层筋膜室显示胫骨后肌、趾长屈肌和跗长屈肌

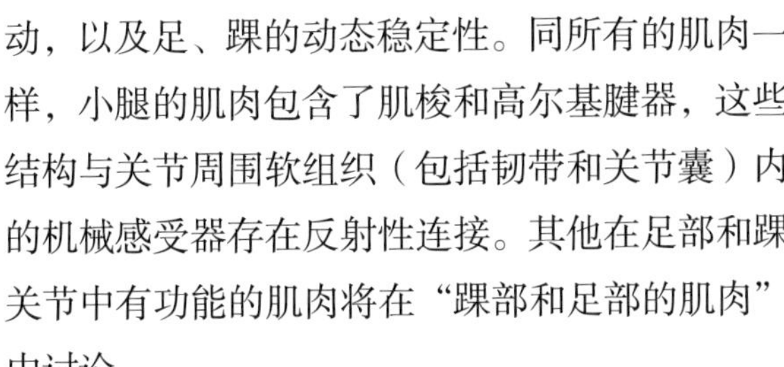
动，以及足、踝的动态稳定性。同所有的肌肉一样，小腿的肌肉包含了肌梭和高尔基腱器，这些结构与关节周围软组织（包括韧带和关节囊）内的机械感受器存在反射性连接。其他在足部和踝关节中有功能的肌肉将在“踝部和足部的肌肉”中讨论。

- **功能障碍和损伤：**小腿最常受损的肌肉是腓肠肌，最典型的损伤在内侧头的肌肉肌腱结合处。这块肌肉被称为双关节肌肉，因为它跨越膝关节和踝关节。腓肠肌易受伤的原因是这块肌肉的主要功能是离心收缩（当肌肉拉长时收缩），常发生在正常行走过程中足跟着地时。肌肉在离心收缩时更容易受伤。跟腱炎是小腿最常见的肌腱炎。在行走时，前侧筋膜室的肌肉有助于把足抬离地面。当腰椎间盘突出压迫到支配这些肌肉的神经根，肌肉会变得非常无力，踝关节不能背屈而导致足下垂。腓肠肌和比目鱼肌痉挛也较常见。
典型的肌痉挛是由于盐分缺失和长时间运动[6]。 461
确切原因尚不清楚，和低钙也有关系。

小腿肌肉的失衡

肌肉功能障碍的两个基本类别是肌肉失衡和位置性功能障碍。肌肉失衡描述的是某些肌肉倾向于无力，而其他肌肉倾向于短缩和紧张。肌肉失衡改变了运动模式，因此给关节系统增加了持续的应力。Janda和他的同事们描述了小腿某些可预见的肌肉失衡模式[9]。位置性功能障碍描述的是在这一条件下肌肉位置发生位移和异常的扭转。

- **倾向于紧张和短缩的肌肉：**小腿三头肌（腓肠肌和比目鱼肌）和胫骨后肌是倾向于紧张、短缩的肌肉。紧张的跖屈肌限制了踝关节背屈，增加了过度旋前的倾向。

- **倾向于被抑制和无力的肌肉：**胫骨前肌、踇长伸肌、趾长伸肌、腓骨肌往往是被抑制和无力的肌肉。

小腿肌肉的位置性功能障碍

腓肠肌往往会发生扭转，使两个头靠向中线。当踝关节内旋，小腿三头肌（腓肠肌和比目鱼肌）被向外牵拉。其他肌肉被紧紧地限制在它们的筋膜室内，使得没有发生其他位置性功能障碍。

- **治疗介入：**肌肉痉挛可以通过被动牵伸处理。对其他肌肉功能障碍和损伤则运用肌肉能量技术、软组织松动术和关节松动术治疗。关节松动术在后文的“技术”部分介绍。

小腿的肌肉（足踝的外在肌）

见表10-1。

表10-1 小腿的肌肉（足踝的外在肌）

肌肉	起点	止点	动作	功能障碍
前侧筋膜室				
胫骨前肌	胫骨外侧面上2/3	内侧楔骨的内侧面和底面，第1跖骨底	足背屈和足内翻的原动肌，为内侧纵弓提供动态支撑	在足跟着地时胫骨前肌抵抗跖屈，容易疲劳和紧张-无力。无力限制踝关节背屈，紧张导致内侧弓过高
趾长伸肌	胫骨外侧髁，腓骨前面的上3/4	第2到第5趾的背侧和它们的伸肌扩展部分	跖趾关节和足趾伸展，以及足外翻	无力会降低在走路时足趾抬离地面的能力，紧张会导致爪状趾畸形
踇长伸肌	腓骨和小腿骨间膜的前面，在小腿的中间部分	踇趾远节跖骨底的背侧	踇趾伸展的原动肌，辅助背屈和内翻足部	无力导致无法伸展踇趾，可能反映了L_5椎间盘损伤。该肌紧张会牵拉跖趾关节使之伸展，而趾骨间关节屈曲，导致爪状趾
外侧筋膜室				
腓骨长肌	胫骨外侧髁和腓骨外侧的上2/3	第1楔骨和第1跖骨的外侧	外翻的原动肌；协助跖屈；像弓弦一样，为足的横弓提供动态支撑	无力使足内翻肌（尤其是胫骨后肌）牵拉足部，使足部内翻。紧张则会导致腓骨肌肌腱过度使用，以及过度旋前
腓骨短肌	腓骨远端2/3的外侧面	第5跖骨底的外侧结节	外翻的原动肌，协助跖屈	无力时和腓骨长肌一样，紧张则会使足外翻
后侧浅层筋膜室				
腓肠肌	通过两条肌腱起自股骨髁后面，一些纤维也来源于膝关节囊	作为跟腱的一部分附着于跟骨后表面	跖屈的原动肌，协助膝关节屈曲，将股骨稳定在胫骨上	紧张会限制背屈；无力则会限制抬足趾的能力，从而限制了爬楼梯的能力。腓肠肌的拉伤通常累及内侧头的肌肉肌腱结合处
比目鱼肌	胫骨、腓骨、小腿骨间膜后表面的近端	作为跟腱的一部分附着在跟骨上	跖屈的原动肌，将小腿稳定在跗骨上	后内侧的胫骨骨膜炎通常累及比目鱼肌，其紧张-无力的模式和腓肠肌一样
跖肌	腓肠肌近端、股骨外侧髁的后外侧；关节囊	与跟腱内侧缘结合	对膝关节屈曲和跖屈有微弱的辅助作用	这是一块小的肌肉，没有涉及临床问题
后侧深层筋膜室				
腘肌	股骨外侧髁	胫骨后内侧面	膝关节屈曲；内旋胫骨；是膝关节的动态稳定结构；在膝关节屈曲时协助将外侧半月板向后拉	紧张会限制正常步态中胫骨完全外旋的能力。无力会促进膝关节的不稳定性，并使外侧半月板丧失正常的滑动
踇长屈肌	腓骨远端2/3的后面和骨间膜	踇趾远节趾骨底面	踇趾屈曲的原动肌，协助足跖屈和内翻	无力减弱了跖屈的力量，紧张则会限制踇趾的伸展而造成爪状趾畸形
趾长屈肌	胫骨后表面的内侧和覆盖胫骨后肌的筋膜	第2至第5趾的远节趾骨底；每条肌腱均通过相应的趾短屈肌肌腱开口	第2至第5趾屈曲的原动肌；辅助跖屈和内翻	紧张会导致爪状趾畸形。炎症时由于旋前或过度跖屈（如跳跃），足跖面会出现疼痛
胫骨后肌	小腿骨间膜后表面的上半部分，以及胫骨和腓骨与之相邻的部分	足舟骨跖面的粗隆和3块楔骨	内翻的原动肌；协助跖屈；为纵弓提供动态支撑；足的重要稳定结构	无力会降低内侧弓，并旋前。肌腱炎是内侧踝关节和足部疼痛最常见的原因[8]

463 踝关节的解剖、功能和功能障碍

踝关节的骨和关节

距小腿关节（踝关节）

见图10–1。

- **结构**：踝关节是距骨与胫骨和腓骨之间的关节，被称作**距小腿关节**。体重从股骨通过胫骨和腓骨传递到距骨，然后到跟骨，跟骨是与地面的主要接触点。跟骨的足底面有一层厚的脂肪垫，被包在一种用来吸收震荡冲击的纤维弹性结构中。踝关节被当作一个接合，由胫骨和腓骨的远端末端组成，由一个其间连接距骨的踝窝组成，形成一个平衡。在距骨的内侧有跗长屈肌肌腱的沟槽。
- **功能**：踝关节是一个滑膜关节，有屈曲和伸展两种可能的运动。在踝关节处，屈曲和伸展分别称为跖屈和背屈。腓肠肌和比目鱼肌的收缩引起跖屈，而小腿前部肌肉的收缩导致背屈。踝关节在其中立位面向外侧大约15°，这是因为内踝在外踝前面。它产生一个正常的足趾向外的姿态，这被称为**Fick角**。由于这个角度的存在，背屈引起足的向上和向外的运动，跖屈导致足向下和向内移动。
- **功能障碍和损伤**：如果踝关节处于中立位，则胫骨、距骨和跟骨（足跟骨）呈垂直对线。**足旋前（外翻）**是常见的负重功能障碍：距骨向前内侧移动，足跟底部向外侧成角（外翻）。这改变了关节承重表面上的接触面积，从而导致软骨退变。足旋前在足内侧引起过度的压力，导致籽骨炎、跗趾滑囊炎和Morton神经瘤。**跗趾外翻**或跗趾向外侧的偏移，以及跗趾的疼痛也可能由于旋前而发生。腿部疼痛也可以由胫骨前肌和胫骨后肌过度紧张引起的旋前导致。膝关节疼痛是常见的，因为膝外翻时髌骨侧面应力与足旋前也是相关的[10]。踝关节创伤性损伤经常使关节周围软组织纤维化，使正常的关节活动度降低，通常导致背屈的丧失，导致退行性变和关节炎，以及承重时疼痛。
- **治疗介入**：对急性踝关节扭伤，首先用收缩–放松（CR）MET和交互抑制（RI）MET治疗，以减轻肿胀和疼痛，促进营养交换，并尽量减少肌肉抑制。使踝关节做轻柔的背屈和跖屈被动运动，以防止关节表面的粘连。对踝关节的退化和运动丧失首先运用MET治疗。MET有助于增加韧带和腱膜附着处的延展性，并增加关节的活动度。等长收缩后放松（PIR）MET可以运用在短而紧的肌肉上，尤其可在腓肠肌和比目鱼肌上进行，这可能会抑制背屈。在关节周围的软组织上进行软组织松动术以松解粘连并获得更大的延展性。然后进行关节松动术以刺激软骨中的营养交换并帮助溶解关节面上的钙沉积物。运用CR MET以帮助加强足内在肌和胫骨前肌、胫骨后肌。

踝关节的软组织结构

关节囊和韧带

- **结构**：踝关节的关节囊较薄，只起到很小的支撑作用。韧带和肌肉分别提供被动和动态的稳定性。内侧和外侧的韧带可以分为内侧副韧带和外侧副韧带。
  - **内侧副韧带**也称为**三角韧带**，由从内踝到足 464
    舟骨、距骨和跟骨的纤维组成。这些韧带的纤维彼此混合，不同于由单独条带形成的外侧副韧带（图10–8）。

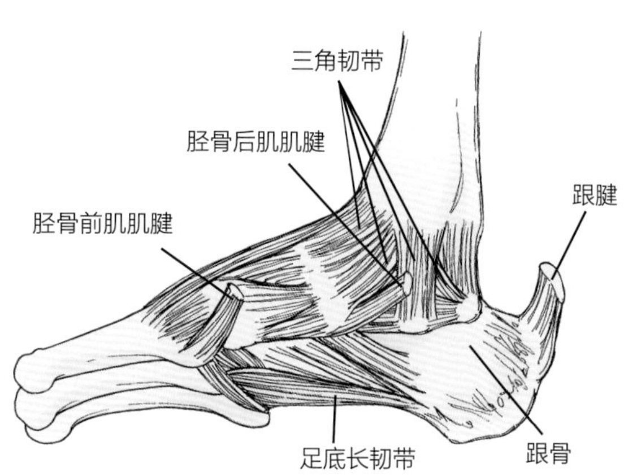

图10-8 踝关节内侧的韧带和肌腱

- **外侧副韧带**由前后距腓韧带和跟腓韧带组成（图10-9）。

- **功能**：踝关节的关节囊和韧带为足踝提供被动稳定性。在跖屈时，距腓前韧带限制了距骨的内翻。韧带还具有密集的机械感受器，其功能为控制姿势和运动。这些机械感受器和腿部肌肉之间存在关节动力学联系和静止反射，其功能是提供瞬时和精确的收缩，用于控制足踝的运动和精细的姿势控制[11]。

- **功能障碍和损伤**：踝关节扭伤主要是韧带的损伤。**距腓前韧带**是踝关节最薄弱的韧带，是内翻应力下首先受影响的韧带，也是踝关节中最常受伤的韧带[11]。至少有95%的踝关节扭伤是外侧韧带损伤[12]。由于以下两个解剖学原因，急性应力或累积性内翻应力导致损伤：腓骨的远端比胫骨延伸得更远，有助于提供外侧的稳定性；并且三角韧带比外侧副韧带强有力得多。踝关节扭伤后，会出现两种可能的结果。第一个结果是，踝关节变得纤维化和僵硬，关节活动度下降，特别是距小腿关节背屈减少，并且距下关节内翻和外翻受限。由于滑膜的增厚，踝关节还可能在前侧关节或前外侧关节出现撞击引起的疼痛。第二个结果是，由于韧带松弛、肌肉无力和本体感受控制差，踝关节变得不稳定。研究表明，约40%的踝关节外侧韧带的损伤会导致足部倾向于“脱离”的感觉[11]。

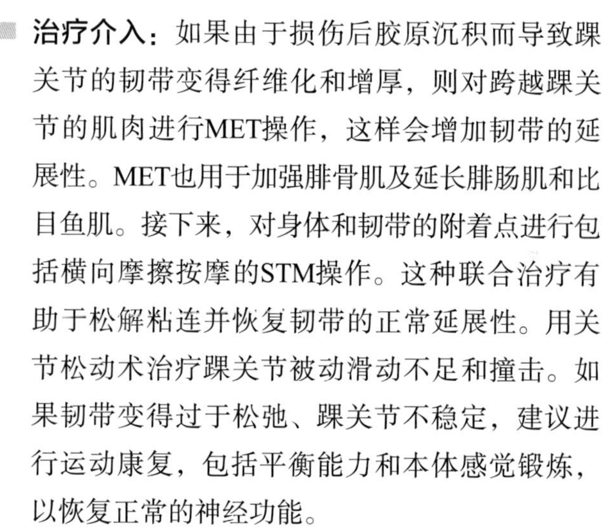

Freeman及其同事[13]认为，由于踝关节的关节囊、韧带和小腿肌肉的机械感受器之间的正常反射活动部分丧失，所以踝关节变得不稳定。

- **治疗介入**：如果由于损伤后胶原沉积而导致踝关节的韧带变得纤维化和增厚，则对跨越踝关节的肌肉进行MET操作，这样会增加韧带的延展性。MET也用于加强腓骨肌及延长腓肠肌和比目鱼肌。接下来，对身体和韧带的附着点进行包括横向摩擦按摩的STM操作。这种联合治疗有助于松解粘连并恢复韧带的正常延展性。用关节松动术治疗踝关节被动滑动不足和撞击。如 465
果韧带变得过于松弛、踝关节不稳定，建议进行运动康复，包括平衡能力和本体感觉锻炼，以恢复正常的神经功能。

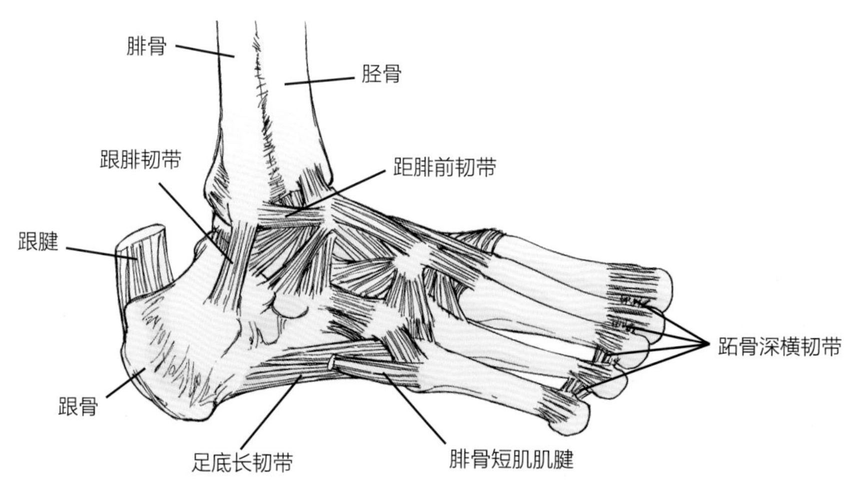

图10-9 踝关节外侧的韧带和肌腱

踝关节的韧带

见表10–2。

表10–2 踝关节的韧带

距小腿关节或者称踝关节，主要是以内侧副韧带复合体和外侧副韧带复合体来保持稳定的。以下韧带按损伤的频率由高至低进行介绍

韧带	起点	止点
距腓前韧带（外侧副韧带的一部分）	外踝（腓骨）	距骨颈
跟腓韧带（外侧副韧带的一部分）	腓骨远端	跟骨
跟骰韧带	跟骨外侧远端	骰骨外侧面
胫腓前韧带	胫骨外侧远端	腓骨内侧远端
三角韧带（内侧副韧带）	包括胫舟韧带、胫跟韧带、胫距前韧带和胫距后韧带，起自胫骨远端	距骨、足舟骨和跟骨

踝关节的神经

见图10–3及10–4。

- **结构：**腓深神经通过踝关节的伸肌支持带至足背。腓浅神经在足踝前外侧的皮下走行。胫后神经在内踝后方的屈肌支持带的浅层和深层之间（即**跗管**）中走行。
- **功能：**腓深神经支配前侧筋膜室的肌肉，并传导第一和第二趾之间虎口区的感觉。腓浅神经支配足背的皮肤。胫后神经支配足内在肌，并通过其分支——足底内侧神经和足底外侧神经（见“足的神经”）为足底提供感觉。
- **功能障碍和损伤：**穿过踝关节的神经受卡压是常见的。胫后神经可能因踝关节损伤或旋前而在跗管内受压。由于踝关节损伤、带子扣紧的靴子或高跟鞋，腓深神经可能在伸肌支持带下受压。
- **治疗介入：**与身体的其他部位一样，踝关节的神经可通过轻柔的、垂直于神经走行的挖取式揉抚手法而放松。这种治疗可以松解粘连，使神经张力降低。

踝部和足部的肌肉

- **结构：**31块肌肉与足踝运动相关。在这31块肌肉中，11块起自腿部，称为足的外在肌，20块起自足部，称为内在肌。小腿的所有肌肉都以肌腱形式穿过踝关节而止于足部。它们由上述的支持带保持在适当位置。这些肌腱在穿过踝关节时具有腱鞘，因此在该区域易患腱鞘炎和狭窄性腱鞘炎。这些肌肉和肌腱可以根据功能和位置分为四类。
  - **屈肌**穿过内踝后方、屈肌支持带下方，各自被包在其自身的滑膜鞘内。从前到后依次为胫骨后肌、趾长屈肌、跗长屈肌（图9–9）。这些肌肉的肌腱与屈肌支持带下的胫神经共同走行于跗管中。
  - **伸肌**在上、下伸肌支持带下方穿过足背，各自在其滑膜鞘内。伸肌包括胫骨前肌、跗长伸肌和趾长伸肌（图10–5）。
  - **足外翻肌**是腓骨长肌和腓骨短肌，它们在外踝后部及腓骨肌上、下支持带的下方穿过腓
骨肌总腱鞘，然后在腓骨肌下支持带远端穿 466
出（图9–10）。
  - **足内翻肌**是胫骨前肌和胫骨后肌。
- **功能：**踝部肌肉为踝关节和足部提供动态稳定性。肌肉负责姿势控制、平衡、协调和运动。
- **功能障碍和损伤：**由于踝关节过度磨损或反复的踝关节应力（如跑步、跳舞和远足），或慢性姿势性应力（如旋前），腱鞘的滑膜层可能会在穿过踝关节处受刺激和发生炎症。在急性期，它表现为局部疼痛和相关的肌腱肿胀。在慢性期，由于炎症导致的纤维沉积，腱鞘可能增厚，这导致腱鞘狭窄，称为**狭窄性腱鞘炎**。
- **治疗介入：**对踝关节的肌腱用STM、横向的按摩、关节松动术和MET去治疗。应用CR MET以降低肌肉肌腱单元的高张力。应用PIR MET以延长缩短的肌肉肌腱单元。用横向摩擦按摩治疗腱鞘周围或腱鞘内的粘连。

踝部肌肉的动作

见表10–3。

表10-3 踝部肌肉的动作

踝关节是距骨与胫骨及腓骨的连结。它是一种铰链式关节，有两种运动：跖屈和背屈

背屈	跖屈
4块肌肉参与背屈	8块肌肉参与跖屈运动，7块肌肉跨越2个关节
■ 胫骨前肌：同时内翻足部	■ 腓肠肌
■ 趾长伸肌：同时伸展足趾，并外翻足部	■ 比目鱼肌
■ 踇长伸肌：同时伸展踇趾	■ 腓骨长肌：同时引起足外翻并帮助维持足弓
■ 第三腓骨肌：同时外翻足部	■ 腓骨短肌：同时引起足外翻
	■ 趾长屈肌：同时使足内翻及屈曲足趾
	■ 胫骨后肌：同时辅助内翻
	■ 踇长屈肌：屈曲踇趾，内翻足部，使踝关节跖屈
	■ 跖肌

足的解剖、功能和功能障碍

足的骨和关节

见图10-1。

- **结构**：足包含26块骨和30个关节，可分为后足、中足和前足。**后足**由距骨和跟骨组成。**中足**包括足舟骨、骰骨和3块楔骨。**前足**包括5块跖骨和14块趾骨，构成5个足趾。
- **功能**：足的运动是背屈、跖屈、内翻和外翻。内翻是旋后（内侧缘抬高）、内收和跖屈的组合。外翻是外展、旋前（足内侧缘下降）和背屈的组合。足趾可以屈曲、伸展、外展和内收。足的正常功能对精细的姿势控制是必不可少的。它必须具有充分的活动性以完成适当的步态并适应不平坦的表面。它还必须为了持续承重而具备稳定性，并为了适应身体的动态运动而具备一定的力量。在下文中，将单独描述每一个关节以进行解释。

距下关节（距跟关节）

- **结构**：**距下关节**或**距跟关节**是跟骨（足跟部）和距骨之间的关节。
- **功能**：距下关节的主要功能是吸收下肢旋转的 467
冲击力。在行走过程中，在足跟着地后，足部下降到地面时，股骨和胫骨内旋[14]。距下关节向内下移动，称为旋前。从步态的平足阶段到足跟离地阶段，胫骨和股骨外旋，距下关节移动到旋后位。在正常站姿下，胫骨、距骨和跟骨在空间位置上垂直排列。
- **功能障碍和损伤**：虽然术语“足旋前”描述的是距下关节的正常运动，但也常用于描述足的功能障碍。本文将采用这种常见用法。在站立姿势下，如果跟骨向外侧成角而呈外翻位，则

与距下关节处的过度旋前相关；如果它向内侧成角而呈内翻位，则与距下关节的过度旋后相关。足跟外翻产生前足的外翻，与踇趾向外侧偏移（踇趾外翻）相关，并导致跟腱向外侧偏移并缩短[4]。旋前的发生可能是由于旋后肌（如小腿三头肌、胫骨后肌、踇长屈肌、趾长屈肌和胫骨前肌）无力，也可能是由于腓肠长肌这一最强壮的旋前肌的短缩。如果足旋前成为慢性情况，则出现滑车前的纤维性沉积和踝关节背屈的完全丧失。内翻足是足跟内向成角并导致旋后的状况。这种成角可能由旋前肌（包括腓骨肌、趾长伸肌和踇长伸肌）无力引起，或者可能是由旋后肌（包括小腿三头肌和趾长屈肌）短缩等原因引起的。

- **治疗介入：**用MET治疗距下关节，以平衡影响关节的肌肉力量；应用STM以消除关节周围的纤维化；用旋前和旋后的关节松动术手法改善关节内运动并促进关节的正常润滑作用。

跖趾关节

- **结构：**跖趾关节是跖骨和趾骨组成的关节。它们是滑膜关节，有1个关节囊和3条韧带：足底韧带（足底板）、跖骨横韧带和侧副韧带（参见“足部的韧带”）。足趾的关节囊通过伸肌腱加强。在第一跖骨头的足底面是内侧和外侧的**籽骨**，其附着于足底板和关节囊。踇短屈肌和踇展肌的内侧头也止于内侧籽骨，踇收肌的斜头和横头及踇短屈肌的外侧头止于外侧籽骨。
- **功能：**跖趾关节有4种运动：屈曲、伸展、内收和外展。人在单腿站立时，100%的体重通过距骨承载，然后50%的重量向后传至足跟，50%传向前方。第一跖趾关节承载了25%的重量，外侧面的4个足趾承载了另外25%的重量[15]。踇趾可稳定足部，并在步态中辅助蹬–伸。踇趾在每一步中伸展（背屈），在健康成年人中每天为5000~10000次。第一跖趾必须能够在足趾离地阶段有45°~60°的背屈，否则步态会发生改变，导致足、踝、膝关节和髋关节的代偿和潜在退化。与身体其他部位一样，籽骨有助于分配压力并减少摩擦。
- **功能障碍和损伤：**踇趾的跖趾关节过度伸展损伤称为草皮趾。这种损伤可能会损伤籽骨和足底，或扭伤关节囊和侧副韧带。它可以导致运动受限制和退化[5]。第一跖趾关节是退化和功能障碍的常见部位。功能性的**踇趾受限**是在步态的蹬–伸阶段，近端趾骨不能在第一跖骨头上伸展。通过对该关节的急性或反复的应力，炎症使软骨退化并使关节囊增厚，引起踇趾强直，这是一种第一跖趾关节的退化。当体重分布不平衡（如旋前）时，踇趾向外侧移位，称为**踇趾外翻**。足外八字改善了平衡，也可代偿腰部功能障碍或损伤及踝关节背屈的减少。失去足弓时，足部丧失软组织的减震功能，重量落在跖骨头上，刺激跖趾关节，并可能在跖骨头或跖趾关节处引起疼痛，称为**跖骨痛**。踇趾下的疼痛可以来自籽骨的炎症，这是一种称为**籽骨炎**的疾病。高足弓、穿高跟鞋或踇趾外翻可以导致籽骨炎。踇趾向外侧偏移（踇趾外翻）会导致籽骨向外侧半脱位[10]。
- **治疗介入：**踇趾的急性激惹或炎症最适合应用针对踇趾屈肌和伸肌的MET。需要评估慢性疾 468
病的体重分布问题，如旋前、膝外翻或双腿不等长。与往常一样，进行治疗的主要目的是降低紧张或短缩肌肉的高张力，然后促进（加强）无力的肌肉。在关节囊上进行STM，并在关节上进行关节松动术。对于慢性失衡患者，通常需要将其转诊给物理治疗师或私人教练，以正确地指导患者提高力量，从而维持合适的对线。向内侧松动籽骨，以帮助纠正位置性功能障碍。

趾骨间关节

- **结构：**趾骨间关节为滑膜关节，有1个关节囊和2条侧副韧带。所有足趾除了踇趾外都有2个关节，称为近端趾骨间关节和远端趾骨间关节。踇趾在两块趾骨之间有1个趾骨间关节。

- **功能**：趾骨间关节用于维持平衡、稳定和协调足的运动。它们有屈曲和伸展两个可能的动作。
- **功能障碍和损伤**：足趾可能因受伤或足部承重功能障碍所致的累积性应力而出现炎症。急性或慢性炎症的一个结果是趾骨间关节的关节囊纤维化，导致**锤状趾**。**锤状趾**是跖趾关节的过度伸展和近端趾骨间关节的屈曲挛缩。术语“**爪状趾**”描述的是近端趾骨间关节和远端趾骨间关节保持在持续屈曲状态及跖趾关节过度伸展的情况。这种过度伸展会向远端牵拉足底板，使承重的跖骨头未受保护，造成跖骨痛[5]。如果足的内在肌无力，而足趾的外在屈肌和伸肌处于持续收缩状态，则可发生锤状趾和爪状趾。
- **治疗介入**：在足趾屈肌和伸肌上执行PIR MET，并建议进行足趾内在肌的锻炼，例如用足趾拾起袜子。锤状趾和爪状趾通常由复杂的因素组合引起。这些情况下通常需要将患者转诊给物理治疗师或私人教练，以在力量加强和牵伸计划中提供正确的指导。

足部的软组织结构

足部的韧带

临床上重要的足部韧带可以通过位置进行描述（图10–10）。

足底的韧带

- **足底长韧带**起自跟骨，并附着于跖骨底和骰骨。它有助于支撑足弓。

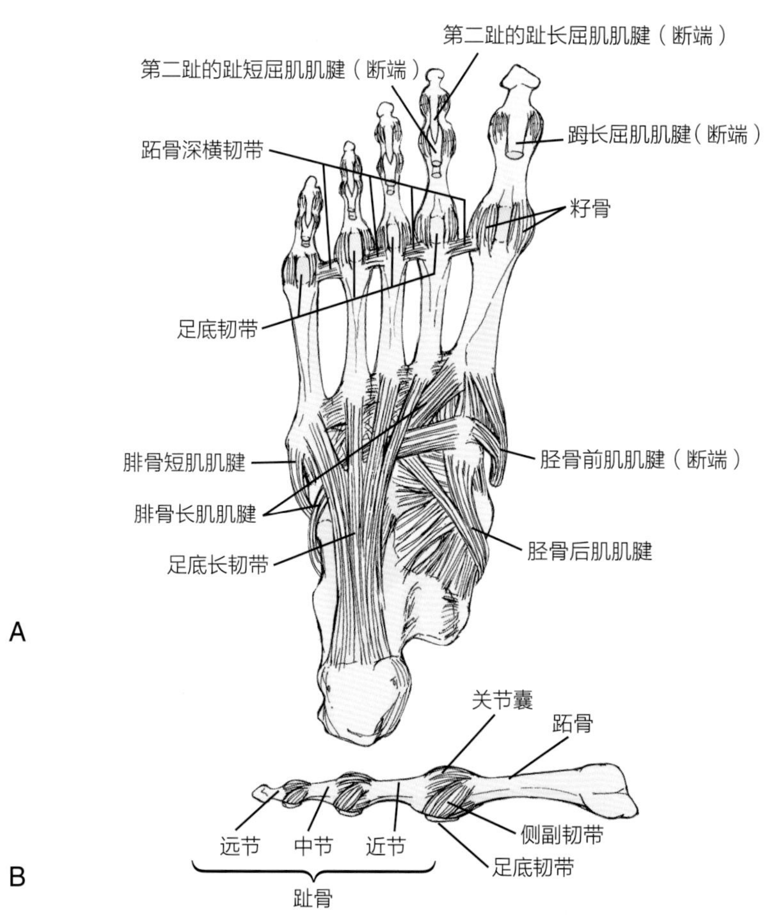

图10–10 A. 足底面（底部）的韧带和肌腱的止点；B. 跖趾关节和趾骨间关节的侧副韧带及关节囊。请注意，关节囊的纤维与骨干平行

跖趾关节的韧带

- **足底韧带（足底板）**是厚实、致密的纤维性或纤维软骨性的结构，牢固地附着在近节趾骨底，而松散地附着在跖骨头。它们用于支持屈肌腱，并可保护跖骨头的关节面。
- **跖骨横韧带**由四个短段组成，具有浅层和深层。所有的跖骨头被深层连接在一起。足底神经在浅层和深层之间走行。
- **侧副韧带**是位于跖趾关节内侧和外侧的两条坚韧的圆形条索结构。这些韧带将跖骨头连接到趾骨底。

趾骨间关节的韧带

- **侧副韧带**像一个套筒一样缠绕在趾骨间关节周围。纤维沿着骨干由近端向远端走行。它们有助于引导趾骨间关节的屈曲和伸展运动。
- **足底韧带**是关节囊在关节的足底面的纤维软骨增厚部分。
- **功能**：与身体的每个关节一样，关节囊和相关韧带为关节提供被动稳定性，通过韧带和周围肌肉的机械感受器之间的反射，在肌肉功能、协调和平衡方面发挥作用。足底板在足趾过度伸展时向远侧被拉伸，以保护跖骨头，因为行走期间体重在足趾上移动[5]。
469 - **功能障碍和损伤**：跖骨横韧带在临床上很重要，因为它会由于静态或动态应力而趋向于增厚。这种增厚使跖骨头靠近在一起，并引起关节受激惹。增厚也可能导致穿过浅层和深层的趾足底神经受卡压，并且可能导致神经上的纤维沉积物（称为**神经瘤**）。趾骨间关节的侧副韧带由于损伤或反复刺激所导致的炎症而增厚，导致趾骨间关节运动的丧失和锤状趾、爪状趾（见上文）。来自足底长韧带的足底疼痛可能是由于旋前引起的疲劳应激。足底板由于锤状趾和爪状趾而向远端移位，并且使跖骨头在步态过程中的蹬–伸阶段处于过度压力之下。
- **治疗介入**：足部的韧带用两种不同的手法进行处理：垂直于纤维的、深部挖取式的来回揉抚或快速的横向摩擦手法。

足底筋膜

见图10–11。

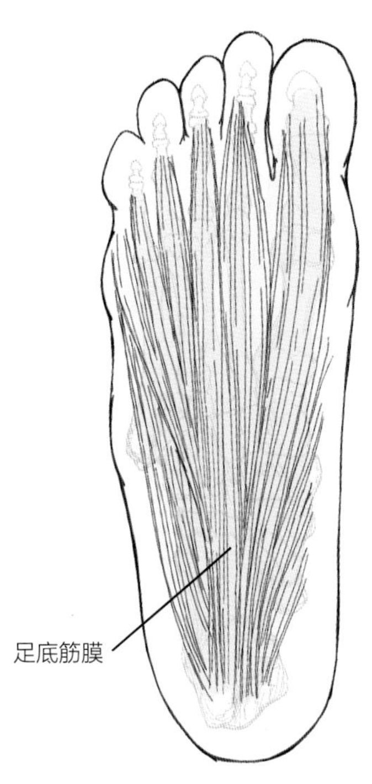

图10–11　足底筋膜

- **结构**：足底筋膜是从跟骨到每个足趾的近节趾骨的结缔组织的增厚部分，与跖骨深横韧带和足底板相交织。它延伸到包含足底肌肉的四个深层隔膜或结缔组织中。足底筋膜在跖趾关节处分离，以允许屈肌腱通过[15]。
- **功能**：足底筋膜对纵弓有明显的帮助。
- **功能障碍和损伤**：足底筋膜的炎症称为**足底筋膜炎**，可能是因为过度的动态负荷（如跑步）或累积的静态压力（例如过度站立，如零售店员）。它与使踝关节背屈和踇趾伸展减少的紧张的小腿后侧肌肉和腘绳肌有关。炎症通常会导致足跟前内侧表面的疼痛，经常在早晨更严 470
重，但也可能表现为中足痛。筋膜的附着点与足跟的骨膜相交织，对筋膜和骨膜的过度牵拉可引起牵引刺，称为**跟骨骨刺**。在约10%没有症状的人群中可发现足跟骨刺。足跟骨刺通常不会引起疼痛。

- **治疗介入**：治疗足底筋膜炎时，首先对腓肠肌、比目鱼肌、腘绳肌和趾屈肌进行等长收缩后放松肌肉能量技术。接下来，对足底筋膜进行横向按摩，集中在前内侧足跟上，并继续按摩到足趾。为了治疗足跟骨刺，Lauren Berry提出了一种使用钝器（如第二跖趾关节或T形杆）的方法，对足跟在所有方向上进行深度、快速的按摩，以松解足跟上的骨刺和纤维沉积物。

足弓

- **结构**：足有3个不同的足弓：内侧纵弓、外侧纵弓和横弓。**内侧纵弓**描述的是从跟骨到第一跖骨头的区域。外侧纵弓是从跟骨到骰骨和第五跖骨。**横弓**描述的是中间区域，中间楔骨为最高点。足骨的形状形成纵向和横向的足底弓，其由韧带和肌肉的支撑来维持。遗传因素影响纵弓的高度。
  - **韧带的支持**：对足弓具有支撑作用的韧带按重要性顺序由高至低依次为弹簧韧带（跟舟足底韧带）、足底长韧带、足底筋膜和足底短韧带（跟骰足底韧带）[15]。
  - **肌肉的支持**：胫骨前肌及胫骨后肌和足底内在肌支撑内侧弓。
- **功能**：足弓为减震结构，提供活动性以适应不平坦的表面。它们还可以保护神经、血管和肌肉免受压迫。
- **功能障碍和损伤**：足弓的缺失称为**扁平足**或**平足**。这种缺失可能是由于股骨前倾、旋前、足底内在肌的无力、胫骨前肌和胫骨后肌的无力，或由静态压力（如全天站立）引起的足底韧带完整性的丧失，足弓的缺失导致对足底筋膜的压力更大，筋膜趋于增厚。在平足的人中，需要更多的肌肉动作，这使得肌肉更容易受到疲劳和疼痛的影响。足弓过高被称为高足弓，可涉及缩短的足底韧带、紧张的足底内在肌，以及紧张的胫骨前肌和胫骨后肌。高足弓只具有有限的减震能力，这增加了对胫骨和腓骨的影响，可能导致胫骨骨膜炎。
- **治疗介入**：治疗高足弓时，对胫骨前肌和胫骨后肌进行MET操作，并运用软组织松动术对紧张的内在肌进行手法放松。低足弓通过运动康复来治疗。

足部的神经

见图10-3和10-4。

- **结构**：胫后神经分支称为足底内侧神经和足底外侧神经，它们继续作为趾间神经，在跖骨横韧带的浅层和深层之间走行。腓深神经在踝关节伸肌支持带下方走行。腓浅神经在皮下走行至足背。腓肠神经走行至足跟外侧。
- **功能**：足底内侧神经和足底外侧神经支配足底面的内在肌，并使足底产生感觉。趾间神经传导足趾的感觉。腓深神经支配趾短伸肌和踇短 471
伸肌，并传导踇趾和第二趾之间的虎口区的感觉。腓浅神经传导足背皮肤的感觉。腓肠神经为足跟外侧和足侧面提供感觉。
- **功能障碍和损伤**：趾间神经的卡压是跖骨头疼痛的常见原因。Morton神经瘤是趾间神经的慢性刺激，导致神经上的纤维沉积。
- **治疗介入**：松解趾间神经时，首先松解跖骨横韧带。然后垂直于神经的走行轻柔地松动神经。

肌肉

- **结构**：足的内在肌由20块起止于足部的肌肉组成。在这20块肌肉中，18块肌肉在足底，可以通过它们的筋膜分成4层。足部的外在肌由11块肌肉组成，起于腿部而止于足部。3条肌腱从足的一侧跨越到对侧形成支持带。这3条肌肉有助于将足保持在中立位，分别是胫骨前肌、腓骨长肌（附着在第一跖骨底）和胫骨后肌（附着于足舟骨、骰骨，以及第二、第三和第四跖骨底）。

- **功能**：外在肌有助于支撑足弓，作为足部的减震器，为踝关节和足部提供动态的稳定性。足内在肌为协调和平衡提供精细的调整，有助于提供动态稳定性，并有助于维持足弓。足部肌肉的神经通过关节囊和韧带与周围关节相联系。关节囊和韧带中的机械感受器感知关节的位置和运动，并刺激肌肉收缩以协调运动和平衡。而且，从足到腿部的肌肉可发生瞬时翻正反射。
- **功能障碍和损伤**：足部肌肉容易受到动态活动引起的累积性压力和长时间站立引起的静态应力的影响。内在肌通常会因为穿鞋而萎缩[13]。足部肌肉的拉伤与跑步、远足、跳舞、打篮球等活动有关。然而，肌肉活动提供了必要的刺激，以保持足够的动态稳定性，由于废用、受伤、旋前或穿不合适的鞋，肌肉减弱，韧带和关节囊过度负载，导致足弓塌陷和软组织疼痛。

小腿、踝关节和足部的肌肉失衡

- **倾向于紧张和短缩的肌肉**：足底外在屈肌和足趾的伸肌通常是紧张和短缩的肌肉。内在肌通常是紧张的，但是由于紧张–无力现象而功能上减弱。踇收肌通常很紧张，易导致踇趾外翻。
- **倾向于被抑制和无力的肌肉**：由于紧张–无力现象，外在的背屈肌通常是紧张的，但功能上是无力的。踇展肌和内在肌，包括蚓状肌和骨间肌，通常在功能上无力，踇收肌除外。

小腿、踝关节和足部肌肉的位置性功能障碍

- 腓肠肌、比目鱼肌（跟腱）和踇短屈肌倾向于外侧受牵拉。足的内在肌不存在位置性功能障碍。

足内在肌

见表10–4和图10–12~10–15。

足背的肌肉 474

见图10–16和表10–5。

足部肌肉的动作

见表10–6。

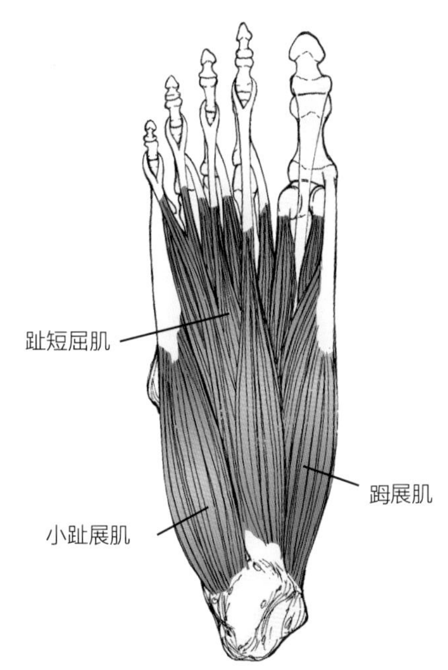

图10–12 足底面的第一层肌肉包括踇展肌、趾短屈肌和小趾展肌

表10-4 足内在肌

肌肉	起点	止点	动作	功能障碍
第一层				
踇展肌	跟骨结节内侧突	踇趾近节趾骨底的内侧和内侧籽骨	外展、屈曲踇趾和跖趾关节	无力会导致踇趾外翻。踇展肌拉伤与旋前有关，并可导致内侧纵弓的疼痛
趾短屈肌	跟骨结节内侧突及足底筋膜的内侧部分	四趾中节趾骨的四条薄肌腱；在相应趾骨基部，肌腱分为两个单穿孔的趾长屈肌肌腱	屈曲近端趾骨间关节和跖趾关节	紧张使足趾伸展活动减少，导致爪状趾畸形。无力会降低足趾屈曲的力量，影响足部的稳定性
小趾展肌	跟骨结节的内侧突和外侧突，足底筋膜	第5趾的近节趾骨外侧	外展和屈曲第5趾	无力会导致足部不稳
第二层				
足底方肌	起自跟骨足底面的两个头，被足底长韧带分开	趾长屈肌肌腱的外侧	与趾长屈肌同时收缩，通过减小相对于足轴的拉力的角度来稳定对肌腱的拉力	无力会导致趾屈肌有效发挥功能的能力降低
蚓状肌（Ⅰ~Ⅳ）	趾长屈肌肌腱	第2至第5趾的内侧，附着于近节趾骨背侧	同手部类似，通过牵拉伸肌腱帽，屈曲跖趾关节，伸展趾骨间关节	蚓状肌无力导致爪状趾畸形，见于跖弓拉伤的患者
第三层				
踇短屈肌	骰骨足底面，外侧楔骨，胫骨后肌肌腱	踇趾近节趾骨底的内侧和外侧	屈曲踇趾	无力会导致锤状趾及纵弓的稳定性下降
小趾短屈肌	第5跖骨底和腓骨长肌鞘	第5趾的近节趾骨外侧	屈曲第5趾	持续紧张会使近节趾骨处于屈曲位，导致足趾不能充分伸展
踇收肌斜头	第2至第4跖骨底，腓骨长肌腱鞘	踇趾近节趾骨底的外侧，外侧籽骨	内收踇趾	踇收肌斜头无力易导致足跖弓拉伤和足部不稳
踇收肌横头	第3至第5趾的跖趾韧带的足底面	踇趾近节趾骨底的外侧，外侧籽骨	内收踇趾	紧张会导致踇趾外翻畸形
第四层				
骨间背侧肌（Ⅰ~Ⅳ）	以两个头起自两块相邻跖骨的两侧（即它们位于跖骨之间）	近节趾骨底、伸肌腱帽	相对足中线外展足趾	骨间足底肌和骨间背侧肌无力会导致锤状趾畸形和横弓的稳定性下降
骨间足底肌（Ⅰ~Ⅲ）	3块肌肉下面，而不是之间，骨间肌；第三至第五跖骨底和内侧	附着于同一足趾近节趾骨底的内侧，并进入背部的趾节扩张处	向足中线内收第3至第5趾	

表10-5 足背的肌肉

肌肉	起点	止点	动作	功能障碍
趾短伸肌	跟骨外侧和背面	第2、第3、第4趾的背侧	伸展足趾，协助踝关节背屈	力量下降导致足部不稳定和扁平足。张力增高导致爪状趾畸形
踇短伸肌	跟骨背面	踇趾近节趾骨底	伸展踇趾，使踝关节背屈	

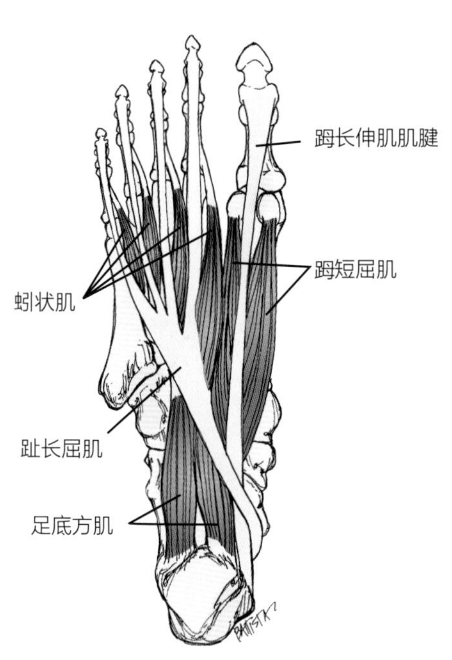

图10–13　足底肌肉的第二层包括足底方肌和4块蚓状肌

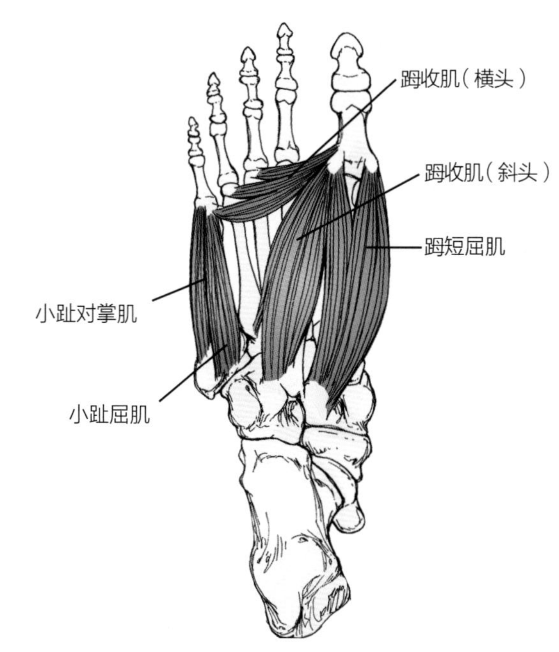

图10–14　足底第三层肌肉包括蹈短屈肌、小趾屈肌、小趾对掌肌、蹈收肌斜头和横头

表10–6　足部肌肉的动作

足能够内翻、外翻、跖屈、背屈和环转。内翻是内收（前足向中线移动）、旋后（内侧缘抬高）和跖屈的组合。外翻是外展（移动足趾远离足的中线）、旋前（足的内侧缘降低）和背屈的组合。足趾可以屈曲、伸展、外展或内收。为了简化，笔者和Platzer教授（见“推荐阅读”）一样，将内翻等同于旋后，外翻等同于旋前

旋后和内翻

- 小腿三头肌
- 胫骨后肌
- 蹈长屈肌
- 趾长屈肌
- 胫骨前肌

足趾屈曲

- 趾长屈肌
- 蹈长屈肌
- 趾短屈肌
- 蹈短屈肌
- 蹈收肌：也参与内收
- 蚓状肌
- 足底方肌

足趾伸展

- 趾长伸肌、趾短伸肌
- 蹈长伸肌、蹈短伸肌

旋前和外翻

- 腓骨长肌
- 腓骨短肌
- 趾长伸肌
- 第三腓骨肌

外展

- 蹈展肌
- 小趾展肌
- 骨间背侧肌

内收

- 蹈收肌
- 骨间足底肌

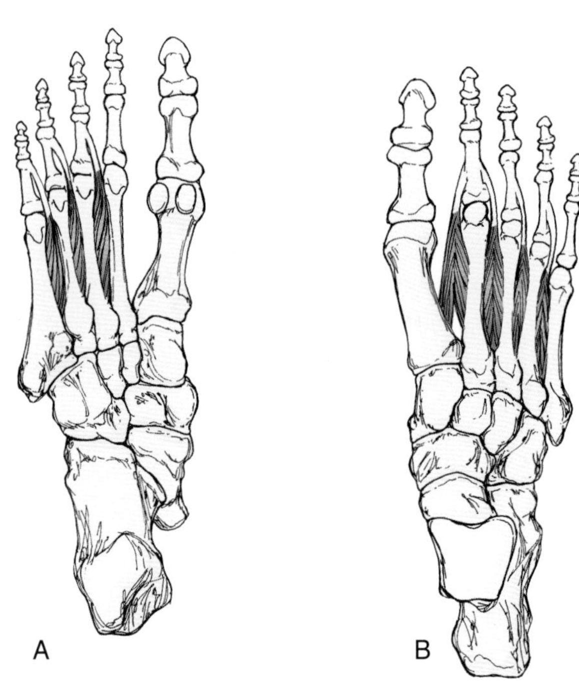

图10–15 A. 骨间足底肌是足跖面第四层肌肉的一部分；B. 骨间背侧肌也是足跖面第四层肌肉的一部分

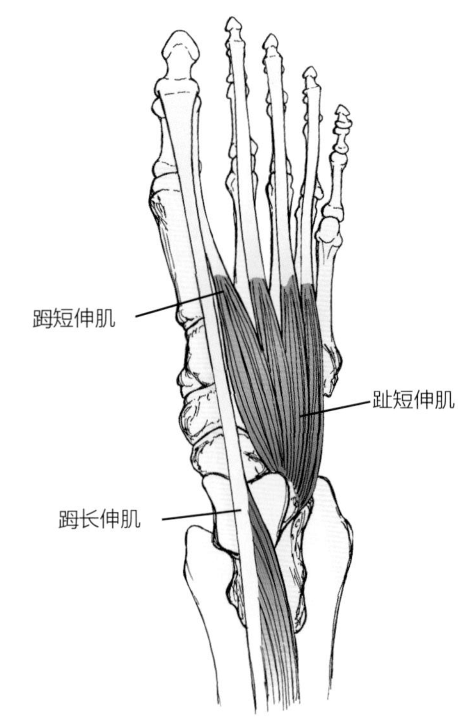

图10–16 足背内在肌包括踇短伸肌和趾短伸肌

小腿、踝、足的功能障碍和损伤

小腿、踝、足疼痛的诱发因素

- 双下肢不等长。
- 两侧骨盆不等高。
- 股骨前倾。
- 膝内翻或膝外翻。
- 足旋前（距骨或跟骨外翻位）或者旋后（距骨或跟骨内翻位）。
- 扁平足（足旋前）或高弓足。
- 异常步态。
- 踇趾伸展受限（<60°）。
- 静态应力（如长时间站立）或动态应力（如跑步）疲劳。
- 制动，可削弱组织。
- 损伤史。

小腿、踝、足疼痛的鉴别诊断

小腿、踝、足的疼痛不仅仅源于神经肌肉骨骼
系统的损伤或功能障碍，也可能是因为疾病本身。 476
详见第二章“按摩和手法治疗的禁忌证：红旗现象”，以了解何时禁止按摩或何时应将患者转诊给医生的相关指南。

当腰骶部出现问题时，小腿、踝、足容易出现疼痛、麻木或者刺痛。直腿抬高试验（SLR）可以帮助鉴别下肢疼痛的原因是否源自腰骶部。第三章中提到，有一种腰骶部的牵涉痛可由肌肉、韧带、关节囊、椎间盘和硬脊膜导致。当这些组织损伤后，引起**骨节痛**。这种疼痛通常被形容为深部的、弥漫性的隐痛。第二种类型的牵涉痛是**神经根性疼痛**，由神经根被激惹引起。如果感觉纤维（后根）被刺

激，相应皮节会出现剧痛、麻木和刺痛。一个后根及其神经节连接的脊神经分支分布的皮肤区域，称为一个皮节（详见第三章中关于皮节的说明）。如果运动纤维（前根）受压，除了疼痛、麻木和刺痛以外，还会引起所支配的相应肌节的无力。小腿、踝、足对应的神经平面：L_4，踝背屈；L_5，踇趾伸展；S_1，踝外翻。

小腿、踝、足区的周围神经卡压同样会引起疼痛、麻木和肌肉无力。出现周围神经卡压后，在相应神经区域施加压力会引起暂时性的症状加重，这是下述治疗方法的适应证。文中所用的松解周围神经的方法十分有效。如果在使用此方法治疗数次后症状没有缓解，应将患者转诊给脊柱按摩师或正骨师，进行脊柱相关的评估。

其他情况可以根据所累及的区域来分类。

- 小腿中段突然、剧烈的疼痛一般是因为腓肠肌或比目鱼肌拉伤。足跖屈或脚尖抬起时疼痛。
- 活动时小腿钝痛加重，一般是佩戴胫骨夹板所造成的慢性骨筋膜室综合征。
- 踝关节扭伤通常是急性发作，造成特定部位的疼痛，最常见的部位是腓骨远端的前侧。合并韧带扭伤时，肌肉在等长收缩时是无痛的，在被动牵伸时会产生疼痛。
- 踝关节的疼痛也可能是因为足外在肌的肌腱炎或腱鞘炎。在做等长收缩时疼痛加剧。
- 足底和足跟疼痛常是足底筋膜炎的表现，但是足跟底部的疼痛可能是脂肪垫综合征，又称为足跟挫伤。足底麻木和刺痛可能是由于跗管综合征。
- 穿过脚心的疼痛是跖骨痛的典型表现。
- 踇趾底部疼痛一般是籽骨炎（可以通过在籽骨处手法加压试验确认）。第一跖趾关节慢性弥漫性疼痛和僵硬通常提示踇趾处的软骨退变，是骨关节炎的征象。

小腿、踝、足常见的功能障碍和损伤

腓肠肌拉伤（网球腿）

- **病因：** 腓肠肌拉伤是小腿肌群中最常见的肌肉损伤。这种损伤涉及腓肠肌内侧头肌肉肌腱结合处的拉伤。剧烈、持续的运动，或需要快速跖屈的运动（比如网球、投掷运动、篮球和跳舞等）会引起此类损伤。
- **症状：** 腓肠肌拉伤的症状通常为突然剧烈的疼痛，然后小腿肌肉痉挛，步行时疼痛。损伤部位几乎总是位于腓肠肌内侧头的肌肉肌腱结合处。
- **体征：** 患者会发生小腿肌肉痉挛，小腿中部内侧有痛性结节，足趾竖起和被动背屈时疼痛。
- **治疗：** 治疗**急性**腓肠肌肌腱炎时，首先实施CR MET和RI MET（MET#3，膝关节）来减轻疼痛、肿胀，并降低过高的张力。接下来用轻柔的STM促进营养交换和细胞合成。治疗**慢性**腓肠肌肌腱炎时，腓肠肌常紧绷并且缩短，伴有筋膜增厚，这些造成了踝关节背屈角度减小和小腿前部肌群力量减弱。实施PIR MET来 477
牵伸腓肠肌（MET#3，膝关节）和比目鱼肌（MET#8），应用STM来松解粘连（Ⅰ级和Ⅱ级，第三序列）。

跟腱炎

- **病因：** 跟腱炎是足踝部最常见的肌腱炎，而且跟腱是人体中最容易断裂的肌腱。过长时间或过度的活动引起组织疲劳，导致肌腱撕裂。跑步、徒步旅行、滑雪和舞蹈都会引起跟腱炎。诱因有腓肠肌和比目鱼肌的持续收缩、不合适的鞋子、足内旋、活动强度突然增加、踝关节或距下关节僵硬。
- **症状：** 跟腱炎的患者一般会在两个部位出现疼痛，即肌腱在跟骨的附着点处和足跟上方约3.8厘米的肌腱处。随着活动增多，疼痛会加重。以上两个部位会有僵硬感，尤其是早晨起床时。如果不进行处理，病变部位会发展为增厚的纤维组织，其血供减少，可能会削弱组织。

- **体征**：患者在抗阻跖屈或者踮脚尖时出现疼痛。疼痛区域触诊时有压痛，有炎症时会出现肿胀。如果是慢性跟腱炎，疼痛范围会扩大并且发生纤维化。
- **治疗**：**急性**跟腱炎时，应针对腘绳肌（MET#5，髋关节）、腓肠肌（MET#3，膝关节）、比目鱼肌（MET#8）实施CR MET和RI MET，目的是减轻疼痛、肿胀，并降低过高的张力。进行轻柔的STM来促进营养交换和细胞合成（Ⅰ级，第三序列）。**慢性**跟腱炎时实施和急性期相同的MET，不同的是进行PIR MET来牵伸肌肉。用STM技术以消除粘连（Ⅰ级，第二和第三序列；Ⅱ级，第三序列）。

踝关节扭伤

- **病因**：踝关节扭伤通常是踝部突然跖屈和足内翻或者反复的内翻扭转应力引发的事件。距腓前韧带是人体中最常损伤的韧带。
- **症状**：踝关节扭伤引起踝关节前外侧疼痛，发生在腓骨远端前侧。
- **体征**：根据损伤程度的不同，在几天甚至几小时内，患者足踝会出现局限性的肿胀。如果发生广泛的组织撕裂，肿胀会变得弥漫。被动踝跖屈和内翻会引发踝关节前外侧的疼痛。
- **治疗**：**急性**踝关节扭伤时，可以进行CR和RI MET（MET#1）以减轻疼痛和肿胀，防止肌肉被抑制。尽早开始关节无痛范围内的活动。进行MET治疗后，在踝关节小弧度的背屈和跖屈的同时，可以轻轻晃动踝部，可以促进细胞和营养物质的交换，维持关节内运动。轻柔的STM可以促进正在愈合的纤维的对线和活动性（Ⅰ级第四序列，Ⅱ级第二序列）。在急性损伤后，重要的一点是只能施加轻微的压力，以免妨碍纤维愈合。**慢性**踝关节扭伤时，如果韧带愈合状况不好，韧带通常会变得过于松弛（不稳）或者缩短，从而导致踝关节僵硬、退化。韧带不稳需要锻炼来提高肌肉力量，增加韧带强度，同时应进行平衡训练，如平衡板训练，来恢复本体感觉神经的功能。致密、纤维化的韧带需要被拉长，关节需要被松动。对跨踝关节的肌肉实施MET（MET#1、#2和#3）来增加韧带的延展性，并对腓肠肌（MET#3，膝关节）和比目鱼肌（MET#8）实施MET。然后对小腿、踝、足进行Ⅰ级揉抚手法操作，重点进行Ⅰ级第四序列手法。松动踝关节来恢复踝关节的关节内运动和正常的ROM。

足底筋膜炎和跟骨骨刺

- **病因**：紧张的跟腱、蹞趾活动减少、长时间站立（静态应力）或过度行走、跑步、徒步和跳舞导致足底筋膜炎和跟骨骨刺。筋膜受刺激会导致足跟牵引性骨刺（traction spur）。
- **症状**：疼痛一般局限在跟骨前内侧上方，也可以向远端放射。当脚落地，尤其是清晨起床时，患者会有疼痛感。
- **体征**：全范围被动背屈踝关节和足趾可以诱发疼痛。另外，在足跟前内侧触诊筋膜时，患者会感到疼痛。
- **治疗**：对**急性**足底筋膜炎，应首先对腘绳肌 478
（MET#5，髋关节）、腓肠肌（MET#3，膝关节）、比目鱼肌（MET#8）执行CR MET和RI MET，通过收缩与放松与足底筋膜相交织的小腿后部肌群，来缓解疼痛和肿胀。然后针对趾屈肌执行MET（MET#4和#5）。轻柔的STM可以促进营养交换，促进正在愈合的纤维的对线和活动性（Ⅰ级，第五序列）。对**慢性**足底筋膜炎，重复急性期的治疗方案，但是在实施MET时施加更大的阻力，包括对腘绳肌（MET#10，髋关节）的收缩-放松-拮抗-收缩（CRAC）MET，以及更加深度的STM技术（Ⅱ级，第五序列），目的是消除足底筋膜在跟骨附着处的粘连，清除骨刺。

后内侧胫骨疲劳性骨膜炎

- **病因：**后内侧胫骨疲劳性骨膜炎是在突然增加运动（尤其是跑步）持续时间或强度，比目鱼肌或胫骨后肌的肌腱骨膜结合处或筋膜撕裂造成的。诱因包括双下肢不等长、肌肉失衡、足跟过度外翻、过度旋前、不合适的鞋子，或者在坚硬、不平坦的地面上跑步[7]。
- **症状：**小腿内侧远端1/3处有钝痛。
- **体征：**抗阻跖屈和足内翻时疼痛提示胫骨后肌损伤，被动踝背屈和足外翻是疼痛提示比目鱼肌损伤。
- **治疗：急性**期，应首先实施比目鱼肌（MET#8）和胫骨后肌（MET#3）的CR MET和RI MET。随着循环性的收缩和放松，对该区域轻柔的泵作用有助于减轻肿胀和疼痛。然后进行轻柔的STM（Ⅰ级，第二序列；Ⅱ级，第三序列手法）。对**慢性**后内侧胫骨疲劳性骨膜炎，实施比目鱼肌和胫骨后肌的PIR MET（MET#8和MET#3），以及用于拉长小腿后侧筋膜的METs，包括腘绳肌的CRAC MET（MET#10，髋关节）和腓肠肌的PIR MET（MET#3，膝关节）。更深的STM技术作用在肌腱骨膜结合处（Ⅰ级，第一、第二序列；Ⅱ级，第三序列）。

前外侧胫骨疲劳性骨膜炎

- **病因：**突然、剧烈的奔跑、跳舞或者跳跃可能会导致前外侧胫骨疲劳性骨膜炎。前外侧胫骨疲劳性骨膜炎是胫骨前肌、踇长伸肌、趾长伸肌的筋膜或者骨膜的撕裂；应与应力性骨折相鉴别。骨折的典型表现是局部红、热、锐痛，在胫骨或腓骨上直径不超过3.8厘米。骨膜炎的疼痛比较弥散[1]。相比于腓肠肌和比目鱼肌这些短而紧张的肌肉，小腿前部肌群的力量比较弱。
- **症状：**运动引起小腿中部1/3处逐渐出现紧张和弥漫性钝痛，是前外侧胫骨疲劳性骨膜炎的症状，有时在活动时伴有锐痛。
- **体征：**抗阻踝背屈和被动跖屈引起患者疼痛，并且皮肤表面出现水肿。
- **治疗：急性**期，首先应用对胫骨前肌（MET#1）、踇长伸肌（MET#6）、趾长伸肌（MET#7）CR MET和RI MET。随着循环性的收缩和放松，这种轻柔的泵作用有助于减轻肿胀和疼痛。然后进行轻柔的STM（Ⅰ级，第一序列，第三种揉抚手法）。治疗**慢性**骨膜炎时，一开始应用MET，与前述急性期的治疗相同，不过使用PIR MET来拉长筋膜，增加肌腱骨膜附着点的延展性。更深的STM技术主要作用在肌肉附着处（Ⅰ级，第一、第二序列；Ⅱ级，第一序列）。

足内旋

- **病因：**足内旋的姿势是跟骨相对距骨外翻，距下关节向内下方移位，使内侧足弓降低，足底变平。从后面观察患者时，足跟向外侧成角，跟腱向内而不是与地面垂直。过度足内旋可能是由于胫骨前肌和胫骨后肌无力，难以动态维持足弓，也可能是局部结构紊乱（如距骨内侧半脱位）引起。遗传因素也是一个病因。
- **症状：**足内旋可能是无痛的。如果有疼痛，通常 479
是沿着内侧足弓出现，即足跟与踇趾之间的区域，因为足底筋膜和足底长、短韧带受到过大的拉张应力，以及内在的屈肌承受过度的负荷。小腿疼痛可能是因为胫骨前肌和胫骨后肌过于紧张，不能维持正常的足弓弧度。
- **体征：**跟腱紧张、足底肌肉萎缩或张力下降导致内侧足弓变平，足跟处于外翻位，踝背屈减少。内侧足弓压痛是足内旋的特征。
- **治疗：**足内旋的患者需要足弓垫（矫形）和有支撑作用的鞋子来确保在站立位时，踝、足处于中立位。手法治疗能够使无力的肌肉康复，牵伸缩短的肌肉。应用PIR MET和CR MET牵伸腓肠肌（MET#3，膝关节）和比目鱼肌（MET#8）。在小腿后方应用STM（Ⅰ级，第二序列，Ⅱ级，第三序列手法）。应用MET来促进胫骨前肌和胫骨后肌（MET#1和#3）。把强化足内在肌及胫骨前肌和胫骨后肌列入家庭训练内容中，指导患者踮脚尖并外旋小腿，从而使踇趾底面与地面相接触。另一种练习方法是用足趾捡起袜子，这个动作能强化足趾屈肌，从而在动态过程中维持足弓。重复50次或直至感到疲劳，训练时两者不分先后。

跖骨痛

- **病因**：跖痛症为跖骨头附近的不适感或者疼痛感。它是一种常见的炎症性疾病，定义为跖趾关节滑膜炎，常发生在第二、第三和第四跖趾关节。跖痛症可能是因为外伤或负重失衡，如足内旋、跟腱紧张、穿高跟鞋、肥胖或足趾内在屈肌无力。足趾内在屈肌无力使足弓变平，导致身体重量集中在跖骨头，而不是通过足弓来承重。
- **症状**：跖骨头或跖趾关节渐进性疼痛，尤其是在足趾离地阶段。
- **体征**：指压跖骨头引起疼痛。挤压跖趾关节也会引起疼痛。通常在受损关节处会形成胼胝。
- **治疗**：对**急性**跖骨痛，首先对趾伸肌和趾屈肌采取CR和RI（MET#4~#7），可以帮助消除肿胀，减轻疼痛。使用STM治疗足底（Ⅰ级，第五、第六序列）。对跖骨进行轻柔的关节松动（Ⅱ级，第六序列）。对**慢性**跖骨痛，首先使用PIR MET治疗腓肠肌（MET#3，膝关节）和比目鱼肌（MET#8），以及和急性期相同的MET疗法，但是施加更大的压力。使用STM手法来牵伸跟腱和小腿后侧肌群（Ⅰ级，第三序列），放松附着在跖骨头上的肌肉和跖骨横韧带（Ⅰ级，第五、第六序列；Ⅱ级，第五序列）。对跖骨进行轻柔的关节松动（Ⅱ级，第六序列）。指导患者进行加强支撑足弓的肌肉力量的练习；如果患者足内旋，建议使用足弓垫（详见“足内旋”）。

不常见的功能障碍和损伤

慢性疲劳性筋膜室综合征

- **病因**：运动时肌肉间压力升高导致组织缺血和疼痛。反复过度收缩造成筋膜纤维化和增厚，从而限制肌肉在运动中的伸展。
- **症状**：随着运动进行，前侧筋膜室或者后侧深层筋膜室的紧绷感逐渐发展为疼痛感。一般来说，休息时不会产生疼痛。如果涉及前侧筋膜室，疼痛只局限于胫骨前缘外侧，踇趾的虎口区会出现麻刺感。如果后侧深层筋膜室受累，患者主诉胫骨内侧缘或慢性小腿中部疼痛。
- **体征**：对所涉及的筋膜室进行触诊会引起紧绷感，并且可触诊到过度增厚的区域。受累肌肉做等长收缩时会诱发疼痛。
- **治疗**：对受累肌肉进行CR MET和PIR MET操作，以降低张力，拉伸肌筋膜，促进肌肉在筋膜内的滑动。STM技术可以放松肌肉。

胫骨前肌肌腱炎和腱鞘炎 480

- **病因**：过度踝背屈引起胫骨前肌肌腱炎，踝关节ROM减小导致过度踝背屈，进而引起胫骨前肌肌腱炎。一般胫骨前肌变弱，被缩短、紧张的腓肠肌和比目鱼肌或者足内旋所抑制。胫骨前肌是足跟落地时主要的减速器。
- **症状**：腱鞘炎引起的疼痛通常在肌肉肌腱结合处，踝上约15厘米处或踝关节前方，伸肌上支持带的下方，以及内侧楔骨附近的肌腱止点。
- **体征**：患者主诉疼痛局限于第一跖骨底和楔骨，或在足背中部，抗阻踝背屈、足内翻和被动踝跖屈、足外翻时引起。
- **治疗**：对胫骨前肌实施MET（MET#1）和STM（Ⅰ级，第一、第四序列；Ⅱ级，第一、第二序列）。

胫骨后肌肌腱炎和腱鞘炎

- **病因：**踝关节内侧疼痛最常见的原因是胫骨后肌肌腱炎[8]。由于足内旋，胫骨后肌通常处于被拉长的状态，因此发生离心收缩，容易受激惹。它通常是过劳损伤，而不是急性创伤。
- **症状：**胫骨后肌肌腱炎和腱鞘炎表现在3个常见部位的疼痛：内踝近端的肌腱处，踝关节后方的肌腱处，足舟骨肌腱骨膜结合处。
- **体征：**在抗阻足内翻和踝跖屈或全范围被动足外翻和踝背屈时，患者出现疼痛。嘱患者取站立位，足内翻并抬起脚趾[17]。
- **治疗：**对胫骨后肌实施MET（MET#3）和STM（Ⅰ级，第一至第三序列；Ⅱ级，第一序列）。

腓骨长肌与腓骨短肌肌腱炎和腱鞘炎

- **病因：**腓骨肌肌腱炎是最常见的导致踝关节外侧疼痛的过劳损伤[8]。腓骨肌肌腱紧挨着外踝后方向下行，被支持带固定在骨上。肌腱由腱鞘包裹，当腱鞘受到激惹时会引起腱鞘炎。由于瘢痕形成，内径变窄，从而发生狭窄性腱鞘炎。踝关节跖屈肌（腓肠肌和比目鱼肌）紧张诱发小腿外侧肌群过度负荷和足外翻[18]。
- **症状：**腓骨短肌肌腱炎时，疼痛部位在第五跖骨底；腓骨长肌肌腱炎时，疼痛部位在骰骨骨槽；腱鞘炎的疼痛部位在外踝后方。
- **体征：**在抗阻足外翻和踝跖屈或全范围被动足内翻和踝背屈时，患者出现疼痛。
- **治疗：**实施MET（MET#2）和STM（Ⅰ级，第一至第四序列；Ⅱ级，第一和第二序列）以放松腓骨长肌和腓骨短肌，松动距下关节和跗中关节（Ⅱ级，第六序列）。

踇趾活动受限和强直综合征

- **病因：**踇趾活动受限是由于踇趾关节囊缩短导致的活动受限。踇趾强直综合征是第一跖趾关节的一种退行性病变。引起关节囊缩短的原因有两个：一个是重复应力，如足内旋时踇趾承重过度，从而引起炎症反应，最终发生纤维化；另一个是急性损伤，如踇趾被绊到、过度背伸（草皮趾）。创伤引起炎症反应，使关节囊增厚并可能发展为退行性变。
- **症状：**第一跖趾关节活动受限和疼痛，尤其是在步行中的足蹬-伸阶段。
- **体征：**第一跖趾关节退行性关节病导致踇趾活动受限是踇趾强直综合征的特点。踇趾固定在轻微跖屈位，并且有骨刺而使关节背侧缘增大。
- **治疗：**对踇趾屈肌和伸肌实施MET（MET#5和#6），以增加与关节囊相交织的软组织的延展性。对踇趾的内在肌群和外在肌群、侧副韧带和关节囊实施STM（Ⅰ级，第四和第六序列；Ⅱ级，第五和第六序列）。对第一跖趾关节进行上下滑动（Ⅱ级，第六序列），以解除关节僵 481
硬，维持、增大关节活动度。

踇趾外翻

- **病因：**踇趾外翻是踇趾向外侧半脱位和第一跖骨向内侧偏移，并且逐步发展为第一跖趾关节退行性病变（踇趾受限或强直），囊肿形成，籽骨外侧半脱位。遗传、体重分配不均（如骨盆倾斜）、膝外翻、踇收肌短缩和踝内旋会导致踇趾外翻。
- **症状：**第一跖趾关节向外侧偏移。
- **体征：**踇趾向外侧半脱位和第一跖骨头向内侧偏移是此病的特征。一般来说，在第一跖骨头的内侧面上方会形成囊肿。囊肿由胼胝、增厚的滑囊和增生的骨质构成（外生骨疣）。
- **治疗：**养成正确的姿势；调整骨盆位置；恢复髋、膝、踝、足的功能。放松踇收肌（Ⅰ级，第六序列），并指导患者进行MET以增强肌力。具体方法为将踇趾向内移动并保持，做抗阻运动。将患者转诊至脊柱按摩师或者足病医师以定制踇趾外翻矫形器。

踇趾籽骨炎

- **病因：**籽骨炎是籽骨周围关节囊的炎症。籽骨炎的原因包括创伤（如跌倒时足部着地、跳舞或短跑）、高弓足、穿高跟鞋或踇趾外翻后籽骨向外侧偏斜。
- **症状：**负重时踇趾下方疼痛是籽骨炎的症状。
- **体征：**踇趾被动伸展和抗阻屈曲时出现疼痛。触诊时疼痛不明显，可能有肿胀。
- **治疗：急性**籽骨炎时，需进行踇趾的轻柔的MET（MET#5），以及针对踇收肌和踇展肌的CR MET和RI MET，目的是减轻肿胀，降低与籽骨相交织的肌肉的高张力。对籽骨实施轻柔的STM和关节松动（Ⅱ级，第六序列）。**慢性**籽骨炎的治疗与急性期相同，但是如果该区域已经出现纤维化，则应加大手法的深度。

锤状趾和爪状趾

- **病因：**锤状趾和爪状趾常是因为足弓过高（高弓足）、蚓状肌和骨间肌无力、趾长伸肌和趾长屈肌持续收缩，使外在趾屈肌的张力升高[15]；也可能是因为趾骨间关节关节囊的纤维化。
- **症状：**足趾疼痛或痉挛。
- **体征：**锤状趾是跖趾关节过伸，近端趾骨间关节屈曲挛缩。爪状趾是跖趾关节过伸，近端和远端趾骨间关节屈曲。
- **治疗：**指导患者在家中进行训练，以加强蚓状肌和骨间肌的力量。在行走时用力向地面下压跖趾关节来使其屈曲[19]，在放松站立位时伸展足趾。对趾屈肌和趾伸肌实施PIR MET（MET#4~#7）。对前侧筋膜室、后侧筋膜室和足部实施Ⅰ级所有序列的STM手法，来解除粘连，增加软组织的延展性。放松跖趾关节和趾骨间关节的关节囊（Ⅱ级，第五序列），并对足趾进行关节松动（Ⅱ级，第六序列）。

腓总神经在腓骨处受卡压

- **病因：**腓总神经在腓骨处受卡压是由反复的跑或跳造成的，特别是伴有踝跖屈和足内翻时，因为腓总神经走行在腓骨长肌起始部与腓骨颈前外侧形成的开口处，即腓骨头下方。腓总神经也容易受到直接创伤。
- **症状：**表现为局部锐痛、麻木，腓骨头、腓骨颈处有刺痛。疼痛沿小腿外侧向远端放射，造成足背疼痛。运动障碍为踝背屈、足外翻、伸趾无力，造成“足下垂”。患者还会出现足背的感觉缺失。
- **体征：**轻轻叩击腓总神经，直腿抬高并保持足内翻和跖屈能够引发疼痛。 482
- **治疗：**在腓骨头和腓骨颈前外侧对神经进行横向松解（Ⅱ级，第一序列）。

腓浅神经卡压

- **病因：**外伤、跑步、紧的支具或石膏、外侧筋膜室综合征，以及内翻扭伤均会造成腓浅神经卡压。
- **症状：**足背烧灼痛、麻木、刺痛。
- **体征：**没有可重新引发疼痛的特异性动作。
- **治疗：**腓骨肌MET（MET#2），小腿外侧和足背轻柔的STM（Ⅰ级，第一和第四序列）。

腓深神经卡压

- **病因：**鞋子过紧、踝关节扭伤和过度跑步导致伸肌支持带纤维化，从而引起腓深神经卡压。
- **症状：**第一趾和第二趾之间疼痛、麻木和刺痛。腓深神经可能在踝上、下的伸肌支持带处受卡压。腓深神经内侧支可在踇短伸肌下受压；外侧支可在趾长伸肌肌腱下受压[20]。
- **体征：**腓深神经卡压主要会使运动受限，导致踝背屈无力。在足背的伸肌支持带上加压会引起症状。
- **治疗：**在踝部和足背对神经进行轻柔的横向松解（Ⅰ级，第四序列）。

跗管综合征（胫后神经在踝关节处受卡压）

- **病因：** 包含胫后神经或者它的两个终末分支——足底内侧神经和足底外侧神经的神经血管束可在屈肌支持带下方、踇展肌下或足底方肌下方受压。跗管与踝旋前有关。
- **症状：** 足底或者足趾底烧灼感和针刺感是跗管综合征的症状。
- **体征：** 针对跗管，可行足内旋测试。将踝关节在过度内旋的位置保持60秒，可能会引发烧灼感和针刺感。
- **治疗：** 对跗管进行轻柔的横向挖取式揉抚（Ⅱ级，第二序列）。

趾足底神经卡压（Morton神经瘤）

- **病因：** 这种情况不是真性神经瘤，而是由神经受压或磨损引起的瘢痕组织和肿胀所导致的[8]。神经在跖骨横韧带处被卡压，通常在第三和第四趾之间。足旋前、穿高跟鞋或紧的鞋子、足内在肌弱，以及跑步、徒步旅行或者跳舞导致的累积性应力都会引起神经受压。
- **症状：** 跖骨头到足趾的烧灼感或搏动感，尤其在行走时出现，是此病的症状。疼痛可在夜间持续。如果足部存在慢性炎症，神经周围会出现纤维性瘢痕。
- **体征：** 通过挤压跖骨头或者被动伸展足趾而产生疼痛是趾足底神经卡压的一个特点。
- **治疗：** 趾伸肌和趾屈肌的MET（MET#4~#7）。足部STM（Ⅰ级，第五和第六序列）来放松持续收缩的肌肉。对跖骨横韧带和足底神经进行STM（Ⅱ级，第五序列）。指导患者通过外展足趾来增强内在肌的力量。

腓肠神经卡压

- **病因：** 鞋子紧或者小腿筋膜紧张会激惹和卡压腓肠神经。
- **症状：** 腓肠神经卡压综合征的症状为沿着小腿后外侧、踝关节外侧和足的烧灼痛。
- **体征：** 没有可重新引发疼痛的特异性动作。
- **治疗：** 对小腿后侧、踝和足的外侧进行横向放松，尤其是外踝后方（Ⅰ级，第一至第四序列）。

483

小腿、踝、足的评估

背景

小腿、踝、足易患急性和慢性疾病，反映了过度使用综合征。无法支撑体重、剧烈的疼痛、迅速发生的肿胀提示严重损伤[20]。L_4和L_5神经根受刺激会引起小腿麻木和刺痛。如果患者觉得疼痛、麻木和刺痛，并且主动、被动和等长测试提示肌力正常，表明外周神经受到卡压或者腰骶神经根受激惹。进行直腿抬高试验和股神经加压试验（见第三章）。如果这些试验结果是阴性的，通过揉抚手法放松周围神经。如果患者在这些治疗后无改善，建议患者去脊柱按摩师或正骨医师处就诊。小腿十分容易发生过度使用综合征，如胫骨疲劳性骨膜炎、肌腱炎。

踝关节容易发生扭伤，通常是急性起病。足部反映的是局部的疾病（如创伤），但是更容易出现慢性体重分配不均衡导致的疲劳性疼痛。体重分配不均可能是因为肥胖或者足内旋。足部还可以反映全身性疾病，如糖尿病患者的神经炎和皮炎，也是L_5和S_1、S_2神经根受刺激时的放射部位。神经根受激惹会引起疼痛、无力、麻木和刺痛，或者只有无力而没有疼痛。

小腿、足、踝的正常功能需要腰–骨盆区域和下肢的正常的对位、对线，以及下肢筋膜和肌肉长度、力量的平衡。

小腿、踝、足疼痛的病史询问

- 哪些动作可以诱发疼痛？
    - 换种说法就是什么会使疼痛加剧。当患者做某一个特定的动作时会诱发小腿、踝、足相应的症状。慢性的错误对位、对线或体重分配不均（如足内旋）时，特定的动作不会引出症状。另外，牵涉性的疼痛、麻木和刺痛不能通过下肢的主动运动而产生或加重。

视诊和观察

- 让患者穿上短裤以便于观察大腿到足部的情况。观察肿胀情况，可能是双侧弥漫性的或者局限于踝关节外侧。局部淤斑和肿胀通常是踝关节扭伤的表现，有肿胀但是没有淤青可能是之前的损伤还没有完全消肿。双足肿胀表明全身性的问题，如淋巴管阻塞或循环障碍。
- 注意是否有鞋尖的压力而产生的胼胝。蹈趾内侧肿胀提示有囊肿。

足趾的排列

- **体位**：患者站立，面向治疗师，双脚分开，与肩同宽。
- **观察**：观察足趾的排列，注意足趾是否为直的和平行的。注意是否有以下情况出现：蹈趾外翻（蹈趾向外侧偏斜），锤状趾（跖趾关节过伸，远端趾间关节过伸，近端趾骨间关节屈曲挛缩），爪状趾（跖趾关节过伸，远端和近端趾骨间关节屈曲挛缩）。趾间关节囊状形成使屈曲活动受到最大程度的限制。

足纵弓的评估

- **体位**：患者站立，面向治疗师，双脚分开，与肩同宽。
- **动作**：治疗师将指尖置于内侧足弓。
- **观察**：感受足弓是过高（高弓足），还是过低（扁平足）。负重时足弓变低而不负重时足弓正常属于柔韧性扁平足，原因是肌肉无力或韧带松弛。为了进一步确诊，让患者踮脚，如果足弓升高，则可诊断为柔韧性扁平足。

跟腱定位的评估 484

- **体位**：患者站立，背对治疗师，双脚分开，与肩同宽（图10–17）。
- **动作**：观察跟腱和足跟的对位、对线。
- **观察**：注意跟腱和足跟是否处于垂直方向，以及跟腱是否出现肿胀。如果跟腱向内，足跟向外翻（向外侧成角），重量集中在内侧足跟，称为**后足外翻**。如果跟腱向外，足跟向内翻，重量集中在足外侧缘，称为**后足内翻**。如果足内旋、内侧纵弓下降，即为**扁平足**。如果足外旋，内侧纵弓增高，这被称为**高弓足**。

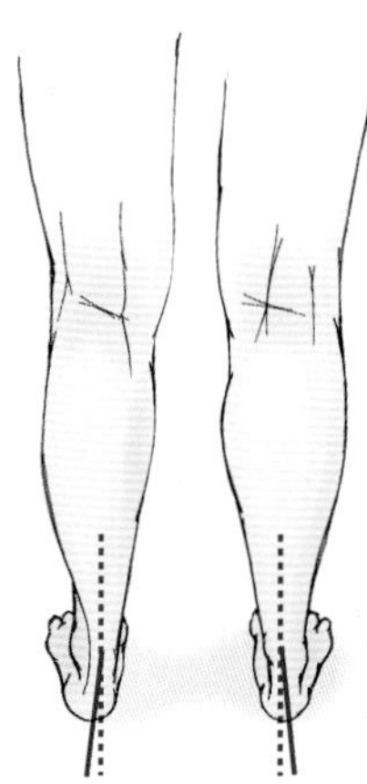

图10–17 跟腱定位的评估。注意图中该患者的跟腱向内侧成角，为踝内旋的体征。而且足跟向外侧成角，称为足跟外翻

主动运动

蹋趾伸展试验

- **体位**：患者站立，治疗师将拇指放于患者蹋趾下（图10–18）。

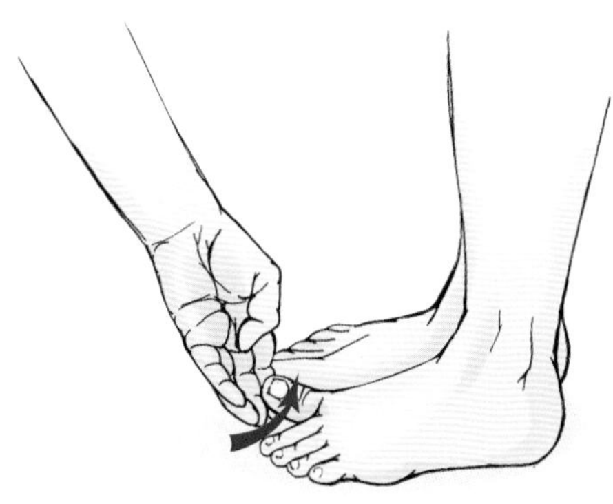

图10–18 蹋趾伸展试验。嘱患者主动抬起蹋趾。继续被动运动，直至患者感到疼痛或遇到阻力点

- **动作**：嘱患者抬高蹋趾至伸展位。继续被动运动，直到患者出现疼痛或张力增高。
- **观察**：为了维持步态，蹋趾伸展的角度一般是45°~60°。伸展角度减小提示有蹋趾活动受限，是退行性变的早期表现；第一跖趾关节关节囊纤维化，或者可能出现的蹋趾强直，提示进一步退变。第一跖趾关节下的疼痛一般是籽骨炎。

主动踝背屈

- **体位**：患者单腿站立，站在墙边以获得支撑。
- **动作**：嘱患者将足趾和前足抬离地面10次，或者直到出现疼痛或疲劳感。
- **观察**：这个过程是一个针对胫骨前肌、蹋长伸肌和趾长伸肌的功能性筛查试验，同时也是加强这些肌肉力量的练习。胫骨疲劳性骨膜炎或者以上肌肉的肌腱炎时，踝背屈可以引出疼痛。一般重复10~15次而未引起疼痛则为正常[20]。没有疼痛但是无力表明足底屈肌紧张短缩或L_4~L_5、S_1神经根受累。

主动踝跖屈

- **体位**：患者单腿站立，站在墙边以获得支撑。
- **动作**：嘱患者用脚尖支撑站立（提踵）10次，或直到出现疼痛或疲劳感。
- **观察**：跟腱疼痛提示跟腱炎；胫骨下段后内侧缘疼痛提示筋膜受激惹或者比目鱼肌撕裂；小腿中部内侧疼痛一般是腓肠肌肌腱炎。提起足跟的动作也需要胫骨后肌、趾长屈肌和蹋长屈肌的收缩，如果这些肌肉存在肌腱炎，会引起疼痛。这一动作也可以用来评估跖屈肌（主要是腓肠肌和比目鱼肌）的肌力和L_4~L_5、S_1~S_2神 485
经根的功能。没有疼痛但不能抬起足趾提示这些神经存在功能障碍或损伤。如果患者不能抬起脚趾，询问是否因疼痛、无力或者足趾活动度减小而不能完成这个动作。蹋趾强直的患者不能将足跟抬离地面过高。

坐位

- **体位**：患者坐在治疗床的边缘处。
- **动作**：嘱患者做踝跖屈、背屈、足内翻、足外翻，以及趾屈伸、外展。双脚同时做上述这些运动。
- **观察**：比较两侧的关节活动度，询问患者是否有疼痛。

被动运动

踝关节跖屈或背屈

- **体位**：患者仰卧。治疗师一手握住跟骨，另一只手将前足内翻锁住足后部。
- **动作**：先使踝关节被动背屈，然后向下压做跖屈动作。正常的关节活动度是背屈20°，跖屈50°。
- **观察**：踝背屈受限但是无疼痛通常是由先前的踝关节扭伤引起的。根据疼痛部位，背屈时疼痛可能是前撞击综合征（关节囊或滑膜在踝部前外侧撞击）、足底筋膜炎、后内侧胫骨疲劳性骨膜炎或者腓肠肌肌腱炎。被动跖屈疼痛可能是前外侧胫骨疲劳性骨膜炎、胫骨前肌肌腱炎或后撞击综合征（胫骨与距骨后侧撞击）[8]。

距腓前韧带扭伤的评估

- **体位**：患者仰卧。治疗师一手固定踝关节，另一手放在足背上（图10–19）。
- **动作**：慢慢跖屈踝关节并使足内翻。
- **观察**：腓骨下方前侧疼痛，则该试验为阳性。距腓前韧带是踝关节中最常受损的韧带。

跖骨痛和Morton神经瘤的评估

- **体位**：患者仰卧。治疗师一手固定踝关节，另一手放在跖趾关节处的足趾周围。
- **动作**：慢慢向中间挤压跖骨头。
- **观察**：Morton神经瘤（即趾足底神经纤维性增大）的阳性反应是第三、第四趾的足底面疼痛。跖骨痛的阳性反应是跖趾关节处疼痛。

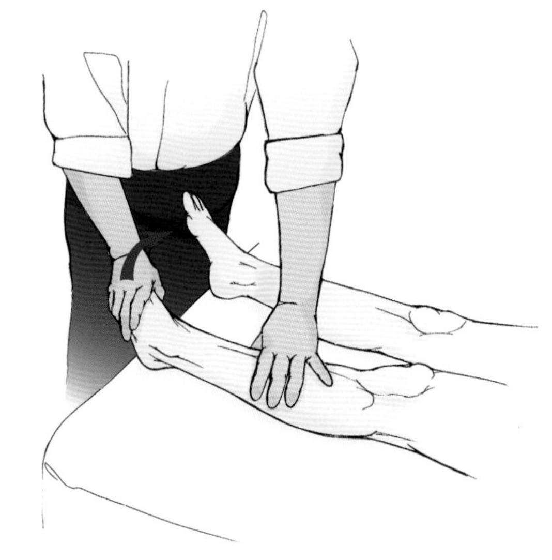

图10–19 距腓前韧带的评估。被动跖屈踝关节并使足内翻

技术

技术应用指南

有关治疗指南的详细讨论，见本书第二章。在本书所描述的治疗方法中，我们做出两个基本假设。第一个假设：人体中一个结构的损伤或功能障碍可以导致整个损伤区域及身体其他部位的代偿。以跗管综合征为例，它不是孤立的情况，而是受髋关节和膝关节的影响，踝关节的对线同样也对它存在影响（内旋增加对神经的压力）。治疗师应参考其他章节，以了解每个相关部位的评估和治疗方案，这一点很重要。

第二个假设：一种组织局部的损伤或功能障碍会影响该区域的许多其他组织。以跟腱炎为例，它不仅涉及肌腱受激惹，还涉及腓肠肌和比目鱼肌、踝关节（无法背屈）、韧带和关节囊。所以治疗师除了治疗跟腱炎外，还要评估和治疗周围的肌肉、肌腱、韧带，以及膝、踝和足部的关节。

“常见功能障碍和损伤”部分列出的治疗方案，通常将建议限制于有关该特定疾病的一些具体指导。但重要的是要记住，在临床中必须采取更全面的方法来治疗患者整个人，而不仅仅是受伤的踝关节。本文中描述的治疗会通过肌肉能量技术（MET）、软组织松动术（STM）和关节松动术三种技术来解决该部位的所有结构。这些技术可以应用于小腿、踝部和足部各种类型的疼痛，但是技术的“剂量”可以从针对急性问题的缓慢和轻度压力下的运动，到针对慢性问题时应用的较大的压力和更深层次的松动。治疗的每个方面也是对是否有疼痛、压痛、张力过高、无力部位及关节过度活动和活动减少的评估。请记住，治疗的目标是治愈身心和情感。保持手法轻柔，在患者的舒适范围内进行治疗，这样才能让他在整个治疗过程中完全地放松。

急性期的治疗目的

- 刺激液体的回流以减轻水肿，增加氧合和营养，并清除废物。
- 保持尽可能多的无痛关节运动，以防止粘连和维持软骨的健康，软骨的营养供给依赖运动。
- 提供机械刺激，帮助愈合纤维对线，并刺激细胞合成。
- 提供神经学输入，以最大限度减少肌肉抑制，并有助于维持本体感觉功能。

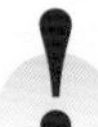

注意：在急性疾病中，牵伸是禁忌的！

慢性期的治疗目的

- 松解粘连，恢复肌筋膜的柔韧性、长度和对线、对位。
- 消除关节周围的韧带和关节囊组织的纤维化。
- 将软骨再水化，并恢复关节的活动性和关节活动度。
- 为了消除短而紧张的肌肉的高张力，可加强无力的肌肉，恢复功能障碍肌肉的正常激活模式。
- 通过提高感觉知觉和本体感觉来恢复神经功能。临床实例见“软组织松动术”之后的内容。

487 肌肉能量技术

肌肉能量技术的治疗目标

关于MET的临床应用的详细讨论见第二章。出于教学目的，下面描述的MET被组织整理成为一部分。在临床环境中，MET和STM在治疗过程中穿插使用。MET用于评估和治疗。一块健康的肌肉或一组肌群在等长收缩的过程中是强有力且无痛的。如果肌肉或其相关关节发生缺血或炎症，MET的使用会引起疼痛。如果肌肉受到抑制或神经受损，肌肉力量会被削弱且不伴疼痛。在治疗期间，根据需要使用MET。例如，当发现患者胫骨前肌紧张且有压痛时，使用收缩–放松MET来降低肌肉张力和减轻疼痛。如果胫骨前肌在收缩时疼痛，则进行交互抑制 MET以诱导神经的放松。如果踝关节背屈肌无力或被抑制，则首先放松跖屈肌，然后使用收缩–放松MET来恢复/加强踝关节的背屈肌。

MET对治疗小腿、踝和足的急性疼痛很有效，但施加的压力必须非常轻，以免引起疼痛。踝关节的背屈肌和足底屈肌的轻柔、无痛的收缩和放松提供了一种泵作用，以减轻踝关节和小腿的肿胀，促进氧气和营养物质的运输，并清除废物。

MET对急性疾病的基本治疗目的

- 提供温和的泵作用，减轻疼痛和肿胀，促进组织的氧合，并清除废物。
- 缓解肌肉痉挛。
- 提供神经学输入，以使肌肉抑制最小化。

MET对慢性疾病的基本治疗目的

- 降低肌肉过高的张力。
- 强化肌肉。
- 延长结缔组织。
- 增加关节的活动和关节的润滑。
- 重建神经功能。

下面的MET部分介绍了对大多数患者使用的技术。在急性踝关节扭伤中，使用MET#1。除了MET#5和#8涉及延长组织之外，其他所有MET可用于急性损伤。对于慢性疾病，我们的目标是在强化无力的肌肉之前，先对紧张的肌肉进行放松。记住，跖屈肌通常短而紧，背屈肌通常无力。要意识到由于腰骶部的脊神经受刺激、受伤或出现功能障碍，小腿、踝和足部的肌肉往往会无力，这一点很重要。

请记住，MET是无痛的。如果受伤区域受激惹或存在炎症，抗阻运动时患者感觉轻微的不适是正常的。对于整个区域的治疗，分别参考第八章和第九章中针对髋关节和膝关节的MET。

用于急性踝关节疼痛的肌肉能量技术

用于急性踝关节疼痛的收缩–放松肌肉能量技术

- **目的**：收缩和放松跖屈肌和背屈肌。这个收缩–放松循环将废物和肿胀处过多的液体从受伤区域泵出，增加营养物质交换，并有助于正在愈合的纤维重新对线。

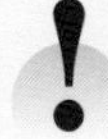

注意：这种类型的MET仅在无痛范围内进行。只有在施加轻微的力量时才能起到真正的效果。

- **体位**：患者取仰卧位，踝关节处于无痛的休息位。治疗师将一只手放在足的背侧（顶部），另一只手放在足底（图10–20）。
488 - **动作**：轻轻地将足跖屈约5秒并让患者对抗。放松几秒钟。轻轻地将足背屈并让患者对抗。放松，并重复此循环数次。

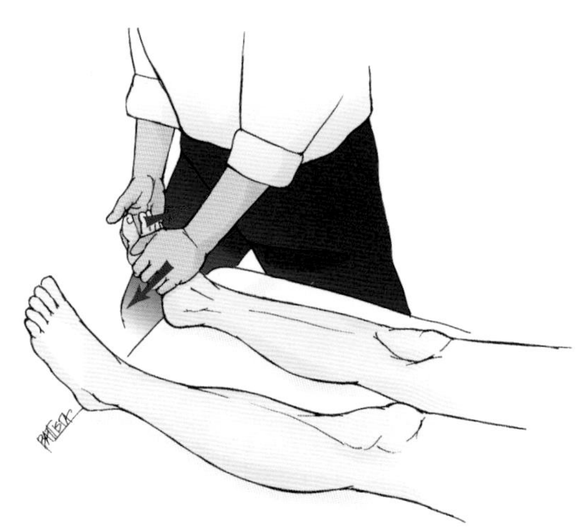

图10–20 用于急性踝关节疼痛的收缩–放松肌肉能量技术

用于小腿、踝部和足部肌肉的肌肉能量技术

1. 胫骨前肌的收缩–放松肌肉能量技术

- **目的**：降低胫骨前肌的高张力或促进（加强）胫骨前肌的肌肉力量。该MET还用于治疗胫骨前外侧胫骨骨膜炎及胫骨前肌的肌腱炎。
- **体位**：患者仰卧。一只手放在足背上，另一只手放在胫骨前部进行感官提示（图10–21）。
- **动作**：让患者背屈踝关节并使足内翻，当治疗师使踝关节跖屈并使足外翻时嘱患者对抗。
- **观察**：无力且无痛可能是L_4神经根损伤或功能障碍，或腓深神经受压的结果。

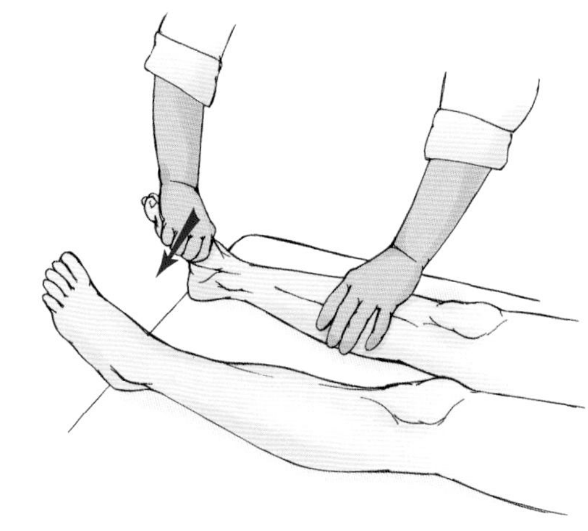

图10–21 针对胫骨前肌的收缩–放松肌肉能量技术

2. 针对腓骨长肌和腓骨短肌的收缩–放松肌肉能量技术

- **目的**：减轻痉挛或促进（加强）腓骨长肌和腓骨短肌的肌力。
- **体位**：患者仰卧。将一只手放在患者足的外侧，另一只手放在腓骨肌上进行感官提示（图10–22）。
- **动作**：让患者外翻足并轻微地跖屈踝关节，当治疗师朝向内翻和背屈按压时嘱患者对抗。
- **观察**：无力且无痛提示S_1神经根的问题。小腿外侧疼痛提示腓骨肌损伤或外侧胫骨骨膜炎。踝关节后部的疼痛提示腓骨肌腱鞘炎。第五跖骨或骰骨的疼痛分别提示腓骨短肌和腓骨长肌肌腱炎。

3. 胫骨后肌的收缩–放松肌肉能量技术

- **目的**：减轻痉挛或促进（加强）胫骨后肌的肌力。
- **体位**：患者仰卧。用一只手握住内侧足弓，另

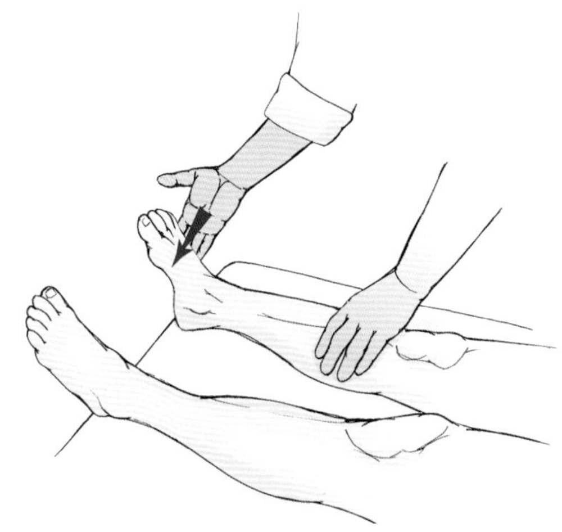

图10–22 针对腓骨长肌和腓骨短肌的收缩–放松肌肉能量技术

一只手放在内侧胫骨的后方（图10–23）。

489 ■ **动作：**让患者跖屈踝关节并且使足内翻，当治疗师试图使足外翻和背屈踝关节时嘱患者对抗。

■ **观察：**无力且不痛暗示L_5神经根。疼痛表示胫骨后肌肌腱炎或者胫骨骨膜炎。

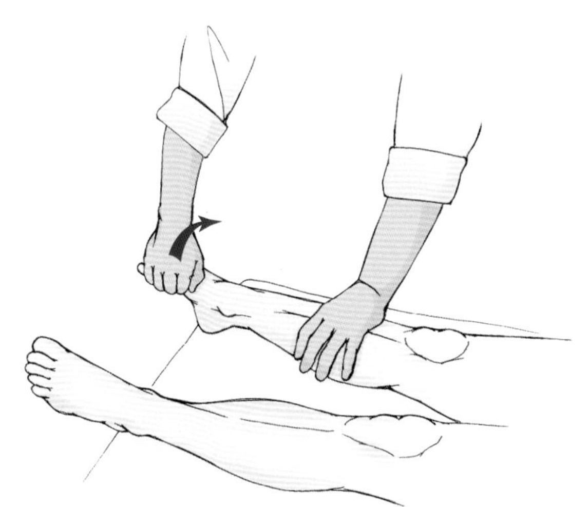

图10–23 胫骨后肌的收缩–放松肌肉能量技术

4. 趾长屈肌、趾短屈肌和蹈长屈肌、蹈短屈肌的收缩–放松肌肉能量技术

■ **目的：**减轻痉挛或促进（加强）趾屈肌和蹈屈肌的肌力。这个技术还可以治疗上述这些肌肉的肌腱炎及足底筋膜炎和跖骨痛。

■ **体位：**患者仰卧。治疗师将一只手放在足趾下方，另一只手放在小腿上以保持稳定（图10–24）。

■ **动作：**让患者屈曲足趾，当治疗师尝试将足趾拉至伸展位时嘱患者对抗，保持约5秒钟。放松几秒钟，然后如此重复。

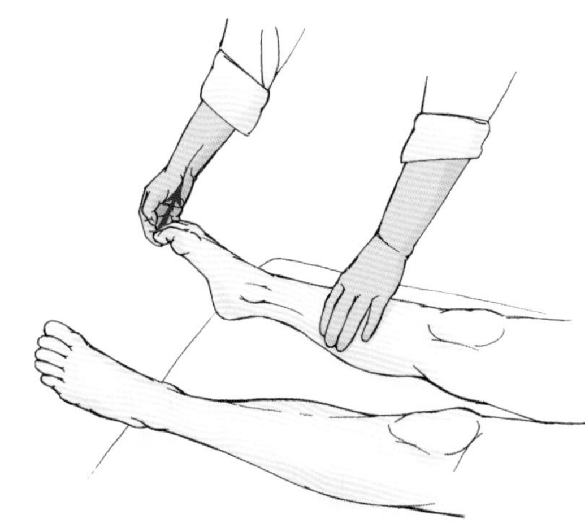

图10–24 趾长屈肌、趾短屈肌和蹈长屈肌、蹈短屈肌的收缩–放松肌肉能量技术

5. 趾长屈肌、趾短屈肌和蹈长屈肌、蹈短屈肌的等长收缩后放松（PIR）肌肉能量技术

■ **目的：**利用PIR MET这项技术来延长这些屈肌，以此恢复足趾的正常伸展能力。这项技术还可以用于治疗屈肌和伸肌都很紧张的锤状趾和爪状趾，还可以治疗蹈趾活动受限。

■ **体位：**患者仰卧。将一只手放在足趾之下，并将足趾背屈到舒适的最大范围。将另一只手放在小腿上以保持稳定（图10–25）。

■ **动作：**当治疗师将患者的足趾背屈至更大的范围时，让患者对抗。保持大约5秒，放松，然后将足趾背屈至比刚刚大一点的角度，让患者对抗。重复收缩–放松–拉伸–收缩，循环数次。

6. 蹈长伸肌、蹈短伸肌的收缩–放松肌肉能量技术

■ **目的：**蹈趾伸肌常常无力。这种问题可能是L_5神经受刺激或损伤造成肌节无力的结果，也可能源于蹈趾的关节囊韧带纤维化或第一跖趾关

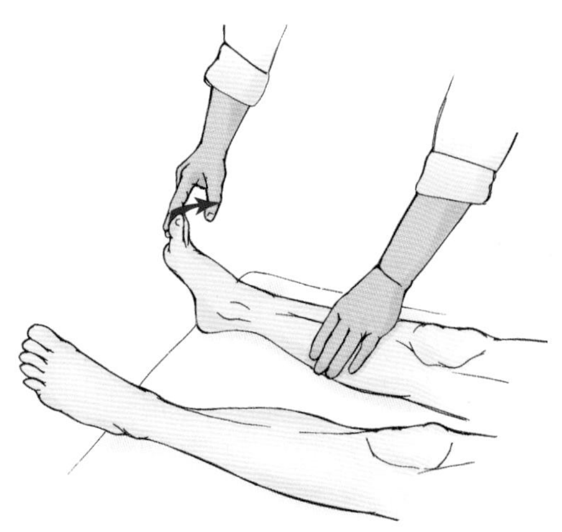

图10–25 趾长屈肌、趾短屈肌和踇长屈肌、踇短屈肌的等长收缩后放松（PIR）肌肉能量技术

节退化所致的关节运动反射。这项技术有助于促进或增强踇趾伸肌的肌力并增加其对感觉的感知。

- **体位**：患者仰卧。治疗师将一只手放在踇趾的顶部（图10–26）。
- **动作**：让患者将踇趾伸展至舒适的极限，当治疗师下压踇趾使其屈曲时嘱患者对抗。
- **观察**：无痛且无力提示L_5神经根受刺激、损伤或存在功能障碍。肌肉常常无力，因为背部功能障碍和损伤很常见。

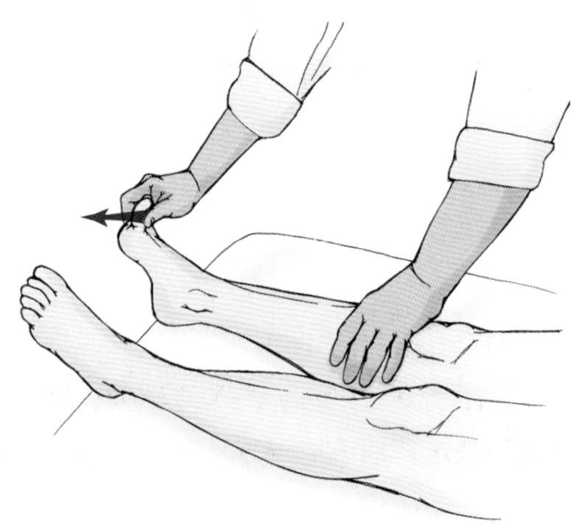

图10–26 踇长伸肌和踇短伸肌的收缩–放松肌肉能量技术

7. 趾长伸肌的收缩–放松和等长收缩后放松肌 490
肉能量技术

- **目的**：趾长伸肌总是处于持续收缩的状态，导致锤状趾和爪状趾。使用这项技术的目的是减轻趾长伸肌痉挛和延长肌筋膜。如果患者的背屈功能比较弱，则此MET与MET#3一起使用，以帮助强化伸肌（背屈肌）。
- **体位**：患者仰卧。一只手放在足趾的顶部。
- **动作**：执行收缩–放松 MET时，让患者伸展足趾，当治疗师向足底方向屈曲足趾时，嘱患者对抗。放松并重复（图10–27）。执行PIR MET时，松弛循环后，治疗师将足趾向更大范围屈曲，并让患者对抗。放松后重复收缩–放松–拉长循环数次。

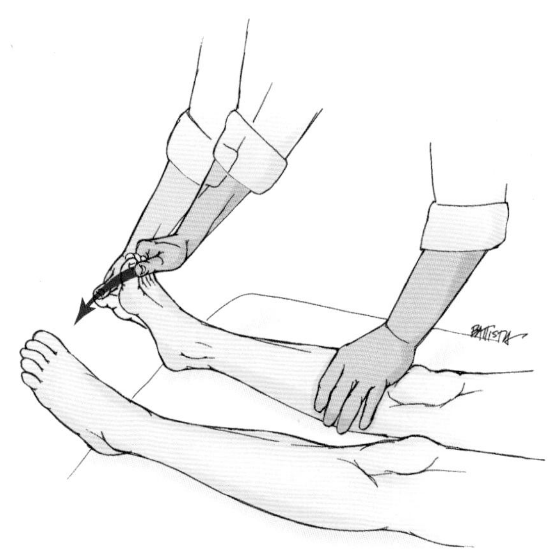

图10–27 趾长伸肌和趾短伸肌的收缩–放松和等长收缩后放松（PIR）肌肉能量技术

8. 增加踝背屈的肌肉能量技术和针对比目鱼肌的收缩–放松–拮抗–收缩肌肉能量技术

- **目的**：比目鱼肌通常短而紧。该肌肉与腓肠肌组成跟腱的一部分。与腓肠肌不同，比目鱼肌不跨膝关节。使用这种MET的目的是增加踝的背屈角度（因为踝关节损伤后背屈角度经常减小），并延长比目鱼肌。此MET也用于治疗胫骨

后内侧夹板和慢性比目鱼肌肌腱病。

- **体位**：患者俯卧。治疗师将手放在患者足跟，并把前臂置于患者脚掌上（图10–28）。
- **动作**：治疗师尝试将脚掌朝床面按压（即背屈）时，让患者与之对抗，维持约5秒。然后让患者放松。使患者主动背屈踝关节，直到感到疼痛或者遇到新的阻力点。当患者主动背屈时，治疗师将前臂按压在脚掌上以协助背屈。让患者在此角度再次对抗，维持大约5秒，然后让患者放松。重复以上收缩–放松–拮抗–收缩的循环过程数次。

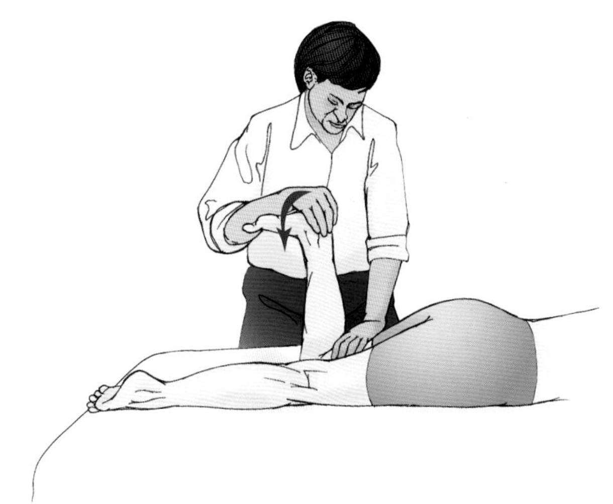

图10–28 增加踝背屈的肌肉能量技术和比目鱼肌的收缩–放松–拮抗–收缩肌肉能量技术

491 ## 软组织松动术

背景

对STM的临床应用的详细讨论可以详见第二章。本书所描述的Hendrickson手法治疗中，STM的动作被称为波状松动术，并且是关节松动术和软组织松动术相结合的手法，以每分钟50~70个循环的频率进行有节奏的振荡，但横向摩擦按摩手法除外，其频率为每秒2~4个循环。这些松动法是以特定的顺序呈现的，已被证实能够达到最高效和有效的结果。这使得治疗师能够“扫描”身体以确定存在压痛、高张力及活动性下降的部位。在掌握这项技术之前，请务必遵循处方。下面描述的技术分为两个等级：Ⅰ级和Ⅱ级。Ⅰ级手法是为每位患者设计的，从急性损伤到慢性退化，用于增进健康，使身体状态最优化。Ⅱ级手法通常在Ⅰ级手法后应用，适用于慢性病。治疗急性和慢性疾病的指南如下。

治疗师指南

急性

治疗的主要目的是尽快减轻疼痛和肿胀，保持尽可能多的无痛关节运动，并诱导放松。在这种治疗方法中，软组织在节律性的循环中被压缩和减压。这提供了有助于促进液体交换、减轻肿胀的泵作用。应用于急性疼痛患者的手法需要非常轻柔，以非常缓慢的节奏和小幅度进行。这里没有统一的“剂量”或治疗深度。治疗的深度是基于患者的疼痛水平。如果软组织没有开始放松，请使用更多的MET来帮助减轻不适、肿胀并缓解过度的肌肉紧张。如前所述，在使用STM时穿插使用MET。请记住，**牵伸**在急性疾病中是**禁忌的**。

临床案例：急性疾病

主观资料：JL是一名17岁的学生，来我的诊室就诊时主诉急性右侧踝关节和足跟疼痛。她说当时她正在荡秋千，用伸出的腿蹬一棵树，之后踝关节、足跟及腰部和颈部即出现严重的疼痛。她被送到骨科诊室，进行了MRI检查，显示踝关节和足跟都没有骨折。诊断为踝关节扭伤和足跟的擦伤。她的脚被放在一只步行靴中，并给予镇痛药。当她进入治疗室时，她是跛行的，因为她的患侧足很难去承重。

客观资料：踝关节和足跟发生擦伤并且肿胀，足部也肿胀。触诊发现皮温升高，对足跟部和踝关节前关节线处施加轻度压力可产生疼痛。主动背屈、跖屈和内翻受限并伴有踝关节前侧疼痛。测试距腓前韧带（被动跖屈和外翻）受限并伴有疼痛。等长收缩测试结果提示有力且无痛。

评估：距腓前韧带肿胀和疼痛，足跟疼痛和肿胀。

治疗：以交互抑制MET和收缩–放松MET开始治疗，用于踝关节的背屈肌和跖屈肌（MET#1），以减轻肿胀、肌肉过度紧张和疼痛。接下来进行用于内翻和外翻肌群的MET（MET#2和#3）。由于大腿和小腿后侧的筋膜与足跟的筋膜相交织，执行腓肠肌（MET#3，膝关节）、比目鱼（MET#8）和腘绳肌（MET#5，髋关节）的MET以起到泵的作用，减轻足跟肿胀。轻柔地操作Ⅰ级STM，特别是第四序列的手法，以分散肿胀，并帮助正在愈合的纤维重新对线。我重点对内侧和外侧足跟进行治疗，避开足跟中心受冲击的部位。然后，我对其进行轻柔的跖屈、背屈及旋内、旋后的被动运动。这些运动将废物从受伤部位泵出，并将促进其细胞合成、氧合和更多的营养供给。在最后阶段，除了极限的内翻和跖屈，她能够自 492
由活动踝关节并不伴随疼痛。我和她讨论了一些天然的抗炎药，并指导她进行主动和被动的踝关节运动。

计划：我建议她在1个月内每周复查一次。JL在一周后又来到了我的办公室，并表示除了在患侧足跟完全负重时还有轻微不适外，她感觉好多了。经过检查，她在主动或被动内翻和跖屈活动度的末端会有前外侧踝关节处的轻微疼痛。我重复上述的治疗，集中在踝关节前侧及足跟内侧和外侧。1周后，JL又来到了我的办公室，能够在没有靴子的情况下步行，足跟处只有轻微的不适感。距腓前韧带的被动测试为无痛。对脚跟的触诊有轻度不适，没有肿胀。踝关节的动态触诊正常。1周后，她回来复查时已完全无痛。检查发现关节活动度、关节内运动、肌肉力量和组织触诊都正常。她不再需要主动的照顾了。

慢性

有小腿、踝部和足部慢性疾病患者的典型检查结果是跖屈肌短而紧及背屈肌（伸肌）无力。踝关节和足倾向于呈旋前位。慢性软组织问题往往具有退化的软组织，而不是炎性组织，并且关节内运动丧失发生在所累及的关节、退行性变的关节（骨关节炎）或两者都有。关节周围的软组织（关节囊和韧带）通常厚而纤维化，可能发生萎缩，导致关节不稳定。退化的关节失去神经功能，导致精细运动控制的问题。踇趾通常活动受限，固定在屈曲位，具有厚的纤维化的韧带和关节囊组织。治疗的主要目标取决于患者。对于活动受限的患者，由于存在组织增厚和纤维化及肌肉紧张，治疗目标是降低肌张力；通过将关节周围的肌肉、肌腱、韧带和关节囊组织中的粘连消除，来促进结缔组织的活动性和延展性；使关节软骨再水化；建立正常的关节内运动和活动度；通过刺激本体感受器并重新建立肌肉的正常激活模式来恢复正常的神经功能。不稳定的患者需要运动康复。我们的治疗可以通过减轻肌肉的过度紧张和对无力的肌肉进行MET，以帮助恢复正常的激活模式并恢复本体感受器的功能，从而支持其稳定性。对于小腿、踝部和足部的慢性疾病，治疗髋关节、膝关节和腰骶椎也很重要。腰骶部脊神经的刺激、损伤或功能障碍可引起小腿、踝部和足部的疼痛和感觉改变，以及下肢肌肉的紧张或无力。在慢性疾病时，我们对软组织施加更大的压力，并在关节上进行更有力的松动。在慢性病条件下，我们对软组织施加更大的压力，并在关节上进行更有力的松动。在Ⅱ级技术中，如果发现纤维化（增厚），则使用横向摩擦手法，增加更深的软组织处理，并对附着点进行处理。如“急性”部分所述，在使用STM时穿插使用MET。

临床案例：慢性疾病

主观资料：KB 55岁，身高约170厘米，体重约81.6千克，是一位女性房地产经纪人，因为右踝和右足疼痛和僵硬来就诊。大约2年前，她的右足开始在旋转和挤压时出现疼痛。她看了一位医生，他推荐服用布洛芬；还看了一位足病医生，他推荐佩戴矫形器并进行锻炼；还看了一位针灸师。她自述说最大的痛苦就是疼痛，但是在驾驶时变得更严重；如果她坐着超过几分钟，就会出现僵硬；如果她站立了一段时间，就会出现刺痛。由于这种疼痛，她一直无法远足，这是她最喜欢的运动。

客观资料：检查显示患者轻微跛行。站立时，足内旋，足弓变平，右侧比左侧明显。右侧背屈活动度轻度减小。跖屈轻度受限，且引起踝关节前侧
493 疼痛。主动内翻时外侧踝关节疼痛。距下关节处的被动背屈和足的内外旋受限，被动跖屈时足舟骨疼痛。等长收缩测试中，抗阻内翻时在足舟骨处出现疼痛，背屈无力。当踝关节全范围地背屈，旋前和旋后松动时，踝部出现广泛的骨摩擦音。这表明踝关节发生广泛的退化。触诊时，踝关节外侧和前侧存在广泛的纤维化，小腿后侧肌肉和腓骨肌持续收缩，以及足底筋膜纤维化。

评估：内旋，前外侧韧带纤维化，背屈肌无力，跖屈肌紧张，以及踝关节、距下关节的关节内运动减少。

治疗：建议先进行4周的基础治疗。治疗开始时患者取仰卧位。对腓肠肌和比目鱼肌使用等长收缩后放松MET以延长肌肉，并获得更大的背屈角度。对胫骨后肌和腓骨肌进行收缩–放松MET以降低其高张性，并减少这些肌肉在肌腱骨膜附着处的纤维化。然后进行收缩–放松MET以加强胫骨前肌。执行STM，集中在前关节线、外踝和足舟骨的增厚组织上。然后将踝置于背屈位，将足跟和踝关节以一定节律做内外旋的摆动，从而将踝关节松动数分钟。这个动作可引起“嘎吱”声，但不会引起疼痛。这种技术可减少关节表面的钙沉积。

计划：患者1周后复查，表示疼痛减少了80%。我重复了上述的处理。关节松动术引起的骨摩擦音明显减少，表明钙沉积物减少。KB接下来两周也继续来复查，表示病情持续改善，并选择继续接受每周的治疗。大约3个月后当她第11次来就诊时，她表示已完全没有痛苦，现在她可以进行徒步旅行且没有任何疼痛。之后我偶尔看到她，大约每个月1次。在她初次来访的6个月后，她前往欧洲旅行，并表示在她旅行期间及之后没有出现疼痛。

表10–7列出了一些治疗要点。

表10–7　治疗要点

- 揉抚时摇动患者的身体
- 在执行手法的同时，移动自己身体的重心
- 有节奏地执行手法
- 每分钟执行50～70次循环
- 保持双手和全身放松

Ⅰ级：小腿、踝部、足部

1. 放松前侧筋膜室和外侧筋膜室

- **解剖：**小腿筋膜，趾长伸肌，跗长伸肌，胫骨前肌，腓骨长肌和腓骨短肌（图10–29）。
- **功能障碍：**由于过度使用或受伤，最初小腿筋膜被从骨上拉开。但愈合时，它会倾向于增厚并黏附于骨上。这种增厚和粘连会降低前侧和外侧筋膜室的弹性。下方的肌肉倾向于脱水并失去它们的滑动特性。

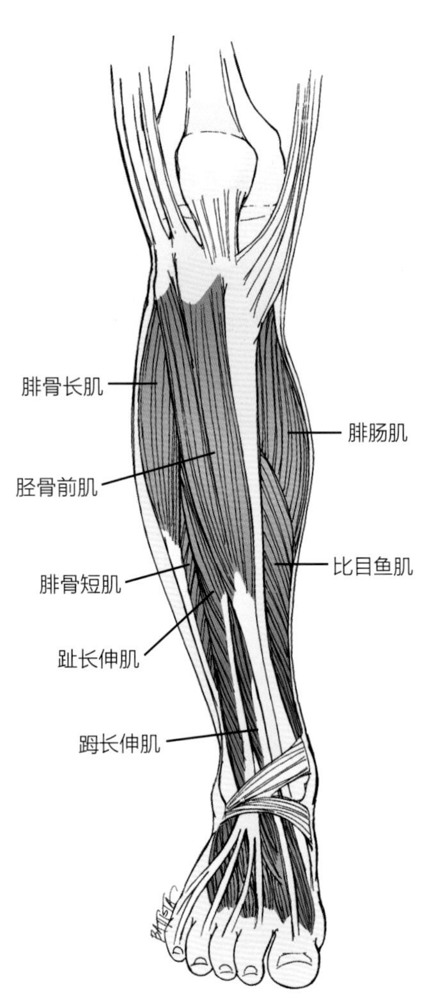

图10–29 小腿前侧筋膜室的肌肉，包括胫骨前肌、趾长伸肌和踇长伸肌

体位

- **治疗师体位：**站立位。
- **患者体位：**仰卧位。

肌肉能量技术

治疗师可以对胫骨前肌（MET#1）、腓骨肌（MET#2）和伸肌群（MET#6和#7）使用MET来降低软组织中的高张力并缓解不适。

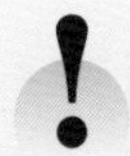

注意：前两个手法仅针对慢性疾病。

揉抚手法

（1）首先牵伸小腿筋膜来放松前侧筋膜室。使用一些乳液防止皮肤擦伤。治疗师以45° 面向患者头侧，保持腕部处于中立位，轻轻握拳，从踝部到 494
膝关节执行一系列长距离的连续手法（图10–30）。

（2）面向治疗床，使用空拳技术，将另一只手放在空拳的旁边，握住辅助手的拇指来稳定工作手（图10–31）。从胫骨近端的外侧缘开始，压入小腿，同时保持均匀的压力，缓缓将拳在皮肤和筋膜上向后滑。也可以采用屈腕滚法做流畅的滑动。对于外侧筋膜室，需要用支撑手向内旋转小腿，并覆盖其外侧面。旋前时重点使用示指指骨间关节或所有指骨间关节，而腕关节中立位时重点使用近节指骨的平坦表面。继续揉抚至踝关节。

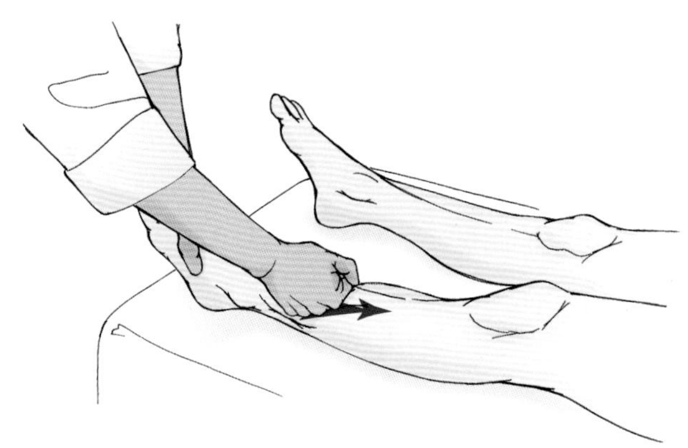

图10–30 轻轻握拳做长距离的连续揉抚，以牵拉小腿筋膜。仅用于慢性情况

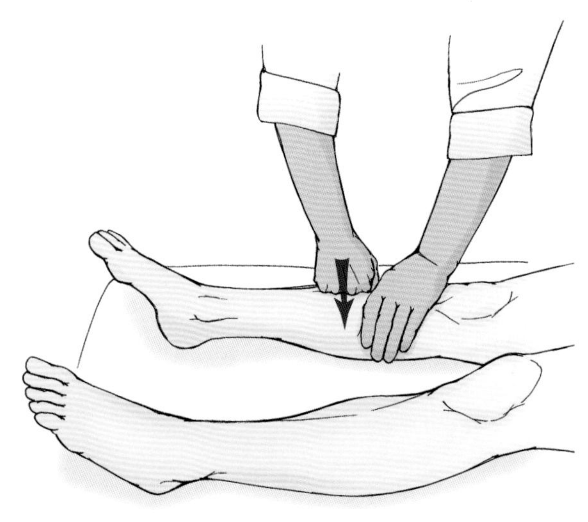

图10–31 用空拳由前向后牵伸小腿筋膜

（3）治疗师面向头侧，使用双拇指、支撑拇指或单拇指技术，从踝关节到膝关节执行约2.5厘米的挖取式揉抚手法。在胫骨的外侧缘和腓骨之间的三条线上进行揉抚。该方法可以放松前侧和外侧筋膜室中的肌肉。在完成每一次手法时，保持组织中的张力；这使得筋膜处于紧张状态，并允许进行更大程度的牵伸。

（4）对于急性疾病，将患者的膝关节屈曲，脚放在床上（图10-32）。治疗师在握住整条小腿的同时，对整个前侧和外侧筋膜室使用双拇指技术，由内向外、由前向后做温和的、约2.5厘米的挖取式揉抚。该体位还用于通过内外向温和的挖取式揉抚手法，来治疗后侧筋膜室的急性疾病，例如腓肠肌拉伤。

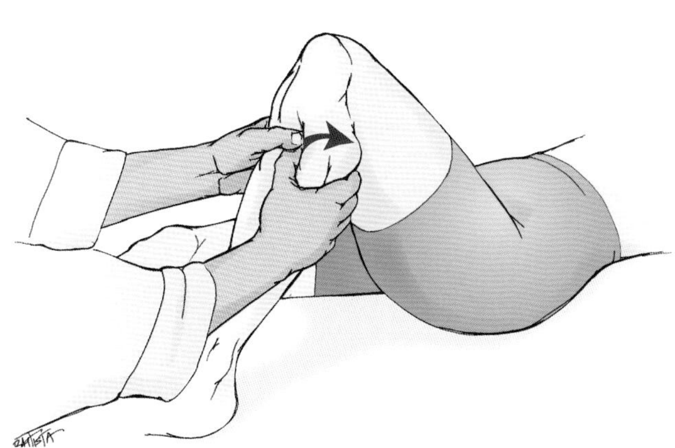

图10-32 急性情况下用双拇指手法放松前侧和外侧筋膜室

2．放松小腿后内侧的肌肉和筋膜

- **解剖**：小腿筋膜，胫骨后肌，比目鱼肌，踇长屈肌跖肌，趾长屈肌（图10-33）。
- 495 **功能障碍**：小腿的后内侧是筋膜室综合征或胫骨骨膜炎最常见的损伤部位。它涉及比目鱼肌的肌腱骨膜结合处或筋膜的撕裂，趾长屈肌的胫骨起点或胫骨后肌。

体位

- **治疗师体位**：站立位。
- **患者体位**：侧卧，将枕头放在上方的小腿的膝关节下方，下方小腿伸展。

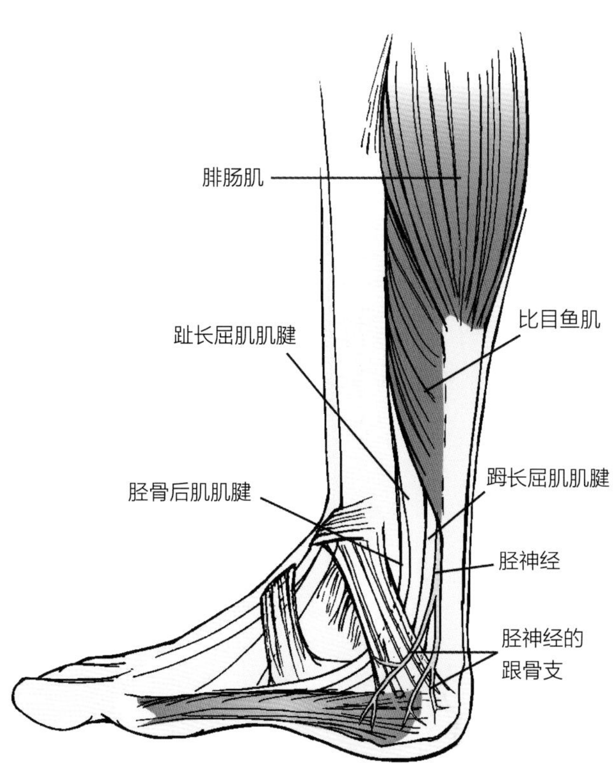

图10-33 小腿、踝部和足部内侧，显示走行在踝关节内侧周围的胫骨后肌肌腱、趾长屈肌肌腱和踇长屈肌肌腱

肌肉能量技术

治疗师可以进行针对胫骨后肌（MET#3）、比目鱼肌（MET#6）和趾屈肌（MET#4和#5）的MET，以降低软组织中的高张力和不适感。

揉抚手法

（1）患者取左侧卧位，治疗师对患者的左侧小腿内侧进行治疗。治疗师朝向患者头侧站立，并执行与上一序列相同的手法操作。首先，治疗师使用空拳，在患者小腿内侧从踝关节至膝关节进行一系列缓慢、连续的长距离的揉抚（图10-34）。接下来，治疗师移动到最靠近伸展腿的床边。将支撑手放在空拳旁边，握住支撑手的拇指来稳定手法。从胫骨近端的内侧缘开始，同时保持均匀的压力，以滑动的方式向后滚动和滑动拳头。

（2）使用双拇指、支撑拇指或单拇指技术，在从踝关节至膝关节的几条线上，对小腿后内侧肌肉表面及不同肌肉间的筋膜进行约2.5厘米的挖取式揉抚。

（3）将患者下方的膝关节屈曲到90°，并将上方的腿拉直，放在枕头上。移动到床旁并面向患者。使用双拇指或支撑拇指技术，从膝关节下方至踝关节，对内侧筋膜室执行一系列由前向后的挖取式揉抚手法（图10–35）。在踝关节内侧放松胫骨后肌、踇长屈肌和趾长屈肌的肌腱。

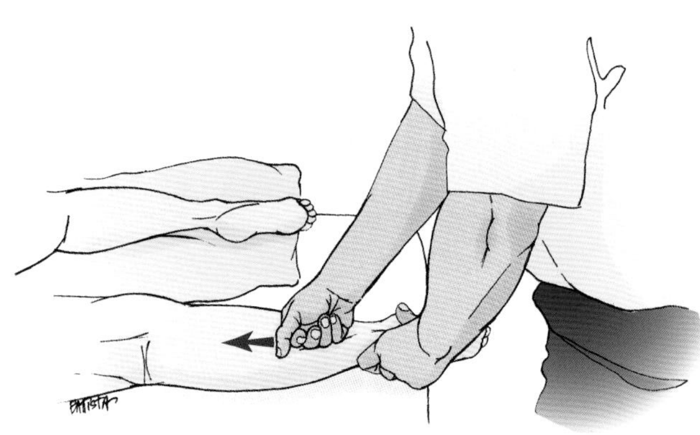

图10–34 用空拳放松后内侧筋膜室

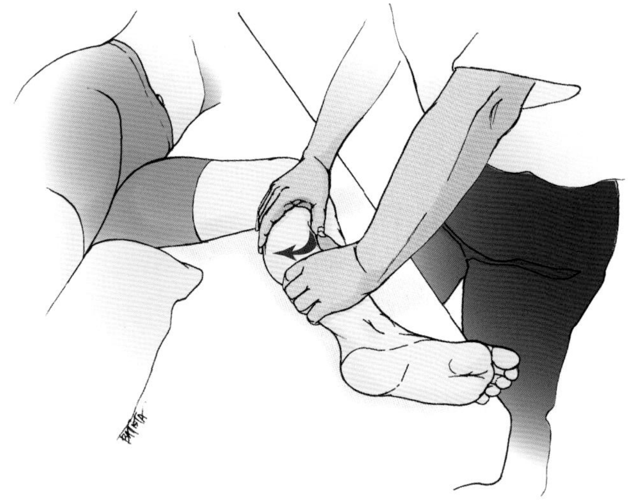

图10–35 用双拇指技术在小腿内侧由前向后做挖取式揉抚

3. 俯卧位放松后侧筋膜室和跟腱

- **解剖**：腓肠肌，比目鱼肌，跖肌，趾长屈肌和踇长屈肌（图10–36）。
- **功能障碍**："网球腿"是腓肠肌内侧头的拉伤。 496
损伤通常位于肌肉肌腱结合处的附近。跟腱炎是跑步者和舞蹈演员常见的损伤。损伤部位通常在肌腱与跟骨后上方的连接部位，以及跟骨后上方近端2.5~5.0厘米处。

体位

- **治疗师体位**：站立，朝向患者头侧。
- **患者体位**：俯卧，足部悬于床缘外；如果小腿部特别紧张或敏感，则将枕头放在踝部下方，这会使组织变得更松弛。

肌肉能量技术

治疗师可以执行针对腓肠肌（MET#2，膝关节）、胫骨后肌（MET#3）、比目鱼肌（MET#6）和趾屈肌（MET#4和#5）的MET，以降低软组织的高张力和不适感。

揉抚手法 497

（1）治疗师面向头侧，松解小腿筋膜的后侧。同前面所描述的手法一样，治疗师沿踝关节到膝关节进行缓慢的空拳手法操作。沿着腓肠肌向腘窝的内外侧揉抚。保持腕部处于中立位，即旋前与旋后的中间位置。不要深压腘窝中央。

（2）用单拇指、双拇指或者支撑拇指技术松解高张力的肌肉并牵伸其表面覆盖的筋膜，正如前面所描述的一样。在以下三条线上由下向上做约2.5厘米的挖取式揉抚手法：小腿后侧的内侧、中间和外侧。

（3）通过将外侧组织向外推和将内侧组织向内推，分离中间部分，从而松解软组织的扭转。从膝关节下方的中线开始，使用双拇指进行短距离的挖取式揉抚手法（图10–37）。这些操作也可以站在床边面对患者来进行。

（4）对跟腱有三种揉抚手法。第一种手法，面向头侧，用双拇指技术在冠状面上对跟腱后表面进行短距离的反复揉抚（图10–38）。在足跟上方1~2英寸（1英寸≈2.54厘米）处的肌腱和足跟本身这两个最

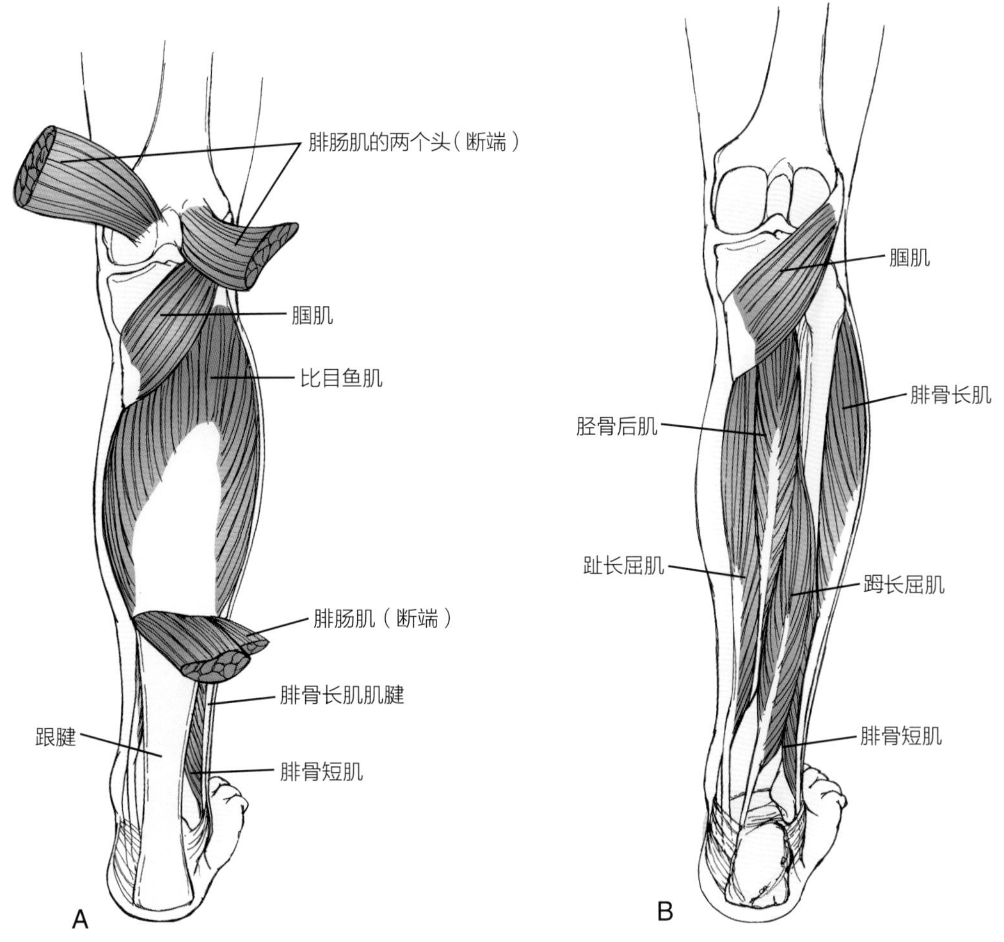

图10–36　A. 在后侧浅层筋膜室内将腓肠肌切除后显示下方的比目鱼肌；B. 后侧深层筋膜室显示胫骨后肌、趾长屈肌和蹞长屈肌

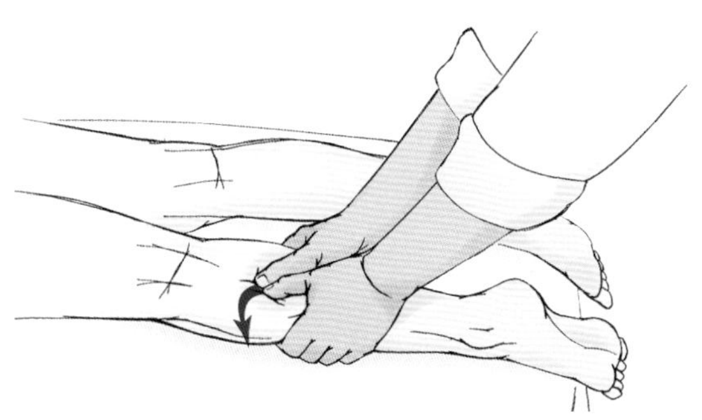

图10–37　由膝关节到踝关节，使用双拇指进行短距离的挖取式揉抚手法，把外侧组织向外推，把内侧组织向内推

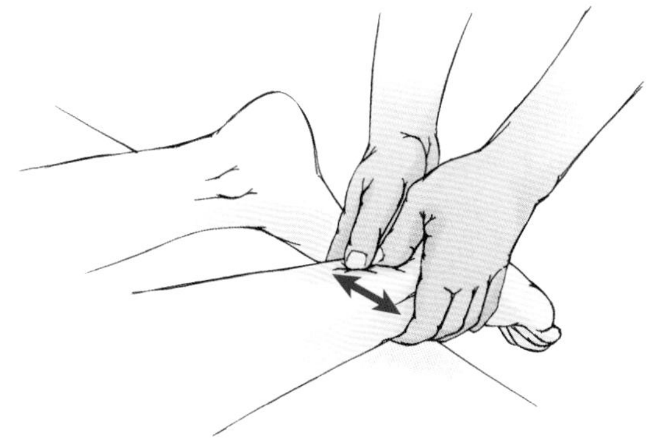

图10–38　用双拇指技术在冠状面上对跟腱进行反复的揉抚

常受伤的位置进行手法操作。治疗师可以用大腿抵住患者的足部来稳定其跟腱。第二种方法，指尖稍屈曲，在矢状面上对跟腱的内外侧表面反复进行揉抚（图10–39），向与手指相反的方向做节律性振动。第三种方法，面向治疗床，一条腿屈膝置于床上，把患者的小腿放在治疗师屈曲的大腿上，用拇指和指尖握住跟腱并来回滚动肌腱。在这个姿势下，可以先用拇指稳定跟腱，用手指进行反复的揉抚，然后交换，即用手指稳定跟腱，而用拇指进行揉抚。

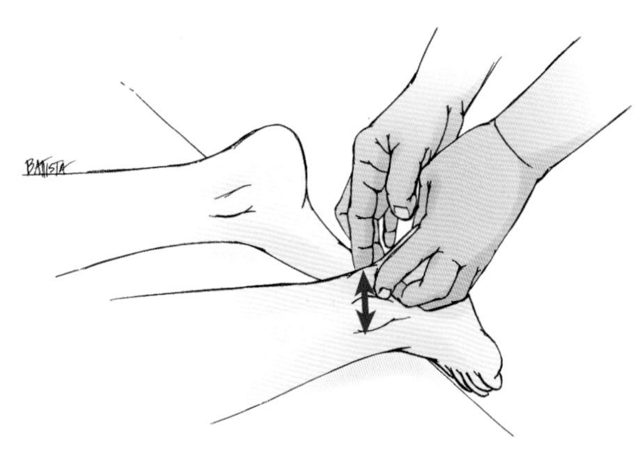

图10–39　用指尖在矢状面上对跟腱进行反复的揉抚

4. 松解足背肌和踝部韧带

- **解剖**：骨间背侧肌、趾长伸肌、趾短伸肌、踇长伸肌、踇短伸肌（图10–40）、三角韧带、距腓前韧带和跟腓韧带（图10–8和10–9）。
- **功能障碍**：跟腱及其相关的支持带在足背支持带下方来回移动时容易受到刺激。韧带损伤通常来自于急性的内翻应力。距腓前韧带是最常受损的韧带。

体位

- **治疗师体位**：站立位。
- **患者体位**：仰卧位。

498 **肌肉能量技术**

对伸肌进行MET#6和#7。

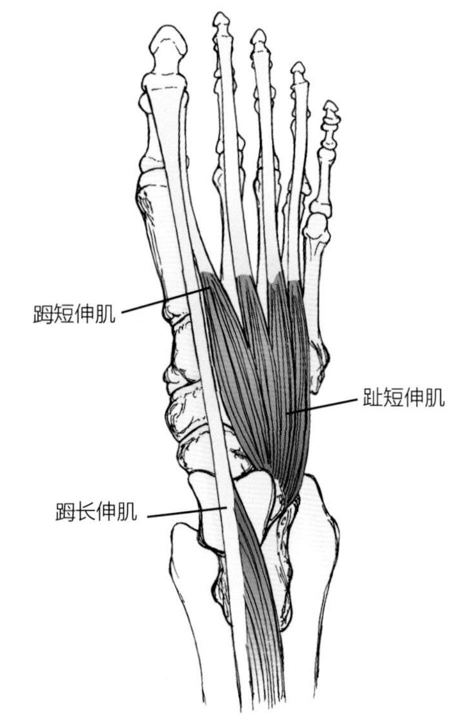

图10–40　足背的内在肌包括踇短伸肌和趾短伸肌

揉抚手法

（1）用双拇指在足部中线上做扩散式揉抚来分离足背中间部分的支持带和筋膜（图10–41）。

（2）接着，治疗师在用手握住足部的同时，把双拇指置于跟骨前外侧。当治疗师由内向外进行短距离的挖取式揉抚时，用双拇指技术将足部有节奏地向旋

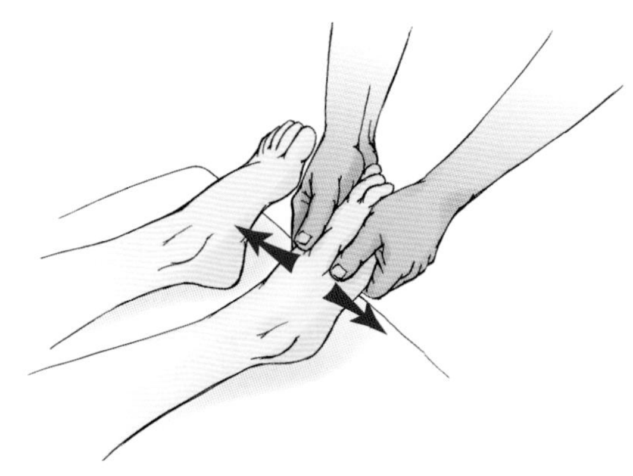

图10–41　用双拇指技术在足背筋膜上进行一系列扩散式揉抚

后方向摆动（图10–42）。在整个足背到足趾持续进行这些横向的手法来松解胫骨前肌肌腱、踇长伸肌肌腱和趾长伸肌肌腱。

（3）在三个区域松解踝部的韧带。第一，用指尖技术、单拇指或双拇指技术，在远端腓骨前部与距骨之间区域的冠状面和矢状面上进行反复的揉抚来松解距腓前韧带（图10–43）。第二，在矢状面上从腓骨下方到跟骨进行反复的揉抚来松解跟腓韧带。最后，从内踝远端到足跟在矢状面上进行反复的揉抚来松解三角韧带。进行这些手法的同时，有节奏地摆动整个足部。

（4）坐在治疗床的床脚，治疗师把患者的小腿放在自己的大腿上。用双拇指技术在跖骨间进行短距离的挖取式揉抚来松解骨间背侧肌（图10–44）。

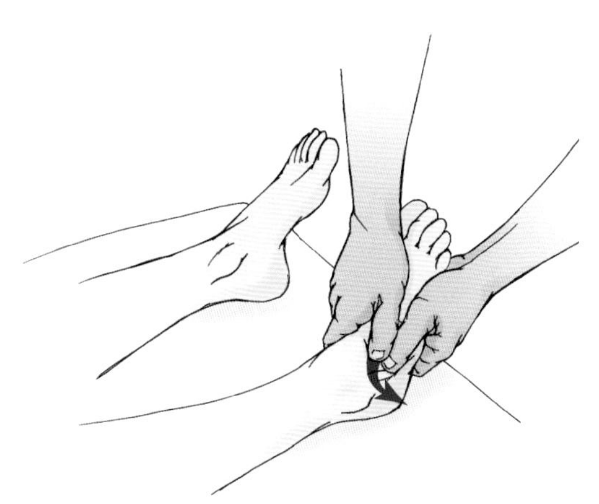

图10–42 用双拇指技术由内向外进行挖取式揉抚来松解踇短伸肌和趾短伸肌

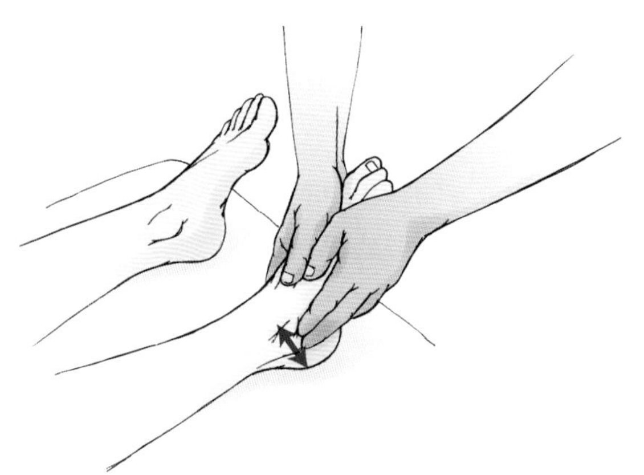

图10–43 用指尖对距腓前韧带进行横向揉抚

把足部拉回到背屈位，做挖取式揉抚再把足部跖 499
屈。在手法操作的同时，治疗师把支撑手的指尖置于足底，即把跖骨扩散开的位置。再在跖趾关节的两侧进行一系列的揉抚。在跖趾关节的外侧，当治疗师向足底方向进行挖取式揉抚时，把足部旋后。移至相邻跖趾关节的内侧，当治疗师向足底方向进行挖取式揉抚时，再把足部旋前。这些手法可以松解骨间肌、蚓状肌和关节囊。

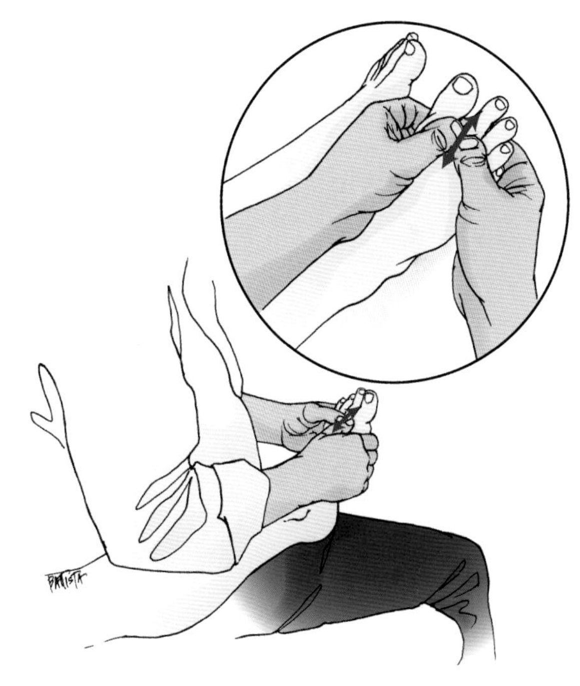

图10–44 用双拇指技术对骨间肌和关节囊进行背屈–跖屈的挖取式揉抚

5. 松解足底筋膜和足底第一层肌肉

- **解剖**：足底筋膜、踇展肌、趾短屈肌、小趾展肌和足底方肌（图10–45）。
- **功能障碍**：足底筋膜就像拉线，为足纵弓提供了重要的支撑作用。需要长时间站立的工作等所产生的静态应力会使筋膜增厚、变干。在过度的静态负重情况下，肌肉容易疲劳。对于跑步者、舞蹈表演者和那些进行球类运动的人，其筋膜和肌肉会倾向于过度使用和急性损伤。

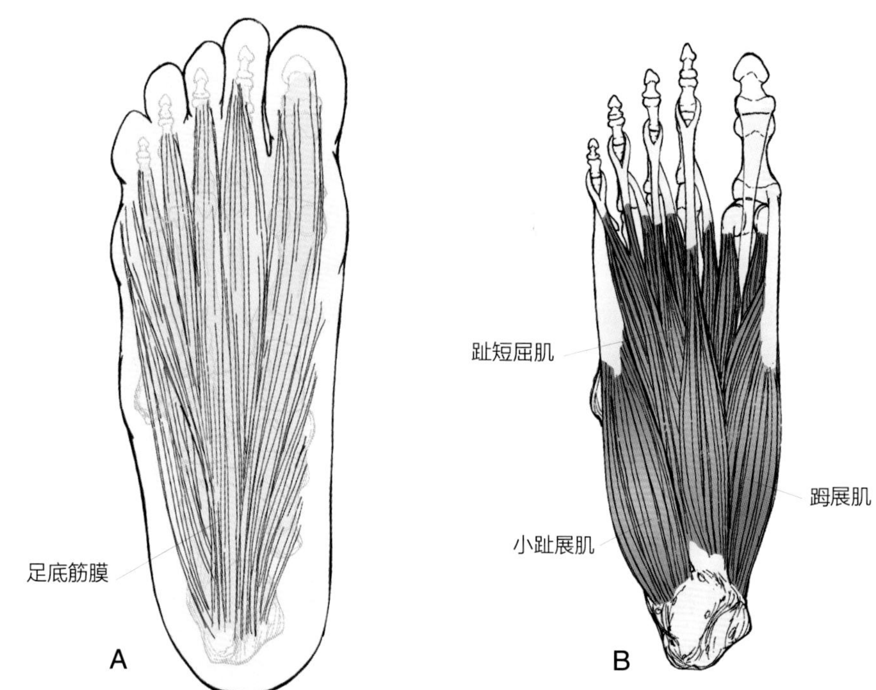

图10–45 A. 足底的筋膜；B. 足底第一层肌肉包括踇展肌、趾短屈肌和小趾展肌

体位

- **治疗师体位**：第一个手法时取站立位，然后在坐位下进行其他的手法。坐位时，一只脚稍向前，另一只脚稍向后，以使双脚负重不同，这样能够得到更有力的揉抚。
- **患者体位**：仰卧位；最佳的体位是俯卧位下足部超出治疗床边缘。

500 **肌肉能量技术**

治疗师可以对腓肠肌（MET#2，膝关节）、胫骨后肌（MET#3）、比目鱼肌（MET#6）和足趾屈肌（MET#4和#5）进行肌肉能量技术来帮助延长足底筋膜。

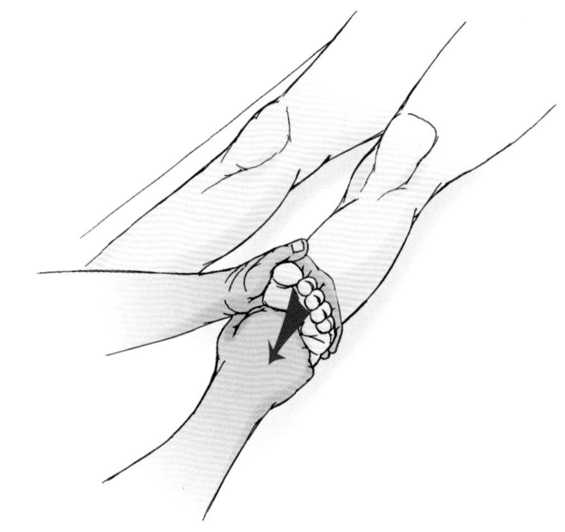

图10–46 用宽拳技术牵伸足底筋膜

揉抚手法

（1）坐在或站在治疗床的床脚，用宽拳从趾底到足跟对足底筋膜进行一系列慢而持续的揉抚（图10–46），着重在示指关节处用力。可以用乳液来减小摩擦力，但同时也需要一些阻力来牵伸浅层筋膜。

（2）从跟骨到跖趾关节在三条线上来松解足部表浅的肌肉。为了松解内侧线，治疗师将身体转到面向患者足部内侧，用单拇指或双拇指技术，向内侧进行短距离的挖取式揉抚，每次揉抚的同时将足部旋后（图10–47）。如果组织发生纤维化，则在冠状面上进行反复的揉抚。从跟骨内侧的前方开始揉抚，然后继续向踇趾底的方向移动，每次移动约2.5厘米。这些手法可以松解踇展肌和底部的足趾屈肌。

（3）第二条线在足部中间，从跟骨前部的中间部分到足趾。随摆动节奏从外向内进行短距离的挖取式揉抚，同时将足部旋后。这种手法可以松解趾短屈肌和底部的足底方肌。

（4）第三条线是从跟骨前部的外侧到小趾底。用单拇指、双拇指或支撑拇指技术从内向外进行短距离的挖取式揉抚，同时把足部旋前。这种手法可以松解小趾展肌和底部的小趾屈肌和小趾对掌肌（图10–48）。

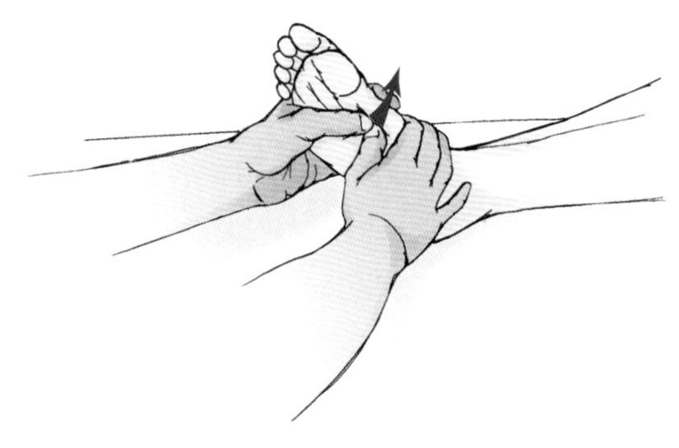

图10–47 用双拇指技术对踇展肌进行挖取式揉抚

6. 松解足部第二、第三和第四层的肌肉

- **解剖**：踇收肌（斜头和横头）；踇短屈肌；小趾屈肌和小趾对掌肌；蚓状肌，起自趾长屈肌肌腱（图10–49）。
- **功能障碍**：足部肌肉经常维持在持续收缩的状态，容易发生缺血和纤维化。静态或动态的应力导致累积性或过度使用性损伤。踇收肌持续的收缩导致踇趾外翻。一个重要的松解区域是踇趾外侧。由于先前的损伤或者负重功能障碍（例如旋前），这是厚粘连的常见位置。

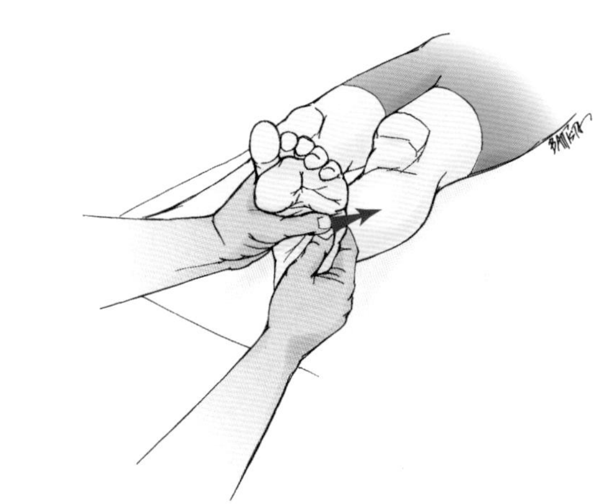

图10–48 用双拇指技术对小趾展肌进行挖取式揉抚

体位

- **治疗师体位**：坐位。
- **患者体位**：仰卧位。

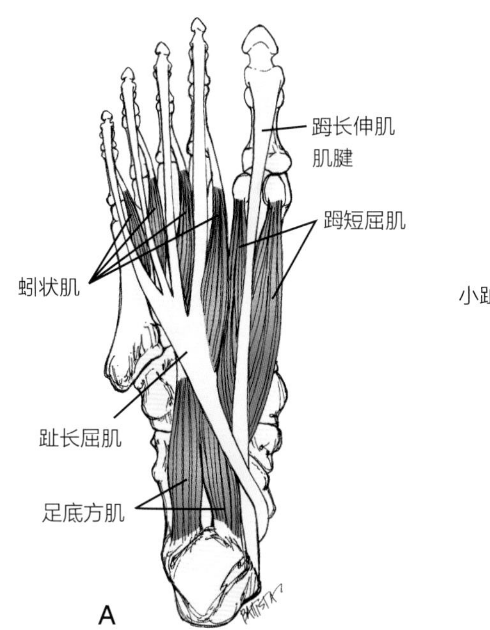

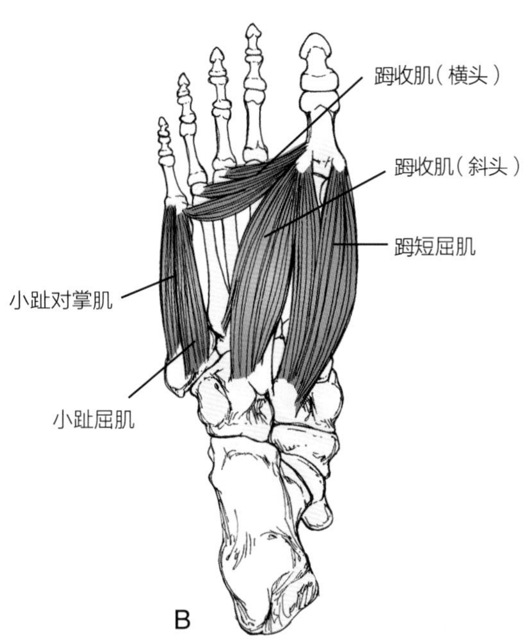

图10–49 A. 足底第二层肌肉包括足底方肌和4条蚓状肌；B. 足底第三层肌肉包括踇短屈肌、小趾屈肌、小趾对掌肌及踇收肌的斜头和横头

501 **肌肉能量技术**

治疗师可以对踇短屈肌和踇长屈肌进行肌肉能量技术（MET#4和#5）。对踇收肌实施肌肉能量技术的方法为，当治疗师把踇趾向内侧牵拉时，让患者对抗。

揉抚手法

（1）从中足开始到外侧四个足趾的末端，用单拇指或双拇指技术，在冠状面上对每个足趾的趾长屈肌、这些肌腱内侧的蚓状肌和踇长屈肌肌腱进行一系列反复的揉抚（图10–50）。从中足开始到踇趾的外侧进行同样的短距离的挖取式揉抚，来松解这些肌腱深层的踇收肌斜头。

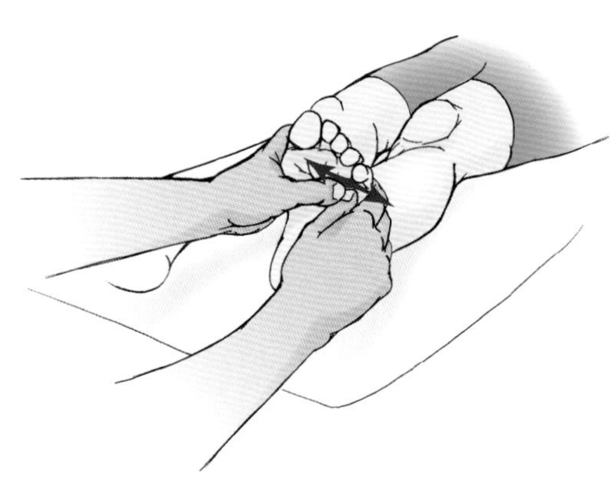

图10–50 用单拇指技术松解蚓状肌及趾长屈肌和踇长屈肌的肌腱

（2）接着，在趾长屈肌和踇长屈肌肌腱的两侧进行一系列由后向前（由足跟到足趾）的挖取式揉抚。这些手法可以松解蚓状肌、各个趾屈肌的腱鞘，以及跖趾关节底部环绕肌腱的环状韧带。

（3）从第五跖趾关节的内侧面开始，逐渐到踇趾的外侧面，用双拇指技术进行由后向前的短距离挖取式揉抚来松解踇收肌横头（图10–51），主要集中在外
502 侧4个跖趾关节的内侧与踇趾外侧面的附着点。

Ⅱ级小腿、踝部和足部

1. 松解前侧筋膜室和外侧筋膜室的肌肉附着点

解剖：胫骨前肌、趾长伸肌、踇长伸肌、腓总

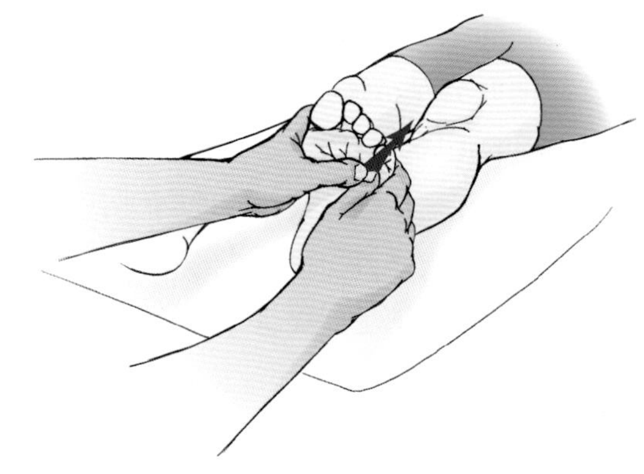

图10–51 用双拇指技术在踇收肌横头的附着处进行由后向前的挖取式揉抚

神经、腓骨长肌和腓骨短肌（图10–52）。

功能障碍：慢性骨筋膜室综合征被认为是多由

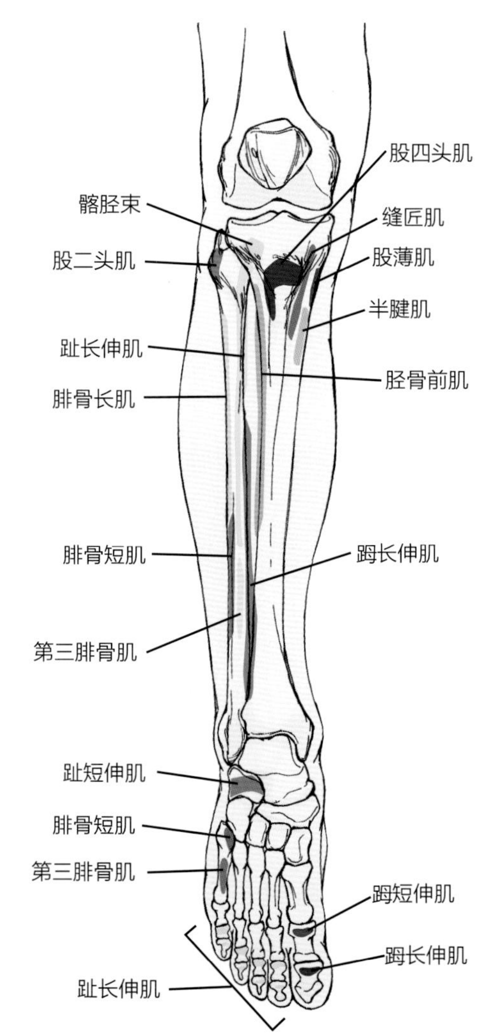

图10–52 小腿、踝部和足部前侧的肌肉附着点

锻炼造成的肌肉轻伤，这会引起肌炎，最终导致纤维化。肌肉和结缔组织会脱水和失去润滑液。骨膜和肌筋膜的慢性炎症会使损伤部位的组织增厚。腓总神经会在腓骨头下方的腓骨颈前外侧被卡压，此处它穿过腓骨长肌起点的孔。关于这条神经的更多内容，见第九章。

体位

- **治疗师体位**：站立位或坐在治疗床上。
- **患者体位**：仰卧位，屈膝，足置于治疗床上。

肌肉能量技术

治疗师可以对前侧和外侧筋膜室施行肌肉能量技术：胫骨前肌（MET#1）、腓骨肌（MET#2）和伸肌（MET#6和#7）。

揉抚手法

治疗师可以站着或坐着来进行这些揉抚。如果站着，治疗师用手包住小腿来握住和稳定小腿。如果坐在床上，轻轻地坐在患者的脚上来帮助稳定小腿。对肌肉肌腱结合处用双拇指技术反复进行矢状面和冠状面上的揉抚；如果有需要，还可在肌腱骨膜结合处进行快速的横向摩擦按摩。

（1）当治疗师坐着或站着时，用双拇指技术反复进行矢状面和冠状面上的短距离揉抚，以松解胫骨前肌在腓骨近端外侧面的附着处（图10–53）。沿着这块肌肉向下到踝关节，特别注意对踝关节上方约15厘米处的肌肉肌腱结合处进行揉抚。

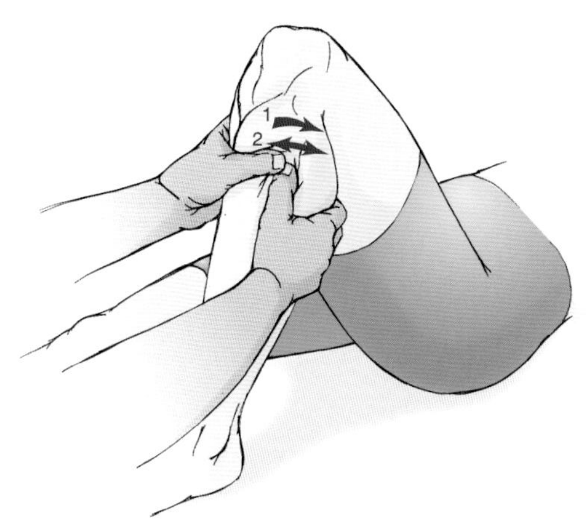

图10–53　用双拇指技术进行由内向外短距离的挖取式揉抚，或在冠状面上进行来回揉抚

（2）用同样的技术松解胫骨外侧髁和腓骨内侧嵴前侧的趾长伸肌的附着处。

（3）踇长伸肌位于胫骨前肌和趾长屈肌的深层。用双拇指技术反复进行矢状面和冠状面上的短距离 503
揉抚，有目的地穿透更表浅的肌肉至踇长伸肌。

（4）用双拇指技术在矢状面和冠状面上进行短距离的挖取式揉抚或来回揉抚，以松解腓骨颈处的腓总神经、腓骨外侧上2/3的腓骨长肌和腓骨外侧下1/3的腓骨短肌（图10–54）。沿着肌腱到踝关节处，特别注意在踝关节上方几厘米处的肌肉肌腱结合处进行揉抚。如果感觉到纤维化，则在这些位置进行快速的横向揉抚。

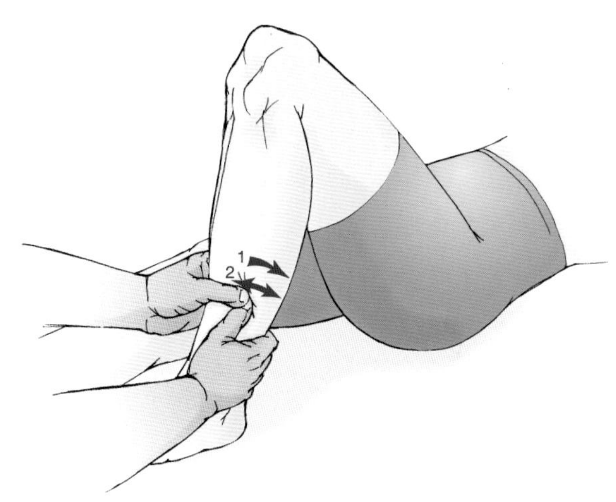

图10–54　用双拇指技术进行由内向外短距离的挖取式揉抚，或在胫骨和腓骨远端进行冠状面上的来回揉抚

2. 跨踝关节的肌腱、腓深神经和胫后神经的松解

- **解剖**：腓深神经（图10–4）和胫后神经（图10–3），腓骨长肌和腓骨短肌，胫骨前肌，踇长伸肌，踇收肌，趾长伸肌，胫骨后肌，趾长屈肌，踇长屈肌（图10–55）。
- **功能障碍**：肌腱及其相关腱鞘在穿过踝关节时走行于支持带所形成的纤维骨管中，容易在此处发

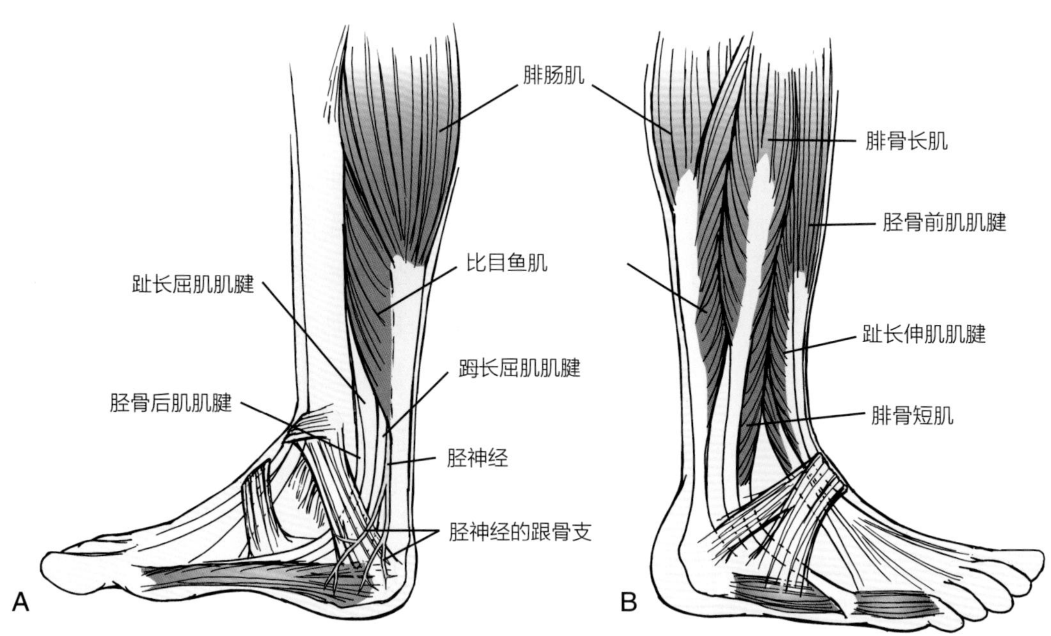

图10–55 A. 小腿、踝部和足部内侧，显示胫骨后肌、趾长屈肌、跗长屈肌的肌腱和胫神经；B. 小腿、踝部和足部外侧，显示腓骨长肌、腓骨短肌、胫骨前肌和趾长伸肌的肌腱

生腱鞘炎。在急性踝关节扭伤、慢性过度使用性损伤或位置性功能障碍（如踝旋前）时这些神经容易损伤。跗管指的是踝关节内侧屈肌支持带的浅层和深层所形成的结构。由于过度旋前，跗展肌可能发生肌腱炎。

体位

- **治疗师体位：**站立位，治疗师面对患者。
- **患者体位：**仰卧位。

504 ### 肌肉能量技术

治疗师可以对趾伸肌（MET#6和#7）、胫骨前肌（MET#1）、胫骨后肌（MET#3）和屈肌（MET#4和#5）执行肌肉能量技术。

揉抚手法

（1）松解胫骨前肌、跗长伸肌和趾长伸肌的肌腱及其腱鞘。用双手握住足部，把双拇指放在足背（图10–42），治疗师用拇指由内向外进行短距离的挖取式揉抚，同时以摆动的节奏把足部旋后。用同样的手法，松解位于踝关节线的伸肌下支持带下方的腓深神经，即跗长伸肌肌腱的外侧。

（2）用双拇指技术松解跗管内的胫后神经、胫骨后肌、趾长屈肌和踝关节内侧的跗长屈肌肌腱（图10–56）。进行短距离的挖取式揉抚，在内踝下通过向足跟方向揉抚，使神经和肌腱远离骨，同时以摆动的节奏把足部旋前。

（3）用双拇指技术在内踝和足跟中心之间向跟腱方向进行一系列轻柔的挖取式揉抚，每次揉抚时

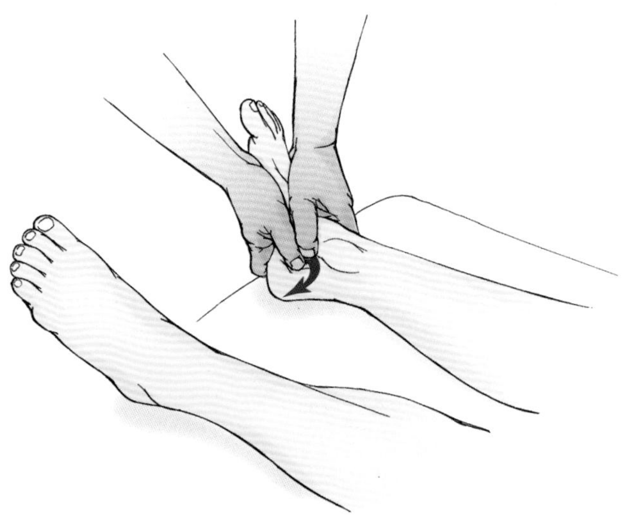

图10–56 用双拇指技术进行轻柔的挖取式揉抚来松解跗管内的胫后神经

都把足部内翻，以此来松解胫后神经的跟骨支。

（4）用双拇指技术向足舟骨、第一跖骨近端下方的内侧弓的足底表面方向进行短距离的挖取式揉抚（图10–57），每次揉抚时都把足部旋前，以此来松解足底内侧神经、足底外侧神经和蹬展肌。

（5）从外踝处松解腓骨肌的肌腱及其相关腱鞘（图10–58）。当治疗师旋前足部时，用指尖或单拇指技术揉抚肌腱使之远离踝部。在踝关节近端数厘米处开始，直到第五跖骨底。

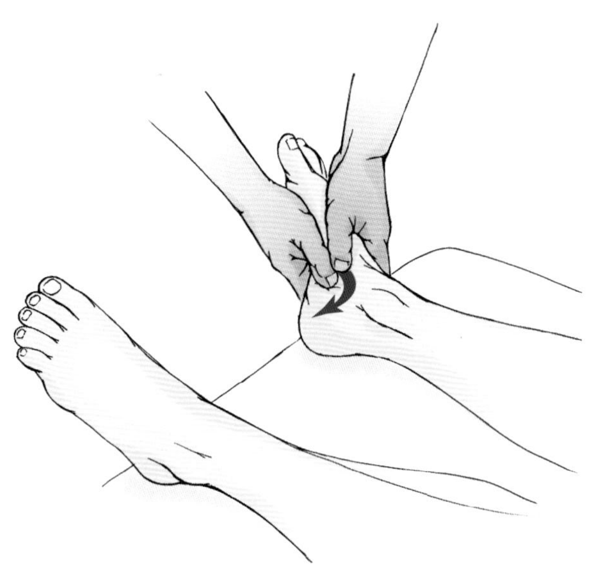

图10–57　用双拇指技术沿着内侧弓进行轻柔的挖取式揉抚

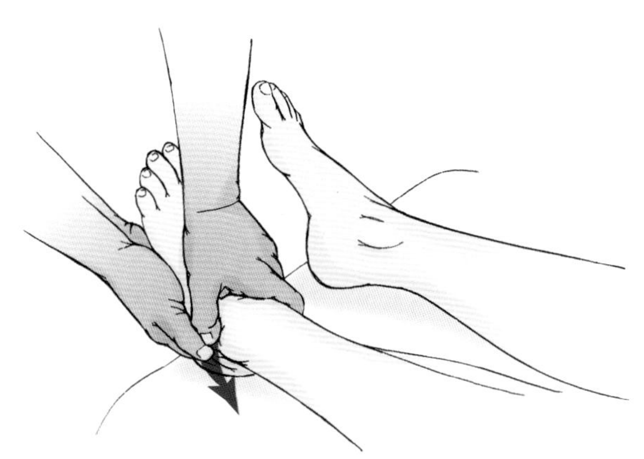

图10–58　用双拇指技术在腓骨肌肌腱处进行轻柔的挖取式揉抚

3. 后侧筋膜室的肌肉及其附着处的松解

- **解剖**：比目鱼肌、胫骨后肌、腘肌、蹬长屈肌和趾长屈肌（图10–59）。
- **功能障碍**：小腿内侧的损伤，尤其是胫骨后侧夹板，是跑步者和舞蹈演员最常见的小腿损伤。在过度使用或急性损伤后，肌肉往往变短 505
和发生纤维化。

体位

- **治疗师体位**：站立位，当患者取俯卧位时面向头侧或面向治疗床，当患者取仰卧位时治疗师采取坐位。
- **患者体位**：有两种可选体位。①俯卧位，屈膝90°，或者屈膝，将患者腿部靠在治疗师放在床上的屈曲的腿上。②仰卧位，屈膝，足部放在床上。

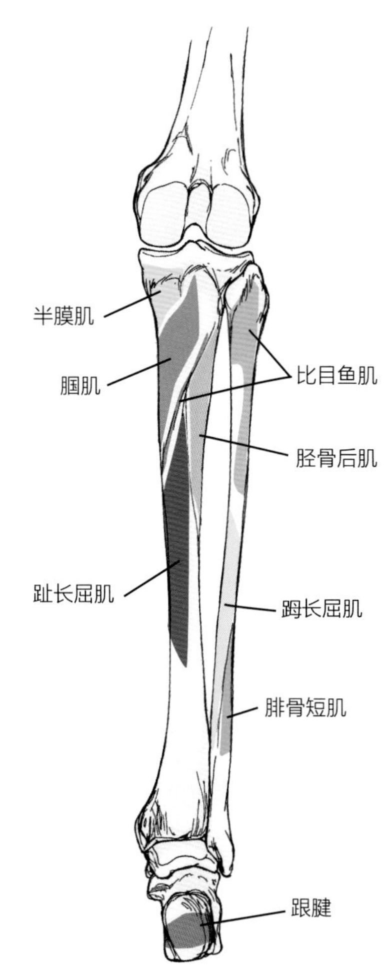

图10–59　小腿和足部后侧的肌肉附着点

肌肉能量技术

治疗师可以对胫骨后肌（MET#3）、比目鱼肌（MET#8）、踇长屈肌（MET#4）、腓骨肌（MET#2）、腘肌（MET#7，膝关节）和趾长屈肌（MET#4）进行肌肉能量技术操作。

揉抚手法

目的是治疗师用双手“扫描”任何存在纤维化和高张力的部位，这种增厚和结节感可以在肌腹、肌肉与肌腱结合处或者肌腱骨膜结合处感受到。

（1）面对治疗床站立，患者俯卧，小腿部放在治疗师的大腿上。用支撑拇指或双拇指技术，从腓骨后侧的近端部分到外踝的后表面进行一系列冠状面上的反复揉抚（图10-60），以此来松解腓骨后侧的比目鱼肌、踇长屈肌和腓骨短肌。把组织推向一边使其接触到骨。

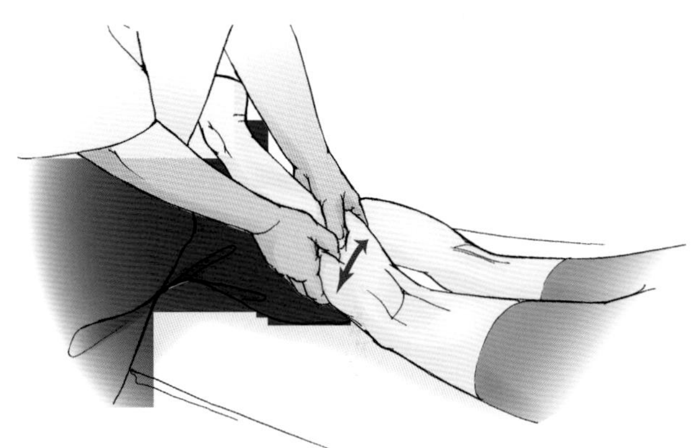

图10-60 用双拇指技术松解小腿后侧的肌肉附着点

（2）沿着骨间膜和邻近的胫骨，在小腿中央的最深层进行一系列冠状面上的反复揉抚，以此来松解胫骨后肌和比目鱼肌。如果患者取仰卧位，使用一只手或两只手的指尖；如果患者取俯卧位，使用支撑拇指或双拇指技术。然后沿着胫骨后方往下继续进行揉抚。如果感到某个区域存在纤维化，则进行更快速的横向摩擦手法操作。

（3）用与上述同样的手的姿势在胫骨后方进行反复揉抚或快速横向摩擦按摩来松解腘肌和趾长屈肌。沿着小腿内侧到内踝继续进行这些手法操作，检查相应区域是否存在纤维化。

（4）另一种体位是让患者仰卧，屈膝，足部置于床上。用一只手或两只手的指尖进行上文介绍的手法（图10-61）。用拇指和屈曲的示指握住腓骨头并在矢状面上来回移动，以松动进腓骨头。

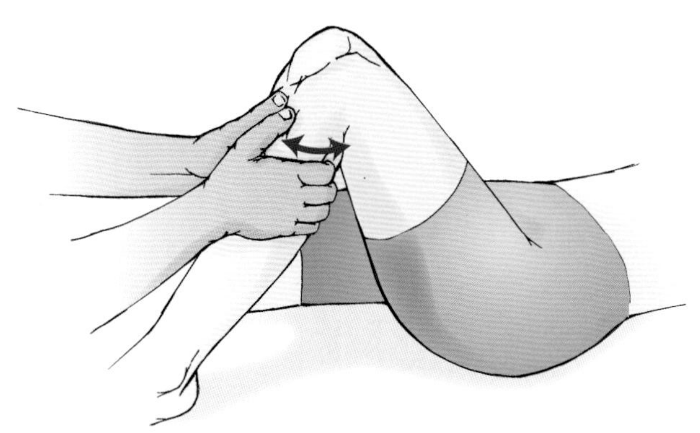

图10-61 用仰卧位的技术松解小腿后侧的肌肉附着点。一只手或双手的指尖进行冠状面上的反复揉抚

4. 松解附着在跟骨和跟骨骨刺上的肌肉和韧带 506

解剖：踇展肌、趾短屈肌、小趾展肌、足底方肌和足底长韧带（图10-62）。

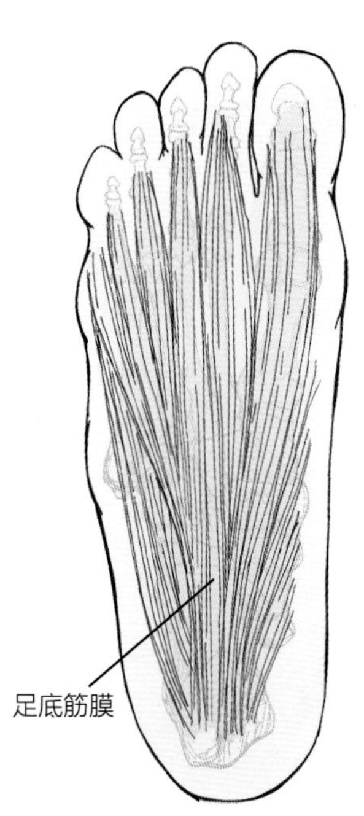

图10-62 足底筋膜

- **功能障碍：**足底筋膜炎是一种急性或慢性劳损，可以由长时间的站立或过度使用（如过度跑步）而引起。像跑步这样的活动会引起跟骨骨膜附着处被反复地牵拉，从而可能导致牵引性骨刺，属于跟骨骨刺的一种。另一种跟骨骨刺是由静态应力引起的，这种静态应力会造成骨膜处的微小炎症，进而形成骨刺。

体位

- **治疗师体位：**坐位。
- **患者体位：**仰卧位。

肌肉能量技术

治疗师可以对腓肠肌（MET#2，膝关节）、胫骨后肌（MET#3）、比目鱼肌（MET#6）和趾屈肌（MET#4和#5）进行肌肉能量技术操作来帮助拉长足底筋膜。

揉抚手法

目的不仅是松解与慢性刺激相关的足底筋膜的纤维化，而且是清理足跟的骨。这种手法可以溶解嵌在筋膜内的小的钙晶体（骨针），也可以清除这些小的矿物质沉积物和纤维沉积物所形成的更大、有蒂的（圆形的）骨刺表面。目的并不是清除大的骨刺，而是松解附着于骨上的纤维性粘连。足底筋膜炎或足跟骨刺会导致疼痛，所以记得在患者的舒适范围内进行操作。成功的治疗通常需要进行6~12次操作。如果可以，每次都可以循序渐进，操作手法比上一次更深入。健康的足跟对深部按压并不敏感。

（1）治疗师用屈曲的示指或中指的指关节（掌指关节）、示指的近端指骨间关节或者像T形杆的钝器在整个足跟的足底面进行冠状面上的、反复的深层揉抚（图10–63），包括内侧、后侧、外侧和中间。治疗师摇动身体，从而随着每一次的手法摇动足部。

507 （2）在跟骨前部的内侧、中间和外侧进行冠状面上的一系列反复、快速的揉抚，这可以松解蹈展肌、趾短屈肌、足底方肌、小趾展肌和足底长韧带的附着处。

（3）如果治疗师发现有足跟骨刺，则在骨刺上进行快速的摩擦按摩，在每一个痛点上只能操作大约5秒。尽管两个痛点之间只有几毫米远，也应移动到另外一点。每次治疗时在骨上直接操作约5分钟，操作时间过长会使相应皮肤发生淤伤。

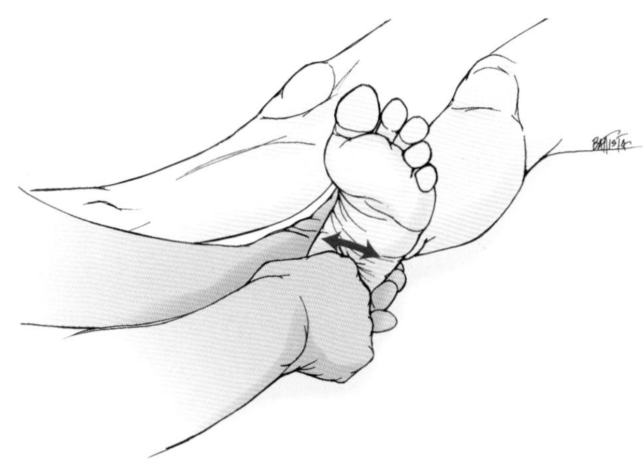

图10–63　用示指的掌指关节对足跟进行横向摩擦手法操作

5. 松解跖趾关节和趾骨间关节的附着点、关节囊和韧带

- **解剖：**跖趾韧带和趾骨间关节的关节囊和韧带（图10–64），跖骨横韧带的深层和浅层，环状韧带和十字韧带，趾足底神经，胫骨后肌和胫骨前肌，腓骨长肌和腓骨短肌。
- **功能障碍：**由于废用、静态应力或损伤所导致的炎症，关节囊和韧带通常会增厚和发生纤维化，这种纤维化会使关节活动减少，从而导致潜在的退化。由于过度跑步或慢性体重分布的问题，肌腱附着点处会变得纤维化。在所有变得纤维化的附着点上进行操作。以下所列举的是最常发生纤维化的附着点。

体位

- **治疗师体位：**坐在椅子上或治疗床上。
- **患者体位：**仰卧位。

肌肉能量技术

治疗师对胫骨前肌（MET#1）和胫骨后肌
（MET#3）、腓骨肌（MET#2）、与韧带和关节囊组织 508
交织在一起的趾屈肌和趾伸肌（MET#4~#7）进行肌

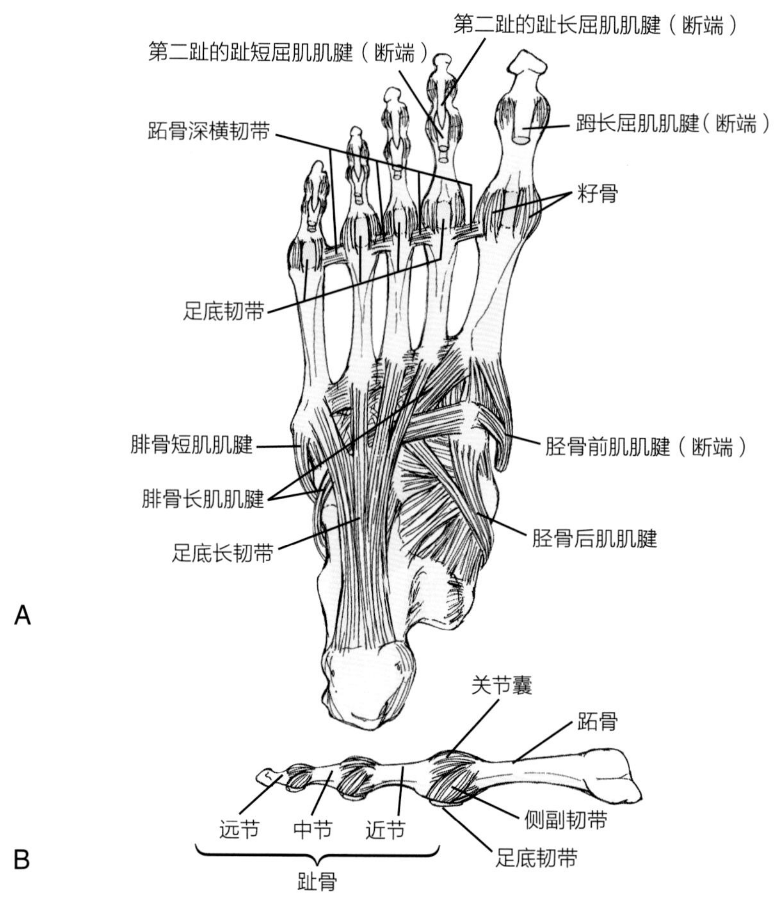

图10–64 A. 足底面（底部）的韧带和肌腱的止点；B. 跖趾关节和趾骨间关节的侧副韧带及关节囊。请注意，关节囊的纤维与骨干平行

肉能量技术操作。

揉抚手法

（1）用双拇指或支撑拇指技术，在足舟骨、第一楔骨和第一跖骨底的足底面的粗隆处进行一系列矢状面和冠状面上的、约2.5厘米的来回揉抚。这些手法可以松解胫骨后肌、胫骨前肌和腓骨长肌的附着点（图10–65）。

（2）用双拇指或支撑拇指技术，对第五跖骨底和骰骨进行冠状面上短距离的来回揉抚，以松解小趾展肌、小趾屈肌和腓骨短肌。

（3）坐在治疗床的床脚处，把患者的小腿远端放在治疗师的大腿上（图10–44），把双手拇指置于足背、指尖置于足底部，用双手握住足部。用指尖在足底的跖骨之间进行一系列由后向前（由足跟到足趾）的挖取式揉抚（图10–66）。这种手法可以松解从中足到足趾底的外侧4块跖骨之间及其足底面的骨间背侧肌和骨间足底肌。其目的是为跖骨之间创造空间。

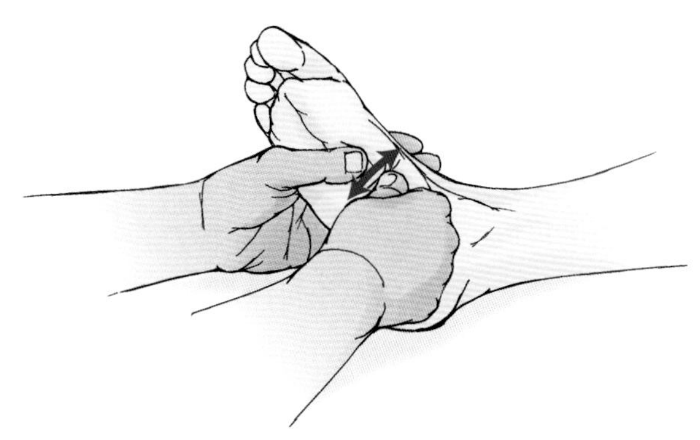

图10–65 用支撑拇指技术在足舟骨的足底面进行来回的揉抚

（4）接着，在每个跖趾关节的内侧和外侧进行矢状面上的来回揉抚，以松解跖骨横韧带。这条韧

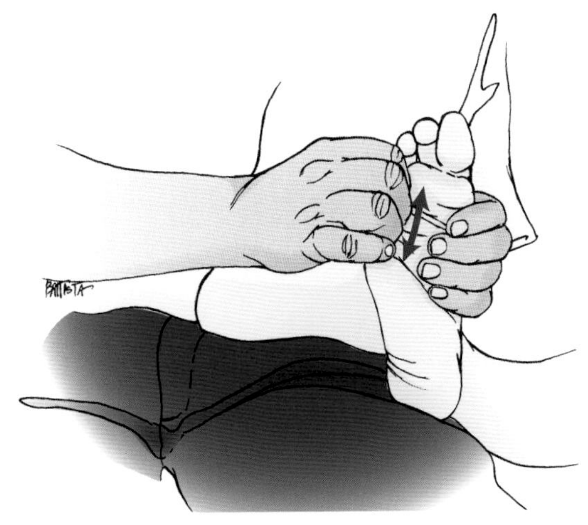

图10–66 用指尖进行由后向前（由足跟到足趾）的反复挖取式揉抚来松解骨间肌和跖骨横韧带。在每个跖骨间进行冠状面上的挖取式揉抚来松解趾足底神经

带通常会增厚，把跖骨头压到一起。趾足底神经会在两个跖骨头之间的跖骨横韧带的浅层和深层之间被卡压，并可因为跖骨头之间的压力而受激惹。治疗师用示指对各个跖趾关节之间的神经进行一系列冠状面上的轻柔的挖取式揉抚，以松解趾足底神经。另外，从每个跖骨头到骨之间的间隙进行轻柔的挖取式揉抚，以确保神经不会从骨之间的正常位置移动到骨的下方。

（5）用单拇指或指尖技术，在每个足趾的内侧和外侧进行反复的揉抚，主要集中在趾骨间关节处（图10–67）。对每个趾骨体进行横向操作来松解侧副韧带和关节囊。

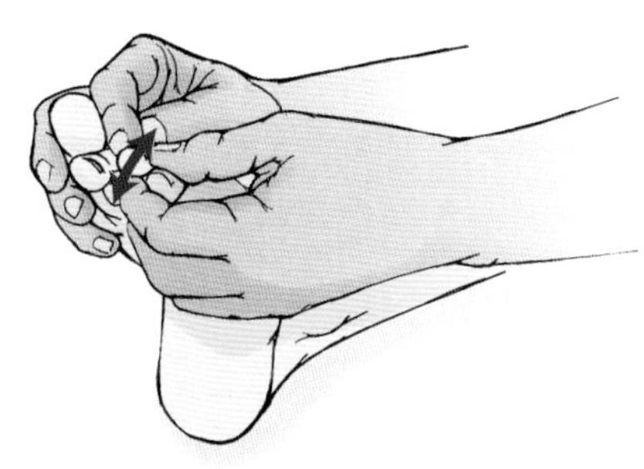

图10–67 用右手示指指尖对趾骨间关节进行垂直于骨干的反复揉抚，以此来松解第三趾的内侧副韧带

6. 踝和足的松动

- **解剖**：跗由7块骨组成：距骨、跟骨、足舟骨、
骰骨和3块楔骨。跖包括5块跖骨。趾由趾骨组 509
成（图10–68）。

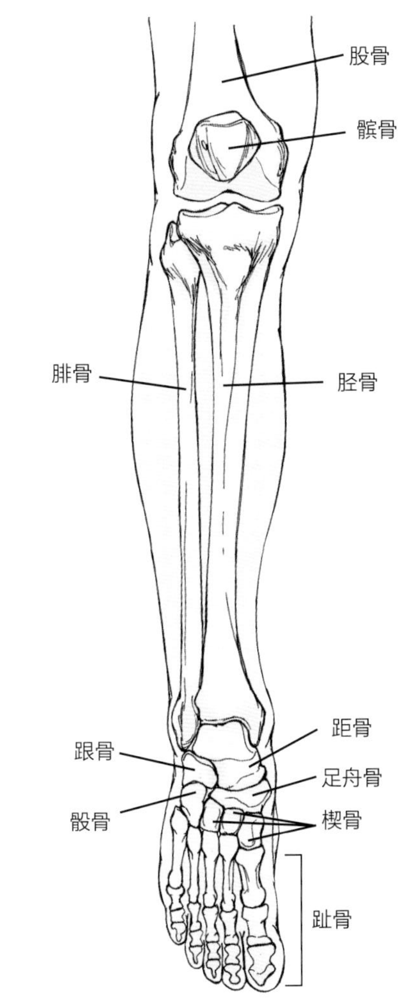

图10–68 踝部和足部的骨和关节

- **功能障碍**：急性损伤或慢性过度使用往往会抑制关节的正常滑动特性，导致关节功能障碍，继而发生软组织代偿。这些代偿反应包括肌肉的持续收缩或无力，或者关节囊和韧带的纤维化。足趾关节囊通常会增厚而不能正常滑动。

体位

- **治疗师体位**：坐在治疗床的床脚，背对着患者，将患者的小腿置于治疗师的大腿上，并于膝下垫一个枕头。

- **患者体位**：仰卧位。

揉抚手法和松动

（1）用双拇指、单拇指技术或指尖，对骨干进行冠状面上的反复横向揉抚，环绕第一跖趾关节的整个周缘进行操作，主要集中在表层背侧和内侧，以此来松解踇趾的关节囊（图10–69）。

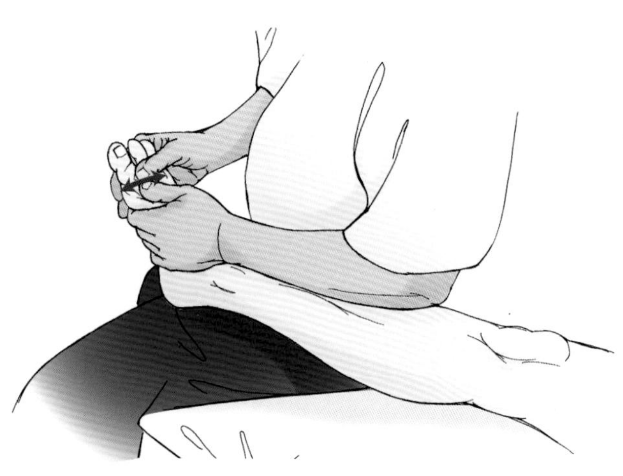

图10–69 用双拇指技术对第一跖趾关节的关节囊进行快速的横向揉抚

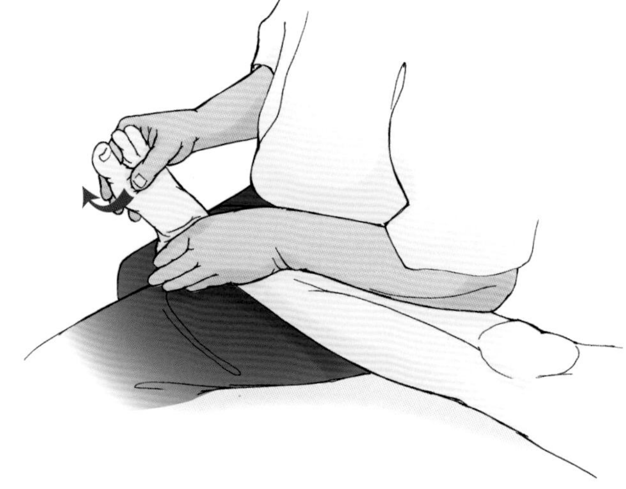

图10–70 前足和第一跖趾关节的松动

（2）用治疗师靠近治疗床的手来稳定患者踝部，用另一只手抓住患者的第一跖趾关节区域，同时拇指置于背面，指尖置于足底面，以第一跖趾关节为外缘沿顺时针方向旋转患者的右足（图10–70），重复多次以使关节水化。当治疗师环转足部时，跖屈的同时把足部旋前，背伸的同时旋后；对于左足则沿逆时针方向旋转；以此来松解第一跖骨和第一跖趾关节。

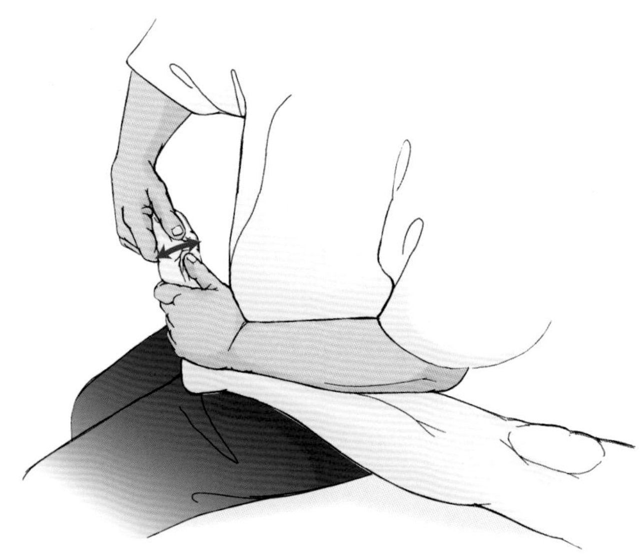

图10–71 跖趾关节和趾骨间关节的松动。左手固定关节近端，远端的手移动远端的骨

510 （3）用对侧手握住邻近的跖骨，以背伸–跖屈剪切运动把手向相反的方向移动，以摆动活动重复多次。每一跖骨都重复进行揉抚操作。

（4）用一只手稳定跖骨的远端，另一只手抓住趾骨的近端部分，从而稳定足趾。先进行背屈–跖屈和冠状面上的滑动，然后进行环转运动来松动足趾（图10–71）。稳定近节趾骨并移动远节趾骨，在趾骨间关节上进行同样的背伸–跖屈和冠状面上的滑动。在急性损伤中，首先引入的运动应该是背伸–跖屈滑动。而对于慢性损伤，还应进行冠状面上的滑动和环转运动。

（5）为了使踇趾的籽骨位置正常化，屈趾放松，然后将示指外侧平滑的表面用力放置在踇趾跖趾关节下方，籽骨的外侧组织上。当治疗师把足趾推向伸展位时，要保持示指的张力；然后当治疗师把蹈趾向内侧移动时也要把籽骨向内侧推，当治疗师把足趾向外侧推时继续把籽骨向内侧推，从而使籽骨

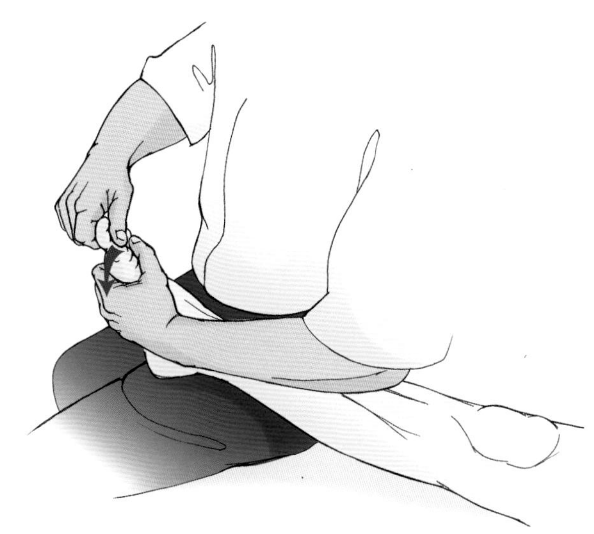

图10–72　籽骨的松动。右手示指把籽骨往内推，同时移动蹈趾

的位置正常化（图10–72）。

（6）踝关节的松动。[在松动前先对腓肠肌进行收缩–放松–拮抗–收缩肌肉能量技术（MET#2，膝关节）是有帮助的。] 用一只手呈杯状托起足跟，另一只手握住足背，被动背屈踝关节，并向后靠来牵引踝关节。当治疗师有节奏地将踝关节向旋前和旋后方向运动时，把腿部（和髋部）摇摆至内收位和外

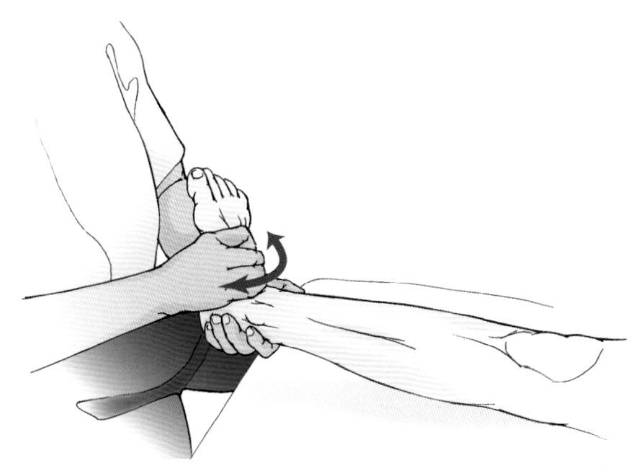

图10–73　踝关节的松动包括三个动作：背屈踝部，牵拉足跟以牵引踝关节，使踝关节旋前和旋后

展位（图10–73）。当治疗师把踝关节向旋前位和旋后位摇动时，把患者的足跟向内侧和外侧倾斜（变成内翻/外翻倾斜）。当治疗师把腿部（和髋部）内收时，把踝关节旋前；当治疗师把腿部（和髋部）外展时，把踝关节旋后。这会刺激踝关节的软骨和滑膜，从而加速细胞合成并改善脱水的情况。此松动可进行数秒至30秒，每次治疗时可重复数次。

学习指导 511

Ⅰ级

1. 描述针对急性踝关节疼痛的肌肉能量技术。
2. 列举组成踝关节外侧副韧带的韧带结构。
3. 列举小腿的筋膜室及每个筋膜室内的肌肉。
4. 描述针对小腿、踝部和足部肌肉的肌肉能量技术。
5. 描述小腿、踝部和足部的肌肉中哪些肌肉倾向于短缩和紧张，以及哪些肌肉倾向于无力。
6. 描述本章中所介绍的前八种功能障碍和损伤的体征和症状。
7. 列举足部每一层内在肌的名称。
8. 描述膝关节和足部两种与旋前有关的常见的功能障碍。
9. 描述踝部韧带的功能。
10. 描述踝部韧带扭伤的两种可能的后果。

Ⅱ级

1. 列举小腿、踝部和足部的主要神经，它们的功能和常见的卡压部位，以及治疗时的手法方向。
2. 描述距腓前韧带的附着点，以及治疗此韧带时的手法方向。
3. 列举在锤状趾和爪状趾中，哪些肌肉通常会紧张和短缩，以及哪些肌肉会无力。
4. 描述内旋位的评估结果，描述在内旋时哪些肌肉常会紧张和短缩，以及哪些肌肉通常会减弱。
5. 列举从踝部内侧和外侧后方及足背通过的肌腱，列举治疗它们时的手法方向。

6．描述小腿、踝部和足部不常见的功能障碍和损伤的体征和症状。
7．描述在正常步态中，第一跖趾关节背屈应该达到的角度。为什么？
8．描述踇趾籽骨功能障碍的方向和治疗它们时的手法方向。
9．描述踝部和足部松动时的移动方向。
10．描述治疗足趾侧副韧带的手法方向。

参考文献

1. Garrick J, Webb D. Sports Injuries, 2nd ed. Philadelphia: WB Saunders, 1999.
2. Andrews J. Overuse syndromes of the lower extremity. Clin Sports Med 1983; 2:137–148.
3. McPoil T. The foot and ankle. In Malone T, McPoil T, Nitz A (eds): Orthopedic and Sports Physical Therapy. St. Louis: Mosby, 1997, pp 261–293.
4. Cailliet R. Foot and Ankle Pain, 3rd ed. Philadelphia: FA Davis, 1997.
5. Oatis CA. Kinesiology: The Mechanics and Pathomechanics of Human Movement. Philadelphia: Lippincott Williams & Wilkins, 2004.
6. Garrett JC. The lower leg. In Scott WN, Nisonson B, Nicholas J (eds): Principles of Sports Medicine. Baltimore: Williams & Wilkins, 1984, pp 342–347.
7. Windsor R, Chambers K. Overuse injuries of the leg. In Kibler WB, Herring SA, Press JM (eds): Functional Rehabilitation of Sports and Musculoskeletal Injuries. Gaithersburg, MD: Aspen, 1998, pp 265–272.
8. Brukner P, Khan K, Kibler WB, Murrel G. Clinical Sports Medicine, 3rd ed. Sydney: McGraw-Hill, 2006.
9. Janda V, Frank C, Liebenson C. Evaluation of muscular imbalance. In Liebenson C (ed): Rehabilitation of the Spine, 2nd ed. Baltimore: Lippincott Williams & Wilkins, 2007, pp 203–225.
10. Hertling D, Kessler R. Lower leg, ankle, and foot. In Management of Common Musculoskeletal Disorders, 4th ed. Baltimore: Lippincott Williams & Wilkins, 2006, pp 559–624.
11. Freeman MAR, Wyke B. Articular reflexes at the ankle joint: An electromyographic study of normal and abnormal influences of ankle-joint mechanoreceptors upon reflex activity in the leg muscles. Br J Surg 1967; 54: 990–1001.
12. Reid DC. Sports Injury and Assessment. New York: Churchill Livingstone, 1992.
13. Freeman MAR, Dean MRE, Hanham IWF. The etiology and prevention of functional instability of the foot. J Bone Joint Surg Br 1965; 47: 669–677.
14. Hamill J, Knutzen K. Biomechanical Basis of Human Movement. Baltimore: Williams & Wilkins, 1995.
15. Levangie P, Norkin C. The ankle and foot complex. In Joint Structure and Function, 3rd ed. Philadelphia: FA Davis, 2001, pp 367–402.
16. Corrigan B, Maitland GD. Practical Orthopaedic Medicine. London: Butterworths, 1983.
17. Hammer W. Functional Soft Tissue Examination and Treatment by Manual Methods, 2nd ed. Gaithersburg, MD: Aspen, 1999.
18. Hoppenfeld S. Physical Examination of the Spine and Extremities. New York: Appleton-Century-Crofts, 1976.
19. Sahrmann S. Diagnosis and Treatment of Movement Impairment Syndromes. St. Louis: Mosby, 2002.
20. Magee D. Lower leg, ankle, and foot. In Orthopedic Physical Assessment. Philadelphia: WB Saunders, 1997, pp 599–672.

推荐阅读

Cailliet R. Foot and Ankle Pain, 3rd ed. Philadelphia: FA Davis, 1997.

Corrigan B, Maitland GD. Practical Orthopaedic Medicine. London: Butterworths, 1983.

Cyriax J, Cyriax P. Illustrated Manual of Orthopedic Medicine. London: Butterworths, 1983.

Garrick J, Webb D. Sports Injuries, 2nd ed. Philadelphia: WB Saunders, 1999.

Greenman PE. Principles of Manual Medicine, 2nd ed. Baltimore: Williams & Wilkins, 1996.

Hammer W. Functional Soft Tissue Examination and Treatment by Manual Methods, 2nd ed. Gaithersburg, MD: Aspen, 1999.

Hoppenfeld S. Physical Examination of the Spine and Extremities. New York: Appleton-Century-Crofts, 1976.

Kendall F, McCreary E, Provance P, Rogers M, Romani W. Muscles: Testing and Function, 5th ed. Baltimore: Lippincott Williams & Wilkins, 2005.

McPoil T. The foot and ankle. In Malone T, McPoil T, Nitz A (eds): Orthopedic and Sports Physical Therapy. St. Louis: Mosby, 1997, pp 261–293.

Platzer W. Locomotor System, vol 1, 5th ed. New York: Thieme Medical, 2004.

Reid DC. Sports Injury and Assessment. New York: Churchill Livingstone, 1992.

Windsor R, Chambers K. Overuse injuries of the leg. In: Kibler WB, Herring SA, Press JM (eds): Functional Rehabilitation of Sports and Musculoskeletal Injuries. Gaithersburg, MD: Aspen, 1998, pp 265–272.

索引

页码参见边码，边码对应英文版原书页码（不含图片和表格）

X